AF252308

PRÉCIS

D'OPÉRATIONS

DE

CHIRURGIE

PAR

Le Dʳ J. CHAUVEL

Médecin-major, professeur agrégé de médecine opératoire
à l'École du Val-de-Grâce,
Membre correspondant de la Société de chirurgie,
Chevalier de la Légion d'honneur.

Être utile.

Avec figures dessinées par le Dʳ E. CHARVOT

Gravées par A. Marchand

PARIS

LIBRAIRIE J.-B. BAILLIÈRE ET FILS

Rue Hautefeuille, 19, près du boulevard Saint-Germain

—

1877

PRÉCIS

D'OPÉRATIONS

DE

CHIRURGIE

TRAVAUX DU Dr J. CHAUVEL

Sur les ruptures de l'aorte (*Gazette médicale de Paris*, 1865).

Anatomie pathologique des moignons d'amputés (Académie de médecine, prix Godard, 1869. Extrait in *Arch. génér. de médecine*, t. XIII, sixième série, 1869).

De la valeur relative des amputations sous-astragalienne, tibio-tarsienne, et sus-malléolaire. Prix Laborie 1869 (*Mémoires de la Société de chirurgie de Paris*, t. VII, 1873).

Note pour servir à l'histoire de la cataracte pyramidale (*Arch. génér. de médecine*, 1874).

De la compression élastique par l'emploi de l'appareil d'Esmarch (Société de chirurgie, 1874. Prix Laborie. Extrait in *Arch. génér. de médecine*, 1875).

Article JAMBE, médecine opératoire; Article MAIN, médecine opératoire (*Nouveau Dictionnaire de médecine et de chirurgie pratiques*, t. XIX, 1874; t. XXII, 1875).

PARIS. — IMPRIMERIE DE E. MARTINET, RUE MIGNON 2.

PRÉCIS

D'OPÉRATIONS

DE

CHIRURGIE

PAR

Le Dr J. CHAUVEL

Médecin-major, professeur agrégé de médecine opératoire
à l'École du Val-de-Grâce,
Membre correspondant de la Société de chirurgie;
Chevalier de la Légion d'honneur.

Être utile.

Avec figures dessinées par le Dr E. CHARVOT

Gravées par A. Marchand

PARIS

LIBRAIRIE J.-B. BAILLIÈRE ET FILS

Rue Hautefeuille, 19, près le boulevard Saint-Germain

—

1877

Tous droits réservés

AVERTISSEMENT

Écrit à l'amphithéâtre, ce livre est un guide pour les exercices opératoires. Il n'y faut chercher ni les indications cliniques, ni l'appréciation de la valeur des méthodes et des procédés.

J'ai suivi dans le classement des opérations le programme, essentiellement pratique, du cours fait au Val-de-Grâce par mon excellent maître, M. le professeur *Maurice Perrin*, à l'enseignement duquel j'ai largement puisé.

La première partie du livre, la plus importante et la plus considérable, est consacrée à l'exposé des *opérations générales* : ligatures des artères, amputations des membres, résections des os et des nerfs, ténotomie.

La seconde partie comprend les *opérations spéciales* qui peuvent être répétées ou simulées sur le cadavre. Je lui ai donné un moindre développement qu'à la première ; non que les exercices me paraissent ici moins utiles, mais parce que la pratique de l'amphithéâtre s'éloigne davantage de l'application sur le vivant. Pour ne pas dévier de la voie que je m'étais tracée, j'ai dû adopter une classification assez arbitraire, et ranger ces diverses opérations dans de nombreux articles, fort différents au point de vue de leur importance et de leur composition.

Ne faisant point œuvre de critique, je n'avais pas à faire un choix entre les méthodes et les procédés. Sous ce rapport, je me suis montré aussi large que possible, et j'ai donné place à tous, n'exceptant que ceux qui sont aujourd'hui universellement condamnés. Cependant, je le confesse, j'ai fait une plus large part aux méthodes reconnues les meilleures.

Je me suis principalement attaché à donner aux descriptions du Manuel opératoire autant d'exactitude et de précision que possible.

Pour la facilité de l'étude, et plus encore pour la régularité de l'exécution, j'ai divisé chaque opération en un certain nombre de temps indiqués par les chiffres 1°, 2°, 3°, etc., placés en tête des alinéas. Je crois que cette division présente une réelle utilité dans les exercices opératoires. Ceux qui voudront bien s'astreindre à opérer ainsi, temps par temps, à ne pas faire un mouvement qui ne soit régulier, à ne jamais donner, au hasard, un coup de couteau ou de bistouri, ne tarderont pas à s'en convaincre.

Lorsqu'on fait une incision, l'instrument est, en règle générale, conduit, de gauche à droite par rapport à l'opérateur. Je dois faire remarquer, pour éviter toute

erreur, que dans la description des procédés opératoires, principalement pour les amputations des membres, je me suis souvent servi, dans ce sens, des expres-
sions, *côté gauche, bord gauche; côté droit, bord
droit* de la main, du bras, du pied, etc. Il ne s'agit
pas de la gauche ou de la droite du sujet, mais de
la gauche ou de la droite de l'opérateur. J'ai pu de
cette façon éviter souvent de donner une description spéciale de l'amputation pour chaque côté du corps.

Un grand nombre de figures sont intercalées dans le
texte de l'ouvrage. Elles en rendront, je l'espère, la lec-
ture plus aisée, et faciliteront aussi les exercices à l'amphithéâtre.

Principalement dans les chapitres des amputations et
des résections osseuses, je me suis arrêté à des représen-
tations fort simples et presque schématiques. Les os y
sont figurés par un pointillé fin, les incisions cutanées
par un trait plein pour la partie en vue, par de petits
traits espacés pour la face opposée du membre. Persuadé
que la pratique régulière des premiers temps est pour
beaucoup dans l'exécution méthodique de l'opération,
je crois que ces planches seront d'une utilité plus grande
que des dessins plus compliqués: Mais elles n'auront cette utilité que si l'on s'est bien pénétré, tout
d'abord, des règles générales applicables à chaque
catégorie d'opérations.

Toutes ces figures ont été dessinées sous mes yeux, par

mon collègue et excellent ami, M. le docteur E. CHARVOT, médecin aide-major de première classe, à l'École du Val-de-Grâce. Qu'il me permette de le remercier ici de son bienveillant et précieux concours.

Une grande partie des figures d'instruments est empruntée à *l'Arsenal de chirurgie contemporaine* de MM. Gaujot et Spillmann. Je me suis borné aux plus nécessaires.

Être utile : telle est l'épigraphe que j'ai donnée à ce livre. J'ai fait tous mes efforts pour la justifier, mais je m'estimerais déjà fort heureux, si je m'étais approché du but.

Dʳ J. CHAUVEL.

Paris, Val-de-Grâce, le 25 juillet 1876.

TABLE DES MATIÈRES

PREMIÈRE PARTIE

OPÉRATIONS GÉNÉRALES

DEUXIÈME PARTIE

OPÉRATIONS SPÉCIALES

FIN DE LA TABLE DES MATIÈRES.

PRÉCIS D'OPÉRATIONS DE CHIRURGIE

PREMIÈRE PARTIE

OPÉRATIONS GÉNÉRALES

CHAPITRE PREMIER

LIGATURE DES ARTÈRES

Règles générales des ligatures d'artères

Pratiquer la ligature d'une artère, c'est étreindre avec un lien le vaisseau mis à découvert, de façon à y interrompre le cours du sang. Le mot *ligature* sert souvent pour désigner le lien, aussi bien que l'opération qui a pour but de le placer.

La ligature peut être appliquée, soit sur la continuité d'une artère, soit sur l'extrémité du vaisseau divisé. Elle est dite *immédiate*, si le fil est directement en contact avec la tunique externe de l'artère, *médiate* dans le cas opposé.

Liens. — Les fils de soie, de chanvre, de lin, préalablement cirés pour empêcher leur glissement, sont les plus employés. Les fils métalliques, les lacs de caoutchouc, les lanières de peau de daim, de corde à boyau, ont aussi leurs partisans. *Lister* se sert de ligatures animales, antiseptiques, qui peuvent être résorbées au sein des tissus, et abandonnées dans les plaies. Les liens doivent être ronds, d'une grosseur proportionnée au calibre du vaisseau, mais toujours suffisante pour assurer leur solidité, qu'il faut avoir soin d'éprouver à l'avance. Leur longueur ne doit pas dépasser 35 à 40 centimètres.

§ Ier. — LIGATURE MÉDIATE

Malgré ses inconvénients et ses dangers bien connus, la ligature médiate des artères est quelquefois nécessaire. Ainsi dans une plaie profonde et anfractueuse, il est souvent impossible de saisir et de lier directement l'extrémité d'un vaisseau. Il faut alors embrasser dans l'anse du fil, en même temps que l'artère, les parties molles qui l'entourent.

On se sert dans ce but d'une aiguille courbe ou du ténaculum.

1° *Aiguille courbe.* — *a.* Si le vaisseau court parallèlement à la surface de la plaie, on fait passer, au-dessous de lui et à distance aussi petite que possible, l'aiguille et le fil dont elle est armée, et l'on étreint dans l'anse fermée par un double nœud les parties embrassées.

b. L'artère est perpendiculaire à la surface de la plaie. L'aiguille courbe armée d'un fil, est enfoncée dans les tissus à quelque distance de l'orifice vasculaire, et vient sortir au point directement opposé. Réintroduite par le trou de sortie, elle contourne le vaisseau et, ramenée hors de la plaie par son premier point d'entrée, elle embrasse l'artère et les parties molles voisines dans une anse complète, que l'on ferme par un double nœud. On coupe un des chefs du fil, tout près du nœud, l'autre chef est conduit au dehors.

2° *Ténaculum.* — On nomme ainsi un grand crochet d'acier, mince, terminé par une pointe acérée, et monté sur un manche. Ce crochet est passé sous le vaisseau qui donne, et saisit avec l'artère et les parties molles voisines. On soulève l'instrument pour s'assurer que le sang ne coule plus, et l'on en fait saillir la pointe au-dessus de la surface de la plaie. Un aide embrasse les parties soulevées avec une anse de fil pla-

cée sous la convexité du crochet et les étreint fortement.
L'instrument enlevé, l'aide fait un second nœud, coupe un
des chefs du fil près de la ligature et conduit l'autre chef au
dehors de la plaie.

§ II. — Ligature immédiate

1. — *A la surface d'une plaie*

La ligature immédiate des bouts d'une artère divisée, à la
surface d'une plaie, est une des exigences les plus fréquentes
de la pratique. Pour saisir l'extrémité du vaisseau, on se sert
des pinces à ligatures, des pinces à coulant ou du ténaculum.

a. Pinces. Deux pinces sont nécessaires. Leurs mors sont
cannelés en travers et suffisamment larges ; ils doivent s'engrener très-exactement et ne pas glisser latéralement l'un
sur l'autre ; le ressort ne doit être ni trop dur ni trop flexible.
Les pinces anglaises, à branches courbes et convexes en
dehors, offrent plus de sécurité.

Avec une des pinces tenue de la main droite, le chirurgien
saisit l'extrémité béante du vaisseau, dans le sens de sa longueur, et l'attire au dehors par une légère traction, pendant
qu'avec la seconde pince tenue de la main gauche, il l'isole
avec soin des parties voisines, dans une étendue de 1/2 à
1 centimètre, suivant son calibre.

Cet isolement est indispensable pour éviter de comprendre
dans la ligature les veines et les nerfs, d'habitude accolés
très-intimement au tube artériel, et contenus dans la même
gaîne celluleuse. L'artère isolée, le chirurgien la saisit en
travers avec une des pinces, à quelques millimètres de son
extrémité, il l'aplatit par une légère pression, et fait saillir
en avant le bout de la pince pour la bien dégager des tissus.

Tenant entre les doigts de chaque main les chefs du fil
ciré, dont la longueur ne doit pas dépasser 35 à 40 centimètres, l'aide en porte le milieu au-dessous de la pince, en faisant glisser une de ses mains sous l'avant-bras du chirurgien.
Il relève alors les mains, croise les chefs du fil, et forme une

anse simple, qu'il resserre peu à peu, en rapprochant de la pince ses deux indicateurs, dont la pulpe est appliquée sur le lien solidement maintenu. Il engage ainsi l'anse du fil au-dessous de l'extrémité des pinces, évitant avec soin de les comprendre dans la ligature, ce qui obligerait à recommencer la manœuvre. Avant de faire le premier nœud, il doit également veiller à ce que les fils ne soient pas tordus, afin d'obtenir un *nœud droit*.

Pour serrer le nœud, l'aide rapproche peu à peu, l'extrémité de ses index, opposés dos à dos, les faisant glisser le long du fil qui se réfléchit sur leur pulpe, et lorsqu'ils sont presque en contact, il exerce sur les chefs une traction suffisante, pour couper les tuniques internes du vaisseau. L'anse doit être placée bien perpendiculairement à l'axe de l'artère.

Les doigts indicateurs, plus longs, plus minces, sont plus commodes pour porter un fil dans une plaie profonde. On peut, si la plaie est plate, se servir des pouces, que l'on rapproche peu à peu, dos à dos, en les maintenant fléchis, le lien formant poulie sur leur extrémité. Un simple mouvement d'extension de ces doigts suffit pour serrer le nœud.

Avec les pinces à *coulant*, l'artère une fois saisie, on ferme l'instrument. Son poids suffit pour attirer au dehors l'extrémité du vaisseau, et permet au chirurgien de placer lui-même l'anse du fil, d'après les règles indiquées.

Le premier fil bien serré, l'aide fait un second nœud pour l'assurer, et la pince est retirée. On coupe un des chefs du fil près du nœud, le second chef est conduit au dehors et fixé sur un des bords de la plaie. Si plusieurs ligatures sont appliquées dans une plaie, on réunit tous les fils vers un de ses angles, ou bien on les fait sortir isolément vers le bord le plus rapproché, suivant le mode de réunion adopté.

b. Ténaculum. La pointe effilée de l'instrument doit traverser de part en part les parois du vaisseau, à 1 ou 2 millimètres de son extrémité. Une traction légère, fait saillir l'artère, la dégage des parties molles voisines et permet à l'aide d'appliquer le lien immédiatement au-dessous de la convexité de l'instrument. La formation de l'anse et la

constriction du vaisseau se fait comme avec la pince.
Cette constriction doit être proportionnée au volume du vaisseau.

2. — *Dans la continuité du vaisseau*

Conditions de la ligature — *a*. La ligature doit être éloignée de 2 centimètres environ de l'embouchure de toute
collatérale volumineuse, afin de laisser au caillot oblitérateur
une longueur et une résistance suffisantes. Ce précepte, auquel *Giraldès* n'attribue qu'une valeur purement théorique,
ne doit être enfreint cependant que dans le cas d'absolue
nécessité.

b. La ligature doit être suffisamment serrée, pour fournir
au caillot oblitérateur un point d'appui solide contre le choc
du sang, et déterminer la section et le rebroussement des
deux tuniques internes de l'artère ; mais d'un autre côté, la
constriction ne doit pas être assez énergique pour amener la
mortification et la section de la tunique celluleuse avant que
le caillot ne soit bien formé et n'adhère à la paroi du vaisseau.

c. Les parties doivent être placées dans une position telle
que les artères puissent se rétracter aisément. Pour les ligatures dans la continuité, ce retrait ne peut se faire qu'après
la section complète de la tunique celluleuse. Cette tension
des tuniques vasculaires est une condition défavorable. *Chassaignac* a proposé d'appliquer deux ligatures sur les artères
susceptibles de présenter à la fois le choc direct et le choc
récurrent, et *Sédillot*, de couper le vaisseau entre ces deux
ligatures pour assurer le retrait des deux bouts.

MODE OPÉRATOIRE. — L'opération comprend trois parties :

A. Découvrir l'artère ;

B. Isoler l'artère ;

C. Placer la ligature.

L'opérateur s'assure que l'appareil instrumental est complet et que les diverses pièces en sont en bon état. Il comprend des bistouris, des pinces, des sondes cannelées, des
stylets aiguillés, des aiguilles de *Cooper*, de *Deschamps*, de

Marc. Duval, des crochets mousses, des fils cirés. L'aiguille de *Cooper* (B) est mousse, pourvue d'un œil près de son extrémité, et courbe dans le sens de sa longueur. Les aiguilles

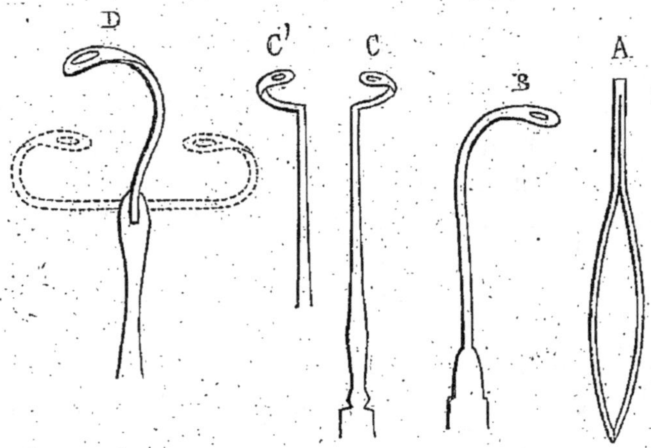

FIG. 1. — Appareil instrumental.

A, pince anglaise; B, aiguille de Cooper; CC', aiguille de Deschamps; D, aiguille de M. Duval.

de *Deschamps* (C, C') ont leur courbure perpendiculaire à l'axe du manche. L'aiguille à ligature de *Marcellin Duval* (D), est mobile sur son manche, de façon à pouvoir remplacer, à volonté, l'une ou l'autre des précédentes.

L'attention doit se porter sur les pinces, les sondes cannelées souvent trop aiguës ou trop flexibles. Les crochets mousses pêchent presque toujours par leur étroitesse ; des écarteurs, plus larges et à manche, conviennent mieux pour les ligatures profondes.

L'appareil de pansement est soigneusement préparé, les aides spécialement désignés.

A. — Découvrir l'artère.

L'opérateur doit posséder à fond l'anatomie chirurgicale de la région. La position du vaisseau est déterminée à l'aide :

1° *Des données anatomiques* : saillies osseuses et musculaires, tendons, etc. Ce sont toujours les plus sûres.

2° *Des données physiologiques :* contraction d'un muscle, attitudes spéciales, etc.

3° *Des données conventionnelles :* mensurations , lignes conventionnelles, angles, etc.

4° *Des battements* du vaisseau, qu'il faut toujours rechercher sur le vivant, comme l'indication la plus précise..

5° *Des points de repère.* On désigne plus spécialement sous ce nom, les diverses parties qui guident le chirurgien dans la recherche du vaisseau. Les muscles et leurs interstices, les bords osseux, les nerfs peuvent fournir des repères. Ceux-ci ne doivent pas être trop nombreux, mais bien choisis et connus par avance. Dans sa route vers l'artère, l'opérateur doit marcher de repère en repère, les reconnaissant tous, et dans l'ordre voulu, l'un après l'autre.

La table à opération est disposée de façon que les parties sur lesquelles on opère soient en pleine lumière, et l'on donne au sujet la position la plus favorable à la manœuvre, celle qui permet d'atteindre le vaisseau par le chemin le plus court, le plus direct et le plus sûr.

Cette position varie comme la ligature. Cependant, il est en général deux attitudes qui se succèdent dans le cours de l'opération .

a. *Attitude d'incision ;* la peau doit être tendue.

b. *Attitude de recherche ;* les muscles doivent être relâchés.

L'opérateur et les aides prennent une position qui diffère suivant le vaisseau à lier.

Opération. — Une ligature d'artère, comme toute opération réglée, comprend un certain nombre de *temps*, que l'opérateur doit exécuter successivement et dans un ordre déterminé. Chacun de ces temps conduit, en général, sur un point de repère, qu'il est indispensable de reconnaître avant de passer au delà. L'exécution régulière et successive de ces divers temps, la reconnaissance méthodique des points de repère, sont d'une importance capitale, si l'on ne veut opérer à tâtons et tout à fait au hasard.

Premier temps. *Incision de la peau.* — Elle doit se faire suivant une direction précise, nettement déterminée pour chaque ligature. Mieux vaut tracer la ligne d'incision avec de l'encre ou de la teinture d'iode qui sèche très-rapidement, que de se fier à la mémoire pour conduire le bistouri.

La longueur de la section cutanée varie avec la profondeur de l'artère à découvrir. Il ne faut pas craindre de l'exagérer un peu. Une boutonnière étroite rend la manœuvre excessivement laborieuse, et n'assure pas une guérison plus rapide. Le milieu de l'incison doit être à hauteur du point où sera placé le lien. Les téguments doivent être rasés si la région est pourvue de poils.

Pour faire nettement l'incision, il faut que la peau soit tendue sans être déplacée. Cette tension est obtenue, soit par l'application de chaque côté de la ligne d'incision, du pouce et de l'indicateur gauches exerçant une légère pression,

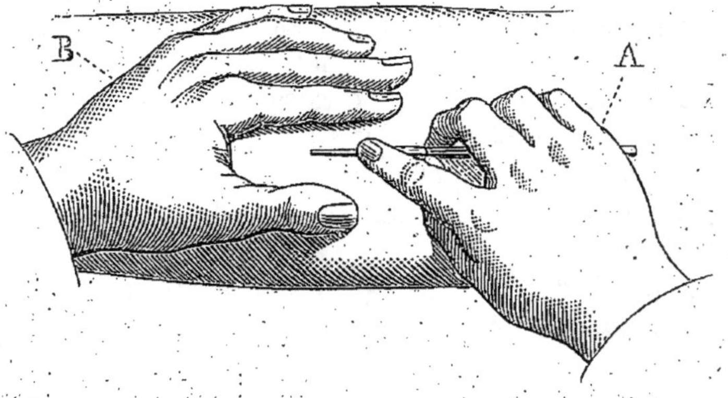

FIG. 2. — Incision de la peau.

A, main droite; B, main gauche.

soit par l'application du pouce et du bord cubital de la même main, agissant d'une façon analogue. La traction fort légère qui en résulte, doit se faire à la fois dans le sens perpendiculaire à la ligne d'incision et suivant la direction de cette ligne, dans le sens opposé à la marche du bistouri. Elle ne doit amener aucun déplacement des parties. La main d'un aide peut également être employée dans quelques cas pour fixer les téguments.

Le bistouri droit ou le bistouri courbe sont employés pour

diviser la peau ; le bistouri ordinaire des trousses, à tranchant légèrement courbe, est d'un usage commode. Tenant le bistouri de la main droite, comme une plume à écrire ou comme un couteau de table, et la lame presque perpendiculaire, on pique prudemment la peau, puis abaissant l'instrument on coupe avec le tranchant et on le relève en terminant l'incision pour éviter de faire une queue. La section doit être nette, et faite d'un seul coup, de gauche à droite.

La peau et le tissu cellulaire sous-jacent sont divisés du même coup jusqu'à l'aponévrose d'enveloppe, s'il n'y a dans l'épaisseur du tégument et jusqu'à cette profondeur aucune partie à ménager. S'il existe une épaisse couche de graisse, cette section sera faite en plusieurs fois, mais toujours le bistouri sera conduit d'une extrémité à l'autre de la plaie, coupant les tissus à la même profondeur, et plus du tranchant que de la pointe.

Souvent on rencontre, dans la peau ou le tissu cellulaire sous-cutané, des veines ou des branches nerveuses, que l'on doit épargner. La section se fait alors en plusieurs temps. Les veines et les nerfs mis à découvert, sont isolés dans une étendue suffisante, d'un coup de sonde cannelée, et réclinés par un aide, du côté le plus favorable.

La mince couche de tissu cellulaire condensé (*fascia pellucida*), qui recouvre immédiatement l'aponévrose, jouit, en général, d'une grande mobilité, se laisse facilement infiltrer par le sang et cache ainsi les tissus. *Chassaignac* recommande avec raison de la diviser nettement.

DEUXIÈME TEMPS. *Ouverture de l'aponévrose d'enveloppe.* — La peau et le tissu cellulaire divisés, l'aponévrose superficielle, ou aponévrose d'enveloppe de la région, *doit être* mise à nu, dans *toute* l'étendue de la plaie. Autrement, une partie de l'incision devient par là même inutile.

L'aponévrose est, en général, divisée dans le sens de l'incision cutanée. Si cette lame fibreuse ne recouvre aucune partie importante, on la coupe directement avec le bistouri, évitant toutefois d'enfoncer la lame plus profondément.

Si l'aponévrose recouvre immédiatement des parties im-

portantes, on la divise, soit sur le doigt ou la sonde cannelée,
soit avec les pinces et le bistouri.

a. *Sonde cannelée*. Il ne faut jamais chercher à perforer
l'aponévrose avec le bec de la sonde cannelée, pour glisser
cet instrument sous le feuillet fibreux. On s'expose ainsi à
pénétrer subitement, et à léser les parties profondes. L'aponévrose doit être ouverte avec les pinces et le bistouri, et *en
dédolant*. Cette ouverture devant se faire, au niveau d'un interstice musculaire, sur le bord d'un muscle, en dehors de
gaînes tendineuses, de nerfs ou de vaisseaux, il faut, au
préalable, déterminer exactement le point spécial, où elle
sera placée.

La main gauche armée des pinces, dont les mors sont écartés
de quelques millimètres, les porte sur l'aponévrose, perpendiculairement à la direction de ses fibres, et à l'une des extré-

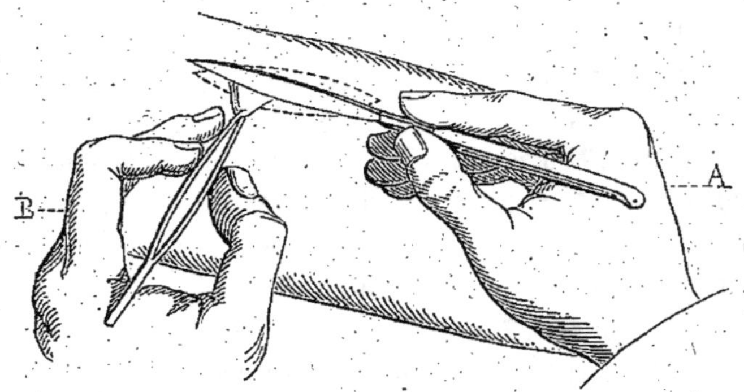

FIG. 3. — Ouverture d'une aponévrose en dédolant.

A, main droite ; B, main gauche.

mités de la plaie. Les mors, rapprochés en exerçant une pression assez forte, saisissent un pli comprenant toute l'épaisseur
de la lame fibreuse et le soulèvent légèrement.

La pointe du bistouri, tenu de la main droite, la lame à
plat sur l'aponévrose, coupe en dédolant, tout contre l'extrémité des pinces, le pli soulevé, et fait ainsi une petite ouverture à la toile fibreuse. On dépose le bistouri, la pince restant
fixe.

La sonde cannelée tenue de la main droite, comme une
plume à écrire, la main en supination, la cannelure en haut,

est glissée par cette boutonnière, immédiatement au-dessous de l'aponévrose. Par de petits mouvements de latéralité, on fait avancer lentement le bec de l'instrument jusqu'à l'extrémité opposée de la plaie. Ce bec doit rester intimement accolé à la face profonde du feuillet aponévrotique, pour ne pas charger sur la sonde des parties étrangères. Il faut surtout agir avec une grande prudence quand le paquet vasculaire est immédiatement sous l'aponévrose. La déchirure du feuillet fibreux avec deux pinces, ou avec une pince et le bec de la sonde, telle qu'elle sera décrite à propos de l'isolement du vaisseau, nous semble même plus sûre et plus avantageuse dans ce cas.

La sonde est prise de la main gauche. Le pouce légèrement appuyé sur la face antérieure du pavillon, fait saillir en avant le bec de l'instrument, maintenu complétement immobile. Après s'être assuré que l'aponévrose est seule chargée, on glisse le bistouri dans la cannelure de la sonde, la pointe en avant, le tranchant en haut, le dos de la lame formant avec le conducteur un angle de 25 à 30 degrés. On le conduit avec vigueur et avec une force suffisante pour diviser nettement l'aponévrose; force plus considérable quand les fibres aponévrotiques, obliques par rapport à la section, présentent de la résistance. La pointe du bistouri parvenue à l'extrémité de la cannelure, on relève la lame à angle droit et on retire ensemble les deux instruments, donnant à la section de l'aponévrose la même longueur qu'à l'incision cutanée.

b. *Doigt comme conducteur*. L'aponévrose ouverte en dédolant, comme nous l'avons dit, mais un peu plus largement, on introduit l'indicateur gauche dans cette boutonnière. Sur la pulpe du doigt, on glisse à plat un bistouri boutonné, dont le tranchant relevé en avant divise la toile fibreuse, en même temps que le doigt conducteur est poussé peu à peu jusqu'à l'autre extrémité de la plaie. L'usage du doigt comme conducteur est préférable, surtout quand on doit diviser l'aponévrose au niveau d'interstices musculaires qu'il permet d'écarter progressivement. Dans ces conditions, il faut toujours agir de bas en haut, de la partie tendineuse des muscles vers leur portion charnue, où les interstices sont moins nets.

c. *Pinces et bistouri*. La boutonnière faite, comme nous l'avons indiqué, on saisit une de ses lèvres avec les pinces, on la soulève, et on agrandit l'incision à petits coups, jusqu'à ce que l'aponévrose ait été divisée dans toute l'étendue de la plaie.

Il peut être nécessaire de couper l'aponévrose perpendiculairement à la direction de l'incision cutanée, quand elle bride fortement les tissus sous-jacents. On se sert, suivant les cas, d'un des procédés que nous venons d'indiquer.

Troisième temps. *Recherche du vaisseau.* — Les parties mises dans le relâchement, les lèvres de la plaie écartées par un aide, on marche à la recherche du vaisseau, écartant les parties avec l'indicateur gauche, déchirant les feuillets fibreux avec le bec de la sonde, mais s'attachant avant tout à reconnaître successivement tous les points de repère, tous les jalons de la route. Ce temps varie nécessairement pour chaque ligature.

Quatrième temps. *Ouverture de la gaîne vasculaire.* — Il n'existe, à proprement parler, au point de vue opératoire, de gaîne vasculaire bien distincte que pour les troncs principaux. L'ouverture de cette toile celluleuse se fait soit par incision, sur une sonde cannelée mousse et légèrement recourbée, soit plus sûrement par déchirure avec le bec de la sonde cannelée ou à l'aide de deux pinces. Habituellement, ce temps se confond avec l'isolement du vaisseau et se pratique comme nous allons l'indiquer.

B. — Isoler l'artère.

Le paquet vasculo-nerveux mis à découvert, resté enveloppé dans une toile celluleuse, habituellement de résistance médiocre. Le bistouri, désormais inutile et dangereux, doit être définitivement abandonné. Faisant maintenir les parties dans le relâchement, l'opérateur place lui-même les écarteurs sur les lèvres de la plaie, puis les confie aux aides. Par la vue et le toucher, il reconnaît, au travers de la gaîne celluleuse, les éléments du paquet vasculo-nerveux.

Les nerfs se présentent comme des cordons blancs, arrondis et pleins. Les veines se distinguent par leur coloration

noire ou bleu foncé, leur aplatissement facile et la minceur de
leurs parois. Les grosses artères forment des rubans jaunâtres
ou gris rosé, à parois épaisses. Saisies entre les doigts ou pres-
sées contre un plan résistant, elles se laissent aplatir, donnant
la sensation d'un tube de caoutchouc. Les petites artères n'offrent plus ces caractères spécifiques, et souvent leur position
seule permet de les distinguer des veines collatérales.

Il faut bien se garder de mobiliser par quelques grands
coups de sonde tout le paquet vasculo-nerveux, car l'absence
de fixité rend beaucoup plus difficile l'isolement de l'artère.

L'opérateur prend une pince de la main gauche. Ses mors
légèrement écartés sont appliqués sur la gaîne celluleuse, directement sur l'artère et suivant sa longueur, avec une certaine force. En les rapprochant, on saisit un pli de la gaîne

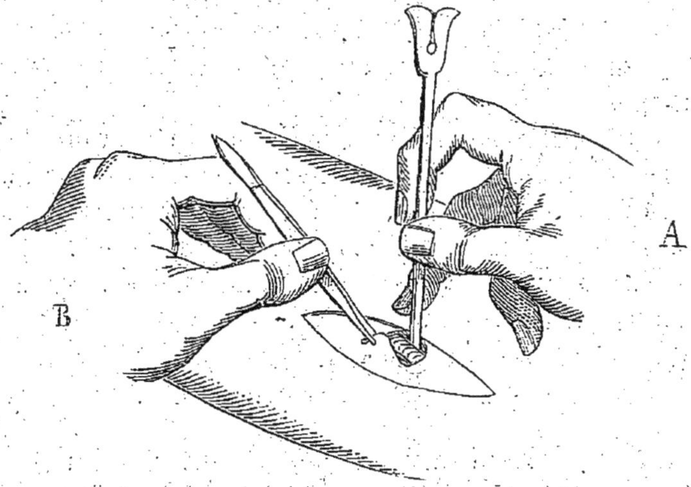

FIG. 4. — Isolement d'une artère.

A, main droite, sonde ; B, main gauche, pinces.

que l'on soulève légèrement pour bien l'isoler du vaisseau. La
sonde cannelée est tenue de la main droite, les doigts assez
rapprochés de son extrémité pour donner plus de précision et
de force aux mouvements de son bec. Avec ce bec, on accroche
et on déchire la gaîne celluleuse dans une petite étendue, près
des pinces et sur le pli soulevé.

Pendant que la pince maintient soulevée une des lèvres de la boutonnière faite à la gaîne vasculaire, on dénude avec précaution l'artère, engageant le bec de la sonde entre ses parois et les parties voisines (veine ou nerf), et, par de légers mouvements de va-et-vient, le faisant glisser jusque sous sa face profonde.

On prend alors avec la pince la lèvre opposée de l'ouverture de la gaîne, on la soulève, et le bec de la sonde isole l'artère de ce côté. On s'assure que l'isolement est complet par la possibilité d'engager facilement la sonde sous la face profonde du vaisseau.

L'isolement de l'artère ne doit se faire que sur une petite étendue, 1 centimètre à 1 centimètre 1/2 tout au plus. Aucun des éléments du paquet vasculaire ne doit être tiraillé ou contus. Il ne faut donc jamais saisir entre les mors de la pince, les nerfs, les veines ou l'artère elle-même. Les sondes d'acier, droites et résistantes, nous paraissent les meilleures pour cette dénudation.

On peut également isoler l'artère en se servant de deux pinces qui saisissent la gaîne aussi près que possible l'une de l'autre et la déchirent par leur écartement; mais ce procédé est d'une exécution plus délicate que le précédent.

L'artère dénudée ne doit *jamais* être chargée sur la sonde cannelée pour l'amener au dehors.

C. — Placer la ligature.

Pour passer le fil ciré au-dessous du vaisseau, il faut, quelle que soit la profondeur de la plaie, ne jamais se servir que d'instruments courbes, mousses et percés d'un large chas près de leur extrémité. On évite ainsi les tiraillements et les dénudations étendues qui se produisent forcément lorsqu'on soulève l'artère sur un instrument droit et rigide.

Les aiguilles de Cooper, de Deschamps, de Marcellin Duval sont d'un usage plus commode que la sonde ou le stylet aiguillé flexibles, pour les artères profondes. Le bec mousse de ces instruments doit toujours être engagé du côté de l'artère où se trouvent les parties à ménager : du côté de la veine s'il n'en existe qu'une, du côté du nerf s'il y a deux veines collatérales.

L'aiguille armée d'un fil ciré est tenue de la main droite, les lèvres de la plaie sont largement écartées.

L'opérateur saisit avec les pinces, tenues de la main gauche, les lèvres de la boutonnière faite à la gaîne vasculaire du côté où l'aiguille doit pénétrer. Il la soulève, et par de légers mouvements engage le bec de l'instrument au-dessous du vaisseau. Il prend alors avec les pinces la lèvre opposée de la boutonnière, et imprimant à l'aiguille un mouvement de rotation autour de son centre de courbure, il fait saillir son bec sans déplacer l'artère. Si la dénudation n'est pas complète, le bec reste coiffé par un peu de tissu cellulaire. Abandonnant les pinces, on porte alors l'indicateur et le pouce gauches sur le bec de l'aiguille et on le dégage par une pression suffisante, que l'application des doigts rend sans aucun danger.

Avec les doigts ou les pinces on saisit un des chefs du fil,

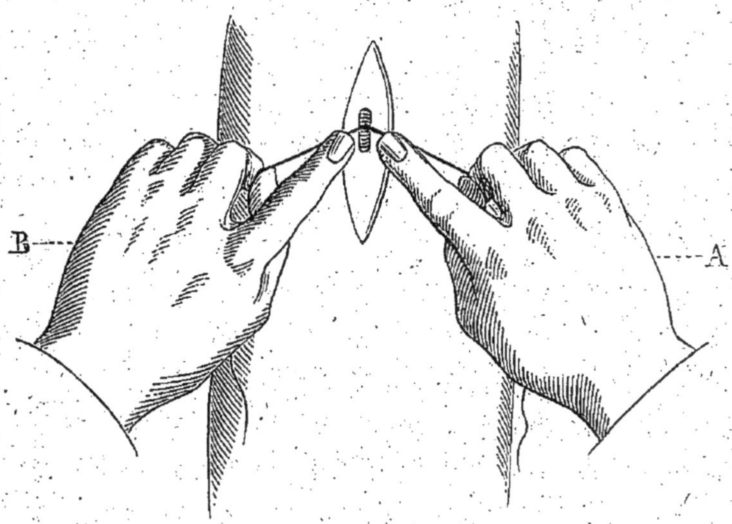

Fig. 5. — Constriction de l'artère.

on l'amène au dehors, puis on retire l'aiguille, faisant sortir son bec par le point où il est entré, pour dégager l'autre chef. Le lien retenu par les doigts de la main gauche se trouve placé sous le vaisseau.

On s'assure, par la vue et le toucher, que l'artère est bien saisie et qu'elle est seule saisie ; on s'assure qu'aucune collatérale ne naît dans le voisinage. Prenant alors les deux chefs du fil, sans déplacer l'artère, l'opérateur forme un nœud simple et droit, et le serre à l'aide de ses indicateurs ou de ses pouces, comme nous l'avons indiqué. Un second nœud maintient le premier, puis on coupe près du nœud un des chefs du fil, pendant que l'autre est conduit et fixé au dehors.

Règles spéciales pour la ligature de chaque artère

§ Ier. — LIGATURE DU TRONC BRACHIO-CÉPHALIQUE.

Données anatomiques. — Le tronc brachio-céphalique ou artère innominée, naît de la crosse de l'aorte dans sa portion ascendante. Il se dirige en haut et en dehors ; sa longueur est d'environ 3 centimètres. Il se termine au niveau ou un peu au-dessous de l'articulation sterno-claviculaire droite, en donnant naissance à l'artère carotide primitive droite qui le continue directement, et à l'artère sous-clavière droite, qui se détache presque à angle droit de son côté externe et postérieur. — Chez les vieillards, le tronc brachio-céphalique déborde souvent le sternum.

Les rapports immédiats de l'artère sont : *En avant*, les troncs veineux brachio-céphaliques droit et gauche ou leurs origines, et le nerf pneumogastrique droit, dont se détache le récurrent qui embrasse le vaisseau dans la concavité de son anse. — *En dedans :* la trachée. — *En dehors :* la plèvre et le poumon.

Superposition des plans. — 1. Peau et peaucier.

2. Tissu sous-cutané, contenant des veines thyroïdiennes.

3. Aponévrose superficielle.

4. Muscle sterno-cléido-mastoïdien.

5. Aponévrose cervicale moyenne. Au-dessous de ce feuillet fibreux ou dans son épaisseur, un grand nombre de veines, souvent volumineuses, et à multiples anastomoses. On doit les éviter ou les couper entre deux ligatures.

6. Les couches superposées des muscles sterno-hyoïdien et sterno-thyroïdien. Très-développés, ils recouvrent et cachent complétement le vaisseau.

7. Le faisceau vasculaire et sa gaîne celluleuse, habituellement assez lâche. L'union avec les veines est intime et l'artère doit être dénudée avec précaution.

Anomalies. — Les anomalies des branches artérielles qui partent de la crosse de l'aorte sont assez fréquentes.

Cruveilhier les range en quatre classes : 1° Rapprochement ou fusion d'origine ; 2° Multiplication d'origine ; 3° Transposition d'origine ; 4° Combinaisons des variétés précédentes.

Marcellin Duval les divise en trois classes : 1° Augmentation de nombre, 4, 5 ou 6 troncs ; 2° Diminution de nombre ; deux ou un seul tronc ; 3° Nombre normal, mais interversion des branches.

Procédés opératoires. — Ils sont fort nombreux, mais ne diffèrent guère que par la forme et la position de l'incision cutanée. — Les procédés d'incision unique, verticale (*King*), oblique (*Sédillot*) ou transversale (*Manec*), ne donnent pas assez de jour.

Les procédés à incision courbe convexe en bas et en dehors (*Farabeuf, Marcellin Duval*) ou à incision composée (*V. Mott*), dans lesquels on divise le chef sternal du muscle sterno-cléido-mastoïdien, sont plus avantageux.

Farabeuf fait une incision qui part à 6 centimètres au-dessus de la clavicule, suit jusqu'à l'os l'interstice qui sépare les deux chefs du muscle sterno-mastoïdien droit, puis se recourbe horizontalement en dedans, longeant le bord supérieur de la clavicule et du sternum jusqu'à la ligne médiane.

Marcellin Duval conseille une incision courbe, dont la partie supérieure qui est verticale ou légèrement oblique de haut en bas et de dehors en dedans, et qui siége sur l'intervalle des deux faisceaux du sterno-mastoïdien, n'a que 3 ou 4 centimètres de longueur. L'incision devenant curviligne vers l'extrémité interne de la clavicule droite suit le bord supérieur du sternum, pour s'arrêter à l'extrémité interne de la clavicule gauche

V. Mott : Incision de 9 centimètres, longeant de bas en haut, le bord antérieur du muscle sterno-mastoïdien droit, depuis l'articulation sterno-claviculaire. Incision de 9 centimètres qui longe le bord supérieur de la clavicule et vient rejoindre l'extrémité inférieure de la précédente.

L'opération se pratique comme suit :

Exploration. — On reconnaît la position exacte de la fourchette sternale, des articulations sterno-claviculaires et du bord antérieur du sterno-mastoïdien droit jusqu'à la hauteur du tubercule carotidien. Avec l'indicateur on comprime dans le creux sus-sternal pour faire saillir les veines superficielles, s'assurer des battements du vaisseau, de sa profondeur probable, et reconnaître l'existence de quelque anomalie artérielle.

Opération. — *Position d'incision.* — Décubitus dorsal, les épaules soulevées, la tête renversée en arrière et la face inclinée du côté gauche. L'opérateur se place à droite et à hauteur du cou du patient. Un aide armé d'un large crochet mousse, se tient du côté opposé.

1° *a*. Incision de 8 centimètres, longeant le bord antérieur du sterno-mastoïdien droit, de haut en bas, et se terminant au niveau de l'articulation sterno-claviculaire droite, ou un peu en dedans sans empiéter sur le sternum (fig. 6, A).

b. Incision de 6 centimètres, longeant de dehors en dedans, le bord supérieur de la clavicule droite, pour rejoindre l'extrémité inférieure de la précédente. Ces deux incisions n'intéressent que la peau.

2° Mêmes incisions du peaucier. Si l'on rencontre des veines jugulaires antérieures, on les récline vers un des bords de la plaie, ou on les divise entre deux ligatures. La rétraction des parties donne à la plaie la forme d'un croissant dont la concavité est dirigée en haut et en dehors. Le bord interne du muscle sterno-mastoïdien droit est à découvert.

3° On sépare avec le bec de la sonde cannelée, les faisceaux sternal et claviculaire du sterno-mastoïdien droit, à 1 centimètre au-dessus de la clavicule. Sous le faisceau sternal, on passe de dedans en dehors, en glissant contre la face postérieure du muscle, une sonde cannelée ou le doigt indi-

cateur gauche. On s'assure que le chef musculaire est seul
soulevé, et on le divise, soit directement et d'un seul coup
sur la sonde, soit de dehors en dedans, à petits coups, en
soulevant les fibres charnues avec une pince et les coupant
avec la pointe du bistouri.

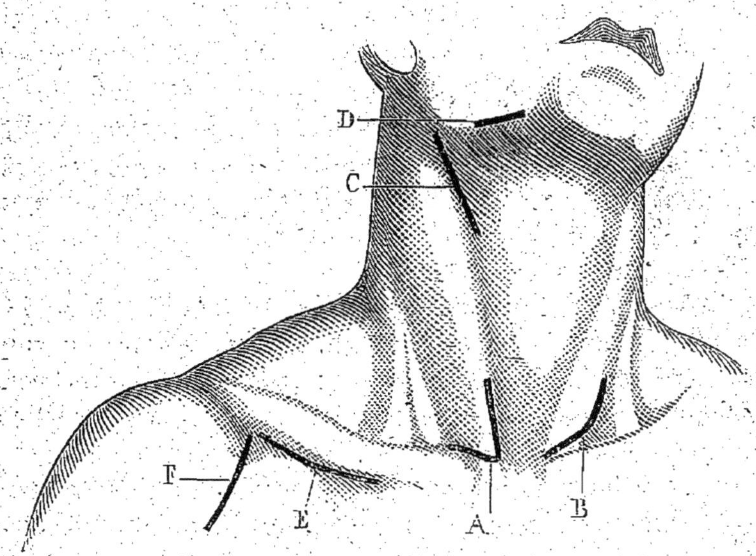

FIG. 6. — Ligature des artères.

A, tronc brachio-céphalique; B, carotide primitive; C, carotide externe; D, faciale, incision transversale; E, axillaire sous la clavicule; F, axillaire sous le petit
pectoral.

4° On fait recliner en dehors le sterno-mastoïdien et la
lèvre externe de la plaie, et on reconnaît les muscles sterno-
hyoïdien et sterno-thyroïdien, dont le bord externe recouvre
et cache les vaisseaux. On divise leurs fibres externes transversalement et de dehors en dedans, sur la sonde cannelée,
ou avec une pince et la pointe du bistouri.

La rétraction des fibres musculaires divisées met à découvert le feuillet aponévrotique-profond.

5° *Position de recherche.* — La tête fléchie, la face légère-
rement inclinée à droite. Avec le bec de la sonde cannelée,
on déchire l'aponévrose et la gaîne vasculaire. On reconnaît

la carotide primitive, et en la suivant de haut en bas, vers son bord externe, on découvre l'origine de la sous-clavière droite, et plus bas la terminaison de l'innominée.

6° Les gros troncs veineux qui passent devant l'artère sont dégagés avec précaution et reclinés en dehors par un écarteur confié à un aide. L'indicateur gauche s'enfonce peu à peu sous le sternum, en suivant le côté interne du vaisseau, et sert de guide à la sonde cannelée, avec laquelle on procède très-lentement à une dénudation attentive et complète. Ce temps est pénible, car on agit à une grande profondeur avec peu de jour et au milieu d'énormes troncs veineux qu'il faut avant tout ménager. L'artère doit être dénudée au moins 1 centimètre au-dessous de sa bifurcation.

7° Une aiguille de *Deschamps*, dont la pointe mousse est glissée le long de l'indicateur gauche sert pour passer de dehors en dedans et d'avant en arrière sous le vaisseau, un fil ciré très-fort. La pulpe de l'index gauche guide le bec de l'instrument à son entrée, et le reçoit quand il vient sortir au côté interne de l'artère. — Le fil mis en place, est serré au moyen des deux indicateurs. Il faut éviter qu'il ne remonte à ce moment et vienne se placer immédiatement au-dessous de la bifurcation du vaisseau.

§ II. — LIGATURE DE L'ARTÈRE CAROTIDE PRIMITIVE

Données anatomiques. — Les carotides primitives diffèrent notablement à leur partie inférieure. La carotide gauche, née directement de l'aorte est plus profonde à son origine. Elle se porte en haut, en dehors et en avant, longeant la trachée dont la sépare le lobe du thyroïde et voisine de l'œsophage.

La carotide droite, plus courte, naît du tronc brachio-céphalique, au niveau ou un peu au-dessous de l'articulation sterno-claviculaire droite, elle se porte également en haut et en dehors, et présente dans les parties moyenne et supérieure de son parcours les mêmes rapports que la carotide gauche.

Les carotides primitives se terminent au niveau du bord

supérieur du cartilage thyroïde chez l'homme, à sa partie moyenne chez la femme. Normalement, elles ne fournissent aucune branche.

Leur direction est à peu près une ligne étendue de l'espace parotidien à l'articulation sterno-claviculaire ou un peu en dehors, surtout du côté gauche.

Le sterno-mastoïdien, muscle satellite, recouvre complétement les vaisseaux à la partie inférieure du cou. A la partie supérieure, il se porte en dehors et laisse l'artère à découvert. En bas, le paquet vasculaire est recouvert par les bords externes des muscles sterno-hyoïdien et sterno-thyroïdien ; l'omo-hyoïdien le croise vers le milieu de sa longueur et le sépare, ainsi que les muscles précédents, du sterno-mastoïdien.

La veine jugulaire interne, très-volumineuse est située au côté externe de l'artère, qu'elle recouvre presque complétement quand elle est gonflée par le sang. Derrière les vaisseaux, le nerf pneumogastrique qui leur est intimement accolé, et plus en arrière le tronc cervical du grand sympathique. En avant, la branche descendante interne du plexus cervical. Couchées sur la face antérieure des apophyses transverses des vertèbres, les carotides peuvent être avec facilité comprimées contre ce plan osseux. Le tubercule antérieur de la sixième cervicale, tubercule de *Chassaignac*, est un bon point de repère pour leur recherche.

Lieu d'opération.—La carotide primitive peut être liée dans toute sa longueur. Mais la ligature est habituellement placée, soit près de son origine, en bas, *lieu de nécessité ;* soit à 1 centimètre ou 2 au-dessous de la bifurcation, *lieu d'élection.*

A. *Lieu de nécessité.*—La ligature de l'artère carotide primitive dans sa partie inférieure, au-dessous du muscle omoplat-hyoïdien, peut être pratiquée soit à l'aide d'une incision unique rectiligne (*Malgaigne, Sédillot*), soit à l'aide d'une incision curviligne, à convexité inféro-interne (*Dubrueil*) ou à convexité inféro-externe (*Marcellin Duval*).

Quel que soit le procédé employé, il est nécessaire pour se donner du jour, de sectionner le faisceau interne du sterno-mastoïdien.

Sédillot place son incision entre les deux chefs du sterno-mastoïdien. La plaie est bridée latéralement, et conduit sur la veine jugulaire interne.

Malgaigne fait une incision de 5 à 6 centimètres, qui part de l'articulation sterno-claviculaire pour se porter vers la symphyse du menton.

Dubrueil, une incision courbe, convexe en dedans, qui, partant du bord antérieur du sterno-cléido-mastoïdien, à l'union de son quart inférieur avec ses trois quarts supérieurs, vient se terminer sur le bord antérieur de la clavicule, dans l'interstice des faisceaux sternal et claviculaire.

Marcellin Duval conseille, soit une incision de 7 centimètres, longeant le bord antérieur du sterno-mastoïdien jusqu'à la clavicule, soit une incision courbe qui, partant à 6 centimètres au-dessus de la clavicule, entre les deux chefs du sterno-mastoïdien, suit cet interstice et s'arrondit en bas pour se porter jusqu'au bord interne de ce muscle, obliquement ou parallèlement à l'os (fig. 6, B).

Opération. — On reconnaît le bord antérieur du sterno-mastoïdien, l'articulation sterno-claviculaire, le bord supérieur de la clavicule.

Attitude d'incision. — Décubitus dorsal, les épaules soulevées, la tête dans l'extension, et la face dirigée vers le côté sain ; l'opérateur en dehors, du côté où se fait la ligature.

1° A 6 centimètres au-dessus de la clavicule, sur le bord antérieur du sterno-mastoïdien, on commence une incision qui longe le muscle de haut en bas, s'arrondit à 1 centimètre au-dessus de l'extrémité interne de la clavicule, et se dirige en dehors, suivant le bord supérieur de cet os dans une étendue de 3 à 4 centimètres. On divise la peau, le tissu sous-cutané et l'aponévrose d'enveloppe, pour mettre à découvert le faisceau sternal du sterno-mastoïdien.

2° Après avoir dégagé ce faisceau, on le divise à 1 centimètre au-dessus de l'os, soit sur la sonde cannelée, soit de dedans en dedans, avec la pince et le bistouri. Le lambeau musculo-cutané, ainsi formé, est soulevé et tiré en dehors par un aide.

3° On reconnaît les muscles sterno-hyoïdien et sterno-thyroïdien; on soulève leur bord externe qui cache les vaisseaux, et on le divise sur la sonde, ou avec la pince et le bistouri, de dehors en dedans.

4° *Position de recherche.* — La tête modérément fléchie, et la face légèrement inclinée du côté de l'opération. L'indicateur gauche porté vers la trachée, reconnaît les vaisseaux. Avec la sonde cannelée, on déchire à petits coups la gaîne vasculaire, pendant que l'index porte en dehors et met à l'abri la veine jugulaire interne. L'artère est dénudée, en commençant par son bord interne.

5° L'index gauche restant en place, et protégeant la veine jugulaire, on passe le fil sous l'artère à l'aide d'une aiguille de Cooper, dont le bec est introduit entre les deux vaisseaux, c'est-à-dire de dehors en dedans, et d'avant en arrière. Le fil doit toujours être placé à 2 centimètres au moins, au-dessus de la naissance de la carotide.

B. *Partie moyenne.* — On peut lier l'artère carotide primitive à sa partie moyenne. Le procédé ne diffère de celui que nous allons décrire, que par la présence du muscle omoplat-hyoïdien, qu'il est toujours sans danger de diviser, si l'on ne peut le recliner vers un des bords de la plaie.

C. *Lieu d'élection.* — Le fil doit être placé à 2 centimètres au-dessous de la bifurcation de l'artère, soit 2 centimètres environ au-dessous du bord supérieur du cartilage thyroïde. Le point de repère est le bord antérieur du sterno-mastoïdien.

Attitude d'incision. — Les épaules élevées, la tête étendue, et la face dirigée vers le côté sain ; l'opérateur en dehors, du côté de l'opération.

1° On fait le long du bord antérieur du sterno-mastoïdien ou un peu en dehors, une incision de 8 centimètres de longueur, dont le milieu correspond à 2 centimètres au-dessous du bord supérieur du cartilage thyroïde. On coupe la peau, le peaucier, et la couche sous-cutanée, en faisant recliner les veines superficielles ou les divisant entre deux ligatures (fig. 7, C.)

2° On divise l'aponévrose superficielle sur le muscle même, dans toute l'étendue de la plaie cutanée, et l'on met ses fibres à découvert.

3° Avec le bec de la sonde cannelée, ou le doigt, on décolle le muscle de la paroi postérieure de sa gaîne, et on le récline en dehors, le faisant maintenir par un écarteur.

4° *Attitude de recherche.* — Décubitus dorsal, la tête droite ou légèrement fléchie, et la face un peu inclinée du côté de l'opération. Avec une pince, on saisit et on soulève le feuillet postérieur de la gaîne musculaire, on l'ouvre en dédolant, et on le divise sur une sonde cannelée. Si ce feuillet est

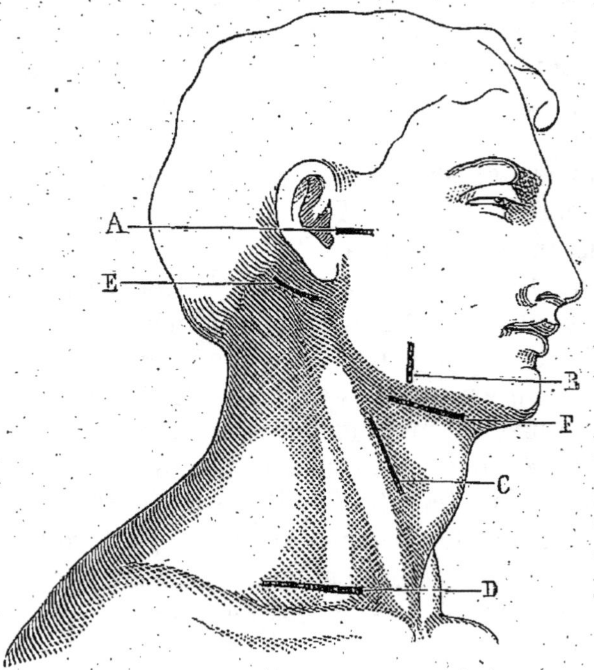

FIG. 7. — Ligature des artères.

A, temporale superficielle ; B, faciale, incision verticale ; C, carotide primitive, lieu d'élection ; D, sous-clavière, entre les scalènes ; E, occipitale, sous l'apophyse mastoïde ; F, linguale.

mince, on le déchire avec la sonde cannelée, au niveau du bord interne de l'artère.

5° L'opérateur reconnaît la veine jugulaire, il l'écarte en dehors avec l'indicateur gauche, et dénude l'artère avec le bec de la sonde au point convenable, s'assurant qu'il ne se rapproche pas trop de sa bifurcation.

6° Le doigt continuant de maintenir en dehors et de protéger la veine jugulaire, on passe le fil sous le vaisseau, avec une sonde de Cooper introduite de dehors en dedans, et d'avant en arrière, puis on serre la ligature, après avoir constaté que le nerf pneumogastrique n'est pas resté accolé à l'artère.

§ III. — LIGATURE DE L'ARTÈRE CAROTIDE EXTERNE

Données anatomiques. — L'artère carotide externe née de la carotide primitive, au niveau du bord supérieur du cartilage thyroïde chez l'homme, un peu au-dessous de ce bord chez la femme, se porte en haut dans l'espace parotidien, et se termine au niveau du col du condyle de la mâchoire inférieure par deux branches, la temporale superficielle et la maxillaire interne. Au point de vue de la ligature, le tronc de la carotide externe ne présente que 1 ou 1 centimètre 1/2 de longueur, car on ne la lie que dans l'espace hyo-thyroïdien, entre la naissance de sa branche inférieure, l'artère thyroïdienne supérieure, et l'origine de l'artère linguale.

Située à son origine en avant et un peu en dedans de la carotide interne, elle se porte ensuite un peu en dehors, et s'en distingue par la naissance de ses branches collatérales.

Elle est recouverte par la peau, le peaucier, une aponévrose feuilletée très-dense et difficile à déchirer, la veine jugulaire externe et ses branches, le tronc veineux facio-lingual, des ganglions lymphatiques, et l'anse du nerf grand hypoglosse qui la croise. Le sterno-mastoïdien, muscle satellite, se porte en dehors, d'autant plus qu'on s'élève davantage. La veine jugulaire interne est en dehors et en avant ; les nerfs pneumogastrique, laryngé supérieur, et le tronc cervical du grand sympathique sont derrière les vaisseaux.

Opération —*Position d'incision.* — Décubitus dorsal, les épaules élevées, la tête renversée en arrière, la face tournée du côté sain.

1° A hauteur de la partie moyenne du cartilage thyroïde, sur le bord antérieur du muscle sterno-mastoïdien, on commence une incision qui, conduite directement en haut, dans une étendue de 8 à 9 centimètres, se termine un peu en arrière du bord postérieur de la branche du maxillaire supérieur, dans le creux parotidien (fig. 6, C).

On divise successivement la peau, le peaucier, et la couche sous-cutanée, faisant recliner par un aide, du côté le plus favorable, la veine jugulaire externe et ses branches.

2° On divise l'aponévrose superficielle sur le bord antérieur du sterno-mastoïdien, mettant à découvert les fibres musculaires.

3° Le bord du muscle décollé avec le doigt ou la sonde cannelée, est écarté en dehors.

4° *Position de recherche.* — Les épaules abaissées, la tête droite ou légèrement fléchie, la face un peu inclinée du côté de la ligature. Avec le bec de la sonde, solidement tenue de la main droite, on attaque à petits coups le feuillet aponévrotique feuilleté, qui recouvre les vaisseaux. On écarte les ganglions; on dégage et on fait recliner les veines, pendant que l'indicateur gauche dirige le bec de la sonde et abrite les troncs veineux.

5° L'indicateur gauche écarte en dehors la veine jugulaire interne; avec prudence, on attaque la gaîne vasculaire du côté interne, et on dénude le vaisseau qui se présente. La naissance de branches collatérales indique que ce vaisseau est l'artère carotide externe.

6° Avec une aiguille de Cooper, on passe le fil de dehors en dedans, et d'avant en arrière; puis avant de le serrer, on s'assure de nouveau que le vaisseau soulevé par le lien est bien la carotide externe. La ligature est placée à égale distance de la thyroïdienne et de la linguale. Si le tronc carotidien est très-court, on lie en même temps la thyroïdienne supérieure.

§ IV. — LIGATURE DE L'ARTÈRE CAROTIDE INTERNE

Située à sa naissance un peu en dehors et en arrière de la carotide externe, cette artère monte directement vers le crâne, sans émettre dans son trajet aucune branche collatérale. Le procédé que nous venons de décrire permet de la mettre à découvert à son origine et d'en pratiquer la ligature.

§ V. — LIGATURE DE L'ARTÈRE THYROÏDIENNE SUPÉRIEURE

Données anatomiques. — Née de la carotide externe près de son origine, ou quelquefois de la carotide primitive près de sa bifurcation, elle se porte en dedans, en décrivant une courbe à concavité inférieure pour gagner le corps thyroïde. Une veine l'accompagne. Son volume varie avec le développement du corps thyroïde.

Recouverte par la peau, le peaucier, l'aponévrose, le sterno-mastoïdien et sa gaîne profonde, elle est dans le même plan que les vaisseaux carotidiens. Quand le corps thyroïde est très-développé, il peut cacher complétement et l'artère thyroïdienne et la carotide, il faut le faire soulever par une érigne, et chercher les vaisseaux au-dessous.

Opération. — On reconnaît l'os hyoïde, le cartilage thyroïde, le bord antérieur du muscle sterno-mastoïdien, premier repère.

1° *Position d'incision*. — Décubitus dorsal; les épaules élevées, la tête dans l'extension, la face tournée vers le côté sain. On pratique sur le bord antérieur du muscle sterno-mastoïdien, une incision de 8 centimètres de longueur, dont le milieu répond au bord supérieur du cartilage thyroïde. On divise successivement la peau, le peaucier, le tissu sous-cutané, faisant récliner les veines superficielles ou les coupant entre deux ligatures.

2° On divise l'aponévrose sur le bord antérieur du sterno-mastoïdien, mettant à nu les fibres musculaires.

3° On décolle le muscle avec le doigt ou la sonde et on le fait porter en dehors.

4° *Position de recherche*. — Épaules abaissées, tête droite ou légèrement fléchie. On déchire avec le bec de la sonde, ou on coupe sur la sonde, le feuillet postérieur de la gaîne musculaire. Par la vue et le toucher, on cherche à reconnaître dans sa gaîne le paquet vasculaire carotidien.

5° Sans toucher, si c'est possible, à la gaîne vasculaire, on récline doucement en dehors avec l'index gauche tout le paquet, dégagé au besoin par quelques coups de sonde du côté de la trachée.

6° Entre la carotide et le lobe thyroïdien, en dedans du vaisseau et dans le même plan, on déchire le tissu cellulaire avec le bec de la sonde, et on découvre la thyroïdienne supérieure, dont la direction est presque transversale.

7° La veine thyroïdienne supérieure rejetée en haut, on passe le fil avec une aiguille de Cooper, introduite du côté de la veine, et on lie près de son origine.

§ VI. — LIGATURE DE L'ARTÈRE LINGUALE

Données anatomiques. — Née au niveau ou un peu au-dessus de l'os hyoïde, l'artère linguale d'abord légèrement oblique en haut et en avant, vient se placer à quelques millimètres au-dessus de la grande corne hyoïdienne, qu'elle suit jusqu'au bord externe du génio-glosse sur lequel elle remonte pour s'enfoncer dans la langue.

Dans sa portion oblique elle est très-profonde, irrégulière dans sa position, cachée sous les muscles digastrique, stylo-hyoïdien et le nerf hypoglosse, et recouverte par le confluent veineux facio-lingual. Sa ligature en ce point est difficile et dangereuse.

Dans sa portion horizontale, elle est recouverte par la peau, le peaucier, l'aponévrose d'enveloppe, la glande sous-maxillaire, le digastrique, le nerf hypoglosse et le muscle hyo-glosse, à fibres obliques en haut et en dedans. Sur ce muscle, on trouve souvent une ou deux veines, qu'il ne faut pas confondre avec l'artère placée au-dessous, et couchée sur le constricteur moyen du pharynx.

L'artère peut être liée en deux points de sa portion horizontale.

A. — *Entre les deux chefs du digastrique*

On reconnaît avec soin l'os hyoïde et sa grande corne. Un aide, placé du côté sain, refoule cet os vers l'opérateur.

1° *Attitude d'incision.* — Décubitus dorsal, les épaules soulevées, la tête renversée en arrière et inclinée vers le côté sain. A 4 ou 5 millimètres au-dessus de la grande corne de l'os hyoïde, et parallèlement à cette corne, on fait une incision de 5 centimètres qui, commencée à 1 centimètre en dehors de la ligne médiane, s'arrête en avant du sterno-mastoïdien. On divise successivement la peau, le peaucier, le tissu sous-cutané, faisant récliner les veines superficielles (fig. 7, F).

2° Les bords de la plaies s'écartent, et la glande sous-maxillaire apparaît au travers de l'aponévrose (1er repère). On ouvre la gaîne de la glande, on va chercher son bord inférieur, on le dégage, et on soulève et relève la glande, que l'on fait maintenir à l'aide d'une érigne double.

3° Le feuillet aponévrotique formant la paroi postérieure de la gaîne glandulaire est très-mince. On distingue au-dessous de lui, les deux tendons nacrés du muscle digastrique (2e repère), et leur insertion à l'os hyoïde. Ils forment les deux côtés d'un triangle, dont la base est le nerf grand hypoglosse (3e repère), ordinairement apparent, mais qu'il faut quelquefois dégager.

4° L'os hyoïde est fixé à l'aide d'un ténaculum qui l'attire en bas. Avec des pinces on soulève quelques fibres du muscle hyo-glosse, dans l'aire du triangle précité, et à égale distance du nerf hypoglosse et de l'os hyoïde. On les divise en dédolant avec la pointe du bistouri, et l'on fait au muscle hyo-glosse une boutonnière de quelques millimètres, parallèlement à la corne hyoïdienne, en ménageant les veines qui courent sur la face antérieure du muscle.

5° Les lèvres de la boutonnière musculaire écartées, on rencontre l'artère linguale, souvent isolée, quelquefois accompagnée par une veine. On l'isole avec le bec de la sonde, lentement et dans une petite étendue, sans trop la mobiliser.

6° Le fil est passé sous l'artère, avec une aiguille courbe engagée du côté de la veine, s'il y en a une ; du côté de l'hypoglosse, s'il n'existe pas de veine collatérale.

Ce procédé conduit loin de l'origine de l'artère.

B. — *Entre la grande corne de l'hyoïde et le tendon postérieur du muscle digastrique.*

1° *Attitude d'incision.* — La même que pour le procédé pré-

2.

cédent. L'incision commencée à 2 ou 2 centimètres 1/2 en dehors de la ligne médiane, est conduite au-dessus et parallèlement à la grande corne de l'os hyoïde, dans une étendue de 5 centimètres. Elle atteint le bord antérieur du sterno-mastoïdien. On divise successivement la peau, le peaucier, le tissu sous-cutané, en ménageant les veines superficielles.

2° On reconnaît la glande sous-maxillaire. Si elle descend très-bas, on ouvre sa gaîne, on la relève et on la fait maintenir par une érigne. Il faut éviter, dans ce temps, la lésion de la veine faciale dans l'angle externe de la plaie. Si la glande gêne peu, on se contente de dégager et de relever son bord inférieur.

3° On reconnaît le tendon postérieur du muscle digastrique, et l'angle à sinus postérieur, souvent très-aigu, qu'il forme avec la grande corne de l'hyoïde. Le nerf hypoglosse est placé un peu plus haut. On fait fixer en bas l'os hyoïde, et relever doucement le tendon du digastrique; puis écartant en dehors le tronc veineux facio-lingual, on dégage avec la sonde le bord postérieur du muscle hyo-glosse.

4° On peut glisser la sonde cannelée sous le muscle hyoglosse, et le diviser sur ce conducteur de dehors en dedans, à 1 ou 2 millimètres au-dessus de la grande corne hyoïdienne, mais il nous paraît plus sûr de soulever les fibres charnues avec la pince et de les couper à petits coups avec la pointe du bistouri.

5° La rétraction des fibres musculaires divisées met à découvert l'artère linguale, couchée sur le constricteur moyen du pharynx. On l'isole dans une petite étendue, et on passe le fil au-dessous avec une aiguille courbe.

Ce procédé plus difficile que le précédent, en raison de la profondeur de l'artère, et de la présence de veines volumineuses dans l'angle externe de la plaie, conduit plus près de l'origine du vaisseau.

§ VII. — LIGATURE DE L'ARTÈRE FACIALE

Données anatomiques. — Branche de la carotide externe,

l'artère faciale naît souvent par un tronc commun avec l'artère linguale. Elle se porte obliquement en haut et en avant pour atteindre le maxillaire inférieur, au devant du muscle masséter.

Très-profonde à son origine, où elle présente les mêmes rapports que l'artère linguale, elle se loge bientôt dans une gouttière ou un canal de la glande sous-maxillaire et devient sous-aponévrotique à la face, sur le bord inférieur de la mâchoire inférieure. En ce point, elle est recouverte par la peau, le peaucier, l'aponévrose massétérine, et plongée dans un tissu cellulo-fibreux dense et serré, difficile à déchirer avec le bec de la sonde. La veine faciale est en dehors et en arrière de l'artère.

Points de repère. — Une dépression sensible au doigt sur le bord inférieur du maxillaire, à l'union de son tiers postérieur avec ses deux tiers antérieurs, soit à 3 ou 4 centimètres de l'angle de la mâchoire. La saillie formée par le bord antérieur du masséter. Les battements du vaisseau.

Procédés opératoires. — A. *Au devant du masséter.* Portion faciale.

On a conseillé : une incision parallèle au bord antérieur du masséter, et sur ce bord (*Sédillot, Marcellin Duval*) ; une incision oblique croisant le trajet du vaisseau ; une incision parallèle au bord inférieur du maxillaire inférieur (fig. 6, D et fig. 7, B).

Attitude. — Décubitus dorsal, la tête reposant sur un corps résistant, la face inclinée du côté sain.

1° On fait sur le bord du maxillaire inférieur, et parallèlement à ce bord, une incision de 4 centimètres, dont le milieu correspond au passage de l'artère. On divise successivement la peau, le peaucier, le feuillet aponévrotique, dépendance de la gaîne du masséter.

2° On reconnaît le bord antérieur du masséter, la dépression du bord du maxillaire ; on explore la plaie avec le doigt, qui sent un cordon dur et roulant, le vaisseau.

3° Avec le bec de la sonde cannelée on déchire lentement le tissu cellulo-fibreux, on sépare la veine de l'artère, et celle-ci suffisamment dénudée, on passe le fil de dehors en dedans, ou d'arrière en avant.

B. *Près de son origine.*—Portion cervicale (*Marcellin Duval*).

Même position du sujet, la tête légèrement renversée en arrière.

1° On commence à 1 centimètre au-dessus du bord inférieur du maxillaire inférieur, et à 1 centimètre en avant de l'artère, une incision cutanée qui se dirige en arrière, et suit le bord de l'os jusqu'à l'angle de la mâchoire. Elle s'arrondit alors, et marche de haut en bas, jusqu'à 3 centimètres au-dessous de l'angle. On met à découvert la portion superficielle ou faciale du vaisseau.

2° On suit l'artère de haut en bas, divisant sur la sonde cannelée, parallèlement au bord inférieur de l'os et jusqu'à son angle, le feuillet antérieur de la glande sous-maxillaire. Abaissant la glande, on découvre la faciale, dans le sillon qu'elle parcourt, et on la lie plus ou moins près de sa naissance. La veine faciale est habituellement portée en dehors, en arrière et en haut. Si la veine sous-mentale est volumineuse et doit être épargnée, il faut porter la veine faciale en dedans et en bas.

§ VIII. — LIGATURE DE L'ARTÈRE OCCIPITALE

Données anatomiques. — Branche postérieure de l'artère carotide externe, l'occipitale, très-profonde à son origine, monte vers l'apophyse mastoïde et passe sous les muscles qui s'y insèrent pour se porter au cuir chevelu. Au point de vue chirurgical, elle présente trois parties :

1° De sa naissance au tubercule transverse de l'atlas. Très-profonde, elle est en rapport avec le nerf hypoglosse ; recouverte par la portion curviligne du nerf, elle passe plus haut en dehors et en arrière de sa portion verticale ; il peut servir de repère pour la ligature du vaisseau. Ses rapports médiats sont : en avant, avec le ventre postérieur du digastrique ; en arrière, avec la veine jugulaire interne ; en dedans, avec l'artère carotide interne.

2° Du tubercule transverso-altoïdien à la suture occipito-mastoïdienne. Elle est inabordable.

3° De là suture au milieu de la ligne courbe supérieure de l'occipital, sous l'apophyse mastoïde. Elle est recouverte à ce niveau par la peau, les attaches du sterno-mastoïdien, le splénius et quelquefois le petit complexus. On la cherche entre le ventre postérieur du digastrique en avant, et l'oblique supérieur de la tête en arrière.

A. — *Ligature à son origine (Tharsile Valette).*

Position. — Décubitus dorsal, la tête renversée en arrière, le menton tiré du côté sain.

1° Incision cutanée rectiligne qui, partant du bord supérieur du cartilage thyroïde, rase le bord parotidien du maxillaire inférieur et se termine sur le milieu d'une ligne qui joint l'angle de la mâchoire au lobule de l'oreille.

2° On divise le peaucier à petits coups, dans la même étendue.

3° On coupe successivement sur la sonde cannelée les feuillets superficiel et moyen de l'aponévrose cervicale, en ménageant la veine jugulaire externe et refoulant en haut la glande sous-maxillaire, si elle se présente dans la plaie.

4° On divise avec précaution le feuillet profond de l'aponévrose cervicale, en ménageant les veines que l'on peut rencontrer dans l'angle inférieur de la plaie. Si l'on trouve des ganglions lymphatiques gênants, on les enlève par énucléation.

5° On repousse en avant le tronc commun des veines faciale et linguale, on reconnaît dans l'angle supérieur de la plaie le tendon postérieur du digastrique.

6° On recherche et on isole la portion horizontale du nerf grand hypoglosse à égale distance du tendon du digastrique et de la grande corne de l'os hyoïde.

7° Remontant le long du nerf, on isole sa portion curviligne et le commencement de sa portion verticale ; on récline en arrière la veine jugulaire interne.

8° On déchire lentement le tissu cellulaire entre la portion horizontale de l'hypoglosse et le tendon postérieur du digastrique, et l'on reconnaît l'artère occipitale en se servant au besoin, comme point de repère, du tubercule transverse de l'atlas.

9° On dénude l'artère et on passe le fil au-dessous, dans l'angle supérieur de la plaie, à l'aide d'une aiguille de Deschamps, qu'on enfonce entre la veine jugulaire interne et l'occipitale, pour la faire sortir entre l'occipitale et le nerf hypo-glosse.

Le même procédé permet de lier les artères carotides interne et externe à quelques centimètres au-dessus de leur point d'origine.

B. — *Ligature sous l'apophyse mastoïde*

Points de repère. — Le bord postérieur et la pointe de l'apophyse mastoïde. Dans la profondeur, la rainure digastrique et le ventre postérieur du muscle digastrique (fig. 7, E).

Position. — Décubitus dorsal, les épaules soulevées, la tête étendue et la face tournée vers le côté sain.

1° On commence à 1 centimètre au-dessous et en avant de la pointe de l'apophyse mastoïde, une incision que l'on conduit en arrière, dans une étendue de 5 centimètres, parallèlement au bord postérieur de cette apophyse. On divise la peau, le tissu sous-cutané et l'aponévrose d'enveloppe.

2° On coupe directement, dans toute l'étendue de la plaie, le sterno-mastoïdien et son aponévrose d'insertion.

3° On divise de même le splénius et son aponévrose à fibres nacrées resplendissantes. Le doigt enfoncé dans la plaie sent la rainure digastrique.

4° On soulève avec des pinces, et on coupe à petits coups, une mince aponévrose qui tapisse la face antérieure du splénius.

5° Partant du ventre postérieur du digastrique, dans l'angle antérieur de la plaie, on déchire et on écarte avec le bec de la sonde le tissu cellulaire. On dénude l'artère et on passe le fil au-dessous avec une aiguille courbe engagée du côté de la veine.

§ IX. — LIGATURE DE L'ARTÈRE TEMPORALE SUPERFICIELLE

Données anatomiques. — Branche de terminaison de la carotide externe, elle émerge de la glande parotide et se porte verticalement en haut entre le tragus et la racine de l'arcade zygomatique. Elle est recouverte par la peau et plongée dans un tissu cellulaire dense où l'on trouve quelquefois des ganglions lymphatiques. La veine temporale est en arrière, plus superficielle ; le nerf articulo-temporal quelquefois accolé aux vaisseaux.

Points de repère. — Le tragus, l'arcade zygomatique, les battements de l'artère.

Position. — Décubitus dorsal, la tête reposant sur un appui solide, la face complétement tournée vers le côté sain.

Opération. — 1° *a.* Incision cutanée verticale de 3 centimètres, à égale distance du tragus et de la racine de l'arcade zygomatique ; le milieu correspond à l'arcade.

b. Incision cutanée transversale de 3 centimètres, commencée sur le tragus et conduite en avant. Elle croise le trajet du vaisseau et expose moins à l'erreur que la précédente (fig. 7, A).

2° Déchirure du tissu cellulaire avec le bec de la sonde cannelée. On reconnaît les vaisseaux.

3° On écarte la veine en arrière, on dénude l'artère avec soin, et le fil est passé sous le vaisseau d'arrière en avant.

§ X. — Ligature de l'artère sous-clavière

L'artère sous-clavière naît, à droite, du tronc brachio-céphalique, au niveau ou un peu au-dessous de l'articulation sterno-claviculaire. A gauche, elle vient directement de la crosse de l'aorte. Se portant en haut et en dehors, elle passe sur la face supérieure de la première côte, puis descend derrière la clavicule et prend au-dessous de cet os le nom d'artère axillaire. On lui considère trois portions, et on peut la lier dans ces trois portions ; nous étudierons les rapports anatomiques avant de décrire chacune de ces ligatures.

A. — *En dedans des scalènes*

Données anatomiques. — Les rapports anatomiques diffèrent pour les deux côtés du corps.

Gauche. Née de la crosse aortique, l'artère plus profonde se porte directement en haut et se recourbe à angle droit sur le sommet du poumon. Elle est immédiatement appliquée sur la plèvre et se tient un peu en dehors de l'articulation sterno-claviculaire. Les nerfs phrénique et pneumogastrique la séparent de la carotide primitive gauche ; la veine sous-clavière droite la croise perpendiculairement en avant, au niveau de l'extrémité interne de la clavicule, dont elle est séparée par les muscles sterno-hyoïdien et sterno-thyroïdien. Sa longueur est de 6 à 7 centimètres.

Droite. Née du tronc brachio-céphalique, elle se porte en haut et en dehors, décrivant une courbe à convexité supérieure. Séparée de l'articulation sterno-claviculaire par les muscles sterno-hyoïdien et sterno-thyroïdien, elle est en rapport : en avant avec les nerfs phrénique et pneumogastrique, et recouverte par le confluent des veines jugulaire interne et sous-clavière, ou le tronc veineux brachio-céphalique droit, le récurrent l'embrasse dans son anse ; en dehors, la plèvre et le poumon ; en dedans, l'origine de la carotide. Sa longueur est de 3 à 4 centimètres. Plusieurs branches naissent dans cette portion.

Procédés opératoires. — L'artère sous-clavière peut être liée à son origine, par les procédés indiqués pour la recherche du tronc brachio-céphalique. Mais l'opération, difficile par la présence des veines, des nerfs qui entourent le vaisseau, et le voisinage de la plèvre, est presque forcément inutile, le tronc artériel étant trop court pour la formation du caillot oblitérateur.

B. — *Entre les scalènes*

Données anatomiques. — L'artère, horizontale, est couchée sur la face supérieure de la première côte. Elle est recouverte par la peau, le peaucier, l'aponévrose d'enveloppe, le faisceau claviculaire du sterno-mastoïdien, la veine sous-clavière et le scalène antérieur, dont le bord interne est longé par le nerf phrénique. Dans le triangle formé par les deux scalènes et la première côte, l'artère occupe la base ou le côté inférieur, les nerfs du plexus brachial placés en dessus sont dirigés en bas et en dehors. La sous-clavière fournit souvent des branches dans cette portion. Sa veine, placée en avant du muscle scalène antérieur, est volumineuse et déborde souvent la clavicule en haut.

PROCÉDÉS OPÉRATOIRES.—*Marcellin Duval.* Incision courbe à convexité inféro-interne ou incision coudée dont la branche verticale, de 4 centimètres de longueur, descend entre les deux faisceaux du sterno-mastoïdien jusqu'au bord supérieur de la clavicule. La branche transversale partie de ce point suit en dehors le bord supérieur de la clavicule dans une étendue de 6 centimètres.

Opération. — On reconnaît l'extrémité interne de la clavicule et son bord supérieur, la veine jugulaire externe dans le creux sus-claviculaire.

Attitude d'incision. — Décubitus dorsal, la poitrine un peu élevée, la tête étendue et la face inclinée du côté sain, l'épaule malade abaissée. Le jour doit venir du côté de la tête, *derrière* la clavicule.

1° On commence au bord externe du trapèze, et l'on conduit jusqu'à 1 centimètre de l'articulation sterno-claviculaire, ou inversement suivant le côté du corps où l'on opère, une incision parallèle au bord supérieur de la clavicule et placée à 1 centimètre au-dessus de ce bord. On divise la peau, puis le peaucier avec précaution (fig. 7, D).

2° La veine jugulaire externe reconnue est mobilisée par quelques coups de sonde et réclinée en dehors. L'aponévrose divisée met à découvert le faisceau claviculaire du sterno-mastoïdien.

3° On divise ce faisceau de dehors en dedans, dans toute l'étendue de la plaie, en soulevant les fibres charnues avec la pince et les coupant à petits coups, de la superficie vers la profondeur.

4° *Attitude de recherche.* — La tête droite ou légèrement fléchie, la face tournée du côté de l'opération, l'épaule malade toujours abaissée, et le creux sus-claviculaire bien au jour.

On déchire, avec le bec de la sonde cannelée, le tissu cellulaire et l'aponévrose omo-claviculaire, en évitant avec soin la veine sous-clavière, qui, volumineuse, déborde souvent la clavicule et repose sur la face antérieure du scalène antérieur.

5° Le muscle scalène antérieur mis à découvert est dégagé avec le doigt à 1 centimètre 1/2 ou 2 centimètres au-dessus de son insertion. On l'attaque par son bord externe avec le bistouri conduit sur l'indicateur gauche, et on le coupe à petits coups, en ayant soin de ne léser ni les veines voisines (sous-clavière en avant, jugulaire interne en dedans), ni le nerf phrénique couché sur son bord interne, ni les branches que l'artère émet à ce niveau.

6° Le muscle coupé se rétracte et laisse à nu l'artère. On la dénude avec précaution et on passe le fil avec une aiguille courbe engagée du côté de la veine, c'est-à-dire d'avant en arrière et de bas en haut. Le fil est serré, en s'éloignant autant que possible des branches collatérales qu'il est plus prudent de lier près de leur point d'origine.

C. — *En dehors des scalènes. Lieu d'élection*

Données anatomiques. — L'artère plus superficielle est oblique en bas et en dehors, et ne fournit aucune branche dans cette partie de son trajet. Elle croise la première côte immédiatement en dehors du tubercule d'insertion du muscle scalène antérieur.

Elle est recouverte par la peau, le peaucier, l'aponévrose superficielle ou feuillet sterno-trapézien, un tissu cellulaire lâche avec des ganglions lymphatiques, la portion profonde de la veine jugulaire externe et ses affluents, l'aponévrose omo-claviculaire, du tissu cellulaire où rampent les artères scapulaires supérieure et postérieure, et un feuillet fibreux des scalènes, dépendance de l'aponévrose profonde.

La veine sous-clavière s'accole à l'artère dans la partie externe ; elle est placée en avant d'elle, cachée derrière la clavicule. Les nerfs du plexus brachial sont en arrière, en dehors et au-dessus du vaisseau.

La veine jugulaire externe oblique en bas et en dehors, dans sa partie superficielle, décrit une courbe à concavité interne pour traverser l'aponévrose, le feuillet omo-claviculaire, le tissu cellulaire, et venir se jeter dans la veine sous-clavière un peu en dehors de son confluent avec la jugulaire interne. L'omoplat-hyoïdien, souvent accolé à la clavicule, doit être récliné en haut et en dehors.

Le tubercule du scalène antérieur est à 5 ou 6 centimètres en dehors de l'articulation sterno-claviculaire; l'embouchure de la jugulaire externe à 1 centimètre plus en dehors.

PROCÉDÉS OPÉRATOIRES. — Ils sont très-nombreux et peuvent être classés en :

   a. *Incision transversale.* (*Hogdson, Lisfranc.*)
   b. *Incision verticale.* (*Roux, Fouilloy.*)
   c. *Incision oblique.* (*Blizard, Post, Dubled.*)
   d. *Incision courbe.* (*Green, Fergusson, Skey, M. Duval.*)
   e. *Incision composée.* (*Ramsden, Marjolin, Physick, Marcellin Duval.*)

Quoique les incisions courbes ou composées présentent l'avantage de donner une plus large plaie, l'incision transversale est suffisante et généralement préférée (fig. 8, A).

Position d'incision. — Décubitus dorsal, la poitrine soulevée, la tête renversée en arrière et la face tournée vers le côté sain. L'épaule malade porte à faux et est abaissée par un aide qui tire sur le bras appliqué le long du corps pour diminuer la profondeur du creux sus-claviculaire. La lumière doit venir du côté de la tête et bien éclairer la région.

On reconnaît le bord supérieur de la clavicule, son extrémité interne, la veine jugulaire externe, la profondeur du creux sus-claviculaire.

1° On commence à 2 centimètres en dehors de l'articulation sterno-claviculaire une incision cutanée que l'on conduit en dehors, parallèlement au bord supérieur de la clavicule et à 1 centimètre au-dessus de ce bord, dans une étendue de 8 à 9 centimètres. On coupe successivement la peau, le peaucier; on mobilise la veine jugulaire externe et on la fait récliner en dehors. Si ce vaisseau est déjà sous-aponévrotique, on se conduit de même lorsqu'on le rencontre dans la plaie.

2° On divise l'aponévrose superficielle et les fibres externes du faisceau claviculaire du sterno-mastoïdien, si ce muscle s'étend beaucoup en dehors.

3° Écartant avec le doigt le tissu cellulaire et les ganglions, on reconnaît le muscle omoplat-hyoïdien ; au besoin, on va le chercher de bas en haut derrière la clavicule à laquelle il est

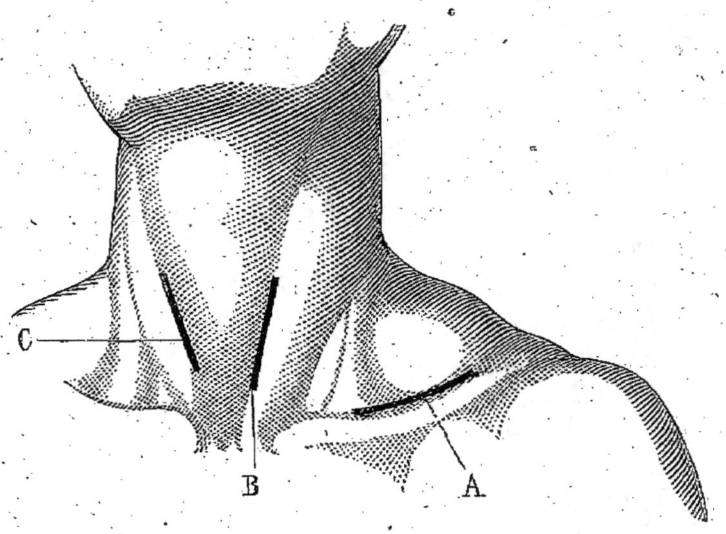

Fig. 8. — Ligature des artères.

A, sous-clavière en dehors des scalènes ; B, vertébrale ; C, thyroïdienne inférieure.

accolé. On déchire son aponévrose avec le bec de la sonde, et le corps charnu est porté en haut et en dehors.

4° *Position de recherche.* — Tête droite ou légèrement fléchie, la face tournée du côté de l'opération, l'épaule malade fortement abaissée, la plaie bien éclairée, et ses bords largement écartés.

L'index gauche porté dans la plaie, sous la clavicule, sent la face supérieure de la première côte ; sa pulpe contre l'os, il le suit de dehors en dedans jusqu'au tubercule d'insertion du scalène antérieur. Si cette saillie est peu marquée, le doigt reconnaît le tendon du muscle, en longeant le bord antérieur de la côte. Immédiatement en dehors du tubercule, le doigt touche et reconnaît l'artère, à ses battements et à sa consistance. La veine est en avant, derrière la clavicule et fort à craindre, si l'on porte le bec de la sonde de ce côté. Les nerfs sont au-dessus et en arrière de l'artère, obliques en bas et en dehors, faciles à confondre avec elle.

5° On déchire avec le doigt, ou le bec de la sonde, le tissu cellulaire qui recouvre l'artère, et on la reconnaît.

6° S'aidant de la vue et du toucher, l'indicateur gauche placé sur le tubercule osseux, ou fixant l'artère sur la première côte, et protégeant la veine, on dénude le vaisseau avec précaution.

7° On passe le fil sous l'artère avec une aiguille courbe, l'engageant d'avant en arrière et de dedans en dehors pour éviter la veine ; mais l'indicateur gauche vient coiffer le bec de l'aiguille à sa sortie pour ménager le cordon nerveux le plus rapproché.

Avant de serrer le fil, on s'assure de nouveau que l'on a bien saisi l'artère et qu'elle est seule comprise dans la ligature.

§ XI. — LIGATURE DE L'ARTÈRE THYROÏDIENNE INFÉRIEURE

Données anatomiques. — Très-variable en volume, en direction et en origine, l'artère thyroïdienne inférieure, branche supérieure de la sous-clavière, naît souvent d'un tronc commun avec la vertébrale. Pour arriver au corps thyroïde, elle se porte d'abord directement en haut, puis décrit une courbe à convexité supérieure, dont le sommet, d'après *Paulet*, se trouverait chez l'adulte à 1 centimètre 1/2 au-dessous du tubercule carotidien. Chez les vieillards, la courbe est placée plus haut. Située en dedans du scalène antérieur, l'artère thyroïdienne inférieure est séparée de la vertébrale par l'aponévrose profonde ou prévertébrale.

Elle est recouverte par : la peau et la couche sous-cutanée, l'aponévrose d'enveloppe, le sterno-mastoïdien et le feuillet postérieur de sa gaîne, la carotide primitive et la jugulaire interne, les nerfs pneumogastrique et grand sympathique.

Elle est séparée des vaisseaux carotidiens par un feuillet aponévrotique souvent celluleux, mais qu'il faut nécessairement déchirer pour la mettre à découvert.

PROCÉDÉ OPÉRATOIRE. — *Position d'incision.* — Décubitus

dorsal, les épaules élevées, la tête dans l'extension, la face tournée vers le côté sain.

Points de repère.—Le bord antérieur du sterno-mastoïdien, les vaisseaux carotidiens, le tubercule de Chassaignac.

1° Incision cutanée de 8 à 9 centimètres de longueur, dont le milieu est à 2 centimètres au-dessous du tubercule carotidien, sur le bord antérieur du sterno-mastoïdien. On divise successivement la peau, la couche sous-cutanée, en ménageant les veines, et l'aponévrose superficielle sur le bord du muscle (fig. 8, C).

2° Le sterno-mastoïdien, mis à découvert, est dégagé et récliné en dehors.

3° On déchire la gaîne profonde du muscle, en dedans du paquet vasculaire, que l'on fait en masse attirer en dehors par un aide.

4° *Position de recherche.*—La tête dans la rectitude et légèrement fléchie. Le doigt indicateur gauche sent le tubercule carotidien. De haut en bas, avec le bec de la sonde, on déchire à petits coups le tissu cellulaire, et l'on rencontre la courbe de l'artère à la hauteur indiquée.

5° On dénude le vaisseau avec précaution, sans le mobiliser, et l'on passe le fil au-dessous avec une aiguille courbe, engagée du côté de la veine.

§ XII. — LIGATURE DE L'ARTÈRE VERTÉBRALE

Données anatomiques. — Branche supérieure de l'artère sous-clavière, la vertébrale naît souvent par un tronc commun avec la thyroïdienne inférieure. Profonde dans tout son trajet, elle se porte en haut et en arrière, passe entre le long du cou et le scalène antérieur, et s'enfonce dans le trou dont est creusée la base de l'apophyse transverse de la sixième vertèbre cervicale. Elle remonte ainsi jusqu'au crâne dans le canal formé par les trous des apophyses transverses, et pourrait au besoin être recherchée au niveau de la courbe qu'elle décrit entre l'atlas et l'occipital, mais d'habitude on ne la lie qu'à son origine. Elle présente quelques anomalies de naissance et de position ; tantôt pénétrant dans un trou creusé dans la base de l'apophyse transverse de la septième vertèbre cervicale, tantôt placée en avant de ces apophyses et ne s'engageant dans son canal que par le trou des cinquième, quatrième, troisième et même de la deuxième vertèbre du cou. Une veine l'accompagne, placée en avant.

Elle est recouverte par la peau, le tissu sous-cutané, l'aponévrose superficielle, le sterno-mastoïdien, le paquet vasculaire carotidien, l'aponévrose prévertébrale, et les muscles entre lesquels elle est placée. Son point d'origine est à 3 ou 4 centimètres au-dessus de la clavicule, et répond à l'interstice des deux faisceaux du sterno-mastoïdien.

Points de repère. — Le sterno-mastoïdien. Le tubercule antérieur de l'apophyse transverse de la sixième vertèbre cervicale, tubercule carotidien ou de Chassaignac, que l'on trouve en remontant de bas en haut sur les faces antéro-latérales du cou, en moyenne à 6 centimètres au-dessus de la clavicule.

Procédés opératoires. — Les procédés de *Sédillot*, *Dubrueil*, *Marcellin Duval*, pour la recherche de la carotide primitive à sa partie inférieure, sont applicables à l'artère vertébrale. On peut, avec *Chassaignac*, inciser le long du bord postérieur du sterno-mastoïdien, on évite plus sûrement les vaisseaux carotidiens, mais on est trop en arrière, si le muscle est large, et il faut couper une partie de son faisceau claviculaire.

Opération. — *Position d'incision*. — Décubitus dorsal, les épaules élevées, la tête étendue, la face tournée vers le côté sain, le cou en pleine lumière. On reconnaît le bord antérieur du sterno-mastoïdien, et le tubercule carotidien.

1° Sur le bord antérieur du sterno-mastoïdien, on pratique une incision cutanée de 9 à 10 centimètres, dont le milieu est à 1 centimètre au-dessous du tubercule carotidien ; elle descend donc presque jusqu'à la clavicule. On divise la peau, le peaucier, l'aponévrose superficielle. (fig. 8, B).

2° Le sterno-mastoïdien mis à découvert est dégagé de sa gaîne et attiré en dehors. A travers le feuillet postérieur de la gaîne du muscle, on cherche à reconnaître la veine jugulaire interne à sa coloration bleuâtre.

Si l'on rencontre le muscle omoplat-hyoïdien dans la plaie,

on le récline en haut et en dehors, en déchirant ou coupant l'aponévrose omo-claviculaire sous son bord inférieur.

3° *Position de recherche.* — Tête droite ou légèrement fléchie, la face tournée du côté malade. On ouvre le feuillet postérieur de la gaîne du sterno-mastoïdien en dehors de la veine jugulaire interne, et, attirant en dedans le paquet vasculo-nerveux dans sa gaîne celluleuse, on le fait maintenir par un aide avec un large écarteur que l'on a soin de placer convenablement.

4° L'index gauche enfoncé dans la plaie reconnaît le tubercule carotidien. Au-dessous du tubercule, à 1 centimètre environ, on reconnaît l'interstice du long du cou et du scalène antérieur. Si l'on rencontre, chemin faisant, la thyroïdienne inférieure ou sa branche cervicale ascendante, on les rejette en dedans. L'aponévrose prévertébrale déchirée, on écarte les muscles, on trouve la veine vertébrale que l'on éloigne, et plus profondément l'artère.

5° Après s'être bien assuré par sa position que l'on est arrivé sur l'artère vertébrale, on la dénude avec précaution et on passe le fil avec une aiguille de Deschamps de courbure appropriée, dont le bec est engagé] entre la veine et l'artère. Puis on lie.

§ XIII. — LIGATURE DE L'ARTÈRE MAMMAIRE INTERNE

Données anatomiques. — Branche inférieure de la sous-clavière, l'artère mammaire interne, passant derrière la clavicule, se dirige d'abord obliquement en bas et en dedans, puis à partir de la seconde côte, devient verticale et descend le long du bord du sternum, à 5, 6, 8 millimètres de distance en dehors. Elle est accompagnée d'une veine placée en dedans, ou de deux veines collatérales. Couchée sur la plèvre, elle est recouverte dans les espaces intercostaux par la peau et le tissu sous-cutané, l'aponévrose superficielle, le muscle grand pectoral, l'aponévrose qui fait suite au muscle intercostal externe, les fibres charnues de l'intercostal interne, souvent coupées par des fibres nacrées tendineuses, et plongée dans un tissu cellulo-graisseux. On la lie dans les deuxième, troisième et quatrième espaces intercostaux, qui sont les plus larges. Plus bas, elle s'éloigne du sternum et la place fait défaut.

PROCÉDÉS OPÉRATOIRES. — *a*. Une incision transversale de 3 à 4 centimètres sur la partie moyenne de l'espace inter-costal, ou le long du bord inférieur du cartilage costal supérieur. Elle commence à 1 centimètre en dedans du bord du sternum. Les fibres du grand pectoral sont seulement écartées, ce qui donne peu de jour.

b. Incision oblique, soit en bas et en dedans (*Goyrand*), soit en bas et en dehors.

Position. — Décubitus dorsal. On reconnaît le bord du sternum et les cartilages costaux.

1° Incision oblique en bas et en dehors qui, commencée sur le sternum à un demi-centimètre au-dessus et en dedans de l'articulation sterno-costale supérieure, se porte vers la partie moyenne du cartilage costal inférieur de l'espace choisi, formant avec l'axe du corps un angle de 45° ouvert en bas. On divise successivement la peau, le tissu sous-cutané et l'aponévrose superficielle.

2° On coupe les fibres du grand pectoral dans la direction de l'incision, et on fait écarter les bords de la plaie.

3° On divise l'aponévrose de l'intercostal externe, puis à petits coups, et en les soulevant avec une pince, les fibres de l'intercostal interne, dans toute l'étendue de la plaie.

4° Reconnaissant le bord du sternum, on déchire avec le bec de la sonde, lentement et de dedans en dehors, le tissu cellulaire lâche où sont placés les vaisseaux. On agit avec la plus grande prudence pour ménager la plèvre.

5° Les vaisseaux mis à découvert, on isole l'artère, et on passe le fil sous le vaisseau avec une aiguille courbe engagée du côté de la veine.

§ XIV. — LIGATURE DE L'ARTÈRE AXILLAIRE

Née au-dessous de la clavicule, vers la portion moyenne de cet os, l'artère axillaire se porte obliquement en bas et en dehors, pour gagner la face interne du bras. Elle se termine au bord inférieur du grand pectoral. Sa direction est rectiligne, ses anomalies peu fréquentes et relatives surtout à sa distribution et à l'origine de ses collatérales. Une veine l'accompagne, et les nerfs du plexus brachial ont avec elle des rapports immédiats.

On lui étudie trois parties : *a*. au-dessus du petit pectoral ; *b*. derrière le petit pectoral ; *c*. au-dessous du petit pectoral ou dans l'aisselle. On la lie dans ses trois portions.

A. — *Au-dessus du petit pectoral*

Données anatomiques. — L'axillaire, au-dessus du petit pectoral, est comprise dans l'aire d'un triangle formé par le bord inférieur de la clavicule, le bord supérieur du petit pectoral et la paroi thoracique.

Elle est recouverte : par la peau, le tissu sous-cutané avec quelques fibres du peaucier, les branches sus-claviculaires du plexus cervical superficiel, l'aponévrose d'enveloppe, le faisceau claviculaire du muscle grand pectoral, l'aponévrose coraco-clavi-axillaire, assez forte pour avoir reçu le nom de ligament coraco-claviculaire interne. Cette aponévrose se dédouble pour envelopper le petit pectoral ; en haut, elle s'attache à la gaine fibreuse du muscle sous-clavier ; en dehors, elle est traversée par la veine céphalique qui la perfore pour se jeter dans la veine axillaire. Quelquefois la jugulaire externe descend devant la clavicule pour venir se jeter dans la veine céphalique ; ou bien la céphalique passe entre la clavicule et le muscle sous-clavier pour rejoindre la jugulaire externe. L'aponévrose coraco-axillaire est également traversée par les branches de l'acromio-thoracique.

Au-dessous, un tissu celluleux où l'on trouve la veine axillaire accolée au thorax et placée en dedans et en avant de l'artère qu'elle recouvre.

Il existe souvent un canal veineux collatéral au côté externe de l'artère, déjà cachée par le confluent des veines céphalique et axillaire. Les nerfs du plexus brachial sont en dehors des vaisseaux.

L'artère ne fournit de branches qu'à hauteur du petit pectoral.

PROCÉDÉS OPÉRATOIRES. — On a conseillé :

a. Une incision oblique en bas et en dehors. (*Keate, Ph. Roux, Lisfranc.*)

b. Une incision verticale. (*Marchal de Calvi.*)

c. Une incision semi-lunaire, convexe en bas. (*Hogdson.*)

d. Une incision en L, dont une branche est transversale, l'autre oblique en bas et en dehors et plus courte. (*Chamberlaine, Marcellin Duval.*)

e. Une incision transversale, parallèle au bord inférieur de la clavicule, procédé ordinaire (fig. 6, E).

Position d'incision. — Décubitus dorsal, le moignon de l'épaule malade un peu relevé et porté en arrière, le bras dans une légère abduction. On reconnaît la clavicule, l'apophyse coracoïde, la branche de communication entre les veines céphalique et jugulaire externe, qui passe devant la clavicule.

1° Immédiatement, ou un demi-centimètre au-dessous de la clavicule, on fait une incision transversale qui, commencée près de l'apophyse coracoïde et de l'interstice deltoïdo-pectoral, se porte en dedans, dans une étendue de 9 à 10 centimètres. On coupe la peau, le peaucier, la couche sous-cutanée et l'aponévrose superficielle, en ménageant la veine céphalique dans l'angle externe de la plaie.

2° On divise directement les fibres du grand pectoral, au ras de la clavicule, dans toute la longueur de la plaie.

3° L'aponévrose coraco-claviculaire est à découvert. On la déchire avec le bec d'une forte sonde cannelée, car elle est très-résistante, aussi près que possible de la clavicule, en ménageant l'embouchure et la partie profonde de la veine céphalique.

4° *Position de recherche.* — Le bras est légèrement rapproché du thorax. Écartant doucement le tissu cellulo-graisseux, on se porte dans la partie interne de la plaie, contre la paroi thoracique. On reconnaît la veine axillaire, volumineuse, et cachant complétement l'artère.

5° Dégageant délicatement la veine à son bord externe, on l'attire en avant et en dedans, vers le thorax, avec un crochet mousse, ou avec l'indicateur gauche qui la met à l'abri.

6° En dehors et au-dessous de la veine, on trouve l'artère ; on la dénude, et on passe un fil au-dessous avec une aiguille courbe engagée de bas en haut et de dedans en dehors du côté de la veine. L'index gauche porté au côté externe de l'artère, écarte les nerfs et reçoit le bec de l'instrument qu'il amène au dehors. On s'assure de nouveau que le cordon soulevé par la ligature est bien l'artère, et l'artère seule, puis on serre le fil en se rapprochant autant que possible de la clavicule, pour s'éloigner de l'origine de l'acromio-thoracique.

B. — *Derrière le petit pectoral*

Données anatomiques. — L'artère est placée entre les deux branches d'origine du nerf médian, la veine en avant et en dedans. Presque toutes les collatérales naissent de cette partie du vaisseau. L'artère est recouverte par la peau, le tissu sous-cutané où rampe la veine céphalique dans l'interstice deltoïdo-pectoral, le muscle grand pectoral, le petit pectoral dans un dédoublement de l'aponévrose coraco-clavi-axillaire, et du tissu cellulo-graisseux.

PROCÉDÉ OPÉRATOIRE. — *Position d'incision.* — Décubitus dorsal, le bras écarté du tronc. On reconnaît l'interstice deltoïdo-pectoral.

1° On commence sur le bord inférieur de la clavicule, à quelques millimètres en dedans de l'interstice deltoïdo-pectoral, une incision cutanée que l'on conduit en bas et en dehors, parallèlement à cet interstice, dans une étendue de 7 à 8 centimètres. On n'intéresse que la peau (fig. 6, F).

2° Faisant récliner en dehors, la veine céphalique dégagée, on ouvre l'interstice deltoïdo-pectoral ou, pour plus de sécurité, on divise avec le bistouri la couche charnue, laissant dans la lèvre externe de la plaie quelques fibres du grand pectoral.

3° *Position de recherche.* — Ramenant le bras dans l'adduction, on met à découvert le petit pectoral. On le dégage avec l'indicateur gauche, puis glissant le doigt sous le muscle de bas en haut, on l'accroche et on le divise à petits coups avec

un bistouri conduit sur la pulpe du doigt. On évite l'acromio-
thoracique à son bord supérieur.

4° Écartant largement les lèvres de cette plaie profonde, on
déchire le tissu celluleux et l'on tombe sur le paquet vasculo-
nerveux. La veine axillaire est laissée en dedans ; l'artère
entre les branches d'origine du médian est lentement dénudée, puis on passe le fil avec une aiguille courbe, engagée
du côté de la veine, en s'éloignant autant que possible de la
naissance des collatérales.

C. — *Au-dessous du petit pectoral ou dans l'aisselle*

L'artère est superficielle et facilement accessible, elle ne
fournit aucune collatérale dans cette partie. La veine axillaire
est en dedans et en arrière de l'artère, plus rapprochée de
la peau ; les nerfs médian et musculo-cutané en avant, les
autres troncs nerveux en arrière du vaisseau.

L'artère est recouverte par la peau, le tissu sous-cutané et
l'aponévrose axillaire où rampe la veine basilique.

Points de repère. — La saillie du paquet vasculo-nerveux,
la coraco-brachial, les troncs nerveux du bras.

Procédé opératoire. — Décubitus dorsal.

Position d'incision. — Le bras dans l'abduction complète,

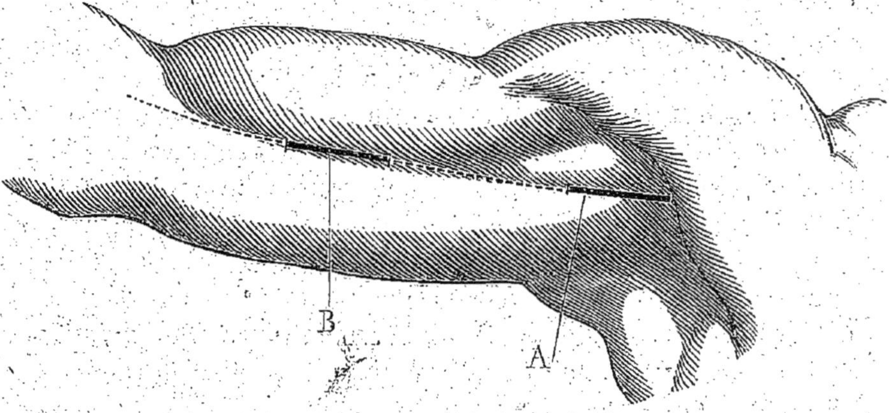

FIG. 9. — Ligature des artères.

A, axillaire dans l'aisselle ; B, humérale, partie moyenne du bras.

la main en position moyenne. L'opérateur pour le côté droit se place en arrière de l'épaule, le corps fortement penché en avant. A gauche, il se place contre le flanc du malade, en dedans du bras et s'accroupit légèrement. L'aisselle doit être bien éclairée, un aide maintient le membre.

On sent avec le doigt, on voit souvent, à la réunion du tiers antérieur avec le tiers moyen de l'aisselle, sous le bord tendu du grand pectoral, la saillie formée par le paquet vasculo-nerveux, dirigé dans l'axe du bras (fig. 9, A).

1° Tout à fait au sommet de l'aisselle, et non au delà ou en deçà, sur sa paroi externe, en dehors et un peu en avant du paquet vasculo-nerveux reconnu, derrière le bord du grand pectoral, on commence une incision cutanée, que l'on conduit de haut en bas, parallèlement aux vaisseaux dans une étendue de 7 à 8 centimètres. On divise successivement la peau et la couche sous cutanée, ménageant la veine basilique qu'on fait porter en arrière.

2° Sur la sonde cannelée, après avoir reconnu le muscle coraco-brachial, on divise l'aponévrose de bas en haut, mettant à découvert le bord interne de ce muscle.

3° Au travers du mince feuillet fibreux qui forme la paroi postérieure de la gaîne du coraco-brachial, on reconnaît les troncs nerveux. Le premier et le plus voisin est volumineux, c'est le médian.

4° Déchirant doucement avec le bec de la sonde le feuillet fibreux précité, on met le médian à découvert.

5° *Position de recherche.* — Le bras mis dans l'adduction, on reconnaît et on écarte en dedans et en arrière, soit avec l'index gauche, soit avec un crochet mousse, le nerf médian. Immédiatement derrière le nerf soulevé, et dans la profondeur de la plaie, on trouve l'artère. La veine axillaire reste en dedans et ne gêne pas la manœuvre. On dénude l'artère, et on passe le fil au-dessous, avec une aiguille courbe engagée du côté de la veine, c'est-à-dire de dedans en dehors, et d'arrière en avant.

Au lieu de récliner le nerf médian en dedans et en arrière, on peut l'écarter en dehors et en avant ; on trouve l'artère à son côté interne et plus profondément.

§ XV. — Ligature de l'artère humérale

Données anatomiques. — L'artère humérale, continuation de l'axillaire, s'étend du bord inférieur du grand pectoral à la partie supérieure de l'avant-bras. Son trajet est marqué par une ligne qui, de l'union des tiers moyen et antérieur de la paroi externe de l'aisselle, se porte au milieu du pli du coude. D'abord placée à la face interne du bras, contre le bord interne du coraco-brachial, puis du biceps, muscle satellite qui la recouvre chez les sujets très-musclés, elle s'incline en avant à la partie inférieure du membre.

Recouverte par la peau, le tissu sous-cutané, où rampe la veine basilique, et l'aponévrose brachiale, elle est accompagnée par le nerf médian, qui d'abord, à son côté externe, la croise en avant, vers le milieu du bras, pour se porter en dedans.

En arrière, elle repose sur l'aponévrose intermusculaire interne, qui cache le nerf cubital ; en dehors, sur l'humérus et le brachial antérieur. Elle est accompagnée par deux veines, dont l'interne est habituellement plus volumineuse en haut, veines réunies par des anastomoses transversales, fort gênantes pour la ligature.

Outre des branches nombreuses et peu régulières, elle fournit en haut l'humérale profonde, en bas la collatérale interne.

L'anomalie la plus fréquente est la bifurcation prématurée de l'artère, dont une des branches de division reste superficielle jusqu'à l'avant-bras.

L'artère humérale se lie, soit au tiers moyen du bras, soit au pli du coude.

A. — *Au tiers moyen du bras* (fig. 9, B).

Position d'incision. — Décubitus dorsal. Le bras écarté du tronc à angle droit, la main et l'avant-bras dans une position moyenne, maintenus et soutenus par un aide, le malade sur le bord du lit. L'opérateur se place en dehors ou en dedans du membre.

Il reconnaît : le bord interne du biceps, la corde du médian, les battements de l'artère, la ligne de direction, le trajet de la veine basilique.

1° En avant du cordon du médian, sur le bord interne du biceps, dans le tiers moyen du bras, on fait une incision de 6 à 7 centimètres. On divise successivement la peau, puis avec précaution le tissu sous-cutané, ménageant la veine basilique, qui est réclinée vers la lèvre postérieure de la plaie.

2° On coupe l'aponévrose sur le bord interne du biceps, dont les fibres charnues sont mises à découvert, premier point de ralliement. Ce muscle, s'il est volumineux, cache l'artère, ou le fait porter un peu en avant.

3° *Position de recherche*. — L'avant-bras légèrement fléchi. Au travers de la gaîne postérieure du biceps, on reconnaît le paquet vasculo-nerveux. On déchire doucement ce feuillet avec le bec de la sonde cannelée, on dégage le nerf médian, second point de ralliement, et on l'attire en dehors.

4° On sépare l'artère de ses veines satellites, évitant les canaux de communication, et on passe le fil avec une aiguille courbe, engagée du côté du nerf médian.

Si l'on incise la peau et l'aponévrose directement sur le paquet vasculaire, on s'expose à ouvrir la cloison musculaire interne, et prenant le nerf cubital pour le médian, à s'égarer dans les fibres du triceps brachial.

B. — *Au pli du coude* (fig. 10, E)

Données anatomiques. — L'artère est recouverte par la peau, la couche sous-cutanée, où rampe la veine médiane basilique parallèlement au vaisseau et souvent au-dessus, l'aponévrose d'enveloppe et l'expansion aponévrotique du biceps. Elle est accompagnée par deux veines, placées en dehors et en dedans, ou en avant et en arrière, et reliées par des canaux de communication.

Le nerf médian est en dedans de l'artère, quelquefois à près d'un centimètre. La ligature doit être faite exactement au pli du coude, déterminé par la flexion de l'avant-bras.

PROCÉDÉ OPÉRATOIRE. — *Position d'incision*. — Décubitus dorsal ; le bras légèrement écarté du tronc, l'avant-bras étendu, la main dans la supination ; le membre repose sur le lit, ou est maintenu par un aide.

On reconnaît : le trajet de la veine médiane basilique, le tendon du biceps, les battements du vaisseau ; on s'assure qu'il n'y a pas d'anomalie.

1° On fait le long du bord interne du biceps et de son tendon, une incision de 6 centimètres, dont le milieu répond exactement au pli du coude. Elle est oblique en bas et en dehors et n'intéresse que la peau.

2° On reconnaît la veine médiane basilique ; on divise le fascia superficialis, le long de son bord externe, et on la fait récliner en dedans, côté de ses affluents.

3° On coupe l'aponévrose sur la sonde dans toute l'étendue de la plaie. La sonde est glissée de haut en bas, sous l'expansion anévrotique du biceps, le long du tendon de ce muscle. On soulève ce feuillet fibreux sur la sonde et on le coupe, le bistouri tenu ferme, à cause de l'obliquité de ses fibres.

4° *Position de recherche.* — On fait fléchir légèrement l'avant-bras. Près du bord interne du tendon bicipital, on trouve l'artère et ses veines, couchés sur le brachial antérieur. Le nerf médian est en dedans ; si on le prend comme point de ralliement, il faut chercher les vaisseaux à son côté externe. L'artère, dénudée, on passe le fil de dedans en dehors.

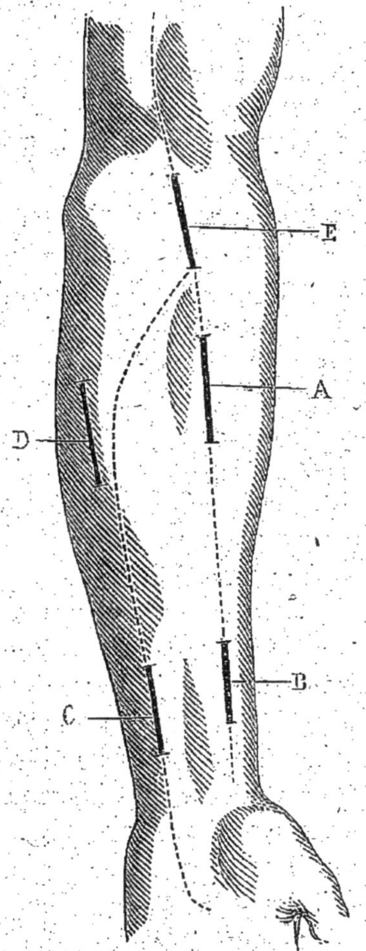

FIG. 10. — Ligature des artères.

A, radiale au tiers supérieur ; B, radiale au tiers inférieur ; C, cubitale au tiers inférieur ; D, cubitale au tiers moyen ; E, humérale au pli du coude.

§ XVI. — LIGATURE DE L'ARTÈRE RADIALE

Branche externe de bifurcation de l'humérale, l'artère radiale, née à un ou deux travers de doigt au-dessous du pli du coude, descend obliquement en bas et en dehors sur la face antérieure de l'avant-bras, puis contournant le bord externe du poignet, elle se porte en arrière, traverse le premier espace intermétacarpien et se termine par l'arcade palmaire profonde. On peut lui considérer trois parties : 1° antibrachiale ; 2° carpienne ; 3° palmaire. On ne pratique la ligature du vaisseau que dans les deux premières parties.

A. — *Portion antibrachiale*

Direction. — Ligne tirée du bord interne du tendon du biceps, ou plus exactement du pli du coude à 1 centimètre en dehors de son milieu, à l'interstice qui sépare, à la partie inférieure de l'avant-bras, les tendons du grand palmaire et du long supinateur.

L'artère décrit une légère courbe à convexité externe, dans son tiers supérieur. Elle est accompagnée par deux veines. La branche antérieure du nerf radial est placée en dehors et pas dans la même gaîne ; en bas, elle s'éloigne beaucoup des vaisseaux couchés sur les muscles court supinateur, fléchisseur commun, fléchisseur propre du pouce, carré pronateur, et sur le radius. L'artère radiale est placée dans la gouttière antibrachiale, sensible chez les sujets bien musclés, et formée en dehors par le long supinateur; en dedans par le rond pronateur et le grand palmaire. Elle est quelquefois cachée sous le bord interne du long supinateur.

On la lie au tiers supérieur et au tiers inférieur de l'avant-bras.

a. *Tiers supérieur*. L'artère placée entre le long supinateur et le rond pronateur, est recouverte par : la peau, la couche sous-cutanée où rampe la veine médiane commune ou la veine radiale inférieure (*M. Duval*), l'aponévrose d'enveloppe, le bord externe du long supinateur et une aponévrose profonde. Deux veines l'accompagnent, le nerf radial est plus en dehors.

Position d'incision. — L'avant-bras dans la supination, repose sur sa face dorsale, la main est étendue, l'opérateur en dehors du membre (fig. 10, A).

Repères.—On reconnaît le pli du coude, son milieu, et on marque un point à 1 centimètre en dehors ; le bord interne du long supinateur et la gouttière antibrachiale ; le trajet des veines superficielles.

1° Sur le trajet d'une ligne qui, partant du point marqué, à 1 centimètre en dehors du milieu du pli du coude, irait aboutir en bas entre les tendons du grand palmaire et du long supinateur, on fait une incision de 6 centimètres, dont le milieu est à quatre doigts au-dessous du pli du coude. On divise la peau, puis avec précaution la couche sous-cutanée, écartant en dehors les veines superficielles.

2° Sur la lèvre externe de la gouttière antibrachiale indiquée par une ligne blanche, sur le bord interne du long supinateur, on coupe directement l'aponévrose.

3° Les fibres charnues mises à découvert, le bord interne du long supinateur est écarté en dehors.

4° *Position de recherche.*—On fait fléchir la main. Au travers de l'aponévrose profonde, feuillet postérieur de la gaîne musculaire, on reconnaît les vaisseaux. On déchire ce feuillet avec le bec de la sonde.

5° On isole l'artère dans une petite étendue en écartant ses deux veines, et on passe le fil sous le vaisseau de dehors en dedans.

b. *Tiers inférieur.*—L'artère est sous-aponévrotique, placée entre les tendons du grand palmaire et du long supinateur, et accompagnée par deux veines. Le nerf radial est très-éloigné.

Repères. — Les tendons sus-indiqués, les battements du vaisseau.

Position d'incision. — L'avant-bras dans la supination repose sur sa face dorsale ; la main dans l'extension, l'opérateur en dehors du membre (fig. 10, B).

1° Sur la ligne de direction indiquée, entre les tendons du grand palmaire et du long supinateur, on fait une incision de 5 centimètres, dont le milieu est à quatre doigts au-dessus du poignet. On coupe avec précaution la peau et le tissu sous-cutané.

2° Écartant les bords de la plaie, on aperçoit les vaisseaux au-dessous de l'aponévrose. On fait une boutonnière à cette toile fibreuse, on glisse la sonde cannelée au-dessous, et on la divise dans toute l'étendue de la plaie.

3° *Position de recherche*. — La main légèrement fléchie, on isole l'artère et on passe le fil au-dessous, indifféremment, de l'un ou de l'autre côté.

B. — *Portion carpienne. Dans la tabatière anatomique*

Profonde, couchée sur le trapèze, l'artère radiale se porte obliquement en bas, en dedans et en arrière de l'apophyse styloïde du radius, à la partie supérieure du premier espace intermétacarpien, dans lequel elle s'engage pour arriver à la paume de la main. Elle est recouverte par : la peau, la couche sous-cutanée où rampent la veine céphalique du pouce et des filets du nerf radial, l'aponévrose d'enveloppe du tissu graisseux et un mince feuillet fibreux qui l'applique contre les os. Elle traverse obliquement l'espace triangulaire à base supérieure, limité en dehors par les tendons réunis du long abducteur et du court extenseur du pouce, en dedans par le tendon de son long extenseur. Cet espace est connu sous le nom de *Tabatière anatomique*.

PROCÉDÉ OPÉRATOIRE.—La main dans une position moyenne, repose sur son bord cubital. Un aide écarte le pouce pour faire saillir les tendons précités et maintenir les autres doigts.

Repères. — L'apophyse styloïde radiale, les tendons qui limitent la tabatière, les battements du vaisseau difficiles à percevoir.

1° On fait une incision de 4 centimètres qui, de la pointe de l'apophyse styloïde du radius, se dirige vers le bord interne de la base du premier métacarpien. On ne divise que la peau.

2° Avec la sonde on dégage et on écarte la veine céphalique du pouce et les branches nerveuses.

3° On coupe l'aponévrose sur la sonde, en se tenant à distance des tendons pour ménager leurs gaînes.

4° La main inclinée vers le bord radial, le pouce dans l'adduction, on déchire avec le bec de la sonde le tissu graisseux et le feuillet aponévrotique qui recouvre les vaisseaux. On trouve l'artère à l'angle inférieur de la plaie, près de son extrémité métacarpienne.

5° On isole l'artère de ses veines, et on passe le fil au-dessous du vaisseau avec une aiguille courbe et de dehors en dedans.

§ XVII. — Ligature de l'artère cubitale

L'artère cubitale, née à deux doigts environ au-dessous du pli du coude, se porte d'abord obliquement en bas et en dedans vers le tiers supérieur du cubitus, en décrivant une courbe à convexité supérieure et interne. Elle devient ensuite verticale, descend le long du muscle cubital antérieur qui la recouvre, puis au côté externe du tendon de ce muscle, passe sur le ligament annulaire antérieur du carpe et se termine à la paume de la main par l'arcade palmaire superficielle. On lui considère trois parties : 1° antibrachiale ; 2° carpienne ; 3° palmaire.

A. — *Portion antibrachiale*

a. *Tiers supérieur.*—L'artère, obliquement dirigée en bas et en dedans, est recouverte par le faisceau des muscles épitrochléens, qu'il faut couper en travers pour la découvrir. Accompagnée par deux veines, elle fournit à cette hauteur des branches volumineuses, les récurrentes et le tronc des interosseuses. Le nerf cubital, tout à fait en dedans du vaisseau au niveau du coude, s'en rapproche peu à peu, en formant avec lui un angle ouvert en haut.

b. *Tiers moyen.* — L'artère cubitale est recouverte par les muscles cubital antérieur et fléchisseur superficiel, couchée sur le muscle fléchisseur commun profond et couverte par son aponévrose. Elle est placée entre le cubital antérieur en dedans, et le fléchisseur superficiel en dehors, et accompagnée par deux veines. Le nerf cubital est placé à son côté interne.

PROCÉDÉ OPÉRATOIRE. — Décubitus dorsal, le bras écarté du tronc, l'avant-bras dans la supination, la main dans l'extension.

Position d'incision. — L'opérateur se courbe en avant, s'il est placé en dehors; s'accroupit s'il est placé en dedans, pour avoir devant les yeux la face interne du membre. (fig. 10, D).

Repères. — La saillie de l'épitrochlée, le tendon du cubital antérieur, le pisiforme.

1° Sur le trajet d'une ligne qui va de l'épitrochlée au bord externe du pisiforme, évitant de déplacer la peau en la fixant, on fait une incision de 8 centimètres, dont le milieu répond au tiers moyen de l'avant-bras. On divise la peau, puis avec précaution le tissu sous-cutané, en ménageant les veines cubitales superficielles. L'aponévrose doit être mise bien à découvert.

2° Portant en arrière avec le pouce gauche, la lèvre interne de la plaie, on cherche, à partir du bord postérieur du cubitus, le premier interstice musculaire. Il est marqué au doigt par une dépression légère, à la vue par une ligne blanchâtre, plus nette à l'angle inférieur de la plaie. C'est l'interstice du cubital antérieur en dedans et du fléchisseur superficiel en dehors. On ouvre l'aponévrose à la partie inférieure de la plaie, un peu en avant et en dehors de l'interstice, pour tomber sur le fléchisseur. L'ouverture faite, on y engage l'extrémité de l'index gauche, qui, pénétrant dans l'interstice, sert de conducteur pour l'ouvrir de bas en haut avec la pointe du bistouri.

3° *Position de recherche.* — Les muscles séparés, on fléchit légèrement l'avant-bras et la main qu'on incline vers le bord cubital. Le muscle cubital antérieur est refoulé en dedans, puis un crochet mousse, placé sous le fléchisseur superficiel, sert à le soulever en avant et en dehors pour mettre les vaisseaux à découvert.

4° On reconnaît le paquet vasculo-nerveux; on déchire avec le bec de la sonde le feuillet fibreux qui le recouvre, laissant en dedans le nerf cubital. L'artère est bien isolée de ses veines, et le fil passé sous le vaisseau avec une aiguille courbe engagée de dedans en dehors, c'est-à-dire du côté du nerf.

c. *Tiers inférieur*. — L'artère n'est recouverte que par la peau, l'aponévrose d'enveloppe, le bord externe du muscle cubital antérieur ou son tendon, et un feuillet fibreux profond. Le nerf est en dedans des vaisseaux qu'accompagnent deux veines superficielles. En portant la main dans l'extension forcée, on peut sentir les battements du vaisseau.

Repères. — La ligne de direction indiquée, le bord externe du tendon du cubital antérieur.

Position d'incision. — Le bras écarté du tronc, l'avant-bras étendu et en supination, la main étendue (fig. 10, C).

1° Sur la ligne de direction indiquée, ou sur le bord externe du cubital antérieur ou de son tendon, on fait une incision de 4 à 5 centimètres, dont le milieu est à quatre doigts au-dessus du poignet. On divise la peau et l'aponévrose d'enveloppe.

2° *Position de recherche*. — On fléchit la main et on l'incline vers le bord cubital. Le tendon du cubital antérieur, légèrement attiré en dedans, laisse voir, sous l'aponévrose profonde, le paquet vasculo-nerveux.

3° On déchire ce feuillet fibreux avec le bec de la sonde, on isole l'artère, et on passe le fil de dedans en dehors pour ménager le nerf cubital.

B. — *Portion carpienne*

L'artère, accompagnée de deux veines, longe le côté externe de l'os pisiforme, dont la sépare le nerf cubital. Elle est recouverte par la peau, du tissu cellulo-graisseux, quelques fibres du muscle palmaire cutané, et un mince feuillet aponévrotique, dépendance du ligament annulaire antérieur du carpe sur lequel elle repose (fig. 11, A).

Opération. — 1° La main renversée en arrière, et dans la supination, on fait une incision de 4 centimètres de longueur, à 4 ou 5 millimètres en dehors du pisiforme et parallèlement à l'axe du membre. On coupe la peau, la couche sous-cutanée dont on excise les pelotons graisseux s'ils viennent faire hernie dans la plaie, les fibres du palmaire cutané.

2° Faisant fléchir la main, et la portant dans l'adduction, on déchire l'aponévrose, on isole l'artère, et le fil est passé de dedans en dehors, pour ménager le nerf cubital.

C. — *Portion palmaire. Arcade palmaire superficielle*

A la paume de la main, l'artère cubitale recouverte par la peau, le tissu sous-cutané et l'aponévrose palmaire interne et

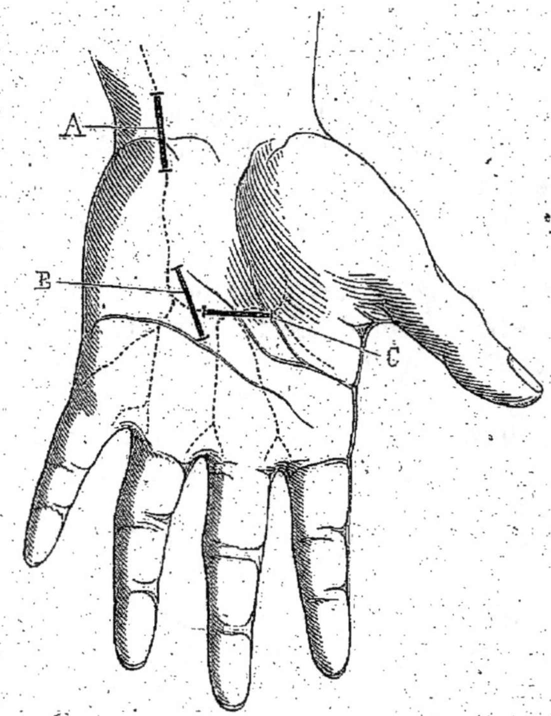

FIG. 11. — Ligature de l'artère cubitale.

A, au poignet; B, à la paume de la main (MICHEL); C, à la paume de la main (E. BŒCKEL).

moyenne, décrit une courbe à concavité supérieure qui descend à 1 centimètre environ au-dessus du pli moyen du creux de la main. Ses anomalies sont très-communes.

On peut lier l'arcade palmaire à son origine, en plaçant, un doigt plus bas, l'incision qui permet de découvrir l'artère cubitale au poignet.

Pour sa ligature dans la paume même, nous avons les procédés suivants :

1° *E. Bœckel* (1861). Le pouce dans l'abduction forcée, on trace dans la paume de la main une ligne qui prolongerait le bord cubital de ce doigt. A égale distance de cette ligne et du pli cutané moyen, on pratique une incision transversale de 3 à 4 centimètres, qui croise le trajet de l'arcade (fig. 11, C).

2° *E. Bœckel* (1869). Incision courbe sur le trajet d'une ligne, qui du côté externe du pisiforme se porterait à la base du second espace interosseux, vers le centre de l'angle formé par le pli cutané moyen et le pli de l'éminence thénar. C'est le trajet ordinaire de l'arcade, la courbe a sa convexité digitale.

3° *Michel* (de Nancy). Vers le milieu de la paume de la main, faire une incision de 3 à 4 centimètres, dans la direction d'une ligne qui, du second espace interdigital, irait aboutir au bord externe du pisiforme (fig. 11, B).

4° *Pingaud.* Incision suivant la bissectrice de l'angle formé par la rencontre des plis palmaires moyen et supérieur.

Dans tous ces procédés, on divise successivement la peau, le tissu cellulo-graisseux qui la double, puis avec précaution l'aponévrose palmaire. Faisant alors fléchir les doigts, on écarte les lèvres de la plaie, et on trouve l'artère sur un coussinet graisseux qui la sépare des tendons et des nerfs.

§ XVIII. — LIGATURE DE L'ARTÈRE ILIAQUE PRIMITIVE

Données anatomiques. — Née de l'aorte abdominale, au voisinage de l'angle sacro-vertébral, à hauteur du corps de la quatrième ou de la cinquième vertèbre lombaire, l'artère iliaque primitive se dirige en bas et en dehors, et se termine au niveau de l'articulation sacro-iliaque. Sa longueur est de 5 centimètres environ.

Du côté *gauche*, la veine iliaque primitive est située en dedans et en arrière de l'artère correspondante, puis elle passe sous l'artère iliaque primitive droite, qu'elle croise à angle droit, pour aller se jeter dans la veine cave inférieure.

La veine iliaque primitive *droite*, est placée au-dessous, puis en dehors de l'artère correspondante.

Les artères iliaques primitives sont couchées sur le bord interne du muscle psoas, maintenues contre ce muscle par un feuillet celluleux très-mince, et plongées dans le tissu cellulo-graisseux sous-péritonéal. L'uretère et les vaisseaux spermatiques les croisent en avant.

L'artère est recouverte d'arrière en avant par le péritoine postérieur, l'intestin, le péritoine antérieur et toute l'épaisseur de la paroi abdominale (fascia transversalis, muscles transverse et petit oblique, aponévrose du grand oblique, aponévrose d'enveloppe, et peau doublée d'une couche graisseuse souvent fort épaisse, qui contient les vaisseaux sous-cutanés abdominaux). L'artère épigastrique, placée dans un dédoublement du fascia transversalis, suit la direction d'une ligne qui, du milieu de l'arcade crurale, se porterait à un ou deux doigts en dehors de l'ombilic. Il faut la ménager.

Rappelons enfin, que le péritoine est bien plus intimement uni à la paroi abdominale antérieure, en haut et vers la ligne médiane, que sur les côtés.

Procédés opératoires.—On peut atteindre l'artère iliaque primitive, soit en traversant le péritoine (*Garviso*), soit en ménageant cette séreuse, conduite plus prudente et aujourd'hui généralement adoptée.

Les procédés opératoires, dans lesquels l'incision de la paroi abdomidale, oblique de bas en haut et de dehors en dedans, se rapproche de la direction du vaisseau (*Guthrie, Abernethy, Malgaigne*), ont tous l'inconvénient de conduire dans l'angle supérieur de la plaie, sur un péritonie très-adhérent à la paroi et excessivement difficile à en séparer.

Si l'on porte l'incision tout à fait vers le flanc, comme *Crampton* et *Salomon*, on s'éloigne beaucoup du vaisseau. Les procédés à incision semi-lunaire, parallèle à l'arcade crurale (*V. Mott, A. Cooper*); ou à incision composée (*M. Duval*), sont exempts de ces inconvénients (fig. 12, A et D).

Opération. — *Position d'incision.* — Décubitus dorsal, les membres inférieurs étendus, le sujet couché sur le bord du lit, du côté malade, au besoin légèrement incliné de ce côté. On se munit de pinces, de sondes, d'écarteurs très-longs. Une aiguille de Deschamps est indispensable.

L'opérateur reconnaît l'épine iliaque antéro-supérieure et le trajet de l'arcade crurale.

1° Il fait une incision de 10 à 12 centimètres au moins, qui, commencée à deux doigts au-dessus et en dedans de

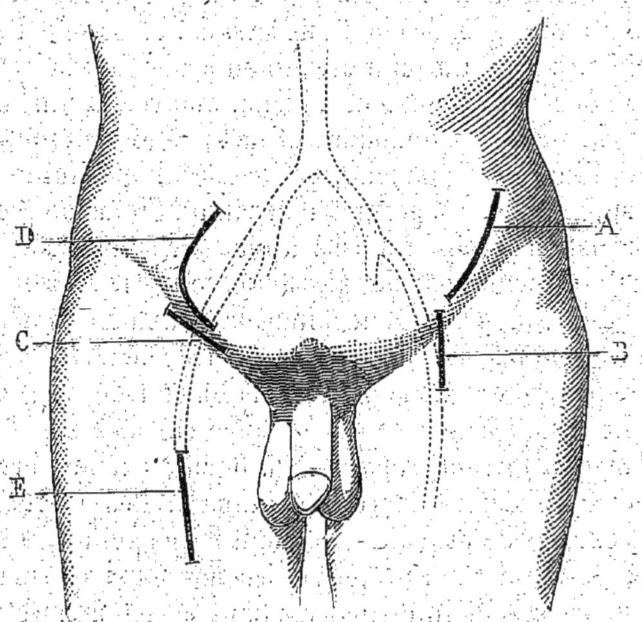

Fig. 12. — Ligature des artères.

A, iliaque primitive et interne ; B, fémorale sous l'arcade crurale ; C, épigastrique ; D, iliaques (M. Duval) ; E, fémorale (triangle de Scarpa).

l'épine iliaque antéro-supérieure, descend parallèlement à l'arcade crurale, et se termine en dehors de l'anneau inguinal interne, de l'épigastrique et de la sous-cutanée, un doigt en dehors du milieu du ligament de Fallope. Cette incision peut être prolongée en haut, de 2 centimètres ou plus, si la paroi du ventre est très-épaisse. (fig 12, A).

On divise la peau, la couche sous-cutanée, l'aponévrose

d'enveloppe, et on met à découvert l'aponévrose du grand oblique dans toute l'étendue de la plaie.

2° On coupe directement ou sur la sonde l'aponévrose du grand oblique, et on met à nu les fibres charnues du petit oblique.

3° La couche musculaire est divisée avec précaution, en soulevant les fibres charnues avec la pince, et les coupant lentement, pour éviter que le bistouri ne pénètre trop profondément.

4° Sous la couche musculaire divisée, apparaît une toile fibreuse, tendue, le fascia transversalis. A l'angle inférieur de la plaie, on fait un pli à cette membrane, en la saisissant entre le pouce et l'indicateur gauche, ou avec la pince. Le pli soulevé est coupé en dédolant, et dans cette boutonnière, on introduit l'indicateur gauche, qui décolle le péritoine vers la partie supérieure, et permet d'agrandir l'incision du fascia avec un bistouri mousse, glissé à plat sur sa pulpe et relevé. Lorsque l'ouverture est assez grande, on y introduit l'index et le médius gauches, qui décollent latéralement le péritoine, et soulèvent le fascia, permettant ainsi de le diviser jusqu'à la partie supérieure de la plaie, sans danger de blesser la séreuse. Le bistouri mousse coupe entre ces doigts.

5° *Position de recherche*. — On fléchit les membres inférieurs pour relâcher la paroi abdominale. Les doigts glissés du côté externe de la plaie, décollent le péritoine de la fosse iliaque, et, entraînant l'uretère et les vaisseaux spermatiques, refoulent le paquet intestinal en haut et en dehors vers la ligne médiane.

6° Confiant à un aide le soin de maintenir la séreuse et les viscères dans cette position, soit avec un large écarteur, soit mieux avec les doigts profondément enfoncés dans la plaie, l'opérateur reconnaît le psoas, puis le paquet vasculaire couché sur son bord interne.

S'aidant de la vue et du toucher, il remonte avec l'index gauche le long de l'artère, sent la symphyse sacro-iliaque et la bifurcation de l'artère, et s'arrête un peu au-dessus.

7° Fixant toujours le vaisseau avec l'indicateur gauche, il prend de la main droite une longue pince, ou une sonde cannelée, et l'isole de sa veine satellite avec infiniment de douceur. Le doigt s'assure de temps en temps de la dénudation, mais ne doit jamais abandonner l'artère.

8° Lorsque l'isolement est complet, une aiguille de Deschamps, de courbure convenable, est conduite jusqu'au vaisseau. Son bec, guidé par l'index gauche, contourne l'artère de dedans en dehors, et est reçu à la sortie sur la pulpe du doigt qui protége la veine. L'instrument retiré, on serre le fil aussi haut que possible, en ayant soin que la ligature soit placée à un centimètre au moins au-dessus de la bifurcation de l'*iliaque primitive*.

§ XIX. — LIGATURE DE L'ARTÈRE ILIAQUE INTERNE OU HYPOGASTRIQUE

Données anatomiques. —Branche de bifurcation de l'iliaque primitive, l'artère hypogastrique naît au niveau de la symphyse sacro-iliaque, et se porte en bas, en dedans et un peu en avant, contre le détroit supérieur du bassin. Sa longuéur est de 2 à 5 centimètres, elle fournit par son bouquet terminal des branches multiples et volumineuses.

La veine iliaque interne est en arrière et en dedans de l'artère, l'uretère les croise en avant. Comme l'iliaque primitive, elle est recouverte par le paquet intestinal, et pour l'atteindre, il faut décoller le péritoine et le refouler en dedans avec l'intestin.

PROCÉDÉ OPÉRATOIRE. — Le même que pour la ligature de l'iliaque primitive. Mêmes points de repère.

Position d'incision.—Décubitus dorsal, extension des membres inférieurs (fig. 12, A).

1° Incision de 12 centimètres, commencée à deux doigts au-dessus et en dedans de l'épine iliaque antéro-supérieure, descendant en bas et en avant parallèlement à l'arcade crurale, sans dépasser l'anneau inguinal interne.

Peau, tissu sous-cutané, aponévrose d'enveloppe.

2° Division de l'aponévrose du grand oblique.

3° Division de la couche musculaire, petit oblique et transverse abdominal.

4.

4° Division du fascia transversalis, de bas en haut, avec le bistouri boutonné, les doigts décollant et refoulant le péritoine antérieur.

5° *Position de recherche.* — Flexion des membres inférieurs, décollement du péritoine de la fosse iliaque; refoulement de l'intestin en haut et en dedans.

6° Un aide maintenant les viscères dans cette position, l'opérateur reconnaît le psoas, et le paquet vasculaire couché sur son bord interne. Remontant avec l'index gauche jusqu'à la symphyse sacro-iliaque, il reconnaît la bifurcation de l'iliaque primitive, et l'origine de l'artère hypogastrique, qu'il suit avec le doigt contre la paroi du bassin.

7° Fixant le vaisseau avec son indicateur gauche, il écarte doucement avec une longue pince ou une sonde maniée avec infiniment de précaution, sa veine satellite placée en arrière et en dedans.

8° L'isolement complet, il passe le fil avec une aiguille de Deschamps, dont le bec engagé de dedans en dehors, est reçu à la sortie par l'indicateur gauche, pour ménager sûrement la veine iliaque externe, souvent accolée au côté externe de l'artère hypogastrique. On s'assurera de plus que le fil n'est placé ni trop près de la naissance de l'artère, ni trop près de l'origine d'une collatérale.

§ XX. — LIGATURE DE L'ARTÈRE FESSIÈRE

Données anatomiques. — L'artère fessière, branche de l'iliaque interne, sort du bassin par le point le plus élevé de la grande échancrure sciatique, entre le bord supérieur du pyramidal, au-dessous, et le bord inférieur du moyen fessier, au-dessus. Elle décrit une courbe à concavité supérieure et interne, embrassant le bord de l'os iliaque. La longueur de son tronc est tout au plus de 1 à 2 centimètres en dehors du bassin; souvent même elle se divise à l'intérieur de la cavité pelvienne. Le nerf fessier supérieur est en dedans de l'artère; un bouquet de grosses veines, à parois très-minces, l'accompagne et l'enveloppe. Ces veines sont en bas et en arrière, plus superficielles que l'artère.

Le volume de la fessière ne permet guère de la reconnaître par le toucher ; mais si l'on porte le doigt à la réunion du sacrum et de l'os iliaque, et qu'on le ramène lentement en dehors, en suivant le bord supérieur de la grande échancrure sciatique, on sent ordinairement, à 2 ou 3 centimètres en dehors du bord inférieur de la symphyse sacro-iliaque, un petit tubercule osseux, qui marque le passage de l'artère.

La fessière est recouverte par la peau, le tissu sous-cutané, l'aponévrose superficielle, le muscle grand fessier et le feuillet profond de sa gaîne, souvent assez résistant. Ces couches forment, d'arrière en avant, une épaisseur de tissus considérable.

PROCÉDÉS OPÉRATOIRES. — Pour atteindre l'artère, on peut, ou bien écarter les fibres du grand fessier, ou les couper en travers. Le premier procédé est plus simple ; le second donne plus de jour par la rétraction des fibres charnues divisées. On peut encore avec *Farabeuf, M. Duval, Champenois*, former de véritables lambeaux, pour s'ouvrir une voie plus large et plus facile.

A. — *Écartement des fibres du grand fessier*

a. **Diday.** — Tendre un fil de la pointe du coccyx au point le plus élevé de la crête iliaque. Sur le milieu de ce fil (déterminé à l'instant en le doublant sur lui-même), tirer une perpendiculaire idéale. Elle indique la direction à donner à l'incision. L'artère émerge du bassin exactement à l'intersection de ces deux lignes.

b. **Procédé ordinaire.** — La fessière sort de l'échancrure sciatique, à l'union du tiers supérieur avec le tiers moyen d'une ligne qui joint l'épine iliaque postéro-supérieure au bord postérieur du grand trochanter, ou aboutit un peu en dedans de ce bord entre le grand trochanter et la tubérosité sciatique (fig. 13, A).

Position d'incision. — Le malade couché sur le ventre, la pointe du pied en dedans, on reconnaît l'épine iliaque postéro-supérieure et le sommet du grand trochanter, ainsi que son bord postérieur.

1° A 3 centimètres au-dessous de l'épine et à 5 centimètres en dehors de la crête sacrée, on commence une incision qui se porte obliquement en bas et en dehors vers le grand trochanter, dans la direction des fibres du grand fessier. Cette incision doit avoir 12 à 15 centimètres ; l'artère correspond

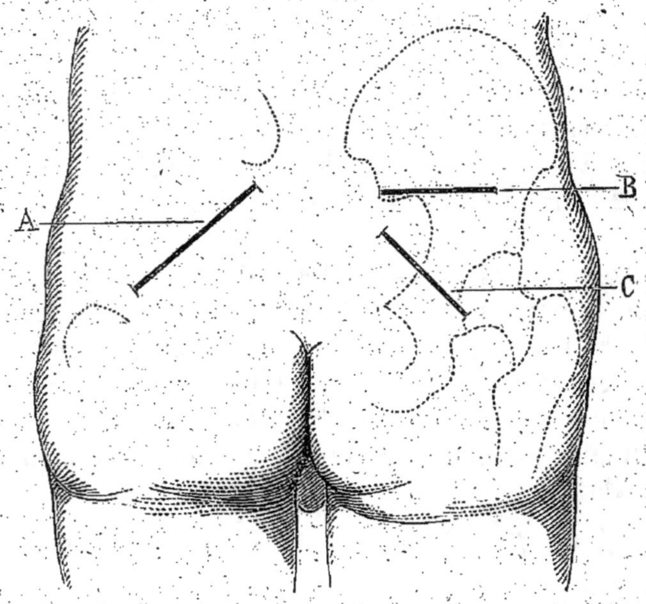

FIG. 13. — Ligature des artères.

A, fessière, procédé ordinaire ; B, fessière (BOUISSON) ; C, ischiatique.

à son tiers interne ou à son milieu. On divise, couche par couche, tous les tissus jusqu'au grand fessier.

2° Avec les doigts ou le bistouri, on sépare les fibres du grand fessier dans l'interstice de deux de ses faisceaux correspondant à la plaie.

3° *Position de recherche.* — La pointe du pied est ramenée en dehors. Avec l'indicateur gauche, on cherche le point le plus élevé de la grande échancrure sciatique, on déchire à ce niveau l'aponévrose profonde, et l'on a sous les yeux les branches du vaisseau et surtout les veines gorgées de sang. On repousse en bas le bord supérieur du pyramidal.

4° L'index gauche porté contre le sacrum, dans l'angle interne de la plaie, remonte en dehors, le long du rebord osseux de l'échancrure sciatique, et sent le petit tubercule osseux près duquel passe l'artère. Le vaisseau peut quelquefois donner au doigt la sensation d'un cordon plein qu'on fait rouler sur le rebord osseux. Avec de larges écarteurs placés aussi profondément que possible, on ouvre la plaie et on la met en pleine lumière. Puis, se guidant sur l'index gauche et sur les branches vasculaires, on va jusque sur l'os et presque dans le bassin dénuder le tronc artériel. La séparation des veines qui le recouvrent est toujours chose fort délicate.

L'index gauche fixant l'artère, on passe le fil au-dessous avec une aiguille courbe engagée du côté de la veine la plus volumineuse, ordinairement de bas en haut et de dedans en dehors, et coiffée à sa sortie par la pulpe du doigt. On serre le fil après s'être assuré que l'on a pris l'artère et non une de ses branches.

c. **Farabeuf.** — Il substitue à l'incision rectiligne une incision coudée dont la petite branche, la branche interne, oblique en bas et en dedans, permet de détruire les insertions sacro-ilio-ligamenteuses du faisceau musculaire qui va former la lèvre inférieure de la plaie. La longue branche, branche externe de l'incision, suit la direction des fibres du fessier. On abaisse le lambeau musculo-cutané ainsi formé pour se donner plus de jour.

B. — *Division des fibres du grand fessier.*

a. **Bouisson.** — Incision transversale de 6 à 7 centimètres de longueur, dont le milieu correspond au point d'émergence du vaisseau. On divise successivement la peau, le tissu sous-cutané, le grand fessier, et on met l'aponévrose à découvert dans une ligne tangente à la courbe de l'échancrure sciatique. L'aponévrose coupée sur la sonde, la recherche de l'artère se fait suivant les règles indiquées (fig. 13, B).

b. **Marcellin Duval.** — Il préconise un lambeau musculo-cutané taillé par une incision curviligne formant environ une demi-circonférence dont le centre est au point d'émergence de l'artère, et dont le rayon est de 4 centimètres de longueur.

La base de ce lambeau est placée en haut ou en bas, en dedans ou en dehors, mais toujours un peu obliquement.

c. **Champenois.** — Il taille un grand lambeau en V à base postérieure par deux incisions, la supérieure parallèle et l'inférieure perpendiculaire aux fibres du grand fessier.

§ XXI. — LIGATURE DE L'ARTÈRE ISCHIATIQUE

Données anatomiques. — Branche de l'hypogastrique, l'artère ischiatique sort du bassin par la grande échancrure sciatique, au-dessous du muscle pyramidal, au-dessus du petit ligament sacro-sciatique sur lequel elle repose et se divise presque immédiatement. Elle est accompagnée d'une veine située à son côté postérieur et interne, et recouverte par la peau, le tissu sous-cutané, le muscle grand fessier et son aponévrose profonde. Son point d'émergence est séparé de celui de l'artère fessière par la hauteur du muscle pyramidal, soit de 3 à 5 centimètres. Les procédés mis en usage pour sa recherche offrent la plus grande analogie avec ceux que nous venons de décrire.

A. — *Écartement des fibres du grand fessier*

PROCÉDÉS OPÉRATOIRES. — *a.* **Procédé ordinaire.** — L'artère ischiatique sort du bassin à l'union du tiers postérieur avec les deux tiers antérieurs d'une ligne qui joint l'épine iliaque postéro-inférieure au sommet du grand trochanter (fig. 13, E).

Position d'incision. — Malade couché sur le ventre, la pointe du pied en dedans ; on reconnaît l'épine iliaque postéro-inférieure et le sommet du grand trochanter.

1° Suivant la ligne qui rejoint ces deux points, on fait une incision de 12 à 15 centimètres, qui commence à 3 centimètres de la crête sacrée. On divise tous les tissus, couche par couche, jusqu'au grand fessier.

2° On sépare les fibres du grand fessier dans l'interstice de deux de ses faisceaux correspondant à la plaie.

3° *Position de recherche.* — La pointe du pied ramenée en dehors, on reconnaît le bord inférieur du pyramidal, l'épine sciatique et le bord supérieur du petit ligament sacro-sciatique. On déchire l'aponévrose profonde à ce niveau avec le bec de la sonde.

4° On reconnaît l'artère, on la sépare de sa veine et on passe le fil avec une aiguille courbe, de bas en haut et de dedans en dehors, pour ménager la veine.

b. **Farabeuf.** — Même incision coudée que pour la ligature de la fessière, mais à 6 centimètres au-dessous de l'épine iliaque postéro-supérieure.

B. — *Division des fibres du grand fessier*

a. **Bouisson.** — L'artère émerge du bassin sur le milieu d'une ligne qui joint l'épine iliaque postéro-supérieure à la tubérosité sciatique. En ce point on pratique une incision transversale de 6 à 7 centimètres. On divise la peau, le tissu sous-cutané, le grand fessier et l'aponévrose profonde, on reconnaît l'artère, on l'isole, et on passe le fil comme nous l'avons indiqué.

b. **Marcellin Duval.** — Mêmes lambeaux que pour la ligature de la fessière, mais placés 4 centimètres plus bas.

c. **Sappey.** — Incision verticale de 14 centimètres, à égale distance de la tubérosité sciatique et du grand trochanter.

§ XXII. — Ligature de l'artère honteuse interne

Branche de l'iliaque interne, l'artère honteuse sort du bassin au-dessous du pyramidal, sur le bord supérieur de l'épine sciatique qu'elle contourne pour rentrer dans la cavité pelvienne, appliquée contre la face interne de la tubérosité de l'ischion. Une veine l'accompagne.

Elle est, comme la précédente, recouverte par la peau, la couche sous-cutanée, le grand fessier et son aponévrose profonde. Les mêmes procédés lui sont applicables. Parvenu sur l'aponévrose profonde, l'opérateur reconnaît le bord inférieur du pyramidal, le sommet de l'épine sciatique et son bord supérieur. Le feuillet aponévrotique déchiré, le doigt promené sur le bord supérieur de l'épine sciatique, de dedans en dehors, reconnaît l'artère. On l'isole avec précaution et on passe le fil au-dessous en évitant les veines et le nerf honteux qui l'accompagnent.

§ XXIII. — LIGATURE DE L'ARTÈRE ILIAQUE EXTERNE

Données anatomiques. — Née de l'iliaque primitive au niveau de la symphyse sacro-iliaque, l'artère iliaque externe se porte en bas et en dehors, couchée sur le bord interne du muscle psoas, et se termine sous l'arcade crurale, un peu en dehors de la partie moyenne de ce ligament.

Elle fournit, à sa partie inférieure, l'épigastrique et la circonflexe iliaque. Le point d'origine de ces branches s'élève rarement à plus de 3 centimètres au-dessus de l'arcade de Fallope. La veine iliaque externe est placée en dedans et en arrière de l'artère, le nerf génito-crural en avant des vaisseaux. Les veines épigastrique et circonflexe iliaque croisent l'artère en avant pour se jeter dans sa veine.

La direction de l'iliaque externe est marquée par une ligne menée, du milieu de l'arcade crurale, à deux doigts en dehors de l'ombilic. Son muscle satellite est le psoas. Elle est recouverte en haut : par le péritoine postérieur, l'intestin et la paroi abdominale antérieure ; l'uretère passe en avant.

En bas, le péritoine n'existe plus, mais l'artère est recouverte par le cordon des vaisseaux spermatiques ou le ligament rond, l'épigastrique, et les veines épigastrique et circonflexe iliaque.

On lie l'artère en deux points : en haut, dans sa portion sus-péritonéale ; en bas, immédiatement au-dessus de l'origine de ses branches.

A. — *Portion sous-péritonéale.*

Des nombreux procédés conseillés, les uns divisant la paroi abdominale dans la direction du vaisseau (*Abernethy*, 1er procédé 1706, — *Malgaigne*), exposent à la lésion du péritoine dans l'angle supérieur de la plaie, les autres qui attaquent la paroi ventrale plus en dehors (*Abernethy*, 2e procédé, — *A. Cooper*, — *Ph. Roux*, — *Velpeau*, — *Lisfranc*), se rapprochent tous plus ou moins d'une incision parallèle à l'arcade crurale. *Marcellin Duval* a réuni fort avantageusement ces deux incisions.

Procédé conseillé. — *Position d'incision.* — Décubitus dorsal, les épaules légèrement élevées. On reconnaît l'épine iliaque antéro-supérieure et l'arcade crurale.

1° A deux doigts en dedans, et un doigt au-dessus de l'épine iliaque antéro-supérieure, on commence une incision qui, convexe en bas et en dehors, descend en se rapprochant un peu de l'arcade fémorale, et s'arrête à 1 centimètre en dehors du milieu de cette arcade, au côté externe de l'anneau inguinal interne. On épargne ainsi l'épigastrique, la sous-cutanée, le cordon spermatique, qui restent en dedans de l'incision, la circonflexe iliaque placée au-dessous. On divise la peau, la couche sous-cutanée et le feuillet celluleux d'enveloppe.

2° L'aponévrose blanche, nacrée, du muscle grand oblique mise à jour, est coupée sur la sonde, ou directement et sans conducteur.

3° Avec la pince et le bistouri, on divise à petits coups la couche musculaire, pour mettre à jour le fascia transversalis.

4° Pinçant cette aponévrose, on l'ouvre en dédolant à la partie inférieure interne de la plaie. Dans cette boutonnière on introduit l'indicateur gauche, puis le médius, qui refoulent le péritoine et servent de conducteurs pour diviser le fascia transversalis avec un bistouri boutonné, jusqu'à l'angle supérieur de la plaie et sans danger de blesser la séreuse.

5° *Position de recherche.* — Les membres inférieurs sont un peu fléchis. Avec les doigts de la main droite, puis la main tout entière, on décolle le péritoine de la fosse iliaque et on le refoule avec le paquet intestinal en haut et en dedans.

6° Un aide maintient l'intestin refoulé. L'opérateur portant l'index gauche dans la plaie, reconnaît le psoas et, sur son bord interne, le paquet vasculaire. Avec une longue pince ou le bec de la sonde guidés par le doigt, il dénude lentement l'artère, à 2 centimètres environ au-dessous de son point d'origine.

7° Maintenant le doigt sur l'artère, il passe le fil au-dessous du vaisseau avec une aiguille de Deschamps engagée du côté de la veine, de dedans en dehors.

B. — Au-dessus de l'arcade fémorale

Position d'incision.—Décubitus dorsal, les épaules un peu élevées, les membres inférieurs dans l'extension. On reconnaît l'épine iliaque antéro-supérieure et l'épine du pubis, l'arcade fémorale.

1° Immédiatement ou à quelques millimètres au-dessus de l'arcade crurale, on fait une incision de 8 centimètres, parallèle à cette arcade et dont les extrémités sont également distantes de l'épine iliaque antéro-supérieure en dehors, et de l'épine pubienne en dedans. On divise la peau et la couche sous-cutanée, on lie la sous-cutanée abdominale.

2° On coupe sur la sonde, et de dedans en dehors, l'aponévrose du grand oblique; le canal inguinal est ouvert en avant.

3° On décolle avec le doigt, de la paroi inférieure du canal, le cordon spermatique et le bord inférieur des muscles petit oblique et transverse; on les soulève avec un large écarteur et on les fait porter en haut et en dedans.

4° La paroi postérieure du canal inguinal, formée par le fascia transversalis, est mise à découvert. Le doigt cherche l'anneau inguinal interne et y pénètre; il sert de guide au bistouri boutonné qui divise le fascia du côté externe de l'anneau, dans la partie externe de la plaie.

5° Avec le même doigt, on écarte le tissu cellulaire, on reconnaît le psoas et son bord interne, et, se guidant au besoin sur l'artère épigastrique suivie jusqu'à son point d'origine, on aborde l'artère par son côté externe.

6° On dénude le vaisseau au-dessus de l'origine de ses branches et, protégeant la veine avec l'index gauche, on passe le fil avec une aiguille courbe engagée de dedans en dehors.

§ XXIV. — LIGATURE DE L'ARTÈRE ÉPIGASTRIQUE

Données anatomiques.—Branche de l'artère iliaque externe, l'épigastrique naît habituellement à quelques millimètres au-dessus de l'arcade crurale. Souvent son point d'origine est plus élevé ou se confond avec celui de l'obturatrice. Elle décrit derrière le pilier interne de l'anneau inguinal interne, une courbe à concavité antéro-externe, embrassée par le cordon spermatique chez l'homme, et le ligament rond chez la femme. Elle se dirige ensuite en haut et en dedans vers l'ombilic, accompagnée par une ou deux veines satellites.

Placée à sa naissance dans le tissu graisseux sous-péritonéal, elle est recouverte par la peau, le tissu sous-cutané où rampent l'artère et la veine sous-cutanée abdominale, l'aponévrose du grand oblique, les muscles petit oblique et transverse, le cordon spermatique et le fascia transversalis. Plus haut, elle est logée entre deux feuillets de ce fascia, et le perfore enfin pour se porter dans la couche musculaire.

On peut lier cette artère, soit près de son origine, au-dessous du cordon, soit plus haut, au-dessus du cordon.

A. — *Au-dessous du cordon spermatique, à son origine* (fig. 12, C)

Position d'incision.—Décubitus dorsal, membres inférieurs étendus, épaules légèrement élevées. On reconnaît l'épine iliaque antéro-supérieure, le trajet de l'arcade crurale et la symphyse pubienne. L'artère est à un doigt environ en dedans du milieu de l'arcade.

1° Immédiatement au-dessus de l'arcade, et dans sa direction, on pratique une incision de 6 centimètres de longueur, dont le milieu est à un doigt en dedans de la partie moyenne de l'arcade. On divise la peau, le tissu sous-cutané, on lie l'artère tégumenteuse.

2° L'aponévrose du grand oblique, mise à découvert, est incisée sur la sonde, de dedans en dehors, à son attache au ligament de Fallope.

3° Le doigt, suivant d'avant en arrière la concavité de l'arcade, décolle, puis soulève les muscles petit oblique et transverse et le cordon spermatique. On les fait attirer par un aide en haut et en dedans. Le fascia transversalis est mis à nu.

4° Le doigt reconnaît l'anneau inguinal interne et son pilier interne. A quelques millimètres en dedans on déchire avec deux pinces le fascia transversalis, au travers duquel on peut souvent sentir la corde formée par les vaisseaux.

5° Dans le tissu sous-péritonéal, fouillé avec précaution, on rencontre les vaisseaux. On isole l'artère dans une petite étendue, et on passe le fil à distance convenable de son point d'origine, à l'aide d'une aiguille courbe engagée du côté de la veine.

B. — *Au-dessus du cordon spermatique*

L'artère est un peu moins profonde, souvent dans l'épaisseur du fascia transversalis.

1° L'incision, longue de 6 centimètres et parallèle à l'arcade crurale, est placée à deux doigts au-dessus de ce ligament. On divise la peau et le tissu sous-cutané.

2° Section directe de l'aponévrose du grand oblique.

3° Écartement avec le bec de la sonde ou le bistouri des fibres charnues du petit oblique et du transverse dans la direction de l'incision. Le cordon est refoulé en bas avec la lèvre inférieure de la plaie.

4° On déchire avec la sonde le fascia transversalis ou son feuillet antérieur seulement. Au-dessous, on trouve l'artère épigastrique avec sa veine satellite.

5° On isole l'artère et on passe le fil au-dessous avec une aiguille courbe engagée du côté de la veine.

§ XXV. — LIGATURE DE L'ARTÈRE FÉMORALE

Données anatomiques. — L'artère fémorale, naît sous l'arcade crurale, à peu près au milieu de cette arcade. Elle se porte en bas, en dedans et en arrière, contournant le fémur de dehors en dedans, et se termine au tiers inférieur de la cuisse, à sa sortie de l'anneau des adducteurs. La veine fémorale, placée en dedans de l'artère, à la partie supérieure du membre, se porte peu à peu à son côté postérieur. Souvent dans l'anneau des adducteurs, on rencontre un canal veineux collatéral, situé en avant et en dehors de l'artère. A ce niveau les vaisseaux sont très-intimement unis.

Le nerf crural est séparé des vaisseaux à la partie supérieure de la cuisse, par l'aponévrose du psoas au-dessous de laquelle il est placé. Vers la partie moyenne, le nerf saphène interne, pénètre dans la gaîne vasculaire, il se place en avant et en dehors de l'artère, et l'accompagne jusqu'à l'anneau des adducteurs, dont il sort par une ouverture distincte. L'accessoire du nerf saphène interne croise les vaisseaux en avant, et sort de la gaîne vasculaire au milieu de la cuisse.

L'artère fémorale fournit en haut une branche considérable, l'artère fémorale profonde, dont le point d'origine est de 2 à 6 centimètres au-dessous du ligament de Fallope. La grande anastomotique, branche inférieure, naît dans l'anneau des adducteurs.

En arrière, l'artère fémorale repose sur l'éminence iléo-pectinée, le muscle pectiné, puis le premier et le troisième ou grand adducteur. En avant, le couturier, muscle satellite, est d'abord placé en dehors ; il l'aborde bientôt par son bord interne, la recouvre dans son tiers moyen, puis passe en dedans et en arrière, n'ayant plus de rapports avec le paquet vasculaire que par son bord externe.

En haut, le psoas ; plus bas, le vaste interne, séparent l'artère, du fémur avec lequel elle se trouve quelquefois en contact immédiat au niveau de l'articulation coxo-fémorale. Ces muscles forment la paroi externe de la gouttière, sensible au doigt, où sont couchés les vaisseaux ; gouttière dont la paroi interne est formée par le pectiné et les muscles adducteurs. La veine saphène interne, sous-cutanée, suit à peu près le trajet de l'artère.

On lie l'artère fémorale : 1° sous l'arcade crurale, 2° au sommet du triangle de Scarpa, 3° à la partie moyenne de la cuisse, 4° dans l'anneau des adducteurs.

A. — *Sous l'arcade crurale* (fig. 12, B et fig. 14, A)

La ligature doit être placée, entre la naissance de l'épigastrique et de la circonflexe iliaque, en haut, et l'origine de la fémorale profonde, en bas.

L'artère est recouverte par la peau, le tissu sous-cutané contenant de nombreux vaisseaux et ganglions lymphatiques, et le fascia cribiformis qui forme la paroi antérieure du canal crural.

Repères. — On reconnaît l'arcade de Fallope, le condyle interne du fémur, on sent les battements du vaisseau.

Position d'incision. — Décubitus dorsal. Membre inférieur étendu et dans une légère abduction. L'opérateur en dehors.

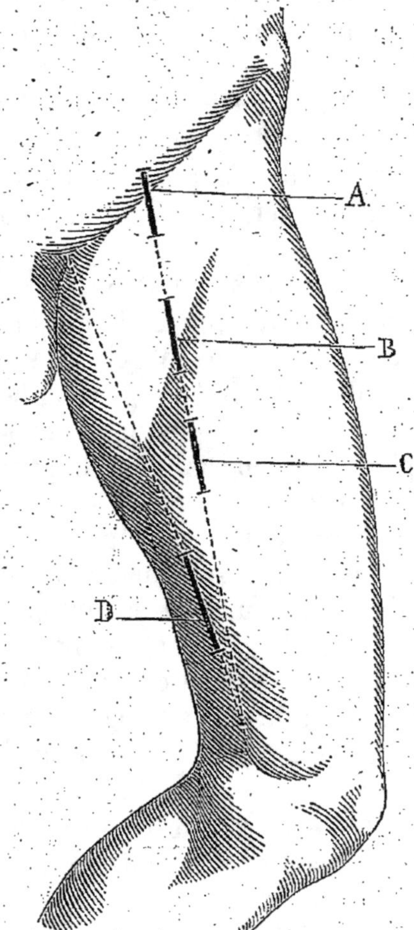

Fig. 14. — Ligature de l'artère fémorale (*).

1° Sur le trajet d'une ligne, menée du milieu de l'arcade crurale, au bord postérieur du condyle interne du fémur, on pratique une incision de 6 centimètres de longueur. Commencée à 2 centimètres au-dessus de l'arcade crurale, elle descend à 4 centimètres au-dessous, n'intéressant que la peau.

2° On divise à petits coups et couche par couche le tissu sous-cutané, écartant ou extirpant par énucléation les ganglions lymphatiques. On met à découvert, le feuillet superficiel du fascia lata, qui forme la paroi antérieure du canal crural.

3° On divise cette aponé-vrose sur la sonde, avec précaution, et plutôt en dehors qu'en dedans du paquet vasculaire pour éviter la lésion de la veine fémorale et de ses branches afférentes.

4° Le membre légèrement fléchi (*position de recherche*), on attaque la gaîne vasculaire par son côté externe, on re-

(*) A, sous l'arcade crurale; B, au tiers supérieur; C, au tiers moyen; D, dans l'anneau des adducteurs.

connaît l'artère, et on l'isole avec précaution, s'assurant du point d'origine de la fémorale profonde.

5° Le fil est placé avec une aiguille courbe, engagée du côté de la veine, de dedans en dehors, et serré au moins à deux centimètres au-dessus de la naissance de la fémorale profonde.

B. — *Au sommet du triangle de Scarpa, tiers supérieur*

Le fil est placé au-dessous de la fémorale profonde, près du sommet du triangle formé par la rencontre du couturier et du premier ou moyen adducteur.

L'artère est recouverte par la peau, la couche sous-cutanée, l'aponévrose d'enveloppe, le bord interne du couturier, muscle satellite, et le feuillet postérieur de sa gaîne.

Position d'incision. — Décubitus dorsal, extension, abduction et rotation légère en dehors, du membre inférieur.

1° Suivant la ligne de direction indiquée, on pratique une incision cutanée, que l'on commence à quatre doigts au-dessous de l'arcade de Fallope. Elle n'intéresse que la peau (fig. 12, E et fig. 14, B).

2° On divise la couche sous-cutanée avec précaution pour ménager la veine saphène interne. Si on la rencontre, on la fait porter vers la lèvre interne de la plaie.

3° Le bord interne du couturier reconnu, on coupe directement l'aponévrose pour mettre à jour les fibres charnues. Le membre est alors légèrement fléchi (*position de recherche*). Le doigt décolle le bord interne du muscle, et l'attire en dehors. Un aide le maintient dans cette position.

4° On divise sur la sonde, ou on déchire le feuillet postérieur de la gaîne musculaire qui recouvre les vaisseaux. L'artère est attaquée par son bord externe, isolée de la veine; on écarte le nerf accessoire du saphène interne, et on passe le fil de dedans en dehors.

C. — *A la partie moyenne de la cuisse*

L'artère est recouverte par la peau, la couche sous-cutanée, l'aponévrose d'enveloppe, le couturier qui la déborde de chaque côté.

Position d'incision. — Décubitus dorsal. La cuisse, légèrement fléchie, est dans l'abduction et la rotation en dehors, la jambe elle-même est un peu fléchie.

1° Suivant la ligne de direction indiquée, on fait une incision de 8 centimètres, dont le milieu est un peu au-dessus de la partie moyenne de la cuisse. Elle n'intéresse que la peau. (fig. 14, C).

2° On coupe lentement la couche sous-cutanée pour ménager la veine saphène interne, qu'on mobilise et qu'on récline en dedans.

3° On divise l'aponévrose directement sur le muscle couturier, on met à découvert ses fibres charnues, reconnaissables à leur direction.

4° *Position de recherche*. — On augmente la flexion de la jambe sur la cuisse. Avec le doigt, on sépare le couturier de sa gaîne; on dégage son bord interne, et on le fait récliner en dehors.

5° Sous le feuillet postérieur de la gaîne musculaire, on voit et on sent les vaisseaux. On déchire ce feuillet avec le bec de la sonde, attaquant l'artère par son côté externe. On l'isole avec précaution de la veine, et on passe le fil de dedans en dehors, en ménageant le nerf ou les nerfs qui accompagnent les vaisseaux.

D. — *Dans l'anneau des adducteurs*

La veine fémorale est en arrière de l'artère, mais il existe souvent un canal veineux collatéral placé en avant de l'artère. Le nerf saphène interne, en dehors ou en avant, sort du canal à sa partie inférieure et fournit un guide précieux. L'artère est couchée dans un canal prismatique triangulaire dont la paroi externe est formée par le vaste interne, la paroi interne par le tendon du troisième adducteur, la paroi antérieure par des fibres aponévrotiques qui cachent les vaisseaux. Elle est recouverte par la peau, le tissu sous-cutané, l'aponévrose d'enveloppe, le muscle couturier, et les fibres qui forment la paroi antérieure du canal des adducteurs. L'artère doit être liée, à l'union du tiers moyen avec le tiers inférieur du membre si l'on ne veut s'exposer à placer le fil sur l'origine de la poplitée.

Position d'incision. — Décubitus dorsal. La cuisse dans la flexion légère, l'abduction et la rotation en dehors, pour faire saillir le tendon du troisième adducteur, repose sur sa face externe ; la jambe est fléchie sur la cuisse.

Repères. — L'épine du pubis, le bord postérieur du condyle interne du fémur, le tendon du grand adducteur, le couturier, le nerf saphène interne.

1° Sur le trajet d'une ligne menée de l'épine du pubis au bord postérieur du condyle interne du fémur, on pratique une incision de 10 centimètres, dont le milieu correspond à à la réunion du tiers moyen et du tiers inférieur de la cuisse. Elle n'intéresse que la peau (fig. 14, D).

2° On divise le tissu sous-cutané, en ménageant la veine saphène interne, qu'on fait récliner avec la lèvre postérieure de la plaie.

3° On coupe l'aponévrose directement sur le couturier. Les fibres charnues mises à nu sont reconnues à leur direction oblique en bas, en dedans et en arrière, les fibres du vaste interne sont obliques en bas et en dehors.

4° Le muscle dégagé à son bord externe (antérieur) est attiré en arrière. On voit et on sent avec le doigt, la corde formée par le tendon du grand adducteur, et l'aponévrose qui le relie au vaste interne. Si cette lame aponévrotique est voilée par un peu de tissu celluleux, on déchire ce tissu avec le bec de la sonde pour la mettre bien à découvert. Au-dessous sont les vaisseaux.

5° On cherche le nerf saphène interne dans l'angle inférieur de la plaie. Par son trou de sortie, on fait pénétrer la sonde cannelée de bas en haut, sous l'aponévrose, seule soulevée, et on la coupe. Si l'on ne trouve pas le nerf saphène, on fait une boutonnière au feuillet aponévrotique tout contre le tendon de l'adducteur ; on glisse la sonde par cette ouverture, de bas en haut, immédiatement contre le tendon, et on coupe l'aponévrose. On évite ainsi de tomber dans les fibres du muscle vaste interne.

6° Le canal est ouvert. Faisant rejeter ou laissant en dehors, le nerf saphène interne, on attaque la gaîne vasculaire au côté externe de l'artère, on isole ce vaisseau de la veine qui lui est intimement adhérente, et on passe le fil avec une aiguille courbe engagée de dedans en dehors, en ayant soin de ménager à la sortie le canal veineux collatéral. Avant de serrer le fil, on s'assure qu'il est placé à une distance suffisante de la grande anastomotique.

§ XXVI. — LIGATURE DE L'ARTÈRE POPLITÉE

Données anatomiques.—Née au tiers inférieur de la cuisse, l'artère poplitée s'étend de l'anneau des adducteurs, en haut, à l'anneau du soléaire (quart supérieur de la jambe), en bas. Formant presque la diagonale du losange poplité, elle est légèrement oblique en dehors dans sa moitié supérieure, jusqu'au pli du jarret ; dans sa partie inférieure, elle est sensiblement verticale.

La veine poplitée toujours plus superficielle que l'artère, longe son côté interne et postérieur en haut, puis se place directement en arrière. Elle reçoit, dans le creux du jarret, la veine saphène externe.

Le nerf sciatique poplité interne, d'abord situé en dehors des vaisseaux, s'en rapproche et se place en arrière, plus superficiellement ; en bas, il tend même à se porter en dedans.

En avant, l'artère repose, de haut en bas, sur le troisième adducteur, le fémur, le ligament postérieur du genou et le muscle poplité. En dedans, elle est en rapport avec le demi-membraneux, le condyle interne du fémur et le jumeau interne. En dehors, avec la courte portion du biceps fémoral, le condyle externe du fémur, le plantaire grêle et le jumeau externe. Elle est recouverte, d'arrière en avant, par la peau, le tissu sous-cutané où rampe en bas la veine saphène externe, l'aponévrose, les muscles précités, un tissu cellulo-graisseux très-abondant avec des vaisseaux et des glandes lymphatiques, enfin le nerf sciatique poplité interne et la veine poplitée.

La veine et l'artère sont très-intimement unies, et la première présente souvent des parois assez épaisses pour être facilement confondue avec l'artère.

On lie l'artère poplitée dans toute sa longueur.

A. — *A la partie supérieure*

a. **Procédé ordinaire** (fig. 15, A).—*Position d'incision.*— Sujet couché sur le ventre, les membres inférieurs dans l'extension. On reconnaît le pli du jarret et les bords supérieurs du losange poplité.

1° On fait une incision qui, partant du sommet du losange poplité, se termine à un centimètre au-dessus du milieu du pli du jarret, pour ménager l'embouchure de la veine saphène externe. L'incision est un peu en dehors du trajet du vaisseau. On divise la peau et le tissu cellulaire.

2° On reconnaît avec le doigt le relief du muscle demi-membraneux qui forme le côté interne et supérieur du losange. On divise l'aponévrose le long du bord externe de ce muscle.

3° *Position de recherche.* — Un aide fléchit la jambe à demi. Le doigt suivant le bord externe du demi-membraneux écarte le tissu cellulaire. On rencontre le nerf, puis au-dessous la veine poplitée, on les attire et on les fait récliner en dehors. L'artère est plus profondément, au côté interne de la veine.

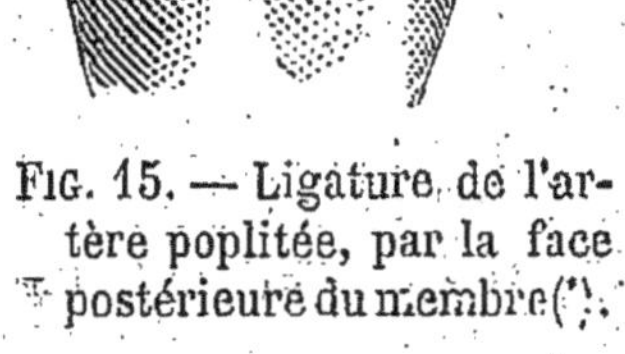

Fig. 15. — Ligature de l'artère poplitée, par la face postérieure du membre(*).

4° Les bords de la plaie largement écartés, et l'indicateur gauche protégeant la veine, on isole l'artère avec précaution, et on passe le fil au-dessous, avec une aiguille courbe, engagée de dehors en dedans.

b. **Procédé de Jobert (de Lamballe)**.—L'absence d'insertion du muscle demi-membraneux à la ligne âpre du fémur, permet d'atteindre l'artère poplitée dans sa partie supérieure,

(*) A, partie supérieure; B, partie inférieure.

en passant entre le demi-membraneux et le tendon du grand adducteur.

Position d'incision. — Décubitus dorsal, la cuisse dans la flexion, l'abduction et la rotation en dehors, pour faire saillir le tendon du troisième adducteur, la jambe fléchie sur la cuisse.

1° Le tendon du grand adducteur reconnu ; on commence à un doigt au-dessus du condyle interne du fémur, immédiatement derrière le tendon précité, une incision que l'on conduit de bas en haut, dans une étendue de 10 centimètres, en longeant le bord postérieur de la corde tendineuse. On divise la peau (fig. 16, A).

2° On coupe le tissu sous-cutané avec précaution pour ménager la veine saphène interne, que l'on récline vers la lèvre antérieure de la plaie.

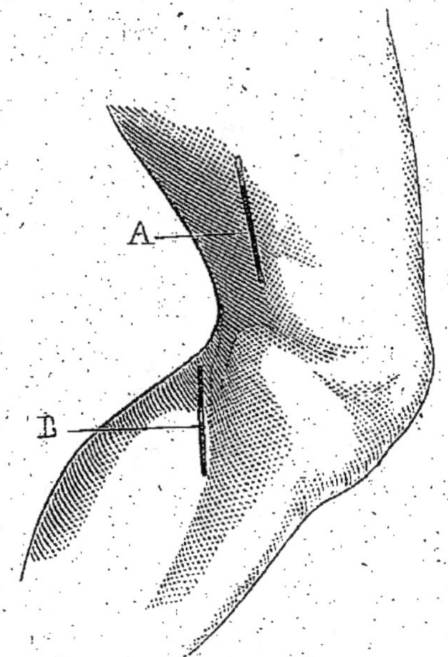

FIG. 16. — Ligature de l'artère poplitée, par la face interne du membre (*).

3° On divise l'aponévrose, immédiatement au-dessous du tendon de l'adducteur.

4° *Position de recherche.* — La jambe est complétement fléchie. On dégage et on fait récliner en dedans et en arrière, les muscles postéro-internes de la cuisse (couturier, demi-tendineux et demi-membraneux) ; et se portant en dehors d'eux, tout contre le fémur ; on met à découvert le paquet vasculaire.

5° Avec le bec de la sonde, on attaque la gaîne vasculaire par son côté interne, on isole avec précaution l'artère et on passe un fil au-dessous avec une aiguille courbe engagée du côté de la veine que protége l'indicateur gauche.

(*) A, Partie supérieure (JOBERT, de Lamballe) ; B, partie inférieure (MARCHAL, de Calvi).

B. — *A la partie moyenne*

L'artère est dans l'axe du losange poplité, recouverte d'arrière en avant par la peau, le tissu sous-cutané, la veine saphène externe, un tissu graisseux abondant, avec des ganglions lymphatiques au-dessous de l'aponévrose, le nerf sciatique poplité interne et la veine poplitée placés un peu en dehors. Elle fournit plusieurs branches dans cette partie de son trajet.

Position d'incision. — Sujet couché sur le ventre, le membre dans l'extension.

1° Dans l'axe du losange poplité, on pratique une incision de 10 à 12 centimètres, dont le milieu répond au pli du jarret. Elle n'intéresse que la peau.

2° On divise avec précaution la couche sous-cutanée, ménageant la veine saphène externe dans la partie inférieure de la plaie.

3° On coupe l'aponévrose superficielle sur la sonde.

4° *Position de recherche.* — La jambe mise dans la demi-flexion, on déchire avec le doigt ou le bec de la sonde le tissu graisseux du creux poplité, faisant écarter par un aide les muscles latéraux. On reconnaît, et on attire en dehors le nerf sciatique poplité interne, et plus profondément la veine poplitée.

5° La veine est intimement unie à l'artère, et la cache presque complétement, on la protége avec l'indicateur gauche pendant la dénudation. On passe le fil avec une aiguille courbe engagée du côté de la veine, c'est-à-dire de dehors en dedans et d'arrière en avant, s'assurant de l'éloignement suffisant du point d'origine des articulaires.

C. — *A la partie inférieure*

En ce point, les vaisseaux sont recouverts par la peau, la couche sous-cutanée, où rampe la veine saphène externe, l'aponévrose, les jumeaux et le nerf sciatique poplité interne.

a. **Par la face postérieure du membre.** — *Position d'incision.* — Sujet couché sur le ventre, membre inférieur dans l'extension.

1° On commence à 1 centimètre au-dessous du milieu du pli du jarret, une incision qui descend entre les jumeaux, dont l'interstice a été reconnu. Sa longueur est de 8 à 10 centimètres. D'habitude elle se trouve un peu en dehors de la ligne médiane du mollet, en raison des dimensions plus considérables du muscle jumeau interne. On divise la peau seulement (fig. 15, B).

2° On coupe avec précaution le tissu sous-cutané, pour ménager la veine saphène externe placée dans l'interstice des jumeaux; on la fait récliner.

3° On divise sur la sonde l'aponévrose jambière dans toute l'étendue de la plaie.

4° *Position de recherche*.—Jambe dans la demi-flexion. De haut en bas, on écarte les jumeaux avec le doigt. Au besoin, on les divise avec le bistouri dans l'angle inférieur de la plaie. On respecte, si possible, les artères et les veines jumelles.

5° On reconnaît le paquet vasculo-nerveux. On écarte le nerf, la veine, plus superficiels, et, les protégeant avec le doigt ou les faisant récliner, on isole l'artère. Le fil est placé avec une aiguille courbe engagée entre les deux vaisseaux.

b. **Procédé de Marchal (de Calvi)**.—*Par la face interne du membre*. — On peut atteindre l'artère poplitée à sa partie inférieure, en passant entre le bord interne du jumeau interne et le condyle interne du tibia. On aborde le paquet vasculo-nerveux par sa face profonde.

Position d'incision. — Décubitus dorsal; la cuisse dans l'abduction et la rotation en dehors, la jambe très-légèrement fléchie sur la cuisse, le membre reposant sur sa face externe. S'assurer du trajet de la veine saphène interne.

1° Sur le bord interne du tibia, à 1 centimètre au-dessous de la tubérosité interne de cet os, et sur le bord interne du jumeau interne, on commence (ou on termine) une incision que l'on conduit en haut, en dehors et en arrière, le long du bord interne du jumeau, jusqu'à l'union des tiers interne et moyen du creux du jarret. Elle n'intéresse que la peau (fig. 16, B).

2° On divise avec précaution la couche sous-cutanée, pour ménager la veine saphène interne, qui reste ou qu'on attire en avant.

3° On reconnaît le tendon du muscle couturier. Sur son bord postérieur, on coupe l'aponévrose, et saisissant tous les tendons de la patte d'oie avec un crochet mousse, on les fait porter en avant.

4° *Position de recherche.*—Jambe complétement fléchie. Le doigt glisse sur le bord interne du jumeau interne, l'écarte de la face postérieure du tibia, le soulève, et met à découvert le paquet vasculo-nerveux.

5° On reconnaît ses éléments, on écarte en dehors le nerf et la veine. L'artère est isolée avec précaution, et on place le fil avec une aiguille courbe, qui la contourne de bas en haut et de dehors en dedans, pour ménager la veine et le nerf, réclinés en dehors.

§ XXVII. — LIGATURE DE L'ARTÈRE TIBIALE ANTÉRIEURE

Données anatomiques.—Branche de bifurcation de l'artère poplitée, la tibiale antérieure s'étend depuis la partie supérieure de la jambe, où elle traverse le ligament interosseux, jusqu'au ligament annulaire antérieur du tarse. Légèrement oblique en bas et en dedans, elle suit le trajet d'une ligne, qui du tubercule du jambier antérieur, ou de l'espace qui sépare cette éminence de la tête du péroné (dépression antépéronière), irait aboutir au milieu ou un peu en dedans de l'espace intermalléolaire antérieur.

Couchée sur le ligament interosseux en haut, plus bas sur la face antérieure du tibia, elle est maintenue par un mince feuillet celluleux. Dans sa partie supérieure, elle chemine entre le jambier antérieur et l'extenseur commun des orteils; dans sa partie inférieure elle est placée entre le jambier et l'extenseur propre du gros orteil. Elle se trouve donc constamment dans le premier interstice musculaire, en partant de la crête du tibia, à la face antérieure de la jambe.

Le nerf tibial antérieur, placé d'abord à son côté externe, la croise en avant vers la partie moyenne du membre, et se

trouve un peu en dedans au cou-de-pied. Elle est accompagnée de deux veines.

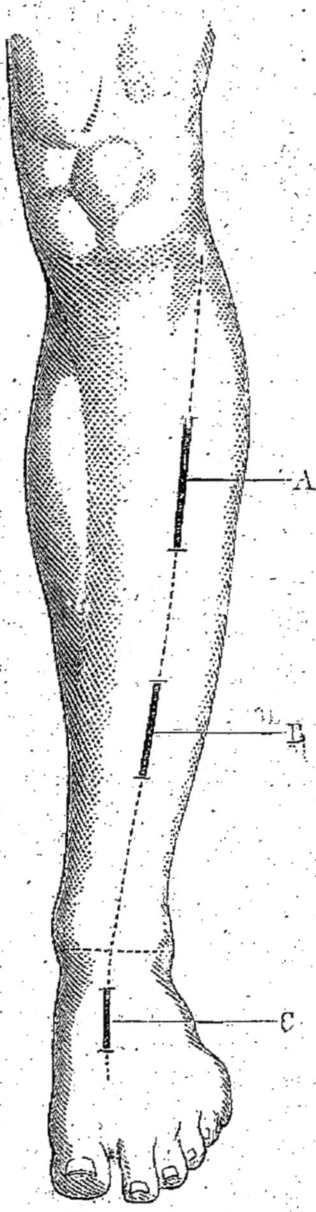

Très-profonde au tiers supérieur, elle devient plus superficielle à mesure qu'elle descend,
les muscles étant à cette hauteur
remplacés par leurs tendons.

L'artère tibiale antérieure peut
être découverte à son point d'origine par les procédés indiqués plus
loin pour la recherche du tronc
tibio-péronier.

A. — *Au tiers supérieur de la
jambe*

L'artère très-profonde (3 à 5
centimètres) est placée entre le
jambier antérieur et l'extenseur
commun des orteils.

a. **Procédé ordinaire.** —*Position d'incision* (fig. 17, A).—Décubitus dorsal, la jambe dans l'extension, le pied étendu et dans
l'adduction. On reconnaît la dépression antépéronière, et le milieu de l'espace intermalléolaire
antérieur. On détermine avec soin
la ligne de direction qui réunit
ces deux points.

1° Suivant la ligne de direction
indiquée, on fait une incision de
8 à 9 centimètres, dont le milieu
correspond à la réunion du tiers
supérieur de la jambe avec le tiers
moyen. On divise la peau et le
tissu cellulaire, et on met l'aponévrose bien à découvert.

2° Portant jusqu'à la crête du

FIG. 17.— Ligature des artères:
A, tibiale antérieure, tiers supérieur ; B, tibiale antérieure, tiers
inférieur; C. pédieuse.

tibia la lèvre interne de la plaie, on cherche de dedans en dehors le premier interstice musculaire. A la vue, il est marqué par une ligne blanche ou jaunâtre, plus visible dans l'angle inférieur de la plaie ; au toucher, par une dépression où s'enfonce le doigt. On ouvre l'interstice en bas, et glissant le doigt entre les deux muscles, on les sépare de bas en haut.

Pour se donner du jour, il est nécessaire de diviser l'aponévrose en travers. On le fait, en glissant la lame du bistouri à plat sous l'aponévrose, de dehors en dedans, au milieu de la plaie, jusqu'à la crête tibiale, et relevant alors l'instrument, le tranchant dirigé en avant. Il n'est pas nécessaire de débrider l'aponévrose en travers, sur la lèvre externe de la plaie.

Lisfranc et *Farabeuf* conseillent de diviser d'abord l'aponévrose en travers, pour ne pas manquer l'interstice. La sonde, perforant l'aponévrose près de la crête tibiale, est poussée directement en dehors, jusqu'à ce qu'elle soit arrêtée par la forte cloison qui sépare les péroniers de l'extenseur commun. On fait ensuite la section longitudinale.

3° *Position de recherche.*— Le pied fléchi et mis dans l'abduction, on enfonce le doigt entre les muscles pour mettre à découvert le paquet vasculo-nerveux. L'opérateur place profondément deux larges crochets mousses, et fait écarter par un aide les deux lèvres de la plaie, jusque dans la profondeur.

4° Il isole l'artère avec précaution, sans mobiliser tout le paquet vasculaire, et passe le fil au-dessous du vaisseau avec une aiguille de Deschamps, engagée de dehors en dedans pour ménager le nerf tibial.

b. **Procédé de Lisfranc.** —Incision cutanée de 9 centimètres de longueur, oblique en haut et en dehors, partant de la crête tibiale pour se porter vers le péroné.

c. **Procédé de Chassaignac et M. Duval.** —Ligne d'incision oblique en bas et en dedans, de la tête du péroné au bord antérieur de la malléole interne.

B. —*Au tiers moyen*

Même ligne d'incision, même procédé. Si l'on rencontre dans l'angle inférieur de l'incision la partie supérieure de l'extenseur propre du gros orteil, on se porte entre ce muscle et le jambier antérieur.

C. — *Au tiers inférieur*

L'artère est placée entre le tendon du jambier antérieur, et l'extenseur propre du gros orteil, habituellement charnu jusque près du cou-de-pied.

Position d'incision. — Décubitus dorsal, le pied dans l'extension et l'adduction.

1° Suivant la ligne de direction indiquée, de la dépression antépéronière au milieu de l'espace intermalléolaire antérieur, on pratique une incision longue de 6 à 7 centimètres, dont le milieu répond à l'union du tiers moyen avec le tiers inférieur de la jambe. On divise la peau, le tissu cellulaire, et on met l'aponévrose à découvert (fig. 17, B).

2° A partir du bord antérieur du tibia, on reconnaît le premier interstice musculaire. Sur cet interstice, on divise l'aponévrose de bas en haut.

3° Le doigt glisse sous la lèvre interne de l'aponévrose, soulevée sur la sonde, va toucher le tibia, et se portant en dehors, il reconnaît le tendon le plus interne.

4° *Position de recherche.*—Le pied dans la flexion forcée, on sépare avec l'index gauche, de bas en haut, le tendon du jambier antérieur de l'extenseur propre du gros orteil. Les muscles écartés par un aide, on reconnaît le paquet vasculo-nerveux.

5° On isole l'artère, en évitant de mobiliser tout le paquet vasculaire, et on place le fil avec une aiguille courbe, de dehors en dedans, la paroi externe de la gouttière, où est logé le vaisseau, étant moins saillante en avant que la paroi tibiale. L'index gauche coiffe le bec de l'aiguille à sa sortie, et protége le nerf tibial.

§ XXVIII. — LIGATURE DE L'ARTÈRE PÉDIEUSE

Données anatomiques. — Continuation de la tibiale antérieure, l'artère pédieuse s'étend du ligament annulaire antérieur du cou-de-pied, à la partie postérieure du premier espace intermétatarsien, dans lequel elle s'enfonce pour se porter à la plante du pied.

Deux veines l'accompagnent. Le nerf pédieux profond interne est habituellement en dedans de l'artère. Quelquefois on le trouve en dehors, ou bien il croise les vaisseaux en avant.

Le tendon du long extenseur propre du gros orteil, est au côté interne des vaisseaux ; le muscle pédieux les recouvre ordinairement, puis son premier tendon passe en avant pour se porter en dedans.

L'artère est donc recouverte par la peau, la couche sous-cutanée, où rampent des veines et les branches du nerf musculo-cutané, l'aponévrose superficielle, le bord interne du pédieux et une aponévrose profonde. Sa direction est marquée par une ligne qui, du milieu de l'espace intermalléolaire antérieur, irait aboutir à la partie postérieure du premier espace intermétatarsien.

Position d'incision. — Décubitus dorsal, le pied dans l'extension, les orteils fléchis.

1° Suivant la ligne de direction indiquée, on pratique une incision qui commence à un doigt au-dessous du bord inférieur du ligament annulaire antérieur du tarse, et se continue en avant dans une étendue de 4 à 5 centimètres. On divise la peau, puis avec précaution le tissu sous-cutané, en évitant les veines et les nerfs superficiels (fig. 17, C).

2° On coupe l'aponévrose d'enveloppe sur la sonde, en dehors du tendon de l'extenseur propre du gros orteil, sur le bord interne du pédieux, dont les fibres charnues sont mises à découvert.

3° *Position de recherche.* — Le pied fléchi, les orteils étendus, on repousse en dehors le bord interne du muscle pédieux, et au travers du feuillet postérieur de sa gaîne, on reconnaît le paquet vasculo-nerveux. On coupe sur la sonde, ou on déchire ce feuillet suivant sa résistance.

4° On isole l'artère, et on place le fil de dedans en dehors pour ménager le nerf pédieux profond.

Farabeuf conseille de placer l'incision plus en avant, pour la faire aboutir au point de terminaison de l'artère, dans le premier espace intermétatarsien. On peut ainsi la lier soit en dedans (partie supérieure de la plaie), soit en dehors (partie

inférieure de la plaie) du premier tendon du muscle pédieux;
et on la rencontre, même lorsqu'elle vient de la péronière.

§ XXIX. — LIGATURE DU TRONC TIBIO-PÉRONIER

Continuation de l'artère poplitée au-dessous de l'arcade du
soléaire, le tronc tibio-péronier n'a que 4 à 5 centimètres de
longueur, et se bifurque pour donner naissance à la tibiale
postérieure et à la péronière.

Données anatomiques. — Recouvert par la masse des muscles superficiels de la région jambière postérieure, et par
l'aponévrose profonde, le tronc tibio-péronier répond à l'interstice des jumeaux où passent la veine et le nerf saphène
externe dans le tissu cellulaire sous-cutané. La veine est en
arrière de l'artère, plus superficielle; quelquefois il y en a
deux, une de chaque côté de l'artère. Le nerf sciatique poplité interne, plus superficiel encore que les vaisseaux, se
rapproche de leur côté interne, surtout en bas.

Deux voies peuvent être suivies pour arriver sur le tronc
tibio-péronier.

A. **Par la partie postérieure du membre.** — On suit le
procédé indiqué pour la ligature de l'artère poplitée à sa partie
inférieure, en pratiquant l'incision quelques centimètres plus
bas. Après avoir divisé la peau, le tissu cellulaire, l'aponévrose d'enveloppe, sur la ligne médiane postérieure, en ménageant le nerf et la veine saphène externe, on coupe d'arrière en avant les jumeaux et le soléaire, couche par couche,
jusqu'à l'aponévrose profonde, au-dessous de laquelle on reconnaît le paquet vasculo-nerveux. On déchire ce feuillet avec
le bec de la sonde, on écarte le nerf et la veine, et l'artère
dénudée, on passe le fil avec une aiguille courbe engagée entre
les deux vaisseaux.

B. **Par la face interne du membre.** — Même procédé que
pour l'artère poplitée à sa partie inférieure, l'incision placée
un centimètre plus bas. Si l'on se trouve trop bridé, après
avoir soulevé le jumeau interne, on détache la partie supérieure des insertions du soléaire à la ligne oblique du
tibia.

§ XXX. — Ligature de l'artère tibiale postérieure

Données anatomiques. — Branche de bifurcation du tronc tibio-péronier, l'artère tibiale postérieure s'étend de l'arcade du soléaire à la voûte calcanéenne interne. Légèrement oblique en bas et en dedans dans son tiers supérieur, elle descend ensuite verticalement jusqu'à la malléole interne, au-dessous de laquelle elle décrit une nouvelle courbe pour s'enfoncer dans la plante du pied.

Elle repose en avant sur les muscles jambier postérieur et fléchisseur commun des orteils, puis se place en arrière de leurs tendons. En haut, elle est recouverte par la peau, le tissu sous-cutané où rampent les veines saphènes externe et interne et les nerfs qui les accompagnent, l'aponévrose d'enveloppe, les jumeaux, le soléaire et l'aponévrose profonde. Plus bas, elle se place en avant du tendon d'Achille, et n'est plus protégée que par les téguments, deux feuillets aponévrotiques et du tissu cellulo-graisseux.

Elle est acompagnée de deux veines volumineuses, souvent variqueuses, à parois très-épaisses.

Le nerf tibial postérieur, placé à son côté externe, puis en dehors et en arrière, est un excellent repère. On peut lier l'artère tibiale postérieure dans toute la longueur de la jambe.

A. — *Au quart supérieur*

On peut atteindre l'artère, soit par la face postérieure du membre, en coupant les tissus qui la recouvrent sur la ligne médiane, soit par la face interne, en décollant les attaches supérieures du soléaire. Ces procédés ont été décrits pour la ligature de l'artère poplitée à sa partie inférieure, et pour la recherche du tronc tibio-péronier.

B. — *Au tiers supérieur*

On peut atteindre l'artère, soit en coupant les fibres du soléaire, soit en détruisant les attaches de ce muscle à la face postérieure du tibia.

a. **Détachement des attaches du soléaire au tibia.** — *Position d'incision.* — Décubitus dorsal; la cuisse dans l'abduction et la rotation en dehors, la jambe légèrement fléchie sur la cuisse, et reposant sur sa face externe. On reconnaît le bord interne du tibia.

1° A un doigt en arrière du bord interne du tibia et parallèlement à ce bord, on pratique une incision de 10 à 12 centimètres, dont le milieu répond à l'union du tiers supérieur de la jambe avec le tiers moyen. On divise la peau, puis avec précaution la couche sous-cutanée, pour ménager la veine saphène interne, qui est réclinée avec la lèvre antérieure de la plaie.

2° On coupe l'aponévrose d'enveloppe, directement, le long du bord interne du jumeau interne, que l'on attire en arrière.

3° On reconnaît les insertions du soléaire au bord interne et à la face postérieure du tibia. On les détache de bas en haut, et l'on coupe au besoin les fibres musculaires placées au-dessous, pour se donner du jour.

4° *Position de recherche.*—Pied dans l'extension forcée. Le bord interne du soléaire décollé est porté en arrière par un large écarteur. On reconnaît l'aponévrose profonde, assez mince pour qu'on puisse distinguer au-dessous le paquet vasculo-nerveux. Avec le bec de la sonde, on déchire avec précaution le feuillet fibreux profond.

5° Laissant le nerf en dehors, on isole doucement l'artère, et on passe le fil d'arrière en avant et de dehors en dedans.

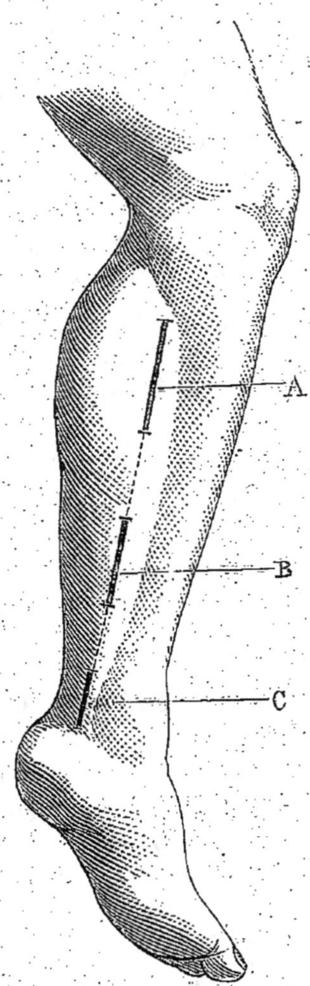

Fig. 18.— Ligature de l'artère tibiale postérieure (*).

(*) A, tiers supérieur ; B, tiers moyen ; C, derrière la malléole interne.

b. **Section des fibres charnues du soléaire (fig. 18, A).** — Même position d'incision, le genou portant à faux sur le bord de la table, pour mettre bien à jour la face interne et postérieure de la jambe.

1° A un grand doigt (2 centimètres 1/2) en arrière du bord interne du tibia et parallèlement à ce bord, on pratique une incision de 10 à 12 centimètres, dont le milieu répond à l'union du tiers supérieur avec le tiers moyen de la jambe.

On divise la peau, puis avec précaution la couche sous-cutanée, pour ménager la veine saphène interne et le nerf qui l'accompagne. On les récline en avant.

2° On coupe l'aponévrose d'enveloppe le long du bord interne du jumeau interne, que l'on fait récliner en arrière. L'aponévrose doit être divisée crucialement, si la chose est nécessaire pour mobiliser le jumeau.

3° La face postérieure du soléaire est mise à découvert. L'opérateur courbé en avant, et tenant son bistouri horizontal, comme s'il voulait arriver sur la face postérieure du tibia, attaque le muscle à 2 centimètres environ du bord interne de cet os. Il le divise lentement, couche par couche, tirant en dedans la lèvre antérieure de la plaie avec l'index gauche, pendant qu'un aide attire en arrière la lèvre opposée. Quand apparaît l'aponévrose intra-musculaire du soléaire, blanche et nacrée, on la soulève avec la pince, et on l'ouvre en dédollant, puis on la divise sur la sonde. Si l'on rencontre au-dessous de cette aponévrose, quelques fibres musculaires, on les déchire avec le bec de la sonde.

4° Le feuillet fibreux profond mis à découvert, laisse voir par transparence le paquet vasculo-nerveux. On déchire avec précaution cette aponévrose.

5° On isole l'artère, et on passe le fil avec une aiguille courbe, de dehors en dedans, pour ménager le nerf tibial postérieur.

Marcellin Duval conseille une incision curviligne à convexité supéro-interne, qui suit plus exactement le trajet de l'artère.

C. — Au tiers moyen (fig. 18, B)

L'artère se place au-dessous du soléaire, entre le tendon d'Achille et le bord interne du tibia ; elle est recouverte par la peau, la couche sous-cutanée, deux feuillets aponévrotiques et du tissu cellulo-graisseux.

Position d'incision.—Décubitus dorsal, la cuisse dans l'abduction et la rotation en dehors, la jambe légèrement fléchie, et reposant sur sa face externe, le pied fléchi. On reconnaît le bord interne du tibia et le tendon d'Achille, le trajet de la veine saphène interne.

1° A un doigt en arrière du bord interne du tibia et parallèlement à ce bord, ou à égale distance du bord interne du tibia et du tendon d'Achille, on pratique une incision de 7 à 8 centimètres, dans le tiers moyen de la jambe. On divise la peau et le tissu sous-cutané en ménageant la veine saphène interne.

2° On coupe l'aponévrose superficielle. Si le soléaire se montre dans l'angle supérieur de la plaie, on le fait récliner en haut et en arrière.

3° *Position de recherche.*—Le pied dans l'extension, on divise sur la sonde, ou on déchire le feuillet aponévrotique profond.

4° On isole l'artère, et on passe le fil de dehors en dedans et d'arrière en avant.

D. — *Derrière la malléole interne* (fig. 18, C)

L'artère placée à distance égale du tendon d'Achille et du bord postérieur de la malléole interne est recouverte par la peau, deux feuillets aponévrotiques et du tissu cellulo-graisseux. Dans la gouttière calcanéenne interne, l'aponévrose devient le ligament annulaire interne du tarse, à fibres transversales très-fortes. En avant des vaisseaux, sont les tendons du jambier postérieur et des fléchisseurs des orteils, dont il faut ménager les gaînes synoviales. La veine saphène interne, ou ses branches d'origine, rampent dans le tissu sous-cutané.

PROCÉDÉS OPÉRATOIRES.—On a conseillé une incision transversale (*Mott, Robert*); une incision courbe (*Velpeau*), ou courbe seulement dans sa moitié inférieure qui embrasse le sommet de la malléole interne (*Lisfranc, Marcellin Duval*); enfin une incision verticale. L'incision verticale, ou l'incision curviligne dans sa partie inférieure doit être préférée, suivant qu'on veut lier l'artère à la base de la malléole, ou dans la gouttière calcanéenne.

Position d'incision. — Décubitus dorsal, la cuisse dans l'abduction et la rotation en dehors ; la jambe légèrement fléchie repose sur sa face externe.

1° A égale distance du bord postérieur de la malléole interne et du tendon d'Achille, on pratique une incision de 5 à 6 centimètres, parallèle au bord malléolaire. On divise la peau, puis avec précaution le tissu sous-cutané pour ménager la veine saphène interne.

2° On coupe l'aponévrose superficielle vers la lèvre postérieure de la plaie, pour éviter sûrement les gaînes tendineuses.

3° Accrochant et attirant les tendons en avant, on déchire l'aponévrose profonde, sur le paquet vasculo-nerveux reconnu.

4° Sans mobiliser les vaisseaux, dont les rapports doivent être conservés avec le plus grand soin, parce que les veines ont souvent des parois épaisses et ne se distinguent pas par leur aspect, on isole l'artère, et on passe le fil d'arrière en avant et de dehors en dedans avec une aiguille courbe.

§ XXXI. — LIGATURE DE L'ARTÈRE PÉRONIÈRE

Données anatomiques. — Branche de bifurcation du tronc tibio-péronier, l'artère péronière s'étend de l'arcade du soléaire à la partie inférieure de la jambe.

Légèrement oblique en bas et en dehors à son origine, elle gagne le côté interne du péroné, puis descend verticalement le long de la face postérieure de cet os, jusqu'au quart inférieur de la jambe, où elle s'incline en dedans pour se terminer à l'extrémité inférieure du ligament interosseux.

Elle est accompagnée par deux veines, volumineuses, souvent variqueuses et à parois très-épaisses. Le nerf tibial postérieur, plus superficiel, la croise à son origine, puis se place à son côté interne, et s'en éloigne dans la moitié inférieure de la jambe. Recouverte par le triceps sural et l'aponévrose profonde, elle se loge bientôt dans l'interstice des muscles jambier postérieur, en dedans, et fléchisseur propre du gros orteil en dehors, puis s'enfonce sous ce dernier muscle, appliquée directement contre la face postérieure du péroné.

On ne lie l'artère péronière qu'au tiers supérieur, ou au tiers moyen de la jambe.

A. *A son origine.*—On peut atteindre l'artère péronière à sa naissance, par les procédés indiqués pour la ligature du tronc tibio-péronier.

B. *Au tiers supérieur.* — Les procédés par décollement et incision du soléaire, qui ont été décrits plus haut, pour la ligature de l'artère tibiale postérieure au tiers supérieur de la jambe, peuvent être appliqués à la recherche de l'artère péronière. L'incision cutanée est placée à un doigt en dedans du bord externe du péroné, point de repère ; on récline le jumeau externe, et on détache les insertions du soléaire au péroné, ou l'on incise directement le corps charnu de ce muscle d'arrière en avant. L'artère est placée sous l'aponévrose profonde, entourée de deux veines, le nerf tibial postérieur en dedans. Le fil doit être passé de dedans en dehors.

C. *Au tiers moyen* (fig. 19, A).

Position. — Le malade peut être couché sur le ventre, le membre inférieur dans la rotation en dehors. Si le patient est dans le décubitus dorsal, il faut porter le pied en dedans autant que possible, pour entraîner tout le membre dans la rotation en dedans. Enfin, le sujet peut être couché sur le côté sain, la jambe fléchie sur la cuisse, et le talon solidement fixé sur la table. La face externe de la jambe doit être en pleine lumière.

Lisfranc conseille une incision oblique en haut et en dehors, du tendon d'Achille vers le bord externe du péroné.

Sédillot, une incision oblique en bas et en dehors, croisant le trajet du vaisseau.

a. **Procédé ordinaire.** — 1° A 1 centimètre en arrière du bord externe du péroné, et parallèlement à ce bord, on pratique une incision de 10 centimètres, dans le tiers moyen de la jambe.

On divise la peau et la couche sous-cutanée.

2° On coupe directement l'aponévrose d'enveloppe dans toute l'étendue de la plaie.

3° On cherche et on ouvre l'interstice du soléaire et des

péroniers latéraux. On détache, de bas en haut, les insertions du soléaire à la face postérieure du péroné.

4° L'aponévrose profonde est mise à découvert. On reconnaît de nouveau avec le doigt, le bord externe du péroné, puis on divise sur la sonde le feuillet fibreux, qui recouvre le fléchisseur propre du gros orteil, le plus externe des muscles de la couche profonde.

5° Le soléaire et la lèvre interne de l'incision fortement attirés en dedans et en arrière par un aide, on cherche de l'œil et du doigt, lentement, en se portant de dehors en dedans à partir du bord externe du péroné, l'interstice qui sépare le fléchisseur propre du gros orteil du jambier postérieur. On ouvre cet interstice.

6° Attirant en dehors avec l'index gauche, le bord interne du fléchisseur propre, on reconnaît le nerf tibial postérieur, et plus en dehors, sous le muscle, les vaisseaux péroniers. On isole l'artère avec précaution, pour ne pas blesser les veines, et on passe le fil de dedans en dehors avec une aiguille courbe.

b. **Décollement des attaches du long fléchisseur propre** (*Malgaigne*). — 1° On cherche d'abord le bord externe du péroné, point essentiel de ralliement, et à 3 ou 4 millimètres en arrière,

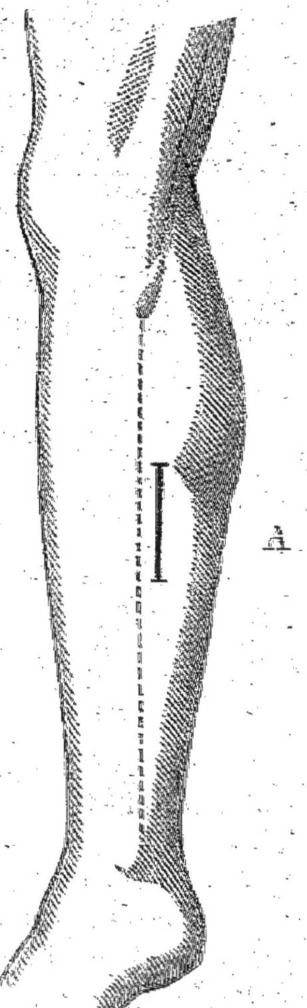

Fig. 19.—Ligature de l'artère péronière (*).

parallèlement à l'os, on fait une incision de 7 à 8 centimètres, intéressant la peau et le tissu cellulaire.

(*) A, au tiers moyen de la jambe.

2° On divise l'aponévrose directement. On reconnaît le bord du péroné, avec l'œil et le doigt, s'il n'est pas caché par le bord externe du soléaire.

3° On décolle légèrement le soléaire, de ses insertions au péroné, et on le repousse en dedans avec le doigt. On voit alors à nu, le bord externe du péroné ; en avant le long péronier latéral ; en dedans et en arrière, le fléchisseur propre du gros orteil.

4° On coupe les attaches de ce muscle au péroné, on sectionne son aponévrose profonde, et au-dessous, tout contre l'os, on trouve les vaisseaux péroniers.

5° L'artère est séparée de ses veines, et le fil est passé au-dessous, de dedans en dehors.

CHAPITRE II

AMPUTATIONS DES MEMBRES

Règles générales des amputations

Les amputations qui se pratiquent sur les membres, se font, soit dans la continuité des os, soit dans la contiguïté. Elles prennent alors le nom spécial de *désarticulation*.

L'étude des amputations en général comprend :

1° Les indications et contre-indications.

2° La pratique de l'opération et les soins ultérieurs qu'elle nécessite.

3° L'appréciation des résultats, tant au point de vue de la conservation de la vie, que sous le rapport de la conservation des fonctions.

De ces trois parties, celle qui a trait au manuel opératoire, à la pratique de l'amputation, doit seule fixer notre attention.

Nous laisserons de côté, les méthodes d'amputation que

l'on pourrait appeler *exceptionnelles*, amputation par les caustiques, par l'écraseur linéaire, par les constricteurs, par la galvano-caustique, par la ligature élastique, pour ne nous occuper que des amputatious pratiquées avec l'instrument tranchant.

Appareil instrumental. — Il comprend :

1° Des couteaux à amputation de forme et de grandeur variables. Les couteaux concaves, mousses, interosseux, n'ont dans aucun cas, une supériorité réelle, sur le couteau *droit* ordinaire.

La pointe du couteau répond à l'axe de la lame, elle doit

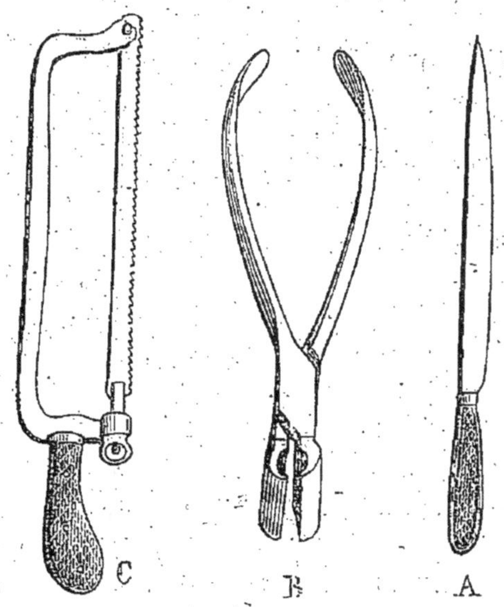

FIG. 20. — Couteau, pince et scie (*).

être fine et solide. La lame de l'instrument est d'acier bien trempé, à tranchant acéré, elle est peu large et d'un tiers au moins plus longue que l'épaisseur du membre à amputer, son dos est fort et épais.

Le manche du couteau est cannelé et plus lourd que la lame, afin d'être bien en main (fig., 20, A).

2° Des bistouris droits et convexes.

(*) A, couteau ; B, pince coupante ; C, scie ordinaire.

6.

3° Deux scies ordinaires, ou une scie avec lame de rechange.

4° Une ou plusieurs pinces incisives (fig. 20, B).

5° Des pinces à ligature, à torsion, et à pression continue.

6° Un ténaculum.

7° Des ciseaux droits et courbes.

8° Quelques rugines d'Ollier.

9° Des épingles et des aiguilles à suture.

Ces instruments disposés sur une planchette, et soustraits à la vue du patient, doivent être examinés par l'opérateur, qui s'assure par lui-même qu'ils sont en bon état.

10° Des fils à ligature, cirés, simples et doubles.

11° Des compresses fendues, à deux ou à trois chefs.

Appareil de pansement. — Il varie avec l'amputation, et surtout avec la méthode adoptée par le chirurgien.

Position du malade. — L'emploi des anesthésiques rend nécessaire le décubitus dorsal, ou tout au moins le décubitus latéral. Les tables à amputation doivent être suffisamment élevées, étroites, solides, bien fixées, et pourvues d'un dos mobile. Un bon éclairage est indispensable.

Aides. — Le nombre des aides varie avec l'opération et avec les méthodes employées. Deux au moins, sont indispensables pour la pratique des grandes amputations. Le premier maintient la partie supérieure du membre, relève la peau et les chairs; le second fixe la partie inférieure du membre, lui imprime les mouvements nécessaires et fait les ligatures. Tous les deux doivent être au courant du manuel opératoire, car bien souvent le défaut d'intelligence des aides est le plus grand obstacle à l'action du chirurgien. Je ne parle pas de l'aide chargé de l'anesthésie, de ceux qui maintiennent le patient, ou présentent les instruments; on les retrouve dans toute grande opération.

Hémostase préventive. — Le garrot, le tourniquet, les divers compresseurs des artères, peuvent, à défaut d'un aide exercé, servir pour assurer l'hémostase pendant les amputations. La compression digitale est généralement préférée, mais elle nécessite un auxiliaire habile. Pour le membre inférieur, on comprime l'artère fémorale sur l'éminence iléo-pectinée.

Pour le membre supérieur, la compression se fait sur l'artère humérale, au tiers supérieur du bras, en dedans du biceps ou du coraco-brachial. Si la section doit porter sur le bras, il devient nécessaire de pratiquer la compression sur l'artère axillaire à son passage dans l'aisselle, mais la présence de gros troncs nerveux dans le voisinage immédiat du vaisseau, la rend très-délicate et souvent très-difficile à supporter. La compression de l'artère sous-clavière, sur la première côte, en dehors des scalènes est plus infidèle encore.

L'aide chargé de la compression s'assure du trajet du vaisseau, et prenant avec le pouce un point d'appui sur l'épine iliaque antéro-supérieure, ou sur la face externe de l'humérus, il applique l'artère contre l'éminence iléo-pectinée (fémorale), ou la face interne de l'humérus (humérale), perpendiculairement à la surface osseuse, avec ses quatre derniers doigts légèrement fléchis.

Théoriquement, il ne doit déployer que la force suffisante pour applatir l'artère, afin d'éviter la fatigue en général fort rapide; théoriquement aussi il ne doit comprimer que l'artère. Fatigué, il applique sa main restée libre sur les doigts compresseurs, ou se fait remplacer par un autre aide, qui saisit le vaisseau un peu plus bas; mais c'est toujours chose fort délicate dans le cours d'une opération.

La compression de la sous-clavière sur la première côte, de l'iliaque externe contre le détroit supérieur du bassin, de l'aorte sur le corps des vertèbres lombaires, offre toujours peu de sécurité. On avait, jadis, souvent recours dans ces cas, à la ligature préalable de l'artère principale du membre.

Reprochant à la compression digitale de déterminer des phlébites par la contusion des troncs veineux, *Verneuil* a décrit des procédés opératoires qui permettent de pratiquer les amputations sans compression des vaisseaux, en découvrant et liant les grosses artères dans le cours de l'opération. *Marcellin Duval* l'avait depuis longtemps précédé dans cette voie.

Mais ces méthodes ne mettent pas le malade à l'abri de la perte du sang contenu dans les vaisseaux de la partie retranchée, et cette perte peut être mortelle pour des sujets épuisés. *Esmarch* pourvoit à cette indication par la compression élastique. Son appareil se compose de deux pièces : une bande de tissu élastique dont l'enroulement de bas en haut, fait refluer vers le tronc tout le sang contenu dans la partie, et un boyau ou un fort lacs de caoutchouc, véritable compresseur artériel, qu'on applique au-dessus du point de section (fig. 21).

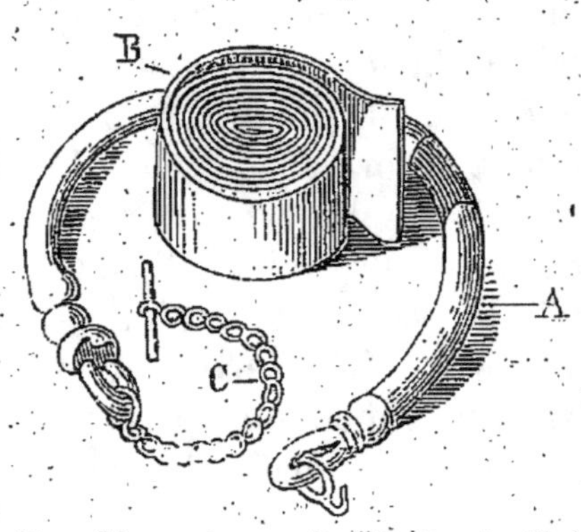

FIG. 21. — Appareil d'Esmarch (*).

Ce bandage, procure une anémie locale absolue, presque effrayante. Mais il expose à des hémorrhagies post-opératoires considérables, peut-être à des hémorrhagies consécutives, et son utilité est déjà fort contestée. La compression digitale combinée avec l'élévation préalable du membre, donne de bons résultats.

Position de l'opérateur. — Elle varie avec le membre à amputer. Pour le bras et la cuisse, l'opérateur se tient en dehors, position presque forcée; pour l'avant-bras et la jambe, il se place en dedans, du côté de l'os le plus fixe; pour la main et le pied, et en général pour le dernier temps de toutes les désarticulations, vis à vis de la partie à enlever.

MÉTHODES OPÉRATOIRES. — Les méthodes opératoires en usage, tant pour les amputations dans la continuité, que pour les désarticulations, sont au nombre de cinq :

1. Méthode circulaire.
2. Méthode ovalaire.
3. Méthode à deux lambeaux.
4. Méthode à un lambeau.
5. Méthode elliptique.

Simplifiant cette classification, *Malgaigne*, et après lui, *Michel* de Nancy, ont formé de ces méthodes, *deux* groupes, suivant que la réunion des parties molles divisées, se fait au centre de la plaie ou vers un de ses bords.

(*) A, tube de caoutchouc; B, bande élastique; C, chaînette à fixation.

a. Méthodes à réunion médiane, opposite, centrale.
    1. Circulaire.
    2. Ovalaire.
    3. A deux lambeaux.

b. Méthodes à réunion latérale, excentrique.
    4. A un lambeau.
    5. Elliptique.

Cependant, les différences que présentent ces méthodes dans leur mode d'exécution, nous engagent à conserver la première classification.

A. — Méthode circulaire.

Dans toute amputation, il faut conserver assez de parties molles, pour que l'extrémité des os coupés ou mis à nu, soit parfaitement recouverte. Or, pour avoir *assez* de couverture, il faut, si l'on peut dire, en prendre *trop*, car la rétraction, agit sans relâche jusqu'à la complète cicatrisation de la plaie, pour en diminuer l'étendue.

Dans la méthode circulaire, la peau, et les parties molles du membre, sont divisées perpendiculairement à l'os, ou aux os. Nous avons donc à étudier :

1° La section de la peau.

2° La section des parties molles sous-jacentes jusqu'à l'os.

3° La section de l'os ou des os.

Nous laisserons un instant de côté les désarticulations.

Déterminer exactement le point où doit porter la scie, marquer ce point au besoin, telle doit être la première précaution du chirurgien, pour les amputations dans la continuité.

1° *Section de la peau.* — On se souviendra tout d'abord que les couteaux comme les bistouris, sont des scies à dents extrêmement fines, c'est-à-dire qu'ils n'agissent pas par simple pression, mais bien par des mouvements de va-et-vient, imprimés à la lame de l'instrument.

Où doit se faire la section de la peau? Pour déterminer ce point, deux éléments entrent en jeu : le volume du membre et la rétraction des téguments.

La rétraction de la peau varie avec les sujets, avec l'épaisseur de la couche sous-cutanée, et les adhérences du tégument aux parties sous-jacentes. Pour l'avant-bras et la jambe, la cuisse et le bras, elle est en moyenne dé 2 à 3 centimètres au moins.

Pour obtenir l'épaisseur du membre, on peut recourir à la mensuration de sa circonférence, et en prendre le tiers, ou plus simplement déterminer approximativement le diamètre de la partie avec la lame du couteau. En ajoutant à la rétraction présumée de la peau le rayon du membre au point de section des os, on obtient théoriquement la distance à laquelle les téguments doivent être divisés au-dessous du point d'amputation. En pratique, il est bon d'y ajouter 1 et 2 centimètres de plus, ce ne sera jamais *trop*.

La partie doit être rasée préalablement, si elle est couverte de poils, et rasée avec soin pour ne pas ébrécher les instruments. Tenant le manche du couteau à pleine main, la pointe en bas, le tranchant tourné de son côté, l'opérateur s'approche du membre à amputer. De la main gauche, il embrasse la partie, au-dessus ou au-dessous du point de section, selon qu'il est placé, et tire doucement les téguments. L'aide en fait autant de l'autre côté, avec une égale force (fig. 22).

La peau doit être tendue, pour que la section en soit nette et facile, mais elle doit être tendue également, si l'on ne veut transformer l'incision circulaire, en un ovale plus ou moins irrégulier.

Le membre est maintenu à bonne hauteur. Le chirurgien se place obliquement, le côté gauche près du membre, le pied gauche en avant, le pied droit en arrière et en équerre, les jambes rapprochées, le corps effacé et reposant surtout sur le membre inférieur droit. Cette position doit être conservée pendant toute l'opération ; seule, elle permet l'exécution facile de ses temps successifs, et la section de l'os.

L'écartement des pieds est à la fois disgracieux et gênant. Si l'on met la jambe droite en avant, il devient nécessaire de la reporter en arrière pour faire la section des os.

Fléchissant légèrement sur les genoux, l'opérateur fait passer le couteau au-dessous du membre et le porte sur le côté le plus éloigné de lui, la pointe en haut, le tranchant appliqué sur les parties à diviser, près du talon, et la lame perpendiculaire aux téguments et à l'axe du membre (fig. 22). Ramenant le couteau vers soi, par des mouvements de va-et-vient, du talon à la pointe et inversement, il coupe la peau dans les trois quarts de la circonférence, à la hauteur déterminée. A

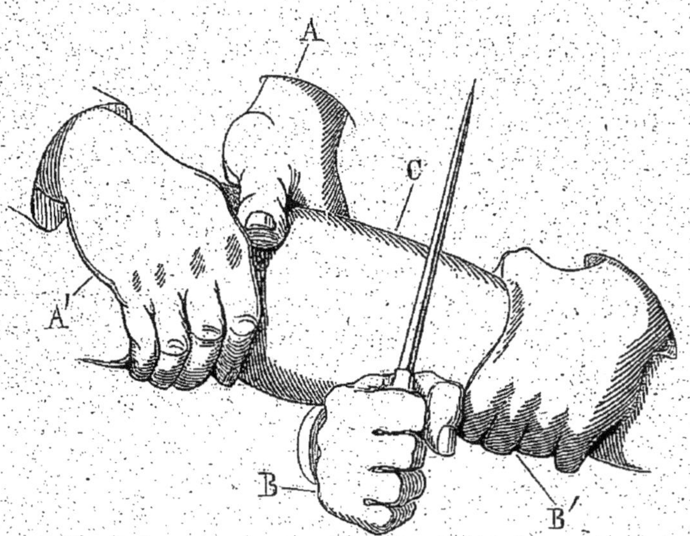

FIG. 22. — Méthode circulaire, section de la peau. Premier moment (*).

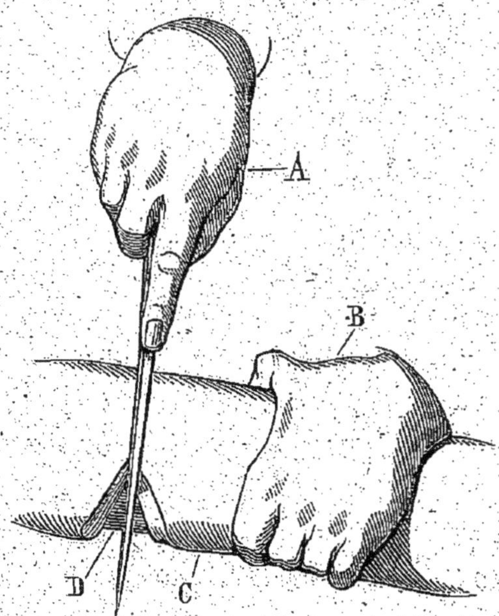

FIG. 23. — Méthode circulaire, section de la peau. Deuxième moment (**).

(*) A A', mains de l'aide rétractant la peau; B B', mains de l'opérateur; C, membre à amputer.

(**) A, main droite de l'opérateur; B, main gauche; C, membre à amputer; D, incision faite dans le premier moment.

la fin de ce temps, le couteau se trouve placé du côté du membre qui fait face à l'opérateur, et la pointe en bas, la main droite en supination. Reportant alors le couteau par-dessus le membre, au point de départ de la première incision, on achève en le ramenant vers soi, la division des téguments, sur la face supérieure épargnée jusque-là (fig. 23). La division complète de toute la peau, en un seul temps, nécessite un mouvement de renversement forcé de la main, qui peut amener des échappées et n'offre aucun avantage.

Avec de l'habitude, on arrive à apprécier assez exactement la résistance des téguments, pour les couper du premier coup dans toute leur épaisseur. Si la section n'a pas été com-

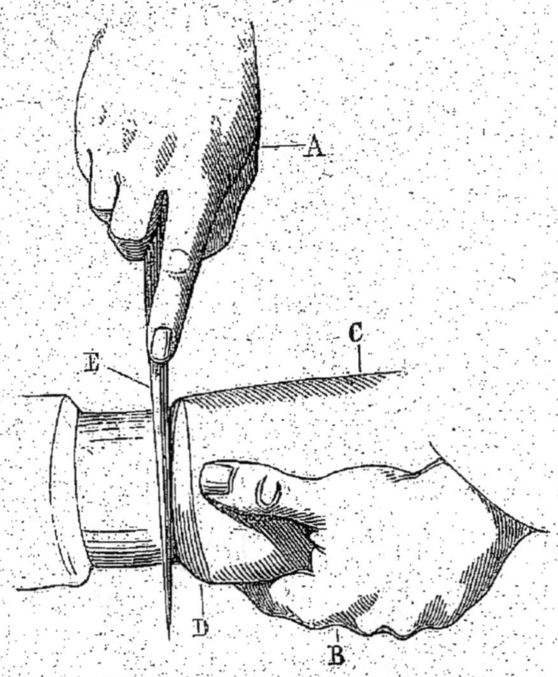

FIG. 24. — Méthode circulaire, rétraction de la peau (*).

plète, ce dont il faut toujours s'assurer, on reporte la lame du couteau sur les parties épargnées. La division incomplète

(*) A, B, mains de l'opérateur; C, membre à amputer, partie supérieure; D, tranche de la peau divisée; E, couteau.

provient le plus souvent de ce qu'on a fait agir l'instrument par pression, au lieu de lui imprimer les mouvements de va-et-vient qui sont *indispensables*. La peau divisée se retire, laissant à découvert les parties sous-jacentes. Rarement on divise ces parties au niveau du retrait primitif de la peau ; ou bien on divise les brides qui relient les téguments à l'aponé-vrose pour faciliter leur rétraction ; ou bien on dissèque et on retrousse les téguments pour en former une manchette.

a. *Rétraction de la peau* (fig. 24). — Elle consiste dans la division des brides qui rattachent la peau aux parties profondes. Pour diviser ces brides, la peau est tirée vers la racine du membre et aussi fortement que possible, soit par la main gauche de l'opérateur, soit par un aide, pendant que le tran-chant du couteau est promené circulairement sur l'aponévrose d'enveloppe mise à découvert, un demi-centimètre au-dessous de la section cutanée. On coupe ainsi, sur tout le pourtour du membre, une ou plusieurs fois de suite, jusqu'à ce que la peau ait été relevée à une hauteur suffisante. Ce procédé n'a d'effet que si la peau est peu adhérente, et la couche grais-seuse sous-cutanée d'une médiocre épaisseur.

b. *Formation d'une manchette cutanée* (fig. 25). — Pour faire une manchette, l'opérateur après avoir favorisé la rétraction de la peau, pour la libérer près de son point de section, du côté de la racine du membre, saisit sa tranche entre le pouce et les derniers doigts de la main à gauche, et la *retrousse*, c'est-à-dire la renverse sur elle-même, amenant sa face saignante au dehors.

Il dissèque alors la manchette dans une étendue convena-ble, en promenant circulairement le couteau autour du mem-bre pendant que l'aide qui tient la partie inférieure amène, par des mouvements convenables, les diverses faces sous le tranchant de l'instrument. La section des brides ne doit pas se faire avec la pointe du couteau, mais avec la partie de la lame voisine du talon. Celle-ci ne doit pas être inclinée sur les parties, mais tenue perpendiculairement aux surfaces et toujours à un bon demi-centimètre au-dessous du repli de la manchette. C'est le seul moyen de conserver une peau bien doublée et dans de bonnes conditions de vitalité. Il n'y a

aucun inconvénient à attaquer l'aponévrose d'enveloppe pendant cette dissection ; c'est, au contraire, une faute grave que

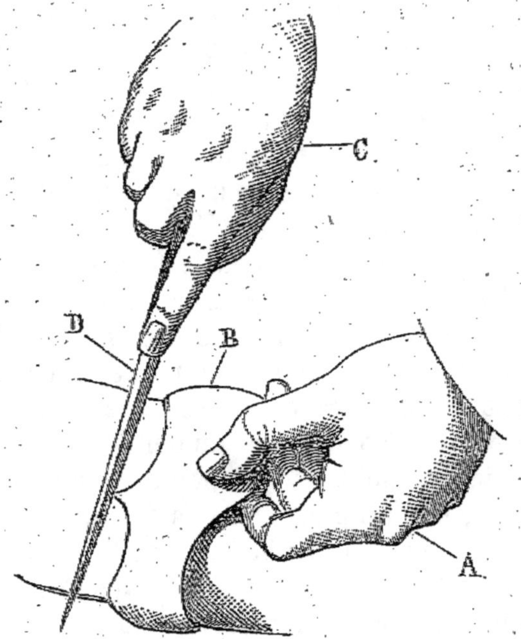

Fig. 25. — Dissection d'une manchette cutanée (*).

de trop amincir la peau qui forme la manchette en la dé-
pouillant de sa doublure celluleuse.

Le retroussement de la manchette se fait jusqu'à une hauteur variable, suivant qu'on veut conserver pour recouvrir la
plaie, la peau seule ou en même temps que la peau une partie
des muscles sous-jacents.

2° *Section des parties molles sous-cutanées.* — Ces parties
molles sont principalement formées par les masses musculaires. On peut les diviser de plusieurs façons.

a. *En un seul temps.*—Si l'on a pris une manchette cutanée
de longueur suffisante pour recouvrir la plaie d'amputation,
on coupe perpendiculairement tous les muscles jusqu'à l'os,
au niveau de la base de la manchette.

Dans le procédé d'amputation sous-périostée conseillé par

(*) A C, mains de l'opérateur ; B, manchette ; D, couteau.

F. Poncet, on coupe tous les muscles jusqu'à l'os, au niveau même de la section cutanée. La manchette est formée par le périoste décollé et relevé à une hauteur convenable.

b. *En deux temps.* — Procédés multiples.

Celse. — 1° Section perpendiculaire de la peau et des muscles jusqu'à l'os ; 2° Formation par rétraction d'un cône musculaire que l'on coupe au point de section de l'os.

Louis. — 1° Section de la peau et des muscles superficiels à la même hauteur, rétraction des parties divisées. — 2° Section des muscles profonds.

Desault. — 1° Section des muscles superficiels au niveau de la peau divisée et rétractée ; 2° Section des muscles profonds.

Alanson. — 1° Section oblique des muscles, en inclinant en haut le tranchant du couteau, de façon à former un cône à base inférieure ; 2° Division des attaches musculaires profondes avec la pointe de l'instrument.

Bell. — 1° Section des muscles jusqu'à l'os, au niveau de la peau divisée et rétractée ; 2° La lame du couteau glissée parallèlement à l'axe du membre, entre les chairs et l'os, contourne ce dernier, en détachant les muscles dans une hauteur suffisante. On scie l'os au niveau des chairs relevées.

c. *En trois temps.*

Sédillot. — 1° Section de la moitié de l'épaisseur des chairs au niveau de la peau divisée et rétractée. Formation d'un cône musculaire à base supérieure.

2° Section oblique en haut de ce cône musculaire.

3° Section des attaches profondes sur l'os même.

La double ou même la triple section musculaire est employée pour les amputations des membres à un seul os, qui présentent plusieurs couches de muscles, dont la longueur et la rétraction sont habituellement très-différentes.

La section des tendons se fait comme celle des muscles, de dehors en dedans. Ce n'est qu'exceptionnellement qu'on les coupe de dedans en dehors, en passant le couteau à plat au dessous et ramenant ensuite son tranchant directement en avant.

Les vaisseaux et les nerfs se laissent aisément diviser. Il

est souvent utile de réséquer l'extrémité des gros troncs nerveux. Ils se rétractent très-peu après leur section et leurs bouts s'enflamment, se gonflent dans la plaie, et donnent naissance à des névromes cicatriciels toujours fort douloureux à la pression, et suffisant pour rendre impossible la prothèse et l'usage du membre.

3º *Section des os*. — Pour mettre les parties molles à l'abri de la scie, on les relève soit avec la main, soit à

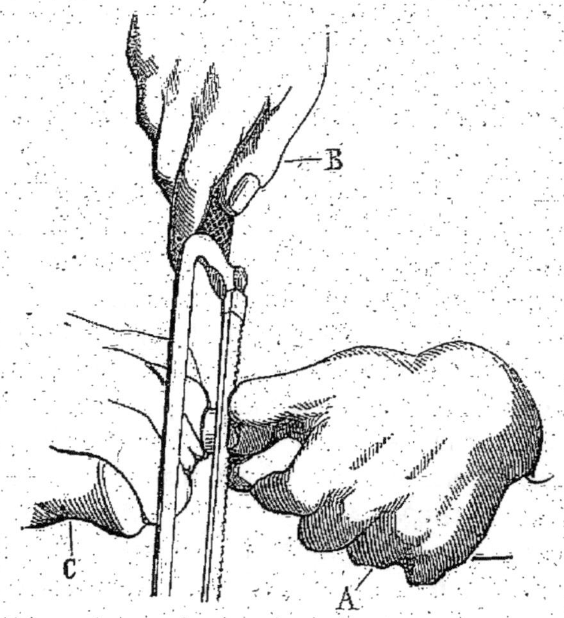

Fig. 26. — Section de l'os (*).

l'aide d'une compresse fendue, dont le plein est appliqué sur un des côtés du membre, les chefs entre-croisés de l'autre côté.

On divise circulairement le périoste au niveau de la rétraction des chairs profondes, et si l'on veut en conserver une manchette ou un lambeau, on le détache avec le couteau ou une rugine dans l'étendue convenable, et on le relève avec les chairs.

L'opérateur, toujours dans la position indiquée, le pied

____

(*) A B, mains de l'opérateur ; C, partie supérieure du membre avec le rétracteur.

gauche en avant, le corps effacé, se tient très-rapproché du membre. De la main gauche, il saisit l'os à pleine main, le fixe aussi solidement que possible et applique l'ongle de son pouce gauche fléchi à angle droit, directement sur l'os au niveau de la section du périoste ou de la base de la manchette périostique. Un aide embrasse le membre de l'autre côté, et applique ses doigts aussi près que possible du point d'amputation, sur l'os même s'il le peut, de façon à le maintenir tout à fait immobile. La scie est tenue de la main droite, bien serrée et bien en main. La lame est appliquée perpendiculairement à la surface osseuse et soutenue par l'ongle du pouce gauche ; on trace sa voie avec une certaine lenteur et par de petits mouvements de va-et-vient, pour éviter toute échappée. Quand la voie est tracée, on retire le pouce gauche un peu en arrière, et l'on imprime à l'instrument des mouvements plus rapides, en même temps qu'on fait marcher la lame dans toute sa longueur. Pour faire agir la scie, l'épaule droite de l'opérateur doit rester complétement immobile, le bras presque accolé au tronc, l'avant-bras seul mobile se fléchit et s'étend alternativement.

L'aide chargé de maintenir le membre ne doit ni le relever, ce qui rendrait impossible la marche de la scie, ni l'abaisser, ce qui exposerait à une fracture de l'os. Comme l'opérateur, il doit exercer une traction suivant l'axe de l'os.

Lorsque la section approche de sa fin, on ralentit progressivement le mouvement de la scie, pour éviter l'éclatement des dernières lamelles osseuses. S'il se fait quelques éclats, on enlève avec une pince incisive les aspérités de la surface de section.

Pour les membres à deux os, la règle est de commencer la section sur l'os le plus fixe. Lorsqu'il est suffisamment entamé, sans le quitter, on incline la scie de façon à diviser l'os mobile, et l'on ne termine qu'alors la section du premier. S'il y a plusieurs os, comme pour le métacarpe, mieux vaut les diviser successivement que tous à la fois.

Pour quelques amputations, la scie ordinaire est remplacée par une scie à dos mobile, une scie à chaîne ou une forte pince coupante.

B. — Méthode ovalaire

Cette méthode a pris son nom de la forme que présente la section cutanée, un *ovale*. Généralisée par *Scoutetten*, elle s'applique surtout à l'amputation des segments des membres, où les parties charnues inégalement réparties font presque défaut de l'un des côtés. Cette disposition se rencontre souvent au niveau des articulations.

a. *Méthode ovalaire pure* (fig. 27). — *Scoutetten* donne à la section cutanée la forme d'un V renversé, dont les deux branches sont réunies par une incision curviligne. Il fait cette section par trois incisions. Les deux premières sont rectilignes, placées sur la face du membre la moins pourvue de parties molles, et forment un angle ouvert en bas, dont le sommet est placé au-dessus du point de section des os, dont les deux côtés viennent aboutir sur les faces latérales. Une incision courbe à convexité inférieure réunit les deux branches de ce V renversé, et embrasse la demi-circonférence du membre du côté opposé.

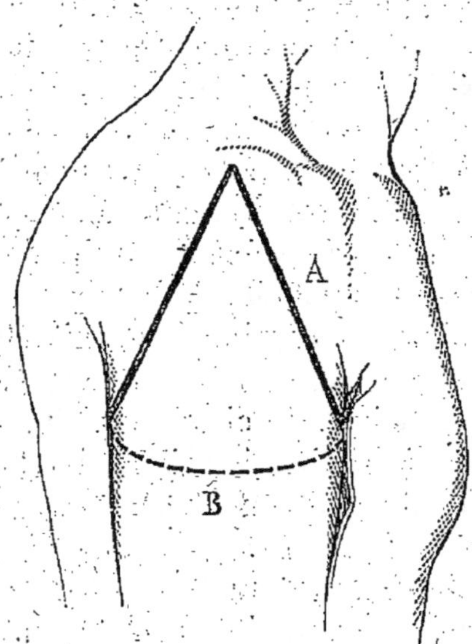

FIG. 27. — Méthode ovalaire pure. Tracé des incisions cutanées (*).

2° *Méthode ovalaire modifiée. Raquette* (fig. 28). — En plaçant ainsi le sommet de l'angle, au-dessus du point de section, on laisse à nu et sans protection dans la plaie les extrémités osseuses. Pour y remédier, on place le sommet de l'angle formé par les deux incisions rectilignes, au-dessous du point de section ou de séparation des os, et l'on fait tomber sur le sommet de cet angle une incision pratiquée suivant

(*) A, face antérieure; B, face postérieure.

l'axe de la partie. On obtient ainsi, au lieu d'un V, un Y renversé, dont les branches sont réunies à leur extrémité par une incision curviligne. C'est ce qu'on nomme la *raquette*. Poursuivant cette voie, on arrive à former la raquette par une incision circulaire et perpendiculaire à l'axe du membre, sur laquelle vient tomber une incision longitudinale. Les lèvres de la raquette disséquées et relevées donnent une plaie qui se rapproche sensiblement de celle que fournissait la méthode ovalaire pure, mais sans en avoir l'inconvénient signalé.

Section des parties molles.—Elle se fait d'habitude en trois temps. Les deux premiers permettent de mettre les os à découvert, de les sectionner ou de les séparer ; dans le troisième, on achève la division des parties molles du côté de l'incision curviligne.

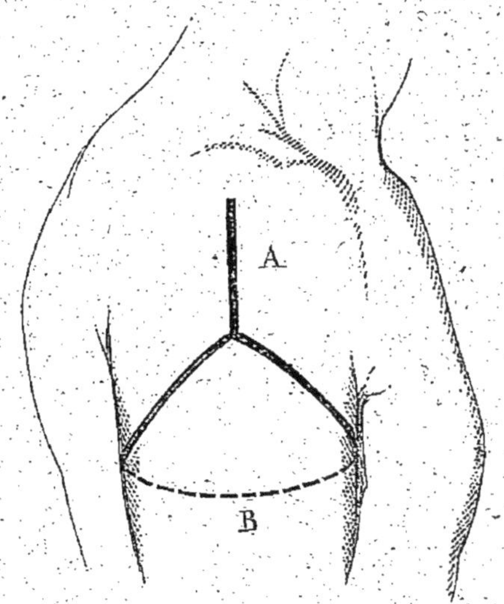

FIG. 28 — Méthode ovalaire modifiée. Tracé des incisions cutanées (*).

Section de l'os ou désarticulation.—Elle se fait en général avant la division complète de toutes les parties molles. Celles-ci doivent être mises tout à fait à l'abri, pendant la section de l'os ou l'ouverture de l'article.

C. — Méthode à deux lambeaux

Pendant que la méthode circulaire ne conserve que la peau seule ou doublée de quelques muscles, comme couverture de l'os, la méthode à deux lambeaux assure au moignon une épaisse doublure de parties molles.

Les lambeaux varient : 1° Dans leur longueur : ils sont égaux ou inégaux ; 2° Dans leur forme : ils sont carrés ou arrondis ;

______
(*) A, face antérieure ; B, face postérieure.

3° Dans leur façon : ils sont taillés par transfixion, de dehors en dedans ou par un procédé mixte.

Lambeaux carrés égaux. — Sur une incision circulaire divisant toutes les parties molles jusqu'à l'os, on fait tomber deux incisions longitudinales, placées aux deux extrémités de l'un des diamètres du membre, et conduites également jusqu'à l'os. Les lambeaux comprennent toutes les parties molles ; on les dissèque, on les relève et l'on scie l'os à leur base. Chacun d'eux doit avoir une hauteur égale au demi-diamètre du membre.

Lambeaux carrés inégaux. — On donne au grand lambeau une hauteur égale au diamètre de la partie ; le second n'a que le quart de cette longueur, il contient les vaisseaux et les nerfs principaux (*Teale*). On pratique d'abord deux incisions longitudinales, pénétrant jusqu'aux os, et égales en longueur au diamètre du membre. Deux incisions semi-circulaires, perpendiculaires à l'axe du membre et comprenant toutes les parties molles, achèvent la délimitation des lambeaux que l'on dissèque et qu'on relève pour scier les os à leur base.

Lambeaux arrondis (fig. 29). — S'ils sont égaux, on leur donne en hauteur le demi-diamètre du membre ; s'ils sont inégaux, leurs longueurs réunies doivent au moins égaler ce diamètre. Les lambeaux se taillent :

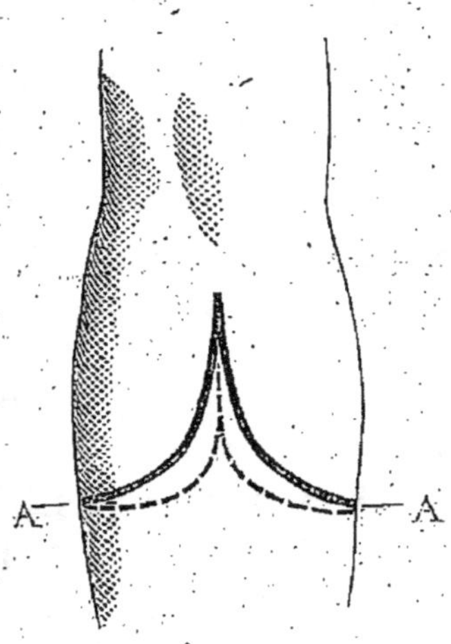

FIG. 29. — Méthode à deux lambeaux. Lambeaux égaux, arrondis.

a. *Par transfixion ou de dedans en dehors*. — Pour tailler des lambeaux par transfixion, il est bon, afin de ne pas les échancrer à la base, de frayer une voie au couteau par une petite incision pratiquée au point où il va pénétrer. Le couteau doit entrer et sortir aux deux extrémités du même diamètre. Saisissant de la main gauche les parties molles qui vont former le lambeau, et les soulevant légèrement, l'opérateur enfonce la pointe du couteau au point déterminé et traverse le membre de part en part, se rapprochant plus ou moins de l'os, suivant l'épaisseur de chairs qu'il tient à conserver. La lame de l'instrument doit être bien à plat, le tranchant dirigé en bas. La lame de l'instrument bien dégagée de l'autre côté du membre, il coupe par des mouvements de va-et-vient les

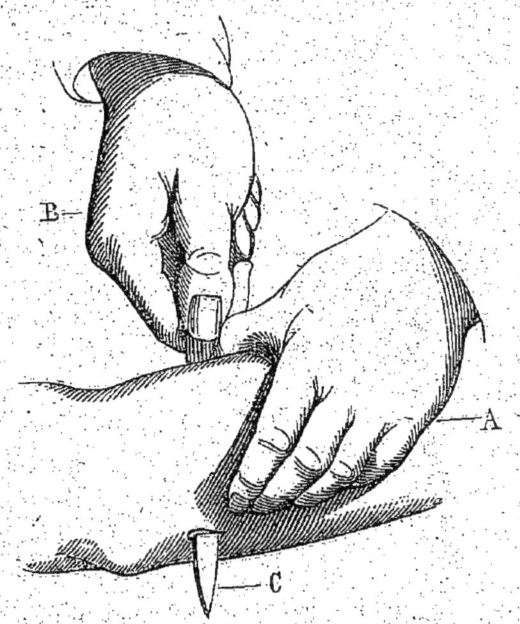

Fig. 30. — Taille d'un lambeau par transfixion (*).

parties molles soulevées, dans l'étendue convenable, et en terminant il tourne le tranchant du couteau directement en avant pour ne pas faire de biseau à la peau.

Cette façon d'agir donne des lambeaux épais, et l'inégalité de la rétraction fait que les muscles dépassent presque toujours la section de la peau. On y obvie en traçant d'abord le lambeau avec la pointe du couteau, qui n'intéresse que le tégument. La peau rétractée, on coupe les chairs par transfixion en faisant suivre au couteau le tracé des incisions cutanées.

b. *De dehors en dedans*. — *Langenbeck* saisissant de la

(*) A B, mains de l'opérateur; C, pointe du couteau,

7.

main gauche les parties à diviser et les soulevant légèrement, les coupait directement de bas en haut, taillant ainsi ses lambeaux du sommet à la base.

Actuellement, on commence d'habitude par limiter les lambeaux avec la pointe du couteau, en n'intéressant que les téguments dans cette première section. On leur donne ainsi plus facilement la forme et les dimensions convenables. La

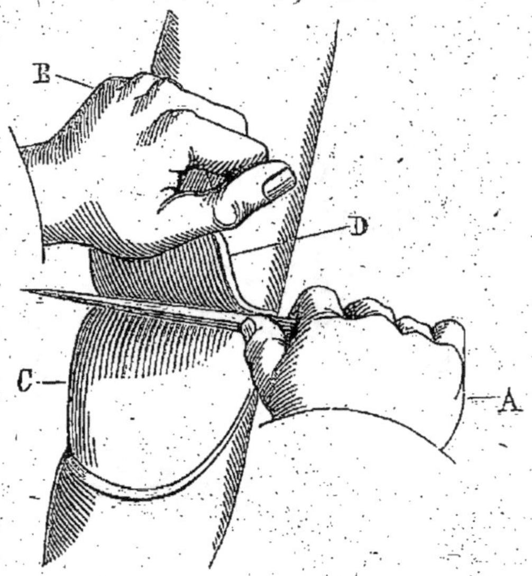

Fig. 31. — Taille d'un lambeau de dehors en dedans (*).

peau légèremont rétractée, on saisit entre le pouce et l'index gauche le sommet du lambeau et on le taille de bas en haut, en y comprenant aussi peu de chairs qu'on le juge à propos. On peut ainsi faire des lambeaux carrés ou arrondis, égaux ou inégaux, selon la méthode adoptée. Mais toujours il faut avoir soin de calculer largement leurs dimensions, en tenant compte de la rétraction des parties molles.

Chacun de ces procédés peut trouver son application, mais au point de vue de la réunion, les lambeaux de longueur inégale se rapprochent plus des méthodes à réunion latérale que des méthodes à réunion opposite.

Méthode mixte. — Sous ce nom, *Sédillot* a décrit un pro-

(*) A B, mains de l'opérateur; C, partie inférieure du membre; D, lambeau.

cédé qui consiste, après avoir taillé deux petits lambeaux égaux arrondis, ne comprenant que la peau et les os superficiels, à diviser obliquement de bas en haut les muscles profonds, comme dans la méthode circulaire. On obtient ainsi un cône creux de profondeur suffisante, et l'on n'a pas à craindre la saillie des os.

D. — Méthode à un lambeau (fig. 32)

Mise en pratique par l'Anglais *Lowdham* dans le courant du siècle dernier, elle jouit quelque temps d'une grande vogue, mais fut bientôt délaissée, et ce n'est guère que depuis trente ans environ qu'elle a été remise en honneur. On lui attribue l'avantage de s'opposer à la saillie de l'os, de donner une cicatrice latérale peu exposée et de fournir au moignon une couverture épaisse et solide favorable à la prothèse.

Le lambeau unique offre toujours une grande ressource dans les cas de nécessité, où les parties molles sont restées saines sur un seul côté du membre. Sa longueur doit être au moins égale au diamètre de la partie, la largeur de sa base

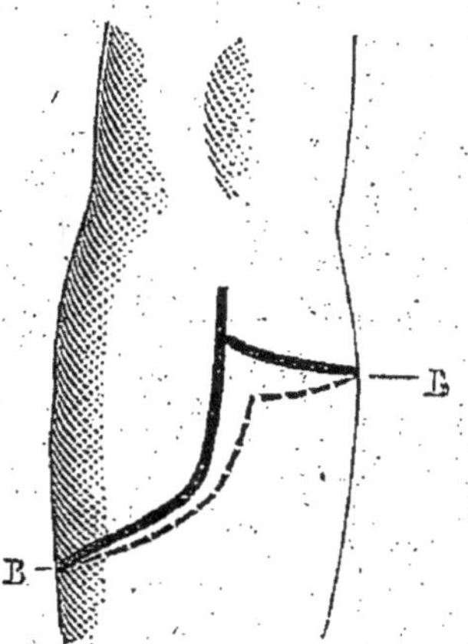

FIG. 32. — Méthode à un lambeau. Tracé des incisions.

comprendre à peu près les deux tiers de la circonférence du membre au niveau du point de section. Une incision demi-circulaire pratiquée perpendiculairement à l'axe du membre, en un seul ou en deux temps, à un ou deux doigts au-dessous de la base du lambeau, divise les parties molles du côté opposé. Comme forme, le lambeau sera carré ou arrondi; comme façon, on le taillera par transfixion ou mieux de dehors en dedans, en ayant soin de le délimiter tout d'abord. Le lambeau disséqué et relevé, on scie l'os à hauteur de sa base.

La position la plus favorable pour le lambeau unique est celle où il tombe naturellement sur la plaie à recouvrir.

Mais la disposition des parties molles commande surtout le

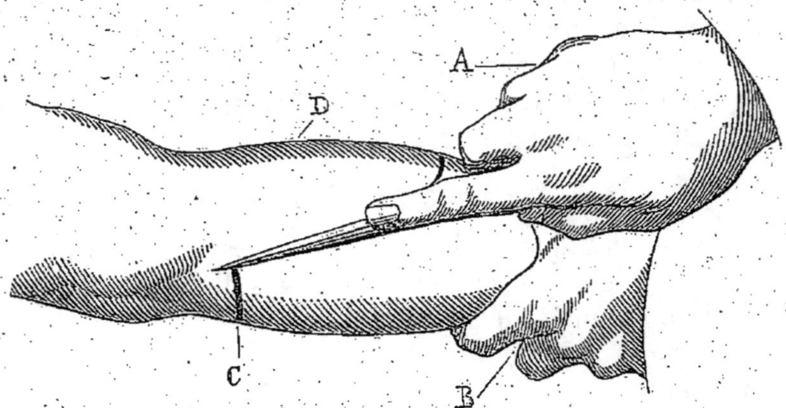

Fig. 33. — Méthode à un lambeau. Tracé du lambeau de dehors en dedans (*).

choix de sa position ; les plus épaisses, les plus résistantes, les mieux nourries doivent être employées à sa confection.

E. — Méthode elliptique (fig. 34)

Cette méthode emprunte son nom à la forme de l'incision cutanée. En réalité, l'ellipse ne donne pas autre chose qu'un lambeau unique arrondi, mais la forme arrondie de ce lambeau permet de mieux recouvrir les extrémités osseuses. L'ellipse cutanée est formée à l'aide de deux incisions courbes ; l'une supérieure, convexe en haut, a son sommet un peu au-dessous du point de section, elle est placée sur le côté du membre le moins fourni de parties molles. La seconde incision, plus étendue, a son sommet en bas et sa convexité dans le même sens. La longueur du lambeau elliptique ou du grand axe de l'ellipse doit dépasser un peu le diamètre

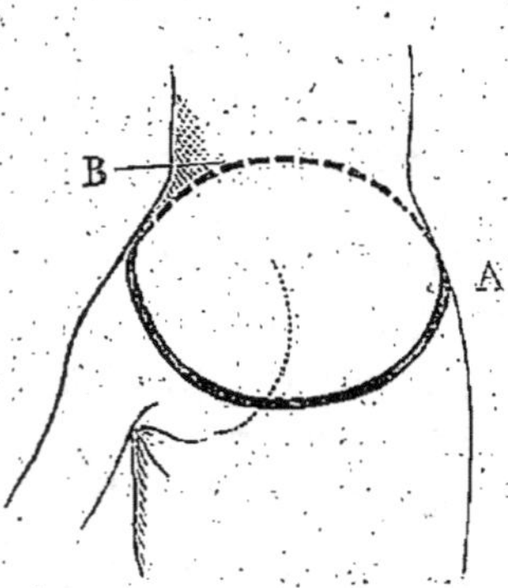

Fig. 34. — Méthode elliptique. Tracé des incisions curvilignes (**).

(*) A B, mains de l'opérateur ; C, incision ; D, membre.
(**) A, inférieure ; B, supérieure.

du membre, elle sera calculée d'après les dimensions des parties à recouvrir.

Les procédés pour la taille et la confection du lambeau elliptique ne diffèrent pas de ceux que nous venons de décrire. Il en est de même pour la section des os.

HÉMOSTASE DÉFINITIVE. — Pour l'hémostase définitive, deux méthodes seules sont réellement en présence, la torsion et la ligature. L'acupressure, l'acufilo-pressure, la cautérisation, le refoulement, la perplication, la forcipressure aussi bien que l'uncipressure, ne sont que des modes exceptionnels qu'il est aussi utile de connaître qu'il serait mauvais de vouloir les généraliser.

1° *Torsion*. La torsion, avec ou sans refoulement, a été mise en usage pour les plus grosses artères par *Alcock* en Angleterre et par *Tillaux* en France. Sa valeur dans ces cas n'est pas encore déterminée. L'emploi de pinces à mors larges et plats, pinces à torsion ; de pinces à baguette pour le refoulement, est nécessaire pour les grosses artères ; pour les petites, la pince ordinaire à verrou suffit pour saisir et attirer au dehors l'extrémité du vaisseau et pour la tordre contre une autre pince qui la presse en travers.

2° *Ligature*. La ligature doit être appliquée tout d'abord sur les grosses artères que leur position permet de trouver facilement et pendant le maintien de la compression. Le chirurgien saisit l'extrémité du vaisseau, suivant sa longueur, l'attire doucement au dehors, le sépare avec soin des nerfs et des veines avoisinantes, puis le prend en travers avec une seconde pince près de son extrémité. L'aide entoure l'artère d'un fil, comme nous l'avons indiqué en parlant des ligatures à la surface des plaies.

Le *Ténaculum* peut également servir pour la ligature immédiate des petites artères, mais on l'emploie plus souvent pour les ligatures médiates. Ici la constriction avec le fil ne doit pas être trop énergique, pour éviter une section trop rapide des parties. La possibilité de saisir en même temps que l'artère, des veines, des nerfs, des tendons, fait de la ligature médiate un expédient de nécessité.

Les grosses artères liées, on fait cesser la compression, et on prend dans un fil tous les vaisseaux qui donnent. On coupe un des chefs de chaque ligature, on réunit les autres et on les fixe sur un des bords de la plaie. L'écoulement sanguin complétement arrêté, et le membre nettoyé, on applique sur la plaie le pansement déterminé.

DÉSARTICULATIONS

Nous avons cependant à ajouter quelques règles spéciales pour la pratique des désarticulations.

L'appareil instrumental est le même ; l'hémostase temporaire ou définitive s'exécute de la même façon. La position de l'opérateur est déterminée par la situation de l'article, et par la méthode mise en usage pour la division des parties molles. Mais avant de commencer l'opération, il est indispensable de constater exactement la position de l'articulation. La connaissance précise de l'anatomie de la région, des rapports osseux et musculaires, de la forme et de la disposition des ligaments et des surfaces articulaires est de toute nécessité pour l'opérateur.

La position de la jointure est donnée par des points de repère. Ces points de repère sont ou conventionnels, ou physiologiques ou enfin anatomiques.

a. *Repères conventionnels.* Ce sont les moins sûrs et les moins précis. Les mensurations en lignes ou en millimètres, les angles à sinus de tant et tant de degrés, préconisés par *Lisfranc*, sont à peu près abandonnés tant en raison des variations individuelles, qu'en raison des déformations morbides.

b. *Repères physiologiques.* Fournis par les mouvements, les contractions musculaires, ils sont utiles dans un certain nombre de cas.

c. *Repères anatomiques.* Les indications fournies par la disposition des parties molles, plis cutanés, saillies musculaires et tendineuses sont bien souvent altérées par le gonflement morbide des tissus. Les repères fournis par le squelette, tubérosités ou enfoncements osseux, qu'ils appartiennent aux surfaces articulaires ou aux os du voisinage, sont les guides les plus sûrs, ceux qui trompent le plus rarement. En cas d'œdème, des pressions méthodiques permettent presque toujours de retrouver les repères osseux.

L'articulation reconnue, la division des parties molles se pratique d'après une des cinq méthodes indiquées; mais il ne faut jamais oublier que la disposition des surfaces articulaires nécessite presque toujours une large couverture.

Arrivé sur la jointure, l'opérateur saisit de la main gauche les parties à enlever, afin de pouvoir imprimer aux os les mouvements nécessaires, pendant qu'un aide relève les chairs pour les mettre à l'abri. Les repères osseux sont de nouveau reconnus avec le plus grand soin, pour éviter toute erreur.

Les ligaments périphériques sont divisés à petits coups, sans chercher à faire pénétrer la pointe ou la lame du couteau entre les surfaces articulaires. On se souviendra, comme l'indiquait *Lisfranc*, que ces ligaments présentent toujours quatre fois plus de surface pour le chirurgien que pour l'anatomiste. Pas n'est besoin que la section de ces liens fibreux soit faite exactement au niveau des interlignes articulaires; il suffit qu'ils soient divisés pour obtenir l'écartement des surfaces qu'ils unissent. Pour favoriser cette section, l'opérateur doit tendre ces ligaments, en imprimant au membre, qu'il embrasse de la main gauche au-dessous de la jointure, les mouvements convenables.

Les liens périphériques divisés, les surfaces articulaires s'écartent et mettent à jour les ligaments profonds ou interosseux. Pour les couper, on fait glisser la pointe du couteau entre les os, à une profondeur et dans une direction convenable, et on fait agir l'instrument à l'aide de légers mouvements imprimés au manche. Les règles spéciales seront indiquées pour chaque opération. Jamais ces ligaments ne doivent être déchirés par un écartement forcé des surfaces, le couteau seul doit être employé.

C'est dans ces cas que des connaissances anatomiques précises sont indispensables pour ne pas se fourvoyer, taillader les os et les cartilages, briser dans la jointure la pointe de son instrument ou en émousser la lame.

La désarticulation achevée, on assure l'hémostase définitive par la ligature des artères, comme nous l'avons indiqué à propos des amputations.

Règles spéciales pour chaque amputation

§ I. — AMPUTATION DES PHALANGES DES DOIGTS

A. — Dans la continuité

Données anatomiques. — La peau et la couche cellulo-adipeuse qui la double, les tendons extenseurs et fléchisseurs, sont les seules parties à diviser pour arriver jusqu'à l'os.

La peau de la face palmaire des doigts, dense et épaisse, est plus avantageuse pour la confection des lambeaux. Une cicatrice dorsale, quoique plus apparente, est préférable, parce qu'elle est à l'abri des frottements et des traumatismes, et ne gêne en rien les fonctions de la main.

Instruments. — Un bistouri droit, à lame longue, étroite et forte ; une scie à phalanges ou une pince coupante.

a. **Méthode à deux lambeaux.** — *Lambeaux carrés, égaux, dorsal et palmaire.*

La main dans la pronation, le doigt malade dans l'extension complète, l'opérateur saisit et maintient avec le pouce et l'indicateur gauches l'extrémité inférieure de la phalange à amputer. Un aide écarte les doigts voisins, ou les fléchit fortement pour les mettre à l'abri, et, embrassant la partie supérieure de la phalange, il attire les téguments vers la racine du doigt.

1° Appliquant le talon de la lame du bistouri sur le dos de la phalange, le chirurgien divise circulairement la peau, 1 centimètre au-dessous du point où l'os doit être sectionné. Cette section se fait en un ou deux temps, la première incision intéressant le tégument dans les trois quarts du pourtour de la phalange.

2° L'aide imprimant à la main des mouvements de rotation qui mettent successivement à jour les faces latérales du doigt malade, l'opérateur pratique sur le milieu de ces faces, de haut en bas, et suivant l'axe de la phalange, une incision rectiligne de 1 centimètre de longueur, qui part à hauteur du point de section de l'os, pour aboutir à l'incision circulaire. Elle n'intéresse que la peau.

3° Les deux lambeaux dorsal et palmaire, ainsi tracés, sont saisis par leur sommet entre le pouce et l'index gauches, et disséqués de bas en haut, en leur conservant une doublure celluleuse aussi épaisse que possible.

4° L'aide relève et maintient les lambeaux. L'opérateur coupe au niveau de leur base les tendons extenseurs et fléchisseurs, divise circulairement le périoste, et termine en sciant la phalange à la même hauteur.

La scie fine donne une section plus nette que la pince coupante, mais il est indispensable que la phalange soit très-solidement fixée pendant l'action de l'instrument.

Aucun vaisseau à lier ; si les collatérales donnent, on tord leur extrémité.

b. **Méthode à un lambeau** (fig. 37, A)

Le lambeau unique est pris à la face palmaire, et taillé par transfixion.

La main du patient est en supination, le doigt malade étendu, les autres doigts fléchis dans la paume ou écartés par l'aide, qui fixe en même temps la base de la phalange à amputer, et tire la peau vers la racine du doigt. L'opérateur saisit de la main gauche l'extrémité inférieure de la phalange, son pouce appliqué sur la face palmaire, ses autres doigts couchés en travers sous la face dorsale, de façon que la seconde phalange de son index corresponde exactement au point de section de l'os.

1° Il tient le bistouri de la main droite, en plume à écrire, le tranchant de son côté, la main en supination, et le talon de la lame reposant à plat, sur la pulpe de la phalangette de son médius droit. Dans cette position, il porte la pointe de l'instrument sur la face latérale *droite* de la phalange à amputer, près de son dos, et applique le plat de la lame sur la pulpe de la phalangette de son indicateur gauche, en abaissant légèrement le manche du bistouri, pour donner au lambeau une grande largeur.

2° La pointe touche l'os et, contournant sa face latérale, arrive à la face palmaire. Le manche du bistouri est alors ramené à l'horizontale, et la lame poussée transversalement de droite à gauche glisse sur la face palmaire de l'os. Quand la pointe approche du côté opposé, on relève le manche de l'instrument, et contournant la phalange, on vient sortir sur la face latérale opposée, exactement à la même hauteur qu'au point d'entrée. On continue de pousser la lame, jusqu'à ce que son talon soit arrêté par la plaie d'entrée.

3° L'opérateur ramenant vers lui le bistouri, dont la lame reste appliquée sur la face palmaire de l'os, taille, par des mouvements de va-et-vient, un lambeau de 15 millimètres de longueur environ, et, pour le terminer bien carrément, il porte le tranchant de l'instrument directement en avant. La peau se trouve ainsi coupée nettement et sans biseau. Pendant la formation du lambeau, le pouce gauche du chirurgien est peu à peu retiré vers l'extrémité du doigt.

4° L'aide saisit le lambeau et le relève, la main du malade est mise en pronation. Une incision demi-circulaire au niveau de la base du lambeau coupe les téguments de la face dorsale et le tendon extenseur. Si le lambeau palmaire a été pris trop court, on taille un petit lambeau dorsal ; si son sommet est arrondi, l'incision dorsale sera légèrement concave en bas. La plaie forme dans ce cas une ellipse très-allongée.

5° On divise circulairement le périoste, puis on scie la phalange à hauteur de la base du lambeau, perpendiculairement à son axe.

B. — Dans la contiguïté

Désarticulation de la dernière phalange du pouce, des deuxième et troisième phalanges des autres doigts.

Données anatomiques. — Les articulations phalangiennes sont des ginglymes à grand diamètre transversal. La tête de la phalange supérieure a la forme d'une poulie, creusée d'une gorge où vient s'enfoncer la crête médiane de la base de la phalange inférieure.

Ainsi que le remarque *Chassaignac*, les articulations phalangiennes du médius sont seules transversales, les articles des autres doigts présentent une obliquité légère, telle que les faces latérales des phalangettes se touchent immédiatement.

Les moyens d'union sont : en avant, le ligament glénoïdien,

formé par le côté postérieur de la gaîne des tendons fléchisseurs; en arrière, le tendon extenseur; sur les parties latérales, deux trousseaux fibreux triangulaires, les ligaments
latéraux. La peau immédiatement appliquée sur les tendons
ou leur gaîne, est mince et lâche sur le dos du doigt, dense
et épaisse à la face palmaire.

Points de repère. — Les plis dorsaux sont peu réguliers, et
disparaissent par le plus léger gonflement; le pli moyen,
transversal, correspond à peu près à l'interligne. Les plis palmaires sont constants, plus réguliers et moins sujets à s'effacer. Celui qui se trouve à l'union des première et deuxième
phalanges correspond à l'interligne; celui que l'on rencontre
entre la phalangine et la phalangette est à 2 ou 3 millimètres
au-dessus de l'article.

Si l'on saisit entre le pouce et l'index les faces latérales
d'une phalange, et si l'on fait lentement glisser les doigts
vers son extrémité inférieure, on est arrêté par les petits
tubercules qui forment sa poulie terminale. L'interligne est à
2 ou 3 millimètres au-dessous de ces saillies.

Faisons remarquer enfin que, dans la flexion à angle droit
de la phalange inférieure, la poulie de la phalange supérieure
est à moitié découverte. Une incision transversale faite au-
dessous de l'angle de flexion, la lame du bistouri placée
comme si l'on voulait couper en deux, suivant sa longueur,
la phalange supérieure, pénètre sûrement dans l'article.

MÉTHODES OPÉRATOIRES. — Les mêmes que pour l'amputation dans la continuité. Un fort bistouri à lame longue et
étroite.

a. **Méthode à deux lambeaux.** — *Deux lambeaux carrés, égaux, dorsal et palmaire* (fig. 35; A).

1° L'article reconnu, on trace les lambeaux comme nous
l'avons indiqué, en plaçant l'incision circulaire à 1 centimètre au moins au-dessous de l'interligne, qui indique également le point de départ des incisions latérales.

2° Les lambeaux délimités, on remet la main en pronation.
L'opérateur dissèque et relève le lambeau dorsal jusqu'au
niveau de l'interligne articulaire. Le confiant alors à l'aide
qui le maintient relevé, il fléchit à angle droit la phalange à

enlever. Portant le talon du bistouri sur la face latérale gauche de l'article, la lame perpendiculaire à l'axe de la phalange, la pointe en bas et en arrière, il coupe le ligament latéral de ce côté. Sans quitter les os, il conduit l'instrument de gauche à droite, coupe en travers le tendon extenseur, puis, abaissant le manche du bistouri et le portant un peu en arrière, il divise dans toute sa hauteur le second ligament latéral.

3° L'article est largement ouvert. La lame du bistouri est engagée d'arrière en avant entre les surfaces articulaires, et contourne la crête de la phalange inférieure pour se porter à la face palmaire. Le chirurgien facilite son passage, en luxant peu à peu en arrière la base de la phalange à retrancher. Le tranchant de l'instrument s'engage dans les incisions latérales, qu'il doit suivre pour ne pas échancrer les lambeaux.

4° Relevant fortement la main et le doigt pour mettre à jour la face palmaire, l'opérateur ramène le bistouri de son côté sans quitter les incisions latérales, et achève le dégagement du second lambeau, en faisant sortir l'instrument par l'incision circulaire tracée dans le premier temps.

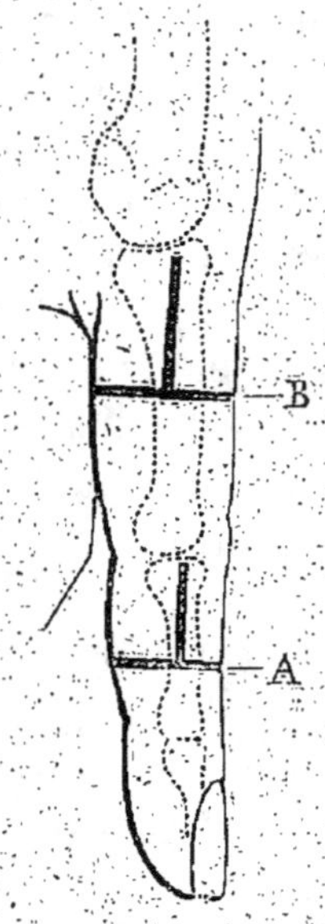

FIG. 35.

A., amputation dans la contiguïté des phalanges, (deux lambeaux carrés, égaux, dorsal et palmaire) ; B, amputation d'un doigt dans l'article (même procédé).

On pourrait également disséquer et relever d'abord les deux lambeaux, puis désarticuler, en pénétrant dans l'article par la face palmaire ou par la face dorsale.

b. **Méthode à un lambeau.** — *Lambeau palmaire*, (fig. 36, C.)

Premier procédé.—La main du malade en pronation, l'aide fléchit les doigts sains pour les mettre à l'abri, et, embrassant le doigt à enlever, il le maintient dans l'extension en même temps qu'il attire les téguments vers sa racine. L'opérateur saisit de la main gauche la phalange à amputer, son pouce appliqué sur la face dorsale, les autres doigts couchés sous la face palmaire, le coude gauche porté en bas et en dedans ; il la place dans la flexion à angle droit.

1° Appliquant le talon du bistouri sur la face latérale gauche de l'article, à 3 millimètres au-dessous du sommet de l'angle de flexion des phalanges, on pratique de gauche à droite une incision transversale ou légèrement convexe en bas, qui intéresse la peau, le tendon extenseur, une partie des ligaments latéraux, et met à jour l'article. Pour achever la section, si elle est incomplète, le bistouri refait en sens inverse, c'est-à-dire de droite à gauche, le trajet parcouru.

2° La rétraction de la peau met à découvert les ligaments latéraux. Le gauche est divisé avec la pointe du bistouri portée en bas et un peu en arrière ; le droit est sectionné avec le talon de l'instrument, dont le manche est alors porté en bas et en arrière. La lame doit toujours rester perpendiculaire aux tissus qu'elle attaque.

3° L'article est largement ouvert. Le bistouri le traverse d'arrière en avant, pendant que l'opérateur porte en arrière la base de la phalange, par la pression du pouce sur son extrémité inférieure, et la lame rasant la face antérieure de l'os se trouve placée à la face palmaire, le tranchant en avant.

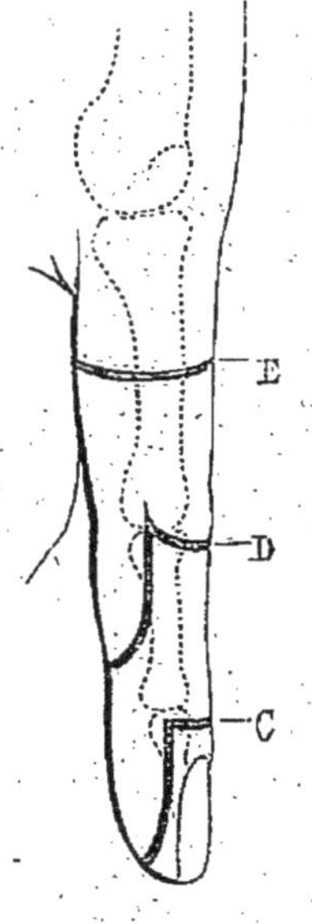

FIG. 36..

C, désarticulation de la phalangette (lambeau palmaire) ; D, désarticulation de la deuxième phalange (lambeau palmaire) ; E, désarticulation d'un doigt (deux lambeaux latéraux, tracé de l'incision sur la face latérale de la première phalange).

4° Le chirurgien relève le doigt pour mettre à jour sa face palmaire, et, ramenant vers lui le bistouri, il taille par des mouvements de va-et-vient un lambeau de 15 millimètres de longueur, qu'il coupe carrément à son extrémité, sans faire de biseau à la peau.

Pour assurer au lambeau palmaire une longueur convenable, on le mesure, en l'appliquant sur la tête de la phalange supérieure avant de l'achever. A la phalangette, il doit comprendre toute la pulpe du doigt, son bord inférieur est arrondi.

DEUXIÈME PROCÉDÉ. — *Par transfixion* (fig. 36, C, D.).

La main du malade en supination, les doigts sains fléchis, l'aide embrasse et fixe dans l'extension la phalange supérieure du doigt à amputer, et tire la peau vers sa racine. L'opérateur ayant reconnu l'articulation saisit de la main gauche la phalange à enlever, son pouce sur la face palmaire, les autres doigts couchés en travers sous la face dorsale, de façon que la seconde phalange de son indicateur gauche corresponde exactement à l'articulation qu'il doit ouvrir.

1° Il tient le bistouri de la main droite, en plume à écrire, le tranchant de son côté, la main en supination, et le talon de la lame reposant à plat, sur la pulpe de la phalangette de son médius droit. Dans cette position, il porte la pointe de l'instrument sur la face latérale droite de l'article, près de son dos, et au niveau de l'interligne articulaire, c'est-à-dire à hauteur du pli palmaire pour la jointure phalango-phalanginienne, et à 2 millimètres au-dessous de ce pli pour l'articulation de la phalangine avec la phalangette. Il applique le plat de la lame sur la pulpe de la phalangette de son index gauche, en abaissant légèrement le manche du bistouri pour donner au lambeau une grande largeur.

2° La pointe touche l'os et, contournant la face latérale de l'article, arrive à la face palmaire. Le manche du bistouri est alors ramené à l'horizontale, et la lame poussée transversalement de droite à gauche glisse sur la face palmaire. Quand la pointe approche du côté opposé, on relève le manche de l'instrument et, contournant l'article, on vient sortir sur la face latérale gauche, à la même hauteur qu'à l'entrée. On continue de pousser la lame au dehors jusqu'à ce que son talon soit à la plaie d'entrée.

3° L'opérateur ramenant vers lui le bistouri, dont la lame reste appliquée sur la face palmaire de la phalange à enlever, taille par des mouvements de va-et-vient un lambeau de 15 millimètres de longueur pour la phalangine, comprenant toute la pulpe du doigt pour la phalangette, et il le termine par une section nette, carrée ou légèrement arrondie de la peau. Le tendon fléchisseur est coupé, et l'articulation ouverte, si la lame du bistouri a été bien exactement maintenue sur les os. Ce temps doit être exécuté avec une certaine lenteur pour ne pas taillader les bords du lambeau; et le pouce gauche est ramené peu à peu vers l'extrémité du doigt.

4° L'aide maintenant le lambeau relevé, l'opérateur divise successivement les deux ligaments latéraux déjà entamés. Tirant sur le doigt, comme pour l'arracher, il traverse l'article d'avant en arrière en contournant la crête médiane de la base de la phalange inférieure, et fait sortir le bistouri à la face dorsale, en coupant carrément le tendon extenseur et la peau. On a conseillé un petit lambeau dorsal pour mieux recouvrir l'os mis à nu. Cette précaution est inutile, si l'aide prend soin de tirer fortement les téguments vers la racine du doigt, comme nous l'avons indiqué.

La désarticulation *d'avant en arrière* s'exécute tout aussi facilement que d'arrière en avant. On peut cependant recourir à ce dernier procédé. Le lambeau palmaire taillé et relevé par l'aide, la main du malade est mise en pronation (1°-2°).

3° Fixant solidement la phalange à enlever, son pouce gauche sur la face dorsale, les autres doigts couchés sous la face palmaire, l'opérateur fléchit l'os à angle droit. Une incision demi-circulaire, pratiquée à 3 millimètres au-dessous de l'angle de flexion, et de gauche à droite, divise les téguments dorsaux et le tendon extenseur, et se confond à ses extrémités avec les bords du lambeau palmaire.

4° Avec la pointe et le talon du bistouri, on divise successivement les deux ligaments latéraux; puis la lame traversant l'article d'arrière en avant, vient sortir à la face palmaire et achève le détachement de la phalange.

Pas de ligature, torsion des artères collatérales.

§ II. AMPUTATIONS MÉTACARPO-PHALANGIENNES

Données anatomiques. — Les articulations métacarpo-phalangiennes sont des condylarthroses, la surface légèrement excavée de la base des premières phalanges roulant sur la tête convexe et allongée des métacarpiens. Le grand axe de l'article est antéro-postérieur. Les moyens d'union sont : un ligament glénoïdien antérieur et deux ligaments latéraux, ou une capsule lâche, plus forte en avant et sur les côtés ; les tendons extenseurs et fléchisseurs. Les parties molles ne sont formées que par la peau et les tendons. La peau, mince, lâche et mobile sur le dos de la main présente à la face palmaire une épaisseur et une vitalité bien plus grandes, mais ne s'y laisse que fort peu déplacer. Un pli profond sépare la face palmaire de la première phalange des téguments de la paume de la main ; il correspond au bord inférieur du repli cutané interdigital. Les artères collatérales des doigts, placées sur les faces latérales, exigent souvent la ligature.

Points de repère. — Le pli cutané digito-palmaire est environ à 2 centimètres au-dessous de l'interligne. C'est un repère peu précis. Dans la flexion des doigts, la tête des métacarpiens fait sur le dos de la main une saillie facile à reconnaître, l'article est au-dessous. Si l'on applique le pouce et l'indicateur sur les faces latérales de la première phalange, et si on les fait glisser lentement vers la racine du doigt, on rencontre à sa base deux saillies osseuses et, un peu au delà, une dépression très-nette dans laquelle l'ongle peut pénétrer. C'est la rainure interarticulaire.

En tirant sur le doigt, comme pour l'arracher, on voit sur le dos de la main, à la racine du doigt, se former un sillon profond, où l'ongle peut pénétrer. Cette dépression résulte de l'écartement des surfaces de la jointure.

A. — Amputation d'un doigt dans l'article

I. **Méthode à deux lambeaux.** — a. *Lambeaux carrés égaux, dorsal et palmaire* (fig. 35, B.).

La main du malade en pronation, un aide la fixe en écartant les doigts sains et attirant la peau vers le poignet. L'opérateur saisit de la main gauche le doigt à enlever et le met dans l'extension.

1° Au niveau ou un peu au-dessous du pli digito-palmaire, il divise circulairement, en un ou deux temps, les téguments de la première phalange. Sur cette section, il fait tomber deux incisions rectilignes, qu'il conduit de haut en bas sur le milieu des faces latérales de la phalange, en les faisant partir aussi près que possible de l'articulation. L'existence des replis cutanés interdigitaux ne permet pas de faire remonter jusqu'à l'interligne ces incisions latérales.

2° L'aide maintenant le doigt dans l'extension, l'opérateur saisit entre le pouce et l'index gauches le sommet du lambeau dorsal cutané, le dissèque et le relève jusqu'à l'interligne.

3° Confiant à l'aide le lambeau relevé, le chirurgien reprend la phalange, la fléchit légèrement et reconnaît de nouveau l'interligne. Pénétrant dans l'article par la face dorsale, il coupe le tendon extenseur, puis, tirant à lui la phalange, il lui imprime des mouvements de rotation pour tendre les ligaments latéraux, qu'il attaque et détruit successivement avec la pointe du bistouri.

4° Luxant en arrière la base de la phalange, il traverse l'article d'arrière en avant, et conduit à la face palmaire, le tranchant de son côté, la lame du bistouri. Il la ramène alors vers soi, en rasant la face palmaire de l'os, et la maintenant dans les incisions latérales, pratiquées dans le premier temps ; puis renversant le doigt pour mettre à jour sa face palmaire, il fait sortir son bistouri, en coupant les tendons fléchisseurs, au niveau du sommet du lambeau antérieur. Le doigt se trouve ainsi complétement détaché.

On pourrait également, après le tracé des incisions (1) et le relèvement (2) du lambeau dorsal, (3) disséquer et relever le lambeau palmaire. Plaçant la main en pronation, on détacherait le doigt (4) en attaquant l'articulation par la face dorsale, et détruisant ses moyens d'union comme nous l'avons indiqué.

b. *Deux lambeaux latéraux.* — Procédés multiples.

J.-L. Petit taillait les deux lambeaux de dehors en dedans, les disséquait et les relevait avant de désarticuler. *Rossi* les taillait tous les deux par transfixion. *Lisfranc* trace d'abord le lambeau externe qu'il fait beaucoup plus large ; il le dissèque en rasant l'os de bas en haut, le fait relever, et contournant la base de la phalange, pénètre dans la jointure par un de ses côtés latéraux. Avec la pointe du bistouri, il traverse l'article, en tirant la peau en dedans pour la ménager sûrement, et amenant la lame de l'instrument sur la face latérale de la phalange du côté opposé, il la fait glisser d'arrière en avant, appliquée contre cette face, et taille par transfixion le second

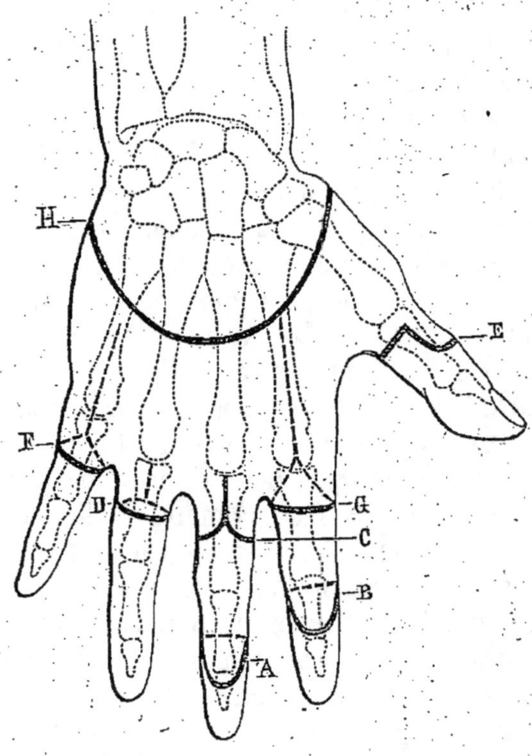

FIG. 37. — Main, face palmaire.

A, amputation d'une phalange dans la continuité, un lambeau palmaire ; — B, désarticulation d'une phalange, un lambeau palmaire ; — C, désarticulation d'un doigt, deux lambeaux latéraux ; — D, désarticulation d'un doigt, raquette ; E, désarticulation du pouce, lambeau externe ; — F, amputation du cinquième métacarpien dans la continuité, raquette ; — G, amputation du deuxième métacarpien, continuité, raquette ; — H, amputation du poignet, ellipse à lambeau palmaire, tracé de l'incision.

lambeau. Ce procédé, d'une exécution difficile, exige une grande dextérité manuelle.

Procédé conseillé. — La main du malade en pronation, un aide la fixe, en écartant les doigts sains, et attire vers le poignet les téguments dorsaux. L'opérateur saisit de la main gauche les doigts à enlever, son pouce appliqué sur le dos de la première phalange, les autres doigts sous la face palmaire. Ayant reconnu l'interligne, il fléchit légèrement le doigt, pour tendre la peau dorsale.

1° Portant la pointe du bistouri, sur le milieu de la face dorsale de la première phalange, au niveau de l'interligne articulaire et abaissant le manche de l'instrument, il divise la peau de haut en bas, dans l'axe du doigt jusqu'à la hauteur du pli digito-palmaire. Inclinant alors le doigt malade vers la gauche, pour mettre à jour sa face latérale droite, il abaisse le manche de l'instrument et donne à la lame une direction verticale. Le tranchant, devenu perpendiculaire à l'axe de la phalange, en parcourt d'arrière en avant toute la face latérale, coupant nettement et carrément le sommet du lambeau.

2° L'opérateur redresse alors le doigt malade, en appliquant son pouce gauche sur sa face palmaire, et continue l'incision demi-circulaire jusqu'à la ligne médiane. A ce moment, il dirige en arrière le tranchant du bistouri, et fait, suivant l'axe de la première phalange, une nouvelle incision longitudinale, qu'il termine au niveau de l'article. Le premier lambeau se trouve ainsi tracé (fig. 36, E. 37, C.).

3° Une incision demi-circulaire qui coupe en travers la face latérale gauche de la première phalange, en réunissant les extrémités inférieures des deux incisions longitudinales, achève le tracé du deuxième lambeau.

4° L'opérateur faisant fixer le doigt par l'aide, dissèque les deux lambeaux du sommet à la base, en rasant l'os, pour conserver à la peau une doublure épaisse.

5° L'aide maintenant les deux lambeaux relevés, l'opérateur reprend de la main gauche la première phalange du doigt à amputer, le pouce sur sa face dorsale et la fléchit. Il pénètre dans l'article par la face dorsale, coupe le tendon extenseur, les ligaments latéraux, contourne avec la lame du bistouri la base de la première phalange luxée en arrière, et fait sortir l'instrument par la face palmaire en sectionnant les tendons fléchisseurs.

Au lieu de tailler carrément les lambeaux à leur sommet, on peut les arrondir; mais leur confection en est rendue plus difficile.

II. Méthode ovalaire modifiée. — *Raquette* (fig. 37. D).

La position de la main malade, des doigts de l'aide et de l'opérateur, est la même que pour l'amputation à deux lambeaux latéraux.

1° Fléchissant légèrement la première phalange du doigt à

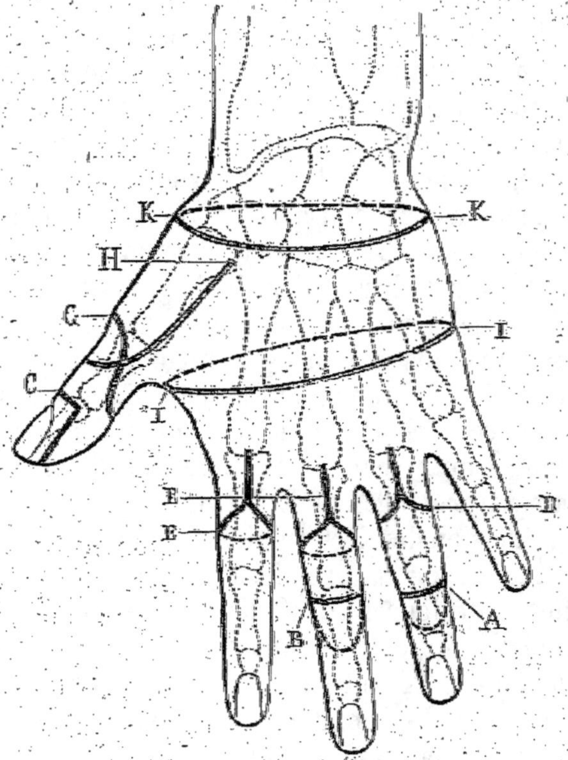

Fig. 38. — Main, face dorsale.

A, amputation d'une phalange dans la continuité, un lambeau palmaire; — B, désarticulation d'une phalange, un lambeau palmaire; — C, désarticulation de la phalangette du pouce, un lambeau palmaire; — D, désarticulation d'un doigt, deux lambeaux latéraux; — E, désarticulation d'un doigt, raquette; — G, désarticulation du pouce, ellipse à lambeau palmaire; — H, désarticulation du premier métacarpien, lambeau externe; — I, désarticulation des quatre derniers métacarpiens, méthode circulaire; — K, désarticulation du poignet, méthode circulaire.

enlever, l'opérateur commence sur le milieu de la face dorsale, au niveau ou à quelques millimètres au-dessus de l'interligne articulaire, une incision cutanée qu'il conduit suivant l'axe du doigt jusqu'à hauteur du pli digito-palmaire,

Abaissant alors peu à peu le manche du bistouri, de façon que la lame soit toujours perpendiculaire aux tissus à diviser, il vient, en obliquant un peu en avant, rejoindre la face latérale droite de la première phalange. Il la contourne, pour atteindre la face palmaire, qu'il coupe transversalement à 5 millimètres au-dessous du pli digito-palmaire, ayant soin de relever en même temps le doigt malade, pour suivre toujours des yeux la marche du bistouri.

2° Le doigt abaissé, il porte le talon du bistouri à la fin de l'incision précédente, la pointe en bas, et traverse obliquement la face latérale gauche de la première phalange pour rejoindre l'incision dorsale rectiligne à hauteur du pli digito-palmaire. On a donc tracé une raquette, dont l'incision longitudinale est placée sur le dos du doigt, dont l'ovale embrasse la première phalange.

3° L'incision ovalaire terminée, l'opérateur dissèque et relève successivement chacune de ses lèvres, pendant que l'aide fixe le doigt et lui imprime les mouvements favorables. Cette dissection doit être poussée jusqu'au niveau de l'article. A la face palmaire, il n'est pas utile de la conduire aussi loin, le bistouri pouvant parfaitement dégager la phalange de ce côté, dans le dernier temps de la désarticulation.

4° Les lèvres de l'ovale écartées par l'aide, l'opérateur reprend de la main gauche la première phalange du doigt à enlever, et reconnaît l'interligne. Il pénètre dans l'article par la face dorsale, coupe le tendon extenseur, sectionne les ligaments latéraux et, contournant la base de la phalange luxée en arrière, il conduit le bistouri à sa face antérieure.

5° Portant le doigt malade dans l'extension forcée, il ramène le bistouri vers soi, et le fait sortir par l'incision palmaire, en sectionnant les tendons fléchisseurs et détruisant les dernières attaches.

B. — Amputation du pouce dans l'article

L'articulation métacarpo-phalangienne du pouce a son grand diamètre transversal; sur sa face antérieure existent deux petits os sésamoïdes.

Les méthodes opératoires décrites pour l'amputation d'un

8.

doigt s'appliquent au pouce, sans modifications importantes, mais on se servira plus avantageusement des procédés suivants.

I. **Méthode à un lambeau.**—*Lambeau externe (Dubrueil).*

La main du malade placée dans la pronation, la peau tirée en haut par un aide, le chirurgien saisit le pouce avec sa main gauche, et l'écarte légèrement en dehors (fig. 39 et 40).

1° Sur la face dorsale de l'article, immédiatement en dedans du tendon extenseur, il commence une incision qu'il

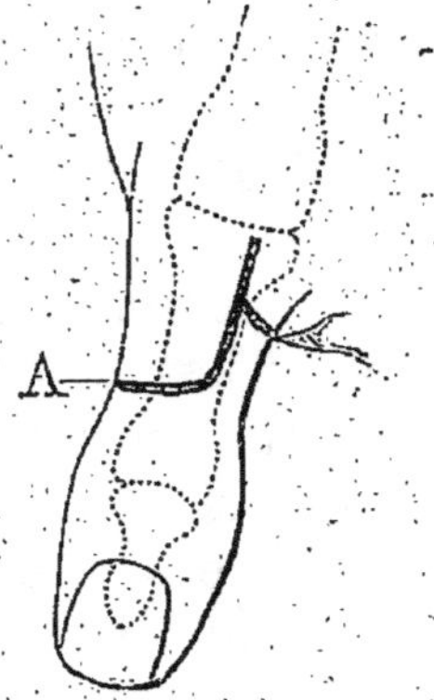
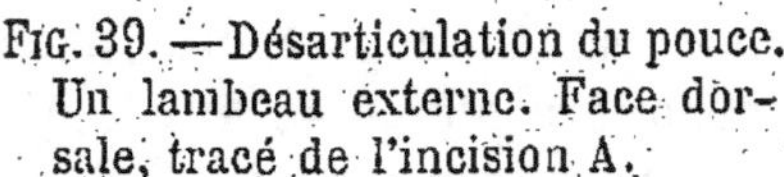
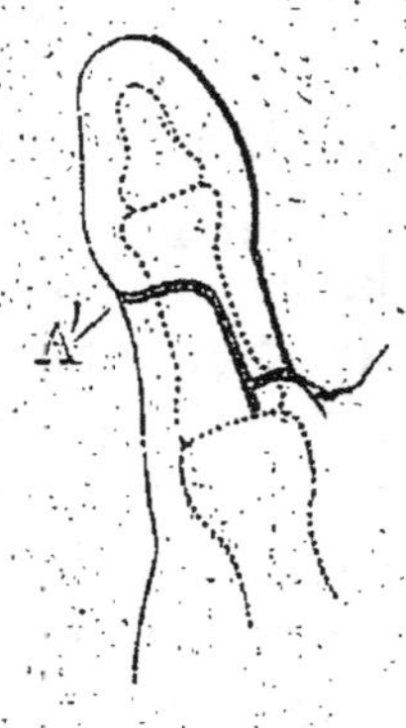

<table>
<tr><td>

Fig. 39.—Désarticulation du pouce. Un lambeau externe. Face dorsale, tracé de l'incision A.

</td><td>

Fig. 40.—Désarticulation du pouce. Un lambeau externe Face palmaire, tracé de l'incision A'.

</td></tr>
</table>

porte directement en avant dans l'axe du doigt, jusqu'à la partie moyenne de la première phalange. A ce moment, il abaisse le manche du bistouri, et la lame, devenue perpendiculaire à l'axe du doigt, coupe en travers les téguments de la face latérale externe. Le pouce malade est peu à peu relevé, et l'incision transversale conduite jusque sur la ligne médiane de sa face palmaire. Une incision longitudinale, partie de ce point pour venir se terminer à la hauteur de l'article, en dedans du tendon du long fléchisseur, achève le tracé du lambeau. Il est inutile, dans ce premier temps, de sectionner les tendons; la peau seule doit être intéressée, mais il faut mettre tous ses soins à tailler bien carrément le sommet du lambeau.

2° Le lambeau ainsi tracé, l'opérateur le dissèque jusqu'à sa base, puis le confie à l'aide qui le maintient relevé.

3° Par une section perpendiculaire qui correspond au côté interne de l'article, il réunit les deux extrémités de la base du lambeau.

4° Le bistouri porté sur la face dorsale de l'article coupe le tendon extenseur, les ligaments latéraux, et vient sortir à la face palmaire, où il détache les os sésamoïdes et achève la séparation du doigt.

II. Méthode elliptique. — 1° *Lambeau palmaire (Malgaigne)*.

1° La main placée dans une position moyenne, on fait avec le bistouri une incision dorsale à convexité supérieure, dont la partie moyenne passe à 2 ou 3 millimètres au-dessous de l'interligne articulaire, et dont les extrémités aboutissent latéralement au pli palmaire inférieur (fig. 46, A).

2° Le pouce étant alors fortement relevé, on fait à la face palmaire une deuxième incision à convexité inférieure qui, rejoignant sur les côtés les extrémités de la première, descend par sa partie moyenne à mi-chemin du pli palmaire inférieur et de l'autre pli qui accuse l'articulation phalango-phalangétienne.

3° Le lambeau disséqué et la peau attirée en haut par un aide, on ouvre l'articulation par sa face dorsale, on divise la capsule sur les côtés. Arrivé aux os sésamoïdes, pour les détacher rapidement, il faut, le pouce étant tenu horizontalement et sa face dorsale tournée en haut, porter la pointe du bistouri entre eux et la surface articulaire, en la dirigeant en bas et en avant de manière à former avec l'os métacarpien un angle d'environ 45°. Enfin on divise les tendons et les muscles du côté palmaire.

b. *Lambeau externe.* — La main du malade en pronation, fixée par un aide qui attire vers le poignet les téguments de la racine du pouce, l'opérateur saisit de la main gauche la première phalange de ce doigt, et la porte en dehors.

4° Il pratique, sur la face interne de la première phalange du pouce, une incision curviligne à convexité supérieure, dont le sommet atteint le repli interdigital, et dont les extrémités vont aboutir au milieu des faces dorsale et palmaire (fig. 47, A.).

2° Portant le pouce dans l'adduction, il fait sur sa face externe une seconde incision curviligne, dont les extrémités se confondent avec celles de la précédente, et dont le sommet atteint le niveau du repli interdigital sur la face interne du doigt.

3° On dissèque et on relève ce lambeau, en n'y comprenant que la peau; puis l'aide le maintenant relevé et tirant fortement la peau en haut, on attaque l'article par la face dorsale, on divise ses moyens d'union, et le traversant d'arrière en avant, on fait sortir le bistouri à la face palmaire pour achever le dégagement du doigt.

C. — Amputation simultanée des quatre derniers doigts dans l'article

Les têtes des quatre derniers métacarpiens font sur la face dorsale de la main des saillies très-prononcées dans la flexion des doigts. Ces saillies ne sont pas sur une ligne exactement transversale, mais sur une ligne légèrement convexe en bas, de l'auriculaire vers l'indicateur.

I. Méthode circulaire. —La main dans la supination est fixée par un aide qui écarte le pouce et tire les téguments vers le poignet. L'opérateur saisit les doigts dans sa main gauche.

1° Il pratique sur la face palmaire, au niveau des plis cutanés qui séparent les doigts de la paume de la main, une incision qui intéresse la peau et les tendons fléchisseurs (fig. 46, B).

2° La main mise en pronation, il divise les téguments de la face dorsale sur le même niveau.

3° La manchette est disséquée et relevée à la face dorsale jusqu'au niveau des articles.

4° On attaque les articulations par la face dorsale, en fléchissant légèrement les doigts; on coupe successivement les tendons extenseurs et les ligaments latéraux de chacune d'elles, puis faisant glisser le couteau en avant de la base des phalanges luxées en arrière on le fait sortir par l'incision palmaire, en achevant le détachement des doigts.

II. Méthode à deux lambeaux — 1°-2°. Mêmes incisions palmaire et dorsale que dans la méthode circulaire, en les portant aussi en avant que possible dans les espaces interdigitaux.

3° On pratique sur la face externe du deuxième doigt et sur la face interne du cinquième deux incisions rectilignes, qui, partant de l'articulation métacarpo-phalangienne, viennent aboutir à l'incision circulaire.

4° Le lambeau dorsal cutané, disséqué et relevé, on détruit successivement d'arrière en avant et de gauche à droite chacune des articulations, et contournant la base des premières phalanges luxées en arrière, on fait passer le couteau à leur face antérieure. Le ramenant vers soi, pendant qu'on relève les doigts, on le fait sortir par l'incision palmaire achevant ainsi le détachement des doigts.

III. Méthode elliptique.—*Lambeau palmaire* (fig. 41, A).

La main du malade en pronation, l'aide tirant fortement vers le poignet les téguments de la face dorsale, et écartant le pouce en dehors, l'opérateur reconnaît les extrémités interne et externe de l'interligne articulaire.

1° Fléchissant légèrement les doigts du patient, qu'il embrasse avec sa main gauche, il trace de gauche à droite une incision courbe à convexité supérieure qui, commencée sur le bord latéral de la main (interne ou externe, suivant qu'il opère sur la main droite ou gauche), un centimètre au-dessous de l'article, vient rejoindre le bord opposé à la même hauteur, en passant à son sommet à quelques millimètres au-dessous de la tête du troisième métacarpien. Cette incision ne doit intéresser que la peau.

2° Plaçant la main du malade dans l'extension forcée pour mettre à jour la face palmaire, il reporte le couteau au point de départ de l'incision dorsale. Avec la pointe de l'instrument, maintenue constamment perpendiculaire aux tissus à diviser, il trace son lambeau, en pénétrant aussi avant que possible dans les espaces interdigitaux. Pour cela, il écarte successivement les doigts, afin de tendre les replis, et sur les

premières phalanges il conduit l'instrument un peu au delà
du sillon digito-palmaire. En agissant ainsi, on obtient un
lambeau légèrement festonné, mais toujours suffisamment
long, et l'on n'est pas exposé à couper la peau en biseau.

3° La main est remise en pronation, les doigts légèrement

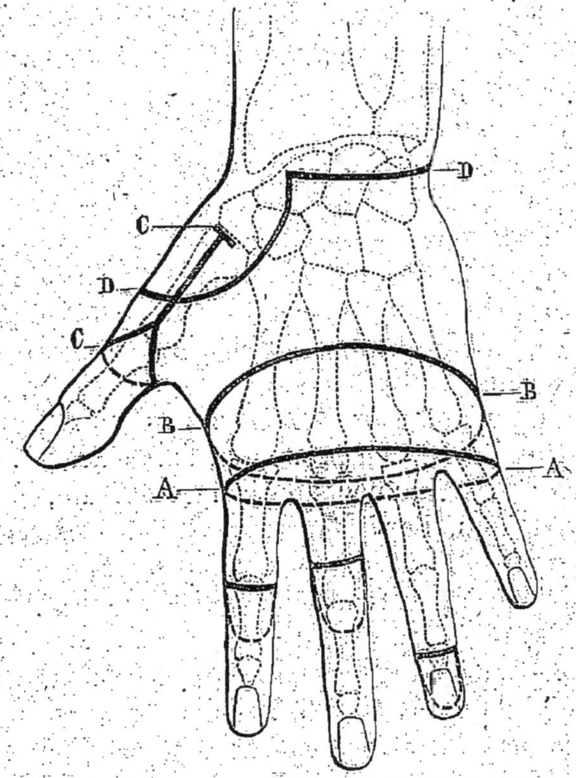

FIG. 41. — Main, face dorsale.

A, amputation simultanée des quatre derniers doigts, ellipse à lambeau palmaire ;
— B, amputation des quatre derniers métacarpiens dans la continuité, ellipse à lambeau palmaire ; — C, désarticulation du premier métacarpien, raquette ; — D, désarticulation du poignet ; tracé du lambeau externe.

fléchis. Le couteau, promené sur le dos des articles, coupe
les tendons extenseurs, puis avec la pointe on sectionne successivement, de gauche à droite, les ligaments latéraux de
chaque articulation.

3° La lame de l'instrument contourne la base des premières

phalanges repoussées en arrière, et vient se placer à leur face antérieure. Relevant fortement les doigts, on ramène le couteau vers soi et on le fait sortir par l'incision palmaire, en détruisant les dernières attaches qui maintiennent les doigts.

Dans ce dernier temps, au lieu de faire marcher transversalement la lame du couteau pour détacher tous les doigts à la fois, on peut le faire agir du talon, et dégager successivement chacun des doigts, de droite à gauche.

L'opération terminée, on lie ou on tord les artères collatérales, suivant leur volume.

§ III. AMPUTATION DES MÉTACARPIENS DANS LA CONTINUITÉ

A. — Amputation du premier métacarpien dans la continuité

Le premier métacarpien est aplati et présente une face dorsale convexe, une face palmaire concave et deux bords. Sa face dorsale n'est recouverte que par la peau et les tendons extenseurs. Sur ses autres côtés, il est entouré par les masses charnues de l'éminence thénar, qui le débordent en dehors. Il jouit d'une grande mobilité et est complétement isolé du reste de la main, sauf en dedans.

a. Méthode ovalaire modifiée. — *Raquette* (fig. 42, D).

La main du malade, mise en pronation, est fixée par un aide qui attire les téguments du premier métacarpien vers le poignet, et écarte les doigts sains. L'opérateur saisit le pouce par sa première phalange, et le met dans l'extension.

1° Il pratique de haut en bas, sur le milieu de la face dorsale du premier métacarpien, une incision cutanée rectiligne, qui, commencée à 1 centimètre au-dessus du point de section osseuse, descend jusqu'à 1 centimètre au-dessus de l'article métacarpo-phalangien.

Abaissant alors le manche du bistouri, il traverse obliquement en bas et en avant la face latérale droite du pouce, pour aboutir au pli digito-palmaire. Relevant fortement le pouce, il continue son incision suivant le pli palmaire jusqu'à la face latérale opposée.

2° Replaçant le pouce dans l'extension, il porte le talon du bistouri à la fin de l'incision précédente, et, traversant obliquement de bas en haut et d'avant en arrière la face latérale gauche, il vient rejoindre l'incision dorsale rectiligne à son

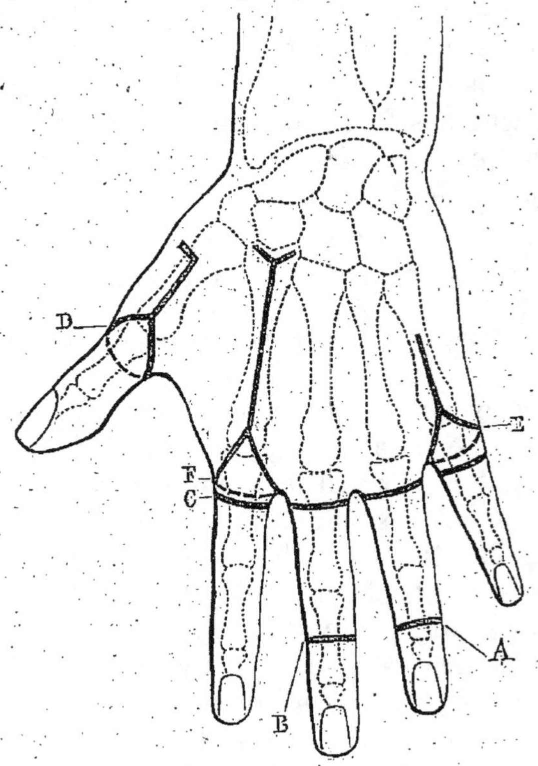

FIG. 42. — Main, face dorsale.

A, amputation d'une phalange dans la continuité, deux lambeaux carrés, dorsal et palmaire, incision sur la face dorsale ; — B, désarticulation d'une phalange, même procédé ; — C, amputation des quatre derniers doigts dans l'article ; — D, amputation du premier métacarpien dans la continuité, raquette ; — E, amputation du cinquième métacarpien dans la continuité, raquette ; — F, désarticulation du deuxième métacarpien, raquette.

extrémité inférieure. La raquette ainsi tracée n'intéresse que la peau.

3° L'aide fixant le pouce, l'opérateur dissèque légèrement les lèvres de la raquette ; puis rase successivement de haut en bas les deux faces latérales de l'os, pour en détacher les parties molles. Il termine, en contournant avec le bistouri la face palmaire de l'os, et, ramenant l'instrument vers soi, il le fait sortir par l'incision palmaire, pour achever le dégagement du métatarsien.

4° Les parties molles relevées avec une compresse fendue, l'opérateur coupe circulairement le périoste, et divise l'os transversalement avec une petite scie.

b. **Méthode à un lambeau.** — *Lambeau externe* (fig. 46, C).

α. *Par transfixion.* — La main du malade est en supination pour le côté droit, en pronation pour le côté gauche; un aide la maintient, écarte les doigts sains, et tire en haut les téguments. Côté gauche :

1° L'opérateur saisit de la main gauche les parties molles qui débordent le côté externe du métacarpien, et les attire en dehors. Il pratique sur le milieu de la face dorsale de l'os, à hauteur du point de section une incision cutanée de 1 centimètre de longueur. Par cette incision, il fait pénétrer la pointe du couteau tenu verticalement et le tranchant en avant, contourne avec l'instrument le bord externe, puis la face palmaire du métacarpien, et le poussant en bas, en même temps qu'il en renverse le manche en dehors, il fait sortir le bistouri aussi en dedans que possible à la face palmaire, pour donner à la base du lambeau une grande largeur.

Ramenant le couteau vers soi, en rasant l'os, et contournant au plus près la face externe de l'articulation métacarpophalangienne, il taille de haut en bas, par des mouvements de va-et-vient, un lambeau qu'il termine carrément au milieu de la première phalange, en dirigeant en dehors le tranchant de l'instrument.

2° Saisissant alors de la main gauche les parties molles qui tapissent la face interne du métacarpien, pendant que l'aide porte le pouce en dehors, l'opérateur attire la peau en dedans. Il introduit le bistouri dans la plaie dorsale, à la base du lambeau, contourne d'arrière en avant le bord interne du métacarpien et fait sortir l'instrument à la partie supérieure de l'incision palmaire, le tranchant de son côté. Il rase l'os de haut en bas, en détache les chairs, et vient sortir dans la commissure interdigitale.

3° Les parties molles relevés, l'opérateur divise les chairs épargnées au niveau de la base du lambeau, et coupe circulairement le périoste.

4° Il coupe l'os en travers, à hauteur de la base du lambeau.

On peut également commencer par détacher les chairs sur le bord interne du métacarpien, soit de haut en bas par transfixion, soit de bas en haut, le pouce dans l'abduction, les parties molles attirées en dehors, le bistouri coupant droit devant lui en rasant l'os. On termine alors par la taille du lambeau externe.

β. *De dehors en dedans*. — Même position (fig. 46, E).

1° On trace le lambeau en divisant la peau seule avec la pointe du bistouri ; on lui donne une base très-large en commençant l'incision sur le bord interne du métacarpien, et on le coupe bien carrément à son sommet. Le lambeau est disséqué de bas en haut.

2° On détache les parties molles internes de bas en haut, et l'on termine l'opération, comme nous l'avons indiqué plus haut.

c. **Méthode elliptique**. — α. *Lambeau externe*. — Il n'est applicable qu'à la moitié inférieure du premier métacarpien. Le sommet supérieur de l'ellipse est placé en dedans, à un demi-centimètre au-dessous du point de section de l'os. L'incision curviligne inférieure descend jusqu'au milieu du bord externe de la première phalange.

Le lambeau tracé, et la peau rétractée, on le dissèque de bas en haut, et on le fait relever. On détache les chairs à la face interne du métacarpien ; on divise circulairement le périoste et on scie l'os en travers.

β. *Lambeau palmaire*. — Procédé applicable à toute la longueur du métacarpien. Le sommet supérieur de l'ellipse est placé sur la face dorsale de l'os, à un demi-centimètre au-dessous du point de section ; l'incision curviligne inférieure passe dans le pli palmaire digital ou un peu au-dessous.

Après avoir tracé le lambeau, on fait relever le pouce, et

on le dissèque de bas en haut. On achève le détachement des parties molles, ou divise le périoste, et on coupe l'os perpendiculairement à son axe.

B. — Amputation isolée d'un des quatre derniers métacarpiens, dans la continuité.

Le corps des quatre derniers métacarpiens est prismatique triangulaire, son arête dirigée en avant. Leur face dorsale n'est recouverte que par la peau et les tendons extenseurs. Leurs faces latérales, légèrement excavées, donnent attache aux muscles interosseux. A la paume de la main, ils sont cachés par des parties molles assez épaisses, les vaisseaux et les nerfs. Renflés à leurs extrémités inférieures, que relie le ligament intermétacarpien, ils s'élargissent à leur base, où ils sont étroitement unis par de forts ligaments.

I. — Amputation du cinquième métacarpien dans la continuité.

Presque sous-cutané à sa face dorsale, libre à son bord interne, il est recouvert par les muscles de l'hypothénar qui le débordent en dedans.

a. **Méthode à un lambeau.**—*Lambeau interne.*—Comme le lambeau externe pour le premier métacarpien, le lambeau interne pour l'amputation du cinquième est taillé : α. par transfixion, avant ou après détachement des chairs à sa face externe ; β. de dehors en dedans, ou par dissection, procédé plus sûr. Son sommet doit atteindre le milieu du bord interne de la première phalange.

b. **Méthode ovalaire modifiée.**—*Raquette* (fig. 37, F).— On fait une raquette dont l'incision longitudinale, placée sur la face dorsale de l'os, commence à 1 centimètre au-dessus du point de section du métacarpien, et descend jusqu'à 1 centimètre au-dessus du pli digito-palmaire. L'incision ovalaire, commencée à l'extrémité inférieure de la précédente, embrasse obliquement la racine du doigt, en passant dans la rainure palmaire digitale.

Les lèvres de la raquette légèrement disséquées, on dé-

tache les chairs de haut en bas sur les faces latérales du métacarpien et sur sa face palmaire, et, les faisant relever et
protéger, on coupe l'os un peu obliquement de haut en bas
et de dedans en dehors.

II. — Amputation isolée des deuxième, troisième et quatrième
métacarpiens, dans la continuité.

Chacun de ces os est rattaché par des muscles aux deux
métacarpiens voisins.

a. **Méthode à deux lambeaux.** — *Lambeaux latéraux.*

1° La main en pronation, les doigts voisins écartés par un
aide, qui tire fortement les téguments vers le poignet ; l'opérateur pratique sur le milieu de la face dorsale du métacarpien, au niveau ou un peu au-dessus du point de section
osseuse, une incision de 1/2 à 1 centimètre de longueur.
Par cette incision, il fait pénétrer la pointe du bistouri,
dont le tranchant dirigé en avant, contourne un des bords
et une des faces latérales de l'os, et vient sortir à la face
palmaire à la même hauteur. Il ramène alors le bistouri vers
lui, et, rasant l'os, le fait sortir dans la commissure interdigitale, en taillant par des mouvements de va-et-vient un des
lambeaux latéraux.

2° Reportant son bistouri au point de départ, l'opérateur
contourne la face opposée du métacarpien, fait sortir l'instrument par l'incision palmaire, et, rasant l'os de haut en bas,
taille le second lambeau.

3° Il coupe alors les tendons et les chairs adhérentes à l'os,
divise le périoste, passe la compresse-rétracteur, et sectionne
l'os avec la scie à chaîne, ou une scie étroite de Larrey.

Pour les troisième et quatrième métacarpiens, la section
de l'os doit être transversale ; pour le deuxième elle est oblique en bas et en dedans.

b. **Méthode ovalaire modifiée.** — *Raquette.*

On pratique une raquette dont l'incision longitudinale, placée sur la face dorsale de l'os, commence à 1 centimètre
au-dessus du point de section de l'os, et descend à 1 centimètre au-dessus du pli digito-palmaire. L'incision ovalaire,

partant de l'extrémité inférieure de la précédente, embrasse la racine du doigt en passant par le pli digito-palmaire. On dissèque les lèvres de la raquette, on détache les chairs sur les faces latérales et palmaire de l'os, et on divise celui-ci au point déterminé.

C. — Amputation de deux métacarpiens contigus, dans la continuité.

Méthode ovalaire modifiée. — *Raquette*.

1° La main en pronation, les doigts sains écartés et la peau tirée en haut par un aide, on pratique une incision longitudinale, qui, commencée à 1 centimètre au-dessous du point de section des os, sur le milieu de la face dorsale de l'espace intermétacarpien, descend de haut en bas jusqu'à hauteur de la tête des métacarpiens. De son extrémité supérieure partent deux petites incisions obliques, formant un V à sommet inférieur, qui vont aboutir aux bords latéraux extérieurs des os à enlever, à hauteur de la section osseuse. De son extrémité inférieure part l'incision ovalaire qui embrasse la racine des deux doigts en passant dans les plis palmaires digitaux.

2° L'opérateur dissèque les lèvres de la raquette; il coupe les tendons extenseurs, puis détache de haut en bas les parties molles, sur les faces latérales des métacarpiens, du côté des parties saines. Il divise ensuite les chairs qui séparent les deux métacarpiens, et les dénude avec soin au point de section osseuse.

3° Les deux os sont successivement divisés avec la scie à chaîne ou une pince coupante, en protégeant les chairs avec une sonde de Blandin, ou une plaque de carton.

4° Soulevant vers la face dorsale le bout inférieur des métacarpiens divisés, on achève avec le bistouri le détachement des parties molles à leur face palmaire, et on fait sortir la lame par l'incision palmaire.

Pour amputer ensemble les quatrième et cinquième métacarpiens, on peut faire l'incision longitudinale de la raquette sur le dos du quatrième métacarpien. Une incision oblique en haut et en dedans, partant de l'extrémité carpienne de la précédente, va rejoindre le bord interne du troisième os du métacarpe. L'incision ovalaire se fait comme nous l'avons dit. On obtient ainsi un lambeau dorsal interne, qui, disséqué et relevé, permet de dégager les os, et de les sectionner aisément en commençant par le cinquième.

Pour l'amputation simultanée du deuxième et du troisième métacarpien, l'incision longitudinale de la raquette est faite sur le dos du troisième métacarpien. De son extrémité carpienne part une incision oblique en haut et en dehors qui va rejoindre le bord externe du second. On obtient ainsi un lambeau dorsal, qui, disséqué et rejeté en dehors, permet de dégager et de scier aisément les deux os.

D. — Amputation simultanée des deuxième, troisième et quatrième
métacarpiens, dans la continuité .

Elle se fait par la méthode ovalaire modifiée. L'incision longitudinale de la raquette est placée sur le dos du troisième métacarpien. De son extrémité inférieure part l'ovale, qui embrasse la racine des trois doigts, en passant dans les plis digito-palmaires. De son extrémité carpienne partent deux incisions obliques en haut vers le quatrième et le deuxième os du métacarpe. On obtient ainsi un petit lambeau dorsal supérieur, en V à pointe inférieure, et deux lambeaux latéraux, qui sont disséqués et rejetés en dedans et en dehors.

On dénude la face interne du quatrième, et la face externe du second métacarpien, de haut en bas à partir du point de section osseuse ; on coupe les chairs intermétacarpiennes, on divise le périoste et on sectionne successivement chacun des os, avec la scie à chaîne ou la pince de Liston. Soulevant alors le bout inférieur des métacarpiens divisés, on détache les chairs à leur face antérieure, et l'on fait sortir le bistouri par l'incision palmaire.

E. — Amputation simultanée des quatre derniers métacarpiens dans
la continuité.

a. Méthode circulaire. — La main en position moyenne, un aide la fixe, écarte le pouce en dehors, et tire fortement la peau vers le poignet. L'opérateur embrasse dans sa main gauche les doigts à enlever.

1° Il divise, de gauche à droite, la peau de la face dorsale de la main, à 4 centimètres au-dessous du point de section osseuse.

2° Renversant la main dans l'extension forcée, il pratique à la face palmaire une incision transversale cutanée, qui réunit les extrémités de la précédente.

3° On dissèque la manchette cutanée, on la relève, et on la fait maintenir par l'aide.

4° L'opérateur, reprenant les doigts, divise les parties molles sur le bord externe du deuxième métacarpien, dans les espaces interosseux et sur le bord interne du cinquième métacarpien, au niveau ou un peu au-dessous de la base de la manchette, et perpendiculairement aux os. Chacun d'eux dénudé avec soin, il passe une compresse à cinq chefs, avec laquelle l'aide relève les chairs et les met à l'abri.

5° Plaçant alors la main en position moyenne, on scie séparément et successivement chaque métacarpien, en suivant l'obliquité indiquée.

Si l'on ampute un peu haut, il est indispensable de détacher les chairs de la face externe du deuxième métacarpien, en rasant cet os de haut en bas.

b. **Méthode à deux lambeaux.**—*Deux lambeaux carrés, dorsal et palmaire.*—Même position. Sur l'incision circulaire précitée, on fait tomber deux incisions rectilignes qui suivent, de haut en bas, à partir du point de section osseuse, le bord interne du cinquième et le bord externe du deuxième métacarpien. Les deux lambeaux disséqués et relevés, on divise les chairs et les os, comme dans la méthode circulaire.

c. **Méthode elliptique.**—*Lambeau palmaire* (fig. 44, B).—Même position. 1° L'opérateur pratique sur la face dorsale de la main une incision cutanée, curviligne, à convexité supérieure, qui, commencée sur le bord gauche de la main, un centimètre au-dessous du point de section des os, remonte sur le troisième métacarpien à hauteur de la section osseuse, puis descend obliquement en bas, pour atteindre le bord droit de la main, au même niveau qu'à son point de départ.

2° Plaçant la main dans l'extension forcée, il fait, sur la face palmaire, une incision convexe en bas, qui, partant sur les faces latérales, des extrémités de l'incision dorsale, vient passer dans les plis digito-palmaires.

3° L'aide, fixant la main et les doigts dans l'extension forcée, on dissèque et on relève, de bas en haut, le grand lambeau palmaire, en y comprenant toutes les parties molles.

4° Plaçant de nouveau la main en pronation, l'opérateur promène le couteau près de l'incision dorsale, rétracte les téguments, et divise à ce niveau les tendons extenseurs. Il coupe alors les chairs interosseuses, divise le périoste et passe la compresse à cinq chefs, avec laquelle l'aide relève le lambeau et abrite les chairs.

5° La main en position moyenne, on scie successivement et isolément chacun des métacarpiens.

Il faut se souvenir que l'incision ovalaire doit contourner en dehors le bord externe du deuxième métacarpien, le suivre de haut en bas jusqu'à la commissure interdigitale, et qu'il est nécessaire de détacher les chairs en rasant ce bord de l'os, quand l'amputation se fait dans la moitié supérieure des métacarpiens.

§ IV. — AMPUTATION DES MÉTACARPIENS DANS LA CONTIGUITÉ

A. — Désarticulation du premier métacarpien.

Le premier métacarpien s'articule avec le trapèze par emboîtement réciproque. L'interligne articulaire forme une courbe légèrement convexe en haut; sa direction dans sa partie externe est oblique en bas et en dedans; prolongée, elle vient couper le cinquième métacarpien vers son tiers inférieur. La synoviale est distincte. Sous-cutané en arrière et en dehors, l'article est recouvert en avant par les muscles de l'éminence thénar. En dedans, il est séparé de l'articulation du deuxième métacarpien avec le trapèze par une rainure large de 1 à 2 millimètres, où passe l'artère radiale. Il faut aussi ménager l'articulation supérieure du second métacarpien, dont la synoviale communique avec la grande synoviale carpienne.

L'extrémité supérieure externe du premier métacarpien donne attache aux tendons du long abducteur et du court extenseur du pouce. Une capsule fibreuse, lâche, maintient en contact les surfaces articulaires, et permet une grande mobilité.

Points de repère. — Le doigt, longeant de bas en haut, le bord externe du premier métacarpien, rencontre à sa partie supérieure une petite saillie osseuse, l'interligne articulaire est à 2 ou 3 millimètres au-dessus de ce tubercule. Chez les sujets maigres, on reconnaît aisément à la face dorsale, l'extrémité supérieure du premier métacarpien. Enfin, l'article est placé sur le bord externe de la main, à 3 centimètres au-dessous de l'apophyse styloïde du radius.

a. **Méthode ovalaire modifiée.** — *Raquette* (fig. 43, A, et 44, E).

La main du malade en pronation, fixée par un aide qui tire la peau vers le poignet et écarte les doigts sains, l'opérateur saisit le pouce avec sa main gauche, le porte en dehors, et fléchit légèrement la première phalange pour tendre les téguments dorsaux.

1° L'interligne reconnu, il commence à 1 centimètre au-dessus de l'extrémité supérieure du métacarpien, sur le milieu de sa face dorsale, une incision longitudinale qu'il prolonge de haut en bas dans la direction de l'axe de cet os. Arrivé au tiers inférieur du métacarpien, il abaisse le manche du bistouri, et traversant obliquement en bas et en avant la face latérale droite, il vient rejoindre le pli digito-palmaire. Relevant alors le pouce, il continue l'incision dans le pli digito-palmaire jusqu'au bord opposé.

2° Le pouce abaissé, il porte le talon du bistouri à l'extrémité inférieure de l'incision précédente, et, traversant obliquement de bas en haut et d'avant en arrière la face latérale gauche, vient rejoindre l'incision dorsale au tiers inférieur du métacarpien. Ces incisions n'intéressent que la peau et le tissu cellulaire sous-cutané.

3° L'aide fixant le pouce dans une abduction légère, l'opérateur dissèque les lèvres de la raquette, ou les fait rétracter en promenant à quelque distance le tranchant du bistouri.

A la face palmaire, il pousse la dissection jusqu'à l'articula-

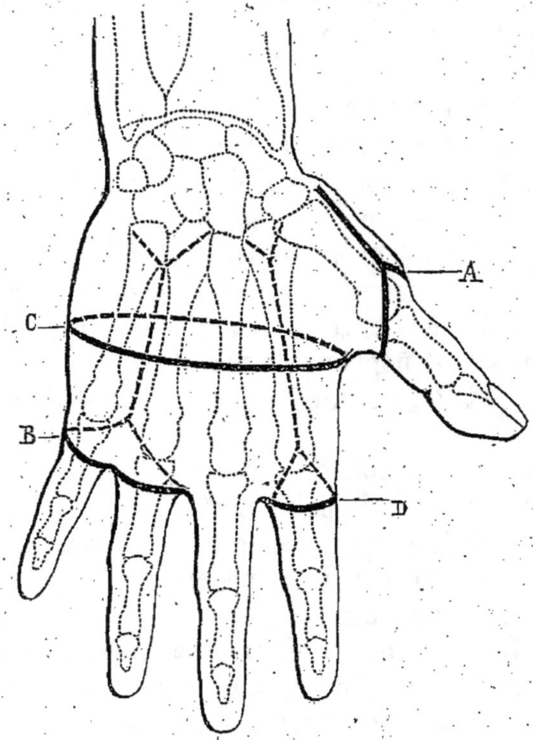

FIG. 43. — Main, face palmaire.

A, désarticulation du premier métacarpien, raquette; B, désarticulation simultanée du quatrième et du cinquième métacarpien, raquette; C, désarticulation simultanée des quatre derniers métacarpiens, méthode circulaire; D, désarticulation du
deuxième métacarpien, raquette.

tion métacarpo-phalangienne, pour permettre au bistouri de
contourner l'os, sans échancrer les téguments.

4° Les bords de la raquette écartés, il divise les tendons
extenseurs au niveau de l'article, puis de haut en bas, il
détache successivement les chairs sur les faces latérales de
l'os, limitant l'action du couteau pour ne pas blesser les parties profondes.

5° Il pénètre alors dans l'article, coupe les ligaments dorsaux, et faisant saillir en arrière l'extrémité supérieure du
métacarpien, en même temps qu'il lui imprime des mouve-

ments de rotation, il divise toute la capsule. La pointe du bistouri doit toujours rester appliquée contre l'os, pour ménager l'artère radiale, et ne pas ouvrir l'articulation trapézienne du second métacarpien. Soulevant le métacarpien, on détache toutes les chairs de sa moitié supérieure.

6° Prenant alors le bistouri comme un couteau à découper, et faisant écarter par l'aide la lèvre droite de la plaie, l'opérateur tenant le pouce de la main gauche, place parallèlement à l'os, la lame de l'instrument, sa pointe au-dessus du milieu du métacarpien. Faisant glisser la pointe sous l'os, pendant que le talon du bistouri reste à peu près immobile, il contourne de droite à gauche, la face palmaire du métacarpien, et fait saillir la lame sur le dos de la main, au côté gauche de l'os. Ramenant le tranchant vers soi, il achève de détacher les chairs palmaires de la partie inférieure, passe sous les sésamoïdes, et vient sortir par l'incision faite dans le pli palmaire digital.

Pour bien contourner l'os, il faut un bistouri à lame longue, étroite, et un peu flexible; et si l'on n'a pas pris soin de disséquer la peau à la face palmaire, on l'échancre presque constamment. Il faut éviter d'ouvrir l'articulation métacarpophalangienne dans les premiers temps de l'opération, car c'est à l'aide du pouce, que l'opérateur imprime au métacarpien des mouvements de rotation.

b. **Méthode à un lambeau.** — *Lambeau externe* (fig. 38, H).

α. *Par transfixion après désarticulation.* —La main dans la pronation ou la supination, suivant qu'on opère à gauche ou à droite, le pouce fortement écarté en dehors, la peau tirée en haut par un aide.

1° L'opérateur applique le tranchant du bistouri sur la commissure interdigitale, tout près du pouce et la pointe en haut. Il le conduit d'avant en arrière, et coupe toutes les parties molles du premier espace intermétacarpien, en rasant avec soin le bord interne du premier métacarpien, surtout dans sa moitié supérieure, pour ménager l'artère radiale et éviter d'entrer dans l'articulation trapézienne du second os du métacarpe.

2° Écartant le pouce autant que possible, l'opérateur dirigeant en haut et en dehors le tranchant du bistouri, pénètre
dans l'article par son côté interne. A mesure que la lame
s'enfonce entre les surfaces articulaires et divise la capsule,
l'aide attire en dehors les parties molles pour les mettre à
l'abri.

3° L'article traversé, le tranchant de l'instrument est
ramené en avant. Longeant de haut en bas le bord externe et
un peu la face antérieure du métacarpien, le chirurgien taille
un lambeau, qu'il prolonge jusqu'au milieu de la première
phalange du pouce, et termine carrément en tournant directement en dehors la lame du bistouri.

β. *Par transfixion avant désarticulation.* — 1° Le pouce
légèrement écarté, on pratique sur le milieu de la face
dorsale de l'article, une petite incision longitudinale. Par
cette incision, on introduit le bistouri, le tranchant en avant.
La lame contourne le bord externe, puis la face palmaire
du métacarpien, et vient sortir à la paume de la main, aussi
en dedans que possible.

2° Attirant en dehors les parties molles externes, l'opérateur ramène le bistouri vers soi, en rasant l'os, contourne
l'articulation métacarpo-phalangienne, et termine carrément
le lambeau ainsi taillé au milieu de la première phalange du
pouce.

3° Le lambeau relevé, il désarticule de dehors en dedans,
contourne la base du métacarpien, et portant le tranchant du
bistouri en avant, il le ramène vers soi en rasant le bord interne de l'os, et détachant les chairs du premier espace.

γ. *Par dissection, ou de dehors en dedans.* — On trace le
lambeau avec la pointe du couteau, on le dissèque de bas en
haut, et le faisant relever par un aide, on désarticule, et l'on
termine par la section des chairs du premier espace, comme
dans le procédé précédent.

B. — Désarticulation du cinquième métacarpien.

Le cinquième métacarpien, à son extrémité supérieure, s'articule avec l'os crochu et avec le quatrième métacarpien. L'articulation avec l'unciforme est une arthrodie. L'interligne arti-

culaire est oblique en bas et en dehors ; prolongé, il vient couper le second os du métacarpe à la partie moyenne. L'articulation latérale des quatrième et cinquième métacarpiens est également une arthrodie ; elle ne prolonge pas exactement l'axe du dernier espace intermétacarpien, mais est légèrement oblique en haut et en dehors.

Les moyens d'union sont des ligaments dorsaux et palmaires, et un fort trousseau fibreux qui, placé entre le quatrième et le cinquième métacarpien, les maintient solidement unis. Le tendon du cubital postérieur en arrière, une expansion tendineuse du cubital antérieur en avant, s'insèrent à la base du métacarpien.

La synoviale est commune aux articulations carpiennes du quatrième et du cinquième os du métacarpe, mais habituellement isolée de la grande synoviale carpienne.

Sous-cutané en arrière, l'article est recouvert en avant et en dedans par les masses charnues de l'éminence hypothénar.

Points de repère. — Le doigt longeant le bord interne ou la face dorsale du cinquième métacarpien de bas en haut, est arrêté à sa partie supérieure par une saillie osseuse ; 2 à 3 millimètres plus haut, est l'interligne articulaire. Au-dessus de l'article, une seconde saillie qui appartient à l'os crochu.

a. **Méthode ovalaire modifiée.** — *Raquette.*

1° L'incision longitudinale, commencée à 1 centimètre au-dessus de l'interligne, suit de haut en bas le milieu de la face dorsale du métacarpien, et s'arrête au-dessus de l'articulation métacarpo-phalangienne. L'incision ovalaire embrasse la racine du petit doigt, en passant dans le pli digito-palmaire.

2° L'os dénudé sur ses faces latérales, on divise les ligaments dorsaux. Pour séparer les deux métacarpiens, le bistouri est enfoncé dans le quatrième espace, son tranchant tourné vers le carpe ; la pointe, poussée en haut et en avant, pénètre entre les deux os. On évite de l'enfoncer trop profondément, pour ne pas blesser les chairs palmaires. Le pouce gauche de l'opérateur servant de point d'appui au dos de l'instrument, pousse peu à peu la lame entre les surfaces arti-

culaires, pendant que par des mouvements alternatifs d'abaissement et d'élévation du manche, la pointe du bistouri coupe
d'avant en arrière le ligament interosseux. Il faut avoir soin

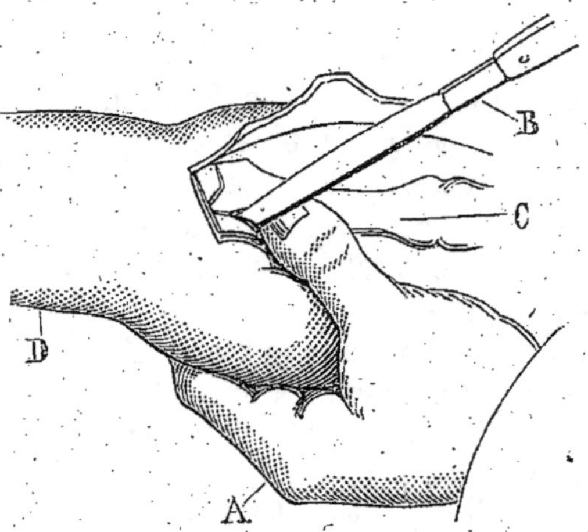

FIG. 44. — Section d'un ligament interosseux. Désarticulation
d'un métacarpien (*).

de donner à la lame l'obliquité légère en haut et en dehors
que présente l'interligne (fig. 44).

Cette façon d'agir n'est pas tout à fait celle que Lisfranc
avait appelée le *tour de maître*. Ce chirurgien, enfonçant en
haut et en avant la lame du bistouri dans l'espace intermétacarpien, relevait ensuite le manche perpendiculairement,
la pointe restant immobile. Dans le procédé que nous avons
indiqué, le tranchant du couteau attaque le ligament interosseux par la face palmaire, c'est-à-dire par le point le plus
accessible, et d'avant en arrière ; la lame ne pénètre entre les
os, que lorsque la section des liens fibreux a permis leur écartement.

3° Le ligament interosseux sectionné, l'opérateur entre
dans l'article par sa face dorsale ; imprimant au métacarpien
des mouvements de rotation, il coupe successivement tous les
ligaments, et achève de dégager son extrémité supérieure. Il

(*) A, main gauche de l'opérateur ; B, bistouri ; C, métacarpien à enlever ; D, main
de l'opéré.

termine en contournant avec le bistouri la moitié inférieure de l'os pour en détacher les chairs, et vient sortir dans le pli digito-palmaire.

b. **Méthode à un lambeau**. — *Lambeau interne* (fig. 47, B.).

Le lambeau interne unique peut être taillé :

α. Par transfixion après désarticulation ;

β. Par transfixion avant désarticulation ;

γ. Par dissection, ou de dehors en dedans.

Les règles sont les mêmes que pour la désarticulation du premier métacarpien, à lambeau externe.

C. — Désarticulation du deuxième métacarpien.

Le second métacarpien, par son extrémité supérieure, s'articule avec le trapèze, le trapézoïde et le troisième os du métacarpe. Toutes ces articulations sont des arthrodies, maintenues par des ligaments dorsaux et palmaires, et un fort trousseau fibreux entre le troisième et le second métacarpien. L'extrémité supérieure de ce dernier os donne attache, en arrière, au tendon du premier radial externe, en avant au tendon du grand palmaire. Les ligaments dorsaux sont peu résistants ; les ligaments palmaires sont plus solides et plus difficiles à atteindre.

L'ensemble de l'interligne articulaire, sur la face dorsale, présente la forme d'un M majuscule. Le côté externe, formé par la jointure trapézo-métacarpienne, est le plus court ; sa direction est oblique en haut et en dedans, vers l'extrémité inférieure du cubitus. L'articulation trapézoïdo-métacarpienne présente deux petites facettes, formant par leur réunion une sorte de V à pointe digitale. La première, ou l'externe, est oblique en bas et en dedans ; la seconde, plus étendue, se dirige en haut et en dedans. En ce point, le second métacarpien se trouve en contact avec le grand os. Enfin, la quatrième branche, le côté interne de l'M, est formée par l'articulation latérale des troisième et deuxième métacarpiens. Elle continue à peu près directement l'axe du second espace intermétacarpien. Cette disposition est peu variable.

La synoviale des articulations postérieures du deuxième

métacarpien, rentre dans la grande synoviale carpienne, et communique avec celle du troisième os du métacarpe. La face dorsale du second métacarpien n'est recouverte que par la peau et les tendons extenseurs ; le doigt promené de bas en haut sur le dos de l'os, reconnaît aisément l'interligne articulaire.

a. Méthode ovalaire modifiée. — *Raquette.*

En raison de la largeur de l'article et de la nécessité d'avoir du jour, on commence l'incision longitudinale de la raquette, à 1 centimètre 1/2 au-dessus de l'interligne, sur la face dorsale, et dans l'axe prolongé du métacarpien. Il vaut mieux commencer l'incision au niveau ou un peu au-dessous de l'article, et mettre celui-ci à découvert par une incision transversale de 1 à 2 centimètres, ou deux petites incisions obliques, circonscrivant un lambeau en V à base supérieure. On évite ainsi de taillader la peau.

Les lèvres de la raquette disséquées et les chairs détachées des faces latérales du métacarpien, on ouvre l'article par la face dorsale, en suivant les indications anatomiques. On coupe, comme nous l'avons indiqué, le ligament interossseux qui unit le deuxième et le troisième métacarpien. L'instrument est alors porté dans le premier espace, il longe de bas en haut la face externe du deuxième métacarpien, évite ainsi l'artère radiale, et vient ouvrir de dehors en dedans l'articulation de l'os avec le trapèze.

L'opérateur fait saillir en arrière l'extrémité postérieure du métacarpien, et, pénétrant entre les surfaces, attaque avec la pointe du bistouri les ligaments palmaires. Il s'aide de mouvements de torsion imprimés à l'indicateur pour les tendre et les amener sous le tranchant de l'instrument. La désarticulation achevée, il termine en détachant les chairs de la partie inférieure, par le mouvement de contournement indiqué.

Il est peut-être moins brillant, mais il est à coup sûr plus facile de dégager complétement le métacarpien avant d'attaquer ses articulations carpiennes. Les ligaments dorsaux et interosseux sectionnés, l'opérateur soulève le métacarpien, et peut attaquer par la face antérieure les ligaments palmaires, bien plus accessibles de ce côté.

h. Méthode à deux lambeaux. — *Lambeaux latéraux*.

On les taille comme pour l'amputation dans la continuité.

α. *Par ponction*, en plongeant successivement le bistouri d'arrière en avant, à l'extrémité supérieure du premier et du deuxième espace intermétatarsien, et rasant de bas en haut les faces latérales de l'os, pour faire sortir l'instrument par les commissures interdigitales.

β. *De bas en haut*, en pénétrant par les commissures interdigitales, et rasant, d'avant en arrière, les faces latérales de l'os, pour en détacher les chairs.

On désarticule par la face dorsale.

D. — Désarticulation du troisième métacarpien (fig. 47, B).

Le troisième métacarpien, à son extrémité supérieure, s'articule avec le grand os et les faces latérales des deux métacarpiens contigus. Ces articulations sont des arthrodies maintenues par des ligaments dorsaux, palmaires et interosseux. Le ligament interosseux qui unit le troisième et le quatrième métacarpien est très-développé. L'extrémité supérieure du troisième métacarpien donne attache par sa face dorsale au tendon du second radial externe.

L'interligne articulaire entre le grand os et le troisième métacarpien est un peu ondulé, et très-oblique en haut et en dehors. Cette obliquité tient à ce que la base du troisième métacarpien présente une véritable apophyse externe. Les interlignes intermétacarpiens continuent presque directement l'axe des espaces intermétacarpiens correspondants. Le couteau poussé de bas en haut y pénètre sans difficulté.

La synoviale des articulations postérieures du troisième os du métacarpe, communique avec la grande synoviale carpienne. Mais de plus, la section du ligament interosseux qui unit le troisième et le quatrième métacarpien, ouvre la synoviale propre aux articulations du quatrième et du cinquième métacarpien avec l'os crochu.

La face dorsale du troisième métacarpien n'est recouverte que par la peau et les tendons extenseurs ; le doigt, longeant l'os de bas en haut, reconnaît aisément l'interligne articulaire.

Méthodes opératoires. — La méthode ovalaire modifiée, et la méthode à deux lambeaux latéraux, en suivant les règles indiquées.

E. — Désarticulation du quatrième métacarpien.

Le quatrième métacarpien, à son extrémité supérieure, s'articule avec le grand os, l'os crochu et les deux métacarpiens voisins. Ces articulations sont des arthrodies maintenues par des ligaments dorsaux, palmaires et interosseux. Nous avons déjà signalé l'importance du ligament interosseux qui unit les faces latérales du troisième et du quatrième métacarpien. L'interligne articulaire qui sépare le quatrième métacarpien du grand os et de l'unciforme, offre une direction sensiblement transversale. Les deux interlignes intermétacarpiens, continuent presque directement l'axe des espaces correspondants.

La synoviale des articulations postérieures du quatrième métacarpien appartient également aux articulations du cinquième. Le ligament interosseux la sépare de celle du troisième métacarpien, mais il est détruit dans la désarticulation. La face dorsale du métacarpien n'est recouverte que par la peau et les tendons extenseurs. Le doigt, longeant l'os de bas en haut, reconnaît facilement l'interligne articulaire.

Méthodes opératoires. — La méthode en raquette, et la méthode à deux lambeaux latéraux, en suivant les règles indiquées.

F. — Désarticulation simultanée du deuxième et du troisième métacarpien.

Méthode ovalaire modifiée. — L'incision dorsale longitudinale commence au niveau de l'article entre les deux os à enlever. On la prolonge de haut en bas, en suivant l'axe du second espace intermétacarpien jusqu'à son quart inférieur. De ce point part l'incision ovalaire qui embrasse la racine des doigts médius et indicateur, en passant dans les plis digito-palmaires. Pour se donner du jour, on fait au sommet de l'incision dorsale rectiligne, une incision transversale de 3 à 4 centimètres qui découvre les articulations.

Les deux lambeaux ainsi tracés sont disséqués et relevés; on dénude la face externe du deuxième métacarpien et la face interne du troisième. On ouvre l'article par la face dorsale, on sectionne les ligaments interosseux, puis luxant en arrière

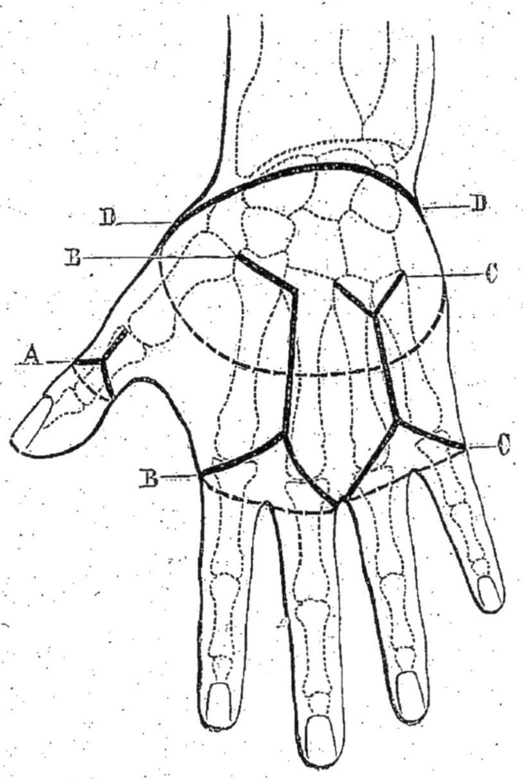

FIG. 45. — Main, face dorsale.

A, désarticulation du pouce, raquette; B B, désarticulation simultanée du deuxième et du troisième métacarpien, raquette; C C, désarticulation simultanée du quatrième et du cinquième métacarpien, raquette; D, désarticulation du poignet, ellipse à lambeau palmaire.

la base des métacarpiens, on divise les ligaments antérieurs, et passant le couteau sous leur face palmaire, on rase les os de haut en bas, et on fait sortir l'instrument par l'incision pratiquée dans les plis digito-palmaires (fig. 45, BB).

Au lieu d'une incision transversale au sommet de la ra-

quette, on peut : commençant l'incision longitudinale à 1 centimètre au-dessous des articles, faire partir de ce point deux
petites incisions obliques en haut, qui circonscrivent un lambeau en V à pointe digitale. Ce lambeau relevé met à jour
l'interligne dorsal.

On peut également placer l'incision longitudinale sur le dos
du troisième métacarpien. Une incision oblique en haut et en
dehors, partie de l'extrémité supérieure de la précédente,
vient aboutir au bord externe et supérieur du deuxième os
du métacarpe. On obtient ainsi un lambeau externe dorsal,
qui, disséqué et récliné en dehors, permet la désarticulation.

G. — Désarticulation simultanée du quatrième et du cinquième
métacarpien.

Méthode ovalaire modifiée. — Elle se pratique comme
dans l'opération précédente. L'incision longitudinale faite suivant l'axe du quatrième espace intermétacarpien, est surmontée
d'une incision transversale, ou de deux incisions obliques en
haut, circonscrivant un V à base supérieure. Si l'on place
l'incision dorsale rectiligne sur le dos du quatrième métacarpien, on fait partir de son extrémité supérieure une incision oblique en dedans, qui se termine sur le bord interne
de la main, au niveau de l'article. Les lambeaux dorsaux, où
le lambeau dorsal interne, disséqués et relevés, on détache
les chairs latérales, on désarticule par la face dorsale, et on
termine par le dégagement des os à la face palmaire (fig. 45,
C, C, et fig. 43, B).

H. — Désarticulation simultanée des trois métacarpiens moyens.

Méthode ovalaire modifiée. — L'incision longitudinale est
placée sur le dos du troisième métacarpien, qu'elle suit jusqu'à son quart inférieur. Pour découvrir les articulations, on
fait tomber sur son extrémité supérieure, deux incisions partant des extrémités postérieures du quatrième et du deuxième
métacarpien au niveau de l'interligne. Le petit lambeau en V
ainsi tracé, est disséqué et relevé vers le carpe. L'incision
ovalaire embrasse la racine des doigts annulaire, médius et

index, et passe dans les plis digito-palmaires. L'opération s'exécute ensuite suivant les règles indiquées pour la désarticulation simultanée de deux métacarpiens contigus.

I. — Désarticulation simultanée des quatre derniers métacarpiens.

L'interligne articulaire a été décrit pour la désarticulation isolée de chacun des métacarpiens.

a. **Méthode circulaire** (fig. 38, I, I).

1° La main en pronation, puis en supination, le pouce écarté et la peau tirée vers le poignet par un aide, on divise circulairement les téguments du dos et de la paume de la main, au niveau de la partie la plus élevée de la première commissure interdigitale.

2° Le tranchant du bistouri appliqué perpendiculairement sur la première commissure interdigitale, la pointe en haut, rase d'avant en arrière la face externe du second métacarpien en en détachant les chairs.

3° La manchette cutanée est disséquée et relevée. On ouvre tous les articles par la face dorsale, en suivant l'interligne de gauche à droite, puis luxant en arrière l'extrémité postérieure des métacarpiens, on achève leur dégagement à la face palmaire.

On pourrait sectionner les chairs du premier espace, en rasant de haut en bas la face externe du deuxième métacarpien, avant de faire l'incision circulaire ; mais il faut surtout s'attacher à maintenir dans ce temps le tranchant du bistouri contre l'os, pour ménager l'artère radiale.

b. **Méthode à deux lambeaux**. — *Lambeaux dorsal et palmaire.*

Une incision longitudinale conduite le long du bord interne du cinquième métacarpien de haut en bas, et aboutissant à la section circulaire de la peau, donnerait deux lambeaux carrés, égaux. Les lambeaux disséqués et relevés par un aide, on désarticulerait comme dans la méthode précédente.

c. **Méthode à un lambeau**. — *Lambeau palmaire.*

α. *Par transfixion avant désarticulation.* Côté droit : —La main en supination, le pouce écarté, on enfonce la pointe du couteau à la base du second métacarpien, sur sa face antérieure, le tranchant de l'instrument en avant. On fait glisser la pointe sous les chairs, de dehors en dedans, et elle vient sortir à la racine du cinquième métacarpien. Ramenant le couteau vers soi, en longeant la face antérieure des os, on taille un lambeau comprenant toutes les parties molles de la paume de la main. La main en pronation, une incision dorsale transversale découvre les articulations, que l'on détruit d'arrière en avant.

β. *Par transfixion après désarticulation.* — La main en pronation, la peau tirée en haut, et le pouce écarté par un aide; l'opérateur embrasse les parties de la main gauche, l'index et le pouce sur les extrémités de l'article.

1° Il pratique sur le dos de la main une incision transversale ou légèrement convexe en bas, aboutissant aux extrémités de l'interligne.

2° Une seconde incision à plein tranchant, détache les chairs, en rasant d'avant en arrière la face externe du second métacarpien, et aboutit à l'extrémité externe de la précédente.

3° On sectionne avec la pointe du bistouri les ligaments dorsaux, en suivant le trajet de l'interligne, puis on abaisse le métacarpe pour luxer en arrière la base des quatre métacarpiens.

4° Les ligaments antérieurs divisés, le couteau est glissé sous la face palmaire des os, le tranchant en avant. Relevant alors la main, l'opérateur ramène l'instrument vers soi, et taille, d'arrière en avant, un lambeau qu'il prolonge jusqu'aux plis digito-palmaires.

γ. *De dehors en dedans.* — La main en supination, on trace le lambeau avec la pointe de l'instrument. On le dissèque de bas en haut, en y comprenant toutes les parties molles palmaires, et on le fait relever.

La main en pronation, on divise transversalement les parties molles dorsales à la base du lambeau, et on désarticule d'arrière en avant.

d. Méthode elliptique. — *Lambeau palmaire* (fig. 46, D D).

1° La main en pronation, un aide écarte le pouce et tire en haut les téguments. L'opérateur tenant de la main gauche les parties à enlever, fait sur la face dorsale une incision à convexité supérieure. Commencée sur la face interne du cinquième métacarpien à son quart supérieur (côté droit), elle remonte en s'arrondissant jusqu'aux articulations carpiennes

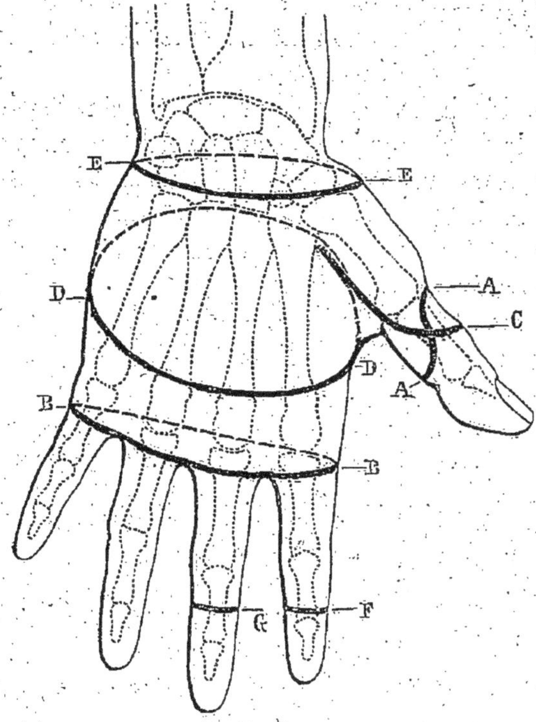

FIG. 46. — Main, face palmaire.

A A, désarticulation du pouce, ellipse à lambeau palmaire ; B B, désarticulation des quatre derniers doigts, méthode circulaire ; C C, désarticulation du premier métacarpien, lambeau externe ; D D, désarticulation des quatre derniers métacarpiens, ellipse à lambeau palmaire ; E E, désarticulation du poignet, ellipse à lambeau palmaire.

du quatrième et du troisième métacarpien, puis descend pour venir couper le deuxième métacarpien à son quart supérieur. Elle longe alors le bord externe du deuxième métacarpien jusqu'à la première commissure interdigitale, et contourne la face latérale de son articulation métacarpo-phalangienne, pour aboutir au pli digito-palmaire.

2° Les doigts relevés et la main dans l'extension forcée, on décrit, à sa face palmaire, de gauche à droite, une incision courbe à convexité inférieure, qui, commencée au point de départ de la précédente, au quart supérieur du bord interne du cinquième métacarpien, longe cet os jusqu'à son quart inférieur, et là s'arrondit pour gagner en avant les plis digito-palmaires, qu'elle suit jusqu'au côté externe du second métacarpien. Ces incisions se font en sens inverse pour la main gauche.

3° La main abaissée, on dissèque et on relève les bords de l'ellipse à la face dorsale. On coupe les tendons, on divise les ligaments dorsaux, puis luxant en arrière la base des métacarpiens, on détache les ligaments palmaires.

4° Le couteau est alors conduit sur la face antérieure de ces os, et, suivant l'incision palmaire tracée, il détache d'arrière en avant les parties molles de la paume de la main.

On pourrait disséquer de bas en haut le lambeau palmaire. avant de désarticuler.

J. — Désarticulation carpo-métacarpienne.

Pour cette opération, on peut utiliser la méthode à lambeau unique palmaire ou la méthode elliptique, en suivant les règles données pour la désarticulation des quatre derniers métacarpiens.

§ V. — AMPUTATION DU POIGNET, — DÉSARTICULATION RADIO-CARPIENNE, — AMPUTATION TOTALE DE LA MAIN.

Données anatomiques. — Les surfaces articulaires sont constituées : en bas, par la face supérieure des trois os externes de la première rangée du carpe (scaphoïde, semi-lunaire, pyramidal), qui forment un condyle à convexité transversale ; en haut par la face inférieure du radius, légèrement concave en travers, et le fibro-cartilage triangulaire radio-cubital. Le bord postérieur du radius, descend 2 à 3 millimètres plus bas que le bord antérieur de cet os. En dehors, le radius se termine par une saillie, l'apophyse styloïde radiale ; en dedans, la petite tête du cubitus se continue par l'apophyse styloïde cubitale.

La pointe de l'apophyse styloïde du radius descend plus bas que celle de l'apophyse cubitale. Le sommet de la courbe à convexité supérieure que forme l'interligne articulaire, est de 5 à 8 millimètres au-dessus d'un trait qui réunit ces deux saillies osseuses. Les moyens d'union sont : deux ligaments latéraux, un ligament dorsal très-mince et un ligament palmaire épais et résistant. De nombreux tendons couvrent les faces antérieure et postérieure de l'article ; sur le dos du poignet, ils forment un seul plan, mais en avant, les tendons fléchisseurs réunis dans une gouttière profonde, se superposent et sont difficiles à couper. On rencontre également des cordes tendineuses sur la face externe du poignet.

La peau dorsale est mince et très-rétractile ; à la face antérieure, les téguments sont plus épais et très-adhérents à l'aponévrose. La saillie prononcée que font de ce côté le pisiforme et le trapèze, rend très-délicate la taille des lambeaux par transfixion.

Sur cette face palmaire, existent trois plis cutanés transversaux, plus ou moins marqués suivant les sujets, mais bien vite effacés par le gonflement morbide des tissus. Le plus constant et le plus profond, est le pli inférieur qui sépare le poignet du talon de la main. Il correspond à l'articulation médio-carpienne, et se trouve à 12 millimètres environ au-dessous de l'interligne radio-carpien. Le second pli répond à l'articulation du poignet ; le troisième est à 2 centimètres au-dessus.

La synoviale de l'articulation radio-carpienne communique quelquefois avec la grande synoviale du carpe ; elle est séparée de la synoviale distincte de l'articulation radio-cubitale inférieure par le fibro-cartilage triangulaire.

Les vaisseaux et les nerfs principaux sont situés sur la face antérieure de l'article.

Points de repère. — Les plis cutanés antérieurs sont des repères incertains. Les mouvements imprimés à la main peuvent induire en erreur, s'ils se font dans l'articulation médio-carpienne. C'est ainsi, que dans la flexion forcée de la main, le sommet de l'angle dorsal correspond à l'article médio-carpien.

Les apophyses styloïde, radiale et cubitale fournissent des indications précises. On les cherchera en longeant de haut en bas les faces latérales des os de l'avant-bras. L'interligne est immédiatement au-dessous. La saillie du trapèze sur le bord externe du poignet est également facile à reconnaître, l'article est au-dessus.

Si l'on cherche à traverser l'article de dedans en dehors, la lame du couteau est exposée à pénétrer entre les os de la première rangée du carpe. Avec *Lisfranc*, il faut toujours traverser l'article de dehors en dedans, se souvenant que la pointe de l'apophyse styloïde radiale est à 1 centimètre environ au-dessous du sommet de la courbe de l'interligne articulaire.

a. **Méthode circulaire.** — La main du malade en position moyenne, les téguments fortement attirés par un aide vers la racine du membre, l'opérateur se place de façon à tenir de sa main gauche la main à amputer.

1° Au niveau du talon de la main, ou plus exactement à hauteur de l'extrémité postérieure des métacarpiens, il divise circulairement la peau et le tissu sous-cutané (fig. 38, K K, et 46, E E).

2° Un aide maintient la main et lui imprime les mouvements convenables. Le chirurgien dissèque et retrousse la manchette jusqu'à l'article, en lui conservant une doublure celluleuse aussi épaisse que possible. En avant, il évite de taillader la peau sur les saillies du trapèze et du pisiforme.

3° Reprenant la main, en position moyenne, l'opérateur sent avec le pouce gauche la pointe de l'apophyse styloïde du radius, et glissant sur l'ongle de ce doigt la lame du couteau, il pénère dans l'articulation par son côté externe. L'instrument glisse sous l'apophyse styloïde, et parcourt de dehors en dedans l'articulation, en suivant sa courbure. Les tendons sont divisés à mesure, et pour faciliter leur section, on tire directement sur la main comme pour l'arracher.

b. Méthode à deux lambeaux. — *Lambeaux dorsal et palmaire*.

α. *Procédé ancien*. — La main en pronation, on pratique sur le dos du poignet une incision semi-lunaire à convexité inférieure. On dissèque et on fait relever ce lambeau. Fléchissant la main, on divise les tendons extenseurs et l'on pénètre dans l'article. Le couteau contournant le carpe luxé en arrière, vient tailler sur la face antérieure du poignet et de la main, placée dans l'extension forcée, un second lambeau qu'on prolonge jusqu'à la base des métacarpiens.

β. *Lisfranc* taille d'abord par transfixion le lambeau palmaire, la main étant en supination. Le lambeau relevé par un aide, il met la main en pronation, taille un second lambeau par une incision convexe en bas faite sur le dos du poignet, et coupe les tendons extenseurs. Plaçant alors la main en position moyenne, il traverse l'article de dehors en dedans.

γ. *De dehors en dedans*. — La main en supination, on trace avec la pointe du couteau le lambeau palmaire, on le dissèque de bas en haut et on le fait relever. La main en pronation, on trace, on dissèque, et on fait relever le lambeau dorsal. On désarticule de dehors en dedans, la main en position moyenne.

La grande difficulté dans les procédés par transfixion, est de contourner les saillies du trapèze et du pisiforme en avant, sans échancrer le lambeau palmaire.

c. Méthode à un lambeau. — α. *Lambeau externe*. — *Dubrueil* (fig. 44, D, D, et 47, E, E). — La main en pronation, le chirurgien commence à un demi-centimètre au-dessous de l'article, à la réunion du tiers externe avec le tiers moyen de la face dorsale, une incision convexe, arrivant par son sommet jusqu'au milieu de la face dorsale du premier métacarpien, et se terminant en avant au-dessous de la face palmaire de l'article, à la jonction du tiers externe avec le tiers moyen. Le lambeau ainsi circonscrit est disséqué et relevé, puis les deux extrémités de sa base sont réunies par une incision perpendiculaire à l'axe de l'avant-bras. Enfin on désarticule en commençant par le côté radial.

β. *Lambeau palmaire.* — On le taille par transfixion ou mieux de dehors en dedans. Ce lambeau, convexe en bas, doit atteindre le milieu du troisième métacarpien. On le dissèque

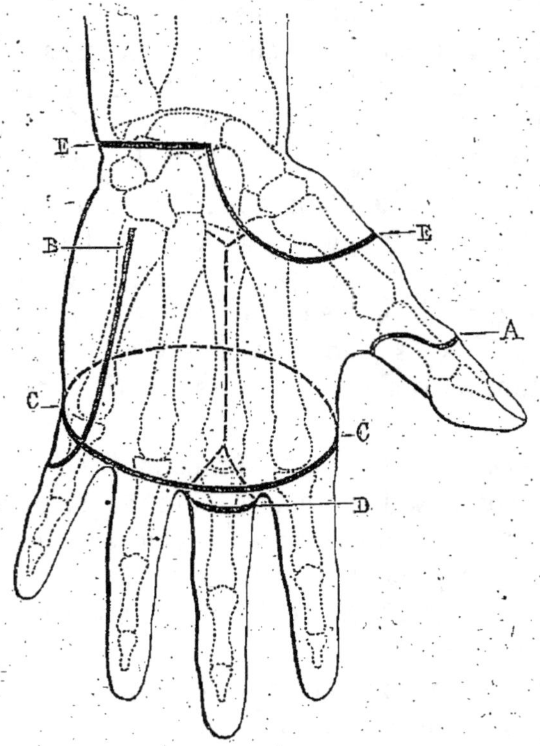

FIG. 47. — Main, face palmaire.

A. Désarticulation du pouce, ellipse à lambeau interne; B, désarticulation du cinquième métacarpien, lambeau interne; C C, amputation des quatre derniers métacarpiens dans la continuité, ellipse à lambeau palmaire; D, désarticulation du troisième métacarpien, raquette; E E, désarticulation du poignet, lambeau externe.

de bas en haut, on le fait relever, et plaçant la main en pronation, on réunit les deux extrémités de sa base par une incision dorsale demi-circulaire, tout à fait transversale ou légèrement convexe en bas. On traverse ensuite l'article de dehors en dedans.

d. **Méthode elliptique.**—*Lambeau palmaire* (fig. 37, H).
La main dans la pronation, un aide tirant fortement les

téguments vers la racine du membre, l'opérateur saisit de la main gauche la partie à enlever et la fléchit légèrement.

1° Sur le bord gauche du poignet à un demi-centimètre au-dessous de l'apophyse styloïde de ce côté, il commence une incision curviligne à convexité su-périeure, dont le sommet passe à un centimètre environ au dessous du point le plus élevé de l'inter-ligne articulaire. L'incision descend ensuite en s'arrondissant vers le bord droit du carpe, qu'elle vient couper obliquement à un centi-mètre et demi au-dessous de l'apo-physe styloïde. On favorise la ré-traction de la peau, en divisant les brides celluleuses (fig. 45, D, D).

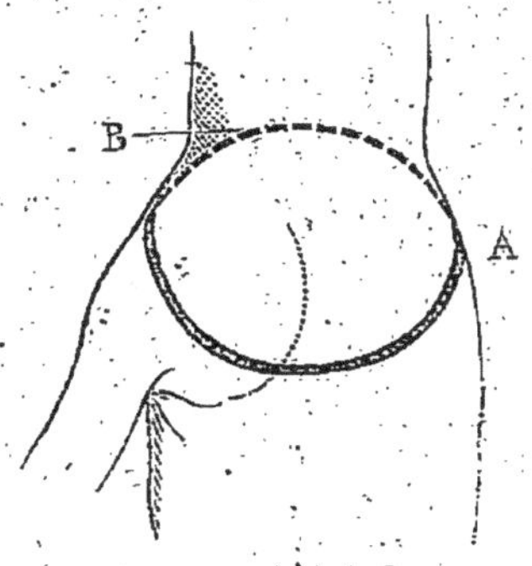

Fig. 48. — Amputation du poignet. Ellipse à lambeau palmaire.

2° La main en supination, l'opé-rateur réunit les deux extrémités de l'incision précédente, par une incision palmaire curvi-ligne à convexité digitale, dont le sommet descend jus-qu'à la partie moyenne du troisième métacarpien (fig. 48).

3° Le lambeau palmaire ainsi tracé est disséqué de bas en haut jusqu'à l'article, puis confié à l'aide qui le relève pour mettre à jour la jointure.

4° La main en position moyenne, le couteau pénètre dans l'article par son bord radial, et le traverse de dehors en dedans en sectionnant les tendons.

Richet pour mieux assurer la couverture des extrémités osseuses, donne à l'incision dorsale la forme d'un S couché transversalement (∽).

§ VI. — Amputation de l'avant-bras

Données anatomiques. — L'avant-bras présente chez l'enfant et la femme, la forme d'un cône allongé à base supé-rieure ; chez les hommes fortement musclés une forme irré-gulièrement prismatique. Il est alors aplati dans le sens transversal, et offre deux faces, l'une antérieure et l'autre postérieure, et deux bords, l'un interne et l'autre externe.

La peau est mince et glabre en avant, velue en haut et en arrière, mobile et très-rétractile, sauf sur la crête du cubitus où elle s'insère. Elle est tapissée par une couche de graisse plus ou moins épaisse, et séparée de l'aponévrose par un fascia lamelleux où rampent les veines et les nerfs sous-cutanés. L'aponévrose est très-adhérente en haut à la masse musculaire interne, et entraînée de ce côté par la rétraction du biceps, en raison de son expansion aponévrotique.

Les muscles forment trois grandes masses, antérieure, externe et postérieure. Charnus en haut, ils sont presque tous tendineux en bas. La plus grande longueur des fibres des muscles radiaux et long supinateur, fait que la peau coupée circulairement remonte plus en dehors qu'en dedans. La section des tendons, au tiers inférieur de l'avant-bras, présente quelques difficultés.

Les vaisseaux sont : les artères radiale et cubitale, et les deux interosseuses dans la moitié supérieure. Les nerfs médian, radial, cubital et leurs branches.

Les os sont au nombre de deux, le cubitus en dedans et le radius en dehors. Ce dernier, très-mobile à son articulation supérieure, est arrondi en haut, puis prismatique triangulaire à arête interne et presque sous-cutané par sa face externe dans ses deux tiers inférieurs. En bas il s'élargit considérablement pour concourir à la formation du poignet.

Le cubitus est au contraire arrondi en bas, prismatique triangulaire en haut à arête externe, et sous-cutané par sa face interne. Il s'articule solidement en haut avec l'humérus, et forme pour l'amputation l'os fixe de l'avant-bras.

Entre les deux os, est l'espace interosseux qui n'existe réellement qu'au-dessous de la tubérosité bicipitale, et se continue large de près d'un centimètre jusqu'à la partie inférieure de l'avant-bras. Il est comblé par le ligament interosseux sur lequel prennent attache presque tous les muscles profonds, et sur lequel rampe l'artère interosseuse antérieure. Cet espace présente sa plus grande largeur dans la position moyenne de la main.

Au point de vue de l'amputation, l'avant-bras peut être divisé en trois parties :

A. TIERS INFÉRIEUR. — Le membre est aplati, les os sont situés latéralement, et ne sont recouverts que par la peau et les tendons ; la méthode circulaire est seule applicable.

Méthode circulaire. — La main en position moyenne, un aide fixe l'avant-bras et tire la peau vers la racine du membre. L'opérateur se place en dedans, de façon à pouvoir agir sur le cubitus dans la section des os, ou autrement, de façon à avoir toujours sa main gauche en haut pour faciliter la dissection de la manchette.

1° Armé d'un petit couteau à lame très-étroite, il pratique une incision circulaire de la peau, immédiatement au-dessus du poignet. Il forme alors une manchette de 2 centimètres de hauteur, qu'il dissèque et retrousse.

2° Pour diviser les tendons antérieurs, le couteau rasant la face antérieure des os, le tranchant en bas, est glissé à plat au-dessous des tendons, à hauteur de la base de la manchette, puis relevé et ramené directement en avant. On coupe de la même manière les tendons postérieurs et externes, en rasant la face postérieure des os.

3° On divise en travers les muscles et le ligament interosseux avec la pointe du couteau. A ce niveau, le huit de chiffre n'est guère praticable ; on se contente de détacher le ligament interosseux avec la pointe du couteau, en rasant les os de chaque côté.

4° On divise circulairement le périoste, et on le détache dans une hauteur de 1 centimètre environ, formant une petite manchette périostique pour bien assurer la couverture des os. On place alors la compresse à trois chefs, engageant le chef moyen dans l'espace interosseux, et on la confie à l'aide qui la tire vers le coude pour abriter les parties molles.

5° La main en position moyenne, l'opérateur porte la scie sur le cubitus, fraie sa voie, puis l'abaisse sur le radius qu'il attaque et coupe en entier sans quitter le premier os. Il achève alors la section du cubitus. La position moyenne de l'avant-bras doit être maintenue pendant la section des os, parce que c'est celle qu'on doit donner au membre pendant la cicatrisation.

On lie les artères radiale, cubitale et l'interosseuse anté-

rieure si elle est volumineuse. S'il existe une artère accom
pagnant le nerf médian, il faut éviter avec soin de comprendre
le nerf dans la ligature.

B. TIERS MOYEN. — A cette hauteur, le membre est fortement conique; les masses musculaires surtout en avant; les
deux os sous-cutanés sur les faces latérales du membre.

a. **Méthode circulaire.** — Le membre en position
moyenne et fixé par un aide, la peau tirée en haut ; l'opérateur se place en dedans du membre, et en mesure le diamètre
avec la lame du couteau, pour calculer la hauteur à donner à
la manchette cutanée, hauteur qui doit être égale au rayon du
membre augmenté de 2 centimètres pour la rétraction des
téguments.

1° Section de la peau, légèrement ovalaire, un peu plus
basse du côté externe. Dissection et retroussement d'une
manchette cutanée, ayant 4 à 5 centimètres de hauteur. Si le
retroussement est trop difficile, on fait une incision de secours sur la face postérieure du membre.

2° Section des muscles. Le couteau rasant la face antérieure des deux os, à hauteur de la base de la manchette, le
tranchant en bas, est ramené directement en avant, et coupe
les muscles antérieurs de dedans en dehors. On en fait autant à la face postérieure du membre.

3° Section des muscles interosseux, ou huit de chiffre. Le
couteau est appliqué sur la face postérieure des deux os, perpendiculairement à leur longueur et la pointe en bas. En le
faisant remonter, on coupe les chairs sur les deux os. La
pointe rendue au bord externe du cubitus, entre dans l'espace
interosseux, coupe en travers le ligament, le détache en bas
en rasant successivement les arêtes de chaque os dans l'étendue de 1 centimètre, et sort en coupant sur le radius.

Le couteau est alors reporté en avant, la pointe en bas, et
appliqué sur la face antérieure des deux os. Remonté, il décrit absolument la même manœuvre que du côté postérieur.
On s'assure avec les doigts que toutes les chairs interosseuses
sont bien coupées, et au besoin on divise les dernières avec
la pointe du couteau.

4° Section circulaire du périoste et formation d'une manchette périostique de 1 centimètre de hauteur ; passage du rétracteur.

5° Le membre en position moyenne, on applique la scie sur le cubitus, et on divise les deux os comme nous l'avons indiqué.

L'amputation circulaire n'est pas pratiquée de cette manière par tous les chirurgiens. *Malgaigne* conseille le procédé suivant.

Procédé de Malgaigne. — L'avant-bras est mis en supination, pour que les deux os soient parallèles, et l'espace interosseux aussi large que possible. L'opérateur se place de façon à avoir la main gauche en haut, pour rétracter les téguments.

1° Section circulaire de la peau, dissection et retroussement de la manchette.

2° Section circulaire des chairs jusqu'aux os, à la base de la manchette, rétraction des muscles superficiels.

3° Le couteau glissé à plat entre les os et les muscles profonds, on tourne son tranchant en dehors et on taille par transfixion un petit lambeau arrondi, d'abord à la face antérieure, puis à la face dorsale.

4° On coupe en travers le ligament interosseux. Avec la pointe du bistouri on le détache des os dans une petite étendue, ainsi que les muscles adhérents, et l'on achève de diviser le périoste.

5° On place le rétracteur. L'avant-bras en position moyenne, on applique la scie sur le radius d'abord pour lui tracer sa voie, puis sur le cubitus, et l'on scie les deux os à grands traits, en prenant soin cependant que le cubitus, plus solidement articulé avec l'humérus, soit divisé le dernier, et serve jusqu'à la fin d'appui au radius.

b. **Méthode à deux lambeaux.** — *Lambeaux antérieur et postérieur égaux* (fig. 49, AA, et 51, BB).

α. *Par transfixion.* — La face interne du cubitus sert de point de départ. Le bras en position moyenne, la peau tirée en haut par un aide.

1° L'opérateur fait sur la face interne du cubitus une incision longitudinale de 3 à 4 centimètres. Par cette incision,

il fait pénétrer le couteau à plat et le tranchant en bas, rase
la face antérieure des deux os et du ligament interosseux, et
vient sortir au bord externe du membre, à hauteur du point
d'entrée. Soulevant de la main gau-
che les chairs antérieures, il ramène l'instrument vers soi, et, rasant les os, taille, par des mouvements de va-et-vient, un lambeau
de 4 à 5 centimètres de longueur,
qu'il arrondit à son extrémité.

2° Tirant les parties molles postérieures en arrière, l'opérateur
fait rentrer le couteau par la première incision, rase la face postérieure des deux os, et sort en dehors par l'incision externe. Il taille
de haut en bas un lambeau postérieur auquel il donne une longueur
de 5 centimètres.

3° Il divise circulairement les
muscles profonds à la base des lambeaux relevés, coupe les chairs et
le ligament interosseux, et achève
l'opération comme dans la méthode
circulaire.

β. *De dehors en dedans.* — Les
deux lambeaux tracés avec la pointe
du couteau, on les dissèque de bas
en haut et on les fait relever. On
évite ainsi que l'extrémité des muscles dépasse en bas la section de la
peau.

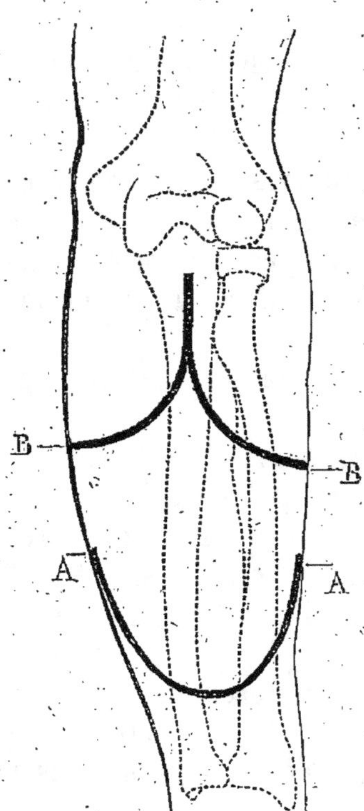

Fig. 49. — Avant-bras. Face
antérieure.

A A, amputation au tiers moyen,
deux lambeaux égaux, tracé du
lambeau antérieur; B B, désarticulation du coude, deux lambeaux
latéraux.

γ. *Lambeaux carrés inégaux.* — *Teale* circonscrit par deux
incisions longitudinales placées sur les bords interne et externe
du membre, et par une section transversale, un grand lambeau
postérieur, dont la hauteur est égale au diamètre du membre.
Ce lambeau est disséqué de bas en haut, en rasant les os et
le ligament interosseux. Une incision transversale coupant les

chairs antérieures forme un second lambeau n'ayant que le quart de la longueur du précédent et contenant les vaisseaux et les nerfs principaux. On le dissèque et on le fait relever. On divise les chairs profondes et le ligament interosseux, puis le périoste et les os à la base des lambeaux. On réunit par suture, et on place le membre en pronation, pour que le grand lambeau retombe par son propre poids.

c. **Méthodes mixtes.** — α. *Baudens*, après la formation d'une manchette cutanée, taille de haut en bas, par transfixion, en rasant les faces antérieure et postérieure des os, deux petits lambeaux charnus de 3 à 4 centimètres de longueur, destinés à recouvrir les os et à les protéger.

β. *Richet* et *Sédillot* taillent d'abord, par transfixion (il serait mieux de le faire de dehors en dedans), deux petits lambeaux antérieur et postérieur, arrondis et peu charnus. Ces lambeaux relevés, les muscles sont divisés obliquement de bas en haut par une incision circulaire, pour permettre de couper à 1 ou 2 centimètres plus haut les chairs interosseuses et les os, dont on évite ainsi la dénudation et la saillie dans les angles de la plaie.

d. **Méthode à un lambeau.** — *Lambeau antérieur.* — On taille par transfixion ou de dehors en dedans un lambeau antérieur long de 10 à 12 centimètres. Ce lambeau relevé, l'opérateur divise la peau et les chairs postérieures, à 1 centimètre au-dessous de sa base, par une incision demi-circulaire perpendiculaire à l'axe du membre. Il coupe ensuite les chairs interosseuses et les os, comme nous l'avons dit.

C. Tiers supérieur. — A cette hauteur, l'avant-bras se rapproche de la forme cylindrique; les masses charnues sont épaisses, et il n'existe que peu de tendons, aussi les diverses méthodes que nous venons de décrire sont toutes applicables. La méthode mixte de *Sédillot*, en prenant les petits lambeaux sur les faces latérales du membre, assure mieux qu'aucune autre la couverture des extrémités osseuses.

§ VII. — AMPUTATION DU COUDE

Données anatomiques. — La forme extérieure du coude varie avec le développement des masses musculaires du bras et de l'avant-bras ; le premier, plus étroit et arrondi, le dernier plus large et presque toujours un peu aplati transversalement.

La peau est glabre et très-mobile en avant et en dehors, en arrière elle est adhérente à la crête du cubitus, et ne se rétracte qu'après la section des brides qui la réunissent à cet os. La couche sous-cutanée est formée par un tissu graisseux d'épaisseur fort variable, et au-dessous par un fascia lamelleux où rampent les nerfs et les veines superficielles. L'aponévrose adhère à la masse musculaire interne, au cubitus et à l'épitrochlée, elle reçoit en dedans l'expansion du biceps.

La masse musculaire interne se retire peu après sa section, les muscles externes plus longs se rétractent davantage, et entraînent les téguments en haut. En avant, le brachial antérieur et le biceps, en arrière le triceps, sont nécessairement divisés dans la désarticulation.

L'artère humérale placée en avant se divise à un ou deux doigts au-dessous du pli du coude. Les veines sont superficielles et profondes. Les gros nerfs sont : le médian en avant, le radial en dehors, le cubital en arrière dans la gouttière épitrochléo-olécrânienne.

Le coude, ginglyme parfait, est formé par l'articulation du cubitus avec la poulie humérale, engrènement très-serré, et par l'union fort lâche de la cupule du radius avec le condyle huméral. L'articulation radio-cubitale supérieure est sans intérêt pour l'amputation. L'extrémité articulaire de l'humérus, très-large, exige une large couverture. Le grand axe de l'article est oblique de haut en bas, et de dehors en dedans.

L'interligne est formé en avant par l'article radio-huméral à peu près horizontal, puis en dedans par le bec de l'apophyse coronoïde, formant une légère courbe à convexité supérieure, que doit suivre la pointe du couteau.—En arrière, l'interligne offre la forme d'un T renversé (⊥), dont l'olécrâne constitue la branche moyenne. Au sommet de cette apophyse s'insère le tendon du triceps brachial, recouvert par une bourse séreuse sous-cutanée. A ce niveau, la peau adhérente à l'os doit être ménagée avec soin.

Les moyens d'union sont, outre les tendons déjà signalés, un ligament antérieur et un ligament postérieur insignifiants, et deux forts ligaments latéraux. Le ligament externe qui va de l'épicondyle au ligament annulaire du radius est facilement divisé. Le ligament latéral interne, qui de l'épitrochlée se porte au cubitus, présente un faisceau olécrânien très-puissant, et doit être coupé à son insertion supérieure.

La synoviale assez lâche se prolonge en arrière sous le tendon tricipital.

Points de repère.—En dedans, le sommet de l'épitrochlée à 2 centimètres environ au-dessus de l'article.

En dehors, l'épicondyle à un centimètre plus bas. La ligne qui joint ces deux apophyses est donc oblique en haut et en dedans, c'est-à-dire en sens opposé de l'interligne. On peut aussi sentir avec le doigt l'interligne radio-huméral au côté externe, en faisant tourner sous le doigt la tête du radius.

A. **Méthode circulaire.** — L'avant-bras étendu et en position moyenne, le bras fixé par un aide, l'opérateur se place en dehors du membre ou de façon à avoir la main gauche en haut pour rétracter lui-même la peau. Un second aide maintient la partie inférieure du membre.

1° Section circulaire de la peau légèrement inclinée sur l'axe du membre. Elle passe en dehors à 5 doigts au-dessous de l'épicondyle, en dedans à 4 doigts au-dessous de l'épitrochlée. L'incision est donc oblique en sens inverse de l'interligne articulaire, à cause de la rétraction différente de la peau. On dissèque et on retrousse une manchette cutanée

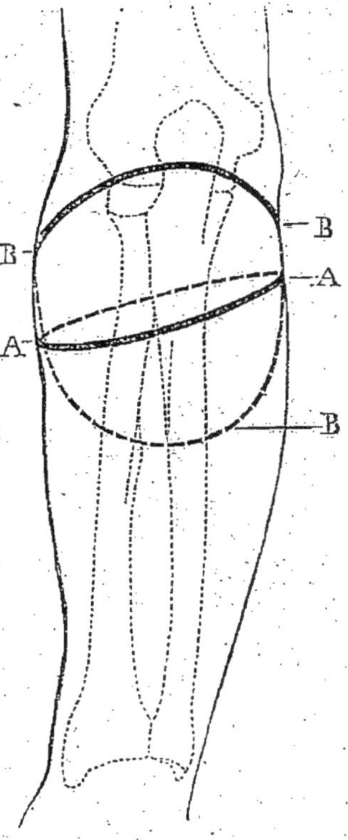

Fig. 50. — Coude, face postérieure.

A A, méthode circulaire; B B B, ellipse à lambeau antérieur.

de 2 à 3 centimètres de hauteur, en veillant à bien détacher la peau de la crête du cubitus à laquelle elle adhère (fig. 49, 51 et 53).

2º Section circulaire des muscles jusqu'aux os, perpendiculairement à l'axe du membre, à hauteur de la base de la manchette.

3º On fait rétracter par un aide les parties coupées, de manière à former un cône musculaire à sommet inférieur. Saisissant alors l'avant-bras, après avoir reconnu avec le doigt l'interligne radio-huméral, l'opérateur coupe en travers les muscles profonds à la face antérieure de l'articulation, et du même coup pénètre à plein tranchant entre l'humerus et le radius, divisant le ligament latéral externe. Si la première section musculaire est restée trop au-dessous de l'interligne, on coupe obliquement en haut les muscles profonds pour arriver jusqu'à l'article.

4º Le couteau retiré, on divise avec sa pointe les fibres minces du ligament antérieur, en contournant le bec coronoïdien, mais sans chercher à pénétrer entre les surfaces osseuses. Le couteau est alors porté sur le bord interne de l'article, et remontant de bas en haut jusque sous l'épitrochlée, il coupe toute la partie antérieure du ligament latéral interne, et le plus possible de son faisceau postérieur. Il faut relever le nerf cubital pour ne pas le diviser deux fois, et ménager avec soin les téguments postérieurs.

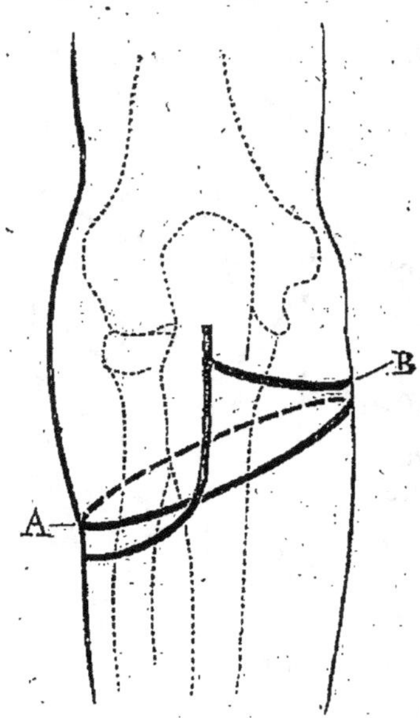

Fig. 51. — Coude, face postérieure.

A, méthode circulaire; B, lambeau externe.

5º Le tranchant du couteau est alors reporté sur le bord externe de l'olécrâne, et remontant le long de cette apophyse, pendant que l'avant-bras est attiré fortement en avant, il achève la division des attaches externes. Il faut bien s'assurer que la peau, en arrière, n'est pas exposée à être échancrée pendant ce mouvement. La même manœuvre, faite de l'autre côté, permet d'abaisser l'olécrâne.

6° Entraînant l'avant-bras dans l'extension forcée, l'opérateur luxe en avant l'olécrâne. Le talon du couteau porté en travers et perpendiculairement sur le bec de cette apophyse, le tranchant contre l'os, en détache le tendon du triceps par des mouvements de va et vient, puis, glissant de haut en bas, il achève de séparer la peau en arrière.

La peau, fort mince de ce côté, forme un cul-de-sac favorable au croupissement du pus, et qu'il est bon d'inciser de haut en bas.

B. Méthode à deux lambeaux.
— *Lambeaux latéraux.* — L'avant-bras dans la supination et la peau fortement tirée en haut par un aide, l'opérateur saisit la partie inférieure du membre.

1° A deux doigts au-dessous du pli du coude, sur le milieu de la face antérieure de l'avant-bras, il pratique une incision longitudinale, longue de 4 à 5 centimètres, et n'intéressant que la peau. Il la conduit alors en l'arrondissant vers le bord droit du membre qu'elle traverse perpendiculairement, puis en obliquant en haut jusqu'à la ligne médiane postérieure, le long de laquelle elle remonte dans une

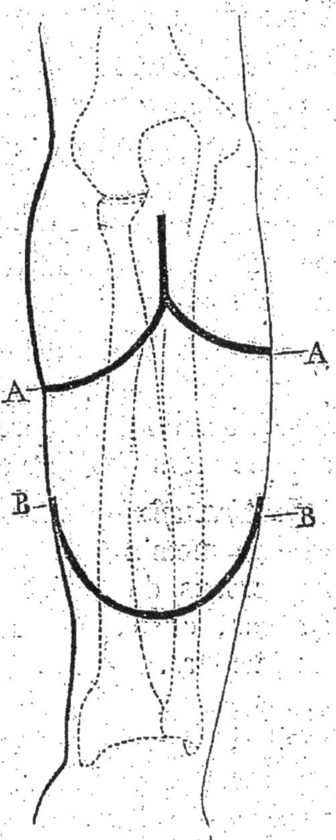

FIG. 52. — Coude et avant-bras, face postérieure.

A A, amputation du coude, deux lambeaux latéraux ; B B, amputation de l'avant-bras, tiers moyen, deux lambeaux, lambeau postérieur.

étendue de 5 à 6 centimètres, de manière à s'y terminer un doigt plus haut que sur la face antérieure. Dans ce dernier temps, il est plus avantageux de fléchir l'avant-bras pour mettre à jour sa face postérieure. Cette incision limite un petit lambeau latéral de 3 doigts de hauteur environ (fig. 52 et 48).

2° On pratique la même incision de l'autre côté pour obtenir un second lambeau de même hauteur que le précédent. Il faut se souvenir que le sommet du lambeau externe doit descendre un doigt environ plus bas que l'interne.

3° Les deux lambeaux ainsi limités sont disséqués de bas en haut, en y comprenant les muscles superficiels, puis confiés à l'aide qui les relève.

4° L'opérateur, reprenant l'avant-bras, divise circulairement les muscles profonds au niveau de la base des lambeaux, et pénètre dans l'articulation radio-humérale. L'opération s'achève comme nous l'avons dit plus haut.

C. **Méthode à un lambeau.** — *a. Lambeau antérieur.* — α. PAR TRANSFIXION. — Le lambeau peut être taillé avant la désarticulation, ou après la destruction de l'article que l'on attaque alors d'arrière en avant.

I. *Transfixion après désarticulation.* — Sédillot, plaçant le membre dans la demi-flexion, fait à 4 centimètres au-dessous de l'olécrâne une incision postérieure convexe en bas, et n'intéressant que le tiers de la circonférence du membre. La peau rétractée, il coupe le tendon du triceps et les ligaments latéraux et postérieur, puis fait sur le côté droit (interne ou externe) de l'avant-bras, de haut en bas, une incision de 5 à 6 centimètres. Luxant l'avant-bras en arrière, il achève la désarticulation, et passant le couteau à la face antérieure, en engageant le talon de la lame dans l'incision latérale, il taille un lambeau antérieur de cinq à six doigts de longueur, contenant peu de muscles et ayant une très-large base.

II. *Transfixion avant désarticulation.* — L'avant-bras en supination, la peau tirée en haut par un aide, l'opérateur saisit la partie inférieure du membre et le maintient étendu.

1° Sur le bord droit de l'avant-bras, à deux doigts au-dessous

de l'épitrochlée, pour le côté interne ; à trois doigts au-dessous
de l'épicondyle, pour le côté ex-
terne ; il fait, de haut en bas, une
incision de 3 à 4 centimètres. Par
cette incision, il fait pénétrer le
couteau à plat, et le tranchant en
bas et rasant la face antérieure des
deux os, il vient sortir du côté opposé à la hauteur indiquée.

2° Soulevant de la main gauche
les parties molles antérieures, l'o-
pérateur ramène le couteau vers
soi, en rasant toujours la face antérieure des deux os, et, par des
mouvements de va et vient, il taille
un lambeau de cinq à six doigts de
longueur, qu'il termine en l'arrondissant légèrement.

3° Le lambeau relevé, il coupe
les téguments postérieurs par une
incision demi-circulaire, faite un
doigt au-dessous de la base du lambeau antérieur.

4° Il divise alors les chairs postérieures au niveau de la rétraction cutanée, et, du même coup,
il entre à plein tranchant dans l'articulation radio-humérale. L'opé-
ration s'achève comme dans la méthode circulaire.

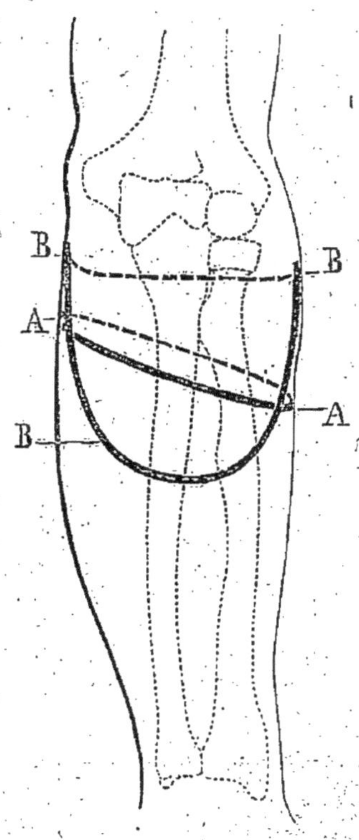

Fig. 53. — Coude, face
antérieure.

A A., méthode circulaire ;
B B B, lambeau unique antérieur.

β. De dehors en dedans. — Pour éviter d'avoir des muscles
en saillie au-dessous de la section cutanée, il faut tailler le
lambeau de dehors en dedans. Même position que pour la
transfixion.

1° L'opérateur trace un lambeau de cinq à six doigts de
hauteur avec la pointe du couteau, en n'intéressant que le
tégument. Il lui donne une très-large base, en conduisant
les incisions jusqu'à la face postérieure du membre, en

dehors à trois doigts au-dessous de l'épicondyle, en dedans à deux doigts au-dessous de l'épitrochlée (fig. 53, B B).

2° La peau rétractée, il dissèque le lambeau de bas en haut, en n'y comprenant que les muscles superficiels, et le fait relever.

L'opération se continue ensuite comme dans le procédé par transfixion.

b. Lambeau externe. — 1° L'avant-bras en supination, l'opérateur pratique sur le milieu de sa face antérieure une incision longue de 4 à 5 centimètres. Elle commence à deux doigts au-dessous du pli du coude, et doit être assez profonde. Le couteau introduit dans l'angle supérieur de cette incision, le tranchant en bas, contourne la face externe du radius, auquel on imprime un mouvement de rotation en portant la main dans la pronation, pour embrasser autant de parties molles que possible. La pointe de l'instrument vient sortir à la face postérieure du membre, aussi près qu'on le peut de son bord interne, et un peu plus bas qu'en avant.

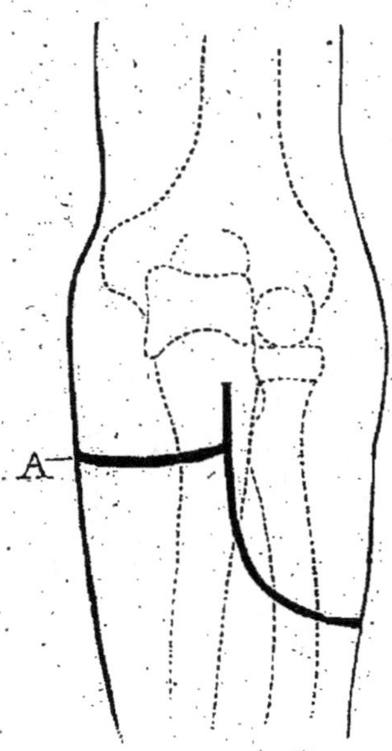

FIG. 54. — Coude, face antérieure.

A, tracé du lambeau externe.

2° Soulevant de la main gauche les parties molles externes, et attirant fortement la peau vers le bras, l'opérateur taille un lambeau de 8 à 10 centimètres de longueur, qu'il termine presque carrément, en ramenant directement en dehors le tranchant du couteau.

3° Le lambeau relevé, il divise la peau du côté interne, par une incision demi-circulaire légèrement convexe en bas, pratiquée à 2 centimètres au-dessous de la base du lambeau.

4° Par une seconde incision, il coupe les chairs au niveau de la rétraction cutanée, puis, divisant les chairs profondes, il pénètre à plein tranchant dans l'articulation huméro-radiale et achève la désarticulation.

D. Méthode elliptique. — *Lambeau antérieur.* — 1° L'avant-bras en supination, on pratique sur sa face antérieure une incision courbe convexe en bas. Commencée sur le bord externe de l'avant-bras (côté droit), à trois doigts au-dessous de l'épicondyle, l'incision exclusivement cutanée descend en s'arrondissant sur la face antérieure du membre, coupe la ligne médiane à cinq doigts au-dessous du pli du coude, et remontant vers le bord interne le traverse à deux doigts au-dessous de l'épitrochlée (fig. 50, B B).

2° L'avant-bras en pronation, on réunit les deux extrémités de l'incision antérieure par une incision courbe à convexité supérieure, qui remonte de ce côté à un doigt au-dessous du sommet de l'olécrâne. On fait rétracter la peau, en promenant le couteau près des lèvres de la section cutanée.

3° L'avant-bras remis en supination, l'opérateur dissèque et relève de bas en haut le lambeau antérieur.

4° Il coupe à sa base les muscles profonds, et pénétrant dans l'article par le côté externe il désarticule suivant les règles données.

§ VIII. — AMPUTATION DU BRAS.

Données anatomiques. — Aplati sur ses faces interne et externe chez les hommes fortement musclés, le bras présente chez les femmes, les enfants et les personnes grasses, une forme cylindrique dans ses trois quarts inférieurs. On y remarque, en avant, la saillie du biceps, en arrière, la saillie du triceps. Du pli du coude partent deux sillons, l'un interne, l'autre externe, qui correspondent à la séparation de ces muscles, aux aponévroses intermusculaires et aux bords latéraux de l'humérus. En dehors et en haut, des insertions inférieures du deltoïde partent également deux sillons répondant aux bords antérieur et postérieur de ce muscle. Dans son quart supérieur, le bras prend une forme conique par l'élargissement du moignon de l'épaule.

La peau est mince, glabre, très-mobile en avant et en dedans ; en dehors et en arrière elle est plus épaisse, velue, moins rétractile et même adhérente à l'os au creux deltoïdien. Le tissu cellulaire, plus ou moins épais, possède une couche profonde lamelleuse, où rampent les veines superficielles.

L'aponévrose est mince, rattachée aux bords latéraux de l'humérus par les cloisons intermusculaires. En bas elle se confond avec l'aponévrose antibrachiale.

Muscles. — En bas, la terminaison des masses musculaires interne et externe de l'avant-bras, cette dernière plus élevée. Au milieu du bras : en avant, le biceps, superficiel, non adhérent, et le brachial antérieur appliqué sur l'humérus ; en arrière, le triceps qui recouvre la face postérieure de l'os.

Au tiers supérieur du membre, on trouve, outre le biceps et le coraco-brachial qui s'enfoncent dans l'aisselle, le deltoïde en dehors, et en dedans, les insertions du grand pectoral, du grand rond et du grand dorsal aux lèvres de la coulisse bicipitale. Ces derniers muscles divisés se retirent vers le tronc.

Vaisseaux et nerfs. — L'artère humérale, sous-aponévrotique, couchée le long de l'humérus sous le bord interne du biceps et du coraco-brachial, fournit en haut l'humérale profonde. Les veines sont superficielles et profondes. Le nerf médian, satellite de l'artère, l'accompagne, placé en avant de la cloison intermusculaire interne. Le nerf cubital, caché derrière ce feuillet fibreux, gagne au coude la gouttière épitrochléo-olécrânienne. Le nerf radial contourne l'humérus de dedans en dehors, placé avec l'humérale profonde dans la gouttière de torsion de l'os, dont il faut le dégager.

Os. — Le corps de l'humérus est prismatique et triangulaire, à bords peu prononcés. En bas, il s'élargit et s'aplatit pour former le coude. Il est recouvert directement par le triceps et le brachial antérieur. En haut, il se contourne et s'arrondit pour former la tête humérale ; de là la gouttière de torsion où passent le nerf radial et l'artère humérale profonde. Par ses bords latéraux, l'humérus donne attache aux cloisons intermusculaires. Dans sa moitié supérieure il fournit insertion, en dehors au deltoïde, en dedans au coraco-brachial et aux muscles qui forment les parois de l'aisselle.

Le bras peut être amputé dans toute sa longueur.

I. — Dans les deux tiers inférieurs.

A. Méthode circulaire. — Le bras est écarté du corps à angle droit, le malade couché sur le bord du lit et les épaules soulevées. Un aide embrasse avec les deux mains la partie supérieure du membre et tire la peau vers sa racine. Un second aide maintient l'avant-bras dans une position moyenne. L'opérateur, placé en dehors, saisit de la main gauche la partie supérieure (côté droit) ou la partie inférieure (côté gauche) du bras, et tend les téguments. Il mesure avec le couteau l'épaisseur du membre, pour déterminer le niveau de l'incision cutanée.

1° Section circulaire de la peau. En raison de la rétraction plus considérable à la face interne, la peau doit être coupée un doigt plus bas de ce côté. L'aponévrose doit être ménagée avec soin en dedans, pour ne pas blesser l'artère humérale placée immédiatement au-dessous. Rétraction de la peau, sans manchette, dans une hauteur de 3 à 4 centimètres.

2° Section du muscle biceps seul, ou de tous les muscles jusqu'à l'os, perpendiculairement à l'axe du membre, au niveau de la peau rétractée.

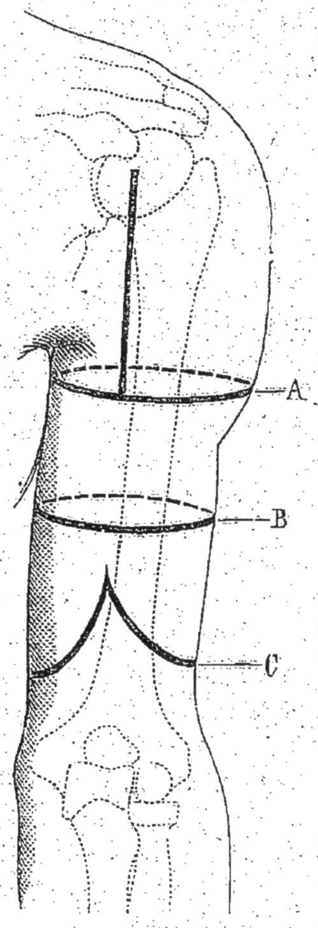

FIG. 55. — Bras, face antérieure.

A, désarticulation de l'épaule, lambeau antéro-externe; B, amputation du bras, méthode circulaire; C, amputation du bras, deux lambeaux latéraux.

11.

3° L'aide, tirant fortement les chairs vers l'épaule, forme un cône musculaire à base supérieure. L'opérateur coupe ce cône à hauteur de sa base, en dirigeant obliquement en haut le tranchant du couteau, si le bras est volumineux.

4° Il divise circulairement le périoste, dégage avec soin le nerf radial et forme, s'il le juge convenable, une petite manchette périostique d'un centimètre de hauteur.

5° Le rétracteur appliqué, il scie l'os en travers.

B. **Méthode à deux lambeaux.** — Les lambeaux peuvent être pris, soit sur les faces postérieure et antérieure, soit sur les faces latérales du bras. On les fait carrés ou arrondis, on les taille par transfixion ou de dehors en dedans. Le lambeau interne ou antérieur doit toujours être un peu plus long en raison de la rétraction plus considérable du biceps (fig. 55, C).

Au lieu de prendre des lambeaux égaux, *Teale* taille, par deux incisions verticales et deux sections transversales, un lambeau carré antéro-externe égal en longueur au diamètre du membre, et un lambeau postéro-interne n'ayant que le quart de cette hauteur et comprenant l'artère humérale.

C. **Méthode mixte** (*Sédillot*). — Il taille par ponction un premier lambeau latéral externe, presque entièrement tégumentaire, et le coupe très-court en ramenant obliquement en dehors la lame du couteau. Reportant l'instrument dans l'angle supérieur de la plaie, pendant qu'il tire en dedans les téguments restés intacts, il le fait ressortir au point opposé, et forme un second lambeau semblable au premier, sans y comprendre l'artère humérale.

Un aide relevant alors les lambeaux, on termine l'opération en divisant les vaisseaux et les chairs profondes, d'après les règles de l'amputation circulaire, et en sciant les os au-dessus des angles de la plaie.

D. **Méthode à un lambeau.** — *Lambeau antérieur* (*Malgaigne*). — Le chirurgien soulève de la main gauche la moitié des chairs du membre à sa partie antérieure, les traverse de part en part, de manière à laisser les gros vaisseaux en arrière, et taille un lambeau d'une longueur égale au diamètre du bras. A la base de ce lambeau, il divise le reste des chairs par une incision transversale demi-circulaire, coupe circulairement les fibres musculaires adhérentes, au niveau de la rétraction des fibres superficielles, et scie l'os perpendiculairement à son axe.

Ici comme dans la méthode mixte, il est plus sûr de tailler les lambeaux de dehors en dedans.

II. — Dans le tiers supérieur.

L'amputation au-dessus des attaches des muscles des parois axillaires est d'une valeur discutable. Le moignon, n'étant plus relié au tronc, est entraîné en haut et en dehors par l'action des muscles sous-scapulaire, sous et sus-épineux. Cependant cette érection n'est pas constante. L'épaule ne s'atrophie pas après l'amputation, et fournit un point d'appui plus solide à l'appareil de prothèse.

L'amputation à cette hauteur se pratique par :

A. **Méthode à un lambeau.** — *Lambeau externe.* — 1° On taille de dehors en dedans, par une incision courbe à convexité inférieure, un vaste lambeau dont la base embrasse les trois cinquièmes de la circonférence du membre, et dont la hauteur est un peu supérieure au diamètre du bras.

2° Le lambeau disséqué et relevé, une incision demi-circulaire pratiquée à 2 centimètres au-dessous de sa base, divise les téguments de la face interne du bras.

3° La peau rétractée en dedans, on coupe toutes les chairs à hauteur de la base du lambeau, perpendiculairement à l'axe du membre, on divise le périoste, et on scie l'os en travers.

B. **Méthode oblique elliptique** (*Marcellin Duval*). — Ce procédé, qui sera décrit pour l'amputation de l'épaule, peut être appliqué à l'amputation du bras au tiers supérieur, en abaissant les incisions. Il permet de mettre à découvert et de lier l'artère humérale avant sa section, ce qui rend inutile la compression du vaisseau, souvent délicate quand on opère à cette hauteur.

§ IX. — AMPUTATION DE L'ÉPAULE

Données anatomiques. — L'épaule occupe la racine du membre supérieur, cône à pointe inférieure, plus ou moins arrondi, suivant le développement des muscles et l'épaisseur de la couche sous-cutanée. Libre en dehors, en avant et en arrière, l'épaule est rattachée au tronc par les muscles qui forment les parois antérieure et postérieure de l'aisselle.

La peau, mince, lâche, très-mobile et très-rétractile vers l'aisselle, à la face interne, est plus dense, épaisse et adhérente dans toute la région deltoïdienne.

Muscles. — Les faces externe, antérieure et postérieure de l'épaule, sont formées par le deltoïde, muscle épais, triangulaire, séparé de l'article par un tissu celluleux lâche, où se développent facilement des bourses séreuses.

En dedans, le biceps et le coraco-brachial. Ce dernier muscle se porte avec la courte portion du biceps à l'apophyse coracoïde, le paquet vasculo-nerveux longe son bord interne. Le tendon de la longue portion du biceps, engagé dans sa coulisse, contourne la tête de l'humérus et traverse l'article pour aller se fixer au bord supérieur de la cavité glénoïde.

Aux lèvres de la coulisse bicipitale s'insèrent : en avant, le grand pectoral ; en arrière, le grand dorsal et le grand rond. Les tendons de ces muscles coupés à leur insertion humérale entraînent, en se rétractant, la peau de l'aisselle vers la paroi thoracique. En arrière, la longue portion du triceps. Plus profondément, les tendons qui se fixent aux tubérosités de la tête humérale, en renforçant la capsule articulaire. En dehors, le sous-épineux, le sus-épineux et le petit rond, insérés sur la grosse tubérosité, et facilement accessibles dans la rotation en dedans ; sur la petite tubérosité, le tendon du sous-scapulaire plus difficile à atteindre dans la rotation de l'humérus en dehors. Au-dessus de l'article, la voûte acromio-coracoïdienne, qui le protége et le met à l'abri.

Vaisseaux et nerfs. — Les gros vaisseaux et les troncs nerveux sont appliqués contre la face interne de l'article. Les artères circonflexes contournent le col de l'humérus pour aborder le deltoïde par sa face profonde. La postérieure, plus grosse, est accompagnée par le nerf circonflexe.

L'artère axillaire doit être saisie et comprimée par un aide dans la plaie, ou liée avant sa section, en raison de la difficulté que présente la compression de la sous-clavière sur la première côte.

Articulation. — Une capsule fibreuse lâche, plus large en bas qu'en haut, et permettant un écartement considérable des surfaces articulaires, relie la tête humérale au pourtour de la cavité glénoïde de l'omoplate. Elle est renforcée par les tendons des muscles qui s'insèrent aux tubérosités de la tête de l'humérus, et se laisse facilement diviser. Une synoviale munie de plusieurs diverticulum tapisse les surfaces articulaires.

La cavité glénoïde du scapulum, petite, légèrement concave, à grand axe vertical, rendue plus profonde par le bourrelet glénoïdien qui tapisse son pourtour, n'offre aucun obstacle à la désarticulation. L'humérus présente une tête volumineuse à calotte articulaire demi-sphérique, et deux tubérosités où s'insèrent les tendons des muscles scapulaires. La capsule fibreuse, plus large à son insertion humérale, doit être divisée sur la tête articulaire.

Repères. — La pointe de l'acromion, le bec de l'apophyse coracoïde, les bords de l'aisselle servent à reconnaître le siége de l'article, et souvent à déterminer la position des incisions.

MÉTHODES OPÉRATOIRES. — Toutes les méthodes d'amputation ont été appliquées à la désarticulation de l'épaule, et les procédés variés à l'infini. Nous ne décrirons que les plus utiles et les plus usités.

A. **Méthode circulaire.** — Le bras écarté du tronc, les téguments tirés en haut par un aide, l'opérateur en dehors.

1° Section circulaire de la peau à quatre ou cinq doigts au-dessous de la pointe de l'acromion. Dissection et retroussement d'une manchette cutanée de deux à trois doigts de hauteur. Le relèvement de la manchette est rendu fort difficile par la forme conique du moignon de l'épaule, il doit être pratiqué surtout en dehors.

2° Un aide relevant la manchette, l'opérateur divise les fibres du deltoïde perpendiculairement, ou mieux obliquement en haut, pour mettre à découvert la capsule articulaire.

3° Saisissant alors le bras de la main gauche, il le ramène vers le thorax, et divise la capsule sur la tête humérale.

4° Luxant l'humérus en dehors, il traverse l'article de dehors en dedans, divise les insertions des tendons, et glis-

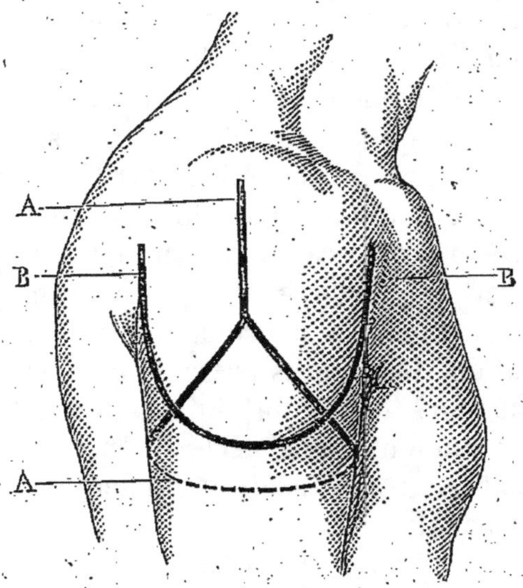

FIG. 56. — Épaule, face externe.

A A, désarticulation de l'épaule, raquette ; B B, désarticulation de l'épaule, lambeau externe ou deltoïdien.

sant le couteau le long de la face interne de l'os, il termine par la section des vaisseaux et des nerfs. Ce procédé est d'une exécution très-difficile chez les sujets un peu musclés.

B. **Méthode ovalaire modifiée.** — *Raquette* (fig. 56, AA). — PROCÉDÉ CONSEILLÉ. — Le malade est couché, la poitrine un peu élevée, l'épaule malade débordant le lit en dehors. Un aide placé du côté de la tête attire en haut les téguments du moignon de l'épaule. L'opérateur, en dehors du membre, armé d'un petit couteau de 12 à 15 centimètres de lame, à dos fort, saisit le bras malade de la main gauche, et l'abaisse légèrement.

1° Immédiatement en avant et au-dessous du sommet de l'acromion, il commence une incision cutanée, qu'il conduit directement en bas, suivant l'axe du membre, dans une longueur de trois doigts. Inclinant alors le couteau en bas et en avant (bras droit), ou en bas et en arrière (bras gauche), il vient atteindre la face interne ou externe du bras, à trois doigts au-dessous des bords inférieurs de l'aisselle. L'incision devient alors transversale, et coupe toute la demi-circonférence postérieure du bras, pour aboutir à la face latérale opposée. À mesure que l'instrument arrive à la partie postérieure du bras, l'opérateur porte le membre dans l'élévation, pour suivre la marche du couteau.

2° Le bras abaissé et écarté (côté gauche), ou rapproché (côté droit) du thorax, il porte le talon du couteau à la fin de l'incision précédente, et le conduit obliquement en haut pour rejoindre à la face externe l'extrémité inférieure de l'incision verticale. Il a décrit ainsi une raquette, dont la queue partie de l'acromion descend verticalement sur le moignon de l'épaule, dont l'incision ovalaire embrasse obliquement la partie supérieure du bras, passant à sa face interne, trois doigts au-dessous des bords de l'aisselle. L'incision ne doit intéresser que la peau, surtout en dedans, où l'artère est sous-aponévrotique.

3° L'opérateur, promenant le couteau à un demi-centimètre des bords de l'incision, fait rétracter la peau qu'un aide tire fortement en haut. Il évite avec soin d'intéresser l'aponévrose à la face interne du bras.

4° Faisant maintenir le membre dans l'abduction, l'opérateur divise le deltoïde au niveau de la peau rétractée, en dirigeant obliquement en haut la lame du couteau, de façon à remonter les lèvres de la plaie jusqu'au niveau de l'article, et à mettre à découvert la capsule articulaire. En arrière, il coupe largement le deltoïde et le triceps ; en avant, il agit avec précaution et, arrivé sur le tendon du grand pectoral facile à reconnaître à la direction de ses fibres nacrées, il le détache de l'os avec la pointe de l'instrument, à petits coups, et sans aller au delà. Il laisse intact le biceps et le coraco-brachial qui le séparent encore des vaisseaux. Il dissèque et abaisse le lambeau triangulaire du deltoïde qui recouvre la face externe de la capsule articulaire.

5° Un aide écarte largement les lèvres de la plaie. L'opérateur saisit le bras malade avec la main gauche, à sa partie inférieure ; il rapproche le coude du thorax pour faire saillir en dehors la tête humérale, et porte le bras dans la rotation en dedans (côté gauche), ou dans la rotation en dehors (côté droit).

Appliquant le talon du couteau sur la tête de l'humérus, bien perpendiculairement, contre la lèvre gauche de la plaie, la pointe en bas, il lui fait décrire un mouvement demi-circulaire de gauche à droite, en pressant fortement contre la tête osseuse, en même temps qu'il imprime au bras, à l'aide de sa main gauche, un mouvement de rotation en dehors (côté gauche), ou en dedans (côté droit), qui amène la capsule articulaire sous le tranchant de l'instrument. La capsule doit être divisée dans toute sa partie externe, et contre le bord de l'acromion. Si la section est incomplète, ou si le tendon du biceps a été épargné, on achève la division par un second coup de couteau.

6° Pour diviser les attaches du sous-scapulaire, le bras est porté dans l'extrême rotation en dehors, et le tranchant du couteau appliqué perpendiculairement à la direction des fibres tendineuses, la pointe en haut, la lame parallèle à l'axe du membre. Pour couper les attaches des sous et sus-épineux, le bras est porté dans la rotation forcée en dedans. Le couteau ne doit jamais quitter les tubérosités osseuses, pour éviter les échappées.

7° L'opérateur, ramenant le coude malade contre la paroi thoracique, luxe en dehors la tête de l'humérus. Il traverse l'article de dehors en dedans, en contournant les surfaces articulaires, et le tranchant du couteau maintenu contre l'os, achève la section des brides capsulaires. Il le fait alors glisser de haut en bas contre la face interne de l'humérus, dont il détache les parties molles, et le descend jusqu'à deux doigts environ au-dessous de la section cutanée.

8° L'aide placé derrière l'épaule saisit à pleine main la lèvre interne de la raquette, le pouce sur la surface saignante, les autres doigts dans l'aisselle. Il sent les battements de l'artère axillaire et la comprime exactement.

L'opérateur relève alors le couteau le long de la face interne de l'os, le dos de l'instrument en haut. Arrivé à hauteur de la section cutanée, il porte le tranchant directement en dedans et divise nettement et d'un seul coup les muscles et le paquet vasculo-nerveux, achevant ainsi la séparation du bras.

9° On dénude et on lie de suite l'humérale. L'aide retire ses doigts, et des fils sont placés sur les artères qui donnent.

Verneuil, après la section du deltoïde et du grand pectoral, isole avec le doigt le biceps et le coraco-brachial et les coupe. Il recherche alors l'artère dans le paquet vasculo-nerveux, là dénude un peu au-dessus de la section musculaire et en fait la ligature. On évite ainsi la nécessité de faire comprimer l'artère dans le lambeau, compression toujours fort délicate.

C. **Méthode à deux lambeaux.** — *Lambeaux antérieur et postérieur (Lisfranc).* — α. *Bras gauche.* — Le malade doit être assis ou la poitrine élevée. Le bras malade relevé en dehors presque à angle droit, le chirurgien, placé en arrière, embrasse de la main gauche le moignon de l'épaule, le pouce sur la face postérieure de l'humérus, l'indicateur et le médius sur l'espace acromio-coracoïdien.

1° Armé d'un couteau interosseux, long de 24 centimètres, il le plonge parallèlement à l'humérus, au côté externe du bord postérieur de l'aisselle, au-devant des tendons, la lame formant avec l'axe de l'épaule un angle de 45°, et le tranchant supérieur porté un peu en avant. Le couteau longe la face postérieure et externe de l'humérus et de sa tête articulaire et arrive sous l'acromion. Là on le fait basculer de façon que la pointe s'abaisse, et que le manche s'écarte du bras de 6 à 9 centimètres, formant, avec l'axe de l'article, un angle de 25° environ à sinus inférieur.

Alors la pointe poussée en avant sort au-devant de la clavicule, en dedans de l'acromion, dans le triangle acromio-coracoïdien. Le manche à peu près fixe, on fait marcher la lame du couteau de dedans en dehors et de bas en haut contournant la tête humérale, puis, dégagé de sous l'acromion, on descend à pleine lame sur le côté externe du bras, et l'on taille un lambeau postérieur de 6 à 9 centimètres, qu'un aide relève aussitôt. La capsule articulaire doit être largement ouverte dans ce premier temps.

2° La main basse, le couteau traverse l'article, glisse derrière la tête humérale, la longe en détachant les parties molles et l'artère saisie par un aide, taille un lambeau antérieur de même dimension que le précédent.

β. *Bras droit.* — Ou bien l'opérateur enfonce le couteau dans le triangle acromio-coracoïdien pour le faire sortir en bas au bord postérieur externe de l'aisselle ; ou bien il se place derrière l'épaule pour tailler ce lambeau à la façon ordinaire, le couteau conduit de bas en haut, et se porte sur le côté du bras pour faire le lambeau antérieur.

D. **Méthode à un lambeau.** — *a. Lambeau externe ou deltoïdien.* (Fig. 56, BB.)

1° Une incision courbe à convexité inférieure, pratiquée sur la face externe du moignon de l'épaule, limite un lambeau dont la base embrasse toutes les insertions supérieures du deltoïde, dont le sommet est à six doigts au-dessous de la pointe de l'acromion. Cette incision n'intéresse que la peau et le tissu sous-cutané.

2° Une incision demi-circulaire, passant sous les bords de l'aisselle, divise la peau de la partie interne du membre, sans entamer l'aponévrose.

3° On dissèque de bas en haut le lambeau en épaulette, et on le fait relever. On détache les insertions du grand pectoral à la coulisse du biceps.

4° On coupe alors la capsule et les attaches des tendons aux tubérosités humérales, puis, traversant l'article de dehors en dedans, on vient séparer et couper les chairs internes et le paquet vasculo-nerveux comme nous l'avons indiqué.

b. Lambeau antéro-externe (Fleury). (Fig. 55, A.)

1° Une incision verticale descend du sommet de l'apophyse coracoïde jusqu'à cinq doigts au-dessous, elle pénètre jusqu'à l'os.

2° A son extrémité inférieure, on divise circulairement les téguments du bras.

3° Le lambeau antéro-externe disséqué et relevé, on coupe la capsule et les tendons. Le couteau, traversant l'article, passe en arrière de la tête humérale et, descendant le long de la face interne de l'os, sectionne les chairs et le paquet vasculo-nerveux, à hauteur de la division circulaire de la peau.

E. Méthode elliptique (*Marcellin Duval*).

Le malade couché, les épaules élevées, le bras écarté du tronc, est maintenu horizontalement et dans la rotation en dehors. Un aide placé entre l'avant-bras et le tronc du malade fixe le membre ; un deuxième aide, placé en dehors vers la racine du membre, tend la peau et la fait remonter. L'opérateur en dehors.

L'incision cutanée représente, dans son ensemble, une ellipse obliquement dirigée de haut en bas, et du côté externe du moignon de l'épaule vers le creux axillaire ou vers la partie supérieure et interne du bras. L'extrémité *externe* de l'ellipse est située à 6 centimètres au-dessous du bord inférieur de l'acromion ; l'extrémité interne descend à 4 centimètres plus bas. On trace l'ellipse.

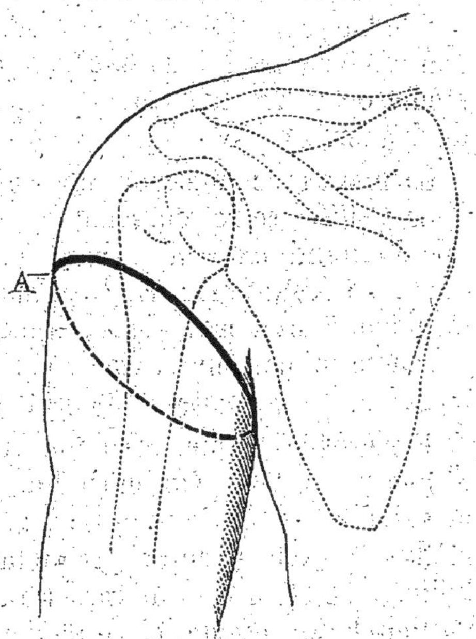

FIG. 57. — Épaule, face postérieure.

A, désarticulation de l'épaule, méthode elliptique (M. DUVAL).

1° *Section et dissection de la peau.* — *a. Section de la peau.* Avec un scalpel à lame forte, à tranchant convexe, et de 5 à 6 centimètres de longueur, tenu comme une plume à écrire, l'opérateur divise la peau en suivant le tracé de l'ellipse, d'un seul coup, et en commençant l'incision à la partie la plus postérieure de la face interne du membre, pour rejoindre plus facilement son point de départ, à mesure que l'aide porte le bras dans la rotation en dedans.

β. *Dissection de la peau*. On dissèque la peau en suivant la même marche, tout autour du membre, et à une hauteur suffisante pour permettre de la retrousser en manchette, ou de la faire relever par l'aide, sans manchette.

2° Suivant toujours le tracé de l'incision de dedans en dehors, on accroche avec l'index gauche la partie externe du bord inférieur du grand pectoral, on l'attire, on la fixe entre ce doigt et le pouce, et on la coupe transversalement. On coupe le deltoïde perpendiculairement, ou obliquement de bas en haut, dans toute son épaisseur, en suivant la courbe de l'ellipse, de son bord antérieur à son bord postérieur. De même on divise la longue portion du triceps, si on peut la distinguer.

La manchette musculo-cutanée est relevée et retroussée. Pour faciliter ce retroussement, on divise l'insertion du tendon du grand pectoral au bord antérieur de la coulisse bicipitale, en faisant marcher le scalpel de bas en haut et parallèlement à ce bord. Enfin, à mesure que l'aide relève et retrousse la manchette, on donne quelques coups de scalpel entre la face profonde du deltoïde et l'articulation.

3° Après avoir bien reconnu la situation du faisceau vasculo-nerveux, et spécialement de l'axillaire, on pratique sur la gaîne aponévrotique du coraco-brachial, à 2 ou 3 centimètres en avant et en dehors du faisceau, une incision longitudinale de 3 à 4 centimètres. Le coraco-brachial et la courte portion du biceps sont alors facilement attirés en avant et en dehors à l'aide de l'index gauche recourbé en crochet. Ces muscles, saisis entre ce doigt et le pouce, sont divisés à 6 centimètres environ au-dessous de l'apophyse coracoïde. Il est facultatif de lier alors l'artère principale.

4° *Désarticulation et séparation complète du membre*. Pour le bras droit, qui est d'abord tourné dans la rotation en dedans, on procède d'arrière en avant; c'est l'inverse pour le bras gauche. Le scalpel est tenu à pleine main.

Bras droit. On commence la section de la capsule et des muscles péri-articulaires, à la partie postérieure et inférieure, et dans l'ordre suivant : tendons du petit rond, du sous-épineux, du sus-épineux, de la longue portion du biceps, du sous-scapulaire.

Après la désarticulation, on coupe, en descendant le long de la portion supérieure et interne de l'humérus, les tendons du grand dorsal et du grand rond, ainsi que la longue portion du triceps, si elle n'a pas été divisée dans le second temps. A mesure que l'on descend, on rapproche du tronc le coude de l'opéré, afin d'écarter la partie supérieure du bras.

On termine par la section transversale du faisceau vasculo-nerveux, après avoir fait comprimer l'artère par l'aide placé en dedans de l'avant-bras. Enfin on lie l'axillaire, la circonflexe postérieure, etc.

§ X. — AMPUTATION DES ORTEILS

Le peu d'importance fonctionnelle que présentent les quatre derniers orteils, et leurs petites dimensions, fait qu'on les ampute rarement, dans la continuité ou dans la contiguité de leurs phalanges. L'amputation de la première phalange dans la continuité est cependant préférable à l'ablation complète du doigt.

La disposition anatomique est la même qu'à la main, les mêmes procédés opératoires applicables, la cicatrice doit être à l'abri des froissements et des pressions pendant la marche.

Les méthodes à mettre en usage sont :

1° La méthode à deux lambeaux carrés, dorsal et plantaire, par le procédé de Ravaton ;

2° La méthode à un lambeau plantaire unique.

Pour le gros orteil, il faut ménager, autant que possible, l'extrémité antérieure du premier métatarsien, et l'articulation métatarso-phalangienne, point d'appui dans la marche. Cet orteil est volumineux, aplati transversalement ; la peau de la face plantaire est épaisse, dure, souvent cornée, les lambeaux doivent être pris très-longs.

A. — Amputation de la phalangette du gros orteil dans la contiguité.

L'articulation est un ginglyme à grand axe transversal, son siège est indiqué par les deux petits tubercules latéraux qui terminent en avant la première phalange, et par le pli cutané plantaire.

Lambeau plantaire.—Le talon repose sur la table, le pied est fixé par un aide qui tire en arrière la peau de la face dorsale, et écarte en dehors le deuxième orteil. L'opérateur, ayant reconnu l'interligne articulaire, saisit la phalangette à enlever, le pouce gauche sur sa face dorsale, l'index en travers sous sa face plantaire, et la fléchit à angle droit (fig. 58, B).

Une incision dorsale légèrement convexe en bas, commencée au niveau de l'interligne, coupe de gauche à droite les téguments et le tendon extenseur, et ouvre l'article. On divise successivement les deux ligaments latéraux. Le pouce gauche de l'opérateur pressant sur l'ongle de la phalangette luxe en haut son extrémité postérieure. Une petite incision faite d'arrière en avant sur le bord latéral droit de la phalangette facilite le passage du bistouri, qui, traversant l'article d'avant en arrière, est porté à la face plantaire. Le tranchant du bistouri en avant, et l'orteil remis en place, on glisse l'instrument le long de la face plantaire de l'os, et on taille par transfixion un lambeau à large base qui comprend toute la pulpe du gros orteil.

B. — Amputation de la première phalange du gros orteil
dans la continuité.

Elle est préférable à la désarticulation, parce qu'elle ménage le point de sustentation du pied en avant. On la pratique par trois méthodes :

I. Méthode circulaire.—L'aide et l'opérateur prennent la position indiquée en A. A un centimètre et demi au-dessous du point de section osseuse, on divise circulairement les téguments de l'orteil, puis on dissèque et on retrousse la manchette cutanée. On coupe les tendons, et on termine par la section transversale de la phalange à la base de la manchette. Cette méthode difficile d'exécution donne une cicatrice centrale.

II. Méthode à deux lambeaux.—*Lambeaux carrés (Ravaton).*—Même position. Deux incisions cutanées de un centimètre et demi de longueur, faites d'arrière en avant à partir du poin tde section osseuse, sur le milieu des faces latérales de la phalange, limitent avec l'incision circulaire précitée deux lambeaux carrés égaux dorsal et plantaire. Ces lambeaux disséqués du sommet à la base et relevés par l'aide, on coupe les tendons et on scie la phalange en travers à ce niveau.

III. Méthode à un lambeau. — *Lambeau plantaire.* — L'aide prend et donne au pied la position indiquée en A. Saisissant l'orteil entre son pouce et son index gauche, et l'inclinant de façon convenable, l'opérateur pratique de chaque côté, près de la face dorsale, et d'arrière en avant, à partir du point de section, une incision longitudinale de 2 centimètres, pénétrant jusqu'à l'os. Changeant de position les doigts de sa main gauche, et relevant l'orteil à l'aide du pouce placé sous sa face plantaire, il réunit en avant les deux incisions latérales, par une section transversale comprenant la peau et les tendons fléchisseurs. Le large lambeau plantaire ainsi limité, saisi par son sommet, est disséqué jusqu'à sa base et relevé par l'aide.

Une incision dorsale, conduite transversalement à 2 millimètres en avant de la base du lambeau plantaire, divise la peau et le tendon extenseur.

Il ne reste plus qu'à couper circulairement le périoste, et à sectionner la phalange en travers à la base du lambeau. Cette section se pratique avec une scie à phalanges, ou avec la pince de Liston.

C. — Amputation isolée d'un des quatre derniers orteils dans l'article.

Les articulations métatarso-phalangiennes des quatre derniers orteils sont des condylarthroses à grand axe vertical. Les têtes des métatarsiens sont convexes en avant, très-aplaties latéralement; la base des premières phalanges est concave en arrière. Deux ligaments latéraux triangulaires, un ligament glénoïdien antérieur et les tendons extenseurs et fléchisseurs, maintiennent en contact les surfaces articulaires.

La peau est mince, lâche, mobile et rétractile sur la face dorsale; épaisse, cornée et doublée de graisse à la face plantaire. La plante du pied se prolonge en avant des articles, et par la direction oblique en haut et en avant de la première

phalange des orteils, les articulations métatarso-phalangiennes
sont placées dans un enfoncement dorsal. Pour trouver l'interligne, il faut appuyer fortement avec le doigt sur le dos du
pied afin de déprimer les parties molles, et imprimer à l'orteil des mouvements alternatifs de flexion et d'extension. Le
mouvement d'arrachement donne aussi des résultats bien
moins nets que pour les doigts de la main.

Méthode ovalaire modifiée. — *Raquette* (fig. 58, C-D).

Le pied, dont le talon repose sur la table, est fixé par un
aide, qui tire en arrière la peau de la face dorsale, et écarte
les doigts voisins. L'opé-
rateur saisit l'orteil à enlever, le pouce gauche sur
sa face dorsale, l'index en
travers sous sa face plantaire, le fléchit légèrement
et reconnaît l'interligne
articulaire.

A un demi-centimètre
au-dessus de l'article, il
commence sur la face dor-
sale du pied une incision
cutanée, qui suit en avant
l'axe de l'orteil, et se termine un demi-centimètre
en arrière du pli digito-
plantaire. Alors le bistouri
conduit obliquement en
avant et en bas, traverse
la face latérale droite de
l'orteil pour atteindre le
pli digito-plantaire, coupe
la peau dans ce pli, et
parcourt obliquement en
arrière et en haut la face

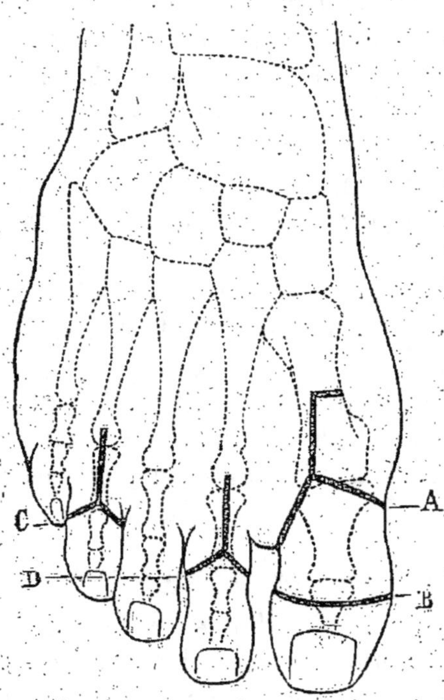

FIG. 58. — Avant-pied, face dorsale.

A, amputation du premier métatarsien dans
la continuité, raquette; B, désarticulation
de la phalangette du gros orteil, lambeau
palmaire, incision dorsale ; C, D, désarticulation d'un orteil, raquette.

latérale opposée pour rejoindre l'extrémité antérieure de l'incision dorsale. Les lèvres de la raquette largement disséquées,
on divise le tendon extenseur au niveau de l'article, on coupe

les ligaments latéraux et plantaire avec la pointe du bistouri, en s'aidant de mouvements de torsion imprimés à l'orteil. Luxant en haut l'extrémité postérieure de la première phalange, l'instrument la contourne et vient sortir par l'incision plantaire en achevant le dégagement de l'orteil. Dans ce dernier temps, comme pour l'incision ovalaire, le pouce gauche de l'opérateur est placé sous la face plantaire de l'orteil pour le relever et mettre cette face bien à jour.

D. — Désarticulation isolée du gros orteil.

La tête du premier métatarsien est très-volumineuse, convexe en avant, à grand axe transversal. Il faut un grand lambeau pour la bien recouvrir, et la cicatrice ne doit être ni plantaire ni interne. Au-dessous de l'article, sont trois petits os sésamoïdes, qu'il faut éviter.

La méthode de choix est le grand lambeau interne.

I. **Lambeau interne.**—Un aide fixe le pied, tire en arrière les téguments de la face dorsale et écarte en dehors le second orteil. L'opérateur saisit le gros orteil, le pouce gauche sur sa face dorsale, l'index en travers sous sa face plantaire.

1° L'article reconnu, il commence à 2 millimètres en avant de l'interligne, et immédiatement en dehors du tendon extenseur, sur la face dorsale de l'orteil, une incision cutanée qu'il conduit directement en avant jusqu'à l'articulation interphalangienne. De ce point part une incision transversale qui coupe carrément la face interne de l'orteil, et se continue sur sa face plantaire jusqu'au bord externe du tendon fléchisseur. L'orteil relevé par le pouce gauche placé sous sa face plantaire, on fait partir de l'extrémité de la section transversale

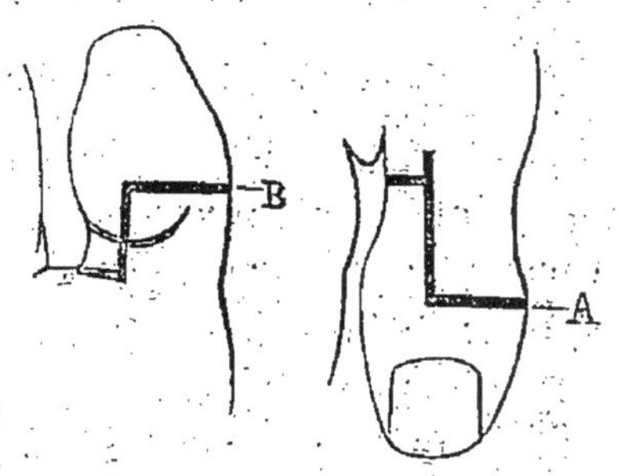

Fig. 59. — Désarticulation du gros orteil. Lambeau interne.

A, incisions dorsales ; B, incisions plantaires.

une incision cutanée qui suit d'avant en arrière le bord externe du tendon fléchisseur, et se termine au pli digito-plantaire.

2° Une incision transversale rejoint les deux côtés de la base du lambeau ainsi tracé, en passant sur la face externe du gros orteil dans le pli interdigital.

3° Le lambeau interne est disséqué du sommet à la base en rasant l'os, et relevé par l'aide. On coupe le tendon extenseur au niveau de l'article, on sectionne successivement les deux ligaments latéraux, on luxe en haut l'extrémité postérieure de la phalange, et on achève son dégagement en la contournant avec le bistouri qui vient sortir à la face plantaire, en divisant les tendons fléchisseurs.

La cicatrice est placée en dehors, contre le second orteil, tout à fait à l'abri.

Le même lambeau pourrait être taillé par la méthode elliptique, ses angles arrondis s'adapteraient plus exactement.

II. **Lambeau plantaire.** — Un large lambeau plantaire, taillé de la même façon, c'est-à-dire carré ou arrondi, nous paraît supérieur à la raquette conseillée par Malgaigne.

E. — Désarticulation simultanée de tous les orteils.

Les têtes des métatarsiens forment une courbe convexe en avant, dont le sommet correspond au deuxième métatarsien. Le premier et le troisième se terminent à peu près à la même hauteur; le quatrième, un peu en arrière de ceux-ci, et le cinquième plus encore.

Il faut mettre la cicatrice à l'abri, et fournir une couverture suffisante aux têtes des métatarsiens, surtout à celle du premier.

La méthode circulaire est d'une exécution très-difficile; le lambeau plantaire unique, et la méthode elliptique ne donnent pas assez de tissus pour recouvrir les os.

I. **Méthode à deux lambeaux.** — *a. Deux lambeaux carrés, dorsal et plantaire.* — Le pied est fixé sur la table par un aide qui tire en arrière les téguments de la face dorsale. L'opérateur embrasse de la main gauche, le pouce en haut, les orteils à enlever.

1° Une incision demi-circulaire divise de gauche à droite les téguments dorsaux dans les espaces interdigitaux, et aussi en avant que possible. Pour y arriver, les orteils sont successivement écartés par l'aide ou l'opérateur, de façon à tendre la peau des espaces interdigitaux mis à jour, et l'on coupe avec la pointe du bistouri. L'incision traverse la face dorsale du

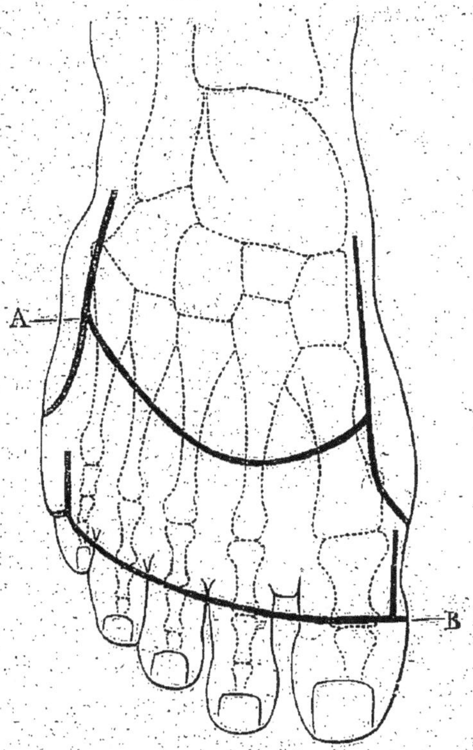

FIG. 60. — Pied, face dorsale.

A, désarticulation médio-tarsienne, incision dorsale; B, désarticulation simultanée de tous les orteils, deux lambeaux carrés, dorsal et plantaire.

gros orteil, un peu en arrière de son articulation interphalangienne. On obtient ainsi un lambeau à extrémité festonnée, mais ce festonnement ne persiste pas sur le vivant (fig. 60, B).

2° Les orteils relevés de la main gauche, le pouce sous leur face plantaire ; on fait de gauche à droite, avec la pointe du bistouri maintenue perpendiculairement aux tissus à diviser; et pénétrant aussi avant que possible dans les espaces interdigitaux écartés, une incision plantaire qui réunit les deux extrémités de l'incision dorsale (fig. 61. B).

3° Deux incisions longitudinales, conduites d'arrière en avant sur le milieu des faces externe du cinquième et interne du premier orteil, à partir de l'interligne, achèvent de délimiter les lambeaux.

4° On dissèque et on relève successivement les deux lambeaux, l'aide les maintient relevés. Un premier coup de bistouri divise les tendons extenseurs, et ouvre toutes les articulations de gauche à droite, les orteils étant légèrement fléchis. Avec la pointe du bistouri, on sectionne ensuite les ligaments latéraux et les ligaments plantaires, toujours dans le même sens.

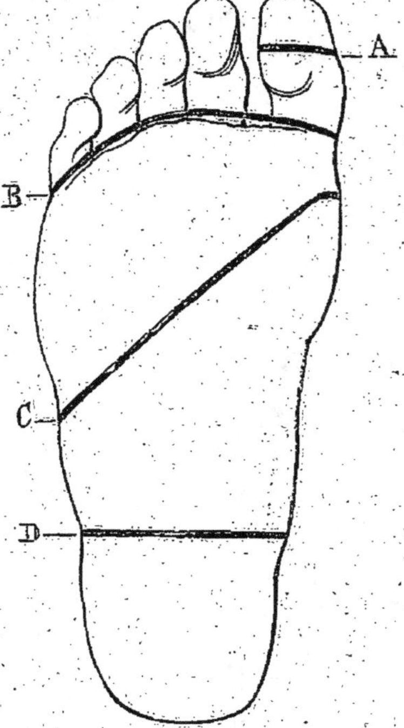

FIG. 61. — Pied, face plantaire.
B, amputation de tous les orteils, incision plantaire; C, amputation médio-tarsienne; D, amputation totale du pied.

5° Conduisant alors le bistouri sous les phalanges, à plat, et le tranchant en avant, on les détache successivement de droite à gauche, ou toutes ensemble si l'instrument est assez long, en ramenant la lame vers soi et la faisant sortir par l'incision plantaire.

II. **Méthode à deux lambeaux.** — *b. Procédé de Dubrueil* (fig. 62, C). — *Pied droit.* — 1° On fait une première incision dorsale partant de l'articulation métatarso-phalangienne du cinquième orteil, et se terminant sur la partie médiane du gros orteil à la hauteur de l'articulation de la phalange et du métatarsien. Elle décrit une courbe à convexité antérieure, que l'on fait passer aussi avant que faire se peut, en évitant toutefois d'avoir un lambeau festonné.

2° De l'extrémité interne de cette incision, on en fait partir une seconde qui se dirige en avant en suivant l'axe du gros orteil jusqu'à son articulation interphalangienne. Là elle se porte en dedans en s'arrondissant, contourne le côté interne du gros orteil, et arrive sur sa face plantaire qu'elle suit jusqu'au sillon digito-plantaire. Une troisième incision convexe en avant et qui suit le sillon digito-plantaire, réunit l'extrémité initiale de la première et l'extrémité terminale de la seconde. On revient alors à l'incision dorsale et on désarticule les quatre derniers orteils ; puis on dissèque et on fait relever en arrière le lambeau formé sur le côté interne du gros orteil que l'on désarticule. Enfin, pour terminer, on passe le couteau entre les métatarsiens et les phalanges, et, le retournant à plat, on vient sortir au niveau de l'incision déjà tracée à la face plantaire.

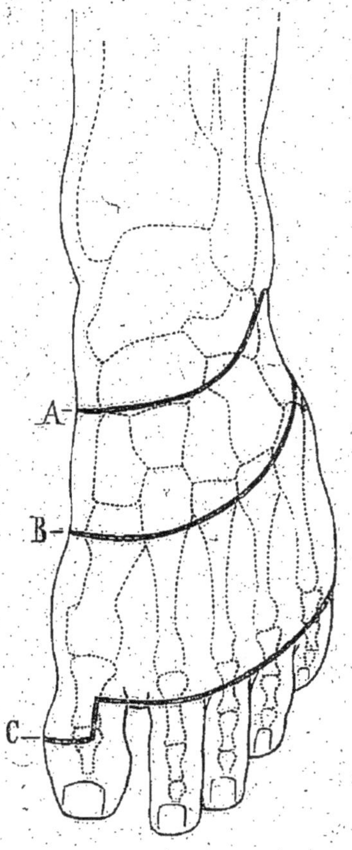

Pour le pied gauche, on commence sur le gros orteil. On peut, si l'on veut, prendre sur le côté externe du cinquième métacarpien un lambeau analogue.

FIG. 62. — Pied, face dorsae.l

A, amputation du pied, raquette, incision dorsale; B, amputation sous-astragalienne; C, amputation simultanée de tous les orteils, deux lambeaux (DUBRUEIL).

F. — Amputation de deux orteils contigus.

Il est préférable de les enlever isolément. Pour l'ablation

12.

simultanée, on se sert de la méthode ovalaire modifiée. L'incision longitudinale de la raquette est commencée à un demi-centimètre en arrière des articles, entre les orteils à enlever, sur le dos du pied, et conduite en avant jusqu'à la naissance de l'espace interdigital. L'incision ovalaire partie de ce point contourne la racine des orteils, en passant dans les sillons interdigitaux et le pli digito-plantaire. Le reste de l'opération comme pour l'ablation isolée d'un orteil.

§ XI. — AMPUTATION DES MÉTATARSIENS

Données anatomiques. — Les métatarsiens sont des os longs, dont le corps est prismatique et triangulaire, à arête plantaire, les extrémités plus volumineuses. Réunis en avant par le ligament intermétatarsien, ils arrivent au contact en arrière, par leurs faces latérales, et sont soudés en quelque sorte par des ligaments interosseux.

Recouverts sur le dos du pied par la peau et les tendons extenseurs, ils sont cachés en bas par toute l'épaisseur des parties molles de la plante. Le premier est libre sur sa face interne, le cinquième sur sa face externe ; les espaces intermétacarpiens sont comblés par des muscles.

Comme pour la main, l'amputation dans la continuité des métatarsiens, vaut toujours mieux que leur désarticulation, parce qu'elle respecte les synoviales et laisse au pied une plus grande longueur. La cicatrice doit toujours être dorsale, pour éviter les pressions pendant la marche.

A. — DANS LA CONTINUITÉ

I. — Amputation du premier métatarsien dans la continuité.

Le premier métatarsien est court mais volumineux.
Méthode ovalaire modifiée (fig. 62, A).
Le pied est fixé par un aide qui tire en arrière les téguments dorsaux, et écarte en dehors le second orteil. L'opérateur saisit de la main gauche le gros orteil, le pouce sur sa face dorsale.

1° A un demi-centimètre en avant du point de section

osseuse, sur la face dorsale du métatarsien, et près de son
bord externe, il commence une incision cutanée qu'il conduit
directement en avant, l'arrêtant près de l'interligne métatarso-phalangien. De ce point part l'incision ovalaire qui contourne obliquement l'orteil, passant dans le sillon interdigital, puis dans le pli plan-
taire, pour revenir à son
point de départ.

2° Une incision trans-
versale de 1 1/2 à 2 cen-
timètres de longueur part
du bord interne du pied,
pour aboutir à l'extrémité
postérieure de l'incision
longitudinale. Elle n'intéresse que la peau.

3° On dissèque large-
ment les lèvres de la ra-
quette, rasant l'os avec
soin sur ses faces laté-
rales, et d'arrière en avant.
La lame du bistouri, glissée le long du bord droit
du métatarsien, con-
tourne alors sa face plantaire, et la pointe de l'instrument vient sortir à son
bord gauche. Attirée di-

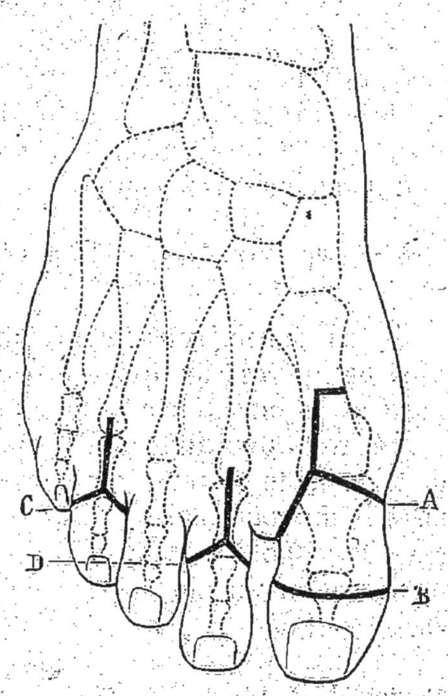

FIG. 63. — Avant-pied, face dorsale.

A, amputation du premier métatarsien dans
la continuité, raquette.

rectement en avant, elle achève le dégagement du métatarsien.
Ce mouvement est rendu plus difficile par les sésamoïdes
de l'articulation métatarso-phalangienne qui gênent le passage du bistouri.

4° On divise le périoste au niveau du point de section, et
protégeant les parties molles avec une compresse ou une
plaque de carton glissée contre l'os dans le premier espace
interosseux, on coupe le métatarsien soit transversalement,
soit obliquement en avant et en dehors.

II. — Amputation du cinquième métatarsien dans la continuité.

Le corps de l'os est très-mince, sous-cutané en dehors, mais légèrement débordé de ce côté par les parties molles de la plante du pied.

Méthode ovalaire modifiée. — Même opération que pour le précédent. Une petite incision transversale menée du bord externe du pied sur l'extrémité postérieure de la queue de la raquette facilite la dénudation de l'os. Le métatarsien est scié de dehors en dedans, soit transversalement, soit un peu obliquement en avant.

III. — Amputation des deuxième, troisième et quatrième métatarsiens dans la continuité.

Ces os ne sont sous-cutanés que sur leur face dorsale, les espaces interosseux qui les séparent sont comblés par des muscles, et offrent peu de largeur.

Méthode ovalaire modifiée. — L'incision longitudinale de la raquette commence sur la face dorsale de l'os, un peu au delà du point de section osseuse. Mieux vaut la commencer directement à ce niveau, et faire en ce point une petite incision transversale. L'ovale contourne la racine de l'orteil en passant dans le pli digito-plantaire.

L'os bien dégagé, on coupe les tendons dorsaux et le périoste, et on divise le métatarsien soit avec de fortes cisailles, soit avec la scie à chaîne que l'on fait passer au-dessous avec une aiguille courbe. Les parties molles sont mises à l'abri par une compresse à deux chefs entrecroisés sur le dos du pied, maintenue par un aide. La section de l'os doit être transversale.

IV. — Amputation de deux métatarsiens voisins dans la continuité.

Méthode ovalaire modifiée. — Pour l'amputation simultanée du premier et du second métatarsien, l'incision longitudinale de la raquette est faite sur la face dorsale du deuxième métatarsien ; l'ovale embrasse la racine des deux premiers orteils, passant dans le pli digito-plantaire. Une incision transversale vient du bord interne du pied rejoindre l'extrémité postérieure de la queue de la raquette.

Pour l'amputation simultanée du quatrième et du cinquième métatarsien, l'incision longitudinale est placée sur la face dorsale du quatrième; une incision transversale vient du bord externe du pied rejoindre son extrémité postérieure.

Pour l'amputation simultanée de deux autres métatarsiens, l'incision longitudinale est faite au milieu de l'espace qui les sépare, et surmontée d'une incision transversale, ou de deux incisions obliques en arrière qui limitent un petit lambeau en V à base postérieure.

L'incision ovalaire commencée un peu en arrière des articulations métatarso-phalangiennes embrasse la racine des deux orteils à enlever en passant dans le pli digito-plantaire.

Les lèvres de la plaie disséquées, les faces extérieures des deux métacarpiens dénudées, on dégage leur face plantaire, on coupe les tendons dorsaux et les chairs interosseuses au niveau du point de section osseuse, on passe une compresse à trois chefs pour mettre à l'abri les parties molles, et on termine en sciant isolément chaque métatarsien.

Pour l'amputation simultanée du premier et du deuxième métatarsien, pour celle du quatrième et du cinquième, la section osseuse se fait avec une scie ordinaire de petite dimension, en attaquant d'abord l'os qui forme le bord du pied. Pour l'amputation simultanée de deux autres métatarsiens, on a recours à la scie à chaîne ou à la pince de Liston.

Les parties molles ne sont pas toujours complétement détachées à la face plantaire. Pour achever le dégagement des métatarsiens sectionnés, on soulève leur bout antérieur, et passant le bistouri sous les os, le tranchant en avant, on le ramène au dehors par l'incision plantaire.

V. — Amputation simultanée des cinq métatarsiens dans la continuité.

Elle vaut mieux que la désarticulation de ces os, parce qu'elle respecte les synoviales et conserve au pied une plus grande longueur.

Chacun des métatarsiens doit être scié à part, et la section commune doit former une courbe à convexité antérieure, parallèle à la courbe naturelle que forment les têtes de ces os.

Un aide fixe le pied et tire en arrière les téguments de la face dorsale ; l'opérateur saisit les orteils de la main gauche, le pouce en dessus.

A. **Méthode à un lambeau.** — *Lambeau plantaire.*

1° A 2 centimètres environ en avant du point de section osseuse, il fait sur la face dorsale du pied, de gauche à droite, et d'un bord à l'autre, une incision cutanée légèrement convexe en avant.

La peau rétractée par la section des brides cutanées, il divise dans le même sens les tendons extenseurs.

2° Soulevant les orteils avec le pouce gauche placé au-dessous, il commence à l'extrémité gauche de la section dorsale une incision demi-circulaire, qui, passant sur les bords du pied à leur union avec la face dorsale, coupe la plante dans les plis digito-plantaires. En ce point, les tissus doivent être divisés à petits coups, avec la pointe du bistouri, pour éviter une section oblique de la peau. L'incision latéro-plantaire se termine à l'extrémité droite de la section dorsale.

3° Le pied fléchi par l'aide qui soulève en même temps les orteils, l'opérateur dissèque le lambeau plantaire du sommet à la base, en rasant les os pour y conserver les masses charnues. Le lambeau est confié à l'aide, qui le maintient relevé.

4° Reprenant sa première position, l'opérateur coupe nettement les chairs interosseuses de chaque espace, au niveau ou un peu en avant du point de section des os. Il place et fait maintenir par l'aide, une compresse fendue, dont les six chefs croisés sur le dos du pied protégent les parties molles.

Faisant incliner le pied droit en dedans, le pied gauche en dehors, il divise successivement tous les métatarsiens de gauche à droite, en suivant la courbe indiquée.

B. **Méthode elliptique.** — *Lambeau plantaire.*

Elle ne diffère de l'opération précédente que par la forme convexe en arrière que prend l'incision dorsale, forme qui concorde mal avec la courbe convexe en avant des sections osseuses. Peut-être assure-t-elle un peu mieux la couverture des extrémités sectionnées du premier et du cinquième métatarsien.

B. — DANS LA CONTIGUÏTÉ

I. — Désarticulation du premier métatarsien.

Données anatomiques. — Sous-cutané sur ses faces interne et dorsale, le premier métatarsien est recouvert en bas par les parties molles de la plante du pied. Le premier espace interosseux qui le sépare du second métatarsien est comblé par des fibres charnues.

Cet os est court, volumineux, fortement renflé à ses deux extrémités. Sous sa tête sont appliqués deux ou trois petits sésamoïdes, qu'il faut enlever avec lui. En arrière il présente une apophyse inféro-externe qui donne insertion au tendon du long péronier latéral, et s'enfonce profondément dans la plante du pied.

Il s'articule en arrière avec le premier cunéiforme par une surface à concavité antérieure légère. L'interligne dans sa partie interne est oblique en avant et en dehors ; prolongé, il viendrait couper le cinquième métatarsien près de son milieu. La synoviale est isolée. Les liens articulaires sont : des ligaments dorsaux, interne, et plantaire peu résistants ; et un ligament interosseux puissant qui le rattache au deuxième métatarsien et aux cunéiformes.

Le premier espace interosseux est traversé à sa partie postérieure par l'anastomose à plein canal des artères pédieuse et plantaire externe.

Points de repère. — L'article est au milieu du bord interne du pied, mesuré du talon à la pointe du gros orteil.

Le doigt, conduit d'arrière en avant à l'union du bord interne et de la face plantaire du pied, rencontre trois saillies osseuses ; la première et la plus volumineuse appartient au scaphoïde, l'article est à 3 centimètres en avant ; la seconde appartient au premier cunéiforme, l'article est à 4 millimètres en avant ; la troisième saillie appartient au premier métatarsien, l'article est à 2 millimètres en arrière.

Celle-ci peut être reconnue, en longeant d'avant en arrière le côté interne et postérieur du métatarsien ; c'est la première que rencontre le doigt, elle est à 2 millimètres en avant de l'article.

Enfin l'interligne est à 2 centimètres en avant d'un plan transversal coupant le pied immédiatement en arrière de l'extrémité postérieure, toujours facile à trouver, du cinquième métatarsien. La méthode ovalaire modifiée donne les meilleurs résultats.

Méthode ovalaire modifiée. — *Raquette* (fig. 64, C). — Le pied fixé par un aide qui tire en arrière les téguments dorsaux, l'opérateur saisit de la main gauche l'orteil à enlever ; l'aide écarte en dehors le second orteil.

1° A 1 centimètre en avant de l'article, sur la face dorsale du métatarsien, mais aussi en dehors que possible, on commence une incision longitudinale, cutanée, qui se porte directement en avant, s'arrêtant à 1 centimètre de l'interligne métatarso-phalangien.

2° Du bord interne du pied part une incision transversale qui vient rejoindre l'extrémité postérieure de la première. Elle n'intéresse que la peau.

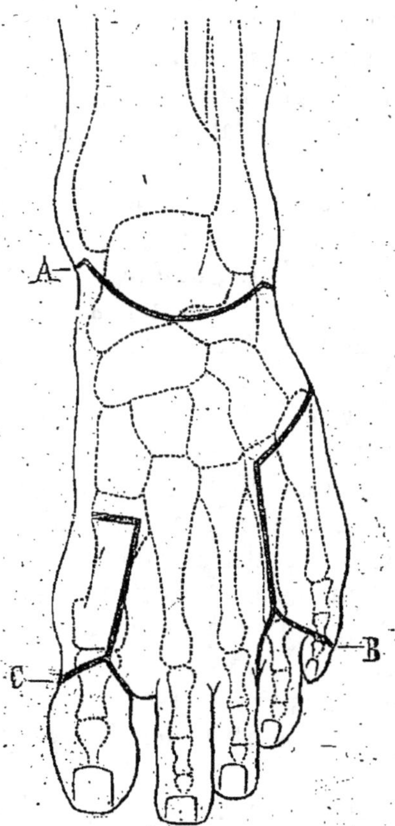

FIG. 64. — Pied, face dorsale.

A, amputation de Pirogoff ; B, désarticulation simultanée du quatrième et du cinquième métatarsien, raquette ; C, désarticulation du premier métatarsien, raquette.

3° De l'extrémité antérieure de l'incision longitudinale part l'incision ovalaire qui contourne la racine du gros orteil en passant dans le pli digito-plantaire.

4° On dissèque légèrement les bords de la raquette, on dégage le métatarsien sur ses faces latérales, puis à sa face plantaire, en le contournant avec le bistouri dont le tranchant est ramené en avant. Dans ce mouvement, il faut passer au-dessous des sésamoïdes, pour ne pas ouvrir l'articulation métatarso-phalangienne.

5° Coupant les tendons extenseurs, on ouvre l'articulation par sa face dorsale, en suivant la direction de l'interligne oblique en avant et en dehors. On sectionne le ligament interosseux en enfonçant la pointe du bistouri dans le premier espace, et poussant la lame en avant avec le pouce gauche, en même temps qu'on imprime au talon de l'instrument des mouvements successifs d'abaissement et d'élévation qui portent la pointe entre les deux métatarsiens. Les fibres interosseuses sont ainsi divisées à petits coups et de bas en haut. Il faut éviter avec soin de pénétrer trop en arrière, et d'ouvrir l'articulation du deuxième métatarsien avec le premier cunéiforme. C'est dans ce but que *Lisfranc* conseille de couper le ligament inter-métatarsien d'arrière en avant, et de la face dorsale vers la face palmaire.

6° Le pouce gauche placé entre les deux premiers métatarsiens, les écarte et permet d'attaquer avec la pointe du bistouri les dernières attaches. La tubérosité inféro-externe dégagée, on passe le bistouri sous le métatarsien et on achève de le séparer des parties molles plantaires.

II. — Désarticulation du cinquième métatarsien.

Données anatomiques. — Très-grêle dans ses deux tiers antérieurs, il s'élargit et s'épaissit à sa base qui se continue par une longue apophyse, saillante en arrière et en dehors. Sa face dorsale est sous-cutanée, son bord externe libre est débordé par les parties molles de la plante du pied.

Il s'articule en arrière avec le cuboïde, par une surface plane, à direction fortement oblique en avant et en dedans. L'interligne prolongé viendrait couper le premier métatarsien dans son tiers antérieur. En dedans, il est en rapport avec la facette latérale externe de la base du quatrième métatarsien auquel il est uni par un ligament interosseux. Les ligaments dorsaux sont minces, les ligaments plantaires très-puissants ; le tendon du péronier antérieur se fixe sur sa face dorsale, le tendon du court péronier latéral à l'extrémité de son apophyse postérieure.

Il existe une seule synoviale pour les articulations cuboïdiennes des quatrième et cinquième métatarsiens, elle est distincte de la grande synoviale tarsienne.

Point de repère. — La saillie de son apophyse postérieure est toujours sensible sur le bord externe du pied.

Méthode ovalaire modifiée. — L'incision longitudinale de la raquette, commencée au bord externe du pied à 2 millimètres en avant de l'article, suit d'abord la direction oblique de l'interligne, puis la face dorsale de l'os. L'incision ovalaire contourne la racine de l'orteil en passant dans le pli digito-plantaire, pour rejoindre son point de départ, à 1 centimètre en arrière de l'articulation métatarso-phalangienne.

Le lambeau externe disséqué et rabattu en dehors, les faces latérales et plantaire du métatarsien sont dégagées. On ouvre l'article par la face dorsale en divisant les tendons des extenseurs, du péronier antérieur et les ligaments dorsaux ; on coupe d'avant en arrière avec la pointe du bistouri le ligament interosseux qui unit le quatrième et le cinquième métatarsien, puis contournant avec l'instrument l'apophyse externe pour en détacher le tendon du court péronier, on soulève le métatarsien et on achève en ramenant le bistouri vers soi, la section des parties molles plantaires.

III. — Désarticulation du deuxième métatarsien.

Données anatomiques. — Enfoncé comme un coin entre les trois cunéiformes, il s'articule en arrière avec le second de ces os, par une surface plane, triangulaire à base supérieure. En dedans il est en contact, également par des surfaces planes, avec le premier cunéiforme et le premier métatarsien, en dehors avec le troisième cunéiforme et le troisième métatarsien.

L'interligne articulaire postérieur est transversal, il est

situé à 8 ou 10 millimètres en arrière de l'articulation du premier métatarsien avec le premier cunéiforme, et à 5 millimètres seulement en arrière de la facette postérieure du troisième métatarsien. Ses articulations latérales sont légèrement inclinées, l'externe en dedans et en bas, l'interne en bas et en dehors.

Les moyens d'union sont des ligaments dorsaux, plantaires et interosseux. De ces derniers, l'interne situé entre les premiers cunéiformes et les premier et deuxième métatarsiens est très-puissant ; l'externe moins fort se laisse plus facilement diviser. La synoviale fait partie de la grande synoviale tarsienne.

Méthode ovalaire modifiée. — L'extrémité postérieure de l'incision longitudinale qui suit la face dorsale de l'os est surmontée d'une petite incision transversale au niveau de l'article. Le métatarsien dénudé, on coupe d'avant en arrière avec la pointe du bistouri, le dos de l'instrument appuyé contre l'ongle du pouce gauche, les deux ligaments interosseux ; on sectionne les tendons extenseurs et le ligament dorsal, et on termine en luxant en haut la base du métatarsien, et le contournant avec l'instrument, dont la lame ramenée en avant achève de détacher les parties molles plantaires.

IV. — Désarticulation du troisième métatarsien.

Données anatomiques. — Cet os s'articule en arrière avec la face antérieure du troisième cunéiforme, par une surface plane et triangulaire à base dorsale, sur les côtés avec les facettes latérales également planes des métatarsiens voisins.

L'interligne articulaire postérieur, transversal, est à 5 millimètres en arrière de l'articulation cunéenne du premier métatarsien, 5 millimètres en avant de celle du second, et 1 millimètre en avant de l'articulation cuboïdienne du quatrième métatarsien.

Les moyens d'union sont des ligaments dorsaux et interosseux. La synoviale fait partie de la séreuse commune du tarse.

Même méthode opératoire que pour le précédent.

V. — Désarticulation du quatrième métatarsien.

Données anatomiques. — Cet os s'articule en arrière avec le cuboïde, par une surface plane à direction oblique en avant et en dedans. Prolongé, l'interligne viendrait couper le premier métatarsien dans son tiers postérieur. L'article est à 1 millimètre en arrière de l'articulation cunéenne du troisième métatarsien, 6 millimètres en arrière de celle du premier. Latéralement il est en contact avec les métatarsiens voisins.

Les moyens d'union sont : des ligaments dorsaux, plantaires et interosseux. La synoviale, commune à l'articulation cuboïdienne du troisième métatarsien, est séparée de la grande synoviale tarsienne par le ligament interosseux qui unit les quatrième et troisième métatarsiens, ligament forcément divisé dans la désarticulation de l'un ou l'autre de ces os.

Méthode ovalaire modifiée, avec une petite incision oblique au niveau de l'article.

VI. — Désarticulation simultanée des deux premiers métatarsiens.

Les données anatomiques, les points de repère ont été indiqués.

Méthode ovalaire modifiée. — L'incision longitudinale de la raquette part du premier espace interosseux à 2 centimètres en avant de l'article. Elle se prolonge directement en avant, s'arrête à 1 centimètre en arrière des articulations métatarso-phalangiennes, et se continue avec l'incision ovalaire qui contourne la racine des deux premiers orteils, en passant dans le pli digito-plantaire.

Deux incisions cutanées ; l'une oblique en avant et en dehors, partant du bord interne du pied au niveau de l'interligne cunéo-métatarsien ; l'autre oblique en avant et en dedans, partant du bord externe de la base du deuxième métatarsien, viennent rejoindre l'extrémité postérieure de la raquette. Ces deux incisions circonscrivent un petit lambeau en V, irrégulier, à base postérieure. Ce lambeau disséqué et relevé met à jour la face dorsale des articles.

VII. — Désarticulation simultanée des quatrième et cinquième métatarsiens.

Les données anatomiques, les points de repère sont connus. Comme pour l'opération précédente on emploie la méthode ovalaire modifiée.

Méthode ovalaire modifiée. — L'incision longitudinale suit la face dorsale du quatrième métatarsien ; sur son extrémité postérieure vient tomber une incision oblique en avant et en dedans, qui part du bord externe du pied en arrière de l'extrémité postérieure du cinquième métatarsien et suit l'interligne articulaire. L'incision ovalaire embrasse la racine des deux derniers orteils.

On obtient ainsi un lambeau externe qu'on dissèque. On dénude la face interne du quatrième métatarsien et la face externe du cinquième ; on coupe le ligament interosseux qui unit le quatrième métatarsien au troisième ; on sectionne les ligaments dorsaux et les tendons extenseurs, les tendons du péronier antérieur et du court péronier latéral et les ligaments plantaires. Passant alors le bistouri sous les os soulevés, son tranchant en avant, on ramène l'instrument vers soi, pour détacher les parties molles plantaires.

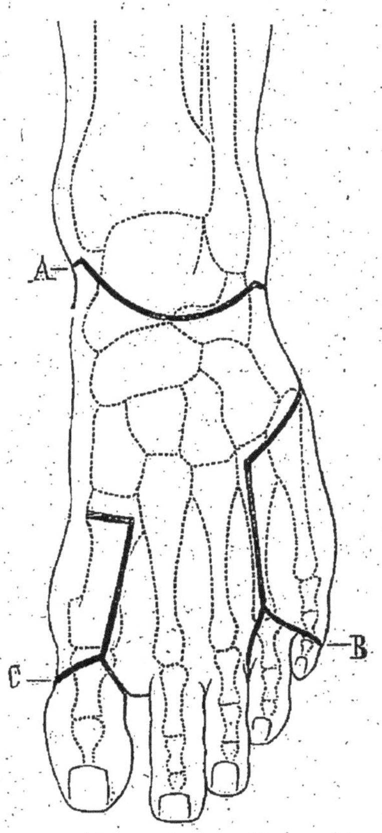

FIG. 65. — Pied, face dorsale.

B, désarticulation simultanée du quatrième et du cinquième métatarsien, raquette.

VIII. — Désarticulation simultanée des cinq métatarsiens,
Désarticulation tarso-métatarsienne ou de Lisfranc.

Données anatomiques. — L'ensemble des articles forme une courbe convexe en avant, dont l'extrémité externe est à 2 centimètres plus en arrière que l'extrémité interne. Les articulations, au nombre de cinq, présentent sur le dos du pied et de dehors en dedans les directions suivantes :

Cinquième métatarsien et cuboïde. — Rectiligne, oblique en avant et en dedans, vers la tête du premier métatarsien.

Quatrième métatarsien et cuboïde. — Rectiligne, oblique en avant et en d dans vers la partie moyenne du premier métatarsien, continue la précédente.

Troisième métatarsien et troisième cunéiforme. — A 1 millimètre en avant de la précédente, à 5 millimètres en avant de la suivante ; à peu près transversale.

Deuxième métatarsien et deuxième cunéiforme. — A 5 millimètres en arrière de la précédente, à 8 ou 10 millimètres en arrière de la suivante, rectiligne et transversale. Enfoncé comme dans une mortaise entre les trois cunéiformes, le second métatarsien présente de plus deux interlignes latéraux ; l'interne qui le sépare du premier cunéiforme est un peu oblique en arrière et en dehors ; l'externe qui le sépare du troisième cunéiforme est oblique en arrière et en dedans. Cette obliquité légère des faces latérales de la mortaise provient de la diminution de largeur de la base du second métatarsien en arrière.

Premier métatarsien et premier cunéiforme. — A 1 centimètre en avant de la précédente, à 2 centimètres en avant de l'extrémité postérieure du cinquième métatarsien. L'interligne est légèrement oblique en avant et en dehors ; prolongé, il couperait le cinquième métatarsien vers sa partie moyenne.

La mortaise du second métatarsien varie de profondeur avec les sujets, la saillie du troisième cunéiforme en avant peut aussi manquer complétement.

Vu par la face plantaire, l'article est beaucoup plus étroit. L'arête inférieure du second cunéiforme est presque cachée par la saillie des os voisins, mais les dépressions profondes qui les séparent sont en partie comblées par des trousseaux fibreux.

Sur le bord interne du pied, l'interligne se trouve entre les saillies du premier cunéiforme et du premier métatarsien ; sur le bord externe du pied, derrière l'apophyse postérieure du cinquième métatarsien. Cette apophyse se prolonge quelquefois beaucoup en arrière, et s'articule alors avec la face externe du cuboïde.

Synoviales. — Elles sont au nombre de trois. Une pour l'articulation cunéenne du premier métatarsien, une pour les articulations cuboïdiennes du quatrième et du cinquième métatarsien, et enfin pour les articulations du troisième et du quatrième métatarsien, la synoviale commune du tarse.

Moyens d'union. — Trois ligaments dorsaux pour le second métatarsien, un ligament dorsal pour chacun des autres, un ligament interne à fibres minces comme les précédents. En dehors, le tendon du court péronier latéral. Des ligaments plantaires, fortifiés par les expansions fibreuses de la gaîne du long péronier, et enfin trois ligaments interosseux.

Ces derniers ligaments, très-forts, unissent les deux cunéiformes contigus aux deux métatarsiens correspondants ; ils comblent les espaces que ces os laissent entre eux, par suite de la forme conique de leur base à arête plantaire. Le premier et le plus interne, en même temps que le plus puissant, constitue la clef de l'articulation.

Il faut y joindre : en dehors, les tendons du court péronier latéral et du péronier antérieur ; en dedans, le tendon du long péronier latéral, et les expansions fibreuses que les tendons du jambier antérieur et du jambier postérieur envoient jusqu'au premier métatarsien.

Parties molles. — Sur le dos du pied, la peau est mince, très-rétractile, doublée seulement par les tendons de l'extenseur et du pédieux.

A la plante du pied, la peau est épaisse, résistante, doublée par des masses charnues.

Sur le bord interne, la peau est mince et rétractile ; sur le bord externe, elle est plus épaisse et se rétracte peu, ainsi que les téguments dorsaux dans son voisinage.

L'artère pédieuse s'anastomose par inosculation à la partie postérieure du premier espace interosseux, avec la terminaison de la plantaire externe.

Points de repère. — En dehors, l'extrémité postérieure du cinquième métatarsien toujours sensible au doigt, promené d'avant en arrière, le long du bord externe du pied.

En dedans, l'article est à 2 millimètres en arrière de la tubérosité interne et postérieure du premier métatarsien, sensible en longeant avec le doigt, d'avant en arrière, le bord interne du pied.

Partant de la malléole interne, le doigt, conduit d'arrière en avant sous le bord interne du pied, rencontre trois saillies osseuses. La première appartient au scaphoïde, l'article est à 2 1/2 ou 3 centimètres en avant; la seconde appartient au premier cunéiforme, l'article est à 5 ou 6 millimètres en avant; la troisième appartient au premier métatarsien, l'article est à 2 ou 3 millimètres en arrière.

L'extrémité interne de l'interligne se trouve au milieu du bord interne du pied, mesuré du talon à l'extrémité du gros orteil. Enfin, l'article, en dedans, est à 2 centimètres en avant d'un plan transversal, coupant le pied à l'extrémité postérieure du cinquième métatarsien.

Méthode à deux lambeaux. — *Lambeau plantaire principal.* — Sujet dans le décubitus dorsal, le talon reposant sur le bord de la table, la jambe fléchie et fixée par un aide, qui attire en arrière les téguments de la face dorsale du pied.

L'opérateur ayant reconnu les points de repère, qu'il marque avec l'ongle ou avec la teinture d'iode, saisit l'avant-pied de la main gauche, le pouce sur la face dorsale, et l'incline légèrement vers sa droite.

Pied gauche. — 1° Armé d'un couteau à amputation, dont la lame dépasse en longueur la largeur de l'avant-pied, il commence, sur la face dorsale du premier métatarsien, à 2 centimètres en avant de son extrémité postérieure, une incision cutanée qui se porte en avant jusqu'au milieu de cet os, parallèlement à l'axe du pied. Elle s'arrondit alors et, formant une courbe à convexité antérieure, à 2 centimètres en arrière de la racine des orteils, arrive jusqu'au bord externe du cinquième métatar- sien, qu'elle suit d'avant en ar- rière, pour se terminer à la pointe de son apophyse postérieure. La peau est seule intéressée.

2° Le pouce de sa main gau- che, placé sous les orteils qu'il redresse, l'opérateur fléchit le pied malade pour mettre à jour sa face plantaire, et le porte dans l'abduc- tion. Avec la pointe du couteau, maintenue constamment perpen- diculaire aux tissus à diviser, il fait une nouvelle incision cutanée qui, partant de l'extrémité interne de la section dorsale avec laquelle elle se confond un instant, longe d'arrière en avant le bord interne du premier métatarsien jusqu'à son extrémité antérieure. Contour- nant alors d'arrière en avant la racine du gros orteil, elle atteint la face plantaire. Le pied, toujours fléchi, est ramené à la rectitude. L'incision se continue de dedans en dehors, suivant exactement les plis digito-plantaires, ou un peu plus en arrière, jusqu'au bord ex- terne du pied. La section se fait à petits coups, et avec la pointe du

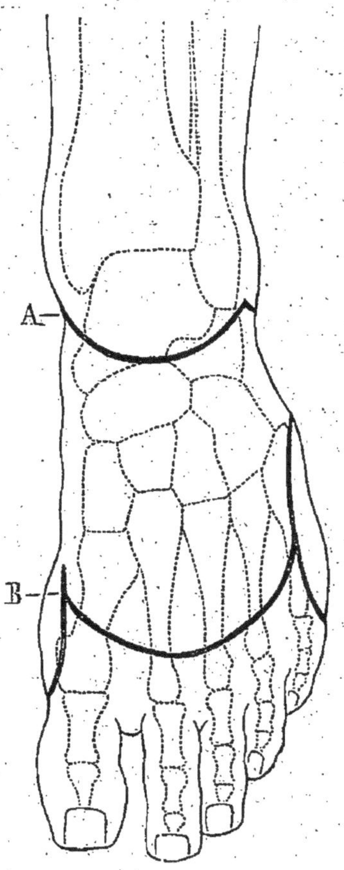

FIG. 66. — Pied, face dorsale.

A, amputation tibio-tarsienne, lam- beau talonnier ; B, désarticulation tarso-métatarsienne, incision dor- sale.

couteau perpendiculaire aux tissus, pour ne pas couper la peau en biseau. Le pied, porté dans la rotation en dedans, et le membre dans le même sens, l'incision contourne la racine du petit orteil et, traversant obliquement d'avant en arrière le bord externe du pied, vient rejoindre la section dorsale

13.

vers le tiers antérieur du cinquième métatarsien. Cette incision qui marque la limite du lambeau plantaire, est ainsi faite d'un seul coup, et sans que le couteau ait quitté les tissus.

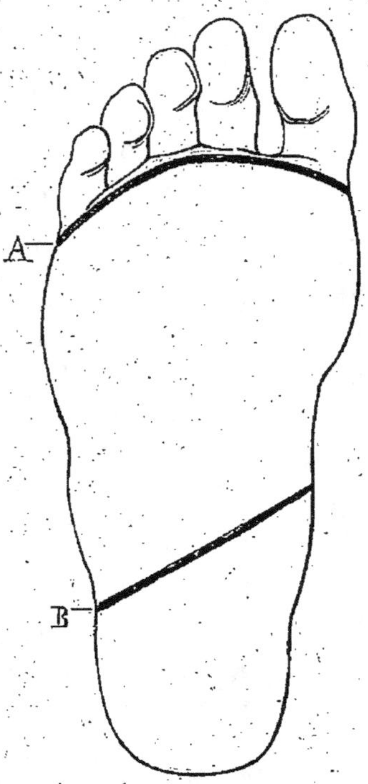

3° L'opérateur replace le pied dans l'extension, et saisit l'avant-pied de la main gauche, son pouce sur la face dorsale. Un premier coup de couteau, conduit de gauche à droite (de dedans en dehors), un peu en avant de la section dorsale, coupe les brides fibreuses qui rattachent la peau aux parties profondes, et complète la rétraction des téguments. Un second coup de couteau divise dans le même sens, au niveau de la peau rétractée, toutes les parties molles dorsales jusqu'aux os. On relève alors le petit lambeau dorsal jusqu'à l'interligne articulaire, en y comprenant toutes les parties molles, et on le confie à l'aide.

FIG. 67. — Pied, face plantaire.

A, désarticulation tarso-métatarsienne, tracé du lambeau; B, amputation tibio-tarsienne, incision de la raquette.

4° Avec la pointe du couteau, portée sur le bord interne du pied, on ouvre l'articulation cunéenne du premier métatarsien, dont la direction est légèrement oblique en avant et en dehors. On ouvre de même l'articulation postérieure du troisième métatarsien, presque transversale et à 5 millimètres en arrière de la précédente, puis les articulations cuboïdiennes du quatrième et du cinquième métatarsien, fortement obliques en arrière et en dehors. La pointe du couteau doit agir seule et très-légèrement; il ne faut pas chercher à faire pénétrer l'instrument entre les surfaces articulaires, ce qui n'est d'aucune utilité et exposerait à en briser la pointe. Le doigt glissé le long du bord interne du premier métatarsien indique l'interligne, placé à quelques millimètres en arrière d'une saillie de cet os. En dehors, la recherche est encore plus facile.

5° On revient alors au second métatarsien, dont l'article n'est pas ouvert. Pour arriver sûrement à le rencontrer sans dénuder les cunéiformes, on promène la pointe du couteau, d'avant en arrière sur sa face dorsale, en partant de l'articulation cunéenne du premier métatarsien déjà ouverte. L'instrument doit être conduit parallèlement à la direction de l'interligne, c'est-à-dire transversalement; sa pointe pénètre bientôt dans l'article. Toutes les articulations dorsales se trouvent ainsi ouvertes.

6° Pour couper le ligament interosseux, clef de l'articulation, on saisit le couteau comme une plume à écrire, le tranchant en arrière. Inclinant la lame à 45 degrés, on enfonce la pointe de l'instrument entre les deux premiers métatarsiens, et, lui imprimant de petits mouvements de latéralité pour faciliter sa pénétration, on la pousse en arrière à une profondeur de 2 centimètres environ.

On saisit alors à pleine main le manche du couteau et, le relevant pendant que la pointe reste immobile, on le fait pénétrer entre les deux métatarsiens, puis entre le premier cunéiforme et le second métartarsien, divisant ainsi les fibres qui les unissent.

Au lieu de relever le manche du couteau, on peut l'abaisser, au contraire, sur l'ongle du pouce gauche, servant de point d'appui au dos de la lame. La pointe du couteau pénètre ainsi de bas en haut dans les intervalles des os, et coupe dans ce sens les fibres interosseuses.

Pour éviter de lacérer les parties molles de la plante du pied, mieux vaudrait peut-être couper les ligaments interosseux, en faisant agir la pointe du couteau de haut en bas, en pénétrant dans les interlignes par la face dorsale, et coupant d'arrière en avant, manœuvre qui présente peu de difficultés.

On divise de la même façon le second ligament interosseux, en plongeant le couteau entre le second et le troisième métatarsien.

7° Abaissant les orteils de façon à faire bâiller les articles, on divise avec la pointe du couteau les ligaments plantaires. La pointe du couteau, obliquement placée dans l'angle externe de la plaie, contourne l'extrémité postérieure du cinquième métatarsien, et s'engage sous sa face plantaire et successivement sous les autres métatarsiens, de dehors en dedans et le tranchant en avant, en les rasant d'aussi près que possible.

8° Saisissant l'avant-pied de la main gauche, les derniers doigts sous les orteils, le pouce sur les facettes articulaires postérieures des métatarsiens, l'opérateur les soulève, et conduit son couteau d'arrière en avant, en rasant le bord plantaire de ces os, et coupant alternativement de la pointe et du talon, sans sortir des incisions latérales qui marquent les bords du lambeau. Il passe au-dessous des sésamoïdes de l'articulation métatarso-phalangienne du gros orteil, et, attirant vers soi les métatarsiens, pour mettre en vue les parties à diviser, il termine le dégagement du lambeau, en faisant sortir la lame de l'instrument par l'incision plantaire.

Pied droit. — Les incisions pratiquées, le lambeau dorsal relevé, on attaque les articulations dorsales, en commençant par celle du cinquième métatarsien, puis celles des quatrième, troisième et premier os du métatarse.

On revient alors au second métatarsien, on détruit les ligaments interosseux; puis, divisant les attaches plantaires, on introduit le couteau sous les métatarsiens, de dedans en dehors, en l'engageant d'abord dans l'angle interne de la plaie, et on taille le lambeau plantaire comme nous l'avons dit.

Marcellin Duval, pour épargner plus sûrement la plante du pied, agit comme il suit : Après avoir marqué les points de repère interne et externe; armé d'un bistouri fort et long, il relève le pied de la main gauche, et trace un lambeau plantaire de longueur ordinaire. Le pied, maintenu par un aide qui soulève les orteils, il dissèque d'avant en arrière le lambeau plantaire, en rasant les os avec soin. Cette dissection est poussée du côté interne, un peu en arrière de l'articulation cunéenne du premier métatarsien, pour mettre à découvert le tendon du long péronier latéral.

On coupe le tendon du long péronier latéral à son insertion, on divise de bas en haut les ligaments interosseux, on
détruit l'articulation cunéenne du premier métatarsien, en
s'aidant de mouvements de torsion imprimés à cet os.

Le pied mis dans l'extension, on dessine un lambeau dorsal arrondi, qui s'avance jusqu'à 3 centimètres des plis digitaux. On relève ce lambeau, on coupe les tendons extenseurs
et les parties molles dorsales au niveau ou un peu en avant
de l'article et dans sa direction. On ouvre alors les articulations dorsales, et on achève le détachement des os.

Nous ne ferons que signaler :

1° La désarticulation du premier métatarsien avec le premier cunéiforme; du second et du troisième métatarsien
avec les cunéiformes correspondants; des deux derniers
métatarsiens avec le cuboïde, le manuel opératoire étant
le même que pour la désarticulation des métatarsiens
seuls. L'anatomie indique la forme, le siége des articles, et
les points de repère sont fournis par les saillies osseuses
du cuboïde, du scaphoïde, des cunéiformes et des métatarsiens.

2° La désarticulation des cinq métatarsiens avec les trois
cunéiformes; le procédé est le même que pour l'amputation
tarso-métatarsienne.

3° La désarticulation anté-scaphoïdienne, qui ne diffère de
l'amputation médio-tarsienne, que par la conservation du
scaphoïde.

§ XII. — DÉSARTICULATION MÉDIO-TARSIENNE, TARSO-TARSIENNE,
AMPUTATION DE CHOPART.

Données anatomiques. — Deux articulations, l'une interne (astragalo-scaphoïdienne), l'autre externe (calcanéo-
cuboïdienne); sont ouvertes dans cette amputation. Elles
possèdent chacune une synoviale distincte, ou n'ont qu'une
synoviale commune.

Le scaphoïde présente une surface concave, à grand axe
presque vertical; l'astragale, une surface convexe dans le
même sens. L'interligne se porte en arrière à la plante du

pied, le couteau devra suivre cette direction. Les moyens d'union spéciaux sont : un ligament dorsal, fortifié par l'expansion du jambier antérieur ; un ligament interne, mince ; et un ligament plantaire, fortifié par l'attache du jambier postérieur ; en somme, une capsule incomplète.

Le cuboïde présente une surface légèrement convexe transversalement, concave de haut en bas, s'articulant par emboîtement réciproque avec la facette correspondante de la petite tête du calcanéum. Les moyens d'union sont quatre ligaments, dont l'inférieur, ou ligament plantaire, présente une très-grande résistance.

La clef de l'articulation est le ligament interosseux, dit en Y, placé dans la dépression profonde qui sépare en avant et en dehors l'astragale du calcanéum. Pour certains anatomistes, il s'insère en arrière, à la partie externe du col astragalien ; pour d'autres, il naît de la partie interne et antérieure du calcanéum, et se divise en deux faisceaux, dont l'interne se porte au scaphoïde, et l'externe au cuboïde.

L'ensemble de l'interligne, vu par la face dorsale, a été comparé pour sa forme à un S italique (∽) très-allongé dans le sens transversal.

Dans la flexion du pied, les deux jointures sont à peu près dans le même plan transversal. Si le pied est étendu, et l'avant-pied porté en dedans, le calcanéum déborde en avant, de quelques millimètres, l'interligne astragalo-scaphoïdien. Il est indispensable de se souvenir de cette disposition, car l'extension est habituellement maintenue pendant l'ouverture des articles.

Parties molles. — Les parties molles dorsales sont : la peau, mince, très-rétractile ; les tendons des extenseurs, du péronier et du jambier antérieur ; le muscle pédieux, les vaisseaux et les nerfs pédieux.

A la face plantaire : la peau épaisse, doublée par des masses charnues ; les tendons des fléchisseurs, des péroniers latéraux et du jambier postérieur, tous également sectionnés pendant l'opération ; les vaisseaux et les nerfs plantaires.

Le tendon d'Achille est donc seul respecté.

Points de repère. — En dedans : la tubérosité interne et

postérieure du scaphoïde, première saillie osseuse rencontrée sur le bord interne du pied, en avant de la malléole interne. L'article est immédiatement en arrière.

Sur la face dorsale : la saillie que forme la tête de l'astragale dans l'extension forcée du pied, la saillie du bec antérieur du calcanéum dans la même position, et la dépression qui les sépare.

En dehors : la saillie de la petite tête du calcanéum, l'interligne est immédiatement en avant; l'apophyse postérieure du cinquième métatarsien, l'article est à un doigt en arrière.

On se souviendra de plus : que sur le dos du pied l'interligne a ses deux extrémités dans un plan sensiblement transversal, mais que dans l'extension forcée et l'adduction de l'avant-pied, le calcanéum se trouve à quelques millimètres en avant de l'articulation astragalo-scaphoïdienne.

I. **Méthode à deux lambeaux.** — *Lambeau plantaire principal.* — Le pied reposant par le talon sur le bord de la table ou le dépassant légèrement, la jambe demi-fléchie, un aide fixe le membre et tire en arrière les téguments du dos du pied.

A. *Pied droit.* — L'opérateur s'assure de ses points de repère; il saisit l'avant-pied de la main gauche, le pouce en dessus, et le porte en dedans, en même temps qu'il étend le pied tout entier, de façon à faire saillir la tête de l'astragale et le bec du calcanéum à la face dorsale.

Armé d'un couteau, dont la lame est d'un tiers plus longue que la largeur du pied,

1° Il commence à un demi-centimètre en avant de l'interligne, à l'union du bord externe et du dos du pied, sur le cuboïde, une incision cutanée qu'il porte directement en avant jusqu'au tiers postérieur du cinquième métatarsien. L'incision s'arrondit alors, décrivant une courbe à convexité antérieure, pour atteindre la partie moyenne du deuxième métatarsien. De là, s'inclinant en dedans et en arrière, elle rejoint le bord interne du pied au tiers postérieur du premier métatarsien, et suit ce bord interne à son union avec la face dorsale pour s'arrêter à 2 centimètres en avant de l'articulation astragalo-scaphoïdienne. Cette section limite ainsi le lambeau dorsal (fig. 68, A).

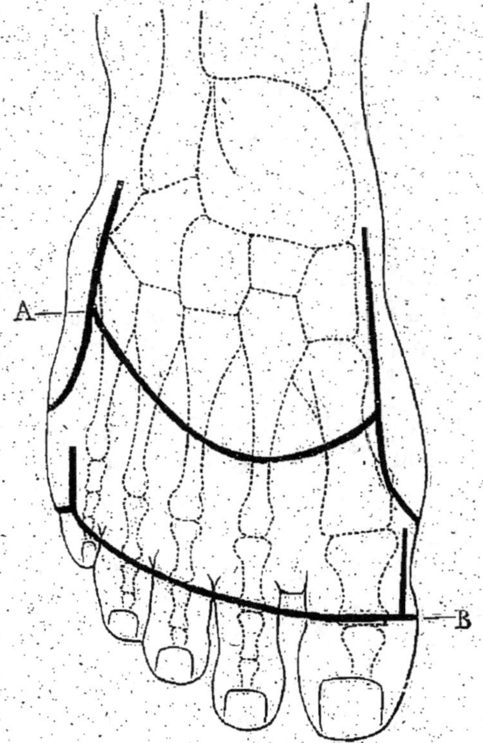

FIG. 68. — Pied, face dorsale.

A, amputation médio-tarsienne, deux lambeaux, incisions dorsales; B, amputation de tous les orteils.

2° Saisissant l'avant-pied de la main gauche, le pouce sous les orteils, les autres doigts en dessus, il relève le pied et met à jour sa face plantaire, pendant que l'aide porte le membre dans la rotation en dedans.

Avec la pointe du couteau, maintenue perpendiculaire aux parties, l'opérateur commence une seconde incision au point de départ de la section dorsale. Abaissant légèrement le manche de l'instrument, il conduit son incision en avant, à l'union du bord externe et de la face dorsale du pied, jusqu'à l'articulation métatarso-phalangienne du 5e orteil (fig. 68, A).

Contournant la racine de ce doigt en même temps qu'il ramène le pied dans la rectitude, il coupe avec la pointe du couteau, de dehors en dedans, bien perpendiculairement et à petits coups, la peau épaisse et cornée de la plante, un peu en arrière du sillon digito-plantaire, jusqu'à la base du gros orteil (fig. 69, A).

Sans que le couteau abandonne l'incision, il porte le pied dans la rotation en dehors, mouvement que l'aide favorise en portant le membre inférieur tout entier dans ce sens, et d'avant en arrière, il divise avec la lame de l'instrument légèrement inclinée, les téguments mis à jour, à l'union du bord interne et de la face dorsale.

Cette section doit se faire lentement pour éviter les échappées, et vient se terminer au point d'arrivée de l'incision dorsale. On donne ainsi au lambeau plantaire une grande largeur, et on évite la mortification de ses bords.

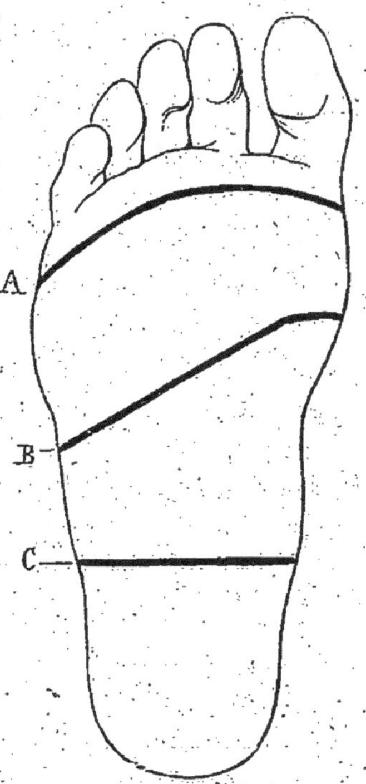

FIG. 69. — Pied, face plantaire.

A, désarticulation médio-tarsienne, tracé du lambeau plantaire; B, amputation sous-astragalienne, incision plantaire; C, amputation tibio-tarsienne, lambeau talonnier.

3° Le pied est remis dans l'extension, et repris de la main gauche, le pouce en dessus. Un premier coup de couteau, conduit de gauche à droite, à un demi-centimètre en avant de l'incision cutanée dorsale, divise les brides cutanées et permet la rétraction des téguments.

Un second coup de couteau, coupe toutes les parties molles dorsales, au niveau de la peau rétractée.

4° L'aide maintenant l'avant-pied, l'opérateur saisit entre le pouce et l'indicateur gauches, le sommet du lambeau dorsal et le dissèque d'avant en arrière, en rasant avec soin les os, mais en tenant la lame du couteau presque perpendiculaire à

leur surface. En agissant ainsi, on ouvre sûrement l'articulation astragalo-scaphoïdienne, pendant que le couteau, maintenu à plat, serait exposé à dépasser l'interligne.

5° L'aide relève le lambeau dorsal, l'opérateur reprend le
pied de la main gauche, et l'étend fortement. Ayant reconnu
l'article, il coupe avec la pointe du couteau, les ligaments
astragalo-scaphoïdiens dorsal et interne, en suivant la courbe
de l'interligne. Portant l'instrument en dehors et un peu en
avant, il divise les ligaments calcanéo-cuboïdiens supérieur
et externe.

6° Pour sectionner le ligament en Y, il porte la pointe du
couteau au côté externe du col et de la tête de l'astragale, en
même temps que par un mouvement d'abaissement et d'adduction imprimé à l'avant-pied, il écarte les surfaces et tend les
brides fibreuses. L'instrument doit agir de haut en bas, et
sans y mettre de force. Les surfaces écartées, mettent à jour
les ligaments plantaires, que l'on sectionne aisément.

7° Les derniers doigts de la main gauche placés sous les
orteils, le pouce de l'opérateur vient s'appliquer sur la face
articulaire postérieure du scaphoïde ou du cuboïde qu'il soulève. La lame du couteau introduite par la partie interne et
terminale de l'incision plantaire, est engagée sous les os de dedans en dehors en divisant les dernières attaches, et se trouve
ainsi placée sous leur face plantaire, le tranchant en avant.

8° Soulevant au fur et à mesure, par l'action du pouce
gauche, le scaphoïde et le cuboïde, de façon à avoir toujours
sous les yeux la face cruentée du lambeau plantaire, l'opérateur le taille d'arrière en avant par des mouvements de va-et-
vient du couteau. La lame de l'instrument reste toujours
dans les incisions tracées, elle évite en les contournant les
tubérosités des cunéiformes et des métatarsiens, rase les os
de près, et vient sortir par l'incision plantaire qui marque
le sommet du lambeau inférieur.

B. *Pied gauche*. — La manœuvre est la même, mais les
incisions partent du bord interne de l'interligne pour que le
couteau marche toujours de gauche à droite. De même, l'articulation astragalo-scaphoïdienne est attaquée la première.

II. Méthode à un lambeau. — *Lambeau interne (Sédillot).*

A. *Pied droit.* — Le malade couché ou assis, la jambe fléchie sur la cuisse, l'article reconnu : « Embrassant alors de la main gauche, la face dorsale du pied au niveau des métatarsiens, je place le talon sur le bord d'une table, afin d'avoir un point d'appui résistant pour tendre les ligaments, et éloigner l'une de l'autre les surfaces articulaires, dès que les liens fibreux en auront été divisés.

De la main droite, armée d'un petit couteau à amputation, je pratique une première incision transversale, commencée à

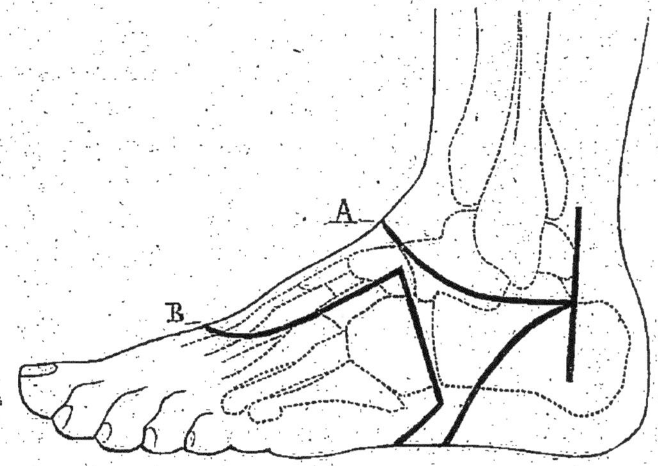

FIG. 70. — Pied, face externe.

A, amputation de Pirogoff, procédé de PASQUIER ; B, amputation médio-tarsienne, lambeau interne (SÉDILLOT).

quelques millimètres en avant de l'articulation calcanéo-cuboïdienne, et terminée sur le milieu de la face dorsale du pied, en dehors du tendon du jambier antérieur.

De ce point, je fais partir une seconde incision oblique d'arrière en avant et de dehors en dedans, qui contourne le côté interne du pied à un travers de doigt en arrière de l'articulation métatarso-phalangienne du gros orteil, et je la ramène en l'arrondissant un peu d'avant en arrière, de dedans en dehors et de haut en bas, sur la face plantaire du pied, au point de départ de la première incision. J'ai soin de diviser obliquement en biseau, de bas en haut et d'avant en arrière, les téguments plantaires externes, de manière à les dégager le plus possible du tissu cellulo-graisseux qui pourrait faire obstacle à la réunion.

Je dissèque le lambeau interne jusqu'au tubercule du scaphoïde, sur lequel je me guide pour ouvrir l'articulation médio-tarsienne, je coupe le ligament interosseux et, glissant le couteau entre les surfaces osseuses, je termine l'opération en divisant les chairs profondes au niveau de l'incision plantaire.

B. *Pied gauche.* — Après les incisions tégumentaires, on peut ouvrir la jointure calcanéo-cuboïdienne, diviser le ligament interosseux, séparer le scaphoïde dont on coupe les liens fibreux avec la pointe du couteau, et engageant ce dernier à plein tranchant entre le calcanéum et le cuboïde, puis entre l'astragale et le scaphoïde, achever la section des parties molles jusqu'au bord interne du pied, point où l'on contourne avec attention la saillie du scaphoïde, pour ramener le couteau entre elle et les téguments, raser le premier cunéiforme et la moitié postérieure du premier métatarsien, et détacher ainsi le lambeau interne qui leur correspond. » (Fig. 70, B.)

Le premier procédé de Sédillot est incontestablement supérieur au second, qui expose à n'avoir qu'un lambeau à base étroite, très-mince, fort irrégulier.

§ XIII. — AMPUTATION SOUS-ASTRAGALIENNE.

Données anatomiques. — Deux articulations sont ouvertes dans cette opération. L'articulation astragalo-scaphoïdienne, énarthrose à convexité antérieure, pourvue de ligaments formant une capsule presque complète, et fortifiée par les tendons des deux muscles jambiers, est décrite plus haut.

L'articulation astragalo-calcanéenne est double, chacun de ces os présentant deux surfaces en contact. En arrière, c'est une arthrodie; la grande facette du calcanéum est oblique en bas, en avant et en dehors et légèrement convexe, la face articulaire de l'astragale concave et oblique dans le même sens. Elle jouit d'une synoviale indépendante.

En avant et plus en dedans ; la petite apophyse du calcanéum présente une surface légèrement oblique en haut et en avant, un peu concave. La synoviale de cette arthrodie communique avec la séreuse de l'articulation astragalo-scaphoïdienne.

Les ligaments sont périphériques ou interosseux. Dans les premiers rentrent : le ligament péronéo-calcanéen et les fibres les plus longues du ligament latéral interne du cou-de-pied, qui se portent au calcanéum ; au-dessous de ces fibres, un ligament interne calcanéo-astragalien, renforcé en arrière par la gaîne du long fléchisseur du gros orteil.

La clef de l'articulation est le ligament interosseux qui se porte de la gouttière anfractueuse qui sépare les deux facettes articulaires du calcanéum à une excavation correspondante de la face inférieure de l'astragale. Ses fibres sont courtes, très-fortes, entremêlées de pelotons graisseux. Difficile à atteindre au côté interne, il doit être attaqué par le côté externe de l'article.

Parties molles. — Sur le dos du pied : la peau mince, mobile, très-rétractile, les tendons des extenseurs, du péronier et du jambier antérieurs, le muscle, les vaisseaux et les nerfs pédieux.

En dehors : une peau dure, épaisse, adhérente au calcanéum, et les tendons des péroniers latéraux.

En arrière : le tendon d'Achille, sa bourse séreuse, les téguments qui le recouvrent, le tissu cellulo-graisseux qui l'entoure, ses expansions fibreuses, et le tendon du long fléchisseur du gros orteil dans la gouttière de l'astragale.

A la plante du pied : la peau cornée, épaisse, doublée de graisse qui forme le talon ; puis en avant, des masses charnues et des tendons.

En dedans : les tendons des fléchisseurs et du jambier postérieur, contenus avec les vaisseaux et les nerfs tibiaux postérieurs, dans la gouttière calcanéenne, avant d'atteindre la plante du pied. La peau est mince, peu rétractile. Le paquet vasculo-nerveux étant placé un peu en dedans des tendons, c'est-à-dire plus superficiel et plus éloigné des os, il faut ménager ces tendons avec le plus grand soin, pour ne pas blesser les vaisseaux.

Repères. — En dehors, le sommet de la malléole externe, l'interligne est à un centimètre environ au-dessous; sur le dos du pied, la saillie de la tête de l'astragale dans l'extension forcée.

Méthode ovalaire modifiée. — *Raquette.* — La jambe est légèrement fléchie, le talon dépasse un peu le bord de la table. Un aide fixe le membre et tire fortement en haut et en arrière, la peau de la face dorsale du pied. L'opérateur saisit l'avant-pied de la main gauche, le pouce sur la face dorsale; il porte le pied dans l'adduction et l'extension, pour mettre à jour sa face externe.

A. *Pied gauche.* — 1° Armé d'un couteau, à lame courte et

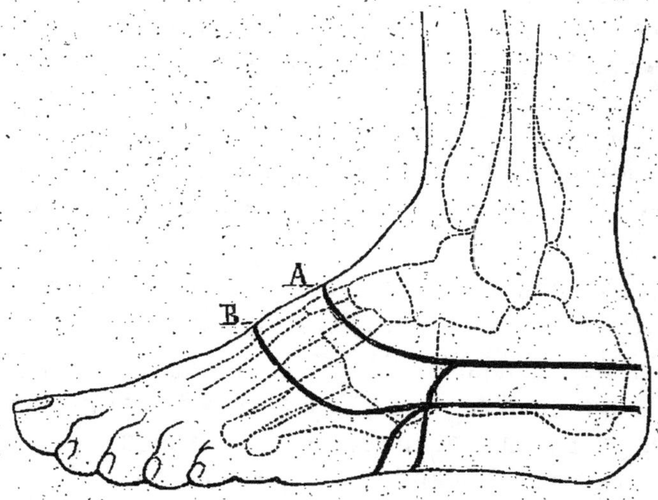

FIG. 71. — Pied, face externe.

A, amputation totale du pied, raquette; B, amputation sous-astragalienne, raquette.

solide, il en applique le tranchant sur la face externe du calcanéum, tout à fait en arrière, et à deux centimètres au-dessous de la pointe de la malléole externe. Du bord externe du talon, il fait partir à ce niveau une incision longitudinale qu'il conduit directement en avant, à l'union du bord externe et de la face dorsale du pied, jusqu'à l'extrémité postérieure du cinquième métatarsien. Cette incision pénètre du premier coup jusqu'aux os.

À partir de ce point, l'incision s'arrondit peu à peu, et, devenue cutanée, elle traverse la face dorsale du pied, en formant une courbe à convexité antérieure, dont le sommet atteint le tiers postérieur du troisième métatarsien. Continuée vers le bord interne du pied, ramené dans la rectitude, puis dans la rotation en dehors, elle coupe ce bord interne en travers, à hauteur de l'extrémité postérieure du premier métatarsien (fig. 71, B).

2° A ce moment, l'opérateur saisit l'avant-pied, le pouce gauche sous la plante, les autres doigts sur le dos, la main gauche en pronation; il le redresse et le porte dans la flexion forcée pour avoir la face plantaire sous les yeux.

Le couteau perpendiculaire aux tissus à diviser, sa pointe sur les os, traverse à petits coups la face plantaire, divisant toutes les parties molles. L'instrument suit une ligne légèrement oblique en dehors et en arrière, pour atteindre le bord externe du pied, à hauteur de l'extrémité postérieure du cinquième os du métatarse. Pendant cette incision, le membre inférieur passe progressivement de la rotation en dehors à la rotation en dedans (fig. 72, B).

Arrivé sur le bord externe du pied, on le coupe en travers, bien perpendiculairement, et inclinant le tranchant du couteau, on vient rejoindre l'incision longitudinale externe, derrière le cinquième métatarsien.

Le couteau a décrit ainsi une raquette, dont l'incision lon-

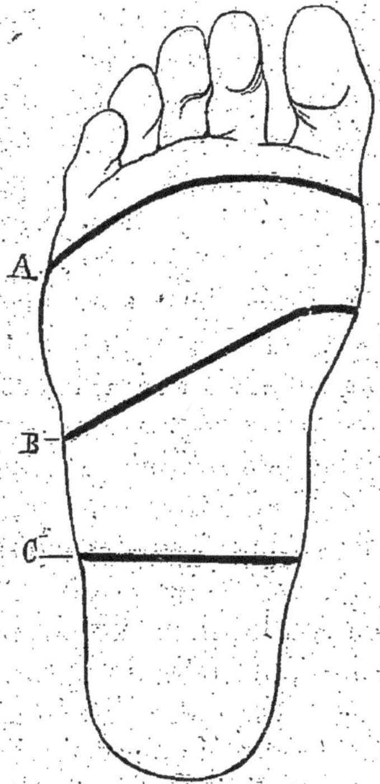

Fig. 72. — Pied, face plantaire.
B, amputation sous-astragalienne, incision plantaire.

gitudinale (la queue) s'étend du bord externe et postérieur du calcanéum au cinquième métatarsien, dont l'ovale embrasse le pied à la partie postérieure du métatarse. Sur le dos du pied, la peau seule a été divisée.

3° L'aide maintenant le pied dans la rotation en dedans, l'opérateur dissèque de haut en bas la partie postérieure de la lèvre externe et inférieure de la raquette, dégage en la rasant la face externe du calcanéum et du cuboïde, et poursuit ce détachement jusqu'à la face plantaire de ces os.

4° Reprenant alors l'avant-pied, le pouce gauche en dessus, il promène le couteau de gauche à droite (de dedans en dehors), à quelques millimètres en avant de l'incision dorsale, coupe les brides cutanées, puis divise toutes les parties molles au niveau de la peau rétractée. En dehors, il sectionne le ligament latéral externe calcanéo-péronéen et les tendons des péroniers latéraux; sur la face dorsale, les tendons des extenseurs, du péronier et du jambier antérieur, le muscle pédieux, les vaisseaux et les nerfs; en dedans, les parties épargnées dans la première incision.

5° Le lambeau dorsal est alors disséqué et relevé en rasant les os, en dehors jusqu'à l'interligne calcanéo-astragalien, en avant jusqu'à la tête de l'astragale, en dedans jusqu'à la petite tubérosité interne du calcanéum, qu'il ne faut pas dépasser. L'aide fixe solidement le pied pendant cette dissection.

6° L'opérateur reprend de nouveau l'avant-pied pour pouvoir lui imprimer les mouvements convenables, afin de tendre toujours les ligaments à diviser. Il coupe avec la pointe du couteau les liens fibreux astragalo-calcanéens externes très-faibles, la partie du ligament en Y qui se porte au scaphoïde et les ligaments de l'énarthrose astragalo-scaphoïdienne. Il faut ménager avec soin l'articulation calcanéo-cuboïdienne, car sa solidité est indispensable pour que le calcanéum suive les mouvements imprimés à l'avant-pied.

7° Pour diviser le ligament interosseux, clef de l'articulation, l'opérateur enfonce la pointe du couteau dans la dépression qui sépare les deux os, au côté externe de l'article, le tranchant de l'instrument dirigé en arrière et un peu en haut. En même temps qu'il amène le couteau en arrière et fait pénétrer sa pointe plus profondément, il favorise la séparation des deux os par la torsion de l'avant-pied. Ce mouvement est, pour le pied droit, d'une exécution difficile, car il exige le croisement des deux mains, et le couteau doit marcher de droite à gauche, ce qui exige une certaine habileté. Pour ce pied, on peut, pour plus de facilité, charger un aide du mouvement de torsion de l'avant-pied. L'opérateur saisit alors le talon de la main gauche, le pouce sur la face externe du calcanéum, les autres doigts en dedans. La pointe du couteau est glissée entre les facettes de l'arthrodie postérieure, le tranchant dirigé en bas et en avant, et on lui imprime de légers mouvements dans ce sens, en même temps que par l'action du pouce gauche, on attire le calcanéum en bas et en dedans. Les premières fibres sectionnées, les deux os s'écartent, et la division s'achève facilement. Enfin, on détache avec la pointe du couteau les insertions du ligament interne, et on renverse complétement le pied, ce qui n'offre pas de difficulté, si l'articulation astragalo-scaphoïdienne est largement ouverte.

8° Avec la pointe du couteau, conduite avec les plus grands ménagements, on commence la dissection de la base du lambeau, de haut en bas, au niveau de la gouttière calcanéenne, et en arrière de la petite apophyse du calcanéum. Là sont les vaisseaux et les nerfs, qu'il faut à tout prix ménager. Le guide le plus sûr est fourni par les tendons du fléchisseur propre et du jambier postérieur, collés contre l'os. Tant que ces tendons sont intacts, on est à peu près sûr de n'avoir pas intéressé les vaisseaux.

9° Cette dissection terminée, et les vaisseaux à l'abri, on abaisse fortement l'avant-pied et on vient attaquer le tendon d'Achille. La section de ce tendon est longue et fatigante. Le couteau doit toujours rester sur l'os, et agir plus du talon que de la pointe, pour ménager la peau. La dissection préalable de la lèvre inférieure de la raquette permet d'attaquer le tendon par le côté externe. A mesure que ses fibres sont divisées, on augmente l'abaissement et la rotation du pied, pendant que l'aide met les parties molles à l'abri.

On termine l'opération en passant le couteau sous la face

plantaire des os, pour achever la séparation des parties molles, si elle n'est pas complète. On lie les artères pédieuse et plantaires, on reséque les tendons trop saillants, et au besoin l'extrémité du nerf tibial postérieur, pour éviter sa compression dans le moignon.

B. *Pied droit.* — Le manuel opératoire est le même. Les incisions cutanées sont plus faciles à exécuter, car le couteau marche de gauche à droite sur la face dorsale, et les mains ne sont pas entrecroisées, comme il arrive pour le pied opposé. La section du ligament interosseux est, au contraire, plus difficile à faire d'avant en arrière. Nous avons donné plus haut les moyens de surmonter ou d'éviter ces difficultés.

§ XIV. — AMPUTATION TIBIO-TARSIENNE. DÉSARTICULATION, AMPUTATION TOTALE DU PIED.

Sous le nom commun d'amputation totale du pied, sont comprises :

1° La désarticulation sans résection des malléoles, ni de la surface articulaire du tibia ;

2° La désarticulation avec résection des malléoles et ablation de la surface articulaire du tibia ;

3° L'amputation intra-malléolaire ;

4° La résection tibio-calcanéenne ou amputation de Pirogoff, qui nécessite une description à part.

Les trois premières opérations peuvent être comprises dans une description commune, les mêmes méthodes leur sont applicables.

Données anatomiques. — L'articulation tibio-tarsienne est un ginglyme. La poulie astragalienne est reçue dans la mortaise tibio-péronière.

La surface articulaire de l'astragale comprend : sa face supérieure convexe d'avant en arrière, concave transversalement, et deux facettes latérales.

La mortaise est constituée par la surface inférieure du tibia, et les facettes articulaires des deux malléoles. La malléole interne, située plus en avant, descend à un centimètre environ au-dessous du bord supérieur de l'astragale ; la malléole externe est plus en arrière, et son sommet descend un centimètre plus bas que la pointe de la malléole tibiale.

Le bord antérieur du tibia est un peu plus élevé que son bord postérieur. La synoviale remonte dans l'articulation tibio-péronéenne inférieure.

Moyens d'union. — En avant, quelques fibres éparses ; en arrière, des trousseaux fibreux peu résistants. En dehors, le ligament latéral externe avec ses trois faisceaux péronéo-calcanéen et péronéo-astragaliens antérieur et postérieur. En dedans, un ligament latéral interne rayonné, qui, du sommet de la malléole tibiale, se porte au calcanéum et à l'astragale.

Parties molles. — En avant. — La peau, mince, rétractile, les tendons des extenseurs, du péronier et du jambier antérieurs avec leurs gaînes synoviales, le ligament annulaire antérieur du tarse, le muscle, les vaisseaux pédieux et les nerfs dorsaux du pied.

En arrière. — La peau assez mince, le tendon d'Achille, sa bourse séreuse, le tissu graisseux qui l'entoure, le tendon du fléchisseur propre du gros orteil, et souvent la partie inférieure du corps charnu de ce muscle.

En dehors. — La peau, mince, adhérente au calcanéum, les tendons des péroniers latéraux.

En dedans. — La peau mince et sensible, de la graisse, les vaisseaux et nerfs tibiaux postérieurs, les tendons des fléchisseurs et du jambier postérieur.

A la plante. — La peau, épaisse, à épiderme corné, doublée d'un pannicule adipeux abondant et pelotonné, puis en avant des masses charnues susceptibles de fournir un lambeau bien nourri.

Points de repère. — En avant, la saillie de l'astragale sur le dos du pied, l'article est à 2 centimètres plus haut. En dedans et en dehors, la pointe des malléoles.

A. Méthode ovalaire modifiée. — *Raquette.* — Décubitus dorsal du patient ; le pied dépasse le bord de la table, la jambe, légèrement fléchie, est fixée par un aide qui l'embrasse au-dessus des malléoles et rétracte en haut les téguments de la face antérieure.

L'opération comprend quatre temps :

1° Division des parties molles ;

2° Désarticulation ;

3° Section du tendon d'Achille et dissection du lambeau ;

4° Résection des malléoles et de la surface articulaire du tibia.

Pied gauche. — 1° *Division des parties molles.* — L'opérateur placé devant le pied le saisit de la main gauche au niveau du métatarse, le pouce en dessus. Il le place dans l'extension et l'adduction, pendant que l'aide porte le membre inférieur dans la rotation en dedans, pour bien mettre à jour la face externe du pied.

Armé d'un couteau à lame courte (10 à 15 centimètres), à dos fort, l'opérateur en applique le tranchant sur le bord externe et postérieur et la face externe du calcanéum, et fait d'arrière en avant une incision longitudinale qui passe à un centimètre au-dessous de la malléole péronière. Arrivée à l'extrémité antérieure du calcanéum, l'incision s'arrondit, gagne le dos du pied, et, décrivant une courbe à convexité antéro-externe, dont le sommet est en avant de l'articulation astragalo-scaphoïdienne, elle atteint le bord interne du pied sur la face dorsale du premier cunéiforme. Cette incision n'intéresse que la peau. Pendant la marche du couteau de droite à gauche, l'opérateur a progressivement conduit le membre inférieur et le pied de la rotation en dedans à la ro-

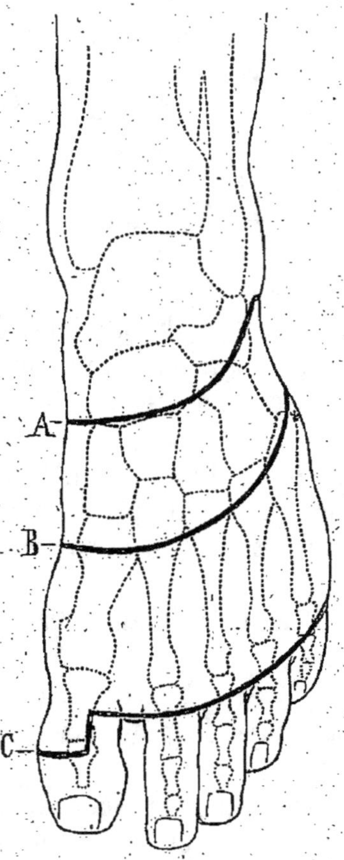

Fig. 73. — Pied, face dorsale.

A, amputation tibio-tarsienne, raquette ; B, amputation sous-astragalienne ; C, amputation de tous les orteils (DUBRUEIL).

tation en dehors, pour conserver toujours sous les yeux les
parties qu'il intéresse (fig. 73, A).

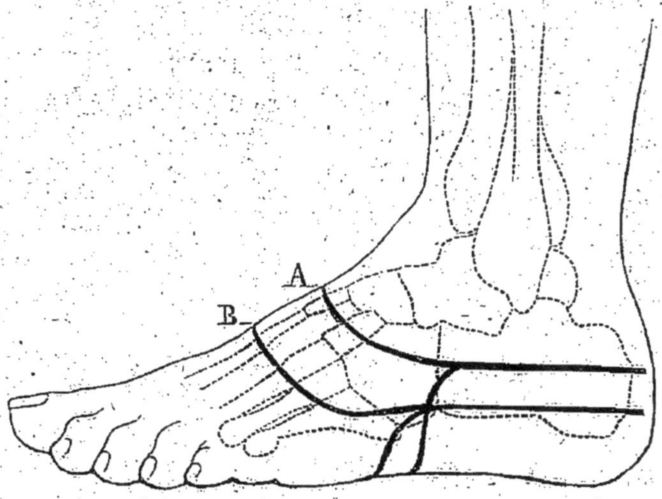

FIG. 74. — Pied, face externe.

A, amputation tibio-tarsienne, raquette; B, amputation sous-astragalienne.

Le couteau traverse alors perpendiculairement le bord in-

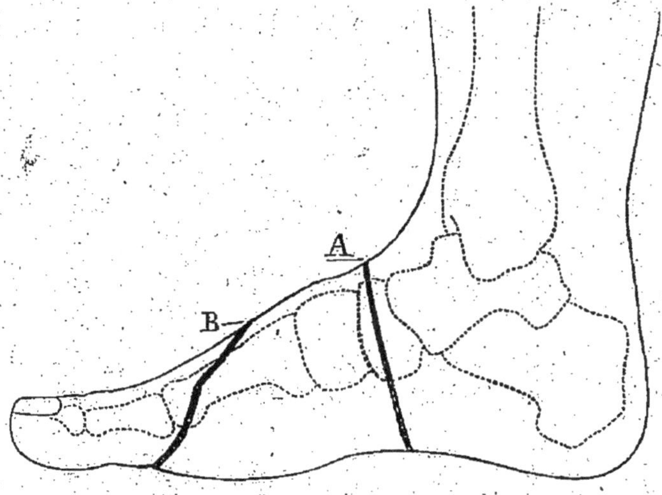

FIG. 75. — Pied, face interne.

A, amputation tibio-tarsienne, raquette ; B, amputation tarso-métatarsienne.

terne du pied et arrive à la face plantaire. Le pied saisi de la main gauche, le pouce en dessous, est placé dans la flexion forcée. L'instrument traverse obliquement, de dedans en dehors et d'avant en arrière, la face plantaire, coupant à petits coups et la pointe contre les os, toutes les parties molles. Pendant cette section, le pied est peu à peu ramené dans la rotation en dedans, et le couteau, traversant directement son bord externe, vient rejoindre l'incision longitudinale à la partie antérieure du calcanéum.

Le couteau a décrit ainsi une raquette dont la queue s'étend sur toute la face externe du calcanéum, dont l'ovale embrasse presque transversalement le pied en avant de l'articulation médio-tarsienne (fig. 73, 74, 75, 76).

Le pied remis dans l'extension, on promène le couteau un peu en avant de l'incision dorsale, les téguments se rétractent. Un second coup de couteau coupe toutes les parties molles à hauteur de la peau rétractée, savoir : en dehors, les tendons des péroniers latéraux et une partie du ligament latéral externe ; en avant, les tendons des extenseurs, du péronier et du jambier antérieurs, les vaisseaux et les nerfs.

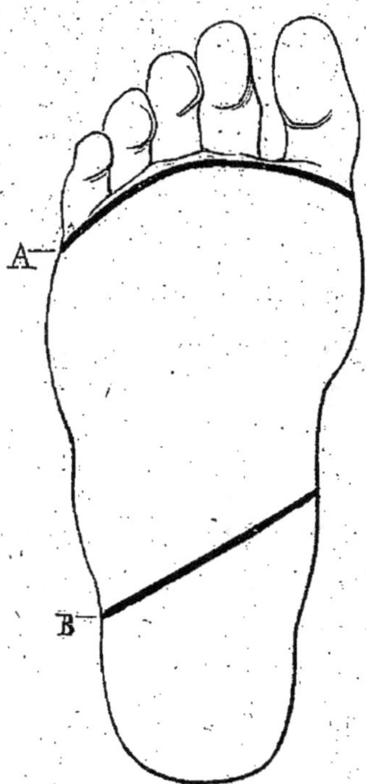

Fig. 76. — Pied, face plantaire.

A, amputation tarso-métatarsienne ; B, amputation tibio-tarsienne, raquette.

Confiant le pied à l'aide, qui le maintient dans l'extension et la rotation en dedans, l'opérateur dissèque la lèvre inférieure de la raquette sur la face externe du calcanéum jusqu'à la plante.

Prenant alors la lèvre supérieure de l'incision, il la dissèque en dehors jusqu'au sommet de la malléole péronière, en avant jusqu'à l'article, facilement reconnu par la surface cartilagineuse de la poulie astragalienne, et en dedans, en rasant les os, sans dépasser toutefois la petite apophyse du calcanéum qui protége les nerfs et les vaisseaux postérieurs.

2° *Désarticulation.* — L'aide relève les téguments antérieurs, l'opérateur reprend le pied de la main gauche, le pouce en dessus. Il l'abaisse et vient couper sur le bord antérieur du tibia les minces trousseaux antérieurs.

Il porte alors le tranchant de l'instrument sous la malléole externe, coupe le ligament latéral externe, et, continuant de renverser le pied en dedans, il luxe l'astragale et coupe, en rasant de haut en bas la face interne de cet os, les attaches du ligament latéral interne. Il achève alors la section des brides postérieures.

3° *Section du tendon d'Achille, dissection du lambeau.* — Abaissant fortement l'avant-pied, pendant que l'aide, armé de crochets mousses, met à l'abri les parties molles, on dissèque de haut en bas la base du lambeau, rasant l'os avec la pointe du couteau et ménageant avec soin les tendons et le paquet vasculo-nerveux dans la gouttière calcanéenne interne. On coupe à petits coups le tendon d'Achille, en l'attaquant par le côté externe et s'aidant de mouvements de torsion et d'abaissement imprimés au pied. On achève, en passant le couteau à la face plantaire, la séparation des parties molles.

4° *Résection des malléoles et de la surface articulaire du tibia.* — Adoptée par *Baudens*, *Syme*, *Sédillot*, elle consiste dans l'ablation simple des saillies malléolaires et de la surface cartilagineuse du tibia, pour obtenir une base de sustentation plane et horizontale. *A. Guérin* et *Legouest* portent la section osseuse à près de 1 centimètre au-dessus du plateau du tibia.

Les parties molles, relevées et mises à l'abri par l'aide, avec le couteau ou un bistouri, au besoin avec une rugine d'Ollier, on dénude les malléoles, et les bords antérieur et postérieur du tibia à la hauteur voulue. On racle les malléoles de bas en haut avec le tranchant de l'instrument, détachant les tendons avec soin. Pour favoriser ce dégagement, l'aide élève la jambe et met à jour sa face postérieure.

On résèque alors les deux malléoles avec une pince coupante, ou mieux on abat d'un seul coup toute l'extrémité inférieure, en appliquant la scie ordinaire sur la face antérieure du tibia et maintenant les os immobiles à l'aide d'un davier fixé sur une des malléoles. Arrivé près du bord postérieur de l'os, on ralentit le mouvement de la scie pour éviter d'intéresser les parties molles.

On lie l'artère pédieuse et les artères plantaires ; on résèque avec des ciseaux les tendons qui présentent une trop grande longueur. On peut également dégager et reséquer la portion terminale du nerf tibial postérieur à la hauteur de la section osseuse, pour éviter sa compression, source fréquente de névromes douloureux.

Pied droit. — Le manuel opératoire ne diffère pas de celui que nous venons de décrire. Le premier temps de l'opération présente même plus de facilité, car le couteau est conduit directement de gauche à droite, et non de droite à gauche, comme pour le pied gauche, et il n'est pas nécessaire d'entrecroiser les mains.

B. Méthode à un lambeau. — *Lambeau talonnier.* — *Pied gauche.* — *1° Division des parties molles.* — Le talon

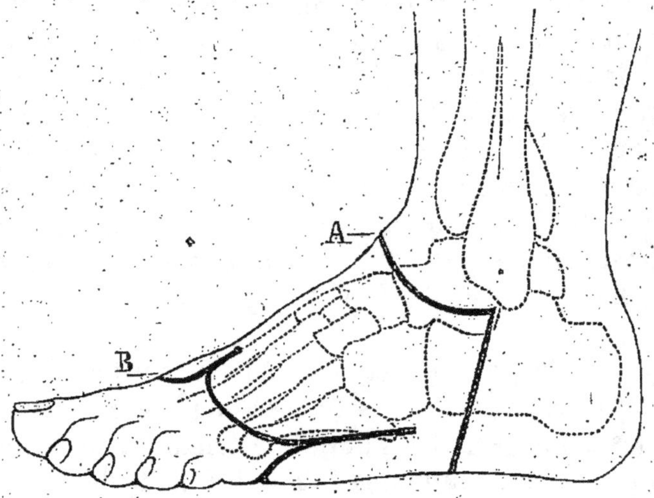

FIG. 77. — Pied, face externe.

A, amputation du pied, lambeau talonnier ; B, amputation tarso-métatarsienne.

dépasse un peu le bord de la table ; la jambe, légèrement fléchie, est fixée à sa partie inférieure par un aide qui tire en haut la peau de la face dorsale. L'opérateur reconnaît les malléoles et l'interligne articulaire en avant.

Le pied maintenu dans l'extension forcée par la main gauche, qui l'embrasse au niveau du métatarse, le pouce en dessus, il commence, à un demi-centimètre en avant de la pointe de la malléole interne (pour éviter le paquet vasculo-nerveux), une incision cutanée qui décrit une courbe à convexité antérieure, passant sur le dos du pied, au niveau de la tête de l'astragale, et vient se terminer en dehors, tout contre le bord antérieur de la malléole externe, à hauteur du sommet de cette apophyse (fig. 77, A).

Relevant alors le pied, le pouce gauche sous sa face plantaire, l'opérateur l'incline en dehors et commence au point de départ de la section dorsale, une seconde incision qui se porte en bas et en avant, et coupe obliquement le bord interne du pied pour atteindre la face plantaire sur la tubérosité inférieure du scaphoïde. Cette incision, faite de la pointe, divise toutes les parties molles jusqu'aux os.

Le pied fléchi et dans la rectitude, le couteau traverse directement la face plantaire de gauche à droite et de dedans en dehors, la pointe sur les os, la lame perpendiculaire aux tissus, et à petits coups, pour bien diviser toute l'épaisseur des chairs (fig. 78).

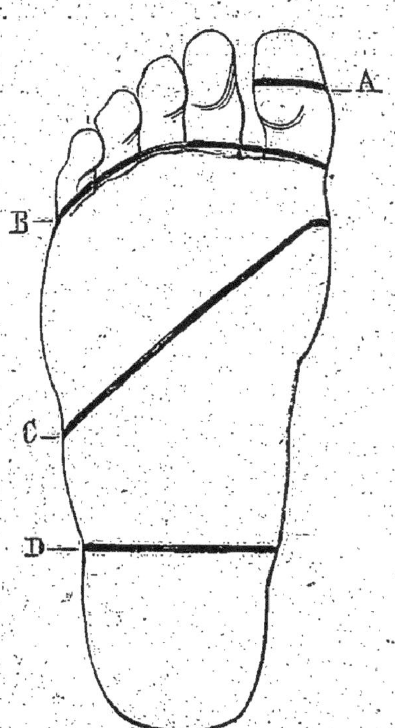

FIG. 78. — Pied, face plantaire.

B, amputation de tous les orteils, incision plantaire; C, amputation médio-tarsienne, un lambeau interne; D, amputation du pied, lambeau talonnier (l'incision est trop en arrière sur la figure).

Le membre est mis dans la rotation en dedans. A partir du bord externe, l'incision oblique de nouveau, et, dirigée en haut et en arrière, vient aboutir à l'extrémité externe de l'incision dorsale.

Pour le pied droit, les incisions se font de dehors en dedans, de la malléole externe à la malléole tibiale.

Le pied remis dans l'extension, on promène le couteau un peu en avant du lambeau dorsal, pour favoriser le retrait de la peau ; puis on coupe toutes les parties molles dorsales au niveau de la peau rétractée. Le petit lambeau dorsal est disséqué et relevé, en rasant les os, jusqu'au bord antérieur de la surface articulaire du tibia.

Le lambeau inférieur est également disséqué, en dedans jusqu'à la petite apophyse du calcanéum ; à la face plantaire

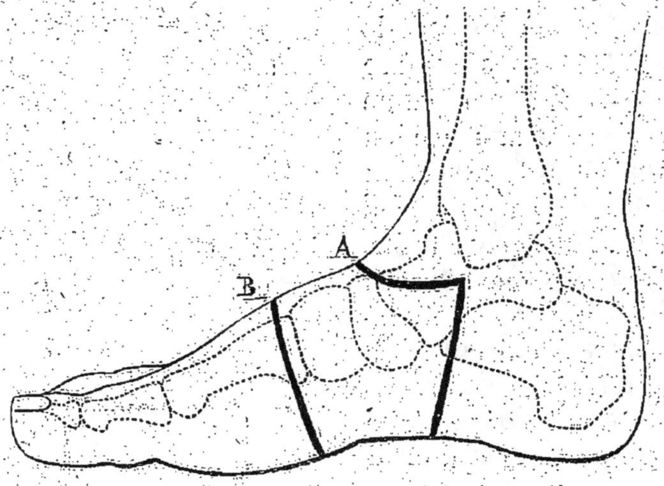

FIG. 79. — Pied, face interne.

A, amputation tibio-tarsienne, lambeau talonnier ; B, amputation sous-astragalienne.

dans une étendue de 1 à 2 doigts ; en dehors, aussi en arrière que possible. Pendant cette dissection, l'aide maintient le pied et lui imprime les mouvements nécessaires, pour faciliter la tâche de l'opérateur et mettre les parties constamment sous ses yeux, portant le membre dans la rotation en dehors quand l'opérateur dissèque à la face interne, le pied dans la flexion forcée pour la dissection de la face plantaire.

2° *Désarticulation.* — L'opérateur reprend l'avant-pied et

l'abaisse ; il divise les minces fibres antérieures, puis, glissant la pointe du couteau entre la surface articulaire externe de l'astragale et la facette correspondante de la malléole externe, le tranchant en bas, il rase de haut en bas la face externe de l'astragale, puis celle du calcanéum, et détruit les attaches du ligament latéral externe. Il agit de même pour le ligament latéral interne, ayant soin de ne pas porter trop en arrière la pointe du couteau. Le pied se laisse alors facilement luxer en avant, et permet de couper les trousseaux fibreux postérieurs.

3° *Section du tendon d'Achille et dissection du lambeau talonnier d'arrière en avant.* — On tire le pied en bas et en avant de toute sa force, puis on le renverse en arrière, sa face plantaire devenant supérieure, pour mettre à jour la face postérieure du calcanéum et l'insertion du tendon d'Achille. Avec des crochets mousses, l'aide tire en arrière les parties molles et les met à l'abri. On dégage et on récline le tendon du fléchisseur propre du gros orteil, puis on divise à petits coups le tendon d'Achille, en se tenant toujours sur l'os.

Quand le tendon a été détaché, on procède à la dissection du lambeau. Les deux écueils à éviter sont : en dehors, la perforation du mince tégument qui recouvre le calcanéum ; en dedans, la lésion des vaisseaux. Il faut y mettre beaucoup de temps et de ménagements, tenir toujours le couteau contre l'os, et, pour la gouttière calcanéenne interne, se guider sur les tendons, comme nous l'avons indiqué. Des mouvements de torsion imprimés au pied favorisent la dissection. Le couteau passé sous la plante, le tranchant en avant, achève la séparation des chairs.

4° *Résection des malléoles et du tibia.* — Elle se fait comme nous l'avons dit plus haut.

§ XV. — AMPUTATION DE PIROGOFF, RÉSECTION TIBIO-CALCANÉENNE.

Données anatomiques. — Nous n'avons pas à revenir sur la disposition des articulations tibio-tarsienne et astragalo-calcanéenne ; nous les avons décrites plus haut, ainsi que leurs moyens d'union.

Le calcanéum a son grand axe dirigé en haut et en avant, sa partie externe et postérieure prend seule point d'appui sur le sol et répond au véritable talon. En dedans, il est creusé d'une large gouttière où passent les vaisseaux et le nerf tibial postérieur, les tendons des fléchisseurs des orteils et du jambier postérieur. En arrière et en bas, il donne insertion au tendon d'Achille; plus haut, il en est séparé par une bourse séreuse. Toute sa grosse tubérosité déborde l'astragale en arrière, et l'on comprend facilement que, sans désunir les deux os, il est possible de porter une scie derrière le bord postérieur de l'astragale et de diviser le calcanéum. Si l'on fait la section osseuse de bas en haut, comme *Pélikan* l'a conseillé, il n'est même pas nécessaire d'ouvrir l'articulation du cou-de-pied.

Les trois modifications principales de cette opération ont précisément trait à la direction donnée à la section du calcanéum.

1° On scie le calcanéum verticalement, perpendiculairement à son grand axe, c'est-à-dire en travers, derrière le bord postérieur de l'astragale; les malléoles et le tibia sont sciés horizontalement. (*Pirogoff, Pélikan, Legouest, Pirrie d'Aberdeen.*)

2° On scie le calcanéum obliquement d'arrière en avant et de haut en bas, du bord postérieur de l'astragale vers l'articulation cuboïdienne; les malléoles et le tibia sont divisés parallèlement. (*Sédillot.*)

3° On scie le calcanéum horizontalement, n'enlevant que son plateau supérieur. (*Gaujot, Pasquier, Lefort.*)

Ces modifications dans la direction de la section osseuse influent sur le manuel opératoire et rendent nécessaire une description spéciale.

A. Section verticale du calcanéum.

Pied gauche. — Le pied, dépassant le bord de la table, est dans l'extension, un aide fixe la jambe à sa partie inférieure.

1° *Section des parties molles.* — L'opérateur reconnaît la pointe des malléoles et la saillie de l'astragale sur la face dorsale du pied ; de la main gauche il saisit l'avant-pied le pouce en dessus et le met dans l'extension. A 1/2 centimètre en avant de la pointe de la malléole interne, la peau tirée en haut par l'aide, il commence une incision cutanée qui se porte en avant en s'arrondissant, coupe la face dorsale du pied à 2 centimètres au-dessous du bord antérieur du tibia, et vient se terminer en avant de la malléole externe, à hauteur de son point de départ.

Le pied saisi de la main gauche, le pouce sous sa face plantaire, est mis dans la flexion forcée. Une nouvelle incision part du point d'origine de la première, coupe verticalement le bord interne, la plante et le bord externe, pour aboutir au point de terminaison de l'incision dorsale. Toutes les parties molles doivent être divisées, la pointe du couteau sur les os, et l'instrument coupant à petits coups, pendant que le membre passe progressivement de la rotation en dehors à la rotation en dedans.

Le pied remis dans l'extension, on rétracte les téguments en avant, puis on divise toutes les parties molles du dos du pied au niveau de la peau rétractée.

Confiant la fixation du pied à l'aide, l'opérateur dissèque et relève le petit lambeau antérieur jusqu'au bord articulaire du tibia ; puis il dégage très-légèrement les bords du lambeau talonnier et un peu la lèvre plantaire, en rasant l'os de très-près.

2° *Désarticulation.* — On coupe les ligaments latéraux en glissant la pointe du couteau entre les malléoles et l'astragale, en même temps que de la main gauche on abaisse l'avant-pied et on le tire fortement vers soi.

3° *Section du tibia et des malléoles.* — L'aide, armé de crochets mousses, tire les parties molles en arrière, pendant que l'opérateur dénude avec précaution le bord antérieur du tibia et dégage avec soin les malléoles, surtout à leur bord postérieur. Saisissant ces dernières avec un linge ou avec un davier à résection, pendant que l'aide protège les parties molles, il applique la scie sur le bord antérieur du tibia, et résèque en même temps que les malléoles une lamelle de l'extrémité tibiale un peu plus épaisse en arrière, pour obtenir une surface de section plane et horizontale. Tout le cartilage articulaire doit être enlevé. La scie sera conduite avec lenteur en approchant de la face postérieure du tibia, pour éviter la lésion des parties molles. On peut fracturer les dernières lamelles osseuses, puis on les sépare avec le bistouri des parties molles postérieures.

4° *Section du calcanéum.* — Le pied est attiré en avant. Appliquant la scie sur la face supérieure du calcanéum, derrière le bord postérieur de l'astragale, on divise

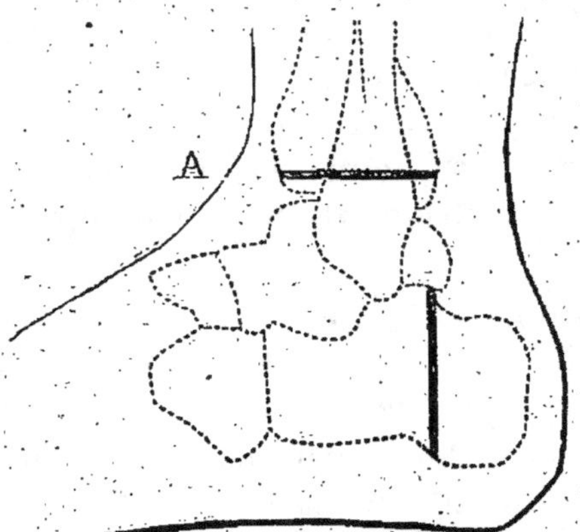

FIG. 80. — Amputation de Pirogoff. Face externe du pied. Section verticale du calcanéum.

verticalement l'os du talon, en suivant exactement le bord antérieur du lambeau plantaire. Un aide protége les parties molles avec des crochets mousses. Si le contact de son dos avec la face antérieure du tibia rendait impossible l'emploi de la scie ordinaire, on se servirait d'une scie à chaîne ou de la scie à rotation.

Ce temps de l'opération peut, si on le juge plus facile, être interverti avec le précédent. La section préalable du calcanéum rend beaucoup plus aisée la dénudation et la résection des malléoles et du tibia, en permettant de porter le lambeau ostéo-plantaire en arrière. Mais, d'un autre côté, la division préalable des malléoles et du tibia facilite singulièrement la section du calcanéum, en permettant d'atteindre le bord postérieur de l'astragale et de placer la scie derrière lui.

La surface de section du tibia est horizontale et à grand axe transversal, la surface de section du calcanéum est verticale. Pour les amener au contact, il faut faire basculer complétement le calcanéum, mouvement auquel s'oppose souvent l'arcboutement de la partie supérieure de la surface de section du calcanéum contre le bord postérieur du tibia. Il résulte aussi

de cette disposition une tension excessive du tendon d'A-
chille, que *Legouest* a conseillé de combattre par la ténotomie préventive.

B. Section oblique du calcanéum.

Ces inconvénients ont conduit *Sédillot* à proposer le procédé suivant :

L'incision commence sur le bord interne du cou-de-pied,
en avant et à 1 centimètre
au-dessus du sommet de
la malléole interne. Elle
est conduite obliquement,
en bas et en avant, pour
atteindre la face plantaire
au niveau du scaphoïde.
Traversant directement la
plante du pied, de dedans
en dehors, elle vient aboutir sur le bord externe, un
peu en avant de l'arti-
culation calcanéo-cuboï-
dienne.

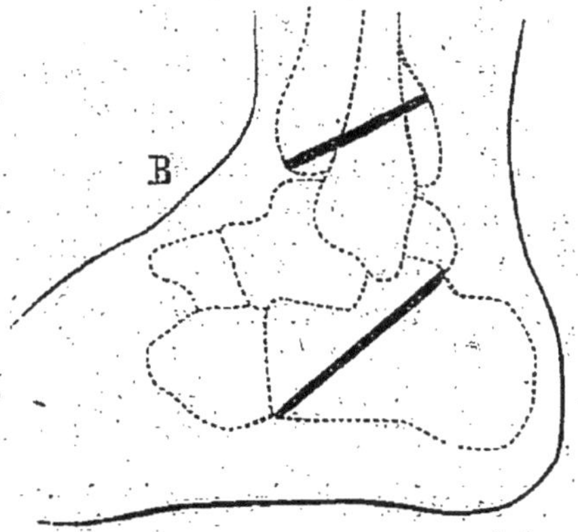

De ce point, elle re-
monte sur la face externe

FIG. 81. — Amputation de Pirogoff. Section oblique du calcanéum (SÉDILLOT).

du pied, se dirigeant en haut et en arrière, pour se terminer au niveau de son point de départ, un peu en avant et au-
dessus de la malléole externe, qui descend plus bas que l'interne, et est située plus en arrière.

En avant, une incision transversale coupe toutes les parties
molles du dos du pied, à un doigt au-dessous des extrémités
de l'incision plantaire.

L'articulation ouverte et traversée, on abaisse fortement le
pied et on le tire en avant. On place alors le milieu de la
lame d'une scie à chaîne ou à rotation en arrière de l'articulation astragalo-calcanéenne postérieure, indiquée par une
saillie de l'astragale qui sert de guide et de point de repère.
On n'a plus à s'occuper de l'astragale, qui fait corps avec le
calcanéum, et la scie retranche obliquement de ce dernier

os toutes les surfaces articulaires, en passant au-dessous de la jointure cuboïdienne, et suivant, pour la division de l'os, l'inclinaison du lambeau.

Il ne reste plus qu'à dégager les extrémités du tibia et du péroné, et à les abattre d'avant en arrière, parallèlement à la surface de section du calcanéum, tandis que le talon est tiré en arrière, pour mettre la peau à l'abri de la scie.

Si le calcanéum avait été coupé trop verticalement, on devrait en enlever une lamelle postéro-supérieure, ou obliquer davantage de bas en haut et d'avant en arrière le trait de scie qui porte sur les os de la jambe.

Le rapprochement des surfaces tibio-calcanéennes se fait bien dans ces conditions, et sans bascule du talon. Il faut conserver avec le plus grand soin l'artère tibiale postérieure et le tendon d'Achille en ménageant la bourse muqueuse qui sépare ce dernier du calcanéum.

C. Section horizontale du calcanéum.

Elle a été décrite par le docteur *Pasquier* en 1871, depuis par le professeur *L. Lefort*, et mise à exécution avec un plein succès.

a. PROCÉDÉ DE PASQUIER. — *Pied gauche.* — Une incision verticale de 3 centimètres est pratiquée derrière la malléole externe, à 1/2 centimètre en avant du tendon d'Achille. Du milieu de cette incision en part une seconde qui se dirige en bas et en avant vers le bord externe du pied, qu'elle

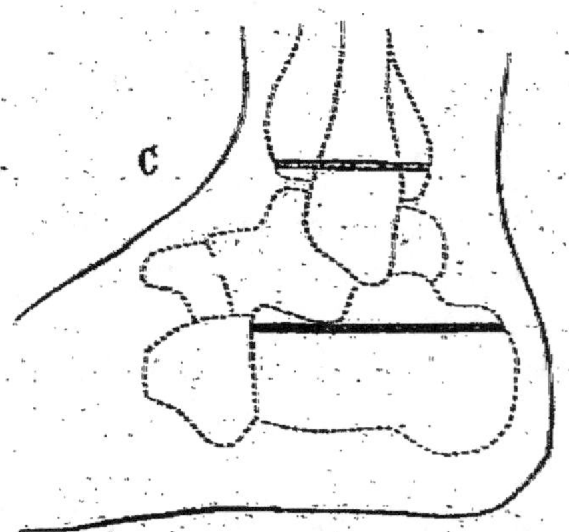

FIG. 82. — Amputation de Pirogoff. Face externe du pied. Section horizontale du calcanéum.

atteint au niveau ou un peu en avant de l'articulation calcanéo-cuboïdienne, vient passer sous la plante transversalement, gagne le bord interne et rejoint son point de départ en décrivant, sur la face dorsale, une courbe à concavité supérieure.

On décrit ainsi un ovale dont la grosse extrémité embrasse le bord interne du pied, dont la pointe est placée en dehors et en arrière, au milieu de l'incision verticale.

On dissèque un peu la peau à la région dorsale, sur les parties latérales et à la plante du pied.

On entre alors dans l'articulation tibio-tarsienne par le côté externe, on sectionne les parties antérieure et postérieure de

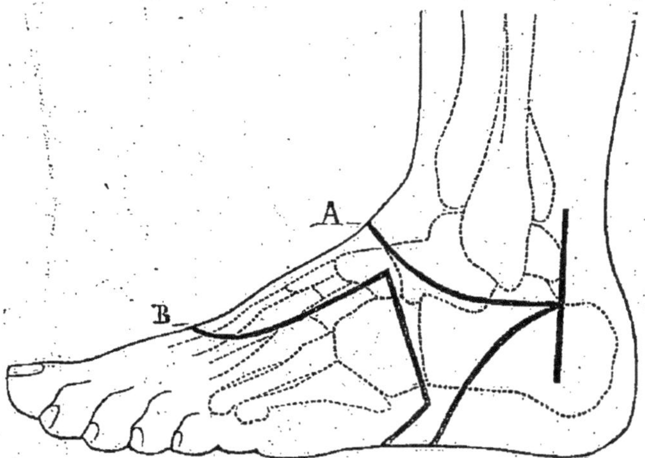

FIG. 83. — Amputation de Pirogoff. Face externe du pied.

A, Procédé de PASQUIER

la capsule, ainsi que les tendons, enfin le ligament latéral externe, en rasant les os. On isole la surface inférieure du tibia des parties molles, on la réséque un peu obliquement d'avant en arrière et de bas en haut; puis, après avoir mis à nu, par une dissection attentive, la face interne du calcanéum, pour épargner les tendons et le paquet vasculo-nerveux, on enlève aussi horizontalement que possible une lame du calcanéum, en faisant agir la scie de dedans en dehors.

On peut scier le calcanéum de dehors en dedans, et l'opération est ainsi plus facile; mais il faut avoir soin de protéger par une lame de carton ou une petite attelle l'artère et le nerf tibial postérieur.

L'incision principale rentre dans la méthode ovalaire; la

petite incision verticale permet de mieux disséquer la peau
autour du plateau tibial et de la face supérieure du calcanéum. Le passage de la scie en est également facilité. La scie
à dos mobile est d'un emploi plus commode. La section du
tibia doit être inclinée dans le même sens que celle du calcanéum, presque toujours un peu oblique en avant et en bas.

b. PROCÉDÉ DE LEFORT. — On commence l'incision à
2 centimètres au-dessous de la malléole externe, et on la con-

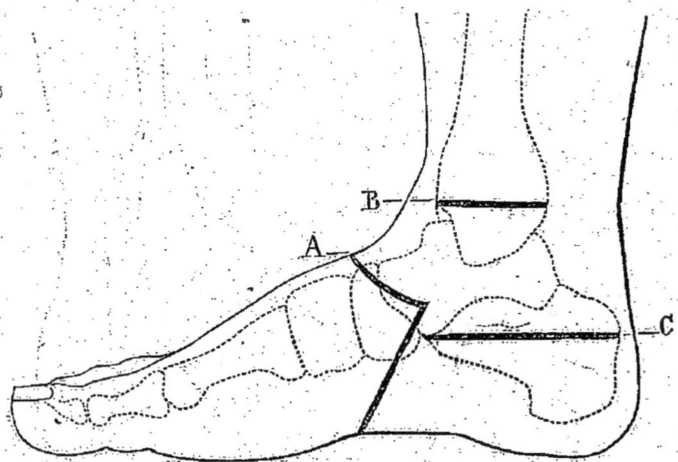

FIG. 84. — Amputation de Pirogoff. Face interne du pied.

A, incisions cutanées ; B, section du tibia ; C, section du calcanéum.

duit directement en avant jusqu'au tiers antérieur du calcanéum. Arrivé à ce point, le couteau décrit sur le dos du pied
une courbe à convexité antérieure répondant à l'articulation
astragalo-scaphoïdienne. Au moment où le couteau arrive
vers le bord interne du pied, il se porte en arrière et s'arrête
à 3 centimètres en avant de la malléole interne.

Relevant alors le pied, on taille un lambeau plantaire également convexe en avant, qui passe transversalement sous la
plante du pied, au niveau de la partie postérieure des cunéiformes, et rejoint l'incision externe au-dessus de la malléole
externe.

Ceci fait, on dissèque et on fait relever le lambeau dorsal,
pour mettre à découvert l'articulation tibio-tarsienne, puis on

procède avec grand soin à l'isolement de la partie interne, afin de ne pas blesser l'artère tibiale postérieure au moment où elle passe derrière la malléole interne.

On coupe les ligaments qui relient le pied au péroné ; puis, saisissant alors le pied de la main gauche, si l'on opère sur le pied droit, ou le faisant saisir par un aide si l'on opère sur le pied gauche, on enfonce la pointe du couteau entre le calcanéum et l'astragale, comme dans l'amputation sous-astragalienne, et on coupe le ligament interosseux. Le pied s'écarte et se luxe en dedans.

Sans se préoccuper de l'astragale, on enlève le pied comme on le ferait dans le procédé de Chopart, ce qui permet d'éviter plus sûrement la blessure de l'artère tibiale postérieure, en permettant une dissection plus facile du lambeau plantaire.

Pour dégager l'astragale, on le saisit avec un fort davier et on coupe successivement tout ce qui le retient encore au pied et à la jambe. Il ne reste plus alors qu'à scier d'arrière en avant le calcanéum, dont on enlève tout le plateau articulaire supérieur.

On peut pratiquer cette opération plus facilement et plus rapidement en faisant la même incision aux parties molles, mais en ouvrant tout de suite l'articulation tibio-tarsienne. Il suffit alors de dégager la face supérieure de la tubérosité postérieure du calcanéum et de porter la scie horizontalement sur cet os. On n'a pas à s'occuper d'ouvrir l'articulation astragalo-calcanéenne, puisque la surface articulaire supérieure du calcanéum s'enlève avec tout le reste du pied, et l'on a même l'avantage, pour la section de cet os, de le tenir solidement, puisqu'il fait corps avec tout le pied. Toutefois, on s'expose un peu plus à faire une section oblique en bas et en avant.

Cette modification paraît, du moins théoriquement, exempte des défauts du procédé à section verticale : base de sustentation très-étroite, renversement du calcanéum, tension du tendon d'Achille, et l'expérience lui est jusqu'ici favorable.

Bérenger-Féraud a conseillé, et *Pasquier* a mis en usage la suture des os, pour maintenir la coaptation exacte des surfaces et favoriser leur soudure. C'est un essai à répéter.

§ XVI. — AMPUTATION DE LA JAMBE.

I. — Amputation sus-malléolaire.

Données anatomiques. — Au-dessous du mollet, les parties molles de la jambe ne sont constituées que par la peau, des tendons, quelques fibres musculaires profondes, les vaisseaux et les nerfs. Le membre, progressivement aminci jusque vers son quart inférieur, se renfle légèrement au-dessus des malléoles. Le péroné en dehors, le tibia en avant et en dedans, ne sont recouverts que par la peau. Ce dernier os s'est arrondi, et sa crête antérieure a disparu.

La peau, plus ou moins velue, rétractile en avant et en arrière, contracte sur les faces interne et externe de la jambe des adhérences intimes avec les os.

L'aponévrose d'enveloppe, en s'insérant au bord externe du péroné et à la face interne du tibia, se confond avec le périoste qui les double. Elle forme deux loges principales, une antérieure, l'autre postérieure. La loge antérieure est subdivisée par une cloison fibreuse en deux compartiments ; l'antérieur proprement dit loge les tendons du jambier antérieur, des extenseurs des orteils avec quelques fibres charnues, le nerf et les vaisseaux tibiaux antérieurs ; le compartiment externe loge les péroniers latéraux.

La loge postérieure est également divisée par une cloison celluleuse transversale en deux compartiments : le superficiel contient le tendon d'Achille et de la graisse ; le profond loge le nerf tibial et les vaisseaux tibiaux postérieurs et péroniers, les muscles de la couche jambière profonde ou leurs tendons. Insérés sur les os et sur le ligament interosseux, à fibres courbes, ces muscles profonds se rétractent beaucoup moins après leur division que le soléaire et les jumeaux.

Le ligament interosseux réunit les bords voisins du tibia et du péroné. Il se rétrécit au quart inférieur de la jambe, et disparaît complétement à la partie inférieure où les os arrivent en contact.

Le péroné est mince ; le tibia, os fixe du membre, est plus volumineux et à bords arrondis. De cette disposition anatomique résulte la formation de deux gouttières où sont couchées les parties molles en avant et en arrière du membre, la gouttière postérieure toujours moins profonde que l'antérieure. Le point de section des os ne doit pas remonter à plus de 3 doigts au-dessus de la base des malléoles, et doit, au contraire, se rapprocher le plus possible de ces éminences osseuses.

A. Méthode circulaire. — *a. Méthode circulaire pure* (fig. 88, AA). — Malade couché, le membre faisant saillie hors de la table dans une étendue convenable. Un aide écarte la jambe saine ; un second maintient la partie supérieure de la jambe malade et rétracte la peau ; un troisième s'empare du pied. Le membre est dans l'extension, l'opérateur en dedans.

1° Section circulaire de la peau immédiatement au-dessus des malléoles. On dissèque et on retrousse une manchette cutanée, dans une hauteur de 5 centimètres en avant et de 3 centimètres en arrière.

2° Section du tendon d'Achille, qui se rétracte, entraînant avec lui la peau de la région postérieure.

3° Section des muscles et des tendons au niveau de la base de la manchette. Cette section peut se faire de dehors en dedans, en portant le pied dans une position qui tende sous le couteau les parties à diviser ; mais, en raison de leur situation profonde, elle s'exécute plus facilement de dedans en dehors, c'est-à-dire en glissant le couteau à plat sous ces parties, et ramenant ensuite son tranchant directement en dehors. On s'assurera que les tendons péroniers couchés sur le péroné ont été nettement divisés.

4° Avec la pointe du couteau, on divise transversalement les chairs profondes épargnées et le ligament interosseux dont on détache les bords de haut en bas.

5° Si l'espace est assez large, on passe une compresse à trois chefs ; on fait relever les parties molles, et, le périoste divisé circulairement, on coupe transversalement les deux os, en ayant soin d'achever la section du péroné avant la division complète du tibia.

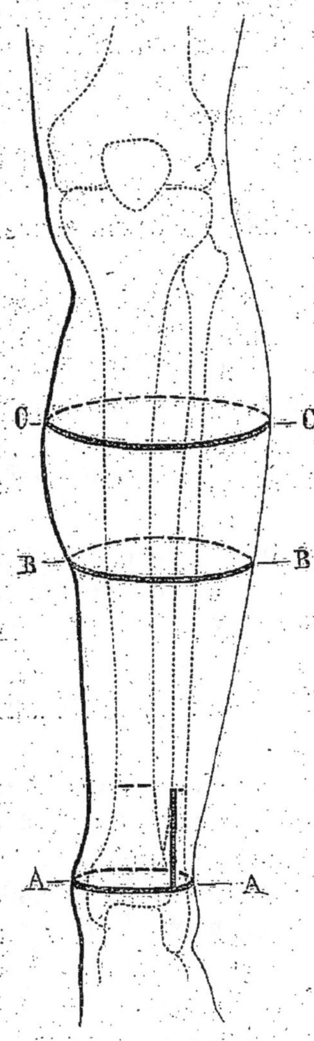

FIG. 85. — Jambe, face antérieure.

A A, amputation sus-malléolaire, méthode circulaire modifiée; B B, amputation au lieu d'élection, méthode circulaire; C C, désarticulation du genou, méthode circulaire.

β. *Méthode circulaire modifiée.* — (*Lenoir*) (fig. 85, AA). — 1° Sur la section circulaire de la peau, on fait tomber à la face antérieure du membre, un peu en dehors du bord antérieur du tibia, une incision cutanée longue de 2 à 3 doigts. On dissèque et on rabat latéralement les deux lèvres de la plaie antérieure en y conservant tout le tissu cellulaire, mais sans dépasser les bords postérieurs du tibia et du péroné.

2° Portant perpendiculairement le tranchant du couteau sur le tendon d'Achille, au niveau de la section de la peau, on le coupe nettement d'arrière en avant. Glissant alors le couteau de bas en haut, le long de la face postérieure des deux os, on forme un petit lambeau comprenant les chairs postérieures, et on le relève jusqu'à hauteur de l'extrémité supérieure de l'incision verticale antérieure, en faisant remonter avec lui les deux lèvres de la raquette.

3° Ce lambeau soulevé et maintenu par un aide, on coupe circulairement les parties molles antérieures et les muscles profonds postérieurs au niveau de sa base. On sectionne avec la pointe du couteau les chairs interosseuses et le ligament interosseux, et on termine en sciant les deux os à la même hauteur.

B. **Méthode à un lambeau.** — *Lambeau postérieur.* —

α. — PAR TRANSFIXION. (*Voillemier*). — Le pouce de la main gauche appliqué sur le bord interne du tibia, au point où le couteau doit être plongé, les autres doigts sur le bord externe du péroné à la même hauteur, et refoulant en avant le tendon du long péronier latéral, le chirurgien passe son couteau au-dessous des doigts, en prenant toutes les parties molles postérieures. Rasant la face postérieure des deux os, l'instrument descend jusqu'au-dessous de l'articulation tibio-tarsienne ; puis la lame, dirigée en arrière, coupe le tendon d'Achille à son insertion au calcanéum. Le lambeau relevé, la peau sectionnée en avant par une incision transversale, on divise successivement les muscles profonds en avant et en arrière, et, coupant le périoste, on scie les os au niveau de la base du lambeau.

Deux points de suture, traversant les bords du tendon d'Achille, servent à le maintenir exactement affronté avec les téguments antérieurs.

β. — DE DEHORS EN DEDANS, PAR DISSECTION (fig. 86, AA). — *Pied gauche*. — La jambe, dans l'extension et débordant la table, est fixée par un aide ; l'opérateur se place en avant du pied, et, le saisissant de la main gauche, il le porte dans la rotation en dehors.

1° A 1 centimètre au-dessous du point où doit porter la scie, c'est-à-dire à 1 ou 2 doigts au-

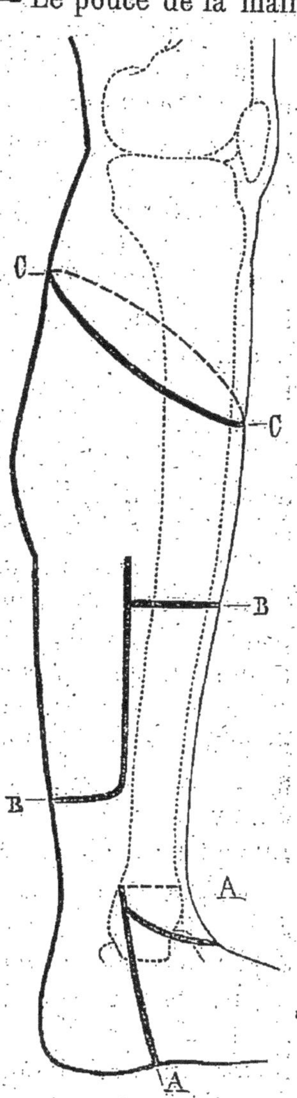

FIG. 86. — Jambe, face interne.

A A, amputation sus-malléolaire, lambeau postérieur ; B B, amputation à la partie moyenne (HEY) ; C C, amputation du genou, méthode ovalaire.

dessus de la malléole interne, il commence une incision cutanée qui longe de haut en bas le bord postérieur du tibia, puis le bord postérieur de la malléole interne, et coupe un peu obliquement en avant le bord interne du pied pour rejoindre la face plantaire presque au niveau du scaphoïde.

Le pied relevé, le couteau traverse, de gauche à droite et de dedans en dehors, transversalement, la face plantaire, en coupant perpendiculairement, à petits coups et la pointe sur les os, toutes les parties molles jusqu'au bord externe. Le pied mis dans la rotation en dedans, l'incision remonte sur son bord externe, puis elle longe la malléole, et le bord postérieur du péroné, jusqu'à hauteur du point de départ de l'incision interne. Pour conserver plus de largeur au lambeau, il faut mieux placer les incisions longitudinales 1/2 centimètre en avant du bord postérieur des os.

2° L'aide relève la jambe et porte le pied dans la flexion forcée. L'opérateur engage alors le pouce gauche dans l'incision plantaire et, abaissant sa lèvre postérieure, il dissèque et relève d'avant en arrière le lambeau talonnier, en dégageant ses faces latérales. La dissection de ce vaste capuchon est longue et fatigante. Le couteau ne doit jamais quitter les os, pour épargner la peau en dehors et ménager en dedans le paquet vasculo-nerveux et les tendons, qu'il faut dégager et remonter avec le lambeau.

3° Arrivé sur la face postérieure du talon, on coupe les insertions du tendon d'Achille au ras de l'os; puis, au bord supérieur du calcanéum, on porte le couteau directement en avant, jusqu'à ce qu'il soit arrêté par la face postérieure de l'astragale. La jambe est de plus en plus élevée, pour mettre bien à jour sa face postérieure. Rasant de bas en haut la face postérieure des deux os, en dégageant les tendons de leur coulisse fibreuse, et séparant les muscles profonds du ligament interosseux, l'opérateur dissèque et relève le lambeau postérieur, en coupant au fur et à mesure les insertions de l'aponévrose aux bords latéraux du tibia et du péroné.

4° Le lambeau relevé et confié à l'aide, on abaisse la jambe. On divise transversalement les téguments antérieurs à 2 doigts au-dessous de la base du lambeau postérieur, et on les fait rétracter. Passant alors le couteau à plat et le tranchant en bas sous les parties molles antérieures, en rasant le ligament interosseux, on le relève directement en avant et on les coupe au niveau de la peau rétractée. On dissèque et on relève ce petit lambeau musculocutané, en y conservant le nerf et les vaisseaux tibiaux antérieurs.

5° Se plaçant enfin en dedans de la jambe, l'opérateur coupe en travers le ligament interosseux, le détache des bords du tibia et du péroné, divise circulairement le périoste, et termine en sciant les deux os à la même hauteur.

C. **Méthode elliptique.** — *Lambeau postérieur* (fig. 87, AA). — α. PROCÉDÉ DE MARCELLIN DUVAL. — Au point de section des os, on mesure la circonférence du membre. Le sommet antérieur de l'ellipse est obtenu en mesurant, au-dessous de la section osseuse, une longueur égale au rayon du membre, augmentée de 3 centimètres pour la rétraction de la peau ; on le marque par un trait. L'extrémité inférieure de l'ellipse est marquée par un trait transversal sur la limite de la face posté-

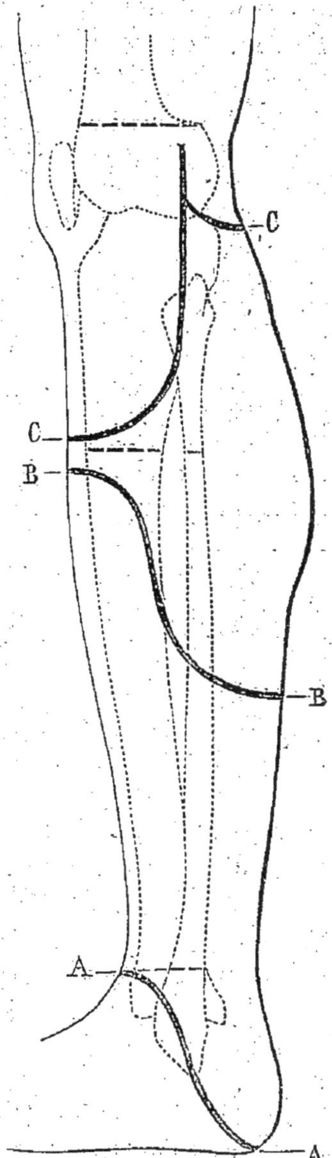

FIG. 87. — Jambe, face externe.

A A, amputation sus-malléolaire, méthode oblique elliptique ; B B, amputation au lieu d'élection, méthode elliptique ; C C, amputation de la cuisse dans les condyles, lambeau antérieur unique.

rieure du talon et de la plante du pied. On trace l'ellipse à l'encre, en l'arrondissant dans tout son parcours.

La jambe et le pied, fixés par des aides, le membre dans la rotation en dedans pour découvrir sa face postéro-externe, l'opérateur se place au côté interne, armé d'un scalpel à lame courte et forte, à tranchant convexe.

1° Il incise la peau, en suivant de dehors en dedans le tracé de l'ellipse : sur le bord externe, puis sur la face antérieure, le bord interne et la plante du pied, en portant successivement le membre dans la rectitude, puis dans la rotation en dehors.

2° L'aide élevant la jambe, on sectionne perpendiculairement le tendon d'Achille, aussi bas que possible, à son insertion au calcanéum ; on le dégage légèrement, et, disséquant rapidement la peau, on la relève jusqu'au bord supérieur de l'os.

3° On forme un petit lambeau musculo-vasculaire antérieur, par deux incisions longitudinales qui suivent les bords interne du tibia et externe du péroné, et une incision transversale qui coupe toutes les parties molles. On le relève en détachant les chairs du ligament interosseux, et on lie l'artère tibiale antérieure qu'il contient.

4° On forme, la jambe relevée, un grand lambeau musculo-vasculaire postérieur. Une incision longitudinale rase le bord interne du tibia, une seconde incision longe en dehors la partie postérieure du péroné. On les réunit en coupant transversalement, au bord supérieur du calcanéum, les nerfs, les vaisseaux et les muscles profonds postérieurs. Le lambeau est relevé de bas en haut, en rasant la face postérieure des os et du ligament interosseux ; on lie l'artère tibiale postérieure.

5° On coupe et on dégage le ligament interosseux, et, plaçant une compresse à deux ou trois chefs pour mettre les parties molles à l'abri, on divise le périoste et on scie les os au niveau de la base des lambeaux.

β. Procédé de Guyon. — Il se rapproche du précédent.

1° Une incision cutanée à concavité inférieure est commencée sur la face antérieure de la jambe, à 3 doigts au-dessus du sommet de la malléole interne. Elle descend sur le côté interne du membre, gagne obliquement l'axe de la malléole, et se continue en obliquant légèrement en arrière jusqu'à la limite la plus inférieure du talon. Là, elle devient transversale, passant à la limite de la peau du talon et de la plante du pied, est conduite au côté externe du membre, remonte pour gagner obliquement le sommet de la malléole externe, et, par une courbe antérieure à concavité en bas, vient rejoindre son point de départ.

2° La jambe, élevée par un aide, on dissèque de bas en haut le lambeau postérieur ainsi tracé, en décortiquant avec soin le tendon d'Achille, coupant les tendons profonds à mesure qu'ils se présentent, et détachant les parties molles des os, à l'aide d'une rugine.

3° On coupe par transfixion les parties molles antérieures, et on scie les os à la base du lambeau.

γ. Procédé de Farabeuf. — Pour obvier à la rétraction du lambeau postérieur, rétraction assez considérable pour amener la cicatrice en arrière après quelques mois, il faut détruire la peau à 3 centimètres au-dessus des os, sur la face antérieure de la jambe. L'incision antérieure est fortement concave en bas et n'intéresse que le derme, que l'on dissèque de haut en bas, pour laisser le tissu sous-cutané adhérent à l'aponévrose, afin de protéger le tibia. Le lambeau postérieur doit être très-large, parce qu'il est d'habitude trop étroit pour envelopper les muscles.

II. — Amputation à la partie moyenne.

A cette hauteur, la jambe est volumineuse. Les masses musculaires sont surtout considérables en arrière.

La peau est couverte de poils et assez rétractile, sauf sur la face interne du tibia. L'aponévrose superficielle, par ses insertions au bord externe du péroné et à la face interne du tibia, où elle se confond avec le périoste, forme deux grandes loges. L'une, antéro-externe, est divisée par une forte cloison fibreuse longitudinale, qui sépare les muscles externes (péroniers latéraux) des muscles antérieurs. Ces muscles ne forment qu'une seule couche ; ils adhèrent aux os ou au ligament interosseux et sont logés dans la gouttière osseuse antérieure.

La loge postérieure est également divisée par une mince cloison aponévrotique, qui sépare les muscles superficiels des muscles profonds. La masse musculaire superficielle (triceps crural) est constituée par des muscles à fibres plus longues ; le soléaire seul prend des insertions à la jambe. Les jumeaux, étendus des condyles fémoraux au calcanéum, se rétractent beaucoup après leur section, entraînant avec eux la peau de la face postérieure. Les muscles profonds postérieurs, dont les fibres plus courtes s'insèrent directement sur les os et le ligament interosseux, se rétractent beaucoup moins que les précédents.

Une forte cloison fibreuse sépare les péroniers latéraux des muscles postérieurs. En avant, le paquet vasculo-nerveux repose sur le ligament interosseux ; en arrière, les vaisseaux sont placés entre les deux couches musculaires, sauf en bas, où l'artère péronière se cache sous le fléchisseur propre du gros orteil.

Entre les deux os, l'espace interosseux, large d'un doigt environ, est comblé par le ligament interosseux. Le péroné, mince, fragile, est entouré par les chairs et situé dans un plan postérieur. Le tibia, en dedans, os fixe du membre, est volumineux, prismatique, triangulaire. Sa face interne est sous-cutanée, son arête antérieure forme une crête aiguë et saillante dans toute la partie moyenne de la jambe. En haut, cette arête disparaît, en même temps que l'os s'élargit pour former les condyles articulaires, et n'est plus constitué que par du tissu spongieux, revêtu d'une mince couche de tissu compacte.

L'amputation de la jambe à la partie moyenne peut être pratiquée par tous les procédés que nous étudierons pour l'amputation au lieu d'élection ; les deux suivants lui sont plus spécialement applicables.

A. **Méthode à deux lambeaux.** — *Lambeaux carrés antérieur et postérieur inégaux* (TEALE) (fig. 88, BB).— 1° La jambe dans l'extension, soutenue par des aides, on détermine exactement, à l'aide d'un ruban métrique, la demi-circonférence antérieure du membre, à la partie moyenne. A ce niveau, on trace de haut en bas, sur les côtés de la jambe, et à partir des extrémités du diamètre transversal, deux incisions cutanées parallèles dont la longueur est égale à la demi-circonférence mesurée. Ces incisions correspondent à peu près au bord interne du tibia et au bord externe du péroné; elles n'intéressent que la peau.

2° Ces incisions sont coupées à angle droit par deux incisions transversales comprenant toutes les parties molles. L'incision transversale qui limite le lambeau antérieur réunit les extrémités inférieures des premières incisions. L'incision transversale postérieure est placée de façon à donner au lambeau postérieur le quart seulement de la longueur du précédent. Pour la pratiquer, on fait soulever le membre par les aides. Au lieu de diviser du même coup la peau et les chairs, il vaut mieux couper la peau d'abord, puis les muscles superficiels au niveau de la rétraction des téguments, et enfin les muscles profonds, qui se rétractent fort peu.

3° On dissèque de bas en haut le lambeau antérieur, en rasant les os, conservant, avec la peau qui recouvre la face interne du tibia, tout le tissu celluleux qui la double, et détachant avec les

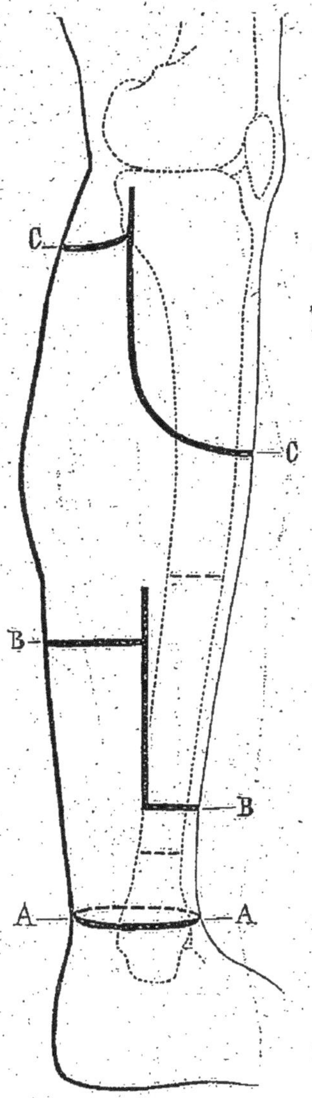

FIG. 88. — Jambe, face interne.

A A, amputation sus-malléolaire, méthode circulaire pure; B B, amputation à la partie moyenne, deux lambeaux (TEALE); C C, désarticulation du genou, lambeau antérieur unique.

chairs le ligament interosseux pour ménager sûrement les vaisseaux antérieurs.

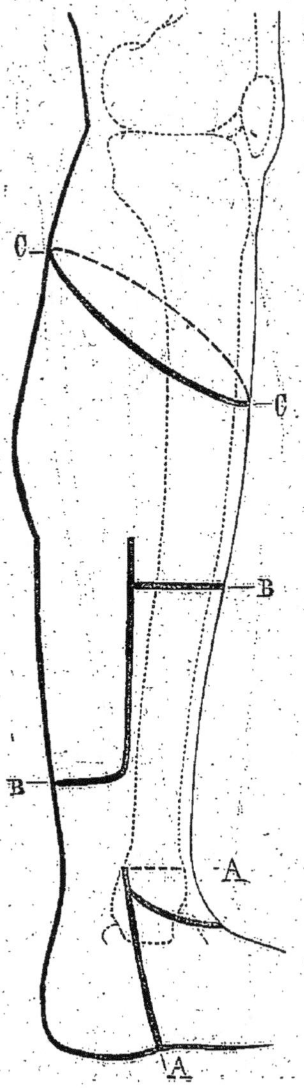

4° Le grand lambeau antérieur, disséqué et relevé par un aide, la jambe soulevée, on dissèque de bas en haut le petit lambeau postérieur, en rasant les os. On peut immédiatement faire la ligature des vaisseaux.

5° Après avoir divisé les chairs interosseuses, qui ont pu être épargnées, on passe une compresse à trois chefs, on coupe le périoste et on scie les deux os à la base des lambeaux.

Le grand lambeau antérieur, replié sur lui-même, s'applique sur la surface de section des os. Des points de suture profonde maintiennent la partie réfléchie, et unissent les extrémités des deux lambeaux. Tout pansement est inutile.

B. Méthode à un lambeau. — *Lambeau postérieur.* (HEY.).

On mesure avec un ruban la circonférence de la jambe à la partie moyenne, et on la trace à l'encre. A partir de la crête tibiale, point de repère, on mesure de chaque côté sur la ligne tracée une longueur égale au diamètre de la jambe (1/3 de la circonférence).

De chacun des points ainsi déterminés, on fait descendre une ligne verticale, parallèle à la crête du tibia, et d'une longueur égale au diamètre du membre. A l'extrémité inférieure de ces lignes,

FIG. 89. — Jambe, face interne.

A A, amputation sus-malléolaire, lambeau postérieur ; B B, amputation au tiers moyen, lambeau postérieur ; C C, désarticulation du genou, méthode ovalaire (BAUDENS).

on fait un second tracé circulaire. Enfin on trace un troisième cercle à deux doigts au-dessous du premier, pour marquer avec précision le point où doit se faire la section des téguments antérieurs.

Le membre tenu horizontalement, le chirurgien, armé d'un couteau de 21 centimètres de lame, le plonge de dedans en dehors, un peu au-dessous du point de section des muscles profonds et des os (première ligne circulaire), et suivant bien exactement de haut en bas le tracé des lignes verticales, le fait sortir un peu au-dessous de la ligne circulaire inférieure.

Le lambeau postérieur relevé, on coupe les téguments de la partie antérieure de la jambe, en suivant la ligne circulaire moyenne, et on les fait rétracter. Il ne reste plus qu'à diviser circulairement les muscles profonds et interosseux, un peu au-dessous du point de section des os, indiqué par la ligne circulaire supérieure.

III. — Amputation au tiers supérieur, dit lieu d'élection.

Même disposition des parties qu'au tiers moyen ; le mollet un peu plus volumineux. Pour éviter la lésion des tendons de la patte d'oie et des bourses séreuses qui les séparent du tibia, lésion qui peut entraîner la rétraction permanente et la flexion du moignon, il faut diviser les os à quatre doigts au-dessous de la tubérosité antérieure du tibia.

Sujet. — Il est demi-couché sur la table à opération, la plus grande partie des membres inférieurs faisant saillie au delà de ses bords. La jambe est rasée avec soin, là où doit porter le couteau.

Aides. — Un aide écarte la jambe saine ; un second fixe le membre malade au-dessus du point de section, et attire en haut les téguments, pendant qu'un troisième soutient la jambe et lui communique les mouvements nécessaires pendant l'opération.

Opérateur. — Règle générale, l'opérateur doit être placé en dedans de la jambe, afin de pouvoir scier les deux os à la fois et à la même hauteur, sans faire éclater le péroné. Selon d'autres auteurs, le chirurgien doit se placer de façon à avoir toujours la main gauche en haut, position plus favorable à la dissection et au retroussement de la manchette.

Enfin *Lefort* conseille de se tenir en dehors du membre, des deux côtés, pour scier isolément le péroné. Tout en conseillant la section isolée du péroné, il nous semble plus avantageux pour l'opérateur d'être toujours en dedans de la jambe à amputer ; la marche de la scie est plus naturelle, plus aisée, et la dissection de la manchette avec un peu d'habitude ne présente pas de difficultés.

A. **Méthode circulaire** (fig. 90, B B.).

On détermine le point de section osseuse quatre doigts au-dessous de la tubérosité du tibia. A ce niveau on mesure le diamètre du membre avec un ruban, ou, approximativement, avec la lame du couteau. En ajoutant au demi-diamètre, ou rayon de la jambe, deux doigts pour la rétraction de la peau, on obtient la longueur à donner à la manchette, et le point où doit se faire l'incision de la peau.

1° *Incision de la peau.* — L'incision cutanée descend un doigt plus bas en avant qu'en arrière. Commencée sur la face externe de la jambe, elle se pratique en deux temps, le premier comprenant les trois quarts de la circonférence du membre.

Saisissant entre le pouce et l'index gauche les bords de la

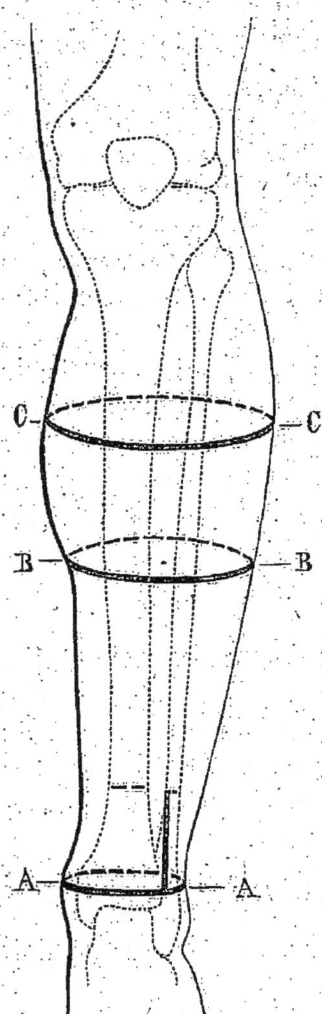

FIG. 90. — Jambe, face antérieure.

A A, amputation sus-malléolaire, méthode circulaire modifiée ; B B, amputation au lieu d'élection, méthode circulaire ; C C, amputation du genou, méthode circulaire.

peau sectionnée, l'opérateur applique perpendiculairement le tranchant du couteau un demi-centimètre au-dessous, pour diviser les brides cellulaires qui la rattachent à l'aponévrose. Promenant l'instrument circulairement, sans quitter la partie, il dissèque et retrousse la manchette cutanée, dans une hauteur égale au rayon de la jambe. Si le retroussement est trop difficile, on le facilite par une petite incision longitudinale de dégagement placée soit en arrière (*Lisfranc*), soit en dedans (*Linhart*).

2° *Section des muscles.* — En raison de la rétraction plus grande des jumeaux, elle se fait en deux temps.

α. — Appliquant le tranchant du couteau sur la face postérieure du membre, un doigt au-dessous de la base de la manchette, on coupe obliquement de bas en haut les jumeaux et une partie du soléaire, sans atteindre la face profonde de ce muscle, pour ménager le nerf et les vaisseaux postérieurs. Si au lieu de retrousser une manchette, on s'est contenté de disséquer la peau en arrière dans une petite étendue sans la renverser, la section des muscles superficiels se fait au niveau de la peau rétractée. Cette section rend beaucoup plus facile le relèvement des téguments à la face antérieure, et permet de le compléter, si la peau n'avait pu être relevée assez haut.

β. — Reportant le couteau sur la face antéro-externe de la jambe, l'opérateur divise circulairement toutes les chairs à la base de la manchette. Habituellement, les muscles antérieurs logés dans la gouttière profonde que forment le tibia et le péroné sont à peine atteints par l'instrument. Il faut alors les couper à part, soit de dehors en dedans avec la pointe du couteau, soit de dedans en dehors en passant la lame au-dessous des chairs, et la ramenant directement en avant.

3° *Section des chairs interosseuses et du ligament interosseux.* — On ne se sert plus aujourd'hui du couteau interosseux, qui permet de faire le 8 de chiffre en un seul temps, mais d'un couteau ordinaire à lame assez étroite pour passer facilement dans l'espace interosseux.

α. — Appliquant le tranchant du couteau, près de son talon, la pointe en bas et bien perpendiculairement, sur la face externe du péroné au niveau de la rétraction des muscles profonds, l'opérateur coupe les dernières fibres des péroniers latéraux, en faisant marcher l'instrument du talon à la pointe. Sans quitter l'os, il coupe avec la pointe sur la face antérieure du péroné, de dehors et dedans, et arrivé au bord

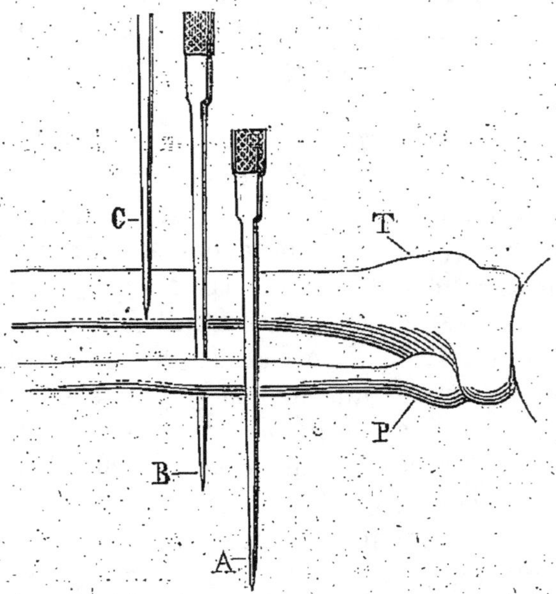

FIG. 91. — Section des chairs interosseuses. Face antérieure. Premier temps.

T, tibia; P, péroné; A, couteau, première position; B, couteau, deuxième position; C, couteau, troisième position.

externe de l'espace interosseux, il y plonge l'instrument d'avant en arrière, divisant en travers du même coup le ligament et les chairs interosseuses. Retournant l'instrument, il porte son tranchant contre le bord interne du péroné, et en détache le ligament interosseux de haut en bas, dans une étendue de un à deux doigts. Portant le tranchant sur le bord externe du tibia, il en détache le ligament interosseux dans la même étendue. Retirant alors le couteau du talon vers la pointe, il coupe de dehors en dedans les chairs qui tapissent la face externe du tibia, et ramène l'instrument au dehors. La première moitié du 8 de chiffre est ainsi pratiquée.

β. — Reportant par-dessous la jambe le talon du couteau, la pointe en bas, sur le bord externe du péroné, l'opérateur le faisant marcher du talon vers la pointe divise les chairs sur la face postérieure de cet os, rentre dans l'incision déjà faite au ligament interosseux pour achever la section des fibres

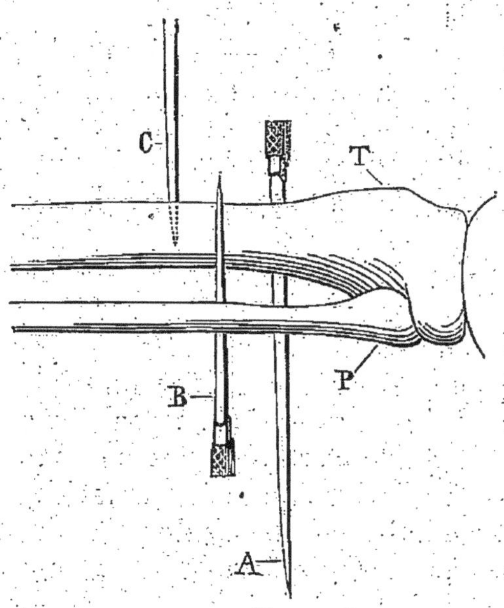

Fig. 92. — Section des chairs interosseuses. Deuxième temps.

T, tibia ; P, péroné ; A, couteau, première position ; B, couteau, deuxième position ; C, couteau, troisième position.

épargnées, et retirant l'instrument vers soi, achève la seconde moitié du 8 de chiffre en coupant sur la face postérieure du tibia.

Attribuant au 8 de chiffre le grave inconvénient de diviser les muscles interosseux à une hauteur différente en avant et en arrière, de mâcher les chairs, et d'intéresser les vaisseaux en plusieurs points, *Sédillot* propose le procédé suivant : « Les muscles de la face antéro-externe du membre sont coupés avec soin et sans mâchure jusqu'aux os et au ligament interosseux, au niveau de la rétraction du mollet et sur les points où portera la scie ; puis la pointe du couteau est transversalement engagée dans l'espace interosseux qu'elle traverse et qu'elle divise verticalement de haut en bas, afin de donner du jour à l'opérateur, et il devient facile de porter le couteau en arrière, dans l'espace vide qui est produit, et d'achever la section complète des chairs, en tournant successivement le tranchant de l'instrument vers le tibia et le péroné. »

4° *Manchette périostique*. — Incisant circulairement le périoste des deux os, au niveau de la rétraction des chairs, on forme une manchette périostique un peu plus haute sur le péroné. On peut aussi, avec *Ollier*, tailler un lambeau périostique antérieur destiné à s'appliquer sur la surface de section des os.

5° *Section des os*. — L'aide chargé de relever les chairs doit éviter d'exercer aucune traction sur le tégument de la face antérieure du membre, pour ne pas décoller la peau au-dessus du point de section. L'opérateur passe d'arrière en avant, entre les deux os, le chef moyen d'une compresse à trois chefs, et fait rétracter les parties molles par un aide.

Appliquant la scie sur la face interne et l'angle antérieur du tibia, 1/2 centimètre au-dessus du point de section définitif, il coupe obliquement le tibia en bas et en arrière dans la moitié de son épaisseur. Reportant l'instrument 1/2 centimètre plus bas sur la crête du tibia, et perpendiculairement aux deux os, il trace la voie de la scie sur le tibia. Élevant alors le manche de l'instrument, il attaque le péroné et le scie complétement, puis il achève la division du tibia.

Roux avait conseillé de couper le péroné plus haut que le tibia ; *Lefort* commence par diviser le péroné isolément. Il faut d'abord diviser cet os isolément, en portant la scie un demi-centimètre au-dessus du point de section du tibia, que l'on divise ensuite en deux temps, comme nous l'avons indiqué.

Ligature des artères. — La ligature de la tibiale antérieure est souvent difficile, soit par suite de sa rétraction, soit par suite de sa division à plusieurs hauteurs, et peut nécessiter le débridement du ligament interosseux.

B. — **Méthode ovalaire** (*Baudens*). — 1° Opérateur en dedans. Section ovalaire des téguments à cinq grands travers de doigt au-dessous de la tubérosité du tibia en avant ; elle passe en arrière dans le creux poplité à deux doigts plus haut. Dissection et retroussement d'une manchette cutanée dans une hauteur de trois doigts.

2° On taille par transfixion sur les faces latérales du tibia et du péroné, deux petits lambeaux charnus de 4 centimètres de hauteur, on les fait relever par un aide. Leur base doit correspondre à peu près à celle de la manchette.

3° Section des chairs en contournant les os le plus près possible, et terminant par le 8 de chiffre.

4° Section des os à la base de la manchette.

C. — **Méthode à deux lambeaux.** — *Lambeaux antérieur et postérieur.* — a. PROCÉDÉ DE MARCELLIN DUVAL. — C'est une amputation à deux lambeaux principaux, quadrilatères ; l'un, antérieur, est cutané, sa longueur est égale au quart du diamètre du membre, augmenté de 3 à 4 centimètres pour la rétraction des parties molles ; l'autre, postérieur, est musculo-cutané, et comprend une grande partie des jumeaux et du soléaire. Sa longueur représente les trois quarts du diamètre de la jambe, plus 5 centimètres pour la rétraction des parties molles. Leurs bases sont égales et leurs angles inférieurs légèrement arrondis. On forme, en outre, deux petits lambeaux musculo-vasculaires, l'un antérieur, l'autre postérieur.

Mensuration. — On marque d'un trait, sur la partie antérieure de la jambe, l'endroit où les os doivent être sciés, et l'on prend à ce niveau, avec un ruban métrique, la circonférence du membre. On mesure alors la largeur et la longueur des lambeaux. *Largeur :* Le chef initial du ruban est placé à 2 centimètres en dedans du bord interne du tibia, point de départ que l'on marque d'un trait ; il fixe la limite interne de la base des lambeaux ou de leur largeur, ainsi que l'angle supérieur de leur bord interne. La limite externe est obtenue, en mesurant sur le ruban laissé en place, la moitié de la circonférence du membre, en dehors du point de départ. *Longueur :* On la mesure verticalement sur la ligne médiane de la jambe, en partant du trait qui indique le lieu de section des os. En avant, une longueur égale au quart du diamètre, plus 4 centimètres pour la rétraction des parties

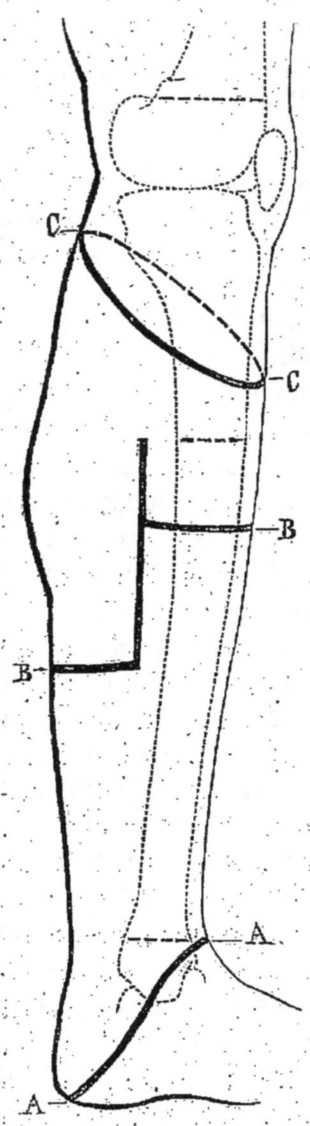

FIG. 93. — Jambe, face interne.

A A, amputation sus-malléolaire, méthode elliptique ; B B, amputation au lieu d'élection, deux lambeaux (M. DUVAL), les angles doivent être arrondis ; C C, amputation de la cuisse dans les condyles, méthode ovalaire.

molles ; en arrière, une longueur égale aux trois quarts du diamètre, plus 5 centimètres : un trait à l'encre indique le résultat de ces mensurations. On peut tracer les lambeaux, en commençant par l'antérieur (fig. 93, B B).

Opération. — 1° Avec un scalpel à dos fort, à lame convexe, de 4 à 5 centimètres, on pratique l'incision cutanée, circonscrivant le lambeau postérieur.

2° Une incision cutanée, presque transversale, à angles un peu émoussés, achève de circonscrire le lambeau antérieur. La peau est disséquée rapidement. On forme le petit lambeau musculo-vasculaire antérieur par trois incisions, dont deux latérales et longitudinales sont réunies par une troisième transversale.

L'incision latérale externe, de 6 centimètres environ, répond à l'interstice du soléaire et du long péronier latéral ; on détache ce muscle de la face externe du péroné. L'incision latérale interne longe le bord interne du jambier antérieur et divise ses insertions à la face externe du tibia. L'incision transversale, située à 4 centimètres au-dessous du point de section des os, comprend toutes les parties molles antéro-externes, le nerf et les vaisseaux tibiaux antérieurs. On peut lier immédiatement l'artère. Après l'incision transversale, on coupe transversalement, puis latéralement le ligament interosseux qui sert de support aux vaisseaux et aux muscles antérieurs.

3° Achèvement du lambeau postérieur, déjà circonscrit. La section des jumeaux est prompte et facile. La section du soléaire se fait par trois incisions, deux latérales et longitudinales réunies par une incision inférieure transversale ou légèrement curviligne. L'incision latérale externe suit l'interstice du soléaire et du long péronier latéral, on l'achève en séparant les attaches du soléaire de la face postérieure du péroné. L'incision latérale interne descend derrière le bord interne du tibia, divisant les insertions du soléaire à ce bord.

L'incision inférieure, transversale ou légèrement courbe à convexité inférieure, pénètre dans l'épaisseur du soléaire, en suivant une direction oblique de bas en haut et d'arrière en avant. On s'arrête à sa face antérieure, 5 centimètres environ au-dessous de la section future des os, en ménageant l'aponévrose profonde qui recouvre le nerf et les vaisseaux. On donne quelques légers coups de scalpel entre les deux couches musculaires, jusqu'au point de section des os.

4° On circonscrit par trois incisions le petit lambeau musculo-vasculaire postérieur. On divise la partie externe du jambier postérieur de haut en bas et d'arrière en avant, en rasant la face interne du péroné. On suit la face postérieure du tibia, pour détacher, parallèlement à cette face, les adhérences du long fléchisseur commun des orteils. Incision transversale à 4 centimètres environ au-dessous du lieu de section des os. Elle comprend le jambier postérieur, le long fléchisseur commun, les vaisseaux péroniers et tibiaux postérieurs, et le nerf tibial postérieur ; si l'on veut, on lie de suite les artères.

5° Les lambeaux relevés et maintenus, on passe le rétracteur et on scie les os.

On pourrait, au besoin, lier les artères principales avant de les couper.

b. PROCÉDÉS DE VERNEUIL. — Ils permettent la ligature des artères principales avant leur section (fig. 94, B B).

α. — La jambe reposant sur le lit par sa face postérieure, on fait une incision qui du bord externe du péroné se porte au bord interne du tibia (ou inversement), en décrivant une courbe régulière convexe en bas, et de 5 à 7 centimètres de rayon. La peau légèrement rétractée, on divise obliquement de bas en haut les chairs antérieures ; arrivé près du ligament interosseux, on cherche les vaisseaux, on isole l'artère et on la coupe entre deux ligatures.

La jambe relevée dans l'extension, la cuisse demi-fléchie sur le bassin, on marque son lambeau postérieur par une incision en demi-ellipse de la peau, que l'on rétracte très-légèrement. Ce lambeau doit être deux fois plus long que l'antérieur. On divise obliquement en haut et en avant les jumeaux et la partie superficielle du soléaire, en obturant avec le doigt ou liant au fur et à mesure les vaisseaux divisés. Procédant alors avec beaucoup de ménagement, on isole les artères tibiale postérieure et péronière, et on les coupe entre deux ligatures au niveau du point de section des os.

Il ne reste plus qu'à diviser les chairs interosseuses, à inciser le périoste, et à scier le tibia d'abord, puis le péroné, de bas en haut et de dedans en dehors, le membre reposant sur le lit.

β.—On forme de la même manière le lambeau antérieur, puis on décolle les fibres musculaires adhérentes au péroné, et on incise le périoste sur la face antérieure de l'os, au point où la scie doit porter,

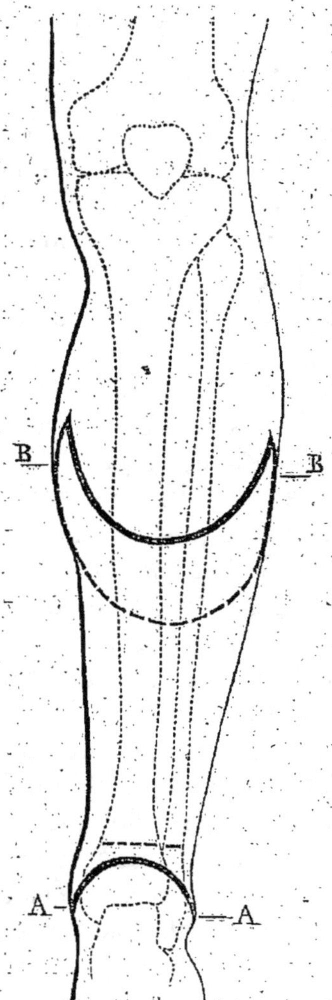

FIG. 94. — Jambe, face antérieure.

A A, amputation sus-malléolaire, méthode elliptique ; B B, amputation au lieu d'élection. Deux lambeaux arrondis (VERNEUIL).

On trace alors le lambeau postérieur, on coupe les muscles péroniers latéraux, et passant un corps mousse le long du bord postérieur du péroné, on le fait sortir en avant, en rasant l'os d'aussi près que possible. On incise le périoste sur la face postérieure du péroné, et on fait la section de cet os.

Après avoir disséqué la peau sur la face interne du tibia, on coupe le périoste, on incise légèrement le ligament interosseux très-près de l'os, on glisse les ciseaux courbes d'arrière en avant, en rasant son bord externe, et on le scie de façon à abattre la crête tibiale. On coupe ensuite d'avant en arrière les muscles profonds, on cherche et on lie les artères, et on achève la section des muscles postérieurs.

D. — **Méthode à un lambeau.** — *Lambeau externe.* — α. — Procédé de Sédillot. — *Par transfixion.* — *Jambe gauche.*— « Le chirurgien, placé en dedans du membre, saisit de la main gauche les téguments qui recouvrent le péroné, et les soulève en haut, en avant et en dehors. De la main droite, il porte la pointe d'un couteau droit à un seul tranchant, dirigé en bas, sur la face antérieure de la jambe, à deux travers de doigt environ au-dessous de la tubérosité du tibia, et à un grand travers de doigt en dehors de la crête du tibia, pour empêcher l'angle antérieur du lambeau de correspondre à ce dernier os, et pour avoir plus de facilité à contourner le péroné. Le couteau enfoncé obliquement, d'avant en arrière et de bas en haut vers le péroné, le touche et s'en écarte le moins possible en dehors, puis sort à la face postérieure du membre, deux doigts plus haut qu'au point d'entrée. On taille alors directement en bas, en l'arrondissant, un lambeau de quatre doigts de hauteur, dont la base est plus élevée en arrière qu'en avant, et qui est formé d'une partie des muscles interosseux et gastrocnémien. »

Le lambeau relevé, on divise les téguments de la face interne de la jambe par une incision demi-circulaire, un peu convexe en bas, un doigt au-dessous de la base du lambeau. On détache les adhérences musculaires profondes pour bien libérer le lambeau, et on rétracte la peau en dedans. On coupe perpendiculairement les chairs internes et postérieures au niveau de la rétraction du lambeau, les muscles interos-

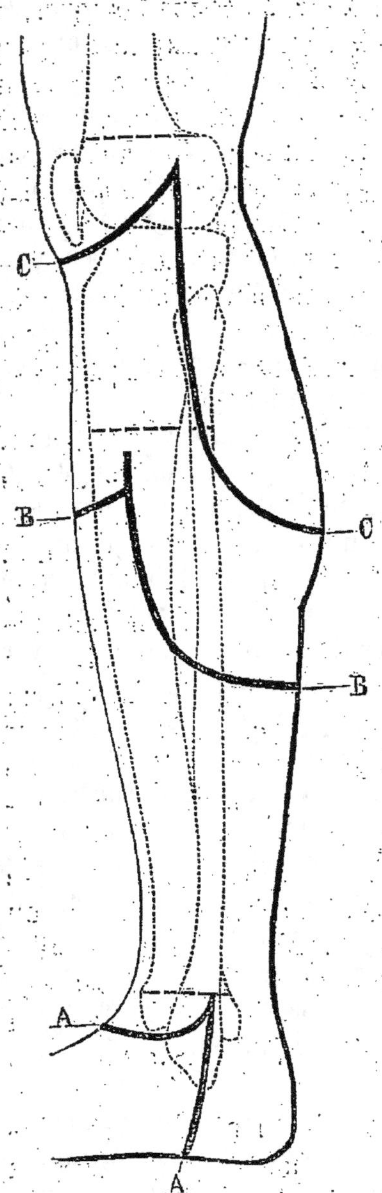

FIG. 95. — Jambe, face externe.

A A, amputation sus-malléolaire, lambeau postérieur; B B, amputation au lieu d'élection, lambeau externe; C C, amputation de la cuisse dans les condyles, lambeau postérieur.

seux par le procédé de l'auteur, et on termine par la section des os, deux doigts au-dessous de la tubérosité antérieure du tibia.

β. — *De dehors en dedans* (fig. 95. BB).

1° Ayant exactement mesuré le diamètre de la jambe au niveau du point de section osseuse (quatre doigts au-dessous de la tubérosité du tibia), l'opérateur commence à un doigt au-dessous, sur la face antérieure du membre et un doigt en dehors de la crête du tibia, une incision cutanée qu'il conduit presque directement en bas, dans une longueur égale au diamètre de la partie. L'incision s'arrondit alors en bas et en dehors, et vient couper perpendiculairement la face externe du membre, un grand travers de doigt plus bas. Elle se continue sur la face postérieure, gagne la ligne médiane et la suit de bas en haut, jusqu'à hauteur de son point de départ. Elle circonscrit ainsi un large lambeau externe, dont la base occupe plus de la moitié du pourtour de la jambe, et dont la hauteur excède d'un doigt le diamètre du membre.

2° Une incision demi-circulaire, légèrement convexe en bas, divise les téguments de la face interne, un doigt au-dessous de la base du lambeau.

3° La jambe portée dans la rotation en dedans, l'opérateur dissèque de bas en haut le lambeau externe déjà tracé, en y comprenant autant de chairs qu'il le juge convenable ; il le fait relever par un aide.

4° Il coupe alors perpendiculairement les muscles internes et postérieurs et les chairs épargnées, au niveau de la base du lambeau et de la rétraction de la peau en dedans.

La division des chairs interosseuses, et la section des os, se font d'après les règles ordinaires.

E. Méthode elliptique. — *Lambeau externe.* (GUYON.) Le sommet supérieur de l'ellipse est placé sur la face interne du membre, quatre doigts au dessous de la tubérosité antérieure du tibia ; le sommet inférieur sur la face externe de la jambe. (fig. 95. BB).

L'incision de la peau commence à quatre doigts au-dessous de la tubérosité tibiale et à un centimètre en dedans de la crête de cet os. Elle se continue en descendant parallèlement à la direction de ce bord ; lorsque le lambeau est jugé assez long (il doit dépasser de un à deux doigts le diamètre du membre), on fait à la partie externe de la jambe une inci-

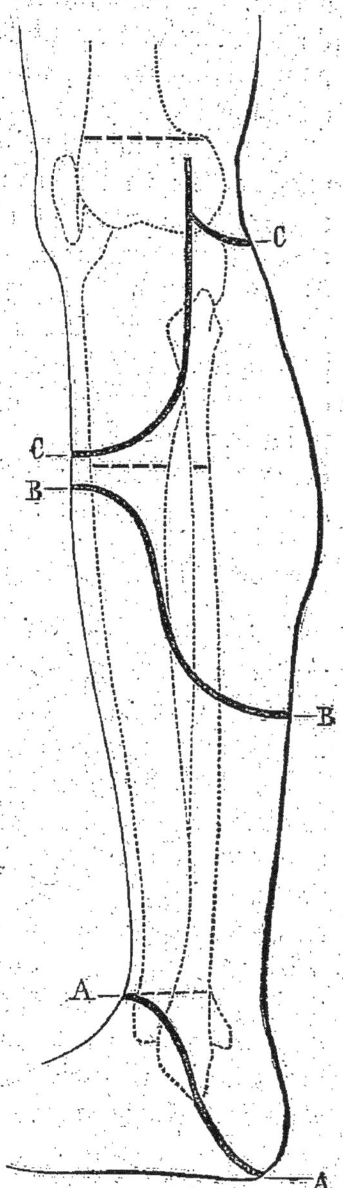

FIG. 96. — Jambe, face externe.

A A, amputation sus-malléolaire, méthode elliptique ; B B, amputation au lieu d'élection, méthode elliptique ; C C, amputation de la cuisse dans les condyles, lambeau antérieur.

sion à convexité inférieure, et arrivé sur la face postérieure du membre, on remonte en arrondissant l'incision cutanée pour rejoindre son point de départ. Cette incision n'intéresse que la peau.

Reprenant alors la même marche, on commence le lambeau par la partie antérieure : l'opérateur enfonce son couteau en rasant la face externe du tibia, de façon à détacher de haut en bas les insertions musculaires. Il abaisse ensuite le manche du couteau, afin d'enlever toutes les parties molles comprises en avant entre le tibia et le péroné, et de laisser l'artère tibiale antérieure dans toute la longueur du lambeau. Pour éviter de blesser l'artère, on incise les muscles à la partie inférieure, et à ce moment on peut lier le vaisseau. Le lambeau externe relevé, l'opération s'achève comme dans la méthode à un lambeau externe.

IV. — Amputation dans les condyles du tibia.

A cette hauteur, les dimensions du membre sont un peu moins considérables qu'au lieu d'élection ; le tibia élargi ne présente plus de crête osseuse, et n'est guère formé que de tissu spongieux ; l'espace interosseux n'existe plus.

Les méthodes circulaire, ovalaire et à lambeaux sont applicables ; la première est préférable, en conservant beaucoup de peau en avant pour bien recouvrir le tibia. La section osseuse ne doit pas remonter au-dessus des insertions supérieures du ligament rotulien, mais elle peut se faire dans l'épaisseur de la tubérosité du tibia. On évite ainsi l'ouverture de la bourse séreuse sous-rotulienne qui communique quelquefois avec la synoviale du genou, le relèvement de la rotule et les accidents articulaires. Mais, en arrière, la section du tibia peut, sans inconvénient, remonter d'avantage. On donne alors à la section une inclinaison oblique en haut et en arrière. Les deux os sont coupés à la même hauteur.

§ XVII. — AMPUTATION DU GENOU.

Données anatomiques. — Le genou est presque dépourvu, sauf en arrière, de couches musculaires. La peau de la face antérieure est glabre, épaisse surtout sur la rotule à laquelle elle adhère assez intimement, et au-dessous de cet os. En ces points, on rencontre des bourses séreuses sous-cutanées plus ou moins développées, et le tégument est souvent fort épais. Sur les côtés et en arrière, la peau est mince et très-rétractile.

Au-dessous de la peau, on rencontre en avant et sur les côtés de l'article, des toiles fibreuses, dépendances de l'aponévrose ou du triceps crural, qui relient les bords de la rotule, du tendon du triceps et du ligament rotulien aux condyles du fémur et du tibia.

En arrière et en dedans : les tendons de la patte d'oie se réfléchissant en avant; plus profondément, le tendon du demi-membraneux et ses expansions. En arrière et en dehors : le tendon du biceps, qui côtoie le côté externe de l'article pour se porter à la tête du péroné. Dans le creux du jarret : les corps charnus des jumeaux, le plantaire grêle, et plus profondément le muscle poplité couché sur la face postérieure de l'articulation. Dans l'axe du losange : les vaisseaux poplités et les nerfs sciatiques poplités, interne et externe. Leur rapprochement de la face postérieure de l'article les expose à être lésés dans le passage du couteau à la face postérieure du membre.

Moyens d'union. — En avant : le tendon du triceps, le ligament rotulien, les ailerons fibreux de la rotule jouent le rôle d'un ligament antérieur. En dedans : le ligament latéral interne, large, mince, rubané, s'étend du condyle fémoral interne à la tubérosité interne du tibia. En dehors : le ligament latéral externe, corde fibreuse résistante, arrondie, fortifiée par le tendon du biceps, s'étend du condyle fémoral externe à la tête du péroné. Ces trousseaux fibreux sont situés presqu'à la face postérieure de l'articulation. En arrière : un ligament assez résistant, fortifié par une expansion du tendon du demi-membraneux.

Outre ces liens périphériques, les surfaces articulaires sont maintenues en contact par deux forts ligaments croisés, qui de la face interne des condyles fémoraux (interne par rapport à l'axe du membre), se portent en avant et en arrière de l'épine du tibia. Ces ligaments sont également placés tout à fait en arrière, et doivent être divisés avec précaution, pour ménager les vaisseaux poplités.

Surfaces articulaires. — En haut, les condyles du fémur, séparés par une gouttière, plus profonde en arrière. En avant, la rotule ; en bas, les cavités légères des condyles du tibia, séparées par une épine osseuse et des rugosités où s'insèrent les ligaments croisés, et rendues plus profondes par l'apposition des fibro-cartilages semi-lunaires.

Une synoviale immense tapisse ces surfaces. Nous devons signaler : son cul-de-sac sous-tricipital, dont l'énorme développement favorise les infiltrations purulentes ; ses diverticulum postérieurs pour les tendons des jumeaux et du poplité ; le prolongement qu'elle envoie vers la tête du péroné ; enfin, le ligament adipeux à la partie antérieure de l'article, et les pelotons graisseux qui doublent la séreuse.

Pour recouvrir les surfaces articulaires, il ne faut compter que sur la peau, si l'on ne veut utiliser les masses charnues postérieures.

Points de repère. — L'interligne est facile à sentir sur les faces latérales, et l'article se trouve largement ouvert en avant par la section du tendon rotulien.

A. **Méthode circulaire** (fig. 90. CC). — Le membre dans l'extension et débordant la table, l'opérateur en dedans ou en dehors, à sa convenance, la peau tirée en haut,

1° Incision circulaire de la peau, quatre doigts au-dessous de la pointe de la rotule.

2° Dissection et retroussement d'une manchette cutanée, jusqu'à hauteur de la pointe de la rotule.

3° La manchette relevée par un aide, flexion de la jambe, section du tendon rotulien et désarticulation.

B. **Méthode ovalaire.** *Procédé conseillé.* (fig. 97.) — Le membre malade dépassant presque en entier le bord de la table, un aide embrasse la cuisse à sa partie inférieure et tire la peau vers sa racine ; un second aide maintient la jambe et lui imprime les mouvements nécessaires. L'opérateur se place de façon à avoir sa main gauche en haut, pour relever plus facilement la manchette ; il applique cette main sur la face antérieure du genou. Le membre étendu.

1° Incision ovalaire de la peau. En avant, elle coupe le tibia à cinq doigts au-dessous de la pointe de la rotule ; en arrière, elle coupe presque transversalement la face postérieure du membre, trois doigts au-dessous du pli poplité. L'opérateur divise les brides qui retiennent les téguments, et les fait rétracter, surtout en arrière dans le creux du jarret, aussi haut que possible.

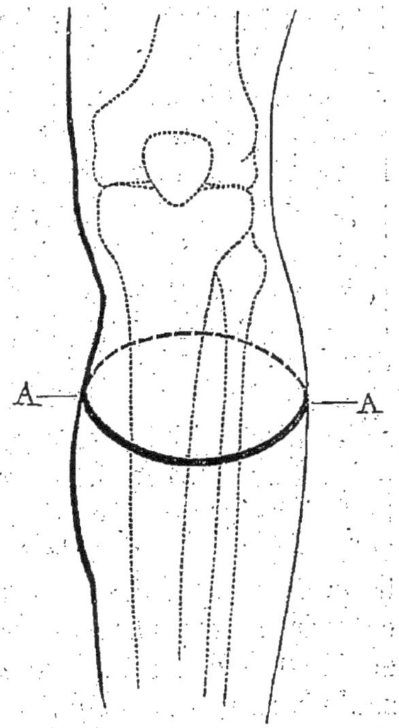

2° Saisissant l'extrémité antérieure de la peau divisée, il la dissèque et la relève de bas en haut, en y conservant tout le tissu cellulaire, et en entraînant avec elle les tendons de la patte d'oie, que le couteau rasant les os, détache de la face interne du tibia. Le lambeau est ainsi relevé, et la peau retroussée, jusqu'à ce que le doigt sente à découvert la pointe de la rotule.

Pour faciliter ce relèvement, il est souvent nécessaire de

Fig. 97. — Genou, face antérieure.

A·A, amputation du genou, méthode ovalaire.

dégager un peu la peau en arrière, mais sans la retrousser.

3° Le lambeau relevé et maintenu par un aide, l'opérateur se porte en avant du membre. Il saisit de la main gauche la jambe malade, et la fléchit à angle droit sur la cuisse, pour tendre le ligament rotulien qu'il a sous les yeux. Il sent avec l'index droit la pointe de la rotule. Appliquant le tranchant du couteau transversalement sur le tendon rotulien, immédiatement au-dessous de la pointe de la rotule, il coupe directement d'avant en arrière, jusqu'à ce qu'il soit arrêté par les condyles du fémur. Le tendon et une partie du tissu adipeux sous-capsulaire ont été divisés. Glissant le couteau à plat sous le ligament adipeux, il le ramène directement en avant, et achève la division des pelotons graisseux. Il devient alors facile de remonter un peu la base de la manchette, si son relèvement était resté insuffisant.

4° Portant le tranchant du couteau sur la face latérale des condyles du fémur, et bien en arrière, l'opérateur divise successivement les deux ligaments latéraux. La section de ces liens fibreux doit se faire sur le fémur, au-dessous de leur point d'attache supérieur, pour laisser avec le tibia les cartilages semi-lunaires, que sans cette précaution on se trouverait obligé de détacher plus tard. Des mouvements de torsion, imprimés à la jambe malade par la main gauche, facilitent la division de ces ligaments.

5° On attaque alors avec la pointe du couteau, et sur la face articulaire du tibia, les ligaments croisés, on les divise avec précaution d'avant en arrière, et à petits coups, pour éviter toute échappée du côté des vaisseaux poplités.

6° Les os écartés, on luxe en avant l'extrémité supérieure du tibia, le couteau est glissé à plat, et le tranchant en arrière entre les surfaces articulaires. Il contourne l'épine du tibia, achève la division des brides fibreuses épargnées ; puis arrivé sur le bord postérieur de cet os, il le contourne également et vient se placer en arrière de lui, le tranchant en bas. On le fait alors glisser de haut en bas le long de la face postérieure des deux os, rasant avec soin la tête du péroné en dehors, et l'on détache les parties molles postérieures dans une hauteur de 6 à 8 centimètres.

7° L'instrument tenu un instant immobile, un aide glisse son pouce entre les os et la face saignante des chairs postérieures ; il saisit et comprime entre ses doigts les vaisseaux poplités. L'opérateur, relevant un peu le couteau, porte son tranchant directement en arrière. D'un seul coup, il divise en travers les chairs et les vaisseaux, et taille ainsi un petit lambeau musculo-vasculaire de 4 à 5 centimètres de hauteur. Il lie immédiatement l'artère poplitée, toujours comprimée par l'aide, puis rabat la manchette.

Ce procédé, en raison de la réunion excentrique des parties, serait peut-être plus justement rattaché à la méthode elliptique. La conservation d'un petit lambeau musculaire postérieur permet la compression médiate des vaisseaux et facilite leur ligature.

C. Méthode à deux lambeaux. — *Lambeaux latéraux.* — L'opérateur saisit la jambe malade de la main gauche et la fléchit très-légèrement, pendant qu'un aide, embrassant des deux mains la partie inférieure de la cuisse, attire les téguments en haut.

Genou gauche. — 1° Armé d'un couteau de moyenne longueur, le chirurgien en applique la pointe immédiatement au-dessous de la rotule, sur le milieu du ligament rotulien. Il le conduit directement en bas, suivant la ligne médiane antérieure, dans une étendue de trois doigts. A ce moment, l'incision s'arrondit légèrement et, se portant en dehors, vient couper la face latérale externe du membre, presque transversalement, à quatre ou cinq doigts au-dessous de l'interligne articulaire.

La jambe est peu à peu portée dans la rotation en dedans,

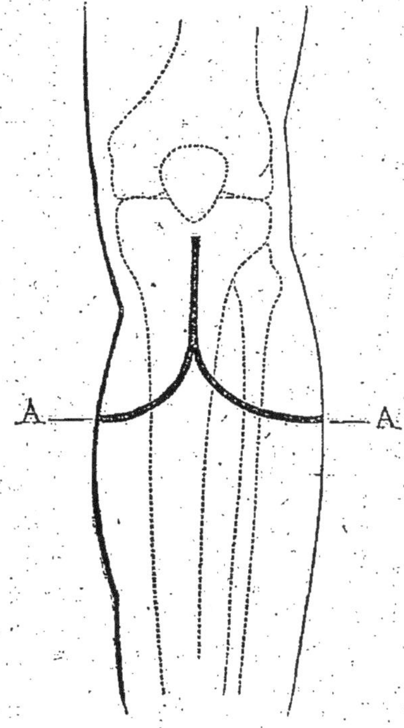

FIG. 98. — Genou, face antérieure.

A A, amputation à deux lambeaux latéraux.

puis soulevée pour mettre à jour sa face postérieure. L'incision se continue sur cette face postérieure jusqu'à un doigt de la ligne médiane ; puis, s'arrondissant légèrement et se relevant, elle vient gagner la ligne médiane postérieure, qu'elle suit en remontant de bas en haut jusqu'à deux doigts au-dessous du pli du jarret. La peau seule doit être intéressée dans ce premier temps.

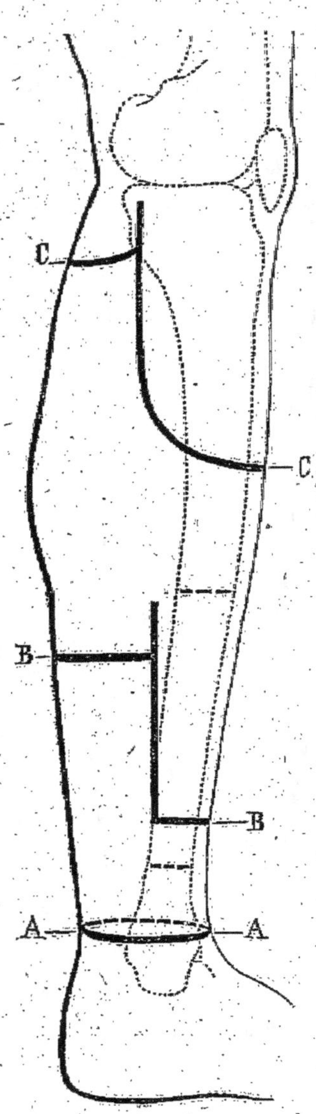

FIG. 99. — Jambe, face
interne.

A A, amputation sus-malléo-
aire, méthode circulaire; B B,
amputation au tiers moyen (TEA-
LE); C C, amputation du genou,
lambeau antérieur.

2° Abaissant la jambe et la fléchissant légèrement, l'opérateur
traverse avec le couteau la face interne du membre, en décrivant une
courbe légère comme du côté opposé, pour circonscrire un lambeau
interne, dont le sommet se trouve
également à quatre ou cinq doigts
au-dessous de l'interligne articulaire. Pendant cette incision, la
jambe est d'abord portée dans la
rotation en dehors, puis élevée
pour mettre à jour sa face postérieure. Si la chose semble plus facile, on peut tracer le second lambeau, en sens inverse, d'arrière en
avant.

3° Confiant à un aide la partie
inférieure de la jambe, l'opérateur
dissèque successivement les deux
lambeaux latéraux du sommet à la
base, en y conservant quelques
chairs, et en comprenant dans le
lambeau interne les tendons de la
patte d'oie.

4° Les lambeaux relevés et maintenus par l'aide placé en haut, l'o-
pérateur reprend la jambe de la
main gauche, la fléchit et désarticule, comme nous l'avons dit, ayant
soin de conserver en arrière un petit
lambeau musculo-vasculaire.

D. — **Méthode à un lambeau.
—*Lambeau antérieur.*(fig. 99, C C.)
— L'opérateur saisit la jambe malade de la main gauche et la met
dans l'extension. Un aide fixe la
cuisse et attire la peau en haut.

Genou gauche. — 1° Ayant reconnu l'interligne articulaire, l'opérateur porte le membre dans la rotation en dehors, pour mettre à jour sa face interne. A un centimètre au-dessous de l'interligne, et à l'union de la face postérieure et de la face interne, il commence une incision qu'il conduit directement en bas, dans une longueur de cinq doigts. Elle s'arrondit alors légèrement, gagne la face antérieure de la jambe, et la traverse de dedans en dehors, en décrivant une courbe à convexité inférieure dont le sommet est à six doigts au-dessous de la pointe de la rotule. Le membre est ramené progressivement dans la rectitude, puis dans la rotation en dedans. Arrivée vers le bord externe de la jambe, l'incision s'arrondit de nouveau, puis longe de bas en haut le bord externe du péroné, jusqu'à hauteur de son point de départ, un centimètre au-dessous de l'interligne.

La peau rétractée, on dissèque le lambeau du sommet à la base, en y comprenant les tendons de la patte d'oie, et on le fait relever.

Genou droit. — 1° Même incision ; se fait de dehors en dedans.

2° Une incision transversale divise les téguments de la face postérieure du membre, deux doigts au-dessous de la base du lambeau.

3° Le lambeau antérieur relevé par l'aide, l'opérateur désarticule d'après les règles indiquées.

§ XVIII. — AMPUTATION DE LA CUISSE.

Données anatomiques. — La cuisse offre la forme d'un cône à base supérieure, légèrement aplati sur ses faces latérales. La peau est assez épaisse en dehors et en avant, mince en dedans, plus ou moins couverte de poils ; elle se laisse facilement rétracter. L'aponévrose d'enveloppe, épaisse et très-forte à la face externe où elle se confond avec la bandelette du fascia lata, est mince et peu résistante dans les autres parties, sauf au-dessus du genou. Les muscles sont superficiels ou profonds. Les premiers ne prenant pas d'attaches sur le fémur sont très-longs et se rétractent énormément après leur section. Ils existent surtout à la partie interne et postérieure du membre : de là, la tendance que présente toujours la cicatrice après l'amputation circulaire à être entraînée en haut et en dedans. Les muscles profonds sont à peu près les seuls qu'on rencontre sur les faces antérieure et externe de la cuisse, leurs fibres sont plus courtes, leur rétraction bien moins considérable. Il est donc indispensable de faire au moins deux sections musculaires, à des hauteurs différentes.

Les vaisseaux cruraux, d'abord placés à la face antérieure de la cuisse, se dirigent en dedans et en arrière et passent tout à fait à la partie postérieure dans le quart inférieur du membre. L'artère est accompagnée en haut par l'accessoire du nerf saphène interne, puis jusqu'à l'anneau des adducteurs par le saphène interne. Ces nerfs doivent en être séparés avec soin pour n'être pas compris dans la ligature.

Le nerf sciatique placé à la face postérieure de la cuisse, dans un tissu cellulo-graisseux lâche, ne rejoint les vaisseaux que dans le creux poplité. Il ne se rétracte pas après sa division, et son extrémité inférieure doit être réséquée, pour éviter la formation de névrômes douloureux. Si l'artère qui l'accompagne nécessite une ligature, il faut isoler le vaisseau avec soin, pour ne pas saisir une partie du nerf dans l'anse de fil.

Le fémur, considérablement élargi au genou pour former les condyles articulaires, est constitué à ce niveau par un tissu spongieux et une mince enveloppe compacte. Dans sa diaphyse, il est surtout formé de tissu compacte. Irrégulièrement arrondi, il présente en dedans et en arrière une crête osseuse, la ligne âpre, qui éclate facilement sous la scie. L'os dans toute sa longueur est plus superficiel en avant et en dehors. A sa partie supérieure, il se renfle de nouveau pour donner naissance à la tête articulaire et aux trochanters. Des muscles nombreux rattachent ses deux tubérosités aux parois du bassin.

La cuisse peut être amputée dans toute son étendue, des condyles aux trochanters.

I. — Amputation dans les condyles.

A. Méthode ovalaire. — Elle se pratique comme pour la désarticulation du genou. L'incision cutanée descend en avant à trois doigts au-dessous de la pointe de la rotule ; en arrière elle passe à un ou deux doigts au-dessous du pli poplité. La manchette est alors disséquée et relevée de bas en haut, en avant surtout, en n'y comprenant que la peau aussi doublée que possible, et s'arrête au bord supérieur de la rotule (fig. 100, C C).

La section du tendon du triceps au-dessus de la rotule permet d'entrer largement dans l'article et de désarticuler suivant les règles indiquées. Le couteau ayant traversé l'article taille en sortant un petit lambeau musculo-vasculaire, et l'artère saisie par l'aide est liée immédiatement.

Dans un dernier temps, on achève la dénudation de la face postérieure du fémur, on coupe le périoste et l'on scie l'os transversalement au-dessus de sa partie cartilagineuse et dans le tissu spongieux.

B. Méthode à un lambeau. — α. *Lambeau postérieur.* 1° La jambe dans une légère flexion, on fait à la partie antérieure du membre, et de gauche à droite, une incision demi-circulaire qui passe au-dessous de la pointe de la rotule. Cette incision convexe en bas commence sur la

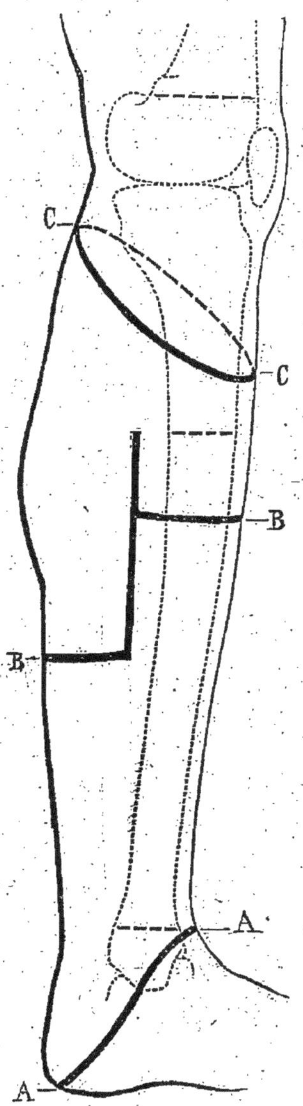

FIG. 100. — Jambe, face interne.

A A, amputation sus-malléolaire, méthode elliptique ; B B, amputation au lieu d'élection, deux lambeaux ; C C, amputation de la cuisse dans les condyles, méthode ovalaire.

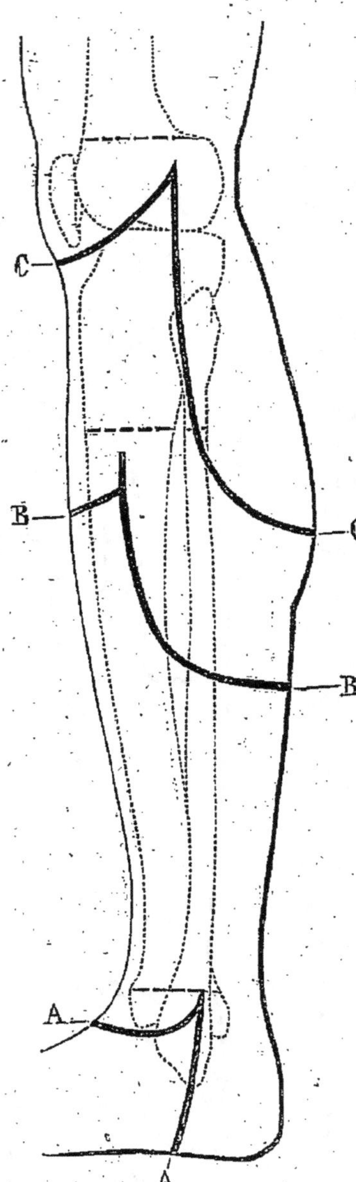

FIG. 101.—Jambe, face externe.

A A, amputation sus-malléolaire, ambeau postérieur ; B B, amputation au lieu d'élection, lambeau externe ; C C, amputation de la cuisse dans les condyles, lambeau postérieur.

face latérale du genou, à hauteur de la base de la rotule, et à l'union du quart postérieur avec les trois quarts antérieurs, pour permettre la dénudation de la rotule qu'on ne doit pas conserver (fig. 101, C C).

2° Le lambeau antérieur disséqué et relevé, on coupe le tendon du triceps au-dessus de la base de la rotule, et on désarticule suivant les règles ordinaires.

3° Le couteau longeant la face postérieure des os de la jambe taille un lambeau postérieur qui ne se termine que près du bas du mollet. Il y a avantage à n'y pas trop comprendre de muscles. L'artère ou les artères sont liées immédiatement.

4° Le lambeau postérieur relevé, on achève la dénudation des condyles fémoraux, on coupe le périoste et on scie le fémur en travers au-dessus du cartilage articulaire.

β. *Lambeau antérieur*. On taille ce lambeau, comme nous l'avons indiqué, en plaçant son sommet à quatre doigts au-dessous de la rotule en avant, et faisant remonter les incisions latérales jusqu'à deux doigts au-dessus de l'interligne articulaire, de façon que sa base soit au-dessus du bord supérieur de la rotule, et permette d'entrer dans l'article en coupant le tendon du triceps à son attache inférieure, et non le tendon rotulien (fig. 95, E E).

La désarticulation pratiquée, on coupe transversalement les parties molles et les vaisseaux en arrière, conservant ainsi un tout petit lambeau postérieur pour soutenir les vaisseaux. Il ne reste plus alors qu'à dénuder et à abattre les condyles du fémur.

II. — Amputation au-dessus des condyles.

A. Méthode circulaire. — En raison de la rétraction plus considérable des téguments et des muscles à la partie interne et postérieure du membre, l'incision cutanée doit descendre plus bas de ce côté.

Le sujet est couché sur le bord de la table de façon que les membres inférieurs soient tout à fait en dehors. Un aide écarte le membre sain. Un second maintient la partie supérieure de la cuisse, l'embrassant avec les deux mains, et tire la peau en haut, pendant qu'un troisième s'empare de la jambe et soulève le membre à une hauteur convenable. Il doit imprimer aux parties les mouvements nécessaires, maintenir le bout inférieur de l'os pendant sa section, et pratiquer la ligature des vaisseaux.

L'opérateur se place en dehors du membre à amputer, et de sa main gauche il l'embrasse au-dessus ou au-dessous du point de section.

1° A hauteur du point de section de l'os, l'opérateur mesure le diamètre du membre, et, y ajoutant deux doigts pour la rétraction de la peau, il marque le point où doit passer l'incision en avant. En dedans, la section cutanée doit se faire deux doigts plus bas. Passant l'avant-bras sous le membre à amputer, il conduit le talon du couteau sur la face antéro-interne de la cuisse, la pointe en haut, ou dirigée de son côté. Par des mouvements de va-et-vient, il coupe suivant l'inclinaison indiquée la peau des faces interne, postérieure et externe, en ramenant l'instrument vers soi (fig. 104, A A).

Reportant alors le talon du couteau par dessus la cuisse, au point de départ de l'incision primitive, il achève la section des téguments sur la face antérieure, de dedans en dehors.

2° L'aide attirant fortement la peau vers la racine de la cuisse, l'opérateur promène le couteau perpendiculairement, sur l'aponévrose, à un demi-centimètre au-dessous de la section cutanée, et divise les brides celluleuses pour favoriser la rétraction des téguments. Si la rétraction simple est difficile, on dissèque et l'on retrousse une manchette cutanée de un doigt de hauteur ou un peu plus.

3° D'un premier coup de couteau circulaire, l'opérateur divise les muscles superficiels, en épargnant les vaisseaux fémoraux. Par la rétraction de ces muscles, la section cutanée se porte à la même hauteur en dedans et en dehors. Les muscles profonds mis à découvert forment un cône à sommet inférieur.

4° Attirant fortement vers la racine du membre les parties molles de la cuisse qu'il embrasse de ses deux mains au-dessus du point de section, l'aide augmente la longueur de ce cône musculaire et le met bien à jour. L'opérateur passant son avant-bras sous le membre comme dans le premier temps applique le tranchant du couteau près de son talon sur les muscles antéro-internes, à la base du cône musculaire profond et la lame légèrement inclinée en haut. Par des mouvements de va-et-vient, il coupe toutes les parties molles jusqu'à l'os, successivement en dedans, en arrière et en dehors; puis, ramenant le couteau à son point de départ, par-dessus le membre, et le talon de son côté, il achève la section des muscles antérieurs.

5° L'aide supérieur se contente alors de maintenir les parties, sans les attirer en haut pour ne pas dénuder la face antérieure du fémur. L'opérateur divise les chairs immédiatement appliquées sur l'os, coupe le périoste circulairement, et dégage les insertions fibreuses à la ligne âpre. Il fait alors une petite manchette périostique, s'il craint de n'avoir pas un cône rentrant assez profond, et place le rétracteur.

6° Le fémur doit être divisé transversalement et de dedans en dehors, pour éviter l'éclat qui se produit d'habitude si l'on termine par la section de la ligne âpre. On lie l'artère fémorale.

B. Méthode à deux lambeaux (fig. 102, A A).
— Les lambeaux latéraux doivent être rejetés, en raison de la saillie du fémur dans l'angle antérieur de la plaie. Si l'on prend un lambeau antérieur et un lambeau postérieur, il faut leur donner une longueur égale au rayon du membre augmenté de cinq centimètres pour la rétraction. Le lambeau postérieur doit être taillé un peu plus long, parce qu'il comprend presque tous les muscles superficiels. Tous les deux sont taillés de dehors en dedans, légèrement arrondis à leur sommet, et ont pour base la demi-circonférence correspondante de la cuisse. Il est bon de n'y pas conserver trop de chairs. Le fémur est scié à la base des lambeaux.

C. Méthode mixte, circulaire et à deux lambeaux. — 1° Le membre dans l'extension et soutenu par des aides, l'opérateur, placé en dehors et sa main gauche à plat embrassant la face postérieure de la cuisse,

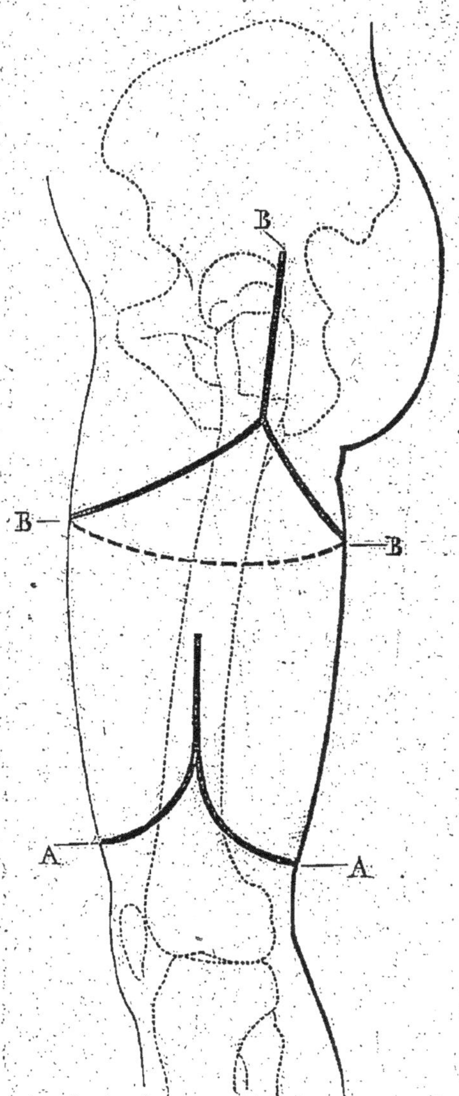

FIG. 102. — Cuisse, face externe.

A A, amputation de la cuisse, deux lambeaux antérieur et postérieur; B B B, désarticulation de la hanche, raquette.

17.

trace un lambeau antéro-externe un peu arrondi à son som-met. Du côté gauche, il commence son incision sur la face interne du membre, au niveau ou un peu en de-dans de l'artère fémorale, descend presque verticale-ment dans une longueur un peu inférieure au rayon du membre ; puis, obliquant en dehors, il coupe presque transversalement la face an-térieure de la cuisse et, ar-rivé à la face externe, dirige le couteau de bas en haut, pour s'arrêter au niveau du point de départ ou un doigt au-dessus, à l'extrémité op-posée du diamètre transver-sal. La cuisse d'abord por-tée en dehors est progres-sivement ramenée dans la rectitude et enfin dans l'ad-duction (fig. 103, A A).

Du côté droit, l'incision commencée sur la face ex-terne se termine à la face interne de la cuisse, d'au-tant plus en dedans de l'ar-tère fémorale qu'on opère sur un point plus élevé.

2° La peau seule est inté-ressée. L'opérateur la fait rétracter, en promenant le couteau un peu au-dessous de sa division ; puis, saisis-sant de la main gauche le sommet du lambeau, il le dissèque en coupant obliquement

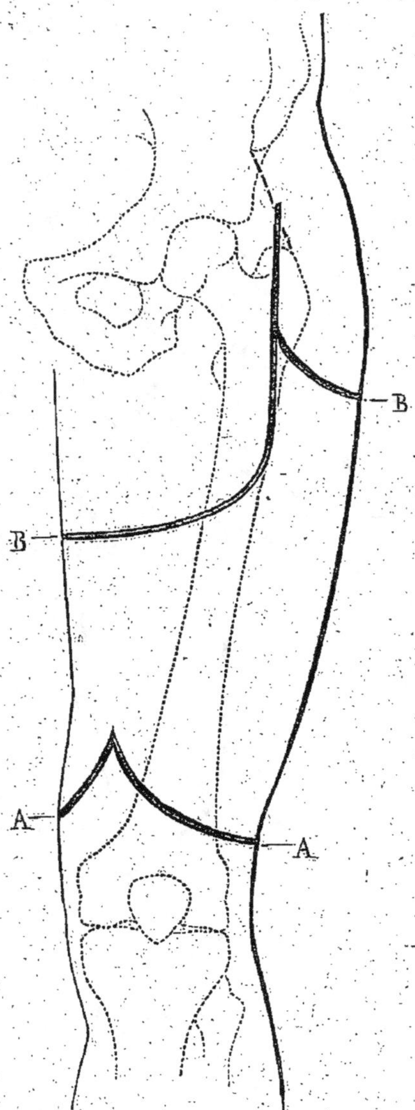

FIG. 103. — Cuisse, face antérieure

A A, amputation de la cuisse, méthode mixte ; B B, désarticulation de la hanche, lambeau antérieur.

les chairs pour n'en pas trop conserver, et en ménageant les vaisseaux fémoraux.

3° Faisant soulever le membre pour mettre à découvert sa face postérieure, l'opérateur trace son second lambeau, dont la base comprend la demi-circonférence postérieure de la cuisse, et il le fait descendre un bon doigt plus bas que l'antérieur.

4° La peau rétractée, il taille le lambeau de bas en haut, tenant le couteau presque à plat, pour ne pas conserver trop de muscles.

5° Les deux lambeaux relevés sont confiés à un aide qui les attire en haut. On divise alors les muscles profonds ainsi que les vaisseaux au niveau de leur base, en dirigeant un peu en haut le tranchant du couteau, de façon à tailler dans les chairs un cône à sommet supérieur.

6° On coupe le périoste, on fait une petite manchette périostique, et on scie le fémur comme nous l'avons indiqué.

D. Méthode à un lambeau. — *Lambeau antérieur* (fig. 104). — A la partie inférieure de la cuisse, le lam

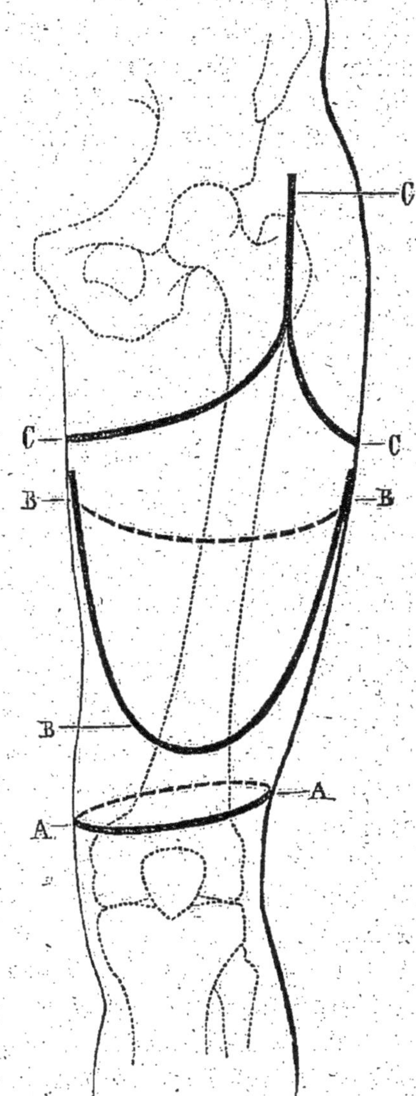

FIG. 104. — Cuisse, face antérieure.

A A, amputation au tiers inférieur, méthode circulaire ; B B B, amputation de la cuisse, lambeau antérieur unique ; C C C, désarticulation de la hanche, deux lambeaux antérieur et postérieur.

beau unique antérieur ne contient pas l'artère fémorale ; en haut du membre, il la comprend forcément. Au tiers moyen il suffit de porter le lambeau un peu en dehors pour n'y pas comprendre les vaisseaux principaux.

La cuisse légèrement fléchie sur le bassin, le membre soutenu par des aides, l'opérateur se place en dehors. La main gauche embrasse la partie postérieure de la cuisse et refoule les chairs en avant.

Côté gauche. — 1° Portant la cuisse dans l'abduction, l'opérateur commence sur sa face interne, un peu en arrière de son milieu, une incision cutanée qu'il conduit directement en bas dans une longueur égale au diamètre du membre augmenté de deux à trois doigts. L'arrondissant légèrement, il traverse directement de dedans en dehors la face antérieure, puis la face externe de la cuisse, portée progressivement dans la rectitude, dans une légère adduction et dans la rotation en dedans. Le couteau remonte alors directement à l'union de la face externe avec la face postérieure, et s'arrête à hauteur du point de départ de l'incision. On a tracé de cette façon un vaste lambeau cutané, presque carré à son sommet, dont la base mesure plus de la moitié du pourtour de la cuisse, dont la hauteur dépasse le diamètre du membre. Il est bon de faire descendre l'incision un doigt plus bas à la face interne.

Côté droit. — 1° L'incision commencée sur la face externe, le membre dans l'abduction, se continue de dehors en dedans.

2° La peau rétractée, l'opérateur saisit entre le pouce et les autres doigts de la main gauche le sommet du lambeau, et le dissèque de bas en haut, en y comprenant peu de muscles. Si l'amputation se fait assez haut pour que l'artère fémorale soit forcément comprise dans le lambeau, il faut la diviser carrément et la lier aussitôt.

3° Le lambeau relevé par un aide, le chirurgien divise les téguments de la face postérieure, par une incision demi circulaire légèrement convexe en bas, deux doigts au-dessous de la base du lambeau et les fait rétracter.

4° Portant alors le couteau par-dessus la cuisse, la pointe

en haut, il en applique le tranchant sur la face interne, et coupe perpendiculairement jusqu'à l'os, un centimètre au-dessous de la base du lambeau, toutes les chairs épargnées. Il en fait autant à la face antérieure pour les muscles directement accolés au fémur.

5° L'opération s'achève par la division du périoste et la section de l'os, suivant les règles données.

§ XIX. — AMPUTATION DE LA HANCHE. — DÉSARTICULATION DE LA HANCHE. — DÉSARTICULATION COXO-FÉMORALE.

Données anatomiques. — A son point d'attache au bassin, la cuisse présente une conicité très-prononcée, avec aplatissement marqué de ses faces antérieure et postérieure. Son volume est considérable chez les sujets adultes et bien musclés.

La peau est mince et très-rétractile en avant, en dedans et en dehors. En arrière elle est doublée par une couche cellulo-graisseuse plus dense et se retire moins après sa section.

L'aponévrose assez mince en avant, en dedans et en arrière, est beaucoup plus épaisse à la face externe, à l'origine de la bande fibreuse du fascia lata. Les muscles forment plusieurs couches. Les uns, superficiels et très-longs, se portent du bassin à la jambe, sans prendre attache sur le fémur. Leur rétraction est assez considérable, quoiqu'ils soient divisés près de leurs insertions pelviennes : tels sont le couturier, le fascia lata et les muscles internes et postérieurs (droit interne, demi tendineux et demi membraneux, longue portion du biceps).

Au-dessous se trouvent, en avant : le psoas-iliaque dont la bourse muqueuse postérieure souvent ouverte expose à des fusées purulentes, qui remontent dans le bassin et jusqu'à la région lombaire. Les adducteurs et le pectiné en dedans. En dehors et en arrière, les fessiers, le pyramidal, les jumeaux, et enfin les obturateurs et le carré crural presque couchés sur l'article. Le triceps est également intéressé dans ses trois parties.

Les vaisseaux sont nombreux et volumineux. En avant,

l'artère crurale, dont l'énorme calibre avait conduit à la pratique de la ligature préalable ; puis les branches de l'ischiatique, de l'obturatrice, de la honteuse interne en arrière. La compression de l'artère par un appareil spécial doit être substituée à la compression de l'artère fémorale. La veine crurale, volumineuse et à peu près dépourvue de valvules, doit être liée aussi bien que l'artère. Rappelons que, en raison de sa direction oblique en bas et en dedans, l'artère crurale s'éloigne assez de la face antérieure de l'article, pour qu'il soit possible de faire passer la lame d'un couteau entre le vaisseau et la tête du fémur.

En avant, le nerf crural caché dans la gaîne du psoas ; en arrière, le grand nerf sciatique. Ce nerf divisé ne se rétracte pas et fait saillie au delà des chairs ; il est indiqué de réséquer son extrémité inférieure. Si l'artère qui accompagne le nerf sciatique doit être liée, il faut éviter avec le plus grand soin de comprendre dans l'anse du fil quelques fibres nerveuses.

Surfaces articulaires. — Elles sont constituées du côté de l'os coxal par la cavité cotyloïde, hémisphérique, profonde, dirigée en avant et en dehors, et dont le fond est comblé par un paquet graisseux. Une lame osseuse très-mince la sépare du bassin, et sa profondeur est encore augmentée par le bourrelet glénoïdien qui la revêt dans tout son pourtour, et dont le bord taillé en biseau s'applique très-exactement sur la tête du fémur.

A sa partie supérieure, le fémur s'élargit pour former deux apophyses. L'une, inférieure et interne, conique, le petit trochanter, donne insertion au tendon du psoas. Elle est profondément cachée sous les parties molles. La seconde, supérieure et externe, prolonge l'axe du fémur. Volumineuse et carrée, elle n'est recouverte en dehors que par la peau et des expansions fibreuses. Par ses bords, par son sommet, par la cavité digitale qu'elle présente à sa face interne, elle donne insertion à de nombreux muscles venus du bassin, et dont les attaches inférieures sont forcément divisées dans la désarticulation.

En dedans et en haut, le fémur se continue par un col aplati que surmonte une tête plus qu'hémisphérique, tête qui s'enfonce dans la cavité cotyloïde de l'os coxal. Elle est revêtue de cartilage comme la cavité articulaire, sauf à son sommet où s'insère le ligament rond.

Moyens d'union. — Outre les muscles péri-articulaires qui contribuent à la solidité de l'article, il existe : une capsule fibreuse, manchon conique, dont la grosse extrémité se fixe au pourtour de la cavité cotyloïde, la petite au col fémoral. Elle est fortifiée par des expansions fibreuses, en arrière et surtout en avant. De ce côté, la bandelette ou ligament de *Bertin* lui donne une épaisseur et une résistance considérables. Il faut la diviser jusque sur le bourrelet glénoïdien.

Un ligament interosseux, ligament rond, joint la tête du fémur au fond rugueux de la cavité cotyloïde. Sa longueur permet un écartement assez considérable des surfaces, et lorsque l'air a pénétré dans l'article, il est possible de diviser ce cordon, soit en arrière, en portant le membre dans la flexion, l'adduction et la rotation en dedans, soit plus facilement par la face antérieure, en plaçant la cuisse dans l'abduction et la rotation en dehors. L'article est plus superficiel en avant qu'en arrière, et plus facile à ouvrir de ce côté; mais les surfaces articulaires, même, après la division des muscles et de la capsule, restent unies par l'action de la pression atmosphérique et ne peuvent être séparées sans un certain effort.

Une synoviale tapisse les surfaces articulaires.

Points de repère. — Le couteau porté au-dessous et en dehors de l'éminence iléo-pectinée tombe sur la capsule articulaire et sur la tête du fémur (*Malgaigne*).

La cuisse étant dans l'extension, si l'on réunit par une ligne droite l'épine iliaque antéro-supérieure et l'épine du pubis, et que sur le milieu de cette ligne on élève une perpendiculaire rasant la face antérieure de la cuisse, l'articulation se trouve sur cette seconde ligne immédiatement au-dessus de sa naissance (*Dubrueil*).

Une ligne étendue de l'épine iliaque antéro-supérieure à l'ischion traverse la cavité cotyloïde à l'union de son tiers postérieur avec ses deux tiers antérieurs. — Le bord supérieur du grand trochanter répond au tiers supérieur de l'articulation. — En dedans et en haut, la cavité cotyloïde est presque au niveau de la branche horizontale du pubis ; si l'on attaque l'article de ce côté, il faut éviter de pénétrer dans le ventre. — La cavité cotyloïde recouvre très-loin en arrière et en dehors la tête du fémur. En ne suivant pas le col de l'os pour arriver à la jointure par la face postérieure, on est exposé à chercher cette dernière trop haut et à dénuder une partie de la fosse iliaque externe. En dehors et en arrière, les téguments qui revêtent immédiatement le grand trochanter restent minces, dénudés et forment une large excavation quand ils ont été conservés. — En avant, l'articulation est très-superficielle, n'étant séparée de la peau que par le muscle psoas-iliaque, l'extrémité du droit antérieur, le pectiné et les vaisseaux et nerfs cruraux. En dedans et en arrière, les masses musculaires sont énormes ; aussi, pour avoir deux lambeaux égaux, la ligne de séparation devrait se porter du sommet du grand trochanter, un peu en avant de l'ischion (*Sédillot*).

A. **Méthode circulaire.** — Incision circulaire des téguments à sept ou huit travers de doigt au-dessous de l'épine iliaque antéro-supérieure. Rétraction de la peau. On coupe au niveau de la rétraction cutanée les muscles superficiels, puis un peu plus haut les muscles profonds jusqu'au fémur. L'article est alors successivement attaqué dans tout son pourtour et la capsule incisée sur le bourrelet glénoïdien.

Le fémur luxé en avant, on divise le ligament rond, puis la partie postérieure de la capsule, et enfin tous les muscles qui s'insèrent au grand trochanter.

B. **Méthode ovalaire modifiée.** — *Raquette* (fig. 105, B B B). *Côté gauche.* — Le malade est couché en travers de la table et repose sur le côté sain, les membres inférieurs font saillie en dehors du lit. Des aides le maintiennent dans cette position. L'opérateur placé en dehors et en avant de l'article reconnaît la saillie du grand trochanter, le sommet et le bord supérieur de cette apophyse.

1° Fixant la cuisse de la main gauche, il commence, à deux doigts au-dessus du sommet du grand trochanter, une incision cutanée qu'il conduit directement en bas, le long du bord postérieur de cette apophyse dans une étendue de cinq ou six doigts. Le couteau s'incline alors en avant et en dedans, et la cuisse malade étant progressivement portée dans l'abduction, l'incision parcourt de dehors en dedans et de haut en bas la face antérieure, puis la face interne du membre, parallèlement à l'arcade crurale, mais à quatre ou cinq doigts au-dessous.

2° Passant l'avant-bras sous la cuisse malade, l'opérateur porte le talon du couteau sur la face interne à la fin de l'incision précédente. Il divise la peau transversalement, passant à quatre doigts au-dessous de la tubérosité sciatique. Arrivé sur la face postérieure de la cuisse, il ramène le couteau obliquement en haut et en dehors, parallèlement au pli fessier, pour venir rejoindre l'incision longitudinale externe à son extrémité inférieure. L'instrument a décrit une raquette dont la queue est placée sur la face externe du membre, dont l'ovale embrasse obliquement la racine de la cuisse. La peau seule doit

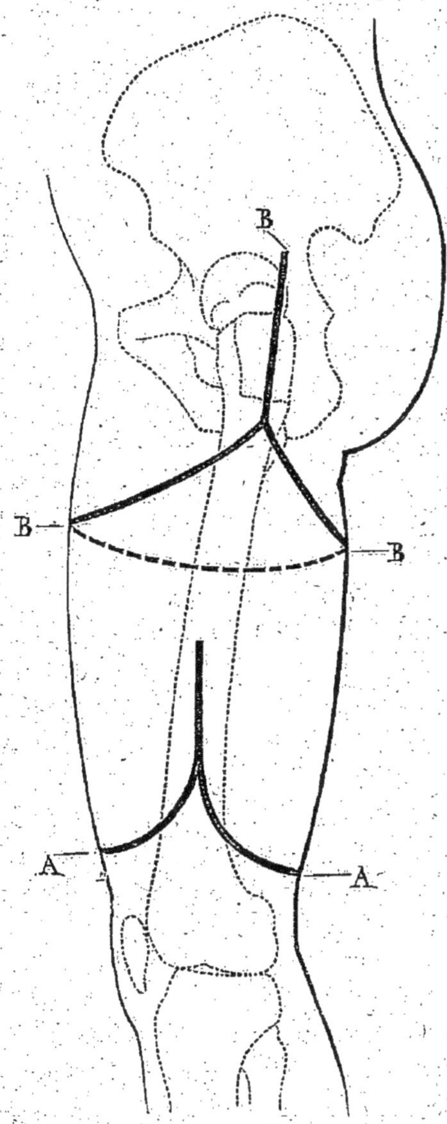

FIG. 105. — Cuisse et hanche.
Face externe.

A-A, amputation de la cuisse, tiers moyen, deux lambeaux antérieur et postérieur ; B B B, désarticulation de la hanche, raquette.

être intéressée, mais dans toute son épaisseur, ce qui ne s'obtient que par des mouvements de va-et-vient du couteau, surtout en arrière.

3° Le couteau promené à grands traits au voisinage des bords de la raquette coupe les brides qui rattachent la peau à l'aponévrose et facilite la rétraction des téguments. La cuisse est toujours placée dans la position la plus favorable à l'action de l'instrument.

4° Les lèvres de la raquette légèrement disséquées, on divise les muscles, de la superficie vers la profondeur, non pas perpendiculairement à l'axe du membre, mais obliquement en haut vers l'article, la lame du couteau presque à plat. En avant, on s'arrête au bord externe du droit antérieur pour ménager les vaisseaux fémoraux. En arrière on coupe aussi largement que possible, le membre étant porté dans l'adduction et la flexion, et en rasant les os. Les deux lambeaux relevés laissent à découvert la partie externe et postérieure de la capsule articulaire.

5° Portant la cuisse dans l'adduction et la flexion pour faire saillir la tête du fémur, l'opérateur suit du doigt le col de l'os, jusqu'au bourrelet cotyloïdien. Au besoin, il incise d'abord longitudinalement la capsule pour ne pas s'exposer à dénuder la fosse iliaque externe. Glissant la pointe du couteau entre le bourrelet et la tête fémorale, il divise la capsule aussi largement que possible en avant et en arrière. Augmentant l'adduction et la flexion jusqu'à amener le genou malade au contact de la paroi abdominale antérieure, il coupe le ligament rond, et luxe la tête du fémur en arrière et en dehors.

6° Le couteau contournant la tête articulaire divise la partie interne de la capsule, achève le détachement des muscles trochantériens et glisse de haut en bas le long de la face interne du col fémoral, puis du fémur jusqu'à deux ou trois doigts au-dessous de la section cutanée interne.

7° A ce ce moment, un aide glisse son pouce sous la lèvre antérieure de la raquette, s'assure de la position de l'artère crurale et la comprime énergiquement et exactement entre le pouce et les autres doigts. Remontant un peu le couteau, toujours appliqué contre l'os, l'opérateur en tourne le tranchant directement en dedans; vivement et à grands coups, il divise les chairs internes et postérieures, ainsi que les vaisseaux à hauteur de la section cutanée primitive. L'artère est immédiatement saisie et liée dans le lambeau.

C. Méthode à deux lambeaux. — a. *Lambeaux latéraux (Lisfranc).*

Le malade est couché sur le dos, les tubérosités sciatiques au delà des bords du lit, la cuisse malade dans l'extension et dans une position moyenne entre l'adduction et l'abduction.

1° Avec un long couteau interosseux, à la lame étroite et forte, l'opérateur placé en dehors du membre, ponctionne à deux centimètres au-dessous de l'arcade crurale et sur la ligne médiane antérieure, c'est-à-dire en dehors des vaisseaux. La pointe du couteau sent la tête du fémur et contourne sa face externe. Le manche de l'instrument porté en dehors et en haut, elle vient sortir en arrière, un peu au-dessous de la tubérosité sciatique. Conduit de haut en bas, le couteau contourne le grand trochanter et taille un lambeau externe et postérieur de cinq à six doigts, en longeant le fémur.

2° Le couteau reporté sur la face antérieure de la cuisse, pendant que les chairs internes sont tirées en dedans, sent la tête du fémur, la contourne en passant entre le col et l'artère crurale, et sa pointe vient sortir en arrière par le sommet de l'incision postérieure. Un aide plongeant la main dans la plaie, comprime le vaisseau contre les chairs internes, pendant que, rasant l'os de haut en bas, l'opérateur taille un second lambeau de même longueur que le premier.

3° Les lambeaux relevés, on désarticule par la face antérieure.

b. *Lambeaux antérieur et postérieur* (fig. 106, CC). — La cuisse est mise dans l'extension et l'abduction; l'opérateur placé au côté externe la fixe de la main gauche.

Côté gauche. — 1° A un doigt au-dessous du milieu du pli génito-crural, il commence une incision cutanée qui descend directement en bas dans une longueur égale au rayon du membre. Elle se porte alors en dehors et s'arrondissant légèrement, elle traverse la face antérieure de la

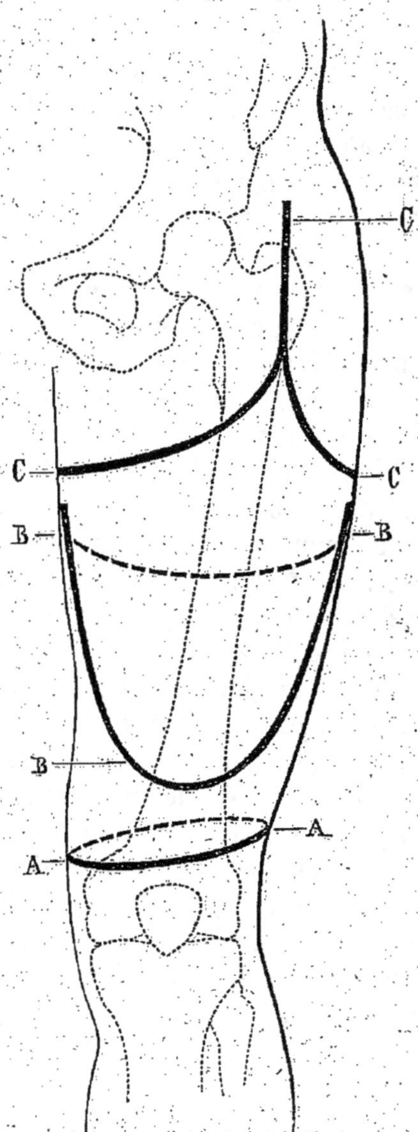

FIG. 106. — Cuisse et hanche, face antérieure.

A A, amputation de la cuisse, méthode circulaire; B B, amputation de la cuisse, lambeau antérieur unique; C C C, amputation de la hanche, deux lambeaux antérieur et postérieur.

cuisse, en décrivant une courbe à convexité inférieure. Arrivée à la face externe, le membre est porté dans l'adduction, et l'incision s'arrondit pour gagner le milieu de cette face, et le suivre de bas en haut jusqu'à deux doigts au-dessus du grand trochanter.

2° La peau rétractée, l'opérateur saisit entre le pouce et les autres doigts de la main gauche le sommet du lambeau; il le dissèque et le relève en y comprenant peu de muscles. Rendu sur les vaisseaux, il les coupe carrément et saisit aussitôt l'artère pour l'entourer d'un fil. Il remonte alors le lambeau jusqu'à sa base, en évitant d'intéresser une seconde fois l'artère crurale.

3° Le lambeau antérieur relevé par un aide, l'opérateur reprend la cuisse de la main gauche, ouvre la partie antérieure de la capsule, coupe le ligament rond en portant la cuisse dans l'extension, l'abduction et la rotation en dehors; puis exagérant ce mouvement il luxe la tête du fémur en avant.

4° Contournant la tête fémorale, le couteau achève la divi-

sion de la capsule, détruit les attaches musculaires trochan-
tériennes, et passant en arrière de l'os taillé de haut en bas
et par transfixion un lambeau postérieur de même longueur que le premier.

D. Méthode à un lambeau. — *Lambeau antérieur.* —
α. *Par transfixion.* Décubitus dorsal, la cuisse très-légèrement fléchie, maintenue en abduction par un aide.

1º L'opérateur saisit de la main gauche les téguments de
la face antérieure du membre et les ramène en avant pour
les tendre et en conserver le plus possible ; il pratique de haut
en bas, à partir du milieu de l'espace qui sépare l'épine
iliaque antéro-supérieure du grand trochanter, une incision
longitudinale de trois à quatre doigts qui suit l'axe du
membre.

Par cette incision, il plonge un long couteau, le tranchant en
bas, et le dirige en bas, en dedans et en arrière pour raser
le col du fémur et ouvrir l'article, en passant derrière l'artère crurale qu'il doit ménager. Relevant alors le manche du
couteau et abaissant la pointe, il pousse l'instrument en dedans, contourne le col du fémur et vient sortir à la face
interne de la cuisse, à deux doigts au-dessous et en avant de
la tubérosité de l'ischion.

Promenant le couteau de haut en bas, il taille un grand
lambeau antérieur, qu'il termine carrément, ou en l'arrondissant légèrement à l'union du tiers moyen et du tiers
supérieur de la cuisse. Il saisit et lie immédiatement l'artère
fémorale.

2º Le lambeau relevé par un aide, il désarticule et, contournant la tête du fémur, vient sectionner les parties molles
postérieures dans le pli fessier. Dans ce dernier temps, il
incline un peu l'instrument en haut, en sciant à grands traits
les parties molles, puis il le ramène en bas et en avant, en
creusant pour ainsi dire les chairs, de manière à emporter
plus de muscles que de téguments et à laisser en arrière un
vide destiné à loger le sommet du lambeau.

Pour le côté droit, on ponctionne en dedans, et l'on sort
en dehors, si la manœuvre semble ainsi plus facile.

β. *De dehors en dedans.* — Le malade dans le décubitus

dorsal, le bassin dépassant le bord de la table, le membre sain soutenu par des aides et écarté, le tronc solidement fixé, l'opérateur s'empare de la cuisse malade et la soutient de la main gauche. Les bourses écartées vers le côté sain, [la cuisse est légèrement fléchie sur le bassin et portée dans l'abduction. On reconnaît l'épine iliaque antéro-supérieure et le sommet du grand trochanter.

1° L'opérateur applique la pointe du couteau sur le milieu de la ligne qui réunit l'épine iliaque antéro-supérieure au sommet du grand trochanter (côté droit). Il commence en ce point une incision cutanée qui descend sur la face externe du membre et parallèlement à son axe, jusqu'au tiers supérieur de la cuisse. A ce niveau, l'incision s'arrondit légèrement, traverse directement de dehors en dedans la face antérieure du membre, gagne son bord interne, puis, s'incurvant pour arriver jusqu'au milieu de la face interne, elle remonte de bas en haut, et vient se terminer dans le pli génito-crural, à l'union des branches descendante du pubis et ascendante de l'ischion, la

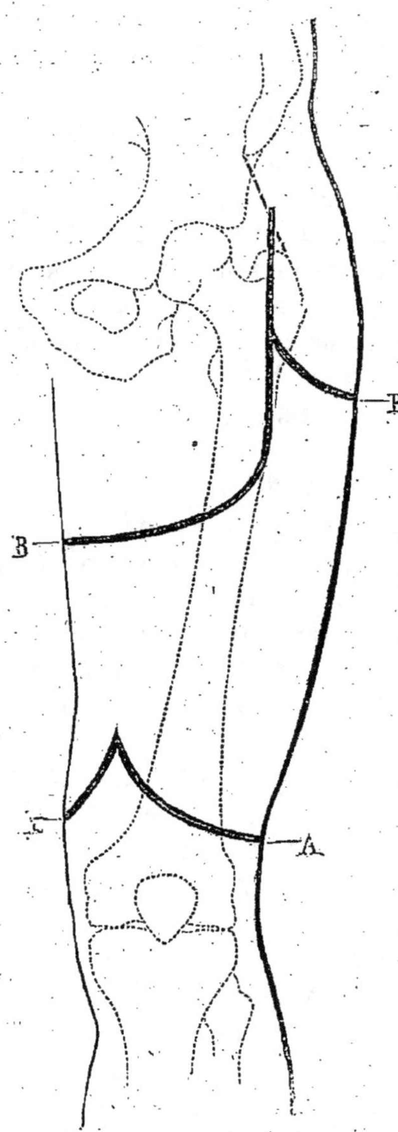

Fig. 107. — Cuisse et hanche, face antérieure.

A A, Amputation de la cuisse, méthode mixte ; B B, désarticulation de la hanche, lambeau antérieur unique.

cuisse étant peu à peu entraînée dans une abduction plus prononcée.

Du côté gauche, l'incision se fait de dedans en dehors,
commençant au pli génito-crural pour se terminer à égale distance du grand trochanter et de l'épine iliaque antéro-supérieure, ou de dehors en dedans comme pour le côté droit
(fig. 107, BB.)

Le lambeau doit descendre un doigt plus bas en dehors
qu'en dedans, en raison de la rétraction plus considérable de
ce côté ; il n'est arrondi qu'à ses angles, son sommet est coupé
carrément, et la peau divisée nettement et sans biseau.

Promenant le couteau le long de la lèvre supérieure de
là section cutanée, on fait rétracter la peau, mais sans la
disséquer.

2° Faisant soulever par un aide et placer dans l'abduction
la cuisse malade, l'opérateur porte le couteau par dessous le
membre, et divise les téguments postérieurs par une incision
demi circulaire qui, commencée à deux doigts au-dessous de
la base du lambeau, se dirige en dehors en restant toujours à
deux doigts au-dessous du pli fessier. Il rétracte la peau en
promenant le couteau à grands traits à quelque distance de la
section cutanée.

3° Saisissant entre le pouce et l'indicateur gauche le sommet du lambeau, l'opérateur le dissèque et le relève, en promenant le couteau très-obliquement dans toute sa largeur,
pour n'y point comprendre trop de chairs. Arrivé sur les vaisseaux, il les coupe nettement d'avant en arrière, saisit l'artère
et la lie. Il remonte alors son lambeau jusqu'à la base, en
évitant d'intéresser une seconde fois les vaisseaux, et met à
découvert la partie antérieure de la capsule articulaire.

4° Le lambeau relevé par un aide, il reconnaît le niveau de
l'article, et, glissant le couteau à plat, il enfonce sa pointe
entre la tête fémorale et le bourrelet cotyloïdien. Il divise successivement la capsule en dedans et en dehors dans une étendue aussi grande que possible. Portant la cuisse qu'il maintient de la main gauche dans l'abduction et la rotation en
dehors, il fait saillir en avant la tête du fémur, coupe le liga-

ment rond et, exagérant l'extension, complète la luxation de
la tête articulaire.

5º Il achève alors la section de la partie postérieure de la
capsule, détache les insertions musculaires au grand trochanter et, portant de plus en plus le genou en arrière, il glisse
son couteau à plat, le tranchant en bas, derrière le fémur.
Relevant le manche de l'instrument, il coupe à plein tranchant et de gauche à droite les chairs postérieures, en suivant
l'incision cutanée faite dans le second temps, un peu au-dessous
du pli fessier.

Cette section cutanée postérieure n'est pas indispensable
pour conserver assez de peau. On peut diviser du même
coup la peau et les muscles en arrière dans le dernier temps,
en ayant soin de tirer fortement le genou vers soi par un
mouvement d'arrachement pendant la division des chairs
postérieures. On peut ainsi couper les muscles un peu plus
haut que les téguments.

CHAPITRE III

RÉSECTIONS OSSEUSES.

Règles générales des résections.

On désigne sous le nom de *résection* l'ablation d'une partie
ou de la totalité d'un ou de plusieurs os, avec conservation
des parties molles qui l'entourent. On donne plus spécialement le nom d'*extirpation* à l'enlèvement d'un os tout entier;
le nom d'*excision* à l'ablation d'une partie d'un os dans son
épaisseur sans interruption de sa continuité. Les Anglais et
les Américains emploient souvent le terme d'*excision* comme
synonyme de résection. Enfin Sédillot a décrit sous le nom
d'*évidement* une résection partielle faite avec la gouge, sans
destruction des lamelles les plus extérieures de l'os, et par
conséquent sans interruption dans sa continuité.

Au point de vue de l'étendue ou du siége des parties enlevées, on distingue :

1° Les résections *totales*, ou extirpations complètes d'un os.

2° Les résections dans la continuité, dites aussi *partielles*, quand on enlève une partie d'un os dans sa longueur.

3° Les résections dans la contiguïté ou *articulaires*, quand on enlève une partie ou la totalité d'un ou de plusieurs des os qui constituent une articulation. Ces résections sont également *totales*, si on resèque tous les os qui forment la jointure ; *partielles*, si un ou plusieurs de ces os sont respectés.

Au point de vue du manuel opératoire et de la conservation des parties molles, on distingue : 1° les résections *ordinaires*, où l'on enlève, en même temps que l'os, le périoste qui le recouvre ; et 2° les résections *sous-périostées*, dans lesquelles le périoste est conservé avec le plus grand soin, ainsi que les ligaments, les tendons et toutes les parties fibreuses qui s'attachent aux os. Ces résections appliquées aux articulations ont reçu le nom de *sous-capsulo-périostées*, qui indique clairement quel est le but poursuivi.

On a désigné sous le nom de résections *temporaires* des opérations où l'on déplace des os ou des portions d'os, séparées en partie de leurs connexions anatomiques, pour se frayer une voie vers des parties plus profondes. Cette désignation manque d'exactitude, car il y a, dans ces cas, non pas résection véritable, mais simple déplacement. Cependant comme ce terme est aujourd'hui généralement accepté, mieux vaut le conserver que de lui substituer un mot nouveau.

Indications. — Les résections sous-périostées ont pris rang aujourd'hui dans la pratique. Sans entrer dans le détail des indications spéciales qui ont trait aux résections, nous devons les envisager seulement au point de vue du manuel opératoire. Ces opérations se pratiquent pour des affections organiques, ou pour des lésions traumatiques des os.

Parmi les affections organiques, les unes n'attaquent que le tissu osseux ; les autres, au contraire, peuvent envahir les parties molles voisines. Pour ces dernières, en raison de leur tendance à la propagation, il est indiqué d'enlever, en même temps que l'os, le périoste qui l'entoure.

Pour les premières, comme dans toutes les lésions traumatiques des os, la méthode sous-périostée ne présente que des avantages. Sans doute, les conditions sont bien différentes, qu'il s'agisse de décortiquer un os carié dont le périoste épaissi se détache avec facilité, ou qu'il faille conserver le plus possible de cette membrane déchirée, pour réséquer les extrémités d'un os fracturé comminutivement. Mais ce qu'il importe d'éviter, c'est la lésion des vaisseaux, des nerfs, des gaînes tendineuses ; et l'on a plus de chance d'y parvenir en grattant les os avec un instrument mousse ou peu coupant, qu'en divisant les parties molles avec un couteau ou un bistouri. Les résections traumatiques immédiates sont au reste les seules qui présentent à un aussi haut degré ces difficultés d'exécution ; quand la suppuration est bien établie, le périoste se laisse détacher beaucoup plus aisément.

Les résections sous-périostées doivent donc être préférées, sauf dans le cas d'affections organiques malignes.

Les résections osseuses sont applicables aux membres et au tronc.

Appareil instrumental. — Il comprend :

1° Des instruments pour diviser les parties molles ou les séparer de l'os : bistouris, pinces, écarteurs de diverses grandeurs, rugines, détache-tendons, etc.

Rugines. — Les rugines d'Ollier, employées dans les résections sous-périostées, sont droites ou courbes. Elles ne doivent pas être tout à fait mousses, mais bien légèrement tranchantes à leur extrémité. Il est bon d'en avoir à sa disposition un certain nombre, de forme et de grandeur variables. Leur manche doit être volumineux et cannelé pour être bien en main ; il doit être court, ainsi que la tige métallique qui supporte la partie agissante, et tous les deux très-solides.

Près de la partie coupante, la tige de l'instrument présente sur son dos élargi des rainures profondes destinées à fixer le doigt indicateur. Il est indispensable que ce doigt soit placé près de la lame, pour éviter les échappées qui ne sont que trop fréquentes, et peuvent occasionner la lésion des parties qu'il importe le plus de ménager.

Les *détache-tendons* sont arrondis à leur extrémité, plus minces et plus coupants.

Les *sondes-rugines*, montées sur un manche mobile, sont

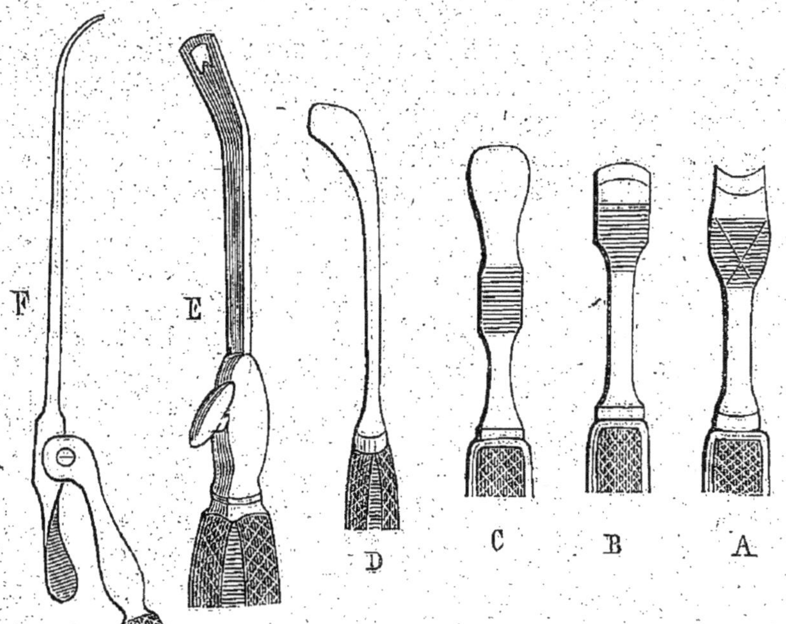

FIG. 108.

A, B, C, rugines à résection ; D, détache-tendon ; E, sonde-rugine ; F, sonde de Blandin.

creusées d'une large gouttière dans la plus grande partie de leur longueur, recourbées à leur extrémité, et pourvues d'un œil pour servir à passer la scie à chaîne. Elles sont destinées à faciliter le détachement du périoste, en permettant de contourner la face profonde des os.

2° Des instruments pour abriter les parties molles pendant la section de l'os. Ils sont d'une indispensable nécessité pour permettre de ménager le périoste et les parties molles. On se sert dans ce but de plaques de carton ou de cuir, de lames de plomb.

La *sonde à résection de Blandin*, à articulation mobile sur son manche, est mousse et recourbée à son extrémité pour pouvoir contourner la face profonde des os. Elle est creusée d'une large gouttière du côté de sa convexité ; il est donc indispensable de la retourner, après qu'elle a été glissée sous l'os à diviser.

La *sonde-rugine* d'Ollier peut servir pour le même usage et n'a pas besoin d'être retournée.

Les crochets mousses et les écarteurs sont également employés pour mettre à l'abri les parties molles. Ils doivent être pleins et de largeur convenable.

3° Des instruments pour diviser les os.

Le marteau de plomb et les ciseaux sont réservés aujour-

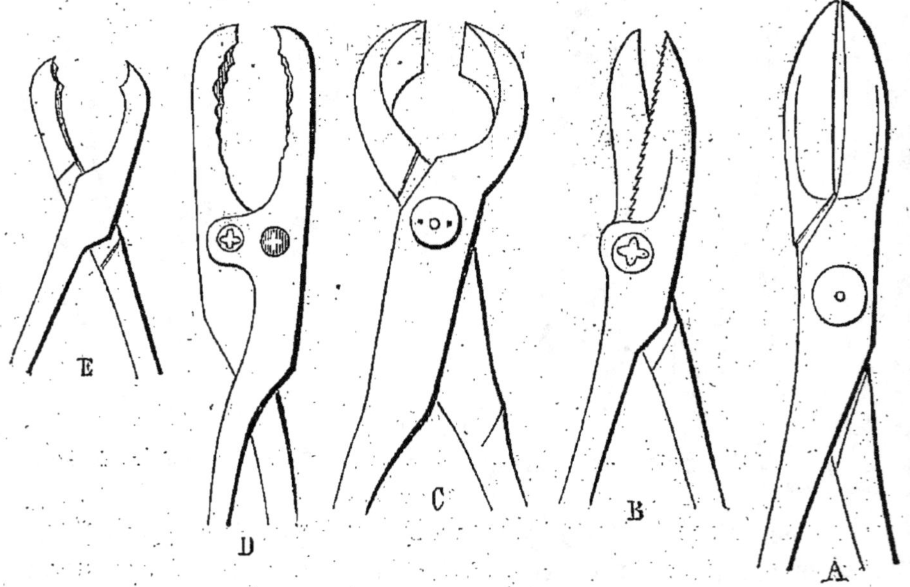

Fig. 109.

A, B, C, pinces coupantes, cisailles ; D, davier de Farabeuf ; E, davier simple.

d'hui pour les résections de quelques-uns des os de la face.

L'emploi des diverses formes de pinces coupantes, tricoises, sécateurs, cisailles, gouges à main, tend à se généraliser de plus en plus. Les pinces ou cisailles de Liston sont les plus usitées ; elles doivent être très-fortes, et à mors longs et étroits.

Pour l'invention des scies à résection, l'imagination des chirurgiens semble s'être donné trop largement carrière. Nous citerons : la scie à dos mobile, la scie en crête de coq, la scie de Larrey, les ostéotomes de Heine, de Charrière, la scie à mollette de Martin ; enfin, la scie à chaîne d'Aitken à poignée, ou montée sur un arbre à feuillet mobile.

Nous n'avons rien à dire des scies en crête de coq, à dos mobile, de Larrey, qui se manœuvrent comme la scie ordinaire. L'usage des ostéotomes, si ingénieux qu'ils soient, est

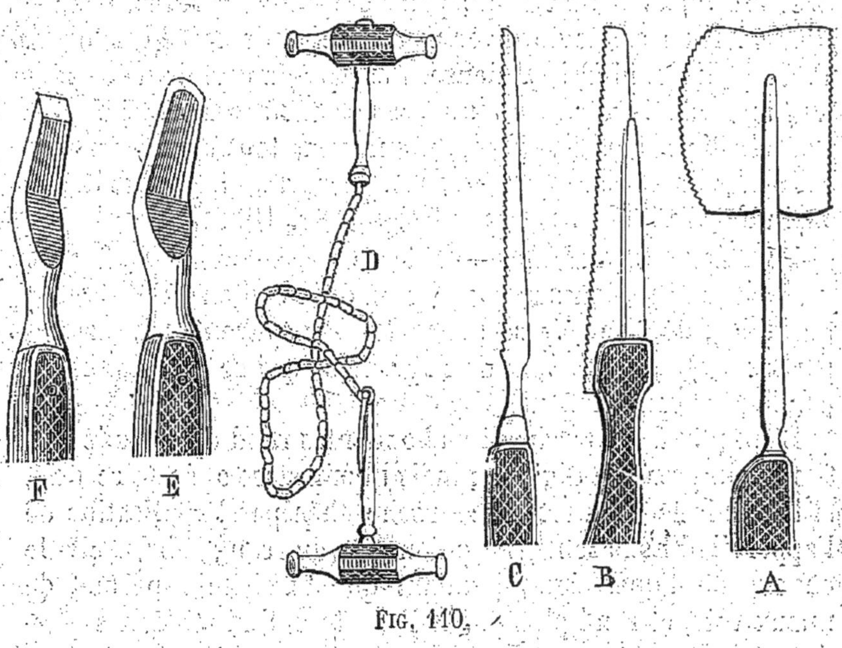

FIG. 110.

A, scie en crête de coq ; B, scie à dos mobile ; C, scie de Larrey ; D, scie à chaîne ; E, E, gouges à main.

toujours des plus délicats, et ces instruments semblent plutôt destinés à orner les arsenaux qu'à servir dans la pratique. Il est loin d'en être ainsi de la scie à chaîne, dont l'emploi est journalier. Cette scie formée de maillons articulés à charnière, et coupante sur un de ses côtés pourvu de dents, permet de diviser les os les plus profonds. Une de ses deux poignées est mobile et permet de la fixer, soit à un stylet aiguillé, soit à une aiguille de forme et de courbure appropriées, soit à la sonde à ressort de Nicaise, ou à la sonde-rugine d'Ollier, pour la conduire en arrière de l'os à sectionner.

18

La scie placée, il faut s'assurer qu'elle est bien en contact avec la surface osseuse. Pour la faire marcher, on lui imprime des mouvements de va-et-vient, en la tenant aussi droite que possible et bien tendue. Lorsque, profondément engagée dans le tissu osseux, elle se trouve arrêtée dans sa marche, il faut la repousser doucement, et ne pas s'obstiner à tirer sur ses poignées, ce qui exposerait à la briser.

Il est un instrument indispensable pour les résections, le *davier*. Il en existe de diverses formes et de toute grandeur. Par une disposition ingénieuse, *Farabeuf* a permis de donner aux mors de l'instrument un écartement assez considérable pour saisir les os les plus volumineux, tout en laissant ses branches dans un rapprochement qui permet à la main de les maintenir solidement et sans fatigue (fig. 109, D).

Position du malade. — Elle ne présente rien de fixe, et varie avec la région sur laquelle on opère. Il en est de même des aides, dont le rôle se borne le plus souvent à mettre les parties molles à l'abri, et de l'opérateur qui se place de la façon la plus convenable.

L'absence d'hémorrhagies abondantes rend d'habitude inutile la compression digitale ; mais l'hémostase opératoire doit, si la partie le comporte, être recherchée par l'application de l'appareil d'Esmarch. L'écoulement du sang obscurcit le champ de l'opération, pendant que l'ischémie permet de mieux voir, et rend plus facile l'exacte délimitation des parties malades.

MÉTHODES OPÉRATOIRES. — Nous avons indiqué plus haut les deux grandes méthodes de résection, et nous avons dit les avantages considérables que présente la méthode sous-périostée, dans les cas où elle est applicable.

La résection comprend trois temps : l'incision des chairs jusqu'à l'os, la mise à nu des parties malades, enfin la section de l'os et son ablation.

I. — Division des parties molles jusqu'à l'os.

La division des parties molles doit se faire du côté où l'os est le plus superficiel et de façon à ménager les vaisseaux, les nerfs, les muscles, les tendons, pour conserver au membre le plus grand pouvoir fonctionnel. Les premiers opérateurs se servaient d'incisions multiples formant un H, un V, un L simple ou double ; d'incisions curvilignes délimitant des lambeaux plus ou moins étendus. *Chassaignac* a montré la possibilité de pratiquer presque toutes les résections à l'aide d'incisions rectilignes. *Ollier* s'est également attaché à employer des incisions droites ou en ligne brisée, aussi simples que possible, pour les résections sous-périostées.

Ces incisions se font, en général, suivant l'axe du membre, suivant la direction des muscles et des tendons, et n'intéressent que la peau, à moins que l'os ne soit immédiatement sous-cutané, cas où l'incision peut diviser en même temps les téguments et le périoste. S'il n'en est pas ainsi, on pénètre entre les muscles, les tendons, les faisant écarter avec le plus grand soin, jusqu'au périoste, que l'on divise avec le bistouri dans le même sens que l'incision cutanée. Le doigt est l'instrument le meilleur pour séparer les parties molles, sans crainte de les intéresser. Le membre doit être placé dans la position qui favorise le plus cet écartement.

II. — Dégagement de l'os.

Dans la méthode ancienne, ce dégagement se fait avec le bistouri ; et les tendons, les ligaments, sont divisés à leurs insertions. Il en résulte que les tendons, entraînés par la rétraction musculaire, s'éloignent toujours plus ou moins de leur situation normale et ne peuvent que prendre attache sur le bout des os sectionnés ou sur la cicatrice, dans les cas les plus heureux. De là le peu de rétablissement des fonctions, joint à la lésion fréquente des nerfs, des gaînes tendineuses, etc.

Aujourd'hui, le décollement du périoste met à l'abri de ces accidents. Aucun danger de léser les vaisseaux, les nerfs, les tendons et leurs gaînes, si la rugine est constamment maintenue sur les os. Il faut procéder à petits coups, ne pas se hâter, rester toujours en contact avec l'os, l'entamer au besoin, mais conserver intacte la gaîne périostique ou périostéocapsulaire, moule naturel pour la restauration.

Les rugines droites ou courbes, le détache-tendon, la sonde-rugine, sont employés suivant les régions, ce dernier instrument pour contourner la face profonde des os. Ce détachement du périoste n'est pas toujours chose facile et exige de l'habitude. Aisé chez les enfants et dans le cas d'affections chroniques, il offre beaucoup de difficultés chez les adultes, plus encore chez les vieillards et surtout pour des os sains. Il faut donc s'y exercer beaucoup à l'amphithéâtre. Remar-

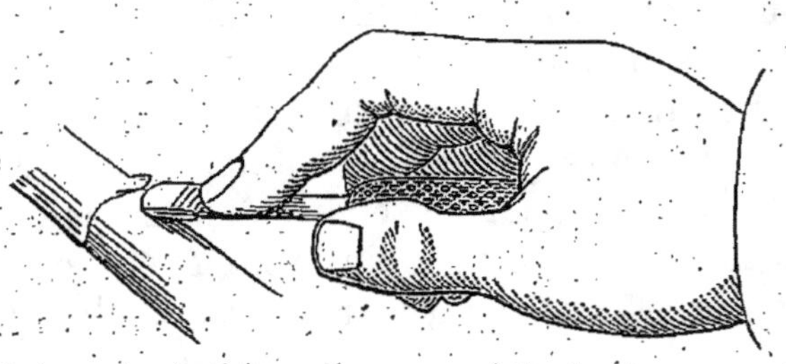

Fig. 111. — Manœuvre de la rugine.

quons qu'il n'est possible de conserver la continuité de la gaîne périostique, à ses extrémités, qu'en dénudant les os un peu plus haut que le point de section.

III. — Section de l'os.

Nous avons indiqué les instruments employés pour la pratiquer. Il faut que les parties molles soient tenues bien à l'abri, que l'os soit coupé aussi près que possible du périoste décollé.

Les scies ordinaires et la scie à chaîne sont les plus usitées et sont faciles à manœuvrer. Les pinces coupantes donnent toujours une section moins nette, elles écrasent le tissu osseux ramolli et ne conviennent que pour des os peu résistants ou de petit volume.

La résection doit se borner aux parties altérées, et celles-ci doivent être mises à découvert pour reconnaître exactement l'étendue des lésions. Pour les résections articulaires, les surfaces articulaires mises à nu, on les dégage, on les luxe au dehors et on retranche la partie malade. Nous repoussons, sauf pour quelques cas spéciaux, la section de l'os précédant l'ouverture de l'articulation.

Hémostase. — Après l'opération, il se fait d'habitude, à la surface des plaies, un écoulement sanguin en nappe, mais le tamponnement suffit pour s'en rendre maître.

Résections en particulier

§ I. — RÉSECTION DES OS DES DOIGTS.

A. — Extirpation de la phalangette des doigts.

Anatomie. — A la face palmaire, peau dense et épaisse de la pulpe du doigt, insertion du tendon fléchisseur à la base de l'os. En arrière, l'ongle et sa matrice, la peau plus mince et l'insertion du tendon extenseur. Les vaisseaux et les nerfs

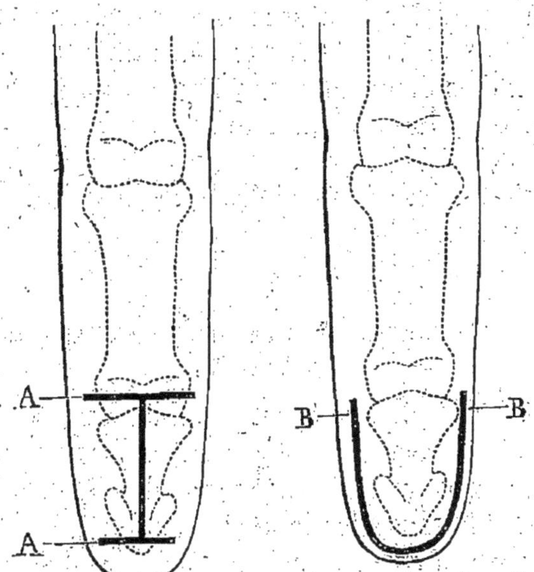

FIG. 112. — Doigt. Face palmaire. Résection de la phalangette.

A A, incision en T double (A. GUÉRIN) ; B B, incision en fer à cheval (MAISON-NEUVE).

sont sans importance ; la circulation nerveuse, comme la circulation du sang, se rétablit très-facilement. La phalangette, articulée à sa base avec la poulie terminale de la phalange supérieure, est aplatie et courbée en fer à cheval à son extrémité libre.

α. **Incision en T double.** — *A. Guérin* (fig. 112, A A).

On pratique une incision en T double, sur la face palmaire de la phalangette. L'incision longitudinale suit l'axe de l'os; les deux incisions transversales sont placées, l'une à la base de l'os, l'autre à l'extrémité de la pulpe du doigt, pour permettre la conservation de l'ongle.

Les deux petits lambeaux formés sont détachés de l'os avec une rugine ou la pointe du bistouri; puis on poursuit le dégagement de la phalangette à la face dorsale, et l'on termine par la désarticulation, en respectant avec soin les parties molles, peau et tendons.

β. **Incision palmaire en fer à cheval.** — *Maisonneuve* (fig. 112, BB). — On circonscrit la phalangette par une incision en fer à cheval, longeant ses bords palmaires, son extrémité inférieure, et remontant des deux côtés un peu au-dessus de l'articulation. Les deux lambeaux disséqués de bas en haut, on désarticule. L'ongle et sa matrice ne subissent aucun dommage.

Si l'os n'est nécrosé ou altéré que jusqu'à l'attache des tendons, il ne faut enlever que la partie malade et limiter les incisions en conséquence.

B. — Extirpation des deuxièmes et premières phalanges des doigts
(fig. 113, AA).

Anatomie. — Les phalanges, terminées en haut par une base élargie à surface presque plane, en bas par une poulie, sont reliées aux os voisins surtout par des ligaments latéraux et par la gaîne fibreuse des tendons fléchisseurs. Ces petits os sont recouverts en avant par la peau et les tendons fléchisseurs, en arrière par la peau et le tendon extenseur, sur leurs faces latérales par la peau seule. Les vaisseaux sont placés de ce côté, mais plus rapprochés de la face antérieure, les nerfs collatéraux sont dorsaux et palmaires. Les incisions doivent être cutanéo-périostées.

Une incision longitudinale latéro-dorsale prolongée d'un

demi-centimètre au delà des extrémités de l'os permet de le dénuder dans toute son étendue. En pratiquant deux incisions latéro-dorsales et cutanéo-périostées, on ménage plus aisément les parties molles. La phalange désarticulée à une de ses extrémités, il devient facile de la luxer dans la plaie et d'achever son dégagement.

C. — Désossement du pouce (fig. 114, AA).

En raison de l'importance fonctionnelle du pouce, *Huguier* en a proposé le désossement ou exossation. Deux incisions longitudinales, latéro-dorsales et cutanéo-périostées, conduites de l'articulation métacarpo-phalangienne vers l'extrémité libre du pouce, et réunies en bas par une section trans-

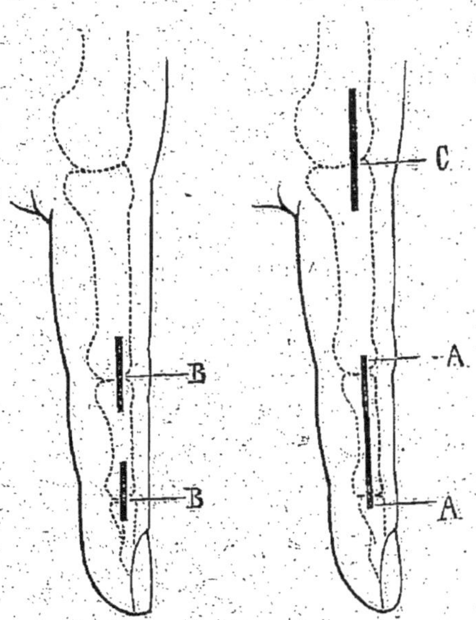

FIG. 113. — Doigt, face latérale.

A A, extirpation de la deuxième phalange; B B, résection d'une articulation inter-phalangienne; C C, résection d'une articulation métacarpo-phalangienne.

versale à 4 millimètres environ du bord inférieur de l'ongle, permettent de pratiquer cette opération. Les deux lambeaux ainsi formés, disséqués du sommet à la base, contiennent toutes les parties molles. L'essentiel est de ne diviser le ten-

don du long fléchisseur qu'à son insertion, pour qu'il de-
vienne, par son union avec le tendon de l'extenseur, la partie
centrale et squelettique du moignon. Afin de donner plus de
liberté au premier métacarpien, on peut diviser les chairs du
premier espace interosseux.

D. — Résection des phalanges dans la continuité.

Une double incision latéro-dorsale et cutanéo-périostée
permet de dénuder l'os dans une étendue convenable, en ménageant le périoste et les parties molles. On scie l'os avec une
scie d'horloger à lame très-étroite, à la limite des parties
malades.

E. — Résection des articulations inter-phalangiennes (fig. 113, BB).

Elle se pratique également par deux incisions latéro-dorsales. L'articulation ouverte, on luxe successivement au
dehors les extrémités articulaires, en portant le bout du doigt
du côté opposé, et on resèque, par un trait de scie, les parties
altérées.

F. — Résection des articulations métacarpo-phalangiennes.

Anatomie. — Articulations condyliennes à ligaments latéraux, recouvertes en avant par une peau dense, épaisse, les
tendons fléchisseurs et leur gaîne fibreuse ; en arrière par
une peau mince, mobile, et les tendons extenseurs. Sur les
faces latérales, la peau seule. Les vaisseaux sont plutôt palmaires.

On peut enlever la tête du métacarpien et la base de la
première phalange isolément (résection partielle), ou les deux
à la fois (résection totale).

a. **Incision latéro-dorsale unique.** — (Fig. 113, C).

Pour mettre à nu les extrémités osseuses, on pratique sur
l'une des faces latérales de l'article, près du dos de la main,
une incision longitudinale, de longueur variable avec l'étendue des parties à enlever. Pour le premier et le deuxième
doigt, cette incision, cutanéo-périostée, est placée sur le côté
externe ; pour l'auriculaire, sur la face interne ; pour le troi-

sième et le quatrième doigt, indifféremment sur l'un ou l'autre côté. Avec une petite rugine, on détache le périoste et les ligaments aussi loin que possible; puis, luxant hors de la plaie la base de la première phalange, on achève son dégagement et on retranche la partie malade avec une scie ou une pince coupante. On luxe de même la tête du métacarpien, en faisant porter le doigt autant que possible du côté opposé à l'incision, et, protégeant les parties molles avec des crochets mousses ou une plaque de carton, on résèque son extrémité articulaire dénudée.

b. — **Deux incisions latéro-dorsales**. — Au lieu d'une incision latéro-dorsale, on peut en pratiquer deux, une de chaque côté de l'article. On rend ainsi l'opération plus facile.

§ II. — RÉSECTION DES MÉTACARPIENS.

Elle comprend : la résection de ces os dans la continuité, l'ablation de leurs extrémités articulaires inférieure ou supérieure, enfin leur extirpation en totalité.

Anatomie. — Superficiels par leur face dorsale, où ils ne sont recouverts que par la peau, un tissu cellulo-fibreux mince et lamelleux et les tendons extenseurs, les métacarpiens sont abrités, du côté palmaire de la main, par un tégument épais et adhérent, une aponévrose résistante, les deux couches superposées des tendons fléchisseurs, les muscles lombricaux et les masses charnues des éminences thénar et hypothénar.

Les vaisseaux et les gros nerfs se trouvent également de ce côté; les nerfs dorsaux sont moins volumineux et exclusivement cutanés. C'est aussi à la face palmaire qu'on rencontre des gaînes synoviales tendineuses importantes et difficiles à ménager; les gaînes des tendons extenseurs sont beaucoup moins étendues et ne dépassent guère, en bas, le tiers supérieur des métacarpiens. Les ligaments palmaires sont de même plus serrés, plus résistants que les ligaments dorsaux.

Les faces latérales de ces os, sauf pour le premier et le cinquième, libres, le premier en dehors et le dernier en dedans, sont recouvertes par les muscles interosseux. Les incisions pour la résection seront donc placées sur la face dorsale de la main.

A. — Résection dans la continuité (fig. 114, B).

Dans le cas de carie des métacarpiens, la gouge à main de *Legouest* permet d'enlever facilement les parties osseuses malades et ramollies.

Pour la résection proprement dite, on fait, le long de la face superficielle de l'os, une incision d'étendue convenable,

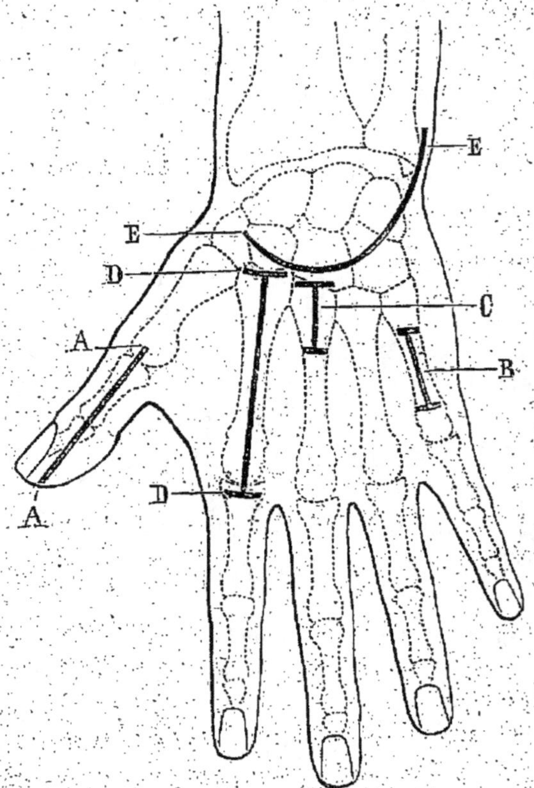

FIG. 114. — Main, face dorsale.

A A, désossement du pouce ; B, résection du cinquième métacarpien dans la continuité ; C, résection du troisième métacarpien, extrémité supérieure ; D D, extirpation du deuxième métacarpien ; E E, résection du poignet. (BUTCHER).

qu'on peut au besoin surmonter d'une petite incision transversale à chacune de ses extrémités. Cette incision est placée sur la face interne pour le cinquième métacarpien, sur la face externe pour le premier et le deuxième, sur une des faces latéro-dorsales pour le quatrième et le troisième. On évite ainsi la rencontre et la lésion des tendons extenseurs. Cependant, en raison de l'obliquité de ces tendons, il est préférable de ne pas faire d'un seul coup une incision cutanéopériostée, mais d'inciser d'abord la peau, puis, dans un second temps, le périoste, en dehors des tendons réclinés par un aide.

Avec la rugine, on dénude la face dorsale de l'os, ses faces latérales, et enfin sa face palmaire ; puis, glissant au-dessous une scie à chaîne, on retranche les parties altérées par une double section osseuse.

B. — Résection de l'extrémité supérieure (fig. 114, C).

Nous avons décrit, au chapitre des amputations, la disposition des articulations carpo-métacarpiennes et leurs moyens d'union.

On pratique sur la face interne pour le cinquième métacarpien, sur la face externe pour le premier, sur un des bords latéro-dorsaux pour les trois autres, une incision cutanée longitudinale d'étendue convenable, qui se termine en haut au niveau de l'interligne. Sur l'extrémité supérieure de cette incision, on fait tomber une petite incision transversale de 1 à 1 centimètre 1/2. On en fait autant pour l'extrémité inférieure.

Les deux petits lambeaux cutanés disséqués, on coupe le périoste en dehors des tendons extenseurs, qu'un aide récline avec un crochet mousse. L'os dénudé, on ouvre l'article en divisant avec la pointe du bistouri les ligaments dorsaux et interosseux. Saisissant avec un davier l'extrémité postérieure du métacarpien, on l'attire en arrière. On achève alors avec la rugine la dénudation de la partie altérée, et, glissant une plaque de carton sous le métacarpien, on l'abat par un trait de scie.

Si l'état des parties permet de reconnaître exactement l'étendue des lésions, avant l'ouverture de l'article, il est beaucoup plus aisé de dénuder et de couper d'abord le métacarpien avec la scie à chaîne au-dessous de la lésion. Saisissant alors avec un davier le bout inférieur de la partie à enlever, et, l'attirant en arrière, on complète sa dénudation de bas en haut et l'on termine par la désarticulation.

C. — Résection de l'extrémité inférieure.

La résection isolée de la tête des métacarpiens se pratique par une ou deux incisions longitudinales, latéro-dorsales et

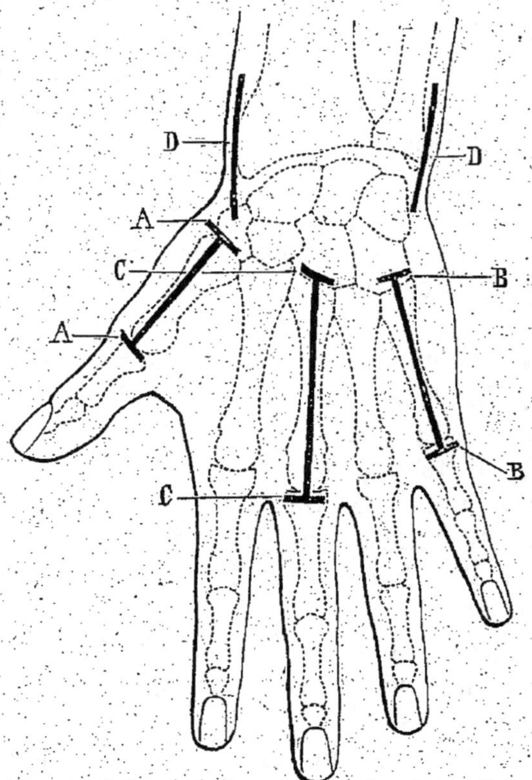

FIG. 115. — Main, face dorsale.

A A, extirpation du premier métacarpien; B B, extirpation du cinquième métacarpien; C C, extirpation du troisième métacarpien; D D, résection du poignet (OLLIER).

cutanéo-périostées. Nous l'avons décrite dans les résections partielles de l'articulation métacarpo-phalangienne.

D. — Extirpation des métacarpiens (fig. 114-115).

La méthode sous-périostée permet de conserver intactes toutes les parties molles, et spécialement dans l'ablation du premier et du deuxième métacarpien, de ménager sûrement l'artère radiale à son passage dans le premier espace interosseux.

Une incision longitudinale pratiquée sur la face externe pour le premier et le deuxième métacarpien, sur la face interne pour le cinquième, est conduite directement jusqu'à l'os. Pour le troisième et le quatrième métacarpien, en raison de l'obliquité des tendons extenseurs, l'incision faite sur l'un des bords latéro-dorsaux n'intéresse d'abord que la peau. Dans un second temps, faisant récliner les tendons, on divise le périoste.

Cette incision longitudinale est prolongée de 1 centimètre au delà des articles en haut et en bas, ou mieux, surmontée d'une petite incision cutanée transversale occupant toute la largeur de l'interligne articulaire. L'os dénudé avec la rugine, on attaque avec la pointe du bistouri l'articulation supérieure, et, les ligaments divisés, on luxe l'os en arrière en l'attirant avec un davier.

On achève alors de haut en bas la dénudation du métacarpien, et l'on termine par la destruction de son articulation phalangienne.

Sédillot préfère ouvrir d'abord l'articulation inférieure; il dénude l'os de bas en haut, et termine par la destruction de l'article carpo-métacarpien. Ce procédé est d'un emploi plus facile que le précédent pour les deuxième, troisième et quatrième métacarpiens, dont les articulations supérieures sont très-serrées; pour le cinquième et surtout pour le premier, il n'offre plus les mêmes avantages.

§ III. — RÉSECTION DES OS DU CARPE.

Anatomie. — Les os du carpe sont unis par des articulations assez serrées, sauf le pisiforme qui est presque libre et fait saillie en avant. Les autres os sont surtout accessibles par la face dorsale, où ils ne sont recouverts que par la peau, le ligament annulaire, les tendons des extenseurs des doigts et de la main, des branches nerveuses et vasculaires peu importantes.

En avant, ces os sont plus étroitement unis, et peu accessibles dans la gouttière carpienne où sont logés les tendons fléchisseurs. De ce côté, la présence des gaînes séreuses, des tendons, des artères radiale et cubitale, des nerfs médian et cubital, rend les incisions très-dangereuses. L'artère radiale contourne le trapèze pour se porter à la face dorsale de la main et plonger dans le premier espace interosseux. Les tendons du long abducteur et du court extenseur de ce doigt, et la branche cutanée dorsale du nerf radial, passent également sur le bord externe du poignet.

Les quatre os de la rangée inférieure du carpe s'articulent en bas avec les métacarpiens. Les trois os externes de la rangée supérieure font partie de l'articulation radio-carpienne.

La résection isolée d'un des os du carpe n'est pas une opération réglée. Si la gouge ne suffit pas pour enlever les parties malades, une incision simple ou cruciale faite sur le dos du poignet en ménageant les tendons extenseurs, permet d'atteindre l'os altéré. On le dégage avec la rugine ou la pointe du bistouri, de façon à pouvoir le saisir avec un davier ou une pince de *Musseux* et l'attirer au dehors, ou mieux l'arracher, pendant que l'on achève la destruction des liens articulaires.

Pour l'extraction simultanée de tous les os du carpe, une incision cutanée en T double, ou une incision curviligne à convexité inférieure, limitant un petit lambeau dorsal, permet d'atteindre les os et de les dégager successivement, en ménageant les tendons extenseurs.

§ IV. — RÉSECTION DU POIGNET.

La résection du poignet est totale ou partielle. *Totale*, elle comprend la section de l'extrémité inférieure des os de l'avant-bras, et l'ablation des os de la première rangée du carpe, ou du carpe en totalité. — La résection partielle est : *radio-cubitale*, si l'on n'enlève que l'extrémité inférieure du radius et du cubitus ; *carpienne*, si l'on se contente d'extraire les os du carpe, sans toucher à l'avant-bras.

Anatomie. — Nous avons décrit pour l'amputation du poignet la disposition des surfaces articulaires, et les ligaments qui les unissent. En arrière, l'article n'est recouvert que par la peau, le ligament annulaire dorsal, les tendons des extenseurs, des radiaux externes et du cubital postérieur, logés presque tous dans des coulisses ostéo-fibreuses sur la face postérieure du radius. Les vaisseaux sont de petit volume et sans importance ; les branches dorsales cutanées des nerfs radial et cubital doivent être ménagées. Les tendons sont tous pourvus de gaînes synoviales ; les uns se rendent aux doigts, les autres, fixés au carpe ou à la base des métacarpiens, n'agissent que dans les mouvements d'ensemble de la main.

En avant, les os sont plus profondément cachés, les tendons des fléchisseurs se superposent pour passer dans la gouttière carpienne ; le grand palmaire glisse dans une coulisse ostéo-fibreuse du trapèze pour s'attacher à la base du deuxième métacarpien ; le cubital antérieur enveloppe le pisiforme, véritable sésamoïde de son tendon, pour se porter à la base du cinquième métacarpien. De ce côté on trouve aussi les nerfs médian et cubital, l'artère cubitale, et en haut la radiale se déjetant en dehors pour se porter à la face dorsale. Impossible d'atteindre les os par cette face antérieure.

Sur le bord interne, le cubitus est sous-cutané. Le radius est également facile à mettre à nu sur le bord externe du poignet, quoique recouvert par le tendon du long supinateur, et contourné un peu plus haut par les tendons des radiaux externes, du long abducteur et des extenseurs du pouce, et par la branche cutanée dorsale du nerf radial. Des gouttières spéciales sont creusées pour quelques-uns de ces tendons sur la face externe de l'extrémité inférieure du radius. Au-dessous de l'apophyse styloïde du radius, l'artère radiale est couchée sur la face externe du trapèze.

De ces dispositions anatomiques, il résulte que les incisions pour mettre les os à nu doivent être pratiquées, soit sur la face dorsale, soit sur les bords latéraux du poignet.

MÉTHODES OPÉRATOIRES. — Les nombreux procédés proposés pour la résection du poignet se divisent naturellement en quatre classes, suivant les tendons conservés. Le tendon du long supinateur est le seul qui soit forcément détaché. *Bonnet*, de Lyon, considérant l'ankylose comme le meilleur résultat qu'on pût attendre de cette opération, a conseillé le premier de couper de parti pris les tendons destinés à mouvoir la main en totalité sur l'avant-bras. *Butcher*, le dépassant dans cette voie, ne conserve que les tendons du pouce ; enfin *Stanley* sectionne tous les tendons indistinctement, comptant sur la réunion de leurs bouts dans la plaie ou sur leur adhérence à la cicatrice, pour amener dans la suite le rétablissement des mouvements.

A. — Procédés conservant tous les tendons.

Nous ne ferons que signaler l'incision médiane postérieure de *Maisonneuve*, l'incision latérale externe de *Danzel*, l'incision latérale interne de *Chassaignac*, la double incision latérale de *Dubled*, les deux incisions en L de *Roux* et d'*Heyfelder*, le lambeau cutané dorsal quadrilatère à base inférieure de *Velpeau*, le même lambeau à base supérieure d'*Erichsen*, et enfin l'incision en H de *Moreau*. Tous ces procédés qui appartiennent à la méthode ancienne, sont avantageusement remplacés par la méthode sous-périostée.

a. **Procédé d'Ollier** (fig. 116, DD). — Il divise le manuel opératoire en trois temps.

1° *Incision de la peau et de la gaîne périostéo-capsulaire.* — La main en position moyenne repose sur son bord cubital. On pratique sur le bord externe du poignet une incision longitudinale qui, partant à 2 ou 3 centimètres au-dessous de l'apophyse styloïde du radius, se dirige en haut et un peu en avant sur le bord externe de cet os. On la prolonge plus ou moins dans ce sens, suivant l'étendue des parties à enlever. Elle n'intéresse que la peau, pour ménager la branche cutanée dorsale du nerf radial, que l'on fait écarter avec des crochets mousses. L'aponévrose est alors incisée dans toute l'étendue de la plaie. On reconnaît les tendons du court extenseur et du long abducteur du pouce. Après avoir excisé leur gaîne fibreuse, on les rejette sur la face dorsale. On incise le périoste du radius sur la longueur voulue, en dehors du long supinateur et parallèlement au tendon de ce muscle.

2° *Dénudation des os*. — Avec une rugine droite et tranchante, on détache le tendon du long supinateur avec le pé-

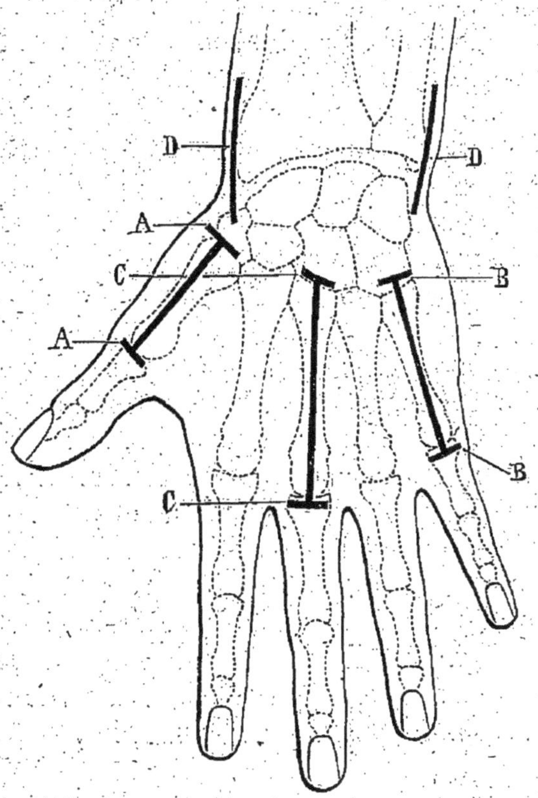

Fig. 116. — Main, face dorsale.

A, B, C, extirpation du premier, du deuxième et du troisième métacarpien; D. D, résection du poignet (OLLIER).

périoste du radius auquel il reste attaché. On dénude avec soin l'extrémité inférieure du radius, en écartant en dedans périoste et capsule. L'article ouvert, on fléchit fortement la main sur son bord interne, en détachant les parties fibreuses qui résistent, et on luxe au dehors l'extrémité inférieure du radius.

On peut, au besoin, faire sortir le cubitus par la même plaie, et le dénuder de bas en haut ; mais il est plus facile de faire sur le bord interne de cet os une incision longitudinale qui permet de le dégager séparément.

3° *Section des os de l'avant-bras, et extraction successive des os du carpe.* — Si l'on ne veut enlever que le radius seul, on le coupe avec la scie à chaîne, on le saisit avec le davier et on le renverse de haut en bas pour désarticuler ; autrement, les deux os sont successivement luxés dans les plaies latérales et sciés à découvert. Pour enlever le carpe, on exagère le retournement de la main, on fait saillir la première rangée hors des chairs, et on enlève successivement chacun des os avec la gouge et le davier. Sur le cadavre, on peut dénuder les deux rangées en masse, et faire la désarticulation carpo-métacarpienne.

b. **Procédé conseillé.** — L'opération s'exécute bien plus facilement, en commençant par la résection de l'extrémité inférieure du cubitus. Le temps le plus pénible est la séparation des deux os dans leur articulation inférieure. Si l'on agit par le côté externe, la profondeur de la plaie est considérable, et l'on voit mal ce qu'on fait. Le cubitus, isolé d'abord par une incision latérale interne, est coupé avec la scie à chaîne. On dénude alors le radius par l'incision latérale externe, on luxe son extrémité au dehors, et on le scie transversalement à la même hauteur que le cubitus. L'extraction des os du carpe se fait comme dans le procédé d'Ollier.

B. — Procédés ne conservant que les tendons des doigts.

a. **Liston.** — Une incision commencée sur la face postérieure du second métacarpien, en dedans du tendon du long extenseur du pouce, est conduite en haut, le long du bord interne de cette corde tendineuse, jusque sur le radius. On dégage le carpe dans la partie externe de la plaie, en disséquant avec soin les parties molles, et ménageant l'artère radiale ; puis en dedans, on détache à leur insertion les tendons des deux radiaux externes. Avec une cisaille de Liston, on sépare le trapèze des autres os du carpe, et ceux-ci sont dénudés vers la lèvre interne de la plaie.

Sur le bord interne du cubitus, mais un peu en avant, on fait une incision qui, partant du milieu du cinquième métacarpien, s'élève jusqu'à 5 centimètres au-dessus de l'apophyse styloïde cubitale. On détache le tendon du cubital postérieur, et on poursuit le dégagement en dehors jusqu'à ce que les parties molles soient complétement séparées des os.

On détache le pisiforme en avant, et on le laisse dans le lambeau. On coupe avec des cisailles l'apophyse antérieure de l'os crochu, puis avec un davier on saisit et on enlève successivement tous les os du carpe. Faisant saillir dans les plaies les extrémités inférieures des os de l'avant-bras, on les dénude et on resèque toute la partie malade. On peut également enlever la base des métacarpiens. Si le trapèze et le pisiforme sont sains, on les laisse dans la plaie.

Par ce procédé, on coupe nécessairement les extenseurs du poignet, mais le fléchisseur cubital de la main reste attaché au pisiforme, et le fléchisseur radial est aussi le plus souvent conservé.

b. **Bœckel** (de Strasbourg).

1° *Dégagement des parties molles.* — On fait une incision dorsale externe qui part de la base du deuxième métacarpien, et se prolonge en haut, dans la direction de l'axe de cet os, jusqu'à 2 ou 3 centimètres au-dessus de l'extrémité inférieure du radius. Elle n'intéresse que la peau. On ouvre la gaîne du second radial, et on le détache à son insertion inférieure. Décollant le tendon du long extenseur du pouce, on le porte en dehors, et on dégage avec la rugine la face dorsale du radius.

2° *Désarticulation du carpe.* — On ouvre l'articulation par la face dorsale. Fléchissant fortement la main et l'inclinant en dedans, on fait saillir le carpe et on dégage successivement ses deux faces avec le bistouri et la rugine. On coupe à sa base avec des cisailles le crochet de l'unciforme, et on le laisse adhérent aux parties molles, ainsi que le pisiforme et le trapèze. On sépare le carpe avec la gouge et le bistouri.

3° Le trapèze saisi avec une pince à griffes est énucléé; le pisiforme est évidé avec la gouge pour ménager le tendon du cubital antérieur.

4° Après avoir dégagé avec la rugine l'extrémité inférieure des os de l'avant-bras, on les fait saillir dans la plaie, et l'on retranche successivement toute la partie malade.

Cette façon d'agir permet, mieux que les procédés qui s'attaquent tout d'abord aux os de l'avant-bras, et tout en con-

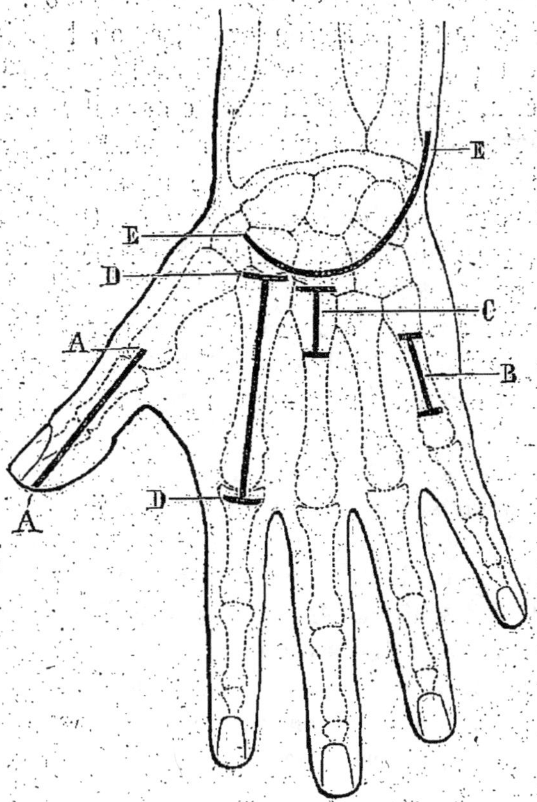

FIG. 117. — Main, face dorsale.

A, désossement du pouce ; B, résection d'un métacarpien, continuité ; C, résection d'un métacarpien, extrémité supérieure ; D D, extirpation du deuxième métacarpien ; E E, résection du poignet (BUTCHER).

servant le périoste, de n'enlever du radius et du cubitus qu'une petite portion. Ces os sont rarement malades dans une grande étendue.

C. — Conservation des tendons du pouce. — BUTCHER. (fig. 117, E.)

Il pratique une incision dorsale curviligne à convexité inférieure qui, partant à un centimètre au-dessous de l'interligne radio-carpien, un peu en dedans du tendon du long extenseur du pouce, descend jusqu'à l'article carpo-métacarpien, et se relève pour se terminer sur le bord interne du poignet, à la base de l'apophyse styloïde du cubitus. Il dissèque ce lambeau, comprenant la peau, les tendons extenseurs des quatre derniers doigts et ceux des radiaux externes, en rasant les os, et le fait relever. Le tendon du long extenseur du pouce est alors dégagé avec soin, et récliné en avant.

L'articulation ouverte par la face dorsale, les os de l'avant-bras sont luxés dans la plaie, isolés à leur face antérieure, et sciés d'avant en arrière.

On extrait les os du carpe, en respectant le trapèze, s'il est sain, et l'on rabat le lambeau.

D. — Section complète des tendons dorsaux.

Stanley fait sur la face dorsale du poignet une incision en arc de cercle à convexité inférieure, allant d'une apophyse styloïde à l'autre, et pénétrant jusqu'aux os. Il désarticule et enlève successivement l'extrémité inférieure des os de l'avant-bras, puis la portion du carpe altérée.

§ V. — RÉSECTION DES OS DE L'AVANT-BRAS

Elle comprend la résection isolée de chacun des os, et la résection simultanée des deux os, tant dans la continuité que dans la contiguïté des cylindres osseux.

A. — Résection de l'extrémité inférieure du radius.

Elle se pratique par une incision longitudinale faite de haut en bas, sur la face externe du radius et dans une étendue convenable, à partir de la pointe de l'apophyse styloïde. Arrivé sur l'os, on le dénude avec la rugine, on dégage les tendons qui recouvrent ses deux faces, et on les récline en dedans. A mesure que les ligaments sont détruits, on porte la main dans l'adduction forcée, de façon à faire saillir dans la plaie l'extrémité inférieure du radius ; et on le coupe sur la sonde de Blandin, au-dessus de la partie malade. On peut aussi, après avoir dénudé l'os en haut, le couper avec la scie à chaîne, puis l'attirant en bas avec un davier, on le dégage de haut en bas, et l'on termine par la division des ligaments.

B. — Résection de l'extrémité inférieure du cubitus.

On la resèque par une simple incision longitudinale faite le long du bord interne de l'os, et cutanéo-périostée. Le manuel est le même que pour la résection de l'extrémité inférieure du radius.

L'articulation radio-cubitale inférieure est complétement séparée de la grande articulation du poignet par le fibro-cartilage interarticulaire et possède une synoviale distincte. Se basant sur cette disposition anatomique, *A. Guérin* a conseillé de scier l'apophyse styloïde du cubitus, et de conserver sa portion articulaire quand elle n'est pas altérée. On évite ainsi l'ouverture de l'articulation radio-carpienne.

C. — Résection simultanée des extrémités inférieures du radius
et du cubitus.

On enlève successivement chacun des deux os par une incision longitudinale.

D. — Résection de l'extrémité supérieure du radius.

Profondément située, entourée par une épaisse couche de muscles, et contournée par la branche profonde du nerf radial, l'extrémité supérieure du radius est difficilement accessible, et son ablation est à rejeter.

E. — Résection de l'extrémité supérieure du cubitus.

Le cubitus est sous-cutané en arrière, et facilement accessible de ce côté. Une incision faite le long de son bord postérieur et prolongée jusqu'au sommet de l'olécrane, permettrait de décoller le périoste, de détacher les ligaments et d'enlever l'extrémité supérieure de cet os.

F. — Résection du radius dans la continuité.

On pratique une incision longitudinale sur la face externe et superficielle du radius. On divise la peau, puis dans un second temps le périoste, en dehors des tendons. Avec la rugine, on dégage le cylindre osseux dans toute la partie malade, en détachant avec soin le ligament interosseux. La scie à chaîne passée derrière le radius avec une aiguille courbe, on retranche par deux traits de scie toute la partie altérée.

G. — Résection du cubitus dans la continuité.

On pratique une incision longitudinale sur le milieu de la face interne et sous-cutanée de l'os, en la terminant au besoin par deux petites incisions transversales exclusivement cutanées. Le périoste, divisé longitudinalement, on dégage avec la rugine le cylindre osseux dans tout son pourtour, puis passant la scie à chaîne au-dessous, on resèque toute la partie altérée.

H. — Extirpation du radius.

Pour cette opération, *Ollier* conseille le procédé suivant, qui peut également servir pour l'ablation isolée de chacune de ses extrémités.

1° Incision exclusivement cutanée, faite le long du bord externe de l'avant-bras, de l'apophyse styloïde du radius jusqu'au coude. Les deux points de repère sont : en bas, les tendons réunis du long abducteur et du court extenseur du pouce ; plus haut, le tendon du long supinateur dont on doit suivre le bord postérieur, à partir du tiers inférieur du membre.

En bas, on suit ce tendon afin de laisser en avant les tendons réunis du long abducteur et du court extenseur du pouce. Il faut également ménager à ce niveau la branche superficielle ou cutanée dorsale du nerf radial, qui croise au tiers inférieur de l'avant-bras le tendon du long supinateur, et peut être compromise dans l'incision de la peau et du tissu sous-cutané. Il faut agir avec précaution, et la déjeter en dedans.

En haut, on passe entre le bord postérieur du long supinateur et les radiaux externes qu'on rejette en arrière. On a sous les yeux le radius recouvert par le court supinateur, que l'on incise longitudinalement, pour pénétrer dans la gaîne périostique. Il faut éviter avec soin la branche profonde du nerf radial qui contourne l'os dans son quart supérieur. Par l'écartement des muscles, les deux branches nerveuses du radial (superficielle et profonde) sont mises à découvert, on incise longitudinalement dans leur intervalle.

2° On incise alors la gaîne périostique dans toute la longueur de l'os, et on la détache avec la rugine, surtout au niveau du ligament interosseux.

3° On scie le radius à sa partie moyenne, on relève chaque fragment saisi avec un davier, et on achève sa dénudation pour le désarticuler.

I. — Extirpation du cubitus.

Elle se fait par une incision longitudinale, qui suit le bord postérieur de cet os, depuis l'apophyse styloïde jusqu'au sommet de l'olécrâne. Pour dégager cette apophyse, on fait sur le côté externe, entre le triceps et l'anconé, une incision qui permet de récliner le triceps en dedans avec le périoste olécrânien.

L'incision longitudinale est cutanéo-périostée, l'os étant superficiel dans toute sa longueur.

Les faces latérales du cubitus dégagées, et le ligament interosseux détaché vers la partie moyenne du membre, on coupe l'os à son milieu avec la scie à chaîne. Saisissant successivement chaque extrémité avec un davier, on l'attire hors de la plaie, et l'on poursuit la dénudation des fragments jusqu'aux articulations du poignet et du coude, en se servant de la rugine.

§ VI. — RÉSECTION DU COUDE

La résection du coude est *partielle*, lorsqu'elle est limitée à l'ablation de l'extrémité articulaire de l'humérus ou des os de l'avant-bras; *totale* lorsqu'on enlève toutes les surfaces articulaires.

Anatomie. — Le coude est un ginglyme parfait, formé en haut par l'extrémité inférieure de l'humérus, large, mince, aplatie; elle offre deux saillies latérales, l'épicondyle en dehors, l'épitrochlée en dedans, et deux surfaces articulaires cartilagineuses, le condyle pour le radius, la trochlée pour le cubitus, surmontées par la cavité coronoïdienne en avant, et la cavité olécrânienne en arrière.

En bas, par l'extrémité supérieure du cubitus avec l'apophyse olécrâne, la cavité sigmoïde et l'apophyse coronoïde, et la petite tête du radius, roulant sur la petite cavité latérale du cubitus. En somme, le coude est formé par trois articulations, et les extrémités osseuses sont unies par une sorte de capsule fibreuse que constituent les ligaments latéraux, antérieur et postérieur.

Des muscles nombreux prennent insertion au pourtour de l'article. Sur les bords latéraux de l'humérus, et leurs apophyses terminales, les masses charnues épicondylienne et épitrochléenne ; en avant, le biceps et le brachial antérieur ; en arrière, le triceps inséré sur le sommet de l'olécrâne.

Les gros vaisseaux et le nerf médian sont à la face antérieure ; en arrière, le nerf cubital couché au fond de la gouttière épitrochléo-olécrânienne doit être ménagé avec soin. C'est en arrière et sur le bord latéral externe que l'article est le plus facilement accessible ; c'est de ce côté que l'on doit placer les incisions.

PROCÉDÉS OPÉRATOIRES. — Ils sont très-nombreux ; nous ne décrirons que les plus avantageux, ceux de *Nélaton* et d'*Ollier*. Ces procédés peuvent se classer comme suit :

A. Incisions simples.
1° *Parcke*. — Incision médiane postérieure ;
2° *Langenbeck*. — Incision postéro-interne ;
3° *Chassaignac*. — Incision postéro-externe.

B. Incisions composées.
1° *Moreau*. — Incision postérieure en H ;
2° *Dupuytren*. — Même incision, scie l'olécrâne à sa base ;
3° *Malle* et *Sédillot*. — Deux incisions semi-lunaires à convexité opposée O ;
4° *Textor*. — Lambeau en V à base inférieure ;
5° *Jones*. — Incision en X renversé ;
6° *Roux*. — Incision en |—, l'incision longitudinale sur le bord externe du coude ;
7° *Maisonneuve*, *Liston*, *Jæger*. — Incision en —|, l'incision longitudinale sur le bord interne de l'olécrâne.

a. **Procédé de Nélaton** (fig. 118). — Le malade est dans le décubitus dorsal, légèrement incliné sur le côté sain. Le bras malade est ramené sur la poitrine, l'avant-bras légèrement fléchi, de façon à mettre le coude à jour, et maintenu par un aide.

1° On pratique sur le bord externe de l'article une incision longitudinale qui pénètre jusqu'aux os. Commencée à 4 ou à 5 centimètres au-dessus de l'interligne sur le bord huméral, elle se prolonge en bas, jusqu'à 2 centimètres au-dessous de l'interligne huméro-radial, et correspond à ce niveau à l'extrémité supérieure du radius.

2° Une seconde incision part du bord interne de l'olécrâne à hauteur de la base de cette éminence, et, dirigée transversalement en dehors, vient se terminer à l'extrémité inférieure de l'incision précédente, coupant toutes les parties molles jusqu'aux os.

3° Le lambeau triangulaire ainsi formé est disséqué en rasant les os. Relevé vers le bord interne du coude, il permet d'entrer dans l'articulation radio-humérale par la face postérieure. Après la section du ligament latéral externe et du ligament annulaire du radius, on dénude complétement la tête et le col de cet os. On l'abat avec la scie à chaîne ou avec la scie ordinaire, sur la sonde de Blandin, ou sur une lame de carton. On obtient ainsi un vaste hiatus qui facilite beaucoup le reste de l'opération.

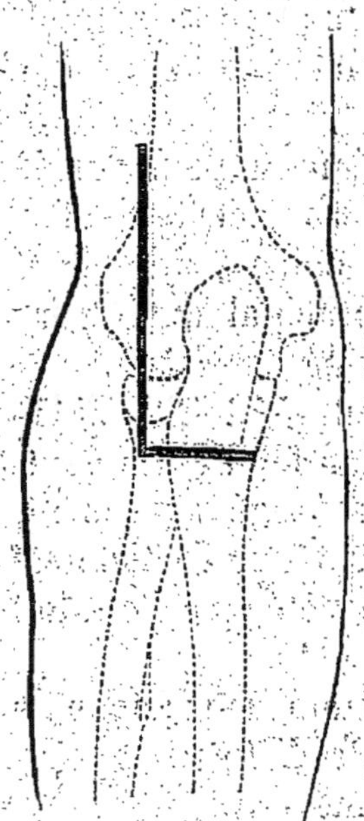

Fig. 118. — Coude, face postérieure.

Résection (Nélaton).

4° Pliant le bras sur son bord interne, on dénude l'olécrâne, on détache le tendon du triceps, en tenant le bistouri toujours contre l'os. La dissection se poursuit avec le plus grand soin vers le côté interne, pour ménager le nerf cubital dont la gaîne celluleuse doit être respectée. Progressivement, on luxe dans la plaie l'extrémité supérieure du cubitus, en portant l'avant-bras en dedans. Quand elle est complétement dénudée, on la coupe directement avec une petite scie, en ayant soin de ne pas descendre au-dessous des insertions du brachial antérieur. Les deux os de l'avant-bras doivent être sectionnés perpendiculairement à leur axe et à la même hauteur.

5° Faisant saillir l'extrémité inférieure de l'humérus dans la plaie, en fléchissant complétement l'avant-bras sur son bord interne, on dénude l'os de bas en haut, prenant soin de ménager le nerf cubital en dégageant l'épitrochlée ; puis on le coupe avec la scie ordinaire, à la hauteur voulue.

Si l'on se sert de la rugine pour détacher le lambeau et dénuder les os, on peut conserver le périoste, et l'on opère avec presque autant de sécurité que dans le procédé suivant.

b. **Procédé d'Ollier.** — **Articulation mobile** (fig. 119). — 1° *Incision de la peau, et pénétration dans la capsule articulaire.* — Le sujet est couché sur le côté sain. L'avant-bras, fléchi très-légèrement, forme avec le bras un angle de 130 degrés. Son bord externe est placé en avant.

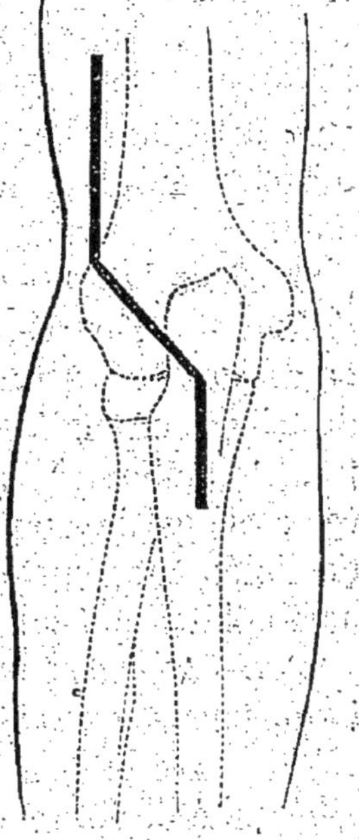

Fig. 119. — Coude, face postérieure. Résection (OLLIER).

Sur la partie postérieure et externe du coude, au niveau de l'interstice qui sépare le long supinateur de la portion externe du triceps, on commence, à 6 centimètres au-dessus de l'article, une incision qui descend en suivant le bord externe de l'humérus jusqu'à la saillie de l'épicondyle. Cette incision n'intéresse que la peau. A ce niveau, l'incision s'incline en bas et en dedans, suivant l'interstice du triceps et de l'anconé jusqu'à l'olécrâne et au bord postérieur du cubitus, le long duquel on la prolonge en bas, dans une étendue suffisante, en coupant en même temps la peau et le périoste.

On divise en haut l'aponévrose sur le bord externe de l'humérus; on rejette le triceps en arrière, le long supinateur et le premier radial externe en avant, puis on coupe le périoste sur le bord huméral dans toute l'étendue de l'incision. On en fait autant pour la petite incision oblique en bas et en dedans, en laissant le triceps en haut, et l'anconé dans la lèvre inférieure de la plaie.

Avec la rugine, on dénude l'humérus sur ses faces postérieure et antérieure, aussi en dedans que possible. La capsule articulaire est largement ouverte. Les insertions des muscles épicondyliens sont détachées avec beaucoup de soin.

2° *Dénudation de l'olécrâne et renversement du triceps en dedans.* — L'avant-bras mis dans l'extension, on fait porter en dedans la lèvre interne de la plaie. On détache le tendon du triceps en maintenant sa continuité avec le périoste cubital. Le lambeau interne est écarté à mesure par un aide, et renversé en dedans. On dénude avec précaution le pourtour de l'olécrâne, surtout à son bord interne, pour ménager le nerf cubital qui doit rester caché dans les parties molles.

3° *Détachement du ligament latéral externe, luxation de l'humérus et complément de la dénudation de l'os.* — On achève avec la rugine de dénuder le condyle externe et la tubérosité de l'humérus. Fléchissant peu à peu l'avant-bras sur son bord interne, on luxe en dehors, dans la plaie, l'extrémité articulaire de cet os. A mesure, on détruit les attaches ligamenteuses et capsulaires antérieures et internes, avec précaution, au niveau de la face postérieure de l'épitrochlée pour ne pas intéresser le nerf cubital. La dénudation de cette apophyse exige toujours un certain temps.

4° *Section de l'humérus.* — On décolle circulairement le périoste de l'humérus, de bas en haut, au-dessus des tubérosités et, avec la scie ordinaire, on divise l'os à la hauteur convenable. On peut scier l'humérus de différentes manières ; mais ce qu'il importe de recommander, c'est de ne pas tirailler violemment l'avant-bras ou les lèvres de la plaie, de crainte de voir le périoste se décoller plus haut que le point où doit porter la scie.

5° *Dénudation et section des os de l'avant-bras.* — On commence par bien compléter la dénudation de la tête et du col du radius, et on divise celui-ci avec la scie ordinaire ou une pince coupante. On en fait autant pour le cubitus, en ne descendant pas au-dessous des attaches du brachial antérieur, et, luxant l'os dans la plaie, on le scie perpendiculairement à son axe, à la même hauteur que le radius. Par ce procédé, on ne risque pas de léser le nerf cubital. Si les parties molles sont altérées, il faut mettre beaucoup de ménagements dans la dénudation de l'olécrâne, pour conserver la continuité du tendon du triceps avec le périoste cubital.

c. **Procédé d'Ollier.** — **Articulation ankylosée.**

1° *Double incision des parties molles et protection du nerf cubital.* — Sur le côté externe et postérieur de l'article, on commence, à 6 centimètres au-dessus de l'interligne, une incision longitudinale, qu'on peut au besoin prolonger sur l'olécrâne. Sur le bord interne de l'humérus, en dedans du nerf cubital, on fait avec précaution une seconde incision de 3 à 4 centimètres. On arrive jusque sur le nerf; puis, si tôt qu'on l'a aperçu, on saisit avec un large crochet mousse tous les tissus de la lèvre interne de la plaie, y compris le nerf qui ne peut plus alors être lésé.

2° *Section de l'humérus.* — Les lèvres antérieures des deux plaies écartées, et le périoste décollé, on passe derrière l'humérus une scie à lame étroite de Langenbeck, ou une scie d'horloger, sous le triceps, et on sectionne l'os d'arrière en avant, laissant de ce côté une mince couche qu'on fracture.

3° *Résection.* — On retranche des os de l'avant-bras ce qui est nécessaire après les avoir dénudés; puis on détache le triceps avec beaucoup de soin pour faire la section de l'olécrâne.

Résections partielles. — Nous avons décrit les procédés pour la résection isolée des extrémités supérieures du radius et du cubitus. Pour les enlever en même temps, on pourrait employer le procédé de *Nélaton,* ou celui d'*Ollier,* en diminuant la longueur de l'incision longitudinale externe. Le procédé de *Nélaton* permettrait d'enlever isolément la tête du radius ; le procédé d'*Ollier* de reséquer l'extrémité supérieure du cubitus.

Pour l'ablation de l'extrémité inférieure de l'humérus, on supprime, dans le procédé d'*Ollier*, l'incision cutanéo-périostée qui suit le bord postérieur du cubitus. Pour cette opération, *Sédillot* conseille un lambeau postérieur unique à convexité supérieure, dont le sommet correspond au sommet de l'olécrâne. Ce lambeau, rabattu, permet de désarticuler facilement, et de luxer en arrière l'extrémité de l'humérus.

Les limites physiologiques qu'il serait dangereux de franchir pour la section des os, sont : en bas, les insertions du biceps au radius, et du brachial antérieur à l'apophyse coronoïde du cubitus ; en haut, les attaches du long supinateur au bord externe de l'humérus.

§ VII. — RÉSECTION DE L'HUMÉRUS.

Anatomie. — L'humérus est recouvert par des muscles sur ses faces antérieure et postérieure. Ses bords latéraux, plus superficiels, donnent attache aux cloisons fibreuses intermusculaires. La gouttière bicipitale interne se continue en haut jusqu'à l'aisselle ; la gouttière bicipitale externe se bifurque au V deltoïdien, pour former les gouttières deltoïdiennes antérieure et postérieure.

Les parties molles du bras sont constituées par : la peau, la couche sous-cutanée où rampent la veine basilique dans la gouttière bicipitale interne, et la veine céphalique qui suit d'abord la gouttière bicipitale externe, puis remonte le long du bord antérieur du deltoïde dans la gouttière deltoïdo-pectorale. L'aponévrose d'enveloppe s'insère par ses deux cloisons intermusculaires interne et externe sur les bords latéraux de l'humérus.

Dans la région antérieure on trouve les muscles biceps, brachial antérieur et coraco-brachial ; en arrière, le triceps ; en dehors et en haut, le deltoïde. Les vaisseaux huméraux sont placés à la face interne du bras, ainsi que les nerfs médian, cubital et cutané interne. L'artère humérale profonde et le nerf radial contournent de dedans en dehors et de haut en bas la face postérieure de l'os, dans sa gouttière de torsion, et, perforant la cloison intermusculaire externe au tiers inférieur du bras, arrivent à sa face antéro-externe.

Le corps de l'humérus est irrégulièrement arrondi à sa partie moyenne : en bas, il s'élargit et s'aplatit pour former le coude ; en haut, il se renfle pour donner naissance au col, aux tubérosités et à la tête articulaire. Son périoste est assez épais.

Il résulte de ces dispositions anatomiques que l'humérus doit être attaqué par la face externe du bras où il est plus superficiel, au niveau de la cloison intermusculaire externe. Il ne faut pas oublier que le nerf radial est quelquefois complétement caché dans la gouttière de torsion de l'os, et doit toujours en être séparé avec le plus grand soin.

A. — Résection dans la continuité. — OLLIER.

1° On pratique sur la face externe du bras, au niveau du bord externe de l'humérus, une incision longitudinale. On divise la peau avec précaution pour ménager la veine céphalique qui passe dans la gouttière bicipitale externe, et, faisant récliner ce vaisseau, on sépare le triceps en arrière du brachial antérieur qui reste en avant.

2° On cherche le nerf radial qui contourne l'humérus, et traverse la cloison inter-musculaire externe à 10 centimètres environ au-dessus du sommet de l'épicondyle. On le dégage avec précaution, et, saisissant avec lui quelques fibres musculaires pour ne pas le blesser, on le fait écarter en arrrière avec des crochets mousses.

3° On incise le périoste le long du bord externe de l'os, on dénude ce dernier avec la rugine ; puis, avec la scie à chaîne, on retranche toute la partie malade. On peut au besoin remonter jusqu'au col chirurgical de l'os, en prolongeant l'incision entre le triceps et le bord postérieur du deltoïde.

B. — Résection dans la contiguïté.

I. — **Tiers inférieur de l'humérus** (*Ollier*). — Incision sur le bord externe de l'humérus, entre le triceps en arrière et le long supinateur en avant. Ces muscles séparés et écartés, on divise le périoste le long du bord externe de l'os, jusqu'au sommet de l'épicondyle. On dénude l'os avec la rugine de dehors en dedans, on le luxe dans la plaie, en fléchissant l'avant-bras sur son bord interne, et on remonte la dissection de la gaîne périostique, jusqu'au point où doit porter la scie. Si la section dépasse le tiers inférieur, il faut ménager avec soin le nerf radial.

II. — **Moitié supérieure de l'humérus** (*Ollier*). — Incision anté-deltoïdienne, incision de la capsule et du périoste, dénudation de l'os et désarticulation comme pour la résection de l'épaule.

III. — **Extirpation de l'humérus** (*Ollier*). — Elle se pratique par la réunion des deux incisions qui servent à la résection isolée de chacune des extrémités de l'os. On scie l'humérus dans son milieu, et l'on enlève chaque moitié successivement.

§ VIII. — RÉSECTION DE L'ÉPAULE.

Anatomie. — Le moignon de l'épaule est formé en grande partie par le muscle deltoïde qui enveloppe et protége l'articulation de tous les côtés, sauf en dedans. La peau, le tissu sous-cutané, l'aponévrose, le deltoïde et le tissu lamelleux sous-deltoïdien recouvrent la capsule articulaire en dehors et en avant, parties où elle est le plus superficielle, et le plus facilement accessible. Le deltoïde se prolonge en pointe jusqu'au milieu de la face externe du bras. Il est nourri et animé par les artères circonflexes, dont la postérieure, plus volumineuse, contourne en arrière le col huméral, accompagnée par le nerf circonflexe. Tous les deux pénètrent sous la face profonde du muscle au milieu de son bord postérieur, et se portant en avant, s'y épuisent peu à peu.

A la face interne de l'humérus se fixent, en avant, le tendon du grand pectoral, en arrière les tendons réunis du grand dorsal et du grand rond. Entre eux, couchés sur la face interne de la capsule articulaire, passent les vaisseaux axillaires, et les branches nerveuses formées par le plexus brachial, puis le coraco-brachial et la courte portion du biceps, traversant l'aisselle pour s'attacher à l'apophyse coracoïde.

En avant, la veine céphalique sous-cutanée rampe dans l'interstice deltoïdo-pectoral.

Profondément : la capsule fibreuse, épaisse, résistante, insérée en bas au col anatomique, en haut au pourtour de la cavité glénoïde du scapulum, et renforcée en dehors par les tendons du sus-épineux, du sous-épineux et du petit rond qui s'attachent aux facettes de la grosse tubérosité humérale ; en dedans, par le tendon large et épais du sous-scapulaire qui se porte à la petite tubérosité.

Entre les tubérosités, dans la gouttière qui les sépare, le tendon de la longue portion du biceps, qui traverse l'article, directement appliqué sur la tête de l'humérus, pour aller se fixer au sommet de la cavité glénoïde. Puis la tête de l'humérus, avec sa calotte encroûtée de cartilage, son col anatomique, ses tubérosités, son col chirurgical et la gouttière bicipitale. Plus bas, sur la diaphyse osseuse, les rugosités pour les insertions du grand dorsal, du grand pectoral, du vaste externe et du vaste interne du triceps, enfin du deltoïde. Enfin la cavité glénoïde du scapulum avec son bourrelet cartilagineux, le col de l'omoplate ; et, protégeant l'article en haut, la voûte ostéo-fibreuse acromio-coracoïdienne. De ces dispositions anatomiques, il résulte que l'article peut être attaqué par les faces postérieure, externe et antérieure ; mais que la voie est plus facile en avant et en dehors. On doit ménager le tendon de la longue portion du biceps, le deltoïde, autant que possible, et le nerf circonflexe qui l'anime. La limite physiologique de la résection est indiquée, pour l'humérus, par l'insertion des tendons du grand pectoral et du grand dorsal ; mais souvent on est descendu plus bas.

Division. — La résection de l'épaule est : *totale*, si l'on enlève en même temps l'humérus et la cavité glénoïde avec ou sans une partie du col de l'omoplate ; *partielle*, si l'on se contente d'enlever isolément soit l'extrémité supérieure de l'humérus soit une portion du scapulum. Le plus souvent, on attaque avec la gouge la cavité glénoïde.

MÉTHODES OPÉRATOIRES. — Elles sont très-nombreuses et peuvent être classées comme suit :

I. Incision unique.

Verticale : partant

1° *White*. — Du milieu du bord externe de l'acromion, vers l'empreinte deltoïdienne ;

2° *Larrey*. — Du sommet de l'acromion ;

3° *Langenbeck*. — Du bord antérieur de l'acromion ;

4° *Baudens, Ollier*. — De l'apophyse coracoïde, dans l'interstice deltoïdo-pectoral ;

5° *Malgaigne*. — Du sommet du triangle coraco-claviculaire ;

6° *Robert*. — Un centimètre en avant de l'extrémité externe de la clavicule ;

Transversale.

7° *Nélaton, M. Perrin*. — Parallèle au bord postérieur de l'acromion.

Curviligne.

8° *Stromeyer*. — Convexité postérieure ;

9° *Dubrueil*. — Du sommet de l'apophyse coracoïde, convexe en avant et en bas.

II. Incisions multiples.

1° *Syme*. — Lambeau triangulaire à base postérieure ;

2° *Bent*. — Incisions en ⊤, deux lambeaux.

3° *Bromfield*. — Incisions en ⊥, deux lambeaux ;

4° *Moreau*. — Incisions en ⊓, lambeau quadrilatère à base inférieure ;

5° *Manne*. — Incisions en ⊔, lambeau quadrilatère à base supérieure ;

6° *Morel*. — Grand lambeau convexe en bas, à base supérieure ∪ ;

7° *Sabatier*. — Incisions en ∨, lambeau triangulaire à base supérieure ;

8° *Paulet*. — Incisions en ⌐, lambeau triangulaire à base postéro-externe.

Tous ces procédés, sauf ceux d'*Ollier* et de *Maurice Perrin*, se rapportent à la méthode ancienne, où le périoste n'était pas conservé. Les procédés à incision unique donnent une voie plus étroite pour la manœuvre, et un écoulement moins facile à la suppuration, que les procédés à lambeaux, mais les parties molles sont mieux ménagées. L'incision transversale de *M. Perrin*, l'incision curviligne de *Dubrueil* intéressent largement les fibres du deltoïde, mais laissent à peu près intact le nerf circonflexe. Les incisions verticales antérieures de *Baudens*, *Malgaigne*, *Robert*, l'incision en ⊤ renversé de *Paulet*, présentent également de bonnes conditions pour la conservation des fonctions du membre.

A. — Méthode ancienne.

La capsule articulaire, mise à découvert par la section de la peau et des fibres musculaires, est directement attaquée. Les lèvres de la plaie écartées par un aide, ou les lambeaux relevés, on divise la capsule verticalement dans toute sa longueur, au niveau ou un peu en dehors de la coulisse bicipitale, pour ménager, en le faisant récliner par un aide, le tendon de la longue portion du biceps. On la sectionne ensuite sur les tubérosités, en imprimant à l'os un mouvement de rotation qui place les insertions tendineuses sous le tranchant du couteau ; puis, portant le coude fortement en haut, on luxe la tête humérale hors de la plaie. On achève le détachement de la capsule en arrière, et on dénude l'os jusqu'au point convenable.

La section de l'humérus se fait soit avec la scie à chaîne passée derrière le col huméral, soit avec la scie ordinaire, de dehors en dedans. L'os doit être solidement fixé par des aides à ses extrémités, et les parties molles protégées par une plaque de carton.

Si la cavité glénoïde est malade, on la resèque avec de fortes pinces incisives. On peut également enlever l'acromion et l'apophyse coracoïde, après les avoir dénudés.

Si l'humérus est fracturé au-dessous de son col, l'opérateur ne peut pas l'utiliser comme un bras de levier dans la manœuvre opératoire. Il devient alors indispensable, pour détacher la capsule, de fixer la tête humérale soit avec un davier, soit avec un tire-fond que l'on fait pénétrer profondément dans l'os.

B. — Méthode sous-périostée.

a. **Incision longitudinale** (*Ollier*) (fig. 120). — L'articulation est attaquée par sa face antérieure. Quatre temps.

1° *Incision cutanée et intermusculaire.* — Le sujet couché sur le dos, le bras écarté du corps presque jusqu'à angle droit (60 à 80°), on incise la peau suivant l'interstice deltoïdo-pectoral, dans une étendue de 10 à 12 centimètres, à partir de l'apo-

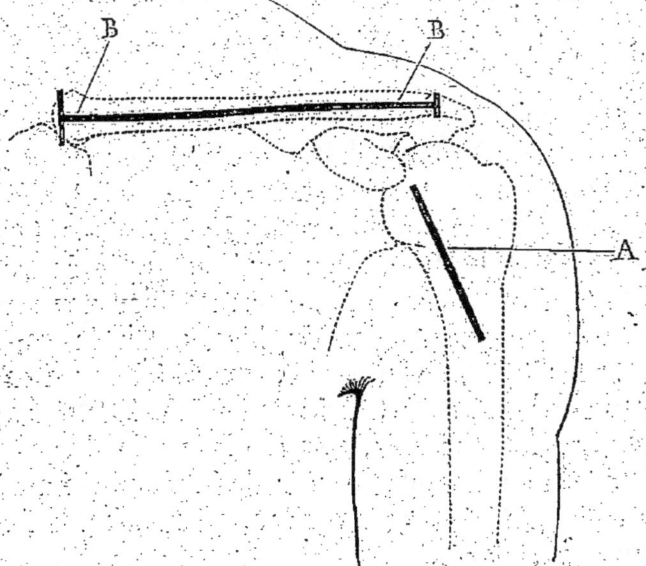

FIG. 120. — Épaule, face antérieure.

A, résection de l'épaule (OLLIER) ; B B, résection de la clavicule.

physe coracoïde. Si cet interstice n'est pas sensible, on part du bord interne ou de la pointe de l'apophyse coracoïde, et on conduit l'incision en bas et en dehors, dans la direction des fibres du deltoïde. Afin de ménager sûrement la veine céphalique, au lieu de séparer les deux muscles, on porte le bistouri à 4 ou 5 millimètres en dehors de l'interstice, dans le deltoïde même. Quelques fibres de ce muscle sont donc comprises dans la lèvre interne de la plaie, dont les bords largement écartés par un aide mettent à jour la capsule articulaire.

2° *Incision de la capsule et dénudation de l'humérus.* — On incise la capsule articulaire et le périoste dans toute la longueur de la plaie. Cette incision est faite en dehors du tendon de la longue portion du biceps, et dans sa direction. On la prolonge sur le col de l'os, en dehors de la gouttière bicipitale.

Avec la rugine, on attaque la tubérosité externe, la plus volumineuse, à petits coups, faisant relever la capsule avec un crochet mousse, à mesure qu'elle est détachée. Un aide, fixant le bras à sa partie inférieure, le porte peu à peu et autant que possible dans la rotation en dedans, mettant sous la rugine les insertions musculaires que l'on poursuit aussi loin que possible en dehors.

Faisant écarter par un crochet mousse le tendon de la longue portion du biceps dégagé de sa gouttière, on dénude, la tubérosité-humérale interne, l'aide portant le bras autant que possible dans la rotation en dehors. Le bras est alors soulevé de bas en haut de façon à luxer la tête dans la plaie. Détachant avec la rugine les insertions postérieures de la capsule, on amène la tête humérale au dehors, et on poursuit le détachement du périoste sur le col et la diaphyse de l'os, aussi loin qu'on le veut.

3° *Section de l'humérus.* — On resèque l'humérus avec la scie à chaîne ou la scie ordinaire, la section est horizontale.

4° *Résection de la cavité glénoïde.* — Elle se fait avec la gouge, par abrasion ou évidement. Si le col de l'omoplate est lui-même atteint, on le dénude, et on enlève la partie malade avec de fortes pinces coupantes ou avec un ostéotome.

L'opération est quelquefois d'une exécution fort pénible par cette plaie étroite, surtout lorsque l'humérus est fracturé et la tête séparée. On peut, dans ces cas, ajouter à la première incision longitudinale une seconde incision perpendiculaire, qui, contournant l'acromion, se porte en arrière et en dehors. On détache le deltoïde le long du bord osseux. L'incision transversale n'intéresse que quelques rameaux du nerf circonflexe et les fibres les plus antérieures du deltoïde. Le lambeau triangulaire, déjeté en arrière, donne beaucoup plus de jour et de facilité pour l'opérateur.

b. **Incision transversale** (*Maurice Perrin*) (fig. 121). — 1° *Incision cutanéo-musculaire.* — Pour épargner le nerf

20.

circonflexe et l'artère circonflexe postérieure, on commence l'incision cutanée à 1 centimètre au moins en avant de la pointe de l'acromion et on la conduit en arrière, parallèle-

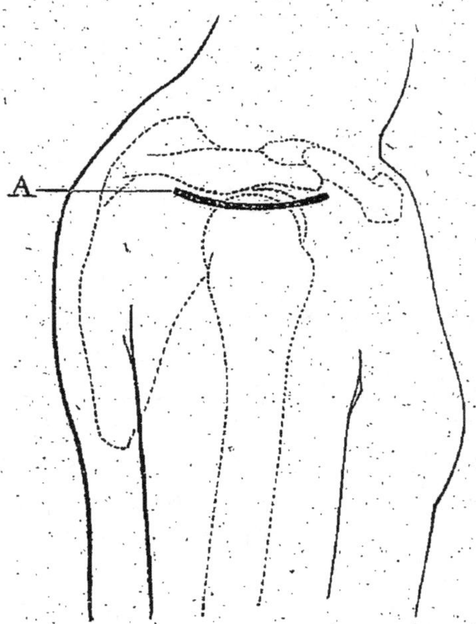

FIG. 121. — Épaule, face externe,

A, résection de l'épaule (M. PERRIN).

ment au bord postéro-externe de cette apophyse et à quelques millimètres au-dessous dans une étendue de 9 à 10 centimè-tres.

Dans un second temps on coupe les fibres du deltoïde dans toute l'étendue de la plaie immédiatement contre le bord postérieur de l'acromion. Sur le vivant la rétraction des fibres coupées met à nu la capsule ; sur le cadavre il est nécessaire de disséquer légèrement la lèvre inférieure de la plaie pour atteindre les tubérosités humérales.

2° *Incision de la capsule et du périoste.* — On incise la capsule parallèlement au tendon de la longue portion du bi-ceps et en dehors de ce tendon, puis on la débride en haut et en arrière parallèlement à la plaie. On attaque alors la grosse tubérosité avec la rugine en faisant porter le bras dans la rotation en dedans ; puis faisant récliner le tendon du biceps en dedans et porter le bras dans la rotation en dehors, on dénude la petite tubérosité humérale.

La tête luxée en haut, on achève la dénudation de l'os en arrière, et on détache le périoste du col huméral, etc. Le reste de l'opération comme dans le procédé d'Ollier.

§ IX. — RÉSECTION DE LA CLAVICULE.

Anatomie. — La clavicule n'est recouverte sur sa face antérieure que par la peau et le peaucier, les branches sus-claviculaires du plexus nerveux cervical superficiel, et la branche veineuse quelquefois considérable, qui relie les veines céphalique et jugulaire externe. Par son bord supérieur, elle donne attache, en dedans, au muscle sterno-cléido-mastoïdien, en dehors au trapèze. A son bord inférieur s'insèrent le grand pectoral en dedans et le deltoïde en dehors. Le muscle sous-clavier se fixe à sa face postérieure. De ce côté sont les organes importants, l'artère et la veine sous-clavière, les nerfs du plexus brachial, et à son extrémité sternale le tronc veineux brachio-céphalique. Au-dessus et en arrière, parallèlement à l'os, passe l'artère scapulaire supérieure, mais assez distante pour être peu exposée.

Placée entre le sternum et l'omoplate la clavicule s'articule en dehors avec l'acromion, et est de plus rattachée à la face supérieure de l'apophyse coracoïde par des trousseaux fibreux très-résistants, les ligaments coraco-claviculaires. En dedans, son articulation sternale est maintenue par une capsule fibreuse, et par les ligaments costo-claviculaires qui l'unissent à la première côte.

Aplatie dans son tiers externe la clavicule s'arrondit dans ses deux tiers internes, et se renfle à son extrémité sternale pour constituer une sorte de tête, dont la partie postérieure s'enfonce du côté de la poitrine. Le périoste de cet os présente d'habitude une épaisseur considérable dans les cas d'affection organique de nature inflammatoire. La méthode sous-périostée est de rigueur, et l'os doit être attaqué par sa face antérieure, en raison des organes importants placés au-dessous.

A. — Dans la continuité.

On fait sur la face antérieure de la clavicule, parallèlement à son axe, une incision cutanéo-périostée, de longueur convenable et terminée par deux petites incisions perpendiculaires. Le périoste, décollé avec la rugine et la sonde-rugine, on passe sous l'os une scie à chaîne et on en fait la section à la limite des parties altérées. On peut aussi se servir de la scie ordinaire ou de la scie en crête de coq, mais en protégeant les parties molles profondes avec une plaque de cuir ou de carton.

B. — Dans la contiguïté.

1. Extrémité externe. — On fait, sur le milieu de la partie externe de la face antérieure de la clavicule, une incision longitudinale que l'on termine par deux petites incisions perpendiculaires. On dissèque les deux petits lambeaux avec la rugine en y comprenant le périoste, et l'on ouvre l'articulation acromio-claviculaire. On coupe l'os à la limite des parties altérées, en dedans de l'apophyse coracoïde, avec la scie à chaîne. Soulevant le fragment avec un davier, on achève avec la rugine la dénudation de sa face postérieure, qui présente quelques difficultés au niveau des ligaments coraco-claviculaires.

2. Extrémité interne. — Incision longitudinale sur la face antérieure de la clavicule, surmontée d'une petite incision perpendiculaire à chaque extrémité. Dissection des deux lambeaux cutanéo-périostiques, dégagement et section de l'os en dehors, à la limite de la partie altérée. Relevant avec un davier le bout externe du fragment osseux, on poursuit la dénudation à sa face postérieure, de dehors en dedans, en ménageant avec le plus grand soin la gaîne périostique. Près du sternum surtout, la rugine doit rester sur l'os, l'entamer au besoin, pour ménager la capsule; on agit par torsion et arrachement.

3. Extirpation (fig. 122). — Elle se pratique de la même façon.

1° Incision cutanéo-périostique dans toute la longueur de

la face antérieure de l'os. Elle se termine à chaque extrémité par une petite incision perpendiculaire.

2° Dissection des lambeaux cutanéo-périostés avec la rugine

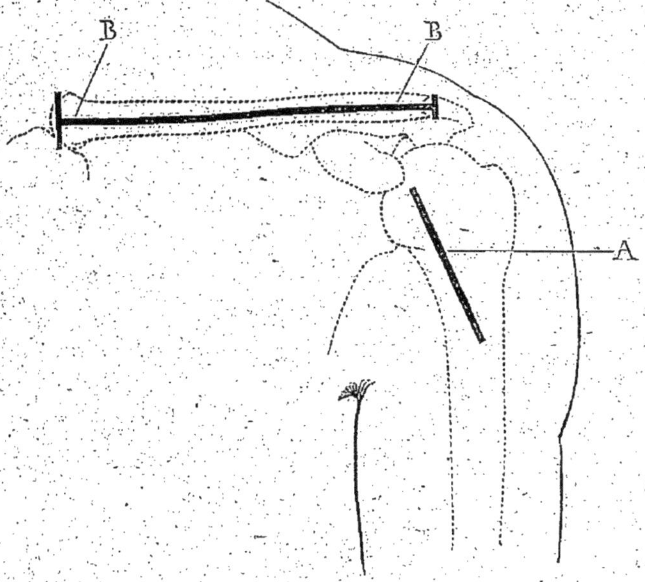

FIG. 122.

A, résection de l'épaule. (OLLIER); B B, extirpation de la clavicule.

et dénudation complète de l'os, vers sa partie moyenne, en dedans de l'apophyse coracoïde.

3° Section de la clavicule à ce niveau avec la scie à chaîne ou une scie ordinaire, en protégeant les parties posté-rieures.

4° On achève successivement la dénudation des moitiés externe et interne de l'os.

§ X. — RÉSECTION DE L'OMOPLATE.

Anatomie. — Os plat, de forme triangulaire, l'omoplate n'est guère maintenue que par des attaches musculaires. Elle s'articule par l'acromion avec l'extrémité externe de la clavi-cule, par la cavité glénoïde avec la tête de l'humérus.

De ses faces, l'une antérieure, fosse sous-scapulaire, est complétement recouverte par le muscle de ce nom; l'autre, postérieure, est divisée par l'épine du scapulum en deux parties : la supérieure, fosse sus-épineuse remplie par le muscle sus-épineux ; l'inférieure, fosse sous-épineuse, par le muscle sous-épineux.

Son bord postérieur ou spinal est mince, ainsi que le supérieur, et donne attache à des muscles ; son bord axillaire, plus épais, vient se terminer à sa jonction avec le corps de l'os par le col arrondi qui supporte la cavité glénoïde. Sur la face postérieure de l'os se trouve l'épine scapulaire, qui se prolonge en dehors pour former l'apophyse acromion, dont l'extrémité externe est unie à la clavicule.

L'apophyse coracoïde forme une sorte de crochet, uni par de forts ligaments à la face inférieure de la clavicule, et dont le sommet donne attache au coraco-brachial et à la courte portion du biceps. Enfin la capsule de l'articulation scapulo-humérale s'insère au pourtour de la cavité glénoïde, et le tendon de la longue portion du biceps au bord supérieur de cette cavité.

Outre les muscles qui la recouvrent directement, l'omoplate donne attache par ses bords à des muscles nombreux. Cependant, il est facile de l'atteindre en arrière, en faisant porter les incisions sur l'épine scapulaire ou sur le bord postérieur de l'os.

De nombreuses artères (sus- et sous-scapulaire, scapulaire postérieure) forment, sur les faces de l'os et le long de ses bords, un large réseau vasculaire qu'il importe de ménager.

Division. — Les résections de l'omoplate sont totales ou partielles, suivant qu'on enlève l'os en entier ou seulement une de ses parties.

I. — Extirpation de l'omoplate.

Elle se pratique par la méthode sous-périostée, sauf dans le cas de tumeurs malignes.

A. **Méthode ordinaire.** — Les incisions sont toujours à lambeau.

1° *Syme.* — Incisions en T. La branche transversale suit

l'épine de l'omoplate ; de son milieu part la branche verticale qui aboutit à l'angle inférieur de l'os.

2° *Ried*. — Incisions en H. La branche transversale suit l'épine scapulaire, la branche verticale interne longe le bord spinal de l'os dans toute son étendue ; la branche verticale externe coupe en travers l'acromion à sa base et se prolonge au delà de ses bords.

3° *Velpeau* forme deux lambeaux triangulaires. Le premier a sa base au bord axillaire de l'os et est circonscrit par deux incisions, dont l'une longe l'épine scapulaire, l'autre le bord spinal. Le second a sa base en haut et est compris entre l'incision qui suit l'épine et une seconde incision plus courte, perpendiculaire, partant de l'extrémité externe de la précédente sur l'acromion et se dirigeant verticalement en haut.

4° *Langenbeck*. — Lambeau triangulaire unique, à base axillaire, circonscrit par deux incisions, dont l'une longe le bord spinal de l'omoplate et l'autre le bord supérieur de cet os.

5° *Sédillot*. — Un large lambeau semi-lunaire à convexité inférieure.

6° *Chassaignac*. — Incision unique curviligne, concentrique à l'omoplate.

Ces incisions ne pénètrent que jusqu'aux muscles. On détache ceux-ci en partant de l'épine ou du bord interne, et l'on avance peu à peu vers la jointure de l'épaule que l'on ouvre largement. Si la clavicule et l'humérus sont malades, on les dénude et on résèque les parties altérées.

B. **Méthode sous-périostée** (*Ollier*) (fig. 123). — 1° *Incision de la peau et des interstices musculaires jusqu'à la gaîne périostique*. — On fait une première incision tout le long de l'épine de l'omoplate, depuis la pointe de l'acromion jusqu'au bord spinal de l'os. De l'extrémité postérieure de cette incision, on en fait partir deux autres longeant le bord spinal : l'une, inférieure, descendant jusqu'à l'angle inférieur de l'os ; l'autre, supérieure, longue de 3 centimètres environ, un peu oblique en haut et en avant. On peut ne faire ces incisions postérieures que lorsqu'on a dénudé l'acromion, l'épine et une partie des fossés sus- et sous-épineuses.

Au niveau de l'extrémité acromiale de l'incision transversale, on peut faire une petite incision perpendiculaire, pour

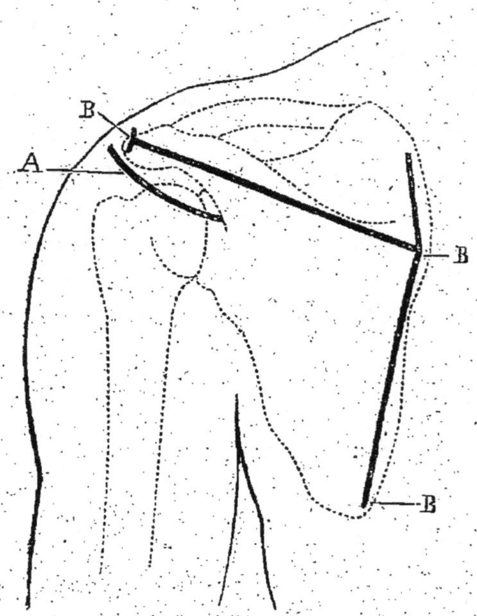

FIG. 123. — Épaule, face postérieure.

A, résection de l'épaule (M. PERRIN) ; B B B, extirpation de l'omoplate (OLLIER).

favoriser le décollement. La résistance plus ou moins grande des tissus guidera l'opérateur.

2° *Dénudation de l'os.* — Les incisions sont cutanéo-périostées. On dénude d'abord l'acromion et l'épine scapulaire, ayant bien soin de séparer toutes les attaches deltoïdiennes et trapéziennes. Quelques fibres du trapèze sont coupées chez certains sujets, chez lesquels ce muscle recouvre la partie postérieure de l'épine. Mais cette section est peu importante pour les fonctions ultérieures du membre, elle porte sur une partie presque exclusivement aponévrotique. On incise ensuite le périoste du bord postérieur de l'os, dans l'interstice qui sépare le rhomboïde du sous-épineux, en écartant les fibres aponévrotiques du trapèze, si l'on n'a pas eu besoin de les sectionner.

On dénude la fosse sous-épineuse en allant avec précaution, parce que, dans la moitié inférieure de cette fosse, le périoste est d'une ténuité extrême. Dans le tiers supérieur, le périoste devient beaucoup plus distinct. On dénude ensuite l'angle inférieur de l'omoplate, en détachant les insertions du grand dentelé et du grand rond, après avoir écarté le grand dorsal ; on peut alors soulever l'os et détacher le sous-scapulaire de bas en haut et d'arrière en avant. L'os est soulevé avec les doigts ou avec de forts crochets. Si le cartilage marginal subsiste, on décolle l'os à ce niveau, le cartilage restant toujours adhérent au périoste.

Il faut alors dénuder la fosse sus-épineuse, dont le périoste est aussi extrêmement mince en certains points. Avec des crochets mousses, on écarte les lèvres postérieure et supérieure de la plaie, sans jamais séparer les muscles de la peau. On dénude ensuite l'angle supérieur et postérieur et le bord supérieur de l'os. Dans cette dénudation, on coupe le nerf sus-scapulaire si l'on va sans précaution ; mais on doit le repousser en haut en détachant, avec le périoste, le revêtement de l'échancrure fibreuse qui lui donne passage.

Il faut ensuite soulever l'os d'arrière en avant et de bas en haut, pour achever la dénudation de la fosse sous-scapulaire et du bord axillaire. Si l'on veut faire la résection de l'omoplate au niveau de son col (*amputation*), la dénudation doit s'arrêter là, et alors on coupe le col avec la scie à chaîne ou des cisailles, à une distance plus ou moins grande de la cavité articulaire.

3° Ouverture de l'articulation scapulo-humérale. Détachement de la capsule articulaire et dénudation de l'apophyse coracoïde. Achèvement de l'opération par torsion de l'os. — On revient à l'acromion, qu'on a déjà dépouillé de ses attaches deltoïdiennes ; il faut alors le dégager de ses attaches à la clavicule, et pour cela détacher les parties fibreuses de l'articulation acromio-claviculaire. L'articulation scapulo-humérale est déjà abordable en dehors, par le détachement des attaches deltoïdiennes ; mais il vaut mieux l'attaquer en arrière. On saisit l'omoplate à pleines mains, on la retourne en haut, on ouvre l'articulation de l'épaule, on renverse l'os de plus en plus, dénudant avec le détache-tendon tout ce qu'on peut atteindre. On peut ainsi dépouiller l'apophyse coracoïde de ses insertions musculaires et de ses ligaments claviculaires et acromio-coracoïdiens ; il ne reste que quelques adhérences capsulaires ou ligamenteuses (ligaments coraco-claviculaires) ; mais en imprimant un mouvement de torsion à l'os, on détache le tout. Le temps le plus laborieux, c'est la dénudation de l'apophyse coracoïde, à cause de la multiplicité des ligaments et des muscles qui s'y insèrent. Sur le vivant, on pourrait abréger l'opération en sectionnant cette apophyse à sa base, et en modifiant en outre, selon les cas, les derniers temps que nous avons décrits.

II. — Résections partielles.

a. **Amputation de l'omoplate.** — C'est la résection du corps de l'os, en conservant le col et la cavité glénoïde. On peut enlever, suivant le besoin, l'acromion et l'apophyse coracoïde. On laisse intacts l'articulation de l'épaule et certains muscles qui s'insèrent au voisinage de la capsule : biceps, triceps, coraco-brachial. Mêmes procédés que pour l'extirpation.

b. **Résection d'un des angles.** — On met l'os à découvert par une incision en croix ou en H.

c. **Résection d'un des bords.** — Incision droite, ou mieux semi-lunaire, le long du bord à enlever.

d. **Résection de l'épine.** — Incision longitudinale le long de cette apophyse, avec deux petites incisions transversales aux extrémités.

e. **Résection de l'acromion.** — Incision semi-lunaire le long du bord postérieur de l'apophyse, ou incision en L. Dénudation de l'os avec la rugine. L'apophyse est coupée au delà de la partie malade, puis relevée avec un davier pour détruire l'articulation acromio-claviculaire.

§ XI. — RÉSECTION DES CÔTES.

Anatomie. — La position spéciale de chacun de ces os rend souvent impossible la résection de tout ou partie de leur longueur. On ne peut les atteindre en arrière, sous l'omoplate ou sous les muscles vertébraux; en avant, quelques-uns sont profondément cachés sous les muscles pectoraux, et la résection n'est guère appliquée qu'à la partie moyenne et antérieure d'un certain nombre d'entre eux.

Recouvertes à leur face externe par la peau et une couche musculaire variable en épaisseur, les côtes reçoivent, par leurs bords, les insertions des muscles intercostaux. Contre leur bord inférieur est appliquée l'artère intercostale dans leurs 3/5ᵉˢ moyens. Par leur face interne, elles sont en contact immédiat avec la plèvre thoracique, très-mince à l'état sain, mais d'habitude épaissie quand l'os est altéré. Dans ces cas, il existe le plus souvent aussi des adhérences entre les deux feuillets de la plèvre. Quelques côtes sont en rapport avec le péricarde, les fausses côtes avec le péritoine. Les vaisseaux mammaires internes correspondent aux cartilages costaux.

Résection dans la continuité. — 1° Incision cutanée sur le milieu de la face externe de la côte, suivant sa longueur, avec une petite incision perpendiculaire à chaque extrémité.

2° Écartant ou divisant les fibres musculaires, on arrive sur le périoste, que l'on incise longitudinalement dans toute l'étendue de la plaie.

3° Avec une rugine courbe, puis la sonde rugine, on détache le gaîne périostique, en agissant avec infiniment de précautions en arrière, pour ménager la plèvre. L'os complétement dénudé au milieu de l'incision, on fait repousser la plèvre en arrière, et, passant une scie à chaîne sous la côte, on en fait la section.

4° On achève alors la dénudation des deux bouts, et on les résèque avec la scie ou un sécateur à la limite des parties altérées.

§ XII. — RÉSECTION DU COCCYX (*Ollier*).

Le malade couché sur le ventre, on s'assure des limites du coccyx en introduisant un doigt dans le rectum et en saisissant l'os entre ce doigt et un autre placé sur la face postérieure. On fait alors, suivant l'axe du coccyx, une incision de 7 à 8 centimètres, qui dépasse sa base de 1 centimètre et sa pointe de quelques millimètres seulement. Cette incision arrive du premier coup jusqu'à l'os et divise le revêtement postérieur. Avec la rugine, on détache ce revêtement fibreux à droite et à gauche, de manière à mettre à nu la face postérieure de l'os. Pour opérer cette dénudation plus complétement et ne pas être gêné dans la désarticulation des cornes du coccyx, il faut croiser la première incision au niveau de l'articulation sacro-coccygienne, avec une seconde incision transversale.

L'articulation sacro-coccygienne étant mise à découvert par la dénudation de la face postérieure, on incise son fibro-cartilage ; on dénude avec la rugine tranchante les cornes de l'os, et l'on poursuit la dénudation jusque sur les bords latéraux. On introduit alors sous le coccyx, à travers l'articulation sacro-coccygienne, un élévatoire ou une rugine courbe, et l'on se sert de cet instrument comme d'un levier pour soulever l'os, qui se détache par ce mouvement de son revêtement fibreux antérieur.

Si les pièces coccygiennes ne sont pas soudées entre elles, on les enlève séparément. Si le sacrum était malade, il faudrait se rappeler que le canal sacré n'est fermé, en arrière et en bas, que par des tissus fibreux.

§ XIII. — RÉSECTION DU MAXILLAIRE SUPÉRIEUR.

Anatomie. — Le maxillaire supérieur, solidement enclavé entre les autres os de la face, offre dans son ensemble la forme d'un cube irrégulier. Il présente donc six faces à considérer.

1° La face *supérieure* ou *orbitaire* forme pour la plus grande partie le plancher de l'orbite. Elle est limitée en avant par un bord mousse et arrondi, le bord orbitaire inférieur. Vers son milieu se trouve un canal osseux qui s'ouvre sur la face antérieure de l'os, par le trou sous-orbitaire. En arrière, la paroi supérieure du canal sous-orbitaire s'amincit et peut être très-facilement divisée par la pointe d'un bistouri ; plus en arrière, elle disparaît, et le paquet vasculo-nerveux se trouve logé dans un canal ostéo-fibreux qui aboutit de ce côté à la fente sphéno-maxillaire. Par son bord interne, la face supérieure du maxillaire s'unit à l'apophyse orbitaire de l'os palatin, à l'os planum de l'ethmoïde, et en avant à l'os unguis. En dehors, elle s'unit à l'apophyse orbitaire de l'os malaire, en avant de la fente sphéno-maxillaire. Toute cette paroi osseuse est assez mince, surtout en arrière. Elle est recouverte par un périoste épais, qui se laisse très-facilement détacher.

2° La face *postérieure* s'articule avec la lame perpendiculaire de l'os palatin et avec l'apophyse ptérygoïde du sphénoïde. Ces connexions intimes sont détruites en fracturan les os par un mouvement d'arrachement.

3° La face *externe* est libre, ainsi que

4° La face *antérieure*, qui présente le trou sous-orbitaire par lequel le nerf et l'artère de ce nom font issue sur la joue.

5° La face *interne*, libre dans la fosse nasale correspondante, dont elle forme la paroi externe, supporte le cornet inférieur et présente les ouvertures du sinus maxillaire et du canal lacrymo-nasal. Elle est divisée en deux parties par l'apophyse palatine, l'une supérieure ou nasale, l'autre inférieure ou buccale, moins élevée.

6° *Face palatine.* — Elle correspond en haut au plancher des fosses nasales, et est tapissée par la muqueuse de Schneider. Dans la bouche, elle forme la moitié latérale de la voûte osseuse du palais, tapissée par une fibro-muqueuse épaisse, très-adhérente aux inégalités osseuses, et qui tient lieu de périoste.

Au centre du cube formé par ces faces existe une cavité tapissée par une muqueuse, le sinus maxillaire ou antre d'Highmore.

Des bords osseux du maxillaire supérieur, nous signalerons : le bord orbitaire inférieur, épais et très-résistant ; le bord externe, uni à l'os malaire dans sa partie supérieure ; le bord alvéolaire, qui supporte les dents supérieures et est revêtu, dans toute son étendue, par la fibro-muqueuse ou pé-

rioste gingival ; le bord interne, uni aux cartilages et aux os
du nez, et le bord postérieur ou tubérosité maxillaire. Mais ce

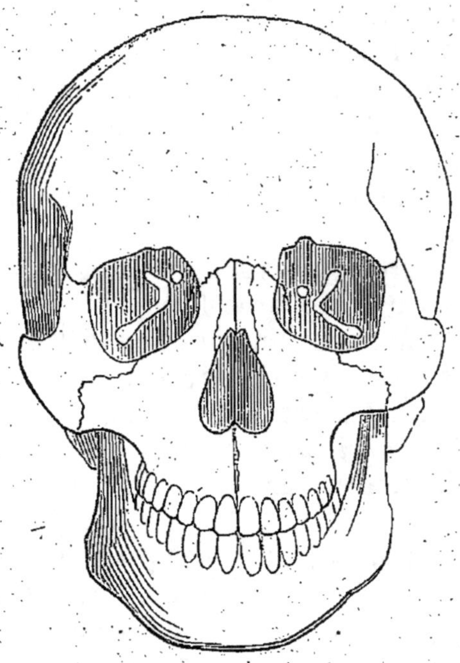

FIG. 124. — Os de la face et du crâne. Connexions du maxillaire
supérieur.

qu'il importe d'étudier, ce sont les connexions osseuses
du maxillaire, qu'il faut diviser dans la résection.

1° Le bord postérieur de l'os est intimement uni à l'os palatin et à l'apophyse ptérygoïde du sphénoïde, et cette union
ne peut guère être détruite qu'en fracturant les os.

2° L'apophyse montante est unie en avant à l'os propre
du nez ; en haut, à l'apophyse orbitaire interne du frontal,
en dedans à l'os unguis. Elle concourt à la formation du canal lacrymo-nasal. La séparation ou mieux la fracture
est facile en ce point, par suite du peu de résistance
des os.

3° Les apophyses palatines sont unies sur la ligne médiane
dans toute la longueur de la voûte osseuse du palais, de l'épine
nasale antérieure à l'épine nasale postérieure.

4° Enfin l'apophyse malaire du maxillaire est intimement unie à l'os malaire, qui forme en dehors la paroi inférieure de l'orbite. A ce point de jonction des deux os, on trouve la fente sphéno-maxillaire qui sépare en arrière les parois inférieure et externe de la cavité orbitaire. Large de 5 à 8 millimètres à son extrémité antérieure, cette fente se termine à 12 ou 15 millimètres du rebord orbitaire inférieur et répond en bas à la fosse ptérygo-maxillaire.

Parties molles. — La peau de la joue est assez mobile, celle qui recouvre le nez est plus mince et très-adhérente. Au-dessous du tégument, des muscles fixés d'une part à la peau, de l'autre aux os, et presque forcément divisés.

Le canal parotidien ou conduit de Sténon, traverse le muscle buccinateur pour s'ouvrir dans la bouche au niveau de la deuxième petite molaire supérieure. Il doit être ménagé autant que possible dans la résection.

Toute la partie buccale de la voûte palatine est tapissée par une fibro-muqueuse épaisse et très-adhérente. Elle se continue au bord postérieur des apophyses palatines avec le voile du palais, rendu plus épais par l'interposition de glandes et de fibres musculaires entre ses deux couches muqueuses. Ce voile pour être épargné, doit nécessairement être séparé du bord postérieur de la voûte du palais.

Vaisseaux. — En avant, l'artère faciale qui, du bord antérieur du masséter se porte obliquement en haut et en dedans vers l'angle interne de l'œil, et les coronaires labiales supérieures. L'artère transverse de la face, branche de la temporale qui se dirige horizontalement de dehors en dedans, au-dessus du canal de Sténon. L'artère sous-orbitaire, dans son canal, puis sur la face antérieure du maxillaire. Elle doit être forcément divisée, ainsi que la palatine postérieure. Plus grave serait la lésion de l'artère maxillaire interne dans la fosse ptérygo-maxillaire; aussi faut-il raser l'os avec soin dans cette région, et mieux encore, terminer l'opération par un mouvement d'arrachement.

Nerfs. — Des rameaux du facial appartenant presque tous à la branche temporo-faciale, parcourent la face presque transversalement de dehors en dedans. Les nerfs alvéolaires postérieurs et supérieurs, le nerf grand palatin, sont forcément divisés, ainsi que le nerf sous-orbitaire à l'entrée et à la sortie de son canal osseux.

Division. — L'étude des résections du maxillaire supérieur comprend : l'extirpation totale d'un maxillaire, les résections partielles, l'extirpation des deux maxillaires, les résections temporaires.

I. — Extirpation du maxillaire supérieur.

Dispositions préliminaires. — Le malade doit être assis ou couché. La première position est plus commode, car elle évite en partie la pénétration du sang dans les voies aériennes ; la seconde expose moins le malade au danger de syncopes répétées. La chloroformisation est cependant possible pendant le premier temps de l'opération en prenant les précautions indiquées par *Verneuil* ; tamponnement de l'orifice postérieur de la narine du côté opéré, et achèvement de la dénudation du maxillaire sur ses faces antérieure, supérieure et externe, en ménageant avec soin le repli muqueux gingival, pour empêcher le sang de tomber dans la bouche. On peut sectionner l'apophyse montante et l'apophyse malaire pendant l'anesthésie, et terminer ensuite la séparation des apophyses palatines et le détachement du maxillaire avec rapidité.

L'opération comprend deux périodes principales : la division et la séparation des parties molles, la séparation des connexions osseuses.

Division des parties molles. — Elle comprend des procédés à incision unique, et à incisions combinées. Les deux méthodes, ordinaire et sous-périostée, sont applicables à cette opération, quoique cette dernière soit ici rarement indiquée par la fréquence des lésions de mauvaise nature.

A. — MÉTHODE ORDINAIRE. — I. Incisions uniques. — 1° *Incision latérale externe* (*Velpeau, Blandin, Syme*) (fig. 125, A). — Incision courbe à convexité inférieure, qui, de la commissure des lèvres, se porte au bord antérieur, au milieu de l'os malaire ou jusqu'à la racine antérieure de l'arcade zygomatique.

2° *Incision médiane* (*Dieffenbach*) (fig. 125, B). — Elle

commence à la racine du nez, passe sur le milieu du dos de cet organe, et divise la lèvre supérieure à sa partie moyenne.

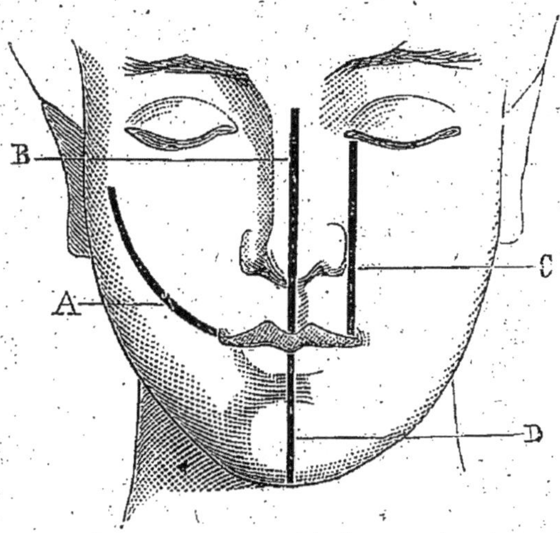

FIG. 125. — Résections des maxillaires, incisions cutanées.

A, maxillaire supérieur, incision latérale externe ; B, maxillaire supérieur, incision médiane ; C, maxillaire supérieur, incision latérale interne ; D. maxillaire inférieur, ablation de la partie moyenne du corps de la mâchoire, incision médiane.

On y joint habituellement une petite incision transversale très-courte, qui, de la racine du nez, se porte au grand angle de l'œil.

3° *Incision transversale (Huguier)*. — Partant du lobule de l'oreille, elle vient se terminer sur la lèvre supérieure, un peu en avant de la commissure.

4° *Incision latérale interne* (fig. 125, C). — Elle part de l'angle interne de l'œil, et descend en ligne droite dans le sillon naso-jugal, jusqu'à la lèvre supérieure qu'elle coupe au niveau de la canine, formant ainsi deux lambeaux.

5° *Langenbeck.* — Pour ne pas diviser le bord libre de la lèvre souvent difficile à réunir exactement, il fait une incision courbe à convexité inférieure qui, partant de l'angle interne de l'œil, ou même entre les sourcils, descend le long du sillon naso-génien jusqu'au niveau de l'aile du nez, puis se relève en s'arrondissant pour venir se terminer en haut et en dehors, au niveau de l'apophyse orbitaire externe.

II. — Incisions multiples. — 1° *Gensoul*. Incision verticale partant du grand angle de l'œil, divisant la lèvre supérieure au niveau de la dent canine. A la hauteur de l'aile du nez, une incision horizontale commencée à 9 millimètres du lobule de l'oreille, vient rejoindre la précédente. Enfin, une troisième incision, verticale, part à 12 millimètres en dehors

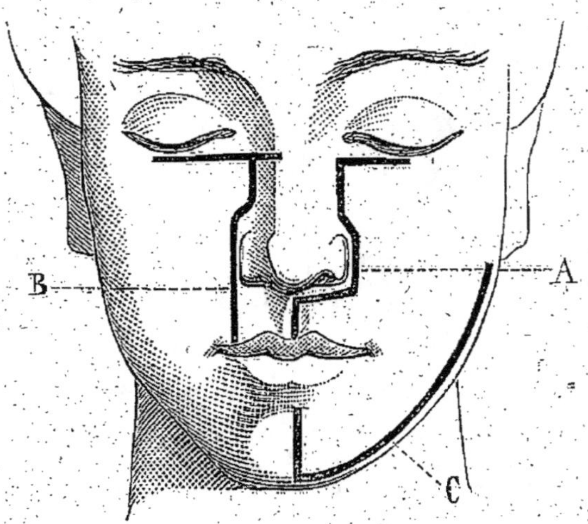

FIG. 126. — Résection des maxillaires, incisions cutanées.

A, maxillaire supérieur, procédé de NÉLATON ; B, maxillaire supérieur, procédé d'E. BŒCKEL ; C, maxillaire inférieur, résection de la moitié de l'os.

de l'angle externe de l'orbite pour aboutir à l'extrémité auriculaire de l'incision transversale.

2° *Malgaigne*, à l'incision latérale externe, en ajoute une seconde qui, partant de la narine du côté malade, descend verticalement sur la lèvre.

3° *Liston*. — Incision latérale externe combinée avec une incision interne qui contourne l'aile du nez et divise la lèvre supérieure dans son milieu.

4° *Lisfranc*. — L'incision latérale interne remonte jusqu'au grand angle de l'œil, l'incision latérale externe se termine en dehors de l'apophyse orbitaire externe.

5° *Heylen d'Hérentals*. — Incision médiane de la racine du nez au milieu de la lèvre supérieure ; incision presque horizontale, partant de la commissure des lèvres pour se porter en dehors.

6° *Nélaton* (fig. 126, A). — Incision qui part du milieu de la lèvre supérieure, contourne l'aile du nez, et remonte le long du sillon naso-génien jusqu'au grand angle de l'œil. A ce niveau, elle se continue avec une seconde incision qui se porte transversalement en dehors, un peu au-dessous du bord orbitaire inférieur, et jusqu'au milieu de ce bord.

7° *Bœckel* de Strasbourg (fig. 126, B). — Incision verticale qui, du grand angle de l'œil, descend jusqu'à la lèvre supérieure qu'elle divise au niveau de la dent canine. Une incision horizontale partant du milieu du dos du nez, à hauteur de la partie supérieure de la précédente, la coupe et se continue en dehors au-dessous du bord orbitaire inférieur, jusqu'au milieu de l'os malaire. On obtient deux lambeaux quadrilatères, dont l'interne est déjeté en dedans, et l'externe en dehors.

Les procédés de *Fergusson, Bauchet, Maisonneuve* sont également une combinaison des incisions médiane et latérale interne, avec l'incision transversale sous-orbitaire, prolongée plus ou moins en dehors.

Les trois conditions à rechercher pour la division des parties molles : 1° permettre la dénudation du maxillaire et rendre l'opération facile, 2° ne diviser ni le canal de Sténon ni les branches du nerf facial, 3° ne pas laisser de cicatrices trop apparentes, sont remplies d'une façon satisfaisante par les procédés à incision latérale interne, surmontée d'une incision transversale sous-orbitaire.

α. **Dénudation du maxillaire.** — Du premier coup le scalpel doit pénétrer jusqu'à l'os. On dissèque le petit lambeau interne, en conservant le périoste s'il n'est pas altéré. On détache les cartilages du nez du bord interne du maxillaire, et on les rejette du côté sain avec le lambeau. En bas, on conduit l'incision et la dissection jusqu'au repli muqueux gingivo-labial, en haut on dénude l'apophyse montante et la partie interne du rebord orbitaire au niveau du canal nasal.

Le lambeau externe est alors disséqué de dedans en dehors. Le trou sous-orbitaire mis à jour, on coupe nettement avec le bistouri le nerf sous-orbitaire à son point d'émergence. En bas, on s'arrête au repli muqueux gingivo-labial que l'on respecte. En dehors, on met bien à nu la tubérosité maxillaire, l'apophyse malaire et même une partie de l'os de la pommette, pour arriver jusqu'au point du rebord orbitaire qui correspond à la fente sphéno-maxillaire.

Avec la rugine ou le manche du scalpel, on détache le périoste du plancher de l'orbite, et faisant relever l'œil avec précaution, on poursuit cette séparation en arrière jusqu'à ce qu'on ait mis à jour la partie la plus antérieure de la fente sphéno-maxillaire. Au travers de la mince paroi qui recouvre le nerf sous-orbitaire en arrière, on distingue facilement ce cordon nerveux. On le divise nettement avec la pointe du bistouri, ainsi que la lamelle osseuse, aussi en arrière que possible, très-près de la fente sphéno-maxillaire.

β. **Division des ponts osseux.** — Elle peut se faire avec divers instruments :

a. *Ciseau et maillet.* — Ces instruments accusés de causer un ébranlement douloureux, et d'exposer à la lésion des parties profondes, sont encore préférés par quelques chirurgiens pour la section de l'os malaire. Il faut n'agir qu'à petits coups et s'assurer souvent de la profondeur à laquelle on a pénétré. Pour la division du plancher de l'orbite, une grande délicatesse est indispensable.

b. *Cisailles.* — L'emploi de fortes cisailles de *Liston* est aujourd'hui généralement accepté en France comme en Angleterre pour la section des os. Cependant il faut des instruments très-puissants et une force musculaire assez grande pour couper l'os malaire. Au contraire, pour la section de l'apophyse montante et du rebord orbitaire, les cisailles sont d'un usage très-commode. De même pour la séparation des apophyses palatines, à condition que leurs mors soient longs et étroits.

c. *Scie à chaîne.* — Pour la section de l'apophyse montante, on introduit l'aiguille de l'orbite vers la fosse nasale ; non pas en suivant le canal nasal, ce qui n'est guère possible, mais en perforant directement l'unguis pour pénétrer dans la cavité du nez.

Pour sectionner l'apophyse malaire, on introduit l'aiguille

par l'orbite, et la faisant passer au travers de la fente sphéno-maxillaire, on la fait ressortir au-dessous de l'os de la pommette. Ce temps est assez délicat. Si la fente sphéno-maxillaire a été comblée par suite du rapprochement des os, sous l'influence du développement de la tumeur, le passage de la scie à chaîne est complétement impossible. Si la fente a conservé en avant sa largeur normale, l'aiguille et la chaîne pourront la traverser. Mais comme elle se termine à 15 millimètres en arrière du rebord orbitaire inférieur, il faut que la pointe de l'aiguille soit poussée jusqu'à près de 2 centimètres dans l'orbite pour pénétrer dans la fente. Il est de plus nécessaire qu'elle ait une courbure très-prononcée. Avec les aiguilles ordinaires, la pointe se perd en arrière dans les muscles masticateurs ; si elle est dégagée et qu'on l'attire en avant, sa base va comprimer le globe oculaire. Il faut donc une aiguille spéciale qui représente les deux tiers d'un cercle de 14 à 16 millimètres de diamètre.

Pour éviter que l'aiguille, une fois introduite, ne glisse entre les doigts, sa pointe venant déchirer les parties molles de la joue, il faut que sa base puisse être fixée sur un manche ou une pince à torsion qui sert à la conduire.

Pour l'introduire, le manche dirigé en bas et en dehors, on fait glisser la pointe de l'aiguille le long du plancher de l'orbite jusqu'à la fente sphéno-maxillaire. Sitôt qu'elle s'y est engagée, on relève le manche, et la pointe glissant sous l'os malaire, peut être saisie avec les doigts ou une pince.

La scie à chaîne est alors doucement attirée, guidée par l'indicateur, et ses dents contre l'os. On place la poignée mobile et, faisant fixer solidement la tête par des aides, on imprime à la chaîne des mouvements de va-et-vient, sa partie inférieure étant tenue verticalement, et la supérieure horizontalement, pour ne pas blesser le globe de l'œil.

Le passage de la scie à chaîne autour du point de réunion des apophyses palatines est presque aussi délicat, sa manœuvre plus difficile encore. Pour ce temps, elle est aujourd'hui complétement abandonnée.

Manuel opératoire. — Après l'incision de la peau, la dissection des lambeaux en ménageant le repli labio-gingival et la dénudation des faces antérieure, supérieure et externe du maxillaire.

1° On divise l'apophyse malaire avec la scie à chaîne ou le ciseau. On coupe le plancher de l'orbite en arrière, de la partie antérieure de la fente sphéno-maxillaire vers l'os unguis, c'est-à-dire obliquement en dedans. Cette section peut être placée plus ou moins en arrière du rebord orbitaire inférieur.

2° Introduisant une des branches des pinces de Liston dans la fosse nasale, on coupe l'apophyse montante et le rebord orbitaire inférieur jusqu'à la rencontre de l'incision précédente. Le malade est alors réveillé.

3° On achève la division de la lèvre supérieure, puis on détache rapidement le repli muqueux gingivo-labial, et l'on complète la dénudation de la tubérosité maxillaire. Avec un davier ou la cisaille, on fait sauter l'incisive médiane du côté malade.

On détache en arrière la partie du voile du palais correspondant au bord postérieur de l'apophyse palatine du côté altéré, puis on divise sur la ligne médiane la fibro-muqueuse de la voûte palatine dans toute sa longueur. On peut également, si cette membrane est saine, la couper le long du bord interne de l'arcade dentaire, puis avec la rugine la disséquer de dehors en dedans jusqu'à la suture médiane. On l'unit plus tard avec la muqueuse de la joue pour fermer la fosse nasale.

Une pince de Liston très-solide, à mors longs et étroits, est alors appliquée sur la ligne médiane entre les maxillaires, une branche dans la fosse nasale près de la cloison, et l'autre dans la bouche. On sépare ainsi l'une de l'autre les apophyses palatines, et l'os ne tient plus que par son point d'union avec l'os palatin et l'apophyse ptérygoïde.

4° Avec un fort davier, on saisit le maxillaire par sa face antérieure, un des mors prenant point d'appui sur le bord orbitaire inférieur, le second sur l'arcade dentaire ou le bord alvéolaire supérieur. Le davier de Farabeuf est excellent pour cet usage. On luxe en bas le maxillaire ; et, lui imprimant un mouvement de bascule en même temps que de torsion, on brise son point d'attache postérieur. Avec le maxillaire, on emporte souvent une partie du palatin, de l'apophyse ptérygoïde, et des muscles qui s'y rattachent. Mais la section de ce point d'union avec la pince coupante, conseillée par *Heyfelder*, est rendue dangereuse par le voisinage immédiat de gros vaisseaux.

S'il reste quelques esquilles, on les enlève, puis on arrête l'hémorrhagie par la ligature, la torsion ou le tamponnement.

B. — MÉTHODE SOUS-PÉRIOSTÉE (fig. 127. A). — **Procédé d'Ollier.** — Ce procédé est caractérisé par la conservation de l'os incisif. Inapplicable aux cas de tumeurs malignes, il

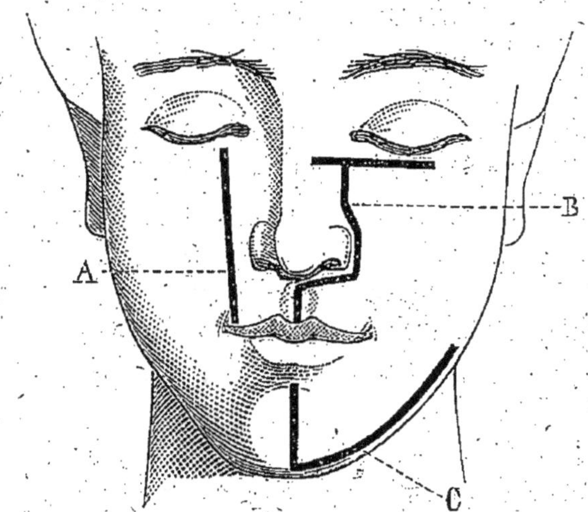

FIG. 127. — Résection des maxillaires, incisions cutanées.

A, maxillaire supérieur, procédé d'OLLIER; B, maxillaire supérieur, procédé conseillé; C, maxillaire inférieur, résection de la moitié du corps de l'os.

doit être réservé pour les ostéites, les nécroses, les cas où la résection n'est qu'une opération préliminaire frayant une voie vers les parties profondes. Le chloroforme peut être administré dans le premier temps.

1° *Incision cutanée.* — Elle commence à 7 ou 8 millimètres en dedans de la commissure des lèvres, et se porte directement en haut jusqu'au milieu de l'os malaire, formant ainsi deux lambeaux. On peut, au besoin, pour plus de facilité, y ajouter une incision antérieure, qui, commençant à 1 centimètre au-dessus de l'aile du nez, descend directement en bas, puis contourne l'aile du nez, et redevient verticale au niveau du bord saillant de la fossette médiane de la lèvre. On facilite ainsi la dissection du lambeau interne.

2° *Incision de la muqueuse périostique.* — On la commence sur la face antéro-externe du bord alvéolaire du maxillaire, au niveau de l'intervalle qui sépare la dent canine de la seconde incisive supérieure. De là, elle se dirige en arrière, à 1 millimètre au-dessus du collet des dents, contourne la dernière molaire, et, suivant la face palatine du rebord alvéolaire, revient d'arrière en avant au niveau de la deuxième incisive. De l'extrémité antérieure de l'incision externe, en part une seconde, qui, divisant également la muqueuse et le périoste, se porte obliquement en haut et en dedans vers l'ouverture antérieure des fosses nasales, qu'elle atteint à 6 ou 7 millimètres en dehors de l'épine nasale antérieure.

L'incision palatine est complétée par une petite incision, qui, partie de la seconde incisive, se porte obliquement en arrière vers la ligne médiane qu'elle atteint à 1 centimètre 1/2 ou 2 centimètres en arrière de l'épine nasale antérieure, en divisant la fibro-muqueuse du palais, et laissant en avant la portion incisive de l'os.

3° *Décollement du périoste.* — Avec une rugine droite ou légèrement courbe, on détache le périoste de la face antérieure et externe jusqu'au rebord orbitaire inférieur, en haut; en dedans, on dégage l'apophyse montante, et on sépare le nez du bord nasal du maxillaire. Le nerf sous-orbitaire est coupé nettement avec le bistouri, à sa sortie de son canal osseux. En arrière, on dénude avec soin la tubérosité maxillaire, et la partie de l'os malaire qui doit être enlevée.

On revient alors au bord orbitaire, on le dépouille, on détache le périoste plus mince du plancher de l'orbite jusqu'au bord antérieur de la fente sphéno-maxillaire. On peut ménager le conduit fibro-muqueux du canal nasal. On finit en détachant le périoste palatin de dehors en dedans jusqu'à la ligne médiane. On conserve ainsi la continuité de cette fibro-muqueuse avec celle qui tapisse l'autre moitié de la voûte palatine et avec le voile du palais.

4° *Section de l'os.* — La dent canine est enlevée avec un davier ou déplacée avec le ciseau. Avec de fortes cisailles ou un ciseau bien tranchant, on coupe l'apophyse montante. De même avec la scie à chaîne ou mieux le ciseau et le maillet, on divise à petits coups l'apophyse malaire. Le ciseau n'a pas tous les inconvénients qu'on lui a reprochés. S'il occasionne plus d'ébranlement, il ménage mieux les parties molles. Quand les os ont déjà perdu de leur consistance, ils sont sectionnés sans éclats. On détache l'os maxillaire de la portion incisive, avec un ciseau introduit au niveau de la brèche de la canine, en le poussant obliquement en arrière vers la ligne médiane suivant l'incision de la muqueuse palatine, et agissant très-doucement pour ne pas dépasser la suture bimaxillaire. A ce niveau on change de direction, et avec l'angle du ciseau, on ébranle la suture palatine et on sépare les deux os. Cette séparation se fait mieux par la cavité buccale, en suivant directement la ligne médiane d'avant en arrière, avec l'angle du ciseau poussé très-doucement.

Saisissant l'os avec un davier par ses bords orbitaire et alvéolaire, par un mouvement de traction en avant et en bas, combiné avec un mouvement de torsion, on détermine la rupture des adhérences postérieures ou ptérygo-palatines, les seules qui n'aient pas été détruites.

b. **Procédé conseillé** (fig. 127, B).

1° Incision des parties molles. Incision latérale interne, commencée au grand angle de l'œil, descendant le long du sillon naso-jugal jusqu'à l'aile du nez, qu'elle contourne pour arriver au niveau de la fossette médiane de la lèvre supérieure. Elle s'arrête à ce niveau, respectant le bord libre de la lèvre et le repli muqueux labio-gingival. De l'extrémité supérieure de cette incision, part une incision transversale qui se termine en dedans sur le milieu du dos du nez, en dehors à l'angle externe de l'orbite, en passant à 3 ou 4 millimètres au-dessous du bord orbitaire inférieur. Ces incisions pénètrent du premier coup jusqu'à l'os.

2° Dissection avec la rugine du lambeau interne, que l'on

rejette en dedans ; détachement des cartilages du nez. Dissection du lambeau externe, section du nerf sous-orbitaire, dénudation complète de l'apophyse malaire et de la tubérosité maxillaire.

3° Dénudation du rebord orbitaire et du plancher de l'orbite jusqu'à la fente sphéno-maxillaire, section du nerf maxillaire supérieur dans son canal, l'œil relevé et protégé.

4° Section de l'apophyse malaire avec le ciseau ou la scie à chaîne. Fracture du plancher de l'orbite avec le ciseau.

5° Section de l'apophyse montante et du rebord orbitaire avec la pince de Liston. Anesthésie suspendue.

6° On achève la division de la lèvre supérieure. On coupe le périosté et la muqueuse palatine le long du bord alvéolaire ; et ayant achevé avec la rugine le détachement du lambeau externe et du repli gingivo-labial, on attaque de dehors en dedans la fibro-muqueuse palatine, et on la détache de l'os jusqu'à la suture médiane sans la séparer du voile du palais.

7° On fait sauter l'incisive médiane du côté malade, et, avec les pinces de Liston, on sépare les apophyses palatines.

8° Saisissant l'os avec un davier, on le fait basculer et on l'enlève par un mouvement de traction et de torsion combinées. La muqueuse palatine est suturée avec la muqueuse de la joue, et ferme la fosse nasale.

Par ce procédé, on conserve le périoste et la muqueuse palatine, et l'on profite de l'anesthésie pendant une grande partie de l'opération. Il faut, avec *Verneuil*, tamponner préventivement en arrière la fosse nasale du côté malade.

Pour conserver l'os incisif, il suffit d'abaisser l'incision verticale directement sur la canine, de diviser le périoste palatin et de séparer les os comme dans le procédé d'Ollier.

II. — Résection simultanée des deux maxillaires.

Elle se fait, soit en combinant les deux incisions latérales externes, et formant ainsi un immense lambeau qu'on relève vers le front ; soit mieux en se servant de l'incision médiane, avec deux incisions transversales qui partent de la racine du nez, et sont conduites plus ou moins en dehors, sous les bords orbitaires inférieurs.

Les deux os sont enlevés d'une seule pièce. On coupe les apophyses malaires séparément, puis les deux apophyses montantes en passant la scie à chaîne d'un orbite à l'autre au travers des os unguis; enfin on divise le vomer avec une pince de Liston.

Détachant d'avant en arrière la fibro-muqueuse palatine circonscrite par une incision semi-lunaire, on saisit les os avec un fort davier et on les luxe en bas et en avant pour détruire par un mouvement d'arrachement leurs connexions ptérygoïdiennes.

III. — Résections partielles.

1° Bord alvéolaire. — On le met à nu par la bouche, en soulevant la lèvre supérieure et la disséquant jusqu'à la hauteur voulue sans intéresser la peau. Puis on enlève la partie malade avec les cisailles, ou avec le marteau et le ciseau.

2° Face antérieure. — La trépanation de l'antre d'Highmore ou l'ablation de la paroi antérieure du sinus, se fait de même par dissection et relèvement de la lèvre supérieure, sans incision cutanée.

3° Moitié inférieure. — Une incision latérale interne conduite jusqu'à une hauteur convenable, permet d'enlever par la bouche la partie inférieure de l'os. Si l'on remonte plus haut, on ajoute à l'incision latérale interne une incision transversale conduite de dedans en dehors. L'os dénudé, on le coupe en travers à la hauteur voulue avec des cisailles dont une des branches est introduite par le nez, ou avec une scie à main, de dehors en dedans. Le reste de l'opération, comme pour l'ablation totale.

4° Moitié supérieure. — On forme par trois incisions un lambeau quadrilatère à base supérieure ou inférieure, qui permet de dénuder la partie malade, de couper les apophyses malaire et nasale et le plancher de l'orbite ; puis on scie l'os en travers à la hauteur voulue.

5° Voûte palatine (*Nélaton*). — Division du voile du palais d'arrière en avant sur la ligne médiane; division de la

muqueuse et du périoste de la voûte palatine, et du plancher
des fosses nasales dans la même direction. A la partie antérieure de la voûte palatine, incision transversale conduite plus
ou moins près des arcades dentaires. On dissèque de dedans
en dehors la fibro-muqueuse palatine, qui reste continue au
voile du palais que l'on détache du bord postérieur du palais
osseux, à mesure qu'on renverse les lambeaux en dehors.

Perforation de la voûte du palais, aux deux extrémités de
l'incision transversale antérieure. Avec la pince de Liston, on
fait sauter les parties osseuses intermédiaires, puis on détache la partie quadrilatère de l'os, mise à nu par la dissection
des lambeaux.

IV. — Résections temporaires.

1° **Huguier** combinant l'incision latérale interne avec
l'incision latérale externe pour obtenir un lambeau à base
supérieure, divise l'os en travers au-dessus de la tubérosité
maxillaire, coupe la base de l'apophyse ptérygoïde, et très-
légèrement la voûte palatine, et luxe en bas et en dedans la
moitié inférieure du maxillaire ainsi détaché, sauf dans ses
connexions palatines.

2° **Jules Roux** fait une véritable résection par le procédé
à incision latérale interne, mais en ménageant autant que
possible les parties molles en dehors, côté vers lequel l'os est
renversé par l'introduction et l'ouverture d'une pince à mors
plats entre les apophyses palatines.

3° **Heyfelder** fait un lambeau quadrilatère osseux à base
nasale.

4° **Langenbeck** détache par deux incisions en V à sommet externe, à base étendue de l'angle interne de l'œil
à l'aile du nez, un lambeau ostéo-cutané, irrégulièrement triangulaire qu'il renverse en dedans et en haut.

5° **Bœckel** forme un lambeau ostéo-cutané quadrilatère, à
base externe, respectant comme le précédent la voûte palatine
et le bord alvéolaire, et le renverse en dehors.

6° **Chassaignac** avait proposé de récliner le nez sur une
des joues. *Bœckel* a mis ce procédé à exécution en formant un

lambeau ostéo-cutané par trois incisions et le renversant sur la joue opposée, dont l'apophyse montante a été brisée avec une forte pince garnie.

7° **Lawrence** a mobilisé le nez de bas en haut et l'a relevé sur le front.

8° **Ollier**, au contraire, a proposé d'abaisser le nez sur la lèvre ; il a désigné ce procédé sous le nom d'ostéotomie verticale et bilatérale des os du nez. Voici comment il l'exécute pour l'extraction d'un polype.

a. *Incision de la peau et section verticale de la charpente de l'auvent nasal.* — On fait une incision en forme de fer à cheval, commençant au niveau du bord postérieur de l'aile du nez à droite, remontant directement vers le point le plus élevé de la dépression fronto-nasale, puis redescendant à gauche par le même chemin jusqu'au niveau du bord postérieur de l'aile du nez. Cette incision va du premier coup jusqu'à l'os. On prend alors une scie à lame étroite (scie d'horloger ou de Butcher à inclinaison variable), et l'on sectionne rapidement la charpente du nez dans la direction de l'incision extérieure. On arrête la scie, dès qu'on sent qu'on a dépassé les apophyses montantes. On achève de mobiliser le nez par quelques coups de ciseaux sur la cloison ou les cartilages des ailes, on le renverse en bas, et l'on fait au besoin la ligature des deux branches de la frontale interne à la racine du nez.

b. *Mobilisation de la cloison.* — L'ouverture antérieure des fosses nasales ne donnerait pas assez de jour pour explorer la région naso-pharyngienne ; aussi faut-il mobiliser la cloison. Souvent elle est déjetée à droite ou à gauche par le polype lui-même ; elle est même quelquefois usée en partie ; aussi est-il facile de la déjeter par l'introduction forcée du doigt seulement. Dans certains cas, une section avec les ciseaux, à la partie supérieure ou à la partie inférieure, est utile pour la mobiliser en masse ; mais le déjettement avec les doigts seuls n'a pas d'inconvénients et a pour avantage de ne pas interrompre la continuité de la muqueuse.

c. *Extraction du polype.* — Elle se fait avec de fortes

pinces et doit être suivie de la rugination de l'apophyse basilaire, point d'implantation habituel.

Modification. — On peut pénétrer dans les fosses nasales par une ouverture plus large et diminuer l'éloignement de l'apophyse basilaire.

L'opération consiste dans une résection des os du nez et d'une partie du maxillaire. Deux incisions cutanées, l'une horizontale partant de l'aile du nez et dirigée en arrière, la seconde oblique en bas et en dehors partant de la racine du nez, viennent se rejoindre en arrière, au niveau de la racine de la première molaire. Les os sont sciés dans la direction des incisions cutanées. On délimite ainsi un V ostéo-cutané dont la pointe est en arrière, au niveau de la racine de la première dent molaire supérieure. On fait le trait de scie supérieur plus oblique en bas et en arrière que dans la première opération. Quant au trait de scie horizontal, on le pratique de la manière suivante. Une lame étroite de scie d'horloger, ou bien une scie pointue, est introduite à l'extrémité antérieure de l'incision, derrière le lobule du nez, à travers une perforation des cartilages latéraux et de la cloison. La scie ainsi placée, on sectionne dans le sens de l'incision cutanée jusqu'à la rencontre du premier trait. Il faut faire la section horizontale à une hauteur suffisante pour ne pas rencontrer la racine des dents. Ce procédé permet de pénétrer directement dans les sinus, et, en cas de besoin, d'agrandir facilement l'ouverture nasale antérieure, en sacrifiant la paroi externe d'un des sinus.

§ XIV. — RÉSECTION DU MAXILLAIRE INFÉRIEUR.

Anatomie. — Le maxillaire inférieur, en forme de fer à cheval, offre à considérer un corps et deux branches. Le corps, convexe en avant, présente deux faces, l'une extérieure ou cutanée, l'autre intérieure du côté de la cavité buccale ; et deux bords, l'inférieur arrondi, sous-tégumentaire, facilement accessible ; le supérieur ou alvéolaire, qui supporte les dents inférieures.

La face externe du corps de la mâchoire n'est recouverte

que par la peau, le peaucier et quelques muscles cutanés de la face. Elle est divisée par l'insertion de la muqueuse buccale en deux parties, dont la supérieure appartient à la bouche. L'artère faciale croise cette face externe près des branches.

La face interne est également divisée en deux parties par l'insertion de la muqueuse buccale ; une partie supérieure appartenant à la bouche, et une inférieure qui rentre dans la région sus-hyoïdienne. Elle donne attache en son milieu, par les apophyses géni, aux muscles génio-glosses et génio-hyoïdiens ; plus en dehors, par la ligne mylo-hyoïdienne, au muscle mylo-hyoïdien, qui forme le plancher de la cavité buccale. On y trouve également l'insertion du ventre antérieur du digastrique, et plus en dehors la fossette où se loge en partie la glande sous-maxillaire. Le périoste est assez épais et facile à décoller.

Les branches de la mâchoire sont aplaties, recouvertes en dehors par le masséter, en dedans par le ptérygoïdien interne. Leur bord postérieur arrondi est presque sous-cutané en bas, plus haut, en contact avec la paroitde et croisé par le canal de Sténon. Leur bord antérieur, mince et tranchant, est accessible par la bouche et se divise en bas pour l'insertion du buccinateur et de son aponévrose.

En haut, la branche se termine par deux apophyses : l'antérieure ou apophyse coronoïde donne attache au tendon du muscle temporal. Très-longue, elle vient quelquefois se cacher par son sommet sous l'arcade zygomatique. L'apophyse postérieure supporte le col et le condyle articulaire de la mâchoire, un fort ligament externe s'insère à sa face externe ; le muscle ptérygoïdien externe vient se fixer en avant. En somme, l'articulation temporo-maxillaire est peu solide, et se laisse facilement détruire par un mouvement d'arrachement.

Vaisseaux. — L'artère faciale traverse obliquement le corps de l'os, en avant des insertions du masséter. L'artère carotide externe longe le bord postérieur de la branche dans la loge parotidienne, et la maxillaire interne est presque en contact avec le col du condyle. Enfin, la dentaire inférieure traverse l'os dans un canal complet, ouvert à la face interne de la branche et à la partie postérieure du corps du maxillaire.

Nerfs. — Les rameaux du facial, le tronc et les branches de l'auriculo-temporal croisent la branche montante pour se porter vers la ligne médiane ; le nerf dentaire inférieur, accompagne l'artère dans son canal osseux et vient s'épanouir au menton ; enfin le nerf lingual, est accolé à la face interne de l'os, sous le muscle ptérygoïdien interne.

C'est par son bord libre que le maxillaire peut être attaqué le plus facilement.

Division. — Les résections du maxillaire inférieur comprennent : les résections dans la continuité, les résections dans la contiguïté et l'extirpation complète de l'os. Dans tous les cas où l'on peut empêcher le sang de pénétrer dans la bouche, en ménageant le repli muqueux labio-gingival, l'anesthésie peut être continuée jusqu'à la division de la muqueuse.

A. — Résections dans la continuité.

I. — Portion médiane du corps de la mâchoire.

a. **Incision cutanée médiane** (fig. 125. D). — Un aide saisit la lèvre inférieure et l'attire de son côté ; l'opérateur, de sa main gauche, l'attire du côté opposé. Les parties sont ainsi bien tendues, et les artères coronaires, comprimées entre les doigts, ne donnent pas de sang. On pratique de haut en bas, sur la ligne médiane antérieure, une incision verticale qui comprend toute l'épaisseur de la lèvre inférieure, divise toutes les parties molles jusqu'au bord libre de la mâchoire, et se prolonge en bas jusqu'à l'os hyoïde, mais en n'intéressant plus que la peau et le tissu cellulaire.

Les lambeaux ainsi formés sont disséqués de dedans en dehors, en rasant avec soin la face antérieure de l'os, puis relevés et maintenus par des aides. Après avoir enlevé les dents correspondant aux points où doit porter la scie, on divise le périoste à ce niveau s'il n'a pas été compris dans les lambeaux.

On dégage également la portion sus-hyoïdienne de la face interne de l'os. L'opérateur se porte alors derrière la tête du malade, et, faisant protéger les parties molles par une plaque de carton ou une feuille de plomb, il divise l'os d'avant en arrière avec une petite scie à main ou une scie en crête de coq, à la limite des parties altérées. Si l'on voulait couper l'os en se tenant en avant du malade, l'extrémité de la scie viendrait buter contre les dents supérieures.

Se reportant en avant, l'opérateur glisse un bistouri à plat le long de la face interne du maxillaire, et, rasant l'os de droite à gauche, il le sépare de ses attaches, pendant qu'un aide protége la langue avec une spatule ou avec le pavillon d'une sonde cannelée.

S'il est nécessaire d'enlever une portion de peau, on la circonscrit par des incisions appropriées. Pour remédier au refoulement possible de la langue en arrière, on la traverse, avant la division de ses attaches au maxillaire, avec une anse de-fil, que l'on fixe plus tard à une des épingles de la suture des parties molles.

b. **Sans incision cutanée** (*Malgaigne*). — On détache la lèvre inférieure de haut en bas, en incisant au fond de la gouttière qui la sépare des gencives, et rasant l'os jusqu'à son bord libre et quelques millimètres en arrière, dans une étendue égale à la longueur de la lèvre elle-même. Cette dissection terminée, on rabat le lambeau par-dessous le menton, où il est retenu par la saillie de l'os même. On a celui-ci sous les yeux, et l'on peut procéder à sa section, soit avec la scie ordinaire, soit, ce qui est plus facile, avec la scie à chaîne passée en arrière.

On peut agir de même pour réséquer la face antérieure ou le bord inférieur de l'os. Pour les cas où la scie devrait agir plus en dehors que ne le permettrait ce procédé, on le modifierait utilement en pratiquant, sous la base de la mâchoire, une petite incision de chaque côté pour laisser passer librement ou la scie ou les cisailles, après avoir décollé à l'ordinaire les parties molles de la face antérieure.

La modification de *Verneuil*, que nous décrirons plus loin, peut être appliquée aux résections dans la continuité.

II. — Résection de la moitié latérale du corps de la mâchoire
(fig. 127, C).

On fait une incision qui, commencée sur le milieu du bord libre de la mâchoire, à quelques millimètres en arrière de la face antérieure de l'os, suit ce bord de dedans en dehors jusqu'à l'angle, et remonte le long du bord postérieur de la branche dans une hauteur de 3 à 4 centimètres. Sur l'extrémité antérieure de cette incision, on fait tomber une seconde incision verticale, qui part de la fossette mentonnière et respecte par conséquent la lèvre inférieure. Dans un second temps, on divise le périoste dans toute l'étendue de ces incisions.

On dissèque de bas en haut le lambeau ainsi formé, en dénudant avec la rugine la face antérieure du corps de l'os, coupant nettement le nerf mentonnier à sa sortie de son canal osseux, et détachant en dehors les insertions inférieures du masséter. On dégage de même de bas en haut la face interne de l'os sans pénétrer dans la bouche.

Revenant au menton, on fait sauter l'incisive médiane du côté malade, on détache la muqueuse en arrière, puis le génio-glosse, et conduisant par ce trou une scie à chaîne on divise l'os d'arrière en avant. La section de l'os peut également se faire d'avant en arrière avec la scie ordinaire, comme nous l'avons indiqué.

Renversant alors l'os en dehors, on achève la dénudation de sa face interne jusqu'au point convenable, et on le détache par un second trait de scie.

La section osseuse antérieure doit être faite, s'il est possible, non sur la ligne médiane, mais un peu en dehors, pour éviter le détachement du génio-glosse du côté malade.

III. — Résection de tout le corps de la mâchoire.

Une incision horizontale suit en arrière le bord libre de la mâchoire dans toute son étendue. Sur chacune de ses extrémités tombe une incision verticale de 3 à 4 centimètres, faite le long du bord postérieur de chacune des branches montantes et de haut en bas. On divise le périoste dans toute la longueur de ces incisions.

On dénude avec la rugine la face externe de l'os jusqu'au bord alvéolaire, détachant en dehors les insertions inférieures du masséter ; on en fait autant pour la face interne, et on coupe l'os avec la scie à chaîne à ses deux extrémités. On termine par le détachement des muscles insérés à la face interne de l'os, et en particulier aux apophyses géni. La langue doit être maintenue par un fil.

B. — **Résections dans la contiguïté.**

I. — Ablation d'une moitié du maxillaire inférieur.

a. **Procédé ordinaire** (fig. 126, C). — 1° On pratique une première incision verticale qui, commencée à hauteur de la fossette mentonnière, descend un peu en dehors de la ligne médiane antérieure jusqu'au bord libre du maxillaire, en pénétrant jusqu'à l'os. De ce point part une incision qui longe, un peu en arrière, le bord libre de la mâchoire de dedans en dehors, puis remonte le long du bord postérieur de la branche montante jusqu'au lobule de l'oreille.

2° On dissèque ce vaste lambeau avec la rugine ou le bistouri, en dénudant de bas en haut la face externe de l'os jusqu'au repli muqueux labio-gingival, que l'on épargne pour éviter que le sang ne coule dans la bouche. On coupe nettement le nerf mentonnier à sa sortie du canal osseux ; en dehors, on détache aussi haut que possible les insertions du masséter à la face externe de la branche montante.

3° Attirant l'os en avant, on dénude de même sa face interne de bas en haut, sans pénétrer jusque dans la bouche.

4° Avec une sonde cannelée, on perfore la muqueuse de bas en haut en arrière de l'os. Dans la cannelure de la sonde, on fait passer un stylet aiguillé muni d'un fil qui sert à conduire la scie à chaîne au point où le maxillaire doit être sectionné, c'est-à-dire un peu en dehors de la ligne médiane. Il y a avantage à rester en dehors du milieu pour épargner les insertions des muscles génio-glosses. On enlève la dent qui correspond au trait de scie.

5° Avec la sonde cannelée, on perfore la muqueuse de haut en bas en avant de l'os. L'aiguille suit la cannelure et entraîne le fil et la scie à chaîne, qui entoure ainsi le maxillaire. Il est alors facile de scier l'os, d'une façon pour ainsi dire sous-cutanée.

6° Attirant la mâchoire en bas et en avant, on achève de dedans en dehors le dégagement de sa face interne. On détache avec la rugine les insertions du ptérygoïdien interne à la branche montante, le nerf dentaire inférieur est coupé nettement à son entrée dans le canal dentaire ; le nerf lingual respecté avec soin.

7° Abaissant fortement le corps de l'os, on va, sur la pointe de l'apophyse coronoïde, couper le tendon du crotaphite avec des ciseaux courbes et mousses, ou bien avec le détache-tendon. Le maxillaire ne tient plus que par son articulation temporale.

Au lieu de couper avec le bistouri ou des ciseaux boutonnés le ligament latéral externe, et l'attache du ptérygoïdien externe au col du condyle, ce qui expose à la lésion de l'artère maxillaire interne, il est plus prudent de décoller le périoste aussi haut que possible sur le col, et de finir par un mouvement de torsion et d'arrachement qui achève la déchirure des derniers liens fibreux.

b. **Méthode sous-périostée** (*Ollier*). — 1° *Incision de la peau*. — On fait une incision à 6 ou 7 millimètres en arrière du bord libre de la mâchoire, pour rendre la cicatrice moins apparente, depuis la symphyse mentonnière jusqu'à l'angle ; puis, le long du bord postérieur de la branche montante, sans dépasser en haut le lobule de l'oreille, pour ménager le nerf facial. Au besoin, on fait une seconde incision verticale sur le milieu du menton, en évitant, s'il est possible, d'intéresser le bord libre de la lèvre inférieure. On arrive sur l'os en un ou deux temps, et l'on coupe le périoste dans toute l'étendue de la section cutanée. L'artère faciale est coupée, on lie ses deux bouts.

2° *Détachement du périoste sur la face externe et une par-*

tie de la face interne de l'os. — Avec la rugine, on dénude la face externe de l'os, puis le masséter avec le détache-tendon, en manœuvrant lentement. On coupe le nerf mentonnier à sa sortie du trou osseux. Avec des crochets mousses, on remonte les parties molles, et on dénude avec précaution la face externe de la branche montante aussi haut que possible. On dénude ensuite la face interne du corps de l'os et de la branche montante.

3° *Section de l'os ; détachement du crotaphite et du ptérygoïdien interne.* — La dénudation pratiquée avec soin au niveau des apophyses géni ; les muscles génio-glosses et génio-hyoïdiens restant adhérents à la gaîne périostique, on passe la sonde rugine derrière l'os, et dessus la scie à chaîne ou celle de Langenbeck.

L'os scié, on le saisit avec un davier, on l'écarte en dehors pour séparer le ptérygoïdien interne avec la rugine. On coupe avec un bistouri le nerf maxillaire inférieur. On abaisse l'os, on dénude l'apophyse coronoïde de bas en haut et on détache la crotaphite avec le détache-tendon. Ce dernier temps exige beaucoup de soin. Si le bec de l'apophyse est très-saillant et caché sous l'arcade zygomatique, on le coupe avec une cisaille.

4° *Extirpation de l'os par torsion et rupture des adhérences au niveau de la partie postérieure du condyle et du col.* — On renverse l'os en haut pour détacher le périoste postérieur de la moitié supérieure de la branche montante. On va aussi haut que possible, en ayant soin de ne pas abandonner l'os de peur de léser les vaisseaux. Le col et le condyle dépouillés, on saisit l'os à pleine main et on rompt le reste des adhérences en le tordant sur lui-même et tirant à soi. Il faut, avec la rugine, détacher le tendon du ptérygoïdien externe avec le périoste, autrement on arrache avec l'os une partie de ce muscle.

II. — Extirpation du maxillaire inférieur.

Cette opération se pratique :

1° En taillant un grand lambeau à base supérieure par trois incisions. Deux sont verticales et descendent du lobule de l'oreille à l'angle de la mâchoire, en suivant le bord postérieur des apophyses montantes. Elles sont réunies par une incision transversale qui longe un peu en arrière le bord libre du maxillaire dans toute son étendue.

2° Ce vaste lambeau relevé, en dénudant avec la rugine la face externe de l'os, puis sa face interne sur la ligne médiane, et conservant avec soin la gaîne périostique, on coupe l'os dans son milieu avec la scie à chaîne, et l'on enlève successivement chacune de ses moitiés. La langue doit être fixée avec un fil.

C. — Résections temporaires.

Pour faciliter l'ablation de tumeurs de la langue et de l'arrière-bouche, on a pratiqué la section du corps du maxillaire inférieur, près de la symphyse mentonnière, un peu en dehors des apophyses géni. La réunion osseuse étant rendue difficile par la mobilité des os, *Sédillot* conseille une section en V horizontal pour faciliter la coaptation, et l'emploi de la suture métallique pour maintenir les fragments en contact.

Billroth et *Bœckel* ont déplacé des parties plus ou moins considérables de l'os, en taillant un lambeau ostéo-cutané quadrilatère à base supérieure ou inférieure.

Dans le cas d'ankylose de l'articulation temporo-maxillaire, ou de resserrement permanent et cicatriciel des mâchoires, on a coupé le maxillaire ou réséqué une portion de l'os en avant de l'obstacle.

Rizzoli fait une simple section en dénudant l'os par la bouche et le coupant avec une cisaille ou la scie à chaîne. *Esmarch* et *Huguier* enlèvent une portion du corps de l'os.

§ XV. — RÉSECTION DES ORTEILS.

Elle se pratique très-rarement et seulement pour le gros orteil. Le procédé, comme pour les phalanges des doigts, consiste en une ou deux incisions latéro-dorsales et cutanéo-périostées, prolongées un peu au delà de la partie à enlever.

§ XVI. — RÉSECTION DES MÉTATARSIENS.

Anatomie. — Comme les métacarpiens, les os du métatarse ne sont recouverts sur leur dos que par la peau et les tendons extenseurs. De plus, la nécessité de ménager la plante du pied, oblige à pratiquer les incisions à la face dorsale.

I. — Dans la continuité (fig. 128, A).

Une incision dorsale, terminée au besoin par deux petites incisions transversales à chacune de ses extrémités, permet de mettre le métatarsien à découvert. On enlève avec la gouge les parties malades, ou, après décollement du périoste, on coupe l'os avec la scie à chaîne ou une forte cisaille.

II. — Dans la contiguïté.

1. Extrémité antérieure. — On peut enlever la tête du métatarsien seule, ou avec la base de la phalange correspondante. On se sert d'une ou de deux incisions longitudinales et cutanéo-périostées, pratiquées sur les faces latérales de l'article, près du dos du métatarsien. Le périoste est décollé et les ligaments détachés avec la rugine. On luxe alors la base de la phalange dans la plaie, on la résèque avec une petite scie ou une cisaille ; puis on luxe de même et on enlève la tête du métatarsien.

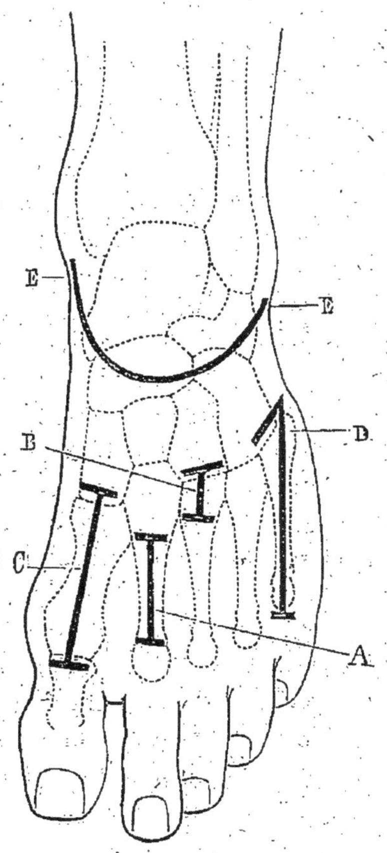

FIG. 128. — Pied, face dorsale.

A, résection du deuxième métatarsien, continuité ; B, résection du troisième métatarsien, extrémité postérieure ; C, extirpation du premier métatarsien ; D, Extirpation du cinquième métatarsien ; E E, extirpation de l'astragale.

2. Extrémité postérieure (fig. 128, B). — Opération détestable, en raison de sa difficulté et des dangers auxquels elle expose par l'ouverture des articulations ; la résection de la base des métatarsiens doit être réservée pour les cas de luxation irréductible de ces os. La gouge est préférable daus les cas de carie. Une incision dorsale longitudinale, croisée par une petite incision transversale cutanée au niveau de l'article, permet de mettre l'os à découvert.

3. Extirpation des métatarsiens (fig. 128, C, D). — Elle se pratique par une incision dorsale dans toute la longueur du métatarsien, surmontée d'une petite incision transversale cutanée au niveau des articulations, pour mettre à découvert la tête et la base de l'os. Pour le premier métatarsien, l'incision longitudinale est placée du côté de la face interne ; pour le cinquième, on la place du côté de la face externe. On évite ainsi plus sûrement les tendons extenseurs.

La peau divisée, on reconnaît et on fait récliner les tendons extenseurs. On incise le périoste dans le sens de l'incision longitudinale, et, avec la rugine, on dénude aussi complétement que possible la partie antérieure du métatarsien. L'articulation métatarso-phalangienne détruite, on luxe hors de la plaie la tête de l'os. On la saisit avec un davier, on la soulève, et, d'avant en arrière, on achève le détachement de la gaîne périostique jusqu'à la base du métatarsien. De ce côté, les articulations sont tellement serrées et maintenues par des ligaments si résistants et si profondément placés, qu'il serait impossible d'y pénétrer tout d'abord autrement qu'avec le bistouri.

§ XVII. — RÉSECTION DE L'ASTRAGALE.

Anatomie. — L'astragale, enfoncé entre les deux malléoles, est en rapport, par sa face inférieure, avec le calcanéum ; par sa tête, avec le scaphoïde ; par sa face supérieure, avec le tibia ; par ses faces latérales avec les malléoles tibiale et péronière. Il est maintenu dans sa loge par les ligaments latéraux et postérieur de l'articulation tibio-tarsienne qui le rattachent aux os de la jambe ; par le fort ligament calcanéo-astragalien, ligament interosseux qui l'unit au calcanéum, et enfin en avant par les ligaments astragalo-scaphoïdiens. Les tendons contribuent aussi à le maintenir en place.

Ses rapports les plus importants sont : sur la face antérieure, les tendons des extenseurs des orteils et du jambier antérieur, les vaisseaux et nerfs pédieux et le muscle pédieux ; en arrière le tendon du long fléchisseur propre du gros orteil, dans sa coulisse de réflexion ; enfin, en dedans, les vaisseaux et les nerfs tibiaux postérieurs en sont peu éloignés.

Opération. — Si l'astragale est luxé sous la peau, une incision simple, droite ou courbe ; des incisions en croix, en H, en L, pratiquées sur le point le plus saillant et ménageant, si possible, les tendons, les vaisseaux et les nerfs, permettent d'enlever l'os en entier. Il ne faut jamais couper de parti pris toutes les parties molles antérieures, comme *Holmes* l'a conseillé.

A. Procédé d'Ollier (fig. 128, E). — On fait sur le dos du pied une incision en fer à cheval à convexité antérieure. Elle commence sur le bord interne, à la hauteur de l'articulation tibio-astragalienne et au niveau du tendon du muscle jambier antérieur, qu'elle laisse en dedans. Elle se dirige alors en bas, en avant et en dehors, en décrivant une ligne courbe à convexité antérieure jusqu'au milieu du scaphoïde. De là, elle remonte en arrière et en dehors, de manière à contourner la malléole externe, et s'arrête à 1 centimètre au-dessous de la pointe de cette apophyse. On n'a coupé dans ce premier temps que la peau et le tissu cellulaire, pour mettre les tendons à nu sans les intéresser.

Avant d'aller plus loin, on confie à des aides spéciaux chargés de les mettre à l'abri et de les récliner, les tendons des péroniers latéraux et les tendons des extenseurs des orteils, qui, dégagés de leur gaîne, sont, pour plus de facilité, déjetés en dehors. Le muscle pédieux est ou conservé, ou coupé en travers, ou séparé à son insertion supérieure et déjeté en bas et en dedans. Le nerf et les vaisseaux pédieux sont entraînés en dehors avec les tendons extenseurs.

On dénude alors, avec la rugine, le col de l'astragale et sa face externe non articulaire. On dégage l'os de ses adhérences capsulaires et ligamenteuses au scaphoïde et au tibia. On entre dans l'articulation astragalo-calcanéenne et on coupe avec le bistouri le ligament interosseux. On renverse alors le pied en dedans, et, avec le détache-tendon, on détache l'insertion des forts ligaments tibio-astragaliens internes. L'os saisi avec un davier, on détruit le reste de ses adhérences par un mouvement de torsion et d'arrachement.

B. **Procédé conseillé.** — Il m'a paru plus facile, commençant l'incision un peu plus en arrière, sur la face interne du pied, de séparer le tendon du jambier antérieur des tendons des extenseurs, pour dénuder d'abord le col de l'astragale en dedans, ouvrir avec la rugine l'articulation astragalo-scaphoïdienne et détacher les ligaments internes.

On coupe alors le ligament annulaire antérieur de façon à mobiliser les tendons extenseurs, c'est-à-dire qu'on le divise en dehors et en dedans des tendons. On dénude avec soin la tête de l'astragale en dehors, puis la face externe de cet os. Les tendons des extenseurs sont réclinés en dedans avec les vaisseaux et le nerf pédieux ; on porte le pied dans la flexion, et la rugine, manœuvrant sous les tendons, achève la dénudation du col et de la tête à la partie antérieure.

Quand la face externe de l'os est bien dénudée, on coupe avec la pointe du bistouri le ligament interosseux. On saisit la tête de l'os ou son col avec un fort davier et on la luxe en dehors. Portant alors le pied dans l'adduction forcée, on achève avec la rugine le dégagement de l'os, qu'on extrait par un mouvement combiné de torsion et d'arrachement.

On pourrait scier en travers le col de l'astragale dénudé, avec une petite scie passée sous les parties molles antérieures, et enlever d'abord la tête de l'os, pour faciliter l'extraction de sa partie postérieure. (*Verneuil.*)

§ XVIII. — RÉSECTION DU CALCANÉUM.

Anatomie. — Le calcanéum s'articule, par sa face supérieure avec l'astragale, et est maintenu en contact avec cet os par le ligament interosseux astragalo-calcanéen. En avant, il s'unit au cuboïde, et des ligaments puissants consolident la

jointure. Nous signalerons le grand ligament calcanéo-cuboïdien inférieur, et la branche externe et antérieure du ligament en Y. Les faces latérales de l'os sont rattachées à la
jointure tibio-tarsienne et aux os de la jambe par les fibres les
plus longues et les plus superficielles des ligaments latéraux
du cou-de-pied.

La face postérieure du calcanéum est divisée en deux parties : l'inférieure donne attache au tendon d'Achille, la supérieure est tapissée par une bourse séreuse qui la sépare de ce
tendon. Notons, de plus, que celui-ci se rattache par une
expansion fibreuse à l'aponévrose plantaire.

La face externe du calcanéum sous-cutanée, est obliquement traversée par les tendons des péroniers latéraux. Sa face
interne donne passage, par la gouttière calcanéenne interne,
aux tendons des muscles postérieurs et profonds de la jambe,
aux vaisseaux et au nerf tibial postérieur. L'os n'est donc
pas accessible de ce côté.

Enfin, la face plantaire est recouverte par la peau épaisse
et cornée du talon, par du tissu cellulo-graisseux aréolaire,
par les insertions postérieures de l'aponévrose plantaire, et
la partie postérieure de quelques-uns des muscles de la plante
du pied.

Il résulte de ces considérations que le calcanéum ne peut
guère être attaqué que par sa face externe.

Division. — La résection du calcanéum est totale ou partielle. Quand la lésion morbide n'a pas envahi la totalité de
l'os, l'évidement peut être substitué à l'extirpation.

Procédés opératoires. — L'incision médiane antéro-pos-
térieure de *Vanzetti* ; l'incision transversale plantaire de
Syme, simple ou combinée avec deux incisions latérales
(*Page*), doivent être rejetées, parce qu'elles laissent une cicatrice sous la plante du pied.

L'incision en fer à cheval, circonscrivant le calcanéum à
l'union de ses bords avec la plante du pied, qu'elle soit simple (*Rigaud, Erichsen*), ou combinée avec une incision verticale postérieure (*A. Guérin, Linhart*), nous paraît moins
avantageuse que les procédés à lambeau externe conseillés
par *Holmes, Morrogh* et *Ollier*.

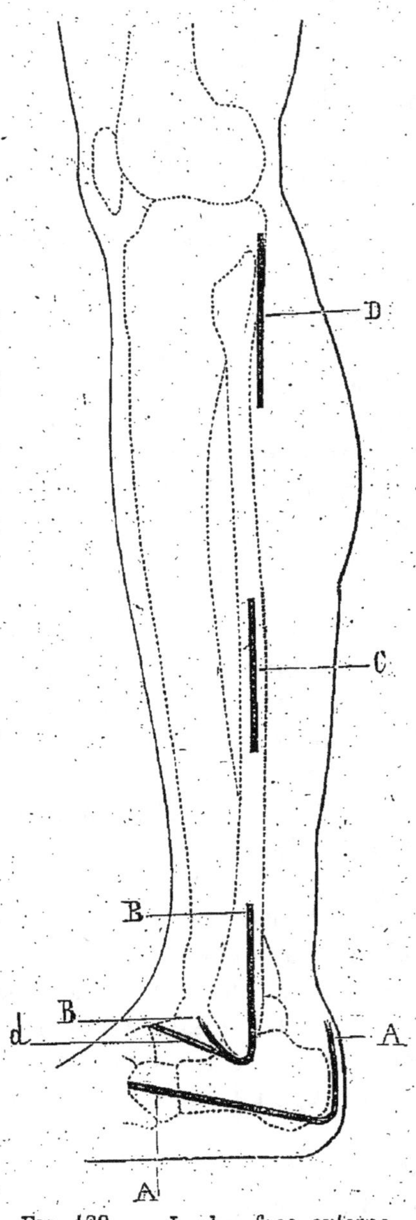

Fig. 129. — Jambe, face externe.

A A, résection du calcanéum (OLLIER);
B B, résection du cou-de-pied, péroné; C,
résection du péroné, partie moyenne; D,
résection du péroné, extrémité supérieure.

Procédé d'Ollier. —
Méthode sous-périostée
(fig. 129, A A).— Le pied
est maintenu dans l'ad-
duction et la rotation en
dedans, pour bien mettre
à jour sa face externe.

1° *Incision des parties
molles jusqu'à l'os.* —
C'est une incision coudée,
comprenant une portion
verticale qui suit le bord
externe du tendon d'A-
chille, et une portion horizontale qui longe le bord
externe du pied. Elle commence sur le bord externe
du tendon d'Achille, à
2 centimètres au-dessus
du niveau de la pointe de
la malléole externe. On la
dirige en bas, en suivant
le bord externe de ce tendon jusqu'au-dessous de
la tubérosité externe du
calcanéum; puis, après
avoir contourné le bord
externe du talon, on la
poursuit sur le bord ex-
terne du pied jusqu'à la
face supérieure de l'apo-
physe postérieure du cin-
quième métatarsien. En
avant, on la porte un peu
en haut, pour rester au-
dessus de l'abducteur du
petit orteil. L'incision cutanée étant tracée, et les

limites du tendon d'Achille et de la masse musculaire plantaire étant reconnues par la vue et le toucher, on incise jusqu'à l'os, en évitant de couper en avant les tendons des péroniers latéraux.

2° *Dénudation de l'os.* — On prend alors une rugine et l'on dépouille d'abord la moitié postérieure de la face externe du calcanéum; puis, avec le détache-tendon, on sépare à petits coups toute l'implantation du tendon d'Achille. Une fois ce tendon détaché, on le déjette en dedans avec la peau qui le recouvre. On dénude ensuite la face inférieure de l'os, le tiers postérieur de sa face interne, et l'on reprend la dénudation en avant. Les tendons des péroniers latéraux étant confiés à un aide spécial, qui les écarte avec des crochets mousses, et l'insertion du ligament péronéo-calcanéen étant détachée, on dénude la portion antérieure ou grande apophyse du calcanéum; on ouvre l'articulation calcanéo-cuboïdienne en écartant les parties fibreuses qui l'entourent. Le ligament calcanéo-cuboïdien interne ne peut être atteint que plus tard.

3° *Section du ligament interosseux.* — *Complément de dénudation.* — *Rupture ou section des ligaments calcanéo-scaphoïdiens.* — Jusque-là l'os n'a pu être mobilisé, il tient solidement aux autres os du tarse; on n'a fait que le dépouiller de la plus grande partie de son périoste. On introduit alors un bistouri à lame étroite dans l'articulation astragalo-calcanéenne; on lui fait parcourir à deux ou trois reprises les deux facettes, afin d'être bien sûr d'avoir coupé tout le ligament interosseux. C'est la même manœuvre que dans la désarticulation sous-astragalienne.

Le calcanéum est encore retenu par les coulisses fibreuses des tendons qui se réfléchissent sur sa face interne et par les ligaments calcanéo-scaphoïdiens, ainsi que par le ligament calcanéo-cuboïdien interne. Mais comme il a acquis une certaine mobilité après la section du ligament calcanéo-astragalien, on le saisit avec un fort davier à plusieurs rangées de dents, on l'abaisse et l'on fait bâiller l'articulation calcanéo-astragalienne, afin d'aller couper avec le détache-tendon les ligaments calcanéo-scaphoïdiens. On écarte en outre le plu<

possible en dedans, avec des crochets mousses, la peau du talon ; on achève la dénudation de la face interne, et, lorsqu'on sent qu'il ne reste plus que quelques adhérences qu'on ne peut pas atteindre directement, on les rompt par un mouvement de torsion et de traction.

§ XIX. — RÉSECTION DU COU-DE-PIED.

Anatomie. — L'articulation tibio-tarsienne est un ginglyme parfait, la poulie astragalienne étant étroitement enclavée dans la mortaise formée par les malléoles et la face inférieure du tibia. Il faut y rattacher la jointure tibio-péronéale inférieure, qui possède la même synoviale. Les extrémités articulaires sont volumineuses, les parties molles ont peu d'épaisseur.

Deux ligaments latéraux très-forts et très-étendus relient les malléoles à l'astragale et au calcanéum. Le ligament postérieur est moins puissant, et l'antérieur n'est formé que par quelques minces trousseaux fibreux. Des ligaments postérieur, antérieur et interosseux, rattachent au tibia l'extrémité inférieure du péroné.

Parties molles. — En avant, les tendons du jambier antérieur, des extenseurs des orteils et du péronier antérieur, recouvrent l'article de dedans en dehors. Ils sont maintenus en place par le ligament annulaire antérieur du tarse, sous lequel passent également le nerf et les vaisseaux tibiaux antérieurs. En arrière, l'article est protégé par le tendon d'Achille, les tendons des muscles postérieurs et profonds de la jambe. Le nerf et les vaisseaux postérieurs passent derrière la malléole interne pour gagner la gouttière du calcanéum ; les tendons des péroniers latéraux passent derrière la malléole externe.

Sur les faces latérales, le tibia et le péroné n'étant recouverts que par la peau sont facilement accessibles. C'est donc sur ces faces et au besoin en avant, que les incisions seront le plus utilement placées.

Division. — La résection du cou-de-pied est : *totale*, si elle intéresse les trois os de l'article ; *partielle*, si elle ne comprend que deux ou un seul de ces os. On enlève ainsi, soit l'astragale seul, soit les extrémités inférieures des deux os de la jambe ; ou encore, soit le tibia, soit le péroné isolément.

I. — Résection totale.

A. — Méthode ordinaire. — Les procédés à incision transversale antérieure, avec ou sans section des parties molles (*Heyfelder, Hancock*) ; à incision transversale postérieure (*Textor fils, Wakley*) ; à lambeau antérieur arrondi ou quadrilatère à base supérieure (*Hussey, Bœckel*) rendent fort difficile la conservation des tendons.

Les procédés à incisions latérales (*Chassaignac, Bourgery, Barwell, Velpeau*), rectilignes ou recourbées de façon à embrasser le sommet des malléoles, ne présentent aucun avantage sur le procédé mis en usage par *Moreau* de Bar-le-Duc.

Procédé de Moreau père. —Il fait une incision longitudinale qui, commencée à la partie inférieure et postérieure de la malléole externe, remonte le long du bord postérieur du péroné, dans une étendue de 8 à 10 centimètres. De son extrémité inférieure part une incision transversale qui se prolonge en avant jusqu'au tendon du péronier antérieur. Celle-ci est simplement cutanée pendant que la première va jusqu'à l'os. Le lambeau disséqué, on dénude le péroné, on le coupe au-dessus du point malade et on le détache de haut en bas.

Pour réséquer le tibia, on fait de même une incision en L. La branche verticale suit le bord postérieur de la malléole interne, et remonte le long du tibia ; la branche horizontale, cutanée, s'arrête en avant près du tendon du jambier antérieur. On dissèque le lambeau, on isole le tibia au-dessus de la partie malade, et on le coupe d'avant en arrière avec une scie à lame étroite et mobile que l'on engage sous les parties molles antérieures avant de la fixer à son arbre. Ce fragment est ensuite dégagé de haut en bas, en portant le pied dans l'abduction.

Moreau fils passait la lame de la scie entre la face postérieure du tibia et les parties molles réclinées, et coupait l'os d'arrière en avant. L'astragale est ensuite attaqué avec la gouge pour enlever les parties altérées.

Section des os. — On commence par la dénudation et la section du péroné, le membre reposant sur sa face interne. On coupe l'os, soit avec la scie à chaîne, soit directement avec la scie ordinaire sur la sonde de Blandin, au-dessus de la partie malade. L'os est alors détaché de haut en bas, ce qui rend beaucoup plus facile la division du ligament interosseux. Les tendons des péroniers latéraux sont dégagés et réclinés avec soin.

Le membre est alors porté dans l'abduction, le pied reposant sur son bord externe. Le tibia doit être dégagé avec précaution, surtout à sa face postérieure, pour ménager les parties molles.

Les ligaments divisés, on luxe l'extrémité inférieure de ce os en dedans, en exagérant l'abduction du pied, et on retranche toute la partie malade avec la scie ordinaire.

Si l'astragale n'est que superficiellement altéré, on l'attaque avec la gouge ; s'il est tout entier malade, on le saisit avec un davier et on en fait l'extirpation.

Pélikan donne à la section des os une direction oblique de bas en haut, et d'arrière en avant, pour conserver au pied sa direction normale. *Heyfelder* conseille de scier le tibia et le péroné suivant une ligne courbe ou anguleuse, parallèle à la mortaise naturelle. La section horizontale est généralement préférée.

B. — MÉTHODE SOUS-PÉRIOSTÉE. — a. **Procédé d'Ollier.**
1° *Incision de la peau et de la gaîne périostique sur l'un ou l'autre côté ou les deux côtés à la fois, suivant qu'on veut retrancher un os seul ou les deux os.*

L'incision commence à 7 ou 8 centimètres au-dessus de la malléole interne, sur la face interne du tibia qu'elle longe de haut en bas, et se termine à 1 centimètre au-dessous de la pointe de cette apophyse. En haut et en bas, on fait une petite incision perpendiculaire de dégagement. L'incision longitudinale divise la peau et le périoste. Avec la rugine, on le détache du tendon, on décolle la gaîne périostique et l'on dénude la malléole, de manière à détacher tout le tissu ligamenteux qui s'y insère. Pour détacher le périoste aussi loin que possible sur les faces interne et externe du tibia, il faut que l'incision de dégagement porte en haut sur cette membrane.

2° *Passage de la sonde rugine, et section du tibia.* — Le périoste décollé, on passe la sonde rugine courbe autour du tibia, et dans la sonde rugine la scie à chaîne, avec laquelle on sectionnera l'os. On saisit ensuite le bout du tibia avec un fort davier, on dénude sa face postérieure et la partie de sa face externe qui n'avait pas été complétement accessible à l'instrument. On achève de le luxer et on l'extrait. Pour le péroné, on se comporte de la même manière.

Ce procédé n'est exécutable que si l'on emporte une longueur de 4 à 5 centimètres du tibia, à compter de la pointe de la malléole. Alors l'espace interosseux existe au point où doit passer la scie à chaîne. Si l'articulation est superficiellement atteinte, et qu'on ne veuille enlever qu'une petite partie de l'os, il faut d'abord couper la malléole péronière avec un ciseau, après l'avoir dépouillée de son enveloppe périostéo-ligamenteuse, ou bien la sectionner avec un ostéotome. Puis on luxe le tibia en dedans, en renversant le pied en dehors, et avec une scie pointue on retranche son extrémité articulaire à la hauteur voulue.

On enlève l'astragale en partie ou en totalité suivant la profondeur des altérations.

b. **Procédé conseillé.** (fig. 129 BB et fig. 130 A). — 1° Le membre dans la rotation en dedans repose sur sa face interne. On commence sur le bord postérieur du péroné, ou mieux, à quelques millimètres en avant de ce bord, à une hauteur convenable, une incision cutanéo-périostée, qui descend verticalement, longeant l'os, jusqu'au sommet de la malléole externe. Elle se prolonge en bas, en contournant la pointe de la malléole, puis se relève le long de son bord antérieur, jusqu'à hauteur du bord articulaire du tibia, c'est-à-dire jusqu'à la partie la plus large de l'apophyse péronière.

2° Avec la rugine, on dénude le péroné dans toute la hauteur de l'incision ; on détache le ligament latéral externe, les ligaments tibio-péronéen antérieur et postérieur, et en dedans du péroné le ligament interosseux qui unit les deux os.

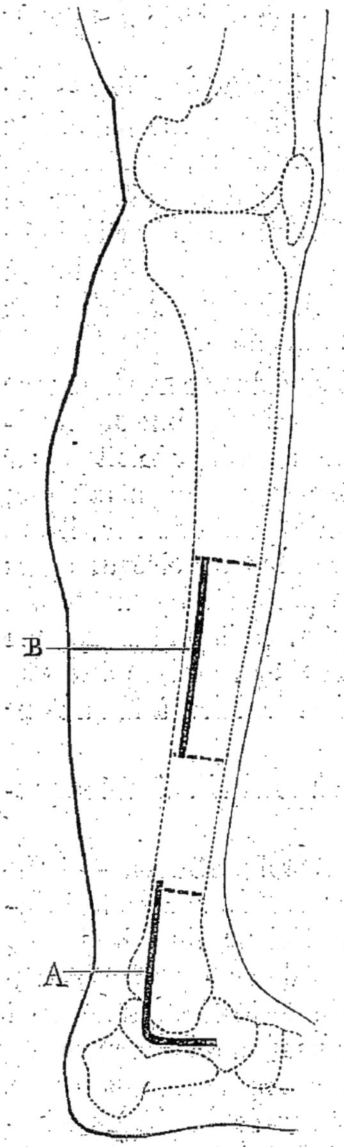

3° Le péroné étant bien mis à nu au-dessus de la partie altérée, on le coupe à ce niveau, soit avec la scie à chaîne, soit directement avec la scie ordinaire sur la sonde de Blandin. Saisissant alors avec un davier le bout supérieur du fragment à enlever, on l'attire en dehors et on achève la séparation du périoste et du ligament interosseux, de haut en bas. On détruit enfin le ligament péronéo-astragalien postérieur, qui vient s'insérer dans la fossette interne de la malléole, et qu'il est difficile de détacher autrement.

4° Le membre est placé dans la rotation en dehors, le pied reposant sur son bord externe. Sur la face interne du tibia, à quelques millimètres en avant de son bord postérieur, on commence une incision qui descend le long de l'os et vient contourner le sommet de la malléole interne, pour se porter ensuite en avant jusque près du tendon du jambier antérieur, en suivant le bord antérieur de la malléole tibiale. Elle est cutanéo-périostée dans toute la partie de son étendue qui correspond à l'os.

5° Avec la rugine, on décolle

FIG. 130. — Jambe, face interne.

A, résection du cou-de-pied, tibia.
B, résection du tibia, continuité.

le périoste sur la face interne de l'os et on le rejette en avant. Pour bien dégager la gaîne, il est souvent nécessaire de faire une petite incision transversale du périoste à la partie supérieure. Renversant le pied en dehors, on détache les ligaments internes, et on poursuit la dénudation de dedans en dehors sur les faces antérieure et postérieure de l'os, jusqu'à ce qu'il soit possible de le luxer en dedans et en bas dans la plaie. Avec la rugine on remonte la gaîne périostique jusqu'au dessus du point malade, et l'on scie l'os à ce niveau.

6° Lorsqu'on doit enlever l'astragale, il faut prolonger l'incision externe en avant jusqu'au tendon du péronier antérieur ; sans cela, l'extirpation de cet os devient très-difficile, surtout par la résistance des ligaments astragalo-scaphoïdiens.

L'avantage de cette façon d'agir est de détruire les connexions du tibia et du péroné du côté le plus accessible. L'extrémité inférieure du péroné enlevée, la dénudation du tibia ne présente plus autant de difficultés, et l'os peut être luxé dans la plaie et dénudé de bas en haut.

II. — Résections partielles.

Elles comprennent :

a. — L'extirpation isolée de l'astragale ; nous l'avons décrite plus haut.

b. — La résection simultanée de l'extrémité inférieure des os de la jambe. Nous venons d'en indiquer les procédés.

c. — L'ablation isolée de l'extrémité inférieure du tibia. A l'incision longitudinale qui se recourbe en bas pour embrasser la malléole interne, il faut ajouter une petite incision transversale également cutanéo-périostée sur son extrémité supérieure. On dénude le tibia en haut, et on le scie, pour le rabattre ensuite en bas.

La dénudation se continue de haut en bas, et on termine par le détachement des liens articulaires.

§ XX. — RÉSECTION DES OS DE LA JAMBE

Anatomie. — Deux os constituent le squelette de la jambe. Le tibia, plus volumineux, est sous-cutané dans toute son étendue du côté de la face interne, et ne présente aucun obstacle ; mais ses dimensions considérables rendent son isolement difficile.

Le péroné, au contraire, n'est sous-cutané que dans son tiers inférieur ; en haut, il est recouvert par les muscles péroniers latéraux qu'il faut séparer des muscles antérieurs ou postérieurs pour arriver jusqu'à lui. En arrière, l'artère péronière est couchée sur la face postérieure de cet os, dans les deux tiers inférieurs de la jambe. En avant, le nerf musculo-cutané sort de l'interstice qui sépare les péroniers des extenseurs des orteils ; en haut, le col du péroné est contourné par le nerf sciatique poplité externe.

Rappelons que le péroné ne joue qu'un rôle très-secondaire dans la sustentation, mais qu'en bas il concourt à la formation de la mortaise tibio-tarsienne, et qu'en haut la synoviale de l'articulation péronéo-tibiale supérieure communique quelquefois avec celle du genou.

Les deux os sont réunis dans toute leur longueur par le ligament interosseux.

Division. — La résection des os de la jambe comprend : la résection dans la continuité de chacun des os, ou des deux os à la fois ; les résections des extrémités articulaires ; enfin l'extirpation du péroné.

Les lésions organiques des extrémités spongieuses du tibia, nécessitent plus souvent que la résection proprement dite, l'abrasion ou l'évidement des parties altérées, qui permet de ne pas ouvrir les articulations.

I. — Dans la continuité.

Chacun des os doit être enlevé isolément.

A. TIBIA (fig. 130 B). — L'incision longitudinale, cutanéo-périostique, se fait sur la face interne du tibia, sous-cutanée -et facilement accessible. Mais pour éviter des cicatrices mal placées, et en raison de l'acuité du bord interne de l'os, l'incision doit être très-rapprochée de ce bord, afin qu'on puisse le contourner avec la sonde rugine. Ce contournement est toujours difficile, à moins qu'on n'ait détaché le périoste sur une longueur de 12 à 15 centimètres. Il faut pour cela une rugine à tige fortement courbée, et même alors fait-on généralement une trouée à la gaîne périostique, au niveau du bord postérieur du tibia. La sonde rugine passée derrière l'os, on introduit la scie à chaîne dans sa cannelure, et on coupe le tibia vers la partie moyenne de l'incision sur la sonde maintenue en place.

La sonde retirée, on soulève successivement avec un fort davier chacun des fragments de l'os, et l'on dénude le bord et la face postérieure.

De cette manière, il n'y a pas de perte de substance au périoste. Si cette membrane est peu adhérente, on achève sa dénudation avec la sonde elle-même, en la promenant de haut en bas dans la gaîne périostique.

Dans les cas de résection portant seulement sur une petite partie de la diaphyse, il vaut mieux isoler d'abord par deux traits de scie la portion à retrancher ; on achève ensuite de la dénuder de son périoste à la partie moyenne. Pour éviter que l'os ne soit dénudé beaucoup plus haut que les points de section, on fait une petite incision perpendiculaire à la gaîne périostique à chaque extrémité de l'incision longitudinale.

B. PÉRONÉ (fig. 129 C). — Pour réséquer une portion de la diaphyse du péroné, on fait sur la face externe de la jambe une incision longitudinale, terminée au besoin par deux petites incisions transversales.

Cette incision exclusivement cutanée permet de séparer les extenseurs des orteils des muscles péroniers latéraux, en épargnant avec soin le nerf musculo-cutané qui s'échappe sous le bord antérieur de ces derniers muscles.

On divise alors le périoste longitudinalement. Avec la rugine et la sonde rugine on dénude l'os, on en fait la section avec la scie à chaîne aux deux extrémités de la partie malade, et l'on achève alors la dénudation du fragment.

II. — Dans la contiguïté.

Nous avons décrit dans les résections du cou-de-pied l'ablation simultanée ou isolée de l'extrémité inférieure des os de la jambe. La résection isolée de l'extrémité supérieure du tibia rentre dans les résections du genou.

23.

EXTRÉMITÉ SUPÉRIEURE DU PÉRONÉ. — Opération délicate et dangereuse par la lésion possible de la synoviale du genou et du nerf sciatique poplité externe. Mieux vaut, s'il est possible, enlever avec la gouge les parties altérées, en respectant une partie de la tête osseuse, pour ne pas ouvrir l'articulation péronéo-tibiale. Si l'articulation est ouverte, on peut découvrir l'os au-dessous de la tête, le scier, relever le fragment, le dépouiller de bas en haut, et désarticuler ensuite par torsion ; mais, en règle générale, il vaut mieux découvrir la tête de l'os et reconnaître le nerf.

Procédé d'Ollier (fig. 129 D). — 1° *Incision de la peau et mise à découvert du nerf poplité externe*. L'incision se fait le long du bord postérieur du tendon du biceps dont le relief est toujours sensible sous la peau. Elle commence à 2 ou 3 centimètres au-dessus de la tête du péroné, et se dirige ensuite le long de l'os, mais un peu en arrière, de manière à tomber dans l'interstice qui sépare le jumeau externe ou plutôt le soléaire du faisceau des péroniers. On n'intéresse que la peau et l'aponévrose. Le nerf s'aperçoit au niveau du col ; il s'agit de le mettre à l'abri.

2° *Isolement du nerf et incision inter-musculaire*. On protége le nerf sciatique poplité externe par deux crochets mousses placés à deux ou trois centimètres l'un de l'autre ; c'est le point important de l'opération. Ainsi protégé par les crochets, il est dégagé du tissu cellulaire qui le retient contre l'os, puis tiré en avant, afin de permettre l'incision de la gaîne périostique. L'incision faite sur le bord postérieur du péroné et continuée dans sa direction sépare le soléaire des péroniers, et permet de découvrir l'os dans la longueur voulue, en suivant l'interstice musculaire.

3° *Dénudation de l'os, détachement du tendon du biceps*. — L'os ayant été découvert par l'incision précédente, on le dénude selon les règles habituelles ; on détache le tendon du biceps qui se continue avec la gaîne périostique ; on scie l'os au-dessous de la lésion, on le renverse en haut et l'on achève sa dénudation du côté interne. Il faut s'assurer que le nerf n'est pas divisé en plusieurs branches pour éviter de couper une d'elles.

III. — Extirpation du péroné.

La moitié supérieure de l'os sera mise à nu par l'incision que nous venons de décrire, entre le soléaire et les péroniers. Pour enlever la moitié inférieure, on fait une incision qui suit de bas en haut la face superficielle de l'os, puis se prolonge jusqu'au milieu de la jambe entre les péroniers et les extenseurs des orteils. L'os est scié en son milieu, et chacune des moitiés est détachée isolément.

§ XXI. — RÉSECTION DU GENOU

Anatomie. — Le genou est de toutes les articulations celle dont les surfaces sont les plus larges, la synoviale la plus étendue, les ligaments les plus nombreux et les plus compliqués dans leur disposition. Les surfaces articulaires sont formées par la rotule, les condyles du fémur et les tubérosités du tibia. La synoviale envoie des prolongements sous le triceps fémoral, vers les jumeaux et le poplité. Les moyens d'union sont : deux ligaments latéraux très-rapprochés de la face postérieure de l'article, les ligaments croisés, un ligament postérieur sur lequel repose l'artère poplitée, et enfin des lames fibreuses superposées, formant avec le tendon du triceps la rotule et le ligament rotulien, une large couverture à la face antérieure de l'articulation.

En avant et sur les côtés, les os ne sont recouverts que par la peau et ces lames fibreuses ; en arrière on trouve les tendons, les muscles du creux poplité, l'artère et la veine poplitée, et enfin les deux branches de division du nerf sciatique, dont l'externe se porte obliquement en dehors pour aller contourner le col du péroné.

Cette disposition des parties molles conduit naturellement à porter en avant et sur les faces latérales de l'article les incisions destinées à mettre les os à découvert.

Division. — La résection du genou est totale ou partielle. Elle porte d'habitude principalement sur l'extrémité inférieure du fémur dont on retranche les condyles, sans jamais remonter jusqu'au canal médullaire. Chez les enfants, si l'on ne veut s'exposer à un raccourcissement considérable du membre, il ne faut pas dépasser le cartilage épiphysaire.

Du côté du tibia, on se borne le plus souvent à enlever une mince couche des tubérosités. Nous avons signalé les dangers que ferait courir au nerf sciatique poplité externe l'ablation de la tête et du col du péroné. Il faut donc, autant que possible, que la section reste au dessus de cet os. La rotule doit être enlevée, en ménageant les parties molles qui l'enveloppent. Sa conservation est sans avantages, et exposé à la rétention du pus. L'ablation de sa face articulaire, adoptée par *Sédillot*, est aujourd'hui repoussée par presque tous les chirurgiens.

I. — Résection totale.

A. Méthode ancienne. — Les procédés sont très-nombreux. On peut les diviser comme suit :

a. INCISION UNIQUE.	Longitudinale	1° *Parck.* — Latérale interne.
		2° *Chassaignac.* — Latérale externe.
		3° *Langenbeck.* — Médiane antérieure.
		4° *Langenbeck* (1862). — Curviligne, au bord interne du tendon rotulien.
	Transversale sous la rotule.	5° *Bégin* et *Sanson.* — Rectiligne.
		6° *Verneuil. Textor.* — Curviligne à convexité inférieure.
	Oblique.	7° *Heyfelder.* — Oblique de haut en bas et de dehors en dedans, croise la partie inférieure de la rotule.

b. INCISIONS CIRCONSCRIVANT DES LAMBEAUX. — 1° *Parck.* — Incision cruciale dont la branche transversale répond au bord supérieur de la rotule et divise la demi-circonférence antérieure du membre.

2° *Moreau.* — Incision longitudinale de chaque côté de la cuisse, entre les vastes et les fléchisseurs de la jambe. Commencée au-dessus des condyles du fémur, elle s'étend jusqu'à ceux du tibia, en pénétrant jusqu'aux os. On réunit les deux plaies latérales en coupant transversalement la peau et la capsule fibreuse antérieure, au-dessous de la rotule. Le lambeau supérieur relevé, on enlève la rotule, on dénude le fémur et on le scie au point voulu. Pour découvrir le tibia on divise en deux le lambeau inférieur par une incision verticale conduite sur le bord antérieur de l'os.

3° *Fergusson* supprime l'incision médiane inférieure de Moreau, et donne à l'incision transversale une légère convexité en bas.

4° *Jones* porte l'incision transversale de *Moreau* sur le milieu de la rotule.

5° *Verneuil*, au contraire, la place au-dessus de cet os.

6° *Jones*, dans un second procédé, transporte l'incision transversale à l'extrémité inférieure des deux incisions longitudinales latérales. Il obtient ainsi un lambeau quadrilatère unique à base supérieure, que l'on dissèque de bas en haut pour découvrir les os.

7° *Mackensie* (fig. 131, A). — Incision curviligne à convexité inférieure qui va d'un des condyles du fémur au condyle opposé, en descendant en avant jusqu'à la tubérosité tibiale pour permettre de détacher le tendon rotulien à son insertion inférieure.

8° *Syme*. — La jambe mise dans la flexion, on circonscrit la rotule par deux incisions curvilignes à concavité opposée qui se rejoignent de chaque côté, sur les faces latérales des condyles fémoraux. On détache complétement le lambeau comprenant la rotule.

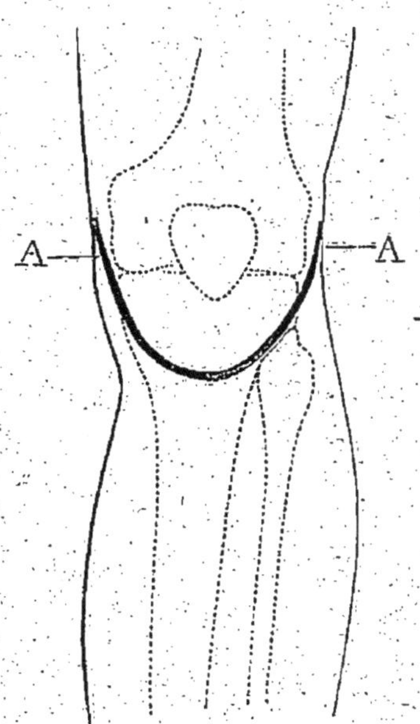

Fig. 131. — Genou, face antérieure.

A, résection du genou (MACKENSIE).

De ces multiples procédés, l'incision transversale sous-rotulienne à convexité inférieure, de *Verneuil*, et le lambeau arrondi de *Mackensie*, paraissent les plus favorables. Tous peuvent au reste être utilisés, en raison de la nature et de l'étendue des lésions.

Opération. — L'incision curviligne est conduite du premier coup jusqu'à l'os; puis, le lambeau relevé et retourné, on enlève la rotule en ménageant les parties fibreuses qui l'enveloppent.

Fléchissant la jambe, l'opérateur divise avec la pointe du couteau, à leur attache sur les condyles du fémur, les ligaments latéraux. Il coupe également et avec précaution les ligaments croisés, soit dans la gorge inter-condylienne, soit à leur insertion tibiale. On fait alors saillir les condyles du fémur en portant la jambe dans la flexion forcée, et l'on achève leur dégagement.

La section du fémur se fait avec la scie ordinaire, soit d'avant en arrière en protégeant avec une plaque de carton les parties molles postérieures, soit d'arrière en avant pour ménager plus sûrement les vaisseaux.

La surface de section doit être parallèle au plan normal de l'inclinaison des condyles, c'est-à-dire oblique en bas et en dedans, pour éviter un angle rentrant au côté interne du genou. La partie retranchée ne doit pas excéder en hauteur 10 à 12 centimètres, pour ne pas ouvrir le canal médullaire.

On dénude alors l'extrémité supérieure du tibia, et par une section horizontale on enlève la partie altérée. Le ligament postérieur doit être conservé avec soin, car il s'oppose aux fusées purulentes vers le jarret et forme un obstacle à la propagation de l'inflammation du côté des vaisseaux, en même temps qu'il contribue à maintenir les os en place. La suture métallique des os a été employée avec avantage pour assurer la coaptation des surfaces de section.

B. **Méthode sous-périostée** *Ollier* (fig. 132 AA). — 1° *Incision de la peau, à direction sinueuse, sur le côté externe de l'articulation.* La jambe étant un peu fléchie sur la cuisse, on fait sur la face externe de cette dernière, à trois travers de doigt au-dessus de la rotule, une incision commençant au niveau de la bandelette tendineuse du *fascia lata*, et se dirigeant dans le sens des fibres de la portion externe du triceps, vers l'angle supérieur de la rotule. Elle côtoie ensuite de haut en bas le bord externe de l'os, et vient rejoindre le ligament rotulien dont elle longe le bord externe. Il est important qu'elle dépasse en bas l'implantation de ce ligament, pour faciliter la luxation de la rotule en dedans.

En faisant partir l'incision d'un point plus antérieur, on facilite l'opération dans son second temps, mais en commençant plus en arrière on a l'avantage de donner plus de déclivité à l'ouverture et de favoriser l'écoulement du pus. Quelle que soit l'incision adoptée, on peut pénétrer du même coup dans la capsule articulaire et arriver jusqu'aux os.

2° Dénudation de l'os ; luxation de la rotule en dedans. — Avec la rugine on dénude d'abord le condyle externe du fémur, en détachant l'insertion du ligament latéral externe, puis l'insertion du jumeau externe. On reprend ensuite la lèvre antérieure de la plaie capsulo-périostique et l'on dénude la partie antérieure du fémur. Puis on fait bâiller l'articulation, on sectionne les ligaments croisés, et on luxe la rotule

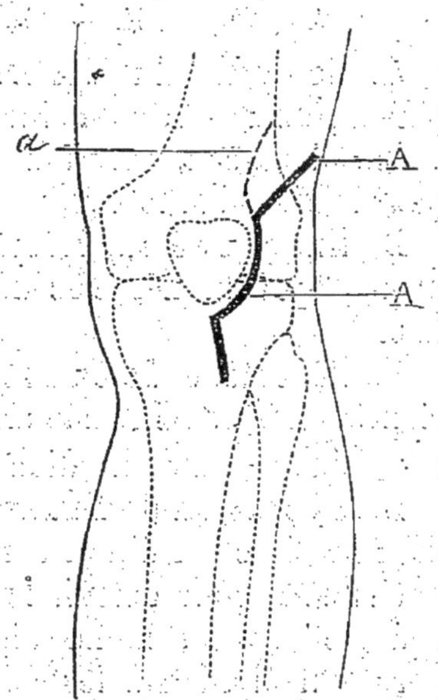

Fig. 132. — Genou, face antérieure.

A A, A a', résection du genou (OLLIER).

en dedans avec de forts crochets mousses. Chez certains sujets, la saillie du condyle interne rend cette luxation difficile. Aussi quand le condyle interne est volumineux et trop saillant en avant, on fait l'incision inter-musculaire, non pas en dehors, mais en avant, à 15 millimètres de la ligne médiane, entre la partie externe du triceps et le tendon de la portion moyenne ; nous y joignons alors une incision de dégagement en dehors. Il faut aussi bien détacher les insertions inférieures du tendon rotulien en conservant leur continuité avec le périoste du tibia. Le fémur luxé et la jambe repliée en arrière et en dedans, on dégage les insertions ligamenteuses et capsulaires, en repoussant en haut la gaîne capsulo-périostique.

3° *Section du fémur ; dénudation et section du tibia.* — La section du fémur se fait d'après les règles ordinaires. Avec la rugine on dénude de haut en bas la partie altérée de l'extrémité supérieure du tibia, et on la retranche par un trait de scie horizontal.

II. — Résections partielles.

A. Condyles du fémur. — Pour enlever un condyle isolément, on se sert d'une incision latérale interne ; pour enlever les deux condyles à la fois, d'un des procédés indiqués pour la résection totale.

B. Extrémité supérieure du tibia. — Se pratique rarement et par un des procédés indiqués pour la résection totale.

C. Résection de la rotule. — Incision cruciale antérieure. Les couches superficielles altérées seront enlevées avec la gouge. L'extirpation complète est très-grave.

D. Opération de l'ankylose du genou. — Elle consiste dans la résection d'un fragment angulaire du fémur, à base antérieure, pour obtenir le redressement du genou, ankylosé à angle plus ou moins aigu. La section faite à jour ouvert porte d'habitude sur les condyles fémoraux, mis à nu par des incisions appropriées. Il faut avoir soin de bien protéger les parties molles postérieures contre l'action de la scie. Pour arriver à ce résultat, ou bien on achève la section avec la scie à chaîne passée derrière l'os, ou bien on laisse à la partie postérieure une mince lamelle osseuse qu'on ne fracture qu'après l'ablation du coin antérieur. Le plus difficile est de calculer exactement l'épaisseur qu'il faut donner à la partie d'os à enlever, et souvent on se trouve obligé de faire une seconde section.

§ XXII. — RÉSECTION DU FÉMUR.

Division. Les résections du fémur comprennent les résections dans la continuité de l'os, et les résections des extrémités articulaires. L'ablation de l'extrémité inférieure du fémur vient d'être décrite; l'ablation de l'extrémité supérieure sera étudiée avec la résection de la hanche. Nous n'avons donc à considérer ici que les résections diaphysaires.

Anatomie. Le fémur est entouré de tous les côtés par des masses musculaires. Cependant les chairs sont moins épaisses à la face externe de la cuisse que des autres côtés. Les troncs nerveux sont placés en avant (nerf crural), et en arrière (nerf sciatique). Les vaisseaux, d'abord en avant, se portent en bas et en dedans, contournant l'os, pour passer à son tiers inférieur dans la région postérieure de la cuisse. Le corps du fémur est irrégulièrement arrondi, présentant en dedans et en arrière une arête vive, la ligne âpre, à laquelle la gaîne périostique est intimement adhérente, tandis qu'elle se laisse facilement décoller dans les autres points.

Résections diaphysaires *Ollier* (fig. 133 B). — L'incision doit se faire sur la face externe de la cuisse, mais un peu en ar-

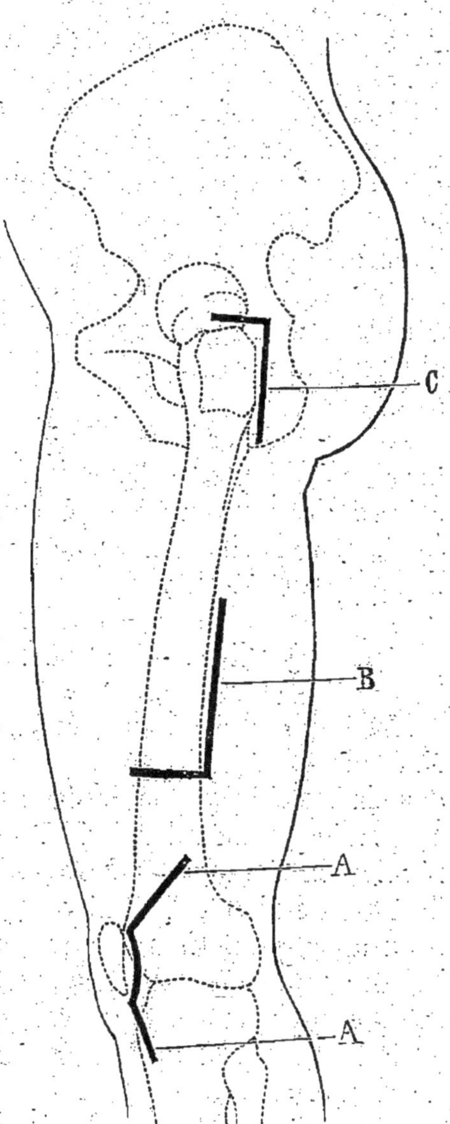

Fig. 133. — Cuisse, face externe.

A A, résection du genou (OLLIER); B, résection du fémur, continuité; C, résection de la hanche (CHASSAIGNAC).

rière, de manière à tomber dans l'interstice qui sépare le biceps de la portion externe du triceps, parallèlement à l'axe du membre. Si l'os est volumineux, ou les chairs considérables, on fera une incision perpendiculaire à chaque extrémité de la précédente. L'incision inférieure doit être plus longue, de manière à tailler un lambeau trapézoïde antérieur. L'incision transverse inférieure, portât-elle sur les muscles jusqu'au delà du droit antérieur, ne nuirait guère au fonctionnement ultérieur du triceps, le nerf venant de la partie supérieure. L'os mis à découvert, on incise le périoste, on le décolle avec la rugine courbe et la sonde rugine, et on fait la section osseuse avec la scie à chaîne, à la limite des parties altérées.

S'il s'agit d'une consolidation vicieuse ou d'une pseudarthrose à établir, on enlève un morceau de l'os en forme de coin, ou bien on en fait simplement la section. Pour le grand trochanter, l'évidement est en général préférable à une résection proprement dite.

§ XXIII. — RÉSECTION DE LA HANCHE.

Anatomie. Articulation énarthrodiale, la jointure coxofémorale est formée par la tête arrondie du fémur, reçue dans la cavité cotyloïde de l'os iliaque. Cette tête osseuse est supportée par un col aplati d'avant en arrière, qui vient se réunir à la diaphyse fémorale, en formant un angle ouvert en dedans et en haut. A ce niveau, le corps du fémur présente deux apophyses. L'une interne et inférieure, le petit trochanter, donne attache au tendon du psoas iliaque ; l'autre externe, plus élevée et plus volumineuse, le grand trochanter, est le lieu d'insertion de muscles nombreux, muscles pelvitrochantériens.

La cavité cotyloïde, profonde, est entourée d'un bourrelet cartilagineux qui s'applique étroitement sur la tête fémorale, et empêche l'air de pénétrer dans l'article, même après la section de la capsule fibreuse.

Les moyens d'union sont : un ligament inter-articulaire, ligament rond ; et une capsule fibreuse épaisse et renforcée, plus large à son insertion cotyloïdienne qu'à son attache sur le col fémoral. Des muscles nombreux se portent de l'os coxal au grand trochanter, et forment trois couches superposées. Leurs tendons recouvrent complétement la grande éminence trochantérienne.

Le grand nerf sciatique descend en arrière, entre le grand trochanter et la tubérosité de l'ischion, à peu près à 2 centimètres du bord postérieur du fémur. Il est assez rapproché du champ de l'opération, pour avoir été blessé une fois; il faut donc y prendre garde. Les vaisseaux fémoraux sont placés en avant, et défendent d'aborder l'article de ce côté.

Au-dessus de la couche musculaire profonde, constituée par le petit fessier, le pyramidal, les obturateurs, les jumeaux et le carré crural, on trouve une couche intermédiaire constituée par le moyen fessier, et enfin une couche superficielle que forme le grand fessier, dont l'aponévrose d'insertion coiffe le sommet du grand trochanter. Il faut nécessairement traverser ces couches musculaires, pour aborder la capsule par son côté postérieur externe, le plus favorable cependant.

La capsule fibreuse doit être divisée ou détachée sur le pourtour même de la cavité cotyloïde, pour permettre l'entrée de l'air, et la luxation de la tête fémorale. Pour sectionner le ligament rond, il faut faire saillir la tête du fémur en bas et en arrière, en rapprochant du ventre le genou du côté du malade, et portant la cuisse dans la flexion et l'adduction.

Division. La résection de la hanche est totale ou partielle. Elle comprend l'abrasion ou la rugination de la cavité cotyloïde, et l'ablation d'une portion plus ou moins étendue de l'extrémité supérieure du fémur. Il faut autant que possible, ménager la lame mince de tissu osseux qui sépare la cavité cotyloïde de la cavité pelvienne.

Du côté du fémur, on n'enlève que la tête, ou bien on emporte en même temps le col et le grand trochanter, en tout ou en partie, suivant l'étendue des lésions. Quoi qu'en ait dit *Malgaigne*, qui conseille de couper les attaches des muscles au grand trochanter, pour s'opposer à l'élévation ultérieure de cette apophyse sous l'influence de la rétraction, on s'accorde aujourd'hui à limiter autant que possible la perte de substance, et à conserver le périoste et les tendons.

La limite inférieure de la résection peut donc être fixée immédiatement au-dessous du col et du trochanter; mais on est allé beaucoup plus bas, même au-dessous du petit trochanter.

I. — Méthode ordinaire.

A. Incision unique. — 1° *White*. Incision rectiligne qui, commencée à deux doigts au-dessous et en dehors de l'épine iliaque antéro-supérieure, descend plus ou moins bas sur le grand trochanter.

2° *Chassaignac* (fig. 133 C). Incision rectiligne derrière le bord postérieur du grand trochanter, se recourbant légèrement en avant, au-dessous du sommet de cette apophyse.

3° *Roser, Maisonneuve*. Incision transversale sur la base du grand trochanter, dépassant ses bords de 3 à 4 centimètres de chaque côté.

4° *Langenbeck*. Incision oblique en haut et en arrière, du milieu du trochanter vers l'épine iliaque postéro-inférieure.

5° *O. Heyfelder*. Incision commencée à 5 centimètres au-dessus et en arrière du grand trochanter. Elle se dirige obliquement vers l'os en restant parallèle aux fibres du grand fessier, puis forme une courbe légère à concavité antérieure, et se termine en se dirigeant de nouveau un peu en bas et en arrière. Elle suit assez exactement la ligne âpre du fémur, entre les insertions du fessier et du vaste externe.

6° *Textor*. Incision rectiligne longeant le bord antérieur du trochanter de bas en haut, et se recourbant en arrière dans sa partie supérieure, pour embrasser le sommet de cette apophyse.

7° *Velpeau*. Incision curviligne qui part à deux doigts au-dessous et en dehors de l'épine iliaque antéro-supérieure, et décrivant une courbe à convexité antéro-inférieure, croise obliquement la base du grand trochanter, pour venir se terminer dans le pli de la fesse.

8° *Sédillot* (fig. 134). Incision curviligne qui, commencée dans la rainure post-trochantérienne à un ou deux doigts du bord postérieur de l'os, le suit de bas en haut, contourne le

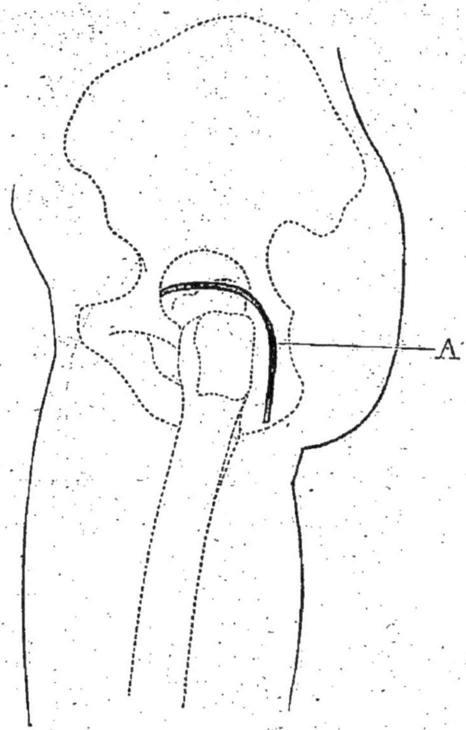

FIG. 134. — Hanche, face externe.

A, résection de la hanche (SÉDILLOT).

sommet du trochanter à la même distance, et se termine au niveau de son bord antérieur ou un peu plus en avant. C'est un des meilleurs procédés.

B. **Procédés à lambeaux.** — 1° *Seutin*. Incision cruciale sur la face externe du grand trochanter.

2° *J. Heyfelder*. Incision en T, dont la branche verticale est placée un peu en arrière du bord postérieur du grand trochanter, l'incision transversale sur le sommet de cette apophyse se prolongeant plus en avant qu'en arrière.

3° *Schmitt*. Incision en ⊢ renversé, la branche transversale au niveau de la base du trochanter.

4° *Percy* et *Roux*. Lambeau quadrilatère à base postérieure ou inférieure.

5° *Érichsen*. Incision en L; la branche longitudinale suit le bord antérieur du trochanter, la branche transversale croise cette apophyse.

6° *Rossi*. Incision en L; la branche longitudinale suit le bord postérieur du trochanter.

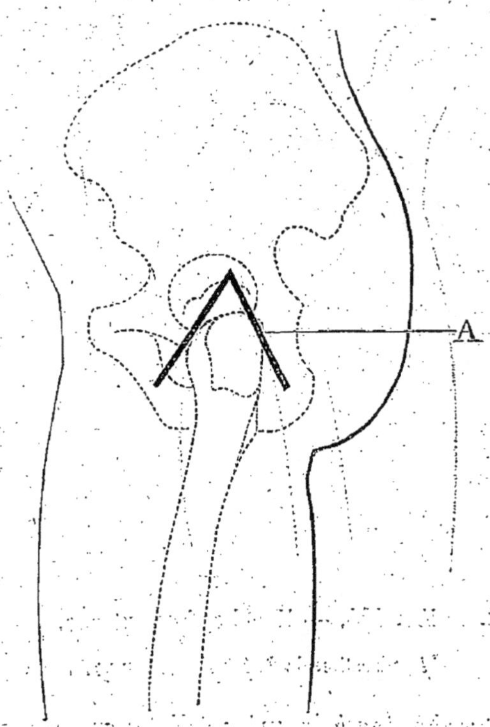

FIG. 135. — Hanche, face externe.
A, résection de la hanche (JÆGER, MAURICE PERRIN).

7° *Textor Jœger*, *M. Perrin*, (fig. 135). Incision en V renversé, circonscrivant un lambeau triangulaire dont le sommet est placé à deux ou trois doigts au-dessus du grand trochanter dont la base, large de 10 centimètres environ, comprend la racine de cette apophyse. Bon procédé.

Opération. — Le sujet est couché sur le côté sain, la cuisse malade légèrement fléchie et maintenue par un aide, l'opérateur en dehors.

Les deux incisions limitant le lambeau triangulaire commencent à deux ou trois doigts au-dessus du sommet du trochanter; elles sont cutanées, et leur longueur est de 4 à 5 doigts au moins. L'incision postérieure, après avoir atteint le bord postérieur de l'os, ne doit pas s'en éloigner de plus de deux doigts en arrière, quelque étendue qu'on lui donne pour ménager le nerf sciatique. L'incision antérieure peut sans danger s'éloigner de trois doigts du bord antérieur du fémur. Les deux côtés du lambeau ont à peu près la même longueur que sa base. Il faut ne pas oublier que le sommet du grand trochanter correspond assez exactement à l'union du tiers moyen avec le tiers supérieur de la cavité cotyloïde.

La peau incisée se rétracte et laisse une large ouverture. Sur le vivant on peut se contenter de couper les attaches musculaires sur le trochanter avec le bistouri, ou de les détacher avec la rugine. La rétraction des muscles divisés met à nu la capsule articulaire. Autrement, on sectionne les muscles parallèlement aux bords des incisions cutanées, et on abaisse le lambeau pour se donner du jour, ce qui est souvent nécessaire à l'amphithéâtre.

La capsule articulaire mise à découvert on la divise longitudinalement dans le sens de la plaie; puis avec un petit couteau ou la rugine on détache ses insertions au pourtour de la cavité cotyloïde, aussi loin qu'on le peut. Portant la cuisse dans la flexion et l'adduction forcées, on fait saillir en bas et en arrière la tête du fémur et l'on coupe le ligament rond. Pour luxer la tête, *Dubrueil* recommande la manœuvre suivante : la cuisse étant dans la flexion et l'adduction et la jambe étant fléchie sur la cuisse, on saisit d'une main le pied que l'on porte en dehors et en haut, tandis que de l'autre on pousse fortement le genou en dedans et en bas.

Après avoir achevé avec soin la dénudation de la tête et du col du fémur, on passe derrière l'os une baguette de bois ou la sonde de Blandin, pour mettre à l'abri les parties molles. Pendant qu'un aide maintient la position du membre pour faire saillir la tête au dehors, on sectionne le col, soit de dehors en dedans avec la scie ordinaire, soit de dedans en dehors avec une scie à chaîne passée au-dessous. Quel que soit le procédé employé, on peut toujours dénuder et enlever tout ou partie du trochanter.

L'incision curviligne de *Sédillot* met à l'abri de la lésion du nerf sciatique, conduit sur la partie postérieure de la capsule, et donne beaucoup de facilité pour la dénudation et la section de l'os. La division des fessiers et des autres muscles pelvi-trochantériens a moins d'inconvénients qu'on ne serait porté à le croire, la portion du trochanter sur laquelle ils s'insèrent étant le plus souvent enlevée.

Il vaut mieux luxer la tête fémorale avant de faire la section osseuse, que de scier le col pour désarticuler ensuite. L'enclavement de la tête dans la cavité cotyloïde est tel, qu'on éprouve les plus grandes difficultés à la déboîter lorsque la continuité de l'os est interrompue. Il faut alors la fixer avec un tire-fond ou un davier puissant.

II. — Méthode sous-périostée (OLLIER).

1° *Incision cutanée et inter-musculaire.* — Le sujet couché sur le côté sain, la cuisse légèrement fléchie sur le bassin (angle de 135°), on fait une incision partant à quatre travers de doigt au-dessous de la crête iliaque, et à égale distance en arrière de l'épine iliaque antérieure et supérieure. Cette incision se dirige en bas et un peu en arrière dans la direction des fibres du moyen fessier jusqu'à la partie saillante du grand trochanter. L'incision doit alors changer de direction et se continuer en avant et en bas, dans l'axe de la diaphyse du fémur. On fait la première partie de l'incision plus ou moins antérieure, selon qu'on veut plus ou moins ménager l'attache trochantérienne des fibres supérieures du grand fessier. Plus l'incision sera postérieure, plus l'écoulement du pus sera facile ; mais comme la seconde partie de l'incision est favorable à cet écoulement, on ne doit pas trop s'en préoccuper.

2° *Dénudation du trochanter et du col du fémur.* — La lèvre postérieure de la plaie contenant le grand fessier est écartée avec de larges crochets mousses ; on repousse le tendon du grand fessier en arrière et le moyen fessier est à découvert. Il faut traverser ce muscle par une incision longitudinale qui écarte les fibres en les dissociant, sans les couper. Cette incision permet de rejeter de chaque côté la moitié du moyen fessier, et de conserver ses attaches au périoste trochantérien. On incise de la même manière le petit fessier, qu'on pourrait éviter de diviser cependant, en le reportant

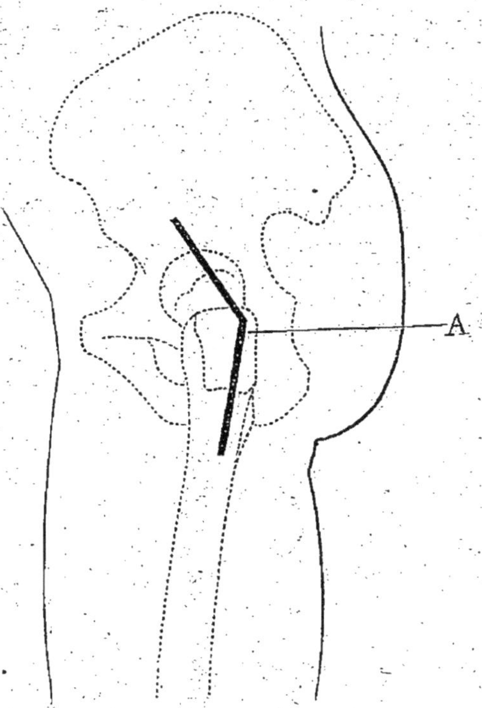

FIG. 136. — Hanche, face externe.
A, résection de la hanche (OLLIER).

en avant avec des crochets mousses. La gaîne périostéo-capsulaire est alors incisée depuis le bourrelet cotyloïdien jusqu'à la cavité digitale du grand trochanter, en suivant le bord supérieur du col fémoral. On continue la dénudation de la cavité digitale et du col du fémur, en détachant avec la rugine toutes les insertions tendineuses. Quand la gaîne est largement ouverte, on fait saillir la tête du fémur en arrière, on coupe le ligament rond, on luxe la tête de plus en plus, et l'on dénude de haut en bas la face inférieure du col, le petit trochanter, etc.

CHAUVEL 24

3° *Section de l'os. Rugination de la cavité cotyloïde.* L'os
faisant saillie, on le coupe commodément avec une scie à
chaîne ou à manche fixe, sur le plan où s'est arrêtée la dissection du périoste. On attaque ensuite avec la gouge, et on enlève
les parties malades de l'os coxal.

<h3 style="text-align:center">§ XXIV. — TRÉPANATION DES OS DU CRANE</h3>

La trépanation des os rentre dans les résections partielles,
puisqu'elle n'est que l'ablation d'une partie d'un os avec con-

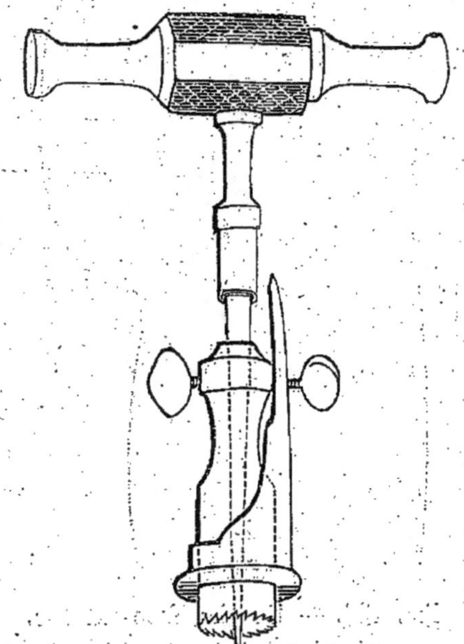

FIG. 137. — Tréphine ou trépan à main.

servation des parties molles avoisinantes. Cependant on l'é-
tudie à part, en raison de l'appareil instrumental spécial qui
sert à la pratiquer.

Appareil instrumental. — Il se compose essentiellement :

1° *Du trépan à arbre* qui comprend un arbre à rotation,
surmonté d'une plaque de corne ou d'ivoire, destinée à fournir un point d'appui pendant la manœuvre, et terminé par
une tige d'acier pointue, le perforatif ou pyramide. La tige

carrée du perforatif est creusée, sur une de ses faces, d'une rainure munie de trous également distants, et se termine par une pyramide. Sur cette tige, glisse à frottement doux la pièce creuse qui supporte la scie circulaire ou *couronne*. Une vis de pression dont la pointe correspond à la rainure du perforatif permet de fixer la couronne à la hauteur voulue, de façon que la pointe de la pyramide fasse saillie au-delà des dents ou soit cachée dans la pièce creuse de la couronne, sans qu'on soit obligé de démonter l'instrument. Il existe des couronnes de diamètre différent, suivant la grandeur de la pièce d'os à enlever.

Sur la tige de la couronne, glisse également un curseur métallique à bord inférieur saillant et arrondi, que l'on fixe par une vis de pression spéciale. Cette disposition permet de limiter exactement la hauteur de la partie de la couronne que l'on veut faire pénétrer dans les os.

La *tréphine* ou *trépan à main* ne diffère de l'instrument précédent que par la suppression de l'arbre à rotation, la tige de la pyramide étant terminée par un manche solide et perpendiculaire à l'axe du perforatif.

2° Des rugines diverses ;

3° Un tire-fond ;

4° Des élévatoires ;

5° Une petite brosse à crins solides ;

6° Un couteau lenticulaire terminé par un large bouton lisse et arrondi ;

7° Des tenailles incisives ;

8° Des bistouris, des pinces, etc.

Tous ces instruments sont d'habitude réunis dans une boîte spéciale, portant le nom de boîte à trépan.

Opération. — Le cuir chevelu ayant été préalablement rasé avec soin au lieu d'application, la tête du patient est appuyée sur un plan solide et résistant, et maintenue en place par des aides.

1° L'opérateur fait une incision cruciale dont le centre correspond au point où doit être appliqué le trépan. Du premier coup, le bistouri pénètre jusqu'à l'os, divisant les tissus mous et le péricrâne. Les incisions doivent avoir 5 à 6 centimètres de longueur. Saisissant de la main gauche, avec les doigts ou une pince à griffes, le sommet des lambeaux, l'opérateur les relève successivement avec la rugine, prenant bien soin de leur conserver le péricrâne comme doublure profonde. Un aide les maintient dans cette position.

2° Le trépan est disposé de façon que la pointe de la pyramide fasse saillie de quelques millimètres au-dessus des dents de la couronne. Tenant l'instrument de la main droite, comme une plume à écrire, l'opérateur applique exactement la pointe de la pyramide au lieu déterminé, puis il relève le manche, embrasse avec le pouce et l'indicateur gauches la plaque d'ébène qui surmonte l'arbre du trépan, et vient prendre un point d'appui sur son propre menton. L'instrument étant tenu bien perpendiculaire à la surface osseuse, la main droite de l'opérateur saisit le corps de l'arbre et lui imprime un mouvement de rotation de droite à gauche, pendant qu'avec son menton la main gauche fixe le trépan en exerçant une certaine pression.

La pyramide pénètre peu à peu. Quand elle a fait son trou, on descend la couronne, de manière que ses dents s'appliquent sur l'os, et y creusent leur sillon circulaire.

3° Quand le sillon a atteint une profondeur suffisante pour assurer la marche régulière de la scie, on retire l'instrument pour éviter que la pointe de la pyramide, toujours saillante, ne pénètre trop profondément. On fait pénétrer le tire-fond dans le trou creusé par le perforatif, et on lui fait faire deux ou trois tours pour qu'il soit possible de l'enfoncer plus tard, sans exercer de pression trop considérable.

La couronne est alors disposée de façon que la pointe de la pyramide soit tout à fait cachée, et à l'aide du curseur on limite exactement la hauteur de la scie circulaire qu'il semble permis de faire pénétrer sans danger. Il faut se souvenir que l'épaisseur des os du crâne varie considérablement suivant les régions, et plus encore suivant les individus.

Reprenant l'instrument de la main droite, on fait pénétrer la couronne dans le sillon déjà tracé, puis les deux mains reprennent la position indiquée, la gauche sur la plaque et le menton, la droite sur le corps de l'arbre, et lentement on fait marcher la scie de droite à gauche.

Il est fort difficile de se rendre un compte exact de la profondeur à laquelle se trouve la couronne à un moment donné de l'opération. On a donné la couleur rouge de la sciure de l'os, comme caractère de la pénétration dans le diploë, le retour d'une poussière blanche et sèche comme indiquant la division de la table interne. Tout au plus en est-il ainsi sur le cadavre. Sur le vivant, le sang sourd perpétuellement, sitôt que la scie a pénétré dans le diploë, creusé de canaux veineux, et la coloration de la sciure ne présente absolument aucune valeur.

De plus, l'épaisseur de la voûte osseuse change à tout instant, par suite des saillies et des enfoncements que présente la face interne, et il peut arriver que la couronne ait complétement traversé le crâne sur un point, alors que les autres parties ne sont pas divisées.

Il faut donc retirer l'instrument de temps en temps, pour s'assurer de la marche de la couronne. On chasse avec la petite brosse, ou en soufflant, la sciure d'os qui remplit le sillon circulaire ; on cherche avec le tire-fond ou un élévatoire si la pièce osseuse ne peut pas être mobilisée. Il importe en effet de marcher avec la plus grande prudence, pour ne pas blesser la dure-mère. Sitôt que le bouton d'os présente quelque mobilité, on doit s'efforcer de l'enlever.

4° La plaque osseuse enlevée, on égalise et on arrondit ses bords avec le couteau lenticulaire. La dure-mère est à découvert, l'opération est terminée, en tant que trépanation.

Si l'on emploie la tréphine, on forme et on relève de même les petits lambeaux cutanéo-périostés. On dispose l'instrument de façon que la pointe de la pyramide fasse une saillie de quelques millimètres au-dessus de la couronne, et on applique cette pointe au lieu déterminé. La main gauche fixe l'instrument à la partie inférieure, pendant que la main droite embrasse solidement la poignée. Par des mouvements de va et vient, on fait pénétrer la pointe de la pyramide, puis on descend la couronne, dont les dents s'appliquent sur l'os. Pour tracer la voie de la couronne, la tréphine doit être maintenue de la main gauche bien perpendiculaire à la surface de l'os, pendant que la main droite imprime à la scie des mouvements alternatifs de rotation de droite à gauche et de gauche à droite, tout en pressant assez fortement.

Le sillon creusé, on retire l'instrument, on fait rentrer la pyramide, on fixe le curseur au point voulu, et l'opération se continue comme avec le trépan à rotation. *Malgaigne* conseille l'emploi du bec d'une plume métallique pour s'assurer de temps en temps, par le contact, que l'os n'est pas traversé sur quelque point.

Certaines précautions sont nécessaires, lorsque le trépan doit être appliqué dans des régions où l'opération sort des conditions ordinaires.

Dans la région temporale, la paroi osseuse est mince, mais recouverte par un muscle très-épais. Au lieu de l'incision cruciale, on taille un lambeau en V simple, ou en V tronqué, à base supérieure, en y comprenant le muscle et le péricrâne. On évite ainsi la division d'un trop grand nombre de fibres musculaires ; mais la section des branches de l'artère temporale profonde expose à des hémorrhagies quelquefois difficiles à arrêter.

La trépanation faite sur le trajet de certaines sutures expose à des hémorrhagies par la division des sinus veineux correspondants. Le tamponnement suffit en général à maîtriser l'écoulement sanguin ; cependant, pour les confluents veineux et pour les gros sinus, il est bon de n'agir qu'en cas d'absolue nécessité.

Au niveau de l'angle antérieur et inférieur du pariétal, la présence de l'artère méningée moyenne rend la trépanation plus dangereuse encore, car la ligature et l'obturation du vaisseau sont également difficiles.

Pour les sinus frontaux, les difficultés opératoires qui résultent du non parallélisme des parois superficielle et profonde peuvent être évitées, en se servant, comme *Larrey*, de deux couronnes de dimension différente. La plus large sert à la perforation de la paroi superficielle, puis à travers l'ouverture ainsi pratiquée on fait passer une couronne plus petite qui permet d'enlever facilement une plaque osseuse de la paroi profonde.

§ XXV. — TRÉPANATION DU SINUS MAXILLAIRE.

Elle se fait soit avec un trépan perforatif, en utilisant les alvéoles des dernières dents molaires supérieures, dont la maladie entraîne d'habitude la chute naturelle, ou que l'on extrait dans ce but, soit avec une petite couronne appliquée sur la paroi antérieure du maxillaire supérieur au-dessous du trou sous-orbitaire.

Pour éviter une cicatrice difforme, on relève et on décolle de bas en haut la lèvre supérieure, en incisant le repli labio-gingival. Avec la rugine on poursuit la dénudation de l'os, à la hauteur convenable, en laissant le périoste adhérent au lambeau musculo-cutané, puis on applique la tréphine munie d'une petite couronne d'après les règles indiquées pour la trépanation du crâne.

La trépanation des os plats, sternum, omoplate, côtes, se fait d'après les mêmes règles.

CHAPITRE IV

SECTION ET RÉSECTION DES NERFS.

Ces opérations sont pratiquées, soit sur des nerfs exclusivement sensitifs, soit sur des nerfs mixtes, à la fois sensitifs et moteurs. La section comme la résection des nerfs mixtes est tout à fait exceptionnelle. Parmi les nerfs exclusivement sensitifs, les branches de la cinquième paire crânienne ont été le siége le plus fréquent de l'intervention opératoire.

La section des nerfs se fait par la méthode sous-cutanée ou à ciel ouvert. Pour enlever une partie du tronc nerveux, il est indispensable de le mettre à découvert dans une certaine longueur. La résection doit être préférée à la simple division du nerf. Cette dernière, en effet, est rapidement suivie du retour de la conductibilité nerveuse. La résection elle-même ne met pas toujours à l'abri de la régénération du nerf, quand la partie enlevée ne dépasse pas 3 à 4 centimètres de longueur. Aussi *Malgaigne* a-t-il conseillé de replier sur lui-même chacun des bouts du nerf divisé, pour mettre obstacle à la réparation.

Pratiquée par la méthode à ciel ouvert, l'opération comprend : 1° la mise à nu du tronc nerveux, et 2° la section ou la résection du nerf. La section se pratique avec des ciseaux, le nerf ayant été isolé, et chargé sur une sonde de Cooper ou une sonde cannelée. Lorsqu'on doit enlever une certaine étendue du nerf, on commence par le diviser du côté de sa racine, pour détruire toute sensibilité ; puis, soulevant le bout périphérique avec des pinces, on le coupe ou on l'arrache.

§ I. — SECTION ET RÉSECTION DU NERF SUS-ORBITAIRE.

Anatomie. — Branche externe du nerf frontal, division principale de la branche ophthalmique du trijumeau, le nerf sus-orbitaire émerge de l'orbite par le trou ou l'échancrure osseuse du même nom, que l'on rencontre à peu près à la réunion du tiers interne avec le tiers moyen du bord orbitaire supérieur. A 1 centimètre en dedans, sort de l'orbite le nerf frontal interne, qui, comme le précédent, se dirige presque verticalement en haut, pour se jeter dans la peau du front. Une petite artère accompagne dans son trajet le nerf sus-orbitaire.

A. **Méthode sous-cutanée** (*Bonnet*).

Le malade assis, le chirurgien, avec les quatre derniers doigts de la main gauche, relève le sourcil et la peau du front en les faisant glisser sur l'os frontal, afin de tendre les branches nerveuses et de faciliter par là leur section. Le ténotome est plongé dans l'espace inter-sourcilier, à 1 centimètre de la ligne médiane ; après quoi on le fait marcher horizontalement en dehors, le tranchant dirigé en bas et en raclant le frontal jusqu'à ce que sa pointe ait dépassé le milieu de l'arcade sourcilière. On imprime alors à l'instrument un mouvement de bascule qui abaisse la lame en élevant le manche, en même temps qu'on le retire un peu à soi, afin de faciliter l'action du tranchant. Pendant cette manœuvre, qu'on exécute à plusieurs reprises, il faut toujours avoir soin de racler la surface de l'os.

B. **A ciel ouvert** (fig. 138).

1° *Au-dessus du bord orbitaire.* — *Sédillot* (fig. 138 B). Pour cacher la cicatrice, on rase le sourcil et on pratique à

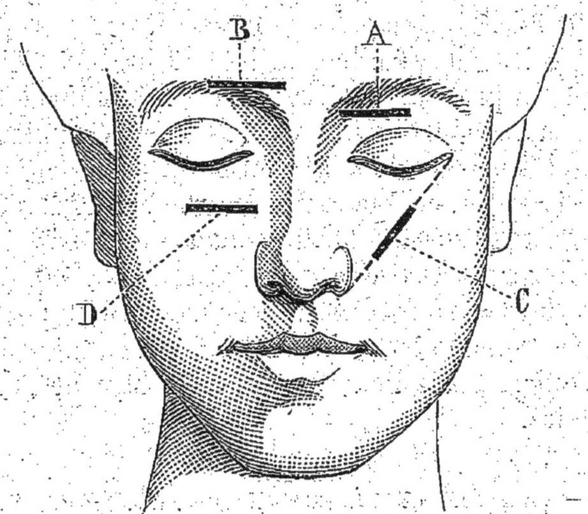

FIG. 138. — Résections nerveuses.

A, sus-orbitaire (ORDINAIRE); B, sus-orbitaire (SÉDILLOT); C, sous-orbitaire (DUBRUEIL); D, sous-orbitaire (ORDINAIRE).

ce niveau, parallèlement au bord orbitaire supérieur, une incision de 3 centimètres, dont le milieu correspond à l'échancrure sus-orbitaire sentie avec le doigt. L'incision pénètre du premier coup jusqu'à l'os. Écartant les lèvres de la plaie, on reconnaît les branches nerveuses à leur coloration; on saisit avec une pince le bout périphérique, on l'isole dans une étendue de 1 et demi à 2 centimètres, et on résèque d'un coup de ciseaux la partie mise à découvert.

2° *Dans l'orbite* (*Létiévant*).

Le malade anesthésié, on relève le sourcil de la main gauche, pendant qu'un aide abaisse la paupière supérieure. On pratique alors une incision de 3 centimètres de longueur,

partant de l'apophyse orbitaire interne et suivant la direction
du bord de l'arcade, à 3 ou 4 millimètres au-dessous de ce
bord.

L'incision divise la peau, puis le muscle orbiculaire dans
toute son épaisseur. Elle s'arrête dans le tissu cellulaire
sous-jacent, où le doigt indicateur gauche va reconnaître l'é-
chancrure sus-orbitaire. Une petite incision du ligament palpébral au-dessous de cette échancrure met à nu le nerf lui-
même, quand il s'engage dans son canal.

On dépouille alors facilement le nerf du tissu cellulaire qui
l'entoure. On prolonge la dissection à 1 centimètre en dedans
du nerf, en la poursuivant sous la voûte orbitaire, dans sa
partie la plus voisine de l'arcade.

Cette dissection amène la découverte du nerf frontal interne
et de la branche sus-trochléaire, quand elle existe. On peut
alors diviser avec certitude, sous l'arcade, à l'aide de ciseaux,
toutes les branches frontales. Bien souvent ce procédé conduit sur le tronc commun des branches frontales, la bifurcation de ce nerf ayant lieu alors au voisinage de l'échancrure
sus-orbitaire.

§ II. — SECTION ET RÉSECTION DU NERF SOUS-ORBITAIRE.

Anatomie. — Le nerf sous-orbitaire présente à considérer
deux portions, l'une intra-orbitaire, l'autre extra-orbitaire.
Dans sa portion horizontale ou orbitaire, le nerf est placé dans
le canal sous-orbitaire, creusé dans l'épaisseur du plancher
de l'orbite et accompagné par l'artère sous-orbitaire. Il fournit
dans ce canal le nerf dentaire antérieur, à 6 millimètres au-
dessus du trou sous-orbitaire, et quelquefois un rameau dentaire moyen.

Dans sa portion verticale, il émerge par le trou sous-orbitaire et se divise en nombreux rameaux qui se répandent dans
la peau de la région. Placé en avant du muscle canin, il est
recouvert par l'élévateur propre de la lèvre supérieure et
l'élévateur commun, le tissu sous-cutané et la peau. Le trou
sous-orbitaire correspond à la partie supérieure de la fosse
canine, de 8 à 15 millimètres au-dessous du bord inférieur de

l'orbite, et à l'interstice des deux petites dents molaires supérieures.

Le nerf sous-orbitaire peut être divisé dans ses deux portions.

I. — A son point d'émergence.

A. Méthode sous-cutanée (*Bonnet*).

On enfonce le ténotome à 2 centimètres en dehors du trou sous-orbitaire, et à 2 centimètres au-dessous du bord inférieur de l'orbite. Avec la main gauche, l'opérateur tire en bas et en avant la lèvre supérieure, afin de tendre le nerf et de l'éloigner de la fosse canine; de la main droite, il introduit le ténotome, le tranchant en haut. Il le dirige en dedans et un peu en bas, en ayant soin que son extrémité râcle le fond de la fosse canine, et ne s'arrête que lorsqu'elle a dépassé le trou sous-orbitaire et qu'elle appuie contre l'éminence nasale. Alors, retournant le tranchant un peu en avant, il opère la section en le retirant à soi. On renouvelle la manœuvre jusqu'à ce qu'on soit bien assuré de la section du nerf.

B. A ciel ouvert (fig. 138 C et D).

Pour arriver sur le nerf, on pratique une incision verticale dans le sillon naso-jugal (*Malgaigne*); une incision transversale parallèle au bord orbitaire inférieur (*A. Guérin*); une incision oblique, de l'angle inférieur externe de l'orbite à l'extrémité externe du bord inférieur de l'aile du nez (*Dubrueil*). Ces incisions ont 3 à 4 centimètres de longueur et correspondent, par leur partie moyenne, au trou sous-orbitaire. La peau et le tissu sous-cutané divisés, on écarte les muscles élévateurs et le canin, et, se guidant sur les branches du nerf, on remonte jusqu'à son point d'émergence, afin de l'isoler et d'en faire la section aussi près que possible de sa racine.

II. — Dans le canal sous-orbitaire.

A. Procédé de Malgaigne. — D'abord, avec un ténotome solide, je pénètre le long du plancher de l'orbite, dans la direction du nerf qui aboutit au trou sous-orbitaire; arrivé à 2 centimètres de profondeur, je coupe en travers le plancher de l'orbite, qui est mince et oppose peu de résistance, et ainsi se trouvent coupés le canal et le nerf lui-même. Alors, une simple incision transversale à 1 centimètre au-dessous du rebord orbitaire inférieur suffit pour mettre le nerf à nu ; on le saisit avec des pinces et on l'arrache hors de son canal.

B. Procédé de Létiévant. — Des instruments spéciaux sont nécessaires. Une cuiller à café de métal, excavée assez profondément, pour que, dans sa concavité, on puisse loger, pendant un temps de l'opération, le globe oculaire et les parties molles qui le recouvrent. Un crochet petit, large de 2 millimètres, modérément recourbé, qui puisse librement entrer dans la gouttière sous-orbitaire, qu'on le présente de profil ou de face. Il est destiné à glisser au-dessous du nerf pour le soulever et l'attirer hors de sa gouttière. Un bistouri, des ciseaux, plusieurs petits fragments d'éponge plongés dans l'eau glacée, et deux pinces à mors plats.

1° Le malade anesthésié et assis, le chirurgien pratique une incision au niveau du bord antérieur du plancher de l'orbite, sur la limite et dans la direction du bord adhérent de la paupière inférieure. Cette incision à concavité supérieure, longue de 25 millimètres, commence à 15 millimètres de l'angle interne de la paupière et de la racine du nez, afin d'éviter la veine angulaire. Le premier coup de bistouri doit aller d'emblée jusqu'à l'os et intéresser, par conséquent, le périoste du rebord osseux du plancher de l'orbite.

La cuiller, glissée entre ce périoste et la surface osseuse dénudée, reçoit, dans sa concavité tournée en haut, toutes les parties molles orbitaires. Cette manœuvre met à découvert, sur ce plancher, une ligne grisâtre, oblique d'arrière en avant et de dehors en dedans, plus rapprochée du côté externe que du côté interne du plancher. C'est la paroi supérieure du canal sous-orbitaire. Une lamelle osseuse recouvre ce canal dans sa partie moyenne ; en avant, la lame osseuse s'épaissit notablement ; en arrière, dans le tiers postérieur, le canal n'est plus formé que par une lame fibreuse.

2° Le bistouri détruit facilement cette couche fibreuse en arrière ; au milieu, la lamelle osseuse cède encore ; mais, dans la manœuvre, la pointe de l'instrument, après avoir pénétré la lamelle osseuse brusquement, pourrait s'enfoncer trop profondément. Il est mieux de briser cette lamelle avec une petite gouge, ou avec le bec d'une sonde cannelée, sur le bout opposé de laquelle on frappe à petits coups. On extrait les fragments avec les pinces à mors plats.

3° Quand on a pratiqué ainsi une ouverture suffisante, on introduit le crochet en profil sur un côté de la gouttière et jusqu'à son fond. On ne doit pas appuyer trop fortement sur ce fond, qui, s'il se brisait, ouvrirait le sinus maxillaire. Le crochet est ensuite retourné, de telle sorte que son bec s'engage au-dessous du nerf sous-orbitaire. Le nerf est alors chargé, et on peut le soulever. Si l'artère a été saisie en même temps, il est facile de la dégager.

4° D'un coup de ciseaux, on divise le nerf, le plus loin possible en arrière du crochet, pour emporter le nerf dentaire moyen, s'il existe. On saisit avec des pinces le bout périphérique, et on en excise la longueur voulue. On peut également mettre le nerf à découvert à son point d'émergence et arracher toute la portion contenue dans le canal.

§ III. — SECTION ET RÉSECTION DU NERF DENTAIRE INFÉRIEUR.

Anatomie. — Branche volumineuse du nerf maxillaire inférieur, le nerf dentaire inférieur, d'abord placé entre les deux muscles ptérygoïdiens, s'engage ensuite entre le ptérygoïdien interne et la face interne de la branche montante de la mâchoire inférieure. Il pénètre alors dans le canal dentaire creusé dans l'épaisseur de l'os, le parcourt dans toute sa longueur, fournissant des filets dentaires multiples, et sort par le trou mentonnier pour s'épanouir dans la peau de la région. Il est accompagné par l'artère dentaire inférieure.

On peut diviser ou réséquer le nerf dentaire inférieur, soit à son point d'émergence au trou mentonnier, soit dans son canal osseux, en enlevant avec la gouge ou le trépan la table externe du maxillaire ; mais il est plus sûr de remonter près de son origine, et de l'attaquer avant son entrée dans le canal osseux.

Laissant de côté les procédés de *Warren* et de *Velpeau*, qui nécessitent la division de la peau, du masséter, des filets du facial, du canal de Sténon quelquefois, et la trépanation de la branche montante de la mâchoire, au-dessous de l'échancrure sigmoïde, mieux vaut recourir à l'incision buccale, qui ne présente aucun de ces inconvénients.

Procédé intra-buccal. — Un instrument convenable placé du côté sain maintient les mâchoires largement écartées. Un crochet mousse tire, en dehors et en arrière, la commissure du côté malade.

1° Avec un bistouri à long manche, on fait une incision au fond de la bouche, à la muqueuse qui recouvre le bord antérieur du tendon du muscle temporal. Cette incision est placée à 5 millimètres en dedans du bord antérieur saillant de l'apophyse coronoïde. Elle s'étend de la dernière molaire supérieure à la dernière molaire inférieure, et pénètre d'emblée jusqu'au tendon. Elle n'intéresse d'ailleurs que la muqueuse buccale, des glandules et du tissu cellulaire.

2° Le bout de l'index gauche est alors engagé dans la plaie et pénètre entre le muscle ptérygoïdien interne, qui est en dedans, et la face interne de l'apophyse coronoïde. En le promenant sur la face interne du maxillaire, au-dessous et en arrière du tendon, on sent l'épine osseuse qui marque l'entrée du canal dentaire.

3° Le doigt restant en place, on glisse sur sa pulpe un crochet avec lequel on charge le nerf, et on le divise avec des ciseaux mousses ou un bistouri boutonné. L'artère est forcément intéressée, mais sa lésion est sans danger. Mieux vaut cependant, faisant écarter les lèvres de la plaie, reconnaître le nerf et l'isoler dans une certaine étendue, pour en enlever une portion de 1 centimètre à 1 centimètre et demi de longueur.

§ IV. — SECTION ET RÉSECTION DU NERF LINGUAL.

Anatomie. — Branche du maxillaire inférieur, le nerf lingual, d'abord placé entre le pharynx et le muscle ptérygoïdien externe, se dirige obliquement en bas et en avant entre les deux ptérygoïdiens, puis entre la branche montante du maxillaire inférieur et le ptérygoïdien interne. Au bord antérieur de ce muscle, il devient à peu près horizontal, et n'est recouvert que par la muqueuse du plancher de la bouche jusqu'au point où il pénètre dans la langue. Il est situé, dans cette partie de son trajet, à 5 millimètres de la réflexion de la muqueuse sur le côté de la langue.

Opération. — Un écarteur approprié placé du côté sain maintient la bouche largement ouverte. Un aide saisit avec une compresse la pointe de la langue et l'attire du même côté, en la renversant légèrement pour mettre bien à jour le sillon qui la sépare des dents du côté malade.

Soulevant légèrement la muqueuse buccale au niveau de la dernière dent molaire inférieure, l'opérateur la divise avec précaution parallèlement à l'arcade dentaire, et à 5 millimètres de son point de réflexion sur le côté de la langue, dans une étendue de 3 centimètres et d'arrière en avant. Fouillant lentement le tissu sous-muqueux avec le bec d'une sonde cannelée, il met à découvert un cordon blanc, le nerf lingual. Il le soulève avec un crochet mousse, et en résèque une longueur de 2 centimètres environ, en faisant porter la section postérieure sous le ptérygoïdien interne, aussi en arrière que possible.

CHAPITRE V

TÉNOTOMIE

Règles générales

La ténotomie ou section des tendons, de même que la myotomie, doit toujours se faire par la méthode sous-cutanée. Elle se pratique à l'aide d'instruments spéciaux dits *ténotomes*, essentiellement constitués par une lame de 10 à 12 millimètres de longueur sur 2 à 3 millimètres de largeur, tranchante sur un de ses bords et à dos solide. Cette lame fait suite à une tige métallique arrondie et de petit volume, montée sur

un manche taillé à pans. Un point noir, gravé sur une des
faces de ce manche, indique à l'opérateur la position de la
lame et la direction de son tranchant. Les ténotomes sont
mousses ou pointus, convexes, droits ou concaves, suivant la
forme de la partie coupante de la lame. Les ténotomes droits,
mousses ou acérés, sont les plus employés.

Les règles applicables à toute ténotomie sont :

1° De donner aux parties une position telle, que les tendons à sectionner soient aussi tendus que possible, et par là
isolés des organes voisins, qu'il importe de ménager.

2° De placer la ponction ou l'incision des téguments de
façon à éviter la lésion des parties voisines du tendon (nerfs,
vaisseaux, etc.).

3° De donner à cette incision une étendue aussi faible que
possible.

4° D'empêcher l'accès de l'air dans la plaie tendineuse, en
détruisant la rectitude du trajet qui la fait communiquer avec
l'ouverture extérieure, par la formation d'un pli cutané à la
base duquel se fait l'incision du tégument.

5° D'introduire le ténotome à plat, de le glisser par des
mouvements lents soit au-dessus, soit au-dessous du tendon,
en rasant autant que possible la corde fibreuse, pour ne pas
s'égarer dans les parties voisines, et conduisant la pointe un
peu au delà de son bord opposé.

6° Le tranchant de la lame étant appliqué sur le tendon
par un mouvement de rotation imprimé au manche, la section doit se faire par pression, en relevant et abaissant le
manche, et non en sciant par des mouvements de va et
vient.

7° Quand le craquement, le défaut de résistance, la dépression qui se forme sous le doigt, semblent indiquer que le
tendon est divisé, il faut, par quelques mouvements convenables, s'assurer, avant de retirer l'instrument, qu'il ne reste
plus de parties à couper.

8° L'instrument, remis à plat, est retiré avec lenteur, pour
empêcher l'entrée de l'air. Une mouche de diachylon, de taffetas, un peu de collodion assurent l'occlusion de la plaie
extérieure.

La section du tendon peut se faire de la peau vers les parties profondes, ou inversement de la face profonde vers la face superficielle du tendon. Elle peut se faire avec un ténotome pointu qui sert et pour la ponction du tégument, et pour la division de la corde fibreuse; mais on peut aussi, pour plus de sécurité, après avoir incisé la peau, se servir d'un ténotome mousse pour opérer la section.

§ I. — TÉNOTOMIE DU TENDON D'ACHILLE.

Données anatomiques. — Le tendon d'Achille présente sa portion la plus étroite à 27 ou 30 millimètres au-dessus du bord supérieur du calcanéum chez l'adulte, à quelques millimètres au-dessus de ce bord chez l'enfant. Inséré à la partie inférieure de la face postérieure du calcanéum, il est séparé de la partie supérieure et lisse de cette face par une bourse séreuse. Pour la ménager, *Scoutetten* fait la section du tendon à la hauteur d'une ligne transversale qui partage en deux parties égales la malléole externe. En dedans et un peu en avant du tendon, recouverts par l'aponévrose profonde, se trouvent les vaisseaux et le nerf tibial postérieur. En faisant pénétrer le ténotome du côté interne et près du bord du tendon, on évite presque sûrement ces vaisseaux qui, chez les enfants et dans le cas de difformités anciennes, décrivent souvent de nombreuses flexuosités.

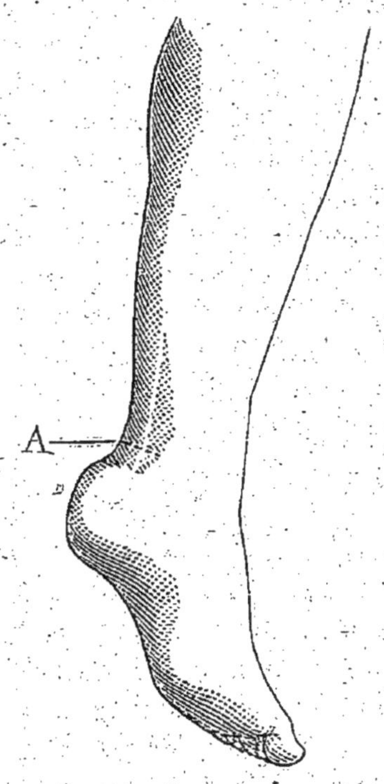

FIG. 139. — Ténotomie du tendon d'Achille.
A, point de section.

La section du tendon d'Achille peut s'exécuter de quatre

façons différentes, suivant qu'on se sert d'un ténotome mousse ou pointu et qu'on fait agir la lame de l'instrument du tégument vers les parties profondes, ou bien en sens opposé.

Position du sujet. — Le malade est couché sur le ventre, le genou fixé par un aide, le pied fléchi aussi fortement que possible, pour éloigner le tendon du paquet vasculo-nerveux.

1° Procédé de Sédillot. — Les téguments étant écartés du tendon, on introduit, à quelques millimètres en avant de son bord interne, et par ponction, un ténotome à pointe aiguë et à lame convexe, le plat de la lame correspondant au plat du tendon. Avec la pointe de l'instrument, on reconnaît la corde tendineuse, et on fait glisser la lame à plat sur sa face antérieure, en en suivant exactement le contour.

Lorsqu'on est bien certain que la pointe du ténotome a légèrement dépassé le bord externe du tendon, par un mouvement de quart de cercle imprimé au manche, on tourne le tranchant de l'instrument en arrière. De légers mouvements d'abaissement et d'élévation du manche suffisent pour diviser la corde fibreuse. L'indicateur de la main gauche, placé sur la peau, dirige l'action de la lame et rend compte des progrès de la section. Le craquement, le défaut de résistance, l'enfoncement produit sous le doigt, l'allongement des parties et la projection sous la peau des extrémités du tendon indiquent que l'opération a réussi. Si la section est incomplète, le redressement du pied impossible; après s'être assuré avec le doigt qu'il existe encore des fibres tendues et saillantes, on fait de nouveau une ponction franche et nette comme la première, et on achève la division du tendon.

2° Procédé de Bouvier. — Avec la pointe d'une lancette ou d'un ténotome aigu, on fait une ponction ou une petite incision parallèlement au bord interne du tendon, et à quelques millimètres seulement, pour rester sûrement en arrière des vaisseaux. Il est encore plus prudent de placer l'incision à la base d'un pli longitudinal fait en soulevant la peau entre deux doigts au bord interne du tendon. Par cette piqûre, on introduit un ténotome mousse, et, le tenant sur le plat, on le fait glisser sous la peau en le suivant du doigt, jusqu'à ce qu'il ait dépassé le bord externe du tendon. On retourne alors l'instrument, le tranchant appliqué sur la face postérieure du tendon, et pressant sur le dos de la lame, au travers de la peau, avec la pulpe de l'indicateur gauche, on imprime au manche du ténotome de petits mouvements successifs d'élévation et d'abaissement. La section du tendon s'annonce par les signes indiqués. Avant de retirer l'instrument, on s'assure que toute la corde est complètement divisée.

Par ce procédé, on évite plus sûrement les vaisseaux, on n'est pas exposé à intéresser les téguments, et, suivant la lame de l'œil et du doigt, on ne court aucun risque de s'égarer ou de couper des parties qu'il importe de ménager. La formation d'un pli cutané à la base duquel se fait la ponction, la rétraction des extrémités du tendon, et l'extension de sa gaîne, suffisent pour détruire la rectitude des plaies, et empêcher l'accès de l'air.

Il est possible de varier encore le manuel opératoire :

3° En se servant, comme *Sédillot*, d'un ténotome aigu, mais en coupant le tendon de sa face superficielle vers sa face profonde.

4° En employant, avec *Bouvier*, le ténotome mousse, mais en le faisant glisser d'abord au-dessous du tendon pour le diviser d'avant en arrière.

§ II. — TÉNOTOMIE DU MUSCLE STERNO-CLEIDO-MASTOÏDIEN.

Anatomie. — Le muscle sterno-cleido-mastoïdien se divise à sa partie inférieure en deux faisceaux, l'un interne ou sternal, l'autre externe ou claviculaire. Le premier est arrondi et plus resserré, le second aplati et beaucoup plus large. Ces deux chefs sont recouverts par la peau et l'aponévrose superficielle. En dehors, la veine jugulaire externe ; en dedans, la veine jugulaire antérieure, sont visibles sous la peau et faciles à éviter. Derrière le muscle, les vaisseaux carotidiens sont, en bas, protégés par les muscles sous-hyoïdiens, et d'habitude assez éloignés, par la rétraction, des fibres du sterno-mastoïdien qui forme une corde saillante en avant.

Position du sujet. — Exagérer le mouvement de rotation

de la face et entraîner la tête vers le côté sain, s'assurer de la position des veines superficielles et de l'artère carotide, ainsi que de l'état d'isolement des faisceaux à diviser.

La section se fait à une hauteur de 2 à 2 centimètres et demi au-dessus du sternum et de la clavicule, en se servant d'un des procédés indiqués. Les deux chefs doivent être

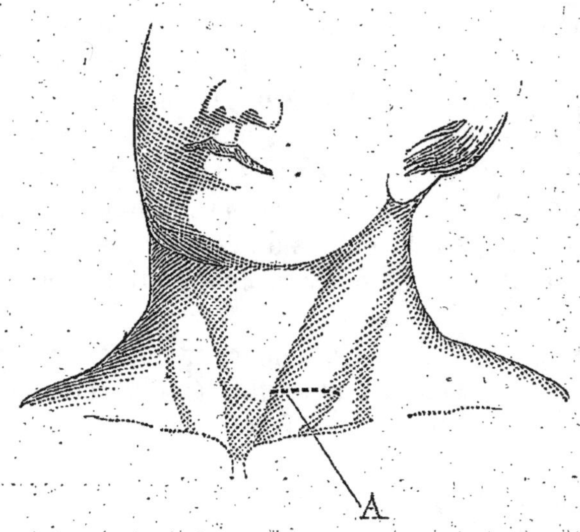

FIG. 140. — Ténotomie du sterno-mastoïdien.

A, point de section.

divisés isolément et à quelques jours d'intervalle. (*Sédillot.*)

Pour le faisceau sternal, la ponction se fait sur le bord externe du muscle, et le ténotome est conduit de dehors en dedans.

Pour la section du faisceau claviculaire, la ponction peut se faire soit au bord interne, soit au bord externe du muscle; mais il faut éviter avec soin d'intéresser la veine jugulaire externe, en la déplaçant avec les téguments.

DEUXIÈME PARTIE

OPERATIONS SPÉCIALES

Art. I. — Autoplasties.

Règles générales des autoplasties

L'*autoplastie*, ou mieux *anaplastie*, comprend quatre grandes méthodes.

A. Méthode de Celse. — Dite aussi *méthode française*, elle consiste à combler la perte de substance par le glissement des téguments voisins disséqués et réunis au-dessus de la partie absente.

Pour favoriser ce glissement, il est souvent indispensable de joindre à la dissection, soit une seule, soit deux incisions, dites *libératrices*. Ces incisions, droites ou curvilignes, sont habituellement parallèles aux bords de la brèche à combler, et placées à quelque distance de ces bords. Quelquefois elles sont situées du côté de ses extrémités et perpendiculaires à son grand axe. Elles comprennent toute l'épaisseur de la peau.

Dans d'autres cas, on taille un lambeau quadrilatère sur un des côtés de la brèche, et on le dissèque jusqu'à sa base, pour l'amener par distension jusqu'au bord opposé de la plaie. Quand la perte de substance est plus considérable, on prend deux lambeaux que l'on fait glisser l'un vers l'autre.

B. Méthode indienne. — Elle consiste à prendre dans le voisinage de la perte de substance un lambeau de dimensions convenables, que l'on dissèque et que l'on ramène sur la brèche à combler par la torsion de son pédicule.

C. **Méthode italienne.** — Elle consiste à prendre sur une partie éloignée le lambeau nécessaire à la réparation. *Tagliacozzi* laissait suppurer le lambeau avant de l'appliquer; *Græfe*, de Berlin, tenta la réunion immédiate et décora cette simple modification d'un procédé depuis longtemps connu du nom de *méthode allemande*. Des appareils appropriés maintiennent les parties en contact jusqu'à ce que la réunion du lambeau soit bien assurée. Alors seulement on peut diviser son pédicule.

D. **Hétéro-autoplastie.** — Elle ne diffère de la précédente qu'en ce que le lambeau destiné à la réparation est pris sur une personne étrangère, ou même sur un animal. La greffe épidermique, et surtout la greffe dermo-épidermique préconisée par *Ollier*, rentrent dans la troisième ou la quatrième méthode d'autoplastie, suivant que les lambeaux sont empruntés à l'individu lui-même ou à un être étranger; mais il s'agit alors de véritables transplantations.

Quelques règles générales sont applicables à toutes les autoplasties.

1° Le pédicule doit être assez large pour assurer la vitalité du lambeau; la gangrène par excès de sang, par pléthore, n'est jamais à redouter.

2° Le lambeau doit avoir une épaisseur suffisante. Lorsque la peau est mince et peu vasculaire, il faut lui conserver toute sa doublure celluleuse.

3° Les dimensions du lambeau doivent être calculées d'après l'étendue de la perte de substance à combler. En raison de la rétraction cutanée, il doit être environ d'un tiers plus grand dans toutes ses dimensions.

4° Le lambeau sera taillé de façon à rendre la torsion de son pédicule et la tension des parties aussi minimes que possible.

5° La forme du lambeau devant correspondre à celle de la perte de substance, il doit être taillé sur le même patron et ses limites exactement déterminées par avance.

6° Il faut aviver avec soin et sur la plus grande largeur

possible les lèvres de la perte de substance et les bords correspondants du lambeau. L'avivement par surfaces a donné de magnifiques succès.

7° La section du pédicule, si elle est nécessaire, ne doit être pratiquée que lorsque la réunion du lambeau est tout à fait complète.

8° La réunion des parties, quel que soit le mode de suture employé, doit être aussi exacte que possible.

§ I. — BLÉPHAROPLASTIE.

Deux principes dominent les opérations, toujours fort délicates, pratiquées pour la réparation des pertes de substance des paupières.

1° Conserver le plus possible de l'ancienne paupière, de son muscle orbiculaire, et principalement de son bord libre ; 2° ménager complétement, si on le peut, la conjonctive palpébrale. En outre, il faut, ici surtout, en raison de la minceur de la peau et de sa mobilité, donner aux lambeaux une grande étendue pour éviter toute traction, un large pédicule, et les maintenir en place par un bandage qui exerce une douce pression.

Les procédés sont très-nombreux. Nous en donnerons quelques-uns ; d'autres seront décrits à propos de l'ectropion.

1. **Un lambeau quadrilatère. Rotation** (*Dieffenbach*) (fig. 141, O G).

On donne à la perte de substance la forme d'un triangle à base palpébrale. Une incision cutanée horizontale prolonge cette base en dehors, vers la tempe. De son extrémité externe, part une seconde incision oblique en bas et en dedans, vers le sommet de la plaie triangulaire, dont elle se rapproche plus ou moins. Le lambeau quadrilatère ainsi formé est disséqué et amené sur la perte de substance par un simple mouvement de rotation. La plaie de la joue est fermée partie par suture, partie par granulation.

2. **Un lambeau. Rotation et torsion** (*Fricke* de Hambourg) (fig. 141, O D).

Pour combler la perte de substance à laquelle on a donné

une forme à peu près ovalaire, on prend un lambeau cutané

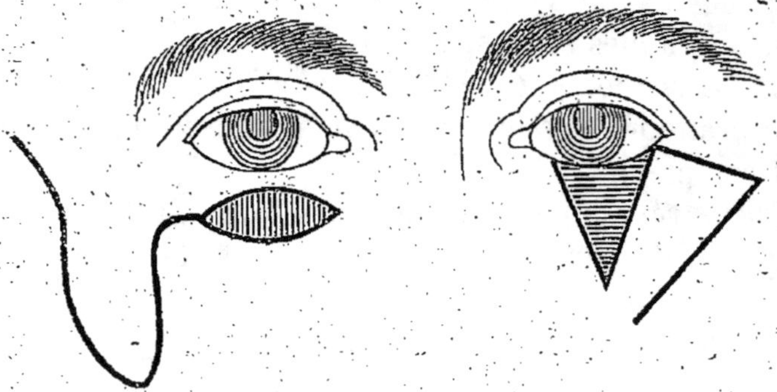

FIG. 141. — Blépharoplastie. — O G, DIEFFENBACH ; O D, FRICKE, de
Hambourg.

en dehors de l'œil, soit sur le front, soit sur la joue. Ce lambeau doit être taillé après mesure, en lui donnant un bon tiers
de plus en hauteur et en largeur qu'à la perte de substance, à
laquelle son pédicule est contigu par une de ses extrémités.
Le lambeau disséqué, on lui imprime un mouvement de torsion qui l'amène sur la plaie à combler, et l'on réunit. On
peut rendre moins grande la torsion du pédicule, en faire
une simple rotation, en donnant au lambeau une position
oblique.

3. Un lambeau externe. Glissement et rotation (*Burow*) (fig. 142, O G).

On donne à la perte de substance une forme triangulaire A B C. On prolonge en dehors et en haut les côtés
horizontal A B et externe A C du triangle, par deux incisions cutanées A D et A E, que l'on réunit par une troisième
incision D E, de façon à circonscrire un second triangle D A E,
de même dimension que le premier, mais à sommet opposé.
On excise la peau dans toute l'étendue de ce nouveau triangle. Le lambeau E D A C est alors disséqué et ramené en
dedans, de façon que le sommet A vienne se placer à l'angle
interne de l'œil B. On réunit par suture. Le côté D A du lambeau forme le bord libre de la nouvelle paupière ; et, par le
déplacement du lambeau, la lèvre D E peut être unie avec le
bord A E. Toute la perte de substance se trouve ainsi
comblée.

4. Un lambeau externe ou interne. Torsion (*Blasius*) (fig. 142, O D).

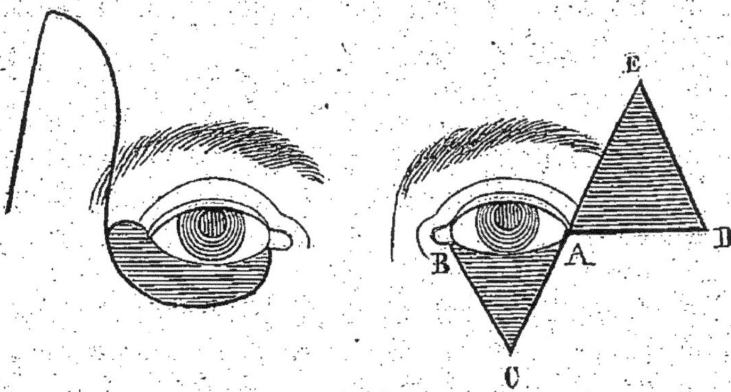

FIG. 142. — Blépharoplastie. — O G, BUROW; O D, BLASIUS.

Le lambeau emprunté soit au front, soit à la joue ou au nez, est ramené par torsion de son pédicule sur la brèche à combler. Pour éviter que cette torsion ne soit trop considérable, on doit, autant que faire se peut, tailler le lambeau dans les parties les plus voisines de la perte de substance. On le prend en haut pour la paupière supérieure, sur le nez ou la joue pour la paupière inférieure.

5. Un lambeau. Torsion et rotation (*Hasner*) (fig. 143, O G).

Pour remédier aux pertes de substance comprenant un des

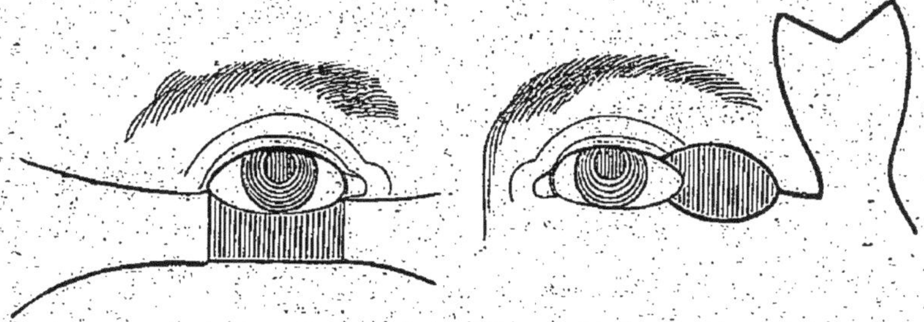

FIG. 143. — Blépharoplastie. — O G, HASNER; O D, KNAPP.

angles des paupières, on enlève la partie malade par deux incisions semi-elliptiques se réunissant par leur extrémité au delà de la commissure. On taille alors, dans la peau du nez ou du front, un petit lambeau dont la base est distante de 5 à 6 millimètres du bord le plus voisin de la brèche à combler. Ce petit lambeau se bifurque à son sommet pour la réparation des deux bords palpébraux.

On coupe alors le pont cutané qui sépare la base du lambeau de la plaie à combler dans la direction de la commissure correspondante, puis le lambeau disséqué est appliqué sur la plaie et suturé avec ses bords. Le pont cutané intermédiaire, disséqué à son tour, sert à recouvrir en partie la plaie résultant de la formation du lambeau.

6. **Deux lambeaux latéraux. Glissement** (*Knapp*) (fig. 143, O D). —On donne à la perte de substance une forme quadrilatère, puis on continue l'incision horizontale supérieure qui limite la plaie, en dedans vers le nez, en dehors, à partir de la commissure palpébrale externe vers la tempe, en la relevant un peu à son extrémité externe. On en fait autant pour le bord inférieur, en abaissant l'incision externe à son extrémité, pour donner au pédicule du lambeau temporal une suffisante largeur. Les deux lambeaux disséqués sont amenés au contact, réunis par leurs sommets, et leurs bords sont suturés avec les parties voisines.

7. **Deux lambeaux verticaux. Torsion et rotation** (*Sédillot*) (fig. 144, O D). —Un des lambeaux, le plus petit, est

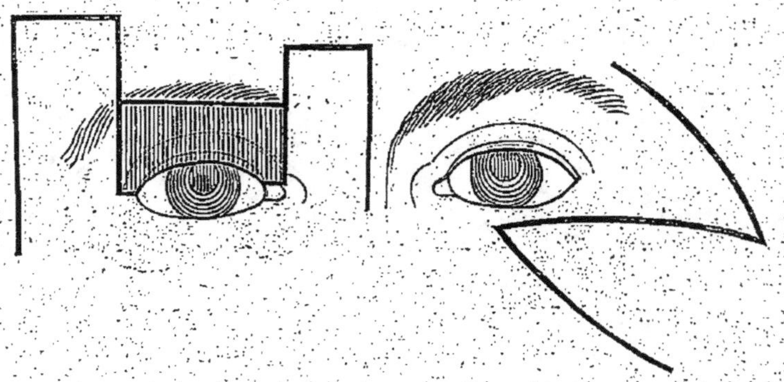

FIG. 144. — Blépharoplastie. — O G, DENONVILLIERS; O D, SÉDILLOT.

pris sur la racine du nez; le second, plus considérable, est taillé sur le front, l'incision verticale externe qui le délimite en dehors venant se perdre jusque dans la joue. Les deux lambeaux, à base inférieure, disséqués de haut en bas, sont ramenés par torsion et rotation de haut en bas sur la brèche à combler ; leurs sommets sont réunis ensemble et leurs bords soudés avec ceux de la plaie. On laisse guérir par seconde intention les pertes de substance résultant de la formation des lambeaux.

8. **Deux lambeaux. Procédé par échange** (*Denonvilliers*) (fig. 144, O G).—On taille par trois incisions formant un Z, deux lambeaux triangulaires à bases et sommets opposés, mais possédant un côté commun. Libérés par dissection de la pointe à la base, les deux lambeaux sont passés l'un au-dessous de l'autre et glissent en sens inverse, de sorte que le supérieur vient combler la plaie laissée par l'inférieur et *vice versâ*.

§ II. — RHINOPLASTIE.

La réparation des pertes de substance du nez se fait par une des méthodes autoplastiques indiquées et souvent par la combinaison de ces méthodes, appropriées aux indications du cas particulier.

A. **Méthode de Celse. Glissement** (fig. 145). — L'auto-

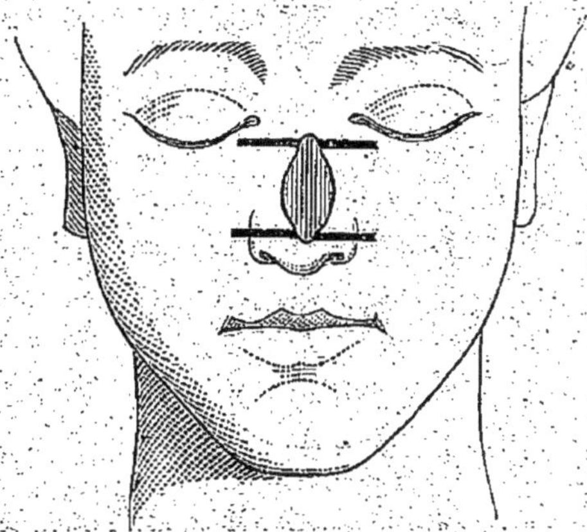

FIG. 145. — Rhinoplastie. Méthode de CELSE.

plastie par glissement, en raison du peu de mobilité des tégu-

ments de la joue, n'est applicable qu'aux pertes de substance
de peu d'étendue. Après avoir avivé les bords de la brèche,
on dissèque et on mobilise la peau des joues, en formant un
ou deux lambeaux latéraux par des incisions horizontales; puis
les ramenant sur la ligne médiane, on les réunit par leur
sommet. Pour empêcher l'affaissement des lambeaux, lorsque
la charpente ostéo-cartilagineuse est détruite, on les traverse
à la base par de fortes épingles munies de petits disques de
liége dont le rapprochement tend à faire saillir leur sommet
en avant.

On peut également tailler par deux incisions en V à sommet
supérieur, superposées, un lambeau en pont que l'on sépare des os avec un ténotome, et qu'on abaisse sur la perte
de substance.

B. **Méthode indienne** (fig. 146). — La rhinoplastie par la
méthode indienne emprunte habituellement son lambeau à la
peau du front. On taille avec du carton ou du papier, sur le modèle du nez à refaire, un patron qui présente des dimensions
supérieures d'un tiers. Le patron est appliqué sur le front du

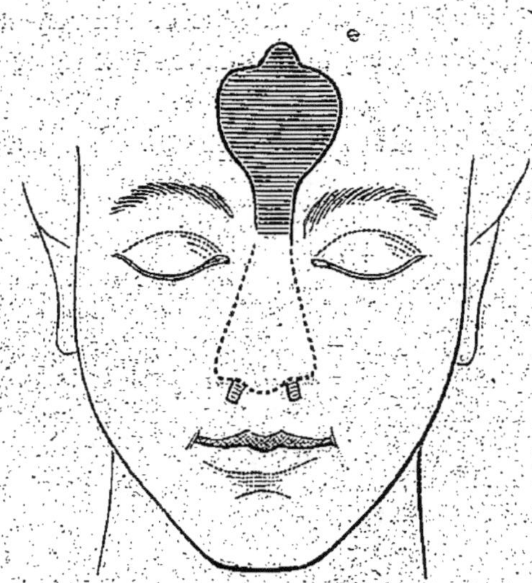

Fig. 146. — Rhinoplastie. Méthode indienne.

malade, sa pointe correspondant à la racine du nez, sa base
près des cheveux, et on trace le lambeau à découper avec de

l'encre ou un crayon de nitrate d'argent. Une petite saillie au milieu de la base est destinée à former la sous-cloison. Le pédicule du lambeau doit avoir une largeur de un à un centimètre et demi, et contenir une des artères frontales internes. Il faut éviter que la base du lambeau ne s'avance trop vers le cuir chevelu pour n'y pas comprendre des follicules pileux.

Après avoir avivé les bords de la perte de substance, on découpe le lambeau et on le dissèque de haut en bas. Une fois rabattu, sa face cruentée se trouve placée en avant ; pour la ramener au contact de la brèche, il faut imprimer au pédicule une torsion considérable.

Afin de diminuer cette torsion, *Lisfranc* prolonge en bas, de près d'un centimètre, une des incisions qui limitent le pédicule, donnant ainsi au point d'attache une direction oblique qui facilite singulièrement la rotation du lambeau, sans nuire à sa vitalité. On peut également donner au grand axe du lambeau une direction plus ou moins oblique et même horizontale, réduisant ainsi à 45° le mouvement de torsion du pédicule.

Le lambeau rabattu, on réunit très-exactement ses bords à ceux de la perte de substance, en ayant soin de bien fixer la sous-cloison au milieu de la lèvre supérieure. Deux tampons de charpie huilés ou deux bouts de sonde de gomme élastique sont placés dans les narines pour assurer le maintien de leur nouvel orifice extérieur.

Une ou deux grosses épingles traversant la base du nez servent à porter en avant le milieu du lambeau qui doit former l'arête nasale. La plaie du front se guérit par suppuration.

La réunion obtenue, on laisse le pédicule du lambeau intact si la difformité est peu considérable ; s'il fait une saillie disgracieuse, on le coupe, mais on s'expose ainsi à voir le lambeau descendre peu à peu vers la pointe du nez, où il vient former une tumeur des plus difformes. *Velpeau* taille le pédicule en pointe, et enfonce cette pointe dans une incision faite à la racine du nez pour l'y fixer.

Pour mieux assurer la formation de la sous-cloison, *Sédillot* taille un petit lambeau sur le milieu de la lèvre supérieure. La muqueuse et la couche musculaire excisées, cette

languette est relevée vers le nez, et réunie à la face cruentée
du lambeau frontal, qu'elle contribue à consolider.

Ollier a conseillé de conserver avec le lambeau frontal le
périoste qui le double pour donner au nouveau nez plus d'é-
paisseur et une charpente plus solide.

Verneuil et *Ollier* (fig. 147), dans le cas d'affaissement du
nez sans destruction des parties molles, emploient un procédé
à double plan de lambeaux, qui participe à la fois des méthodes
indienne et française. On commence par former avec les tégu-

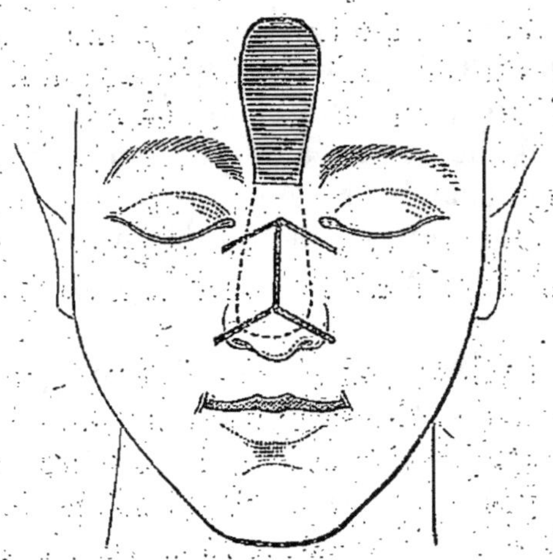

FIG. — Rhinoplastie. Double plan de lambeaux.

ments du nez et de la peau voisine des joues, par deux incisions transversales, un pont cutané que l'on sépare avec un
ténotome des parties sous-jacentes. Ce pont mobilisé présente
en arrière sa face cruentée. On taille alors un lambeau frontal de dimensions convenables, on le renverse la face saignante en avant, et le glissant sous le pont tégumentaire décollé, on les réunit par leurs surfaces vives. On obtient ainsi
un double plan de lambeaux dont la solidité peut être augmentée chez les personnes jeunes par la conservation du périoste.

- Pour reconstituer la sous-cloison on a recours à la méthode
indienne. Un lambeau emprunté à la partie médiane de la

lèvre supérieure sans intéresser son bord libre est découpé, avivé, relevé et fixé par sa pointe au lobule du nez. Le rapprochement des bords de la lèvre divisée se fait sans difficulté.

Cette méthode peut également servir pour la reconstruction de l'aile du nez, en empruntant le lambeau à la joue ou à la lèvre supérieure ; mais la méthode par glissement, ou par ponts cutanés décollés et déplacés latéralement, est plus simple et souvent préférable.

C. **Méthode italienne.** — Le lambeau est emprunté aux téguments du bras ou de l'avant-bras. Un appareil spécial composé d'un corset thoracique, d'un capuchon solide qui emboîte la tête, et d'une gouttière que des courroies permettent de déplacer à volonté, sert à maintenir le membre supérieur en contact avec le nez, et à habituer le sujet à conserver cette position pénible.

Sur la face interne du bras, on taille d'après un patron découpé avec soin un lambeau cutané dont la pointe est placée vers l'épaule, la base vers le coude, et on le dissèque de la pointe vers la base qui reste adhérente. *Tagliacozzi* laissait suppurer le lambeau pour lui donner plus d'épaisseur et de solidité, *de Græfe* tenta la réunion immédiate.

Le bras placé dans la position voulue, les bords du lambeau et de la perte de substance avivés avec soin, on fixe la pointe du lambeau à la racine du nez et l'on suture ses bords avec les lèvres de la brèche à combler. L'appareil reste en place jusqu'à ce que la réunion soit complète et durable. On coupe alors la base du lambeau, on la modèle de façon convenable, et on la réunit à la base du nez et à la lèvre supérieure, assurant avec deux bougies le maintien de l'ouverture des narines.

La perte de substance faite au bras est réunie par la suture ou guérit après suppuration.

§ III. — CHEILOPLASTIE.

Les opérations de cheiloplastie sont le plus souvent rendues nécessaires par des pertes de substance succédant à l'ablation de tumeurs malignes.

Dans ces autoplasties, deux points doivent surtout fixer l'attention : la réparation aussi exacte que possible des commissures labiales, et la conservation de la muqueuse saine pour garnir le bord libre de la nouvelle lèvre.

A. — Lèvre supérieure.

1° Excision en V. — Si la tumeur est petite, on l'enlève par deux incisions formant un V à sommet supérieur, puis les deux lèvres de la plaie sont réunies par quelques points de suture entortillée. La première épingle doit toujours être placée près du bord libre de la lèvre, de façon à en assurer

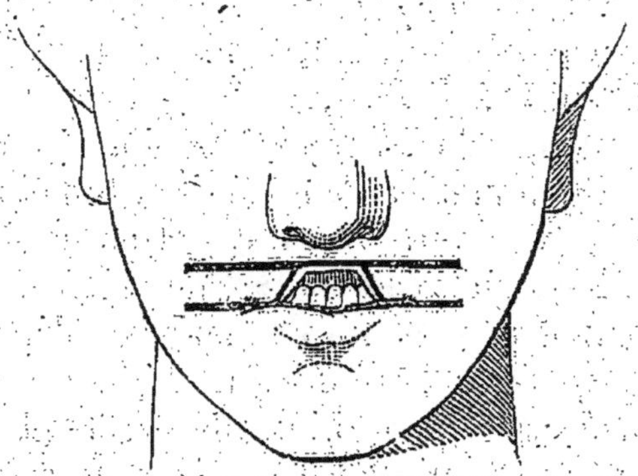

Fig. 148. — Cheiloplastie. Deux lambeaux latéraux, glissement.

l'affrontement régulier, et toutes les épingles doivent traverser la lèvre dans son tiers postérieur, en raison de la position des artères coronaires labiales.

2° Deux lambeaux latéraux. Glissement (fig. 148). — Si la perte de substance est plus considérable sans atteindre les commissures, on pratique de chaque côté, immédiatement au-dessous des ailes du nez, une incision horizontale que l'on prolonge plus ou moins en dehors, et qui comprend toute l'épaisseur de la lèvre. On obtient ainsi deux lambeaux latéraux, que l'on rapproche après dissection, et que l'on réunit par leur sommet sur la ligne médiane, puis à la partie supérieure.

Si la perte de substance était plus étendue, on prolongerait les commissures en dehors, pour éviter une trop grande tension des tissus.

3° **Deux lambeaux latéraux à base inférieure. Torsion.** — La méthode indienne peut être utilisée dans les pertes de substance comprenant toute la lèvre supérieure. On taille sur la joue, de chaque côté, un lambeau rectangulaire à base inférieure. On dissèque ces lambeaux de haut en bas, on les mobilise, puis, les ramenant en dedans, on réunit leurs sommets

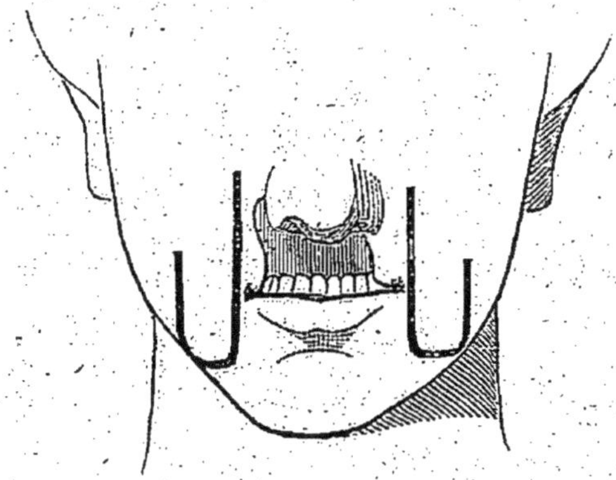

FIG. 149. — Cheiloplastie. Deux lambeaux à base supérieure (SÉDILLOT).

sur la ligne médiane, et leurs bords supérieurs sous le nez. Les deux plaies laissées par la formation des lambeaux sont réunies immédiatement ou abandonnées à la suppuration suivant la laxité des tissus.

Il est avantageux de placer en bas la racine des lambeaux, car si le pédicule est en haut, la rétraction consécutive relève la nouvelle lèvre et laisse bientôt les dents à nu.

4° **Deux lambeaux latéraux à base supérieure.** (*Sédillot*) (fig. 149). — Sédillot tailla deux lambeaux rectangulaires à base supérieure et à sommet inférieur, dans un cas où la perte de substance remontant au-dessus de la lèvre ne permettait pas de leur donner une autre position. Les lambeaux disséqués de bas en haut, et relevés, furent réunis sur la ligne médiane, et le résultat ne laissa rien à désirer.

B. — Lèvre inférieure.

1° Excision curviligne. — Si la tumeur est peu volumineuse et n'atteint que le bord libre de la lèvre, on l'enlève avec des ciseaux courbes. La brèche ainsi faite est abandonnée à la nature et se comble spontanément.

2° Excision en V (fig. 150). — Si la tumeur descend plus bas vers la racine de la lèvre, on la circonscrit par deux incisions rectilignes formant un V à sommet inférieur, puis

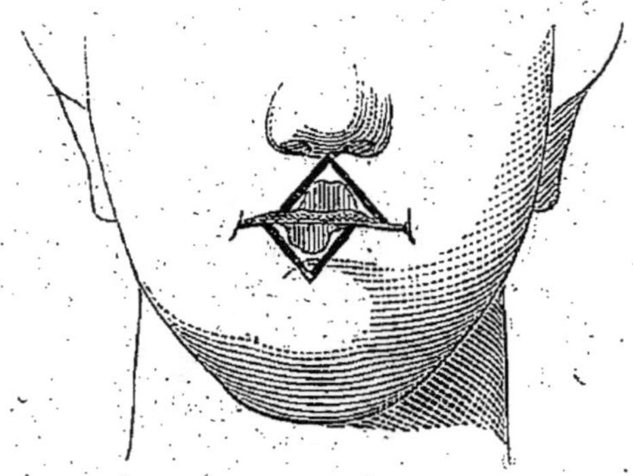

FIG. 150. — Cheiloplastie. Excision en V.

les deux bords du V sont réunis par la suture entortillée. Au besoin on dissèque de chaque côté les lèvres du V, pour permettre leur rapprochement.

3° Excision en V et prolongation des commissures (*Serre*, de Montpellier). — Le mal enlevé par une double incision, formant un V à sommet inférieur, on prolonge les commissures en dehors du côté des masséters. Les deux lambeaux latéraux sont détachés de leurs adhérences profondes, rapprochés, et réunis sur la ligne médiane. Le bord supérieur de la nouvelle lèvre est doublé par la muqueuse buccale, que l'on unit à la peau à l'aide de quelques points de suture avec un fil de soie très-fin. On refait de même les commissures. La lèvre inférieure, d'abord trop étroite, s'allonge peu à peu, la lèvre supérieure se rétrécit de son côté sans opération complémentaire.

4° Deux lambeaux latéraux. Glissement. (*Dieffen-*

bach) (fig. 151). — La tumeur enlevée par deux incisions formant un V à sommet inférieur, on prolonge les commissures en dehors dans une étendue suffisante, en coupant d'abord la peau et les muscles, sans intéresser la muqueuse buccale que l'on sectionne séparément et un peu plus haut.

Deux incisions verticales sont ensuite pratiquées de haut

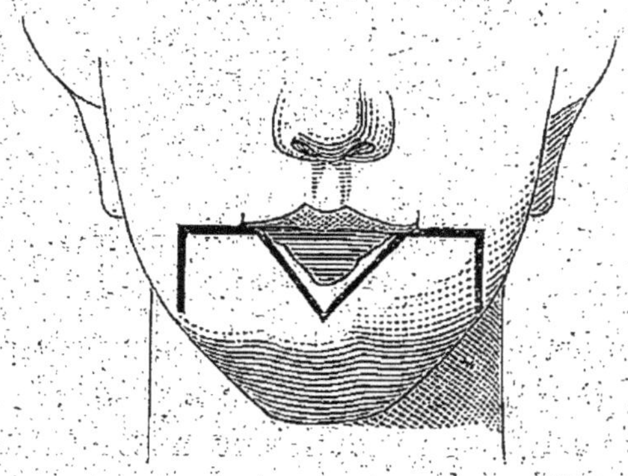

FIG. 151. — Cheiloplastie. Deux lambeaux latéraux, glissement (DIEFFENBACH).

en bas, à l'extrémité externe des sections précédentes de la joue, et descendent vers le bord libre de la mâchoire inférieure. Les deux lambeaux quadrilatères ainsi formés sont disséqués, rapprochés, et réunis sur la ligne médiane, pendant que la muqueuse suturée avec la peau reforme le bord libre de la lèvre et les commissures. Les deux plaies résultant de la translation des lambeaux sont abandonnées à la suppuration.

5° **Deux lambeaux latéraux. Glissement** (*Malgaigne* (fig. 152). — La tumeur est circonscrite par deux incisions verticales et une section inférieure horizontale. Pour combler la brèche rectangulaire ainsi formée, les commissures sont divisées horizontalement en dehors dans une étendue convenable, puis deux incisions parallèles aux précédentes partent des angles inférieurs de la perte de substance, et se dirigent horizontalement en dehors. On obtient ainsi deux lambeaux à base externe, qu'on dissèque, qu'on rapproche, et dont on réunit les sommets sur la ligne médiane, pendant que leur bord supérieur formant le bord libre

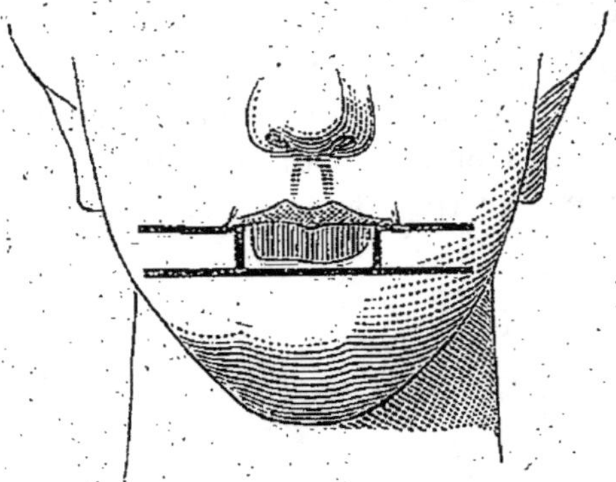

FIG. 152. — Cheiloplastie. Deux lambeaux latéraux, glissement
(MALGAIGNE).

de la nouvelle lèvre est doublé par la muqueuse réunie à la
peau. On fait de même pour les commissures.

Ce procédé est surtout applicable aux destructions complètes de la lèvre inférieure.

Ces procédés, de la méthode de Celse, empruntent leurs
lambeaux aux parties latérales de la face. On peut également
utiliser pour la confection des lambeaux la peau du menton
et du devant du cou.

6° Lambeau rectangulaire à base inférieure (*Cho-*

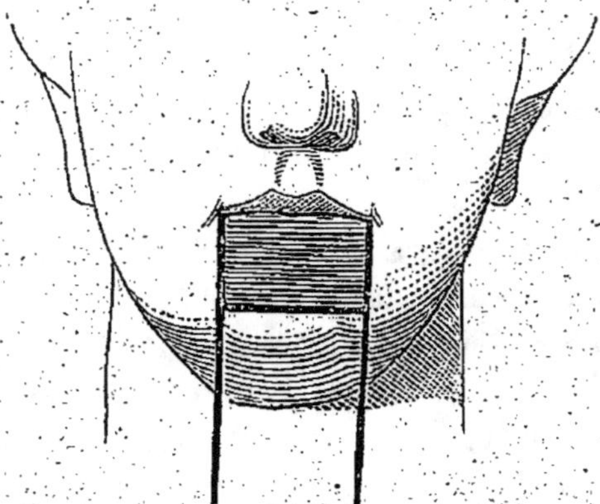

FIG. 153. — Cheiloplastie. Lambeau rectangulaire à base inférieure
(CHOPART).

pari) (fig. 153). — Deux incisions verticales comprenant la peau et le tissu cellulaire partent du bord libre de la lèvre ou des commissures labiales, en dehors des limites du mal, et sont conduites de haut en bas jusque dans la région sus-hyoïdienne. Le grand lambeau rectangulaire ainsi limité est disséqué jusqu'à sa racine, puis on résèque la partie malade par une section nette et horizontale. On relève alors le bord libre du lambeau mobilisé jusqu'à hauteur des commissures auxquelles on unit ses angles supérieurs, pendant que ses bords latéraux sont suturés aux bords correspondants de la perte de substance. Pour que la tension ne soit pas trop considérable, on maintient la tête du malade dans la flexion, jusqu'à ce que la réunion soit complète et solide.

Si la muqueuse labiale est saine, on la dissèque, et on la conserve pour doubler le bord libre de la nouvelle lèvre. La rétraction des tissus tend à abaisser le lambeau, et à laisser à découvert les dents et le bord alvéolaire inférieur, d'où écoulement involontaire de la salive. Il faut donc donner au lambeau une grande hauteur, et, pour éviter la gangrène, conserver intacte sa doublure celluleuse.

7° **Décollement de la peau du menton.** (*Roux* de Saint-Maximin). — La tumeur enlevée par une incision semi-lunaire, on dissèque largement la peau au niveau du menton,

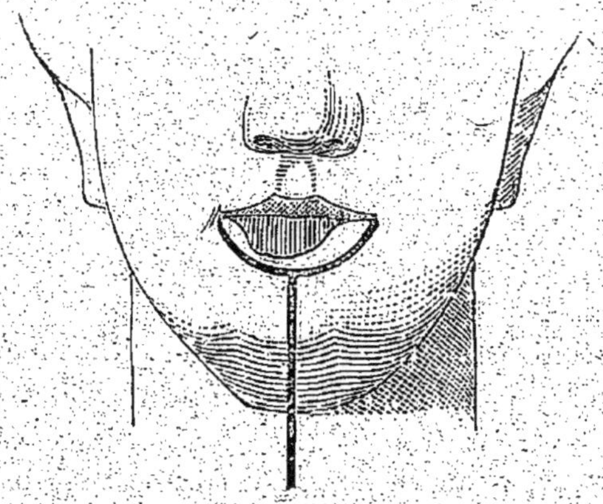

FIG. 154. — Cheiloplastie. Procédé de LISFRANC.

et dans l'étendue du rebord inférieur du maxillaire. On forme ainsi un vaste capuchon dans lequel on place la mâchoire inférieure jusqu'à la hauteur des dents. Le malade doit fléchir fortement la tête sur la poitrine, et garder cette position pendant le temps nécessaire à la réunion.

On peut, avec *Bouisson*, faire une contre-ouverture à la base du capuchon mentonnier.

8° **Décollement avec incision médiane verticale** (*Lisfranc*) (fig. 154). — Lisfranc a modifié le procédé de Roux, en faisant partir de la ligne médiane une incision verticale qui descend vers l'os hyoïde. La dissection des deux demi-lambeaux ainsi limités est plus facile et se fait à ciel ouvert ; la réunion est plus régulière, et l'on évite la formation d'un cul-de-sac profond et sans issue.

9° **Procédé en pont** (fig. 155). — Dans le cas où une partie de la peau et des tissus n'est pas altérée, soit sur le bord libre de la lèvre, soit dans la région mentonnière, il est indiqué de la conserver. On la circonscrit par une ou deux incisions horizontales, et le mal enlevé, il reste un pont tégumentaire qui, décollé à sa face profonde, donne un lambeau

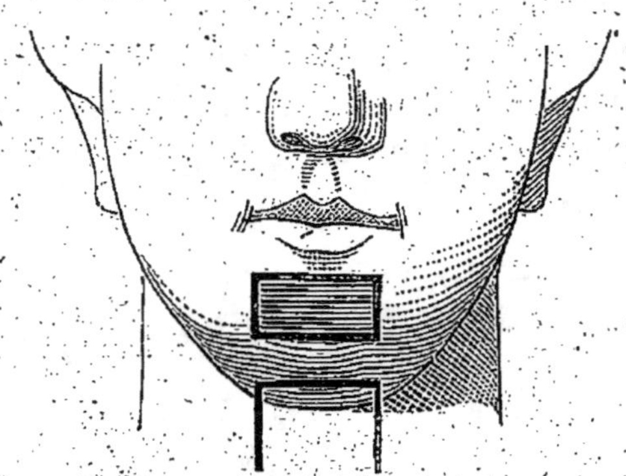

FIG. 155. — Cheiloplastie. Procédé en pont.

cutané adhérent à ses deux extrémités. Ce lambeau mobilisé est relevé et réuni à la partie saine pour reconstituer la nouvelle lèvre, en même temps qu'un grand lambeau vertical sert à combler la perte de substance produite par le déplacement du pont cutané.

10° **Deux lambeaux latéraux. Rotation** (*Sédillot.*) — Sédillot donne aux lambeaux une large base et remplace la torsion du pédicule par un mouvement de rotation. Il taille par trois incisions, deux verticales et une horizontale, un lambeau allongé, rectangulaire, dont la base est placée au niveau de la lèvre supérieure, le sommet au-dessus ou au-dessous du bord libre de la mâchoire. Un lambeau semblable est taillé de l'autre côté aux dépens des téguments de la face et du cou. Les incisions verticales internes se confondent en haut avec les bords de la perte de substance à combler. Les deux lambeaux sont disséqués de bas en haut, puis par rotation ramenés vers la ligne médiane où leurs sommets sont unis par la suture. Leur bord interne constitue le bord libre de la nouvelle lèvre, que l'on double avec la muqueuse si la chose est possible. Leur bord externe est réuni aux parties voisines, ou bien on laisse guérir par seconde intention les plaies latérales résultant du déplacement des lambeaux.

L'allemand *Bruns* a placé en haut le sommet des lambeaux, modification inférieure au procédé de Sédillot, car la nouvelle lèvre est attirée en bas par la rétraction des tissus.

Si la perte de substance ne comprend qu'une moitié de la lèvre, un seul lambeau est nécessaire. La forme et la disposition des lambeaux doivent, au reste, varier suivant les indications et les conditions spéciales que présente chaque cas particulier.

11° **Deux lambeaux obliques inférieurs** (*Syme-Buchanan*) (fig. 156). — La lèvre inférieure malade est cernée par deux incisions obliques, qui se prolongent au delà de leur point de rencontre sur la ligne médiane, de façon à former deux V à sommet opposé. Le V supérieur, dont la pointe est en bas, comprend les parties malades ; le V inférieur circonscrit un triangle de peau saine.

De l'extrémité inférieure de chacune des branches du V renversé, on fait partir une incision oblique en dehors et en haut, qui va rejoindre le bord libre de la mâchoire, sous lequel elle se cache en partie. On obtient ainsi deux lambeaux quadrilatères, à base externe et supérieure. On les dissèque de dedans en dehors, on les mobilise, puis par un mouvement de rotation on amène leurs sommets en contact sur la ligne médiane et on les y réunit. Leur bord supérieur forme le bord libre de la nouvelle lèvre, et doit être doublé par la muqueuse, de même que les commissures, si la chose est possible. Leur bord inférieur est réuni en partie avec la peau

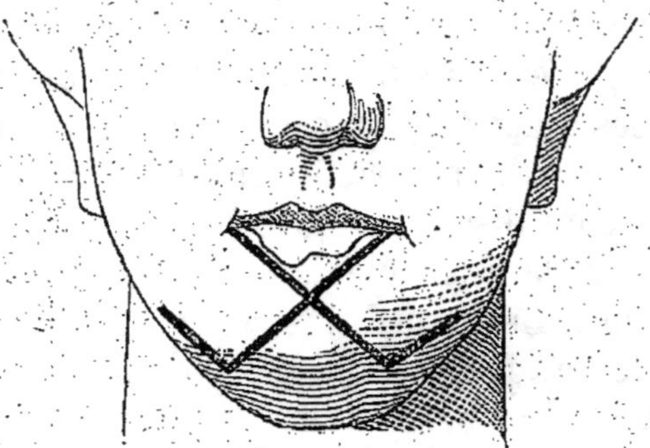

FIG. 156. — Cheiloplastie. Deux lambeaux obliques inférieurs (SYME-BUCHANAN).

saine conservée sur le menton, et les deux plaies latérales qui restent se comblent par granulation.

Ce procédé peut être modifié, soit en ne prenant qu'un seul lambeau, soit en arrondissant les bords des lambeaux pour faciliter la réunion.

§ IV. — BEC-DE-LIÈVRE.

A. — Bec-de-lièvre simple, unilatéral.

1° Procédé ordinaire. — Il consiste dans le simple avivement des lèvres de la perte de substance, pratiqué avec les ciseaux ou le bistouri. L'avivement doit comprendre toute la hauteur de la brèche, et même s'élever un peu au-dessus; il intéresse toute l'épaisseur de la lèvre. La réunion se fait à l'aide de la suture entortillée, ou de la suture à points séparés, en commençant par le bord libre de la lèvre qui doit être aussi régulier que possible.

Pour éviter l'encoche qui se produit sur le bord libre, précisément au point de réunion, nombre de procédés ont été conseillés.

2° Procédé de Clémot et Malgaigne (fig. 157). — L'avivement des bords de la perte de substance se fait avec le bistouri et de haut en bas, l'instrument s'arrête à 2 ou 3 millimètres au-dessus du bord libre de la lèvre. On obtient ainsi deux petits lambeaux latéraux, mobiles, et à base inférieure adhérente. Ces lambeaux rabattus, on réunit les surfaces avivées, puis les petits lambeaux, dont les surfaces saignantes se trouvent en contact ; on obtient ainsi, au lieu d'une encoche au point de réunion, une petite saillie dont on peut exciser, soit immédiatement, soit plus tard, la partie exubérante.

3° **Procédé de Henry** (*de Nantes*). — C'est le procédé précédent, dans lequel l'avivement se fait obliquement d'avant en arrière, en empiétant davantage d'un côté sur la peau, de l'autre sur la muqueuse des bords de la brèche labiale. On

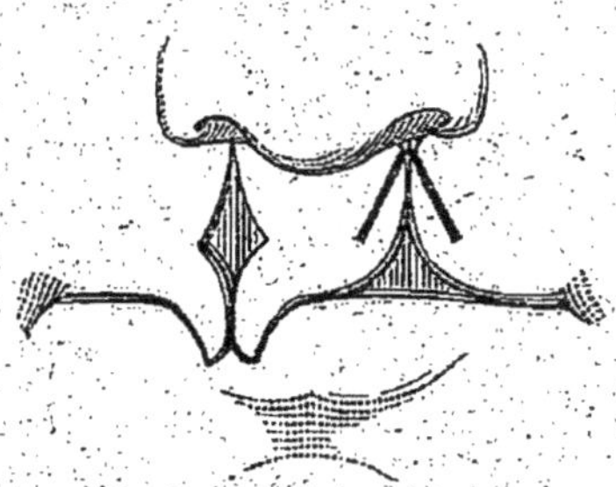

FIG. 157. — Bec-de-lièvre. Procédé de CLÉMOT et MALGAIGNE.

obtient ainsi des surfaces saignantes plus larges, et leur obliquité favorise la soudure et expose moins aux déplacements pendant la cicatrisation.

4° **Procédé de Nélaton**. — L'avivement se fait comme précédemment, mais au lieu de tailler un petit lambeau sur chaque lèvre de la perte de substance, on laisse ces lambeaux réunis par leur sommet. On obtient ainsi une sorte de V à pointe supérieure, que l'on renverse de façon à amener sa pointe en bas. On réunit ensuite les surfaces avivées.

5° **Procédé de Giraldès** (fig. 158-159). — Du côté gauche de la brèche labiale, on avive de bas en haut, en laissant adhérent à son extrémité supérieure le petit lambeau détaché. Du côté droit, l'avivement se fait au contraire de haut en bas, le

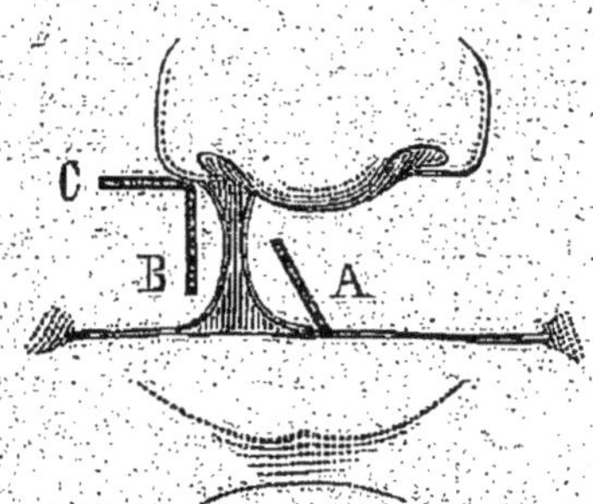

FIG. 158. — Bec-de-lièvre. Procédé de GIRALDÈS. Tracé des incisions.

lambeau restant attaché à la lèvre par son extrémité inférieure. Du même côté, à la partie supérieure de la surface avivée, immédiatement au-dessous de la narine, on fait une incision horizontale conduite de dedans en dehors. Le lambeau de gauche relevé vient s'appliquer sous l'aile du nez du côté droit; le lambeau de droite sert à former le bord libre de la lèvre, en s'abaissant pour être suturé avec le côté gauche (fig. 159).

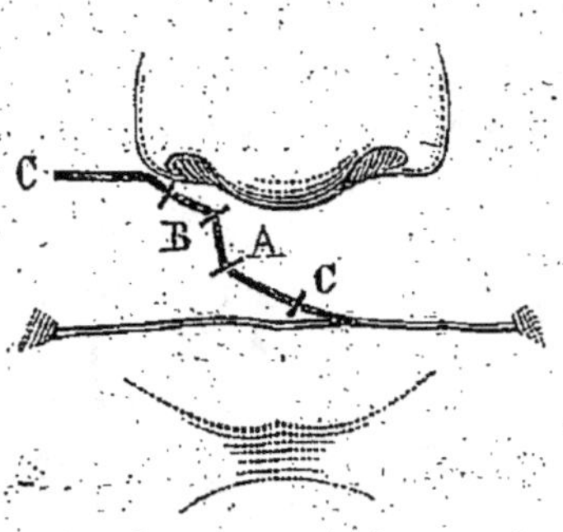

FIG. 159. — Bec-de-lièvre. Procédé de GIRALDÈS. Suture.

B. — Bec-de-lièvre simple, bilatéral.

L'avivement se fait suivant un des procédés indiqués, si le tubercule médian est bien développé, et présente la même hauteur que le reste de la lèvre. Si, au contraire, ce tubercule est incomplétement développé, on peut recourir au procédé suivant imaginé par *Simon* et décrit par *Dubrueil*. De l'extrémité supérieure de la scissure, on fait de chaque côté partir une incision courbe qui contourne l'aile du nez. Du point où chacune de ces incisions se termine en haut, on conduit une incision légèrement convexe en haut et en dehors, et se terminant au-dessus des commissures. Ces incisions donnent deux lambeaux qu'on mobilise en divisant la muqueuse qui les attache au maxillaire supérieur.

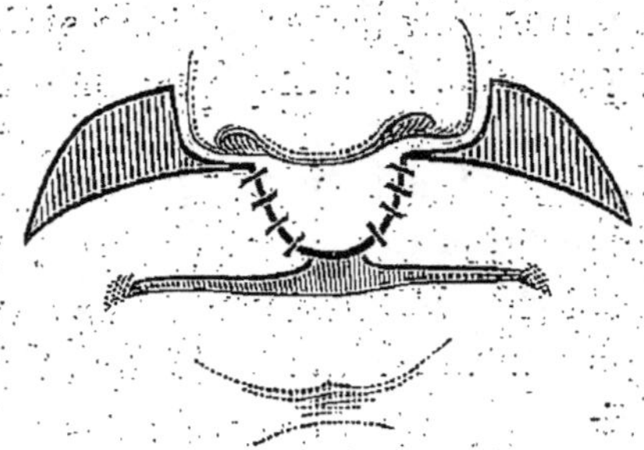

FIG. 160. — Bec-de-lièvre double. Procédé de SIMON. Premier temps.

Les bords internes des lambeaux qui correspondaient à l'aile du nez sont mis en rapport avec les bords latéraux du bourgeon médian préalablement avivés, et réunis par la suture. Les portions latérales de la nouvelle lèvre se trouvent dépasser encore en bas le bourgeon médian. On attend, pour compléter le résultat, que la réunion des parties mises en rapport par la première opération soit complète. Alors on

avive la partie inférieure du bourgeon médian, et à ce niveau
on pratique une incision
transversale intéressant
de chaque côté toute l'é-
paisseur des bords laté-
raux de la lèvre. On a
ainsi deux petits lam-
beaux dont on avive ver-
ticalement le bord in-
terne, et que l'on réunit
par la suture, pendant
que leur bord supérieur

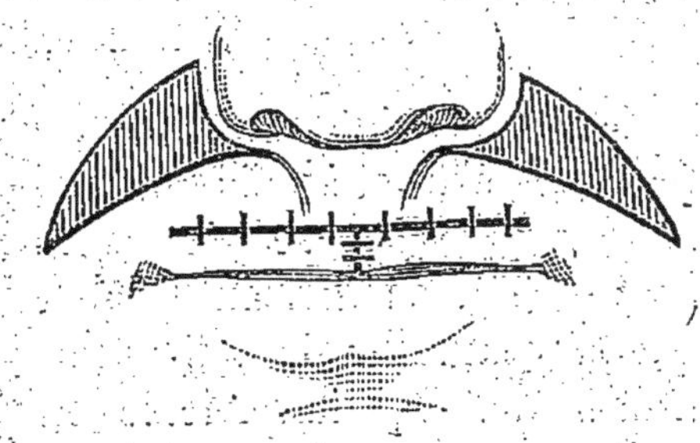

Fig. 161. — Bec-de-lièvre double . Procédé de Simon, Deuxième temps

est cousu au bord inférieur du bourgeon médian.

C. — Bec-de-lièvre compliqué.

Au point de vue du manuel opératoire, la complication la
plus intéressante du bec-de-lièvre est la saillie en avant de
l'os intermaxillaire. *Franco* conseillait l'ablation complète
du tubercule osseux. *Desault* a essayé le refoulement lent,
Gensoul le refoulement par fracture du point d'attache, *Blandin* le refoulement après ablation d'un V à pointe supérieure
de la cloison nasale, et *Broca* y a joint la suture des os.

Sédillot, dans le cas d'atrophie et d'insuffisance de la lèvre,
y remédie par un emprunt
fait aux joues. Il décrit ainsi
son procédé : « Une incision
oblique, commencée sur la
joue, est prolongée de dehors
en dedans, jusque sur le tubercule médian.

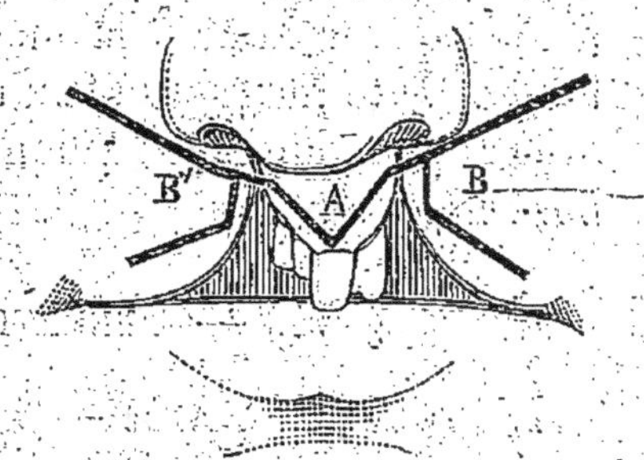

» Une seconde incision verticale B B avive la lèvre, et
en permet la réunion mé-
diane, que l'on continue en
bas au moyen de deux autres

Fig. 162. — Bec-de-lièvre compli-
qué. Procédé de Sédillot.

incisions obliques, pratiquées plus ou moins loin en dehors
sur la ligne de jonction de la peau à la muqueuse. »

§ V. — Agrandissement de la fente palpébrale. — Canthoplastie.

Cette opération se pratique en prolongeant en dehors la fente palpébrale, à l'aide d'une incision qui, partie de la commissure externe, se porte vers la tempe dans une étendue convenable, en divisant peau et muqueuse ou n'intéressant que la peau. Un aide, tirant sur la peau en haut et en bas, transforme en plaie verticale cette petite incision transversale.

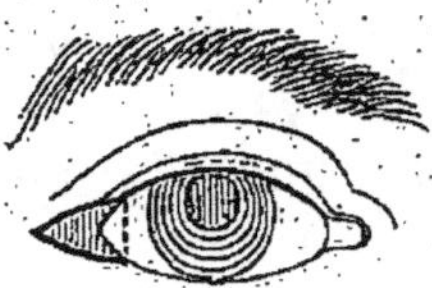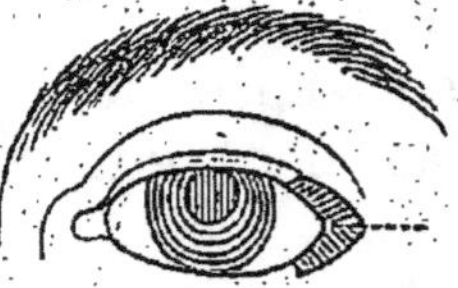

Fig. 163. — O G, canthoplastie; O D, procédé par bordage (Richet).

On place alors trois points de suture qui réunissent la peau et la conjonctive, et l'on sectionne celle-ci si elle n'a pas été divisée dans le premier temps.

Richet a légèrement modifié cette opération sous le nom de procédé *par bordage*. Deux incisions formant un V à pointe externe comprennent entre leurs branches l'angle externe de l'œil et se terminent au bord libre des paupières. On dissèque et on enlève le petit lambeau ainsi circonscrit, en ayant soin de conserver intacte la muqueuse qui tapisse sa face profonde. Cette muqueuse fendue en travers est ensuite cousue avec la peau, de façon à donner à la nouvelle commissure un bord muqueux.

§ VI. — Opération du symblépharon.

1. Procédé de Arlt.—On passe un fil de soie dans le pont conjonctival près de la cornée, et faisant tendre ce pont muqueux par un aide qui tire sur les chefs du fil, on le coupe en rasant la cornée d'aussi près que possible, puis on poursuit sa dissection jusqu'au fond du cul-de-sac conjonctival. Le fil de soie muni d'une aiguille traverse alors la paupière de dedans en dehors, et applique fortement contre elle la bride membraneuse, dont la face lisse ou muqueuse se trouve ainsi dirigée vers la cornée. Quelques points de suture réunissent la conjonctive saine au-dessus de la plaie qu'a laissée la dissection de la bride.

2. **Procédé de Teale** (fig. 164). — Après avoir fait une incision à travers la conjonctive adhérente, dans une ligne correspondant au bord de la cornée A, on dissèque la paupière et on la sépare du globe de l'œil, jusqu'à ce qu'il soit tout à fait libre dans ses mouvements. Le sommet du symblépharon reste adhérent à la cornée.

Ceci fait, on circonscrit et on dissèque deux lambeaux conjonctivaux B et C, dont la base est placée vers la perte de substance, et les bords parallèles ou à peu près au bord de

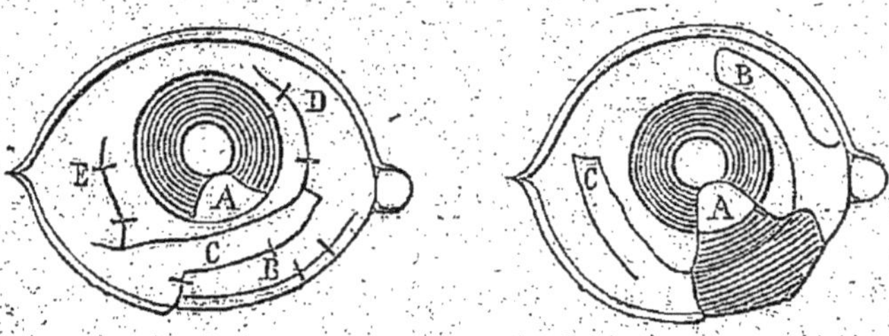

FIG. 164. — Symblépharon (TEALE). O D, tracé des lambeaux (deuxième temps) ; O G, sutures appliquées (troisième temps).

la cornée. Leur grandeur varie avec celle de la plaie à recouvrir. On les dissèque en n'y comprenant que la conjonctive seule, de façon à pouvoir sans tension les étendre sur l'ancien emplacement du symblépharon. Ils sont placés dans leur nouvelle situation de la façon suivante : Le lambeau interne B est étendu sur la surface dénudée de la paupière, ayant son sommet suturé avec la conjonctive saine vers l'angle externe de la plaie. Le lambeau externe C est couché sur la surface dénudée du globe de l'œil, et suturé par son sommet avec la conjonctive, près de la base du lambeau interne. Si les lambeaux présentent une tension exagérée on y remédie par de petites incisions pratiquées sur la conjonctive près de leur base. En dernier lieu, on] réunit la conjonctive au-dessus des plaies produites par le déplacement des lambeaux, et l'on applique avantageusement quelques points de suture aux

bords de la muqueuse transplantée pour empêcher leur enroulement. La portion du symblépharon laissée sur la cornée
s'atrophie et finit par disparaître.

§ VII. — Opération du trichiasis.

1. **Procédé de Vacca-Berlinghieri** (fig. 165, O G). — On
marque à l'encre la position des cils à enlever. Glissant sous
la paupière une plaque de corne destinée à la soulever, en
même temps qu'à préserver le globe de l'œil, on fait à un demi-
millimètre au-dessus ou au-dessous du bord libre de la pau-

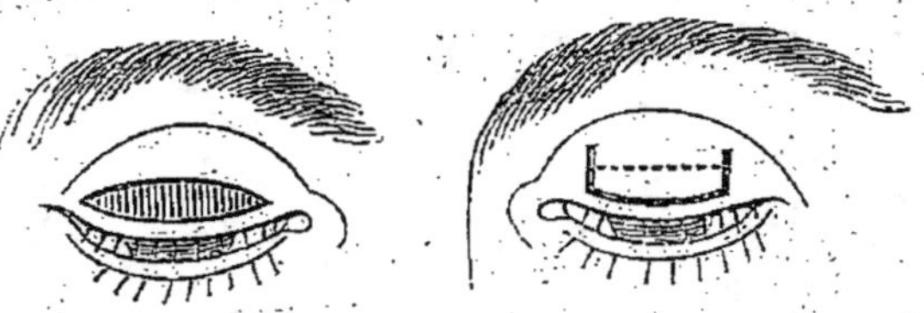

FIG. 165. — Trichiasis. O G, procédé de VACCA; O D, procédé de ARLT.

pière, une incision ne comprenant que la peau. Deux petites
incisions verticales, longues de 2 à 3 millimètres, pratiquées
aux extrémités de la précédente, du côté du bord adhérent
de la paupière, limitent un lambeau cutané quadrilatère, que
l'on dissèque de bas en haut jusqu'au niveau des bulbes ciliaires. Ce lambeau relevé, on dissèque et on enlève les bulbes
des cils déviés, puis on rabat le lambeau et on tente la réunion par suture.

2. **Procédé de Flarer.** — On enlève, en même temps que les
cils déviés et leurs bulbes, la peau qui les supporte. On fait
une incision longitudinale sur le bord libre de la paupière de
façon à le diviser en deux parties dont l'antérieure supporte
les cils déviés. Une seconde incision pénétrant jusqu'au tarse
par la face cutanée de la paupière circonscrit la partie à
enlever. On la saisit avec des pinces à griffes et on la détache
de haut en bas. Si les cils déviés se rencontrent jusqu'aux
commissures palpébrales, les incisions doivent être portées un
peu au delà.

3. **Procédé de Arlt** (fig. 165, O D). — Il a pour but de faire

remonter le bord libre de la paupière, de façon à renverser en dehors les cils déviés. Avec un couteau à cataracte on traverse le bord marginal de la paupière de dedans en dehors, puis conduisant l'instrument qu'on a fait sortir par la peau à 3 millimètres au-dessus du bord libre, d'un bout à l'autre de la paupière, on isole ainsi un petit lambeau qui ne tient plus qu'à ses deux extrémités, et supporte les cils déviés et leurs bulbes. Une incision convexe faite au-dessus de la précédente, qu'elle rejoint à ses extrémités, sur la face cutanée de la paupière, limite un lambeau semi-lunaire que l'on détache complétement. Des points de suture réunissent les deux lèvres de la plaie ainsi formée, et attirent en haut ou en bas le petit lambeau qui supporte les cils déviés. La hauteur de la perte de substance varie avec la laxité des tissus.

4. **Procédé de de Græfe** (fig. 166, O G). — Deux incisions

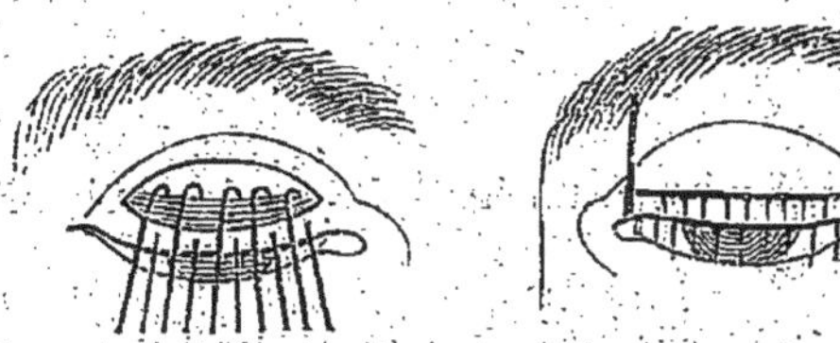

FIG. 166. — Trichiasis. O D, procédé d'ANAGNOSTAKIS; O G, procédé de DE GRÆFE.

verticales de 9 millimètres de longueur, partant du bord libre de la paupière et intéressant la peau et l'orbiculaire, limitent la partie à transplanter. On procède alors à la section intra-marginale et à la dissection de la paupière en deux couches comme dans le procédé précédent. Il devient alors facile de renverser les cils et d'attacher la couche cutanée de manière que le bord ciliaire soit suffisamment remonté. Au besoin on excise un lambeau semi-lunaire des téguments, ou on applique des sutures comprenant un pli cutané de même hauteur, mais sans excision.

5. **Procédé d'Anagnostakis** (fig. 166, O D). — La paupière soutenue par une plaque d'écaille, on pratique sur sa face cutanée une incision parallèle au bord libre, mais à 3 m.li-

mètres au-dessus. La lèvre supérieure de l'incision étant a
tirée vers le bord orbitaire, l'opérateur saisit et soulève av
une pince à griffes la couche musculaire de l'orbiculaire s
tuée au-dessus du cartilage tarse, et l'excise dans toute s
épaisseur. Trois ou quatre fils sont alors passés par la lèv
inférieure de la plaie cutanée et par la couche fibro-cell
leuse qui recouvre le cartilage tarse dans les points où l
fibres musculaires ont été enlevées. En nouant ces fils e
semble, le lambeau inférieur, comprenant la peau et la couc
des fibres musculaires attachées aux tarses, se renverse
haut et attire dans le même sens le bord ciliaire.

6. Ces procédés ne sont pas applicables aux cas où il exis
une double rangée de cils, dont les internes seuls sont re
versés en dedans. Par une double incision en V renvers
nous avons enlevé un lambeau marginal de la paupière cor
prenant les cils déviés et leurs bulbes, en respectant d'u
part la muqueuse, de l'autre la couche cutanée avec sa ra
gée de cils normaux.

§ VIII. — OPÉRATION DE L'ENTROPION

A. — Entropion par relâchement.

On y obvie par la formation d'une cicatrice qui attire
dehors le bord dévié.

Dans cette méthode rentrent :

1° La vésication et la suppuration des téguments palpébra
(*Caron du Villars*).

2° L'excision d'un pli cutané transversal (*Pellier*).

3° L'excision d'un pli vertical (*Janson, Lisfranc, Boyer*).

4° L'excision combinée de deux plis, l'un transversa
l'autre vertical (*Segond*).

5° L'excision de plusieurs plis verticaux (*Mayer*).

6° La cautérisation (*Delpech, Jobert*).

7° L'application d'une pince à ptosis ou de serres-plat
comprenant un pli cutané transversal.

8° L'application de sutures comprenant un pli cuta
transversal, sutures qu'on laisse suppurer (*Gaillard*).

B. — Entropion spasmodique.

1. Myotomie sous-cutanée de l'orbiculaire. Proposée par *Dieffenbach*, elle a été mise en pratique par *F. Cunier*, qui pénétrant sous la peau au niveau du bord orbitaire, avec un petit ténotome pointu, le poussait en arrière du muscle orbiculaire jusque près du bord libre de la paupière, et coupait le muscle de dedans en dehors en retirant l'instrument. *Heindenreich* fait cette section, en pénétrant près du bord libre de la paupière préalablement tendue, et cheminant de bas en haut.

2. Canthoplastie. Agrandissement de la fente palpébrale à son extrémité externe. Elle a été décrite plus haut.

3. Procédé de de Graefe. — A. *Paupière inférieure* (fig. 170, O D). On fait à 3 millimètres au-dessous du bord libre de la paupière inférieure et parallèlement à ce bord une incision cutanée qui, à ses extrémités, reste éloignée des com-

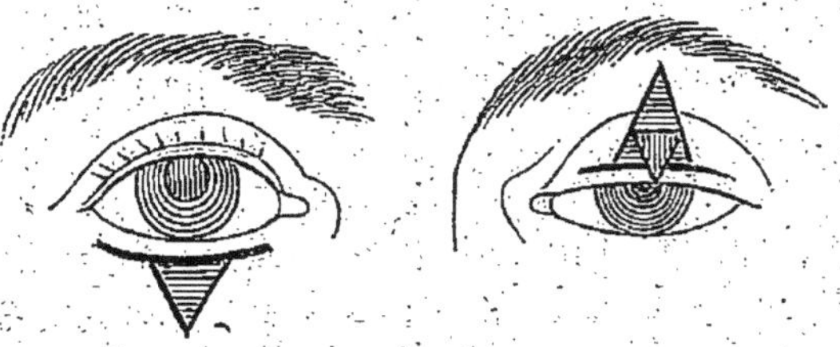

FIG. 170. — Entropion. Procédé de DE GRAEFE. — O D, paupière inférieure ; O G, paupière supérieure.

missures de 3 à 4 millimètres. On excise alors de la paupière un lambeau triangulaire à pointe inférieure, et l'on réunit par la suture les lambeaux latéraux préalablement disséqués. La largeur du lambeau est de 6 à 10 millimètres, et varie comme sa hauteur suivant le relâchement de la peau. Si ce relâchement est très-prononcé, on excise un lambeau en forme d'ogive ou de coupole. Pour éviter le rétrécissement de la fente palpébrale, on pratique la canthoplastie.

B. *Paupière supérieure* (fig. 170, O G). — Dans l'entropion spasmodique de la paupière supérieure avec rétraction du tarse, *de Graefe* a modifié ce procédé comme suit : Après l'excision d'un lambeau cutané triangulaire à base inférieure, on fait écarter par traction les lèvres de la plaie. On incise le muscle orbiculaire horizontalement et tout près du bord libre de la paupière, et on le rejette en haut, pour mettre à jour le cartilage tarse. On excise alors de ce cartilage, un lambeau triangulaire, dont la base, occupant son bord orbitaire, mesure 5 à 6 millimètres. Son sommet, situé au bord marginal du tarse, comprend toute l'épaisseur du cartilage de manière à ne respecter que la muqueuse sous-jacente. Les sutures sont placées de façon que l'anse moyenne comprenne à la fois la peau et les couches superficielles du tarse. Comme tout à l'heure, la paupière se trouve rétrécie et il faut agrandir la fente palbébrale en dehors.

C. — Entropion tarsien.

Si l'entropion se complique d'une inversion du cartilage tarse, on a conseillé :

1° L'incision verticale de toute l'épaisseur de la paupière, avec guérison par suppuration. (*Guérin*, *Ware*).

2° La double incision verticale de la paupière, en dedans (*Crampton*), ou mieux *en dehors* du point lacrymal (*Guthrie*). On y joint l'excision d'un pli transversal de la peau près du bord ciliaire, puis on réunit par la suture, pendant qu'on laisse suppurer les incisions verticales (*Warthon-Jones*).

3° La tarsotomie longitudinale (*de Ammon*).

4° L'excision d'une partie du cartilage tarse :

a. **Procédé de Streatfield** (fig. 171, 2). — La paupière fixée avec une pince de Desmarres, dont l'anneau correspond à la face cutanée, on pratique à 2 millimètres au-dessus du bord libre et parallèlement à ce bord, une incision qui divise la peau et met à nu les bulbes ciliaires sans les intéresser. Dégageant la peau, on continue cette incision jusque dans le cartilage tarse, en rapprochant ses extrémités du bord marginal. On pratique alors à 3 ou 4 millimètres au-dessus, une seconde incision curviligne, pénétrant jusque dans le cartilage, et venant rejoindre les extrémités de la première incision. On excise toute la portion cunéiforme du cartilage et de la peau, comprise entre les deux incisions, et on laisse la plaie se fermer par suppuration, pour obtenir une cicatrice rétractile.

b. Procédé de Sœlberg-Wells (fig. 171, 3). — On enlève d'abord un lambeau cutané semi-lunaire de la paupière, comme dans le procédé de *Artl* pour le trichiasis, puis on in-

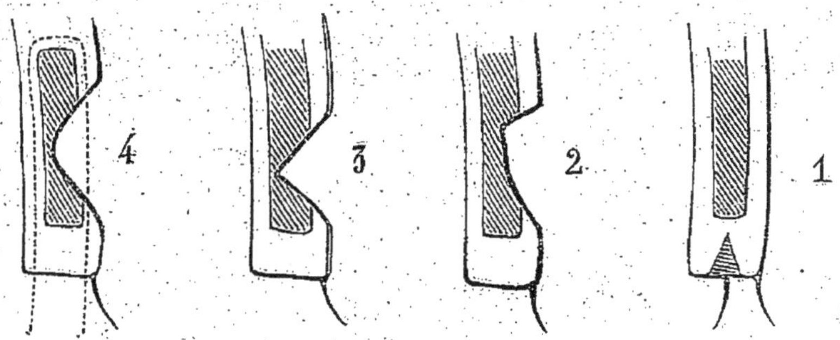

FIG. 171. — 1. Distichiasis, ablation d'un lambeau en V, comprenant les cils déviés. 2, Entropion, procédé de STREATFIELD. 3. Entropion, procédé de SŒLBERG-WELLS. 4. Entropion, procédé de SNELLEN.

cise transversalement l'orbiculaire pour pénétrer jusqu'au tarse. Celui-ci mis à nu, on en enlève un lambeau en forme de coin, dont la base est placée vers la peau, le sommet du côté de la conjonctive, puis les lèvres de la plaie cutanée sont réunies par des fils qui traversent l'orbiculaire, mais sans pénétrer dans le tarse.

c. Procédé de Snellen (fig. 171, 4). — Il excise également une portion du tarse en forme de coin, après avoir enlevé les fibres de l'orbiculaire qui la recouvrent. Pour redresser la paupière, on passe des fils métalliques qui, comprenant dans leur anse le bord supérieur du cartilage tarse, sont ensuite conduits isolément jusqu'au bord ciliaire, l'un devant, l'autre derrière le tarse, et là noués deux à deux, et très-fortement serrés.

d. Procédé de Schréger. — Excision d'un lambeau en V renversé comprenant le tarse et les téguments.

5° Excision de tout le bord marginal de la paupière, et au besoin extirpation du tarse (*Saunders*).

§ IX. — OPÉRATION DE L'ECTROPION.

L'ectropion ou renversement en dehors du bord libre des paupières, siége le plus souvent à la paupière inférieure. Pour rémédier à cette difformité, on peut recourir à l'un des procédés suivants, plus ou moins modifié, suivant les indications du cas particulier.

1° **Procédé de Dieffenbach, modifié par de Graefe.** (fig. 172, O. G.). — Incision de la commissure palpébrale externe, et avivement du bord libre des paupières dans le

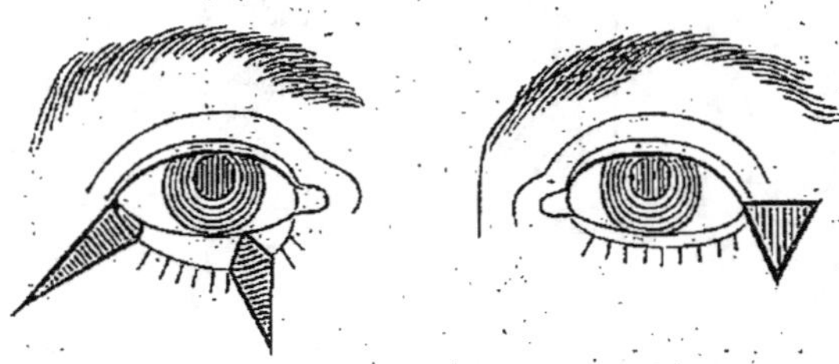

FIG. 172. — Ectropion. O G, procédé de DIEFFENBACH ; O D, procédés d'ADAMS et de DE AMMON.

voisinage, comme pour la tarsorrhaphie, c'est-à-dire enlèvement d'une bandelette de 1 millimètre 1/2 de hauteur, comprenant les cils et leurs bulbes.

Cet avivement est continué de 4 à 6 millimètres plus en dedans, sur la paupière atteinte d'ectropion. On enlève alors, en dehors de la commissure, un petit lambeau de peau formant un triangle dont la base, longue de 4 à 6 millimètres, correspond à l'incision de prolongement, et dont le sommet est placé du côté de la paupière malade. L'extrémité externe de la paupière inférieure détachée, est fixée par la suture à l'angle externe de la plaie triangulaire, puis on réunit les bords avivés des paupières, de façon à rétrécir convenablement la fente palpébrale.

2° **Procédé d'Adams** (fig. 172, O D). — Excision d'un lambeau triangulaire à base ciliaire, comprenant toute l'épaisseur de la paupière. Expose au coloboma.

3° **Procédé de Ammon** (fig. 172, O D). — En plaçant le lambeau à exciser près de la commissure palpébrale externe, son sommet dirigé du côté opposé à la paupière malade, on évite le coloboma, et la cicatrice se trouve cachée dans les plis de la peau.

Lorsque les deux paupières sont atteintes, on excise une

partie de leur bord libre, la commissure externe, et un lambeau cutané triangulaire dont le sommet est placé vers la tempe. On réunit immédiatement par la suture (*tarsorrhaphie*).

Dans le cas d'ectropion cicatriciel, il faut recourir à un des procédés suivants.

4° **Procédé de Warthon-Jones** (fig. 173, O G). — On comprend dans une incision en V allongé, dont la base est placée vers le bord libre de la paupière tout le tissu cicatriciel. Le lambeau ainsi circonscrit est disséqué de sa pointe vers sa base, et la cicatrice détachée des parties profondes, de manière à permettre le relèvement de la paupière. L'incision en V est ainsi transformée en un Y dont on réunit les bords par la suture.

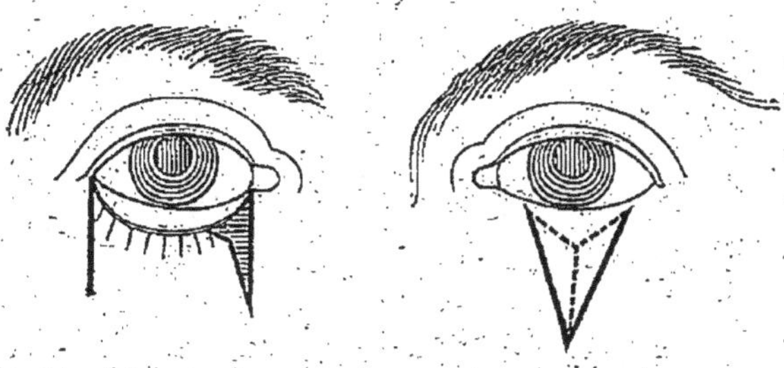

FIG. 173. — Ectropion. O G, procédé de WHARTON-JONES; O D, procédé de DE GRAEFE.

5° **Lambeau quadrilatère relevé** (*de Graefe*) (fig. 173, O D). — On forme, par deux incisions verticales de 1 à 2 centimètres de longueur et une incision inter-marginale, un lambeau cutané quadrilatère, comprenant presque toute la hauteur de la paupière, et on dissèque ce lambeau du sommet à la base. En relevant ce lambeau et l'attirant en haut, on fait dépasser à son bord libre, dans une certaine hauteur, le bord marginal de la paupière. On fixe alors par des sutures ses bords latéraux, puis on en retranche tout l'excédant, surtout vers l'angle interne de l'œil. La paupière se trouve ainsi relevée et rétrécie.

6° **Procédé de Ammon** (2°). Il circonscrit par une incision toute la cicatrice qu'il laisse adhérente à l'os, puis il en avive la surface. Les tissus décollés à son pourtour, de manière à libérer complétement la paupière, sont réunis au-dessus de la cicatrice, leur face sanglante en contact avec la surface avivée. Au besoin, on pratique à quelque distance une ou deux incisions libératrices.

7° **Deux lambeaux latéraux** (*Dieffenbach*) (fig. 174, O G). — On enlève la cicatrice en la comprenant dans un lambeau triangulaire à base orbitaire. La base du triangle est prolongée de chaque côté par une incision parallèle au bord de l'orbite. On obtient ainsi deux lambeaux latéraux qui, disséqués, sont ramenés sur la perte de substance et réunis par la suture. -

8° **Procédé de A. Guérin** (fig. 174, O D). — On comprend le tissu cicatriciel entre deux incisions formant un V renversé à sommet orbitaire. De l'extrémité inférieure de chaque

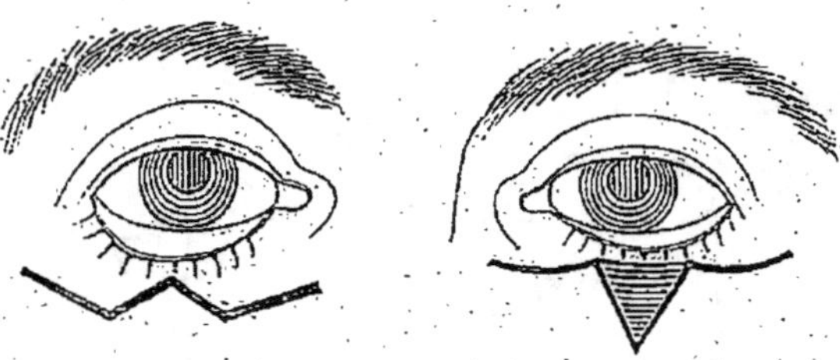

FIG. 174. — Ectropion. O G, procédé de DIEFFENBACH; O. D. procédé de A. GUÉRIN.

branche de ce V, part une incision qui remonte obliquement vers l'orbite, limitant ainsi deux petits lambeaux latéraux en V à pointe inférieure. Ces deux lambeaux sont disséqués de la pointe à la base, et lorsque la paupière ainsi mobilisée, est bien relevée, on unit les bords internes de ces petits lambeaux, au-dessus de l'angle cutané, qui reste en place.

9° **Procédé de Fricke.** — La cicatrice entourée par une incision elliptique, est excisée, puis par traction on élargit la plaie de façon à donner à la paupière toute sa liberté. Si la cicatrice est étroite, une simple incision parallèle au bord libre de la paupière, permet de la mobiliser. Pour combler la perte de substance, on prend un lambeau cutané en dehors de l'œil, soit sur le front, soit sur la joue; son pédicule étant contigu à la plaie. On lui donne une étendue plus considérable que celle de la plaie à cause de la rétraction. Lorsqu'on l'a disséqué, on le ramène par torsion sur la brèche à combler et on l'y réunit.

10° Procédé de Denonvilliers. — Après avoir enlevé le tissu cicatriciel et libéré la paupière, on taille sur la joue un lambeau approprié, dont la base se rapproche le plus possible des bords de la perte de substance, et on le ramène sur la plaie par un mouvement de pivotement. On fait alors la suture du sommet, puis des bords, en commençant par le plus éloigné.

11° Procédé de Richet (fig. 175, O D). — Les paupières sont d'abord libérées de toute adhérence par deux incisions

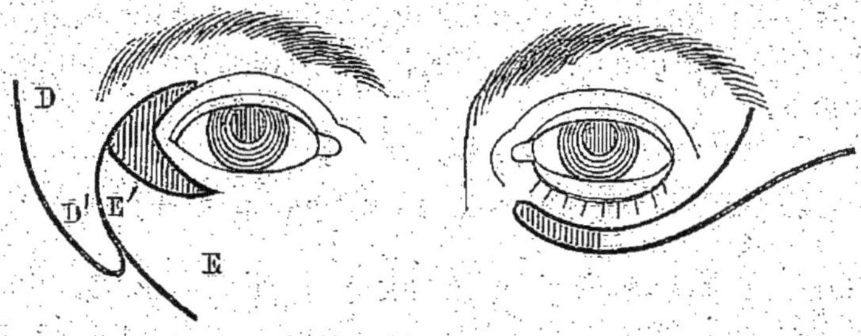

Fig. 175. — Ectropion. O D, procédé de Richet; O G, procédé de Nélaton.

comprenant tout le tissu cicatriciel, puis avivées, réunies (blépharorrhaphie), et les fils relevés et fixés sur le front du patient. Pour combler la perte de substance, on taille deux lambeaux en forme d'ongle, EE' et DD', ayant leur base, l'un sur la joue, le dernier sur la tempe, et on les dissèque. Le lambeau externe DD', relevé, vient s'appliquer sur la solution de continuité; le lambeau interne EE' placé au-dessous du précédent, et soudé avec lui, neutralise les effets de sa rétraction.

12° Procédé de Nélaton (fig. 175, O G). — Pour relever la paupière inférieure, il taille par deux incisions curvilignes qui partent du grand angle de l'œil et se prolongent vers la tempe en divergeant légèrement, un lambeau long et étroit dont on excise la pointe dans une étendue convenable. On vient alors fixer le sommet du lambeau à la lèvre de la plaie à plus éloignée du rebord orbitaire, c'est-à-dire à la lèvre inférieure.

13° **Procédé de F. Jœger.** — On commence par diviser complétement toute la paupière dans sa largeur, à 5 ou 6 millimètres de son bord libre, par une incision parallèle à ce bord, puis on retranche de cette languette un morceau quadrangulaire médian pour diminuer l'excès de largeur du voile. On réunit très-exactement par la suture, puis ayant divisé les brides cicatricielles et mobilisé complétement la paupière, on suture la plaie transversale.

14° **Procédé de Mirault** (*d'Angers*). — Il consiste dans la fusion temporaire des paupières après la division ou l'excision du tissu de cicatrice. La blépharorrhaphie peut être combinée avec les procédés décrits, et elle contribue à en assurer le résultat.

Art. II. — Extirpation de la glande lacrymale

La glande lacrymale, de la grosseur d'une petite aveline, est située dans une excavation du frontal à la partie supérieure et externe de la voûte orbitaire. Recouverte par toute l'épaisseur de la paupière supérieure et par l'aponévrose orbitaire, elle n'est pas apparente dans l'état normal, et ne fait saillie au dehors que par son gonflement morbide.

Pour l'atteindre, on peut suivre trois voies différentes :

1° On fait au-dessous du rebord orbitaire supérieur, au point qui correspond à la glande et parallèlement aux plis de la paupière supérieure, une incision qui traverse toute l'épaisseur de la paupière, et le feuillet antérieur de l'aponévrose orbitaire.

2° *Velpeau* prolonge vers la tempe la fente palpébrale, et entraînant en haut et en dehors la paupière supérieure et la peau avoisinante, ouvre une large voie à la partie supérieure externe de l'orbite.

3° *Halpin*, pour éviter une cicatrice apparente, commence par raser le sourcil, puis attire en bas la paupière supérieure, jusqu'à ce que la partie rasée soit au-dessous du rebord orbitaire. C'est en ce point qu'il pratique l'incision de la peau.

L'aponévrose orbitaire divisée, on cherche avec le bout du doigt enfoncé dans la plaie, la glande qui se présente comme un corps un peu dur, poli et arrondi. Si cette recherche est sans succès (*Lawrence*), on divise la tempe dans le prolongement de la fente palpébrale. On obtient ainsi un lambeau à sommet externe qu'on renverse en dedans, et qui ouvre une très-large voie dans l'orbite. La glande mise à découvert, est saisie avec une érigne ou une pince à griffes, dégagée avec le doigt ou un corps mousse, puis son pédicule vasculaire est coupé avec l'écraseur ou déchiré par torsion.

Lorsque la paupière a été longtemps distendue par le développement de la tumeur, il est bon d'en exciser un lambeau elliptique à grand axe transversal pour empêcher un ptosis permanent.

Art. III. — Opérations qui se pratiquent sur les voies lacrymales

A. — Cathétérisme des points et des canaux lacrymaux. — Cathétérisme du canal nasal.

On se sert pour le cathétérisme des points et des conduits lacrymaux, de stylets fins en argent ou en acier, à extrémité mousse et légèrement renflée.

Le malade est assis sur une chaise, bien au jour, la tête appuyée contre la poitrine d'un aide ou de l'opérateur. Ce dernier se tient en avant pour le côté gauche, en arrière pour le côté droit.

On reconnaît le point lacrymal, et on dilate son ouverture avec la pointe d'une épingle ou un stylet pointu, si elle est rétrécie. Le contact du stylet produit souvent un resserrement spasmodique de l'orifice du canal ; on appuie légèrement avec l'extrémité mousse de l'instrument, l'ouverture est bientôt franchie.

Pour le conduit inférieur, le doigt abaisse légèrement la paupière correspondante afin de mettre à jour le point lacrymal et de redresser en partie la courbure du canal. Le

27.

stylet est d'abord poussé de haut en bas et de dehors en dedans, puis dirigé un peu en haut pour pénétrer dans le sac.

Pour faire arriver le stylet dans le canal nasal, on l'introduit par le point lacrymal supérieur.

La paupière supérieure légèrement attirée en haut et en dedans pour redresser le conduit lacrymal supérieur, on dirige d'abord le stylet en bas et en dedans, puis relevant son extrémité manuelle, on ramène la tige contre le rebord orbitaire supérieur, vers son tiers interne. Faisant rouler l'instrument entre les doigts en même temps qu'on le pousse en bas, on traverse le sac, on pénètre dans le canal nasal, et on amène le stylet dans la fosse nasale correspondante.

Le stylet de *Méjean*, percé d'un trou à son extrémité inférieure, permet de placer un fil, puis une mèche dans le canal nasal.

B. — Injections dans les voies lacrymales.

1° Par les points lacrymaux. — Ces injections se font avec la seringue d'Anel. La canule droite ou courbe est introduite dans les conduits lacrymaux en suivant les préceptes donnés pour le cathétérisme. L'opérateur fixe la paupière de la main gauche, les doigts de la main droite maintiennent le corps de la seringue pourvu d'un bourrelet ou de deux anneaux, pendant que le pouce droit fait avancer le piston. *Fano* se sert d'une pompe foulante qui permet des injections beaucoup plus copieuses.

2° Par une voie artificielle. — *Verneuil* vide d'abord le sac lacrymal en y faisant pénétrer par la face antérieure une aiguille creuse de Pravaz. La canule restant en place, on dévisse la seringue, on la vide, et on la charge avec une solution médicamenteuse. La revissant alors sur la canule, on fait lentement pénétrer le liquide dans le sac lacrymal par la rotation du piston. Sitôt qu'une gouttelette sourd à l'ouverture d'un des points lacrymaux, on ramène le piston en arrière pour préserver la conjonctive.

On se sert dans le même but d'une sonde creuse, percée

ou non de trous latéraux, sonde que l'on fait pénétrer par les voies naturelles agrandies. L'injection se fait en ramenant la sonde de bas en haut. On peut également utiliser l'ouverture spontanée ou chirurgicale du sac lacrymal.

La pénétration dans la fosse nasale du liquide injecté, montre la perméabilité du canal. Il faut pendant l'injection faire pencher en avant la tête du malade, pour éviter que le liquide, s'il est toxique, ne passe dans le pharynx et les voies alimentaires.

C. — Division des conduits lacrymaux.

Cette opération se fait avec le couteau de *Weber*, dont la

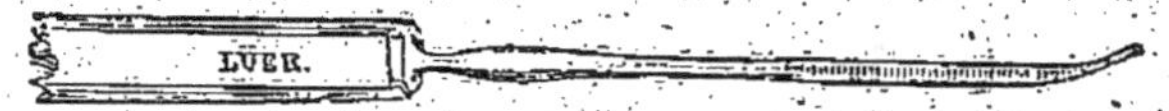

FIG. 176. — Couteau de WEBER.

lame droite ou légèrement courbe se termine par un petit conducteur mousse.

Le malade est assis, en bon jour, la tête fixée.

L'opérateur se place en avant pour le côté gauche, en arrière pour le côté droit.

1° **Conduit inférieur.** — Avec le pouce gauche on tire en dehors la commissure palpébrale externe, de façon à tendre la paupière inférieure et à donner à son bord libre une direction presque transversale, pendant qu'un autre doigt de la main gauche déprime légèrement le bord ciliaire au grand angle de l'œil, pour mettre bien à jour le point lacrymal inférieur. Le conduit lacrymal se trouve ainsi en partie redressé. Tenant son couteau comme une plume à écrire, le dos en haut, l'opérateur présente le bouton du conducteur à l'ouverture du point lacrymal, et par de légers mouvements de rotation joints à une pression modérée, il le fait pénétrer dans le conduit. Retournant alors le tranchant du couteau en haut et un peu en arrière pour que l'incision porte sur la muqueuse, et le poussant lentement en dedans, il le fait pénétrer jusqu'à ce que l'extrémité du conducteur vienne buter contre la paroi interne du sac lacrymal.

Un mouvement d'élévation imprimé au manche du couteau, pendant que sa pointe reste fixée contre la paroi osseuse, ouvre le canal dans toute sa longueur. Dans ce temps, il faut tirer fortement la paupière en dehors pour avoir une section nette et rapide. En retirant l'instrument, il est bon de lui imprimer quelques petits mouvements de va-et-vient, pour bien assurer la division du conduit et l'ouverture de la paroi du sac.

2° **Conduit supérieur.** — La paupière supérieure est attirée en haut et en dedans pour redresser le conduit lacrymal. L'instrument est d'abord conduit en haut et en dedans, puis son manche est relevé vers la partie interne de l'arcade orbitaire supérieure, pendant que la lame pénètre peu à peu jusque dans le sac lacrymal, son tranchant dirigé en bas. Un mouvement d'abaissement du manche du couteau, la pointe restant fixe, suffit pour ouvrir le conduit dans toute sa longueur.

Lorsque l'incision a été faite trop en avant, ou que la conjonctive est très-boursouflée, on excise d'un coup de ciseaux la lèvre postérieure de la plaie.

D. — Dilatation temporaire du canal nasal.

Elle se pratique rarement avec la corde à boyau, ou les bougies de laminaria, presque toujours avec les cathéters métalliques cylindriques de *Bowman* ou conique de *Weber*.

Les cathéters de *Bowman* sont droits, cylindriques, formant une série de 6 grosseurs ou numéros, dont le diamètre varie de 1/6 de millimètre à un millimètre environ. Leur introduction doit être précédée de la division des conduits lacrymaux.

1° **Conduit supérieur.** — Malade assis, la tête fixée. L'opérateur se tient en avant pour le côté gauche, en arrière pour le droit. Soulevant légèrement la paupière supérieure pour ouvrir la gouttière, il y engage doucement l'extrémité du cathéter, et la fait glisser de haut en bas et de dehors en dedans dans le sac lacrymal jusqu'à ce qu'elle soit arrêtée par la paroi interne. Il relève alors la tige du cathéter vers le front, jusqu'à ce que son pavillon corresponde au bord interne de l'arcade orbitaire et à la tête du sourcil. Une légère pression de haut en bas fait pénétrer la sonde dans le canal nasal. On l'y enfonce et son bout inférieur arrive dans la fosse nasale. Jamais il ne faut mettre de force dans cette manœuvre, pour ne pas déchirer la muqueuse du sac ou perforer l'unguis. L'obliquité de la sonde indique si elle a pris une bonne direction.

2° **Conduit inférieur.** — Même position du malade et de l'opérateur. La paupière inférieure légèrement attirée en bas et en dehors, la sonde introduite dans la gouttière et tenue comme une plume à écrire est doucement poussée en dedans. Son bec est-il arrêté par un repli muqueux, on le reconnaît à ce que la sonde entraîne toute la paupière avec elle. On recommence la manœuvre jusqu'à ce que le bec du cathéter soit en contact avec la paroi interne du sac lacrymal. Alors, tout en maintenant ce contact, on ramène le pavillon en haut, en dedans et en arrière, jusqu'à ce que la tige soit dans la direction du sillon naso-labial, ou mieux dans la direction d'une ligne qui, passant par le milieu du ligament palpébral interne et par l'intervalle de la canine et de la deuxième incisive supérieure, irait couper l'arcade sourcilière vers la tête du sourcil. On le fait alors pénétrer dans le canal par un léger mouvement de propulsion de haut en bas, et on le conduit jusque dans la fosse nasale.

Pour faire pénétrer dans le canal nasal son cathéter biconi-

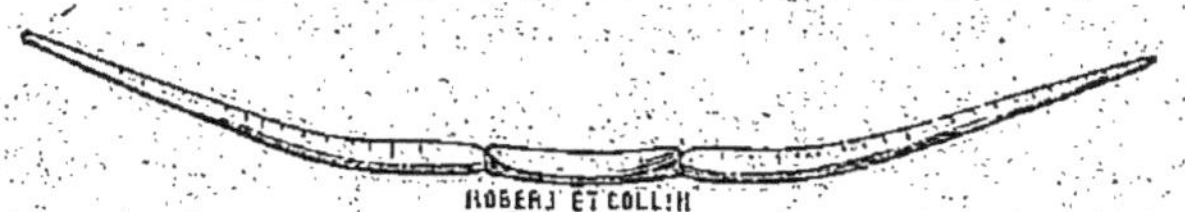

Fig. 177. — Sonde biconique de WEBER.

que dont le calibre est beaucoup plus considérable, *Weber* ajoute à la division du conduit lacrymal, la section sous-cutanée du ligament palpébral interne. Après avoir divisé le conduit lacrymal supérieur, on fait glisser le bouton du couteau de *Weber* le long de la paroi postérieure du sac lacrymal, dans la direction du canal nasal, et on l'engage dans les deux tiers de sa longueur, le tranchant tourné en avant. En inclinant fortement en arrière le manche de l'instrument, puis le faisant basculer en avant, on coupe le ligament palpébral tendu, par la traction, vers la tempe, de la commissure externe des paupières.

Le cathétérisme avec la sonde conique, s'exécute d'après les règles indiquées plus haut.

Aux cathéters pleins on peut substituer des sondes creuses qui permettent de réunir à l'action de la dilatation temporaire celle des injections médicamenteuses.

E. — Ouverture du sac lacrymal.

Elle est placée sur la paroi antérieure du sac lacrymal, au-dessous du tendon direct de l'orbiculaire. Elle nécessite un

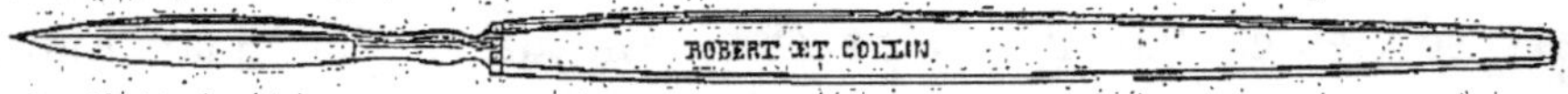

FIG. 178. — Bistouri de J.-L. PETIT

bistouri à lame étroite et une sonde cannelée, ou le bistouri cannelé sur ses deux faces, de *J.-L. Petit*.

Le malade est assis, la tête fixée ; l'opérateur se tient en avant pour le côté gauche, en arrière pour le côté droit. Un aide tire fortement les paupières vers la tempe, pour faire saillir le tendon de l'orbiculaire.

Le chirurgien porte l'indicateur gauche sur le rebord orbitaire inférieur, près de l'apophyse montante du maxillaire, et de façon que l'arête osseuse soit comprise entre l'ongle et la pulpe de ce doigt. Tenant le bistouri en plume à écrire, le manche presque horizontal, le dos en haut et le tranchant en bas, il enfonce sa pointe entre l'ongle de l'indicateur et le tendon de l'orbiculaire, près de ce dernier. La pointe arrivée contre la paroi interne du sac, on relève le manche en haut et en dedans, jusqu'à ce qu'il corresponde à la tête du sourcil. Par ce mouvement la lame pénètre dans le canal nasal, sans effort, presque sans pression, son dos glissant contre la paroi interne du sac lacrymal.

Sur la lame du bistouri on fait glisser en écartant les lèvres de la plaie, une sonde cannelée, qu'on conduit jusque
dans la fosse nasale, et qui sert de guide à une bougie dila-
tatrice. Si le bistouri est cannelé, la bougie ou un stylet péuvent
être conduits dans sa cannelure.

F. — Dilatation permanente du canal nasal.

Elle s'obtient à l'aide de clous ou de cannules introduites
dans le canal nasal par une ouverture artificielle faite au sac
lacrymal. *Scarpa* se servait de clous en plomb, dont la tête
arrêtée à l'ouverture du canal nasal dans le sac lacrymal, était

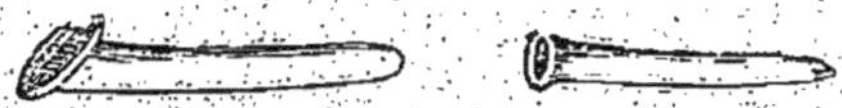

FIG. 179. — Canule de DUPUYTREN.

cachée par une mouche de taffetas rose. *Pellier* employait une
canule à deux bourrelets. *Dupuytren* ne conserva que le
bourrelet supérieur. Après avoir ouvert le sac, par un procédé analogue à celui de *Petit*, il laissait le bistouri en
place. Portant le plat de l'instrument en arrière pour ouvrir
la plaie, il faisait pénétrer sa canule montée sur un mandrin spécial, jusqu'à ce que son bourrelet fût arrêté à
l'ouverture supérieure du canal nasal, puis retirant le mandrin il abandonnait la canule. La canule de *Lenoir*, bivalve
ou trivalve à son extrémité inférieure, se maintient mieux
en place.

Si l'extraction de la canule devient nécessaire, elle se pratique avec le crochet de *Cloquet*, une pince ordinaire, ou mieux
encore la pince à branches coudées et entre-croisées de *Charrière*. Les extrémités des branches mises en contact, repré-
sentent une tige conique à surface rugueuse; leur écartement
fournit un point d'appui solide pour l'enlèvement de la canule.

La dilatation permanente, un moment abandonnée, a été
reprise en France par *Richet* qui a fait construire un clou à
tête découpée, et en Amérique par *Williams*, qui se sert d'une

tige rigide introduite par le conduit lacrymal inférieur divisé,
et dont l'extrémité inférieure vient appuyer sur le plancher
des fosses nasales.

G. — Cautérisation du canal nasal.

On peut également se servir, soit des voies naturelles agrandies, soit d'une ouverture artificielle, pour faire pénétrer dans
le canal nasal, de haut en bas, un porte-caustique métallique
qui permet d'attaquer le rétrécissement par la cautérisation de
la muqueuse.

H. — Incision interne du canal nasal.

Cette méthode a été mise en usage par *Stilling* (de Cassel)
qui admet dans le canal nasal l'existence d'une couche sous-
muqueuse caverneuse et musculaire, abondante surtout au
niveau des replis valvulaires. Il se sert d'un petit couteau

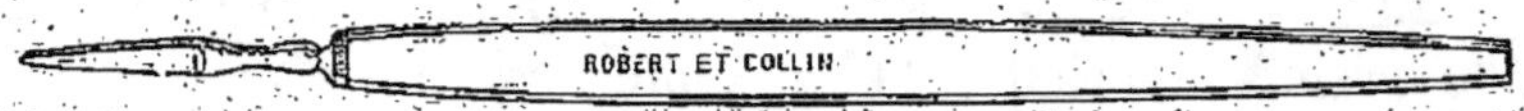

FIG. 180. — Couteau de Stilling.

triangulaire et mousse, dont la lame, longue de 15 millimètres,
présente à sa base une largeur de 3 millimètres, et 3/4 de
millimètre à son extrémité.

Après avoir divisé avec ce couteau le conduit lacrymal, il
fait pénétrer la lame dans le canal nasal, le tranchant avant.
Il l'y plonge jusqu'au talon, puis retirant à soi l'instrument,
il fait quatre ou cinq sections semblables sur des points différents, jusqu'à ce que la lame tourne librement dans le canal.
Stilling pratiquait d'abord le cathétérisme à la suite de l'incision; actuellement il y a complétement renoncé.

I. — Création d'une voie artificielle.

Méthode très-ancienne, reprise par *Wolhouse* qui, après avoir
ouvert le sac lacrymal, enlevé la muqueuse et fait suppurer,
perforait l'unguis avec une tige métallique enfoncée en bas en

dedans et en arrière. Une mèche, puis une canule métallique maintenait béante l'ouverture artificielle.

On peut également perforer l'unguis avec un trocart (*Monro*), un emporte-pièce (*Hunter*), ou avec le fer rouge (*Scarpa, Saint-Yves*).

Wathen pratique avec un foret un canal artificiel dans la direction du conduit normal, et le maintient ouvert en y plaçant une canule à demeure.

Enfin *Laugier* a conseillé de perforer la paroi externe du canal nasal, et de pénétrer dans le sinus maxillaire, où l'on fait arriver les larmes par une canule maintenue dans le nouveau trajet.

J. — Oblitération des voies naturelles.

Érigée en méthode par *Nannoni* (de Florence), cette opération, adoptée par *Stœber*, reprend aujourd'hui une certaine faveur. On peut recourir, soit à l'oblitération des points lacrymaux par la cautérisation actuelle ou galvanique, soit à la cautérisation du sac lacrymal. Dans ce cas, l'emploi des caustiques, et en particulier de la pâte de Canquoin, paraît préférable à l'action de la chaleur.

L'opération se fait soit immédiatement après l'ouverture du sac, soit mieux, le lendemain, pour que l'écoulement sanguin ait cessé.

Un petit spéculum bivalve (*Delgado*) sert à préserver la conjonctive et les parties voisines. L'oblitération n'est pas toujours aussi complète qu'on se l'imagine, souvent les larmes reprennent leur cours normal.

Art. IV. — Opérations qui se pratiquent sur l'iris

§ I. — IRIDECTOMIE.

L'iridectomie se pratique pour ouvrir un passage aux rayons lumineux (*iridectomie optique*), ou pour diminuer la tension intra-oculaire dans certains états morbides de l'œil (*iridectomie antiphlogistique*).

L'appareil instrumental comprend : des écarteurs des paupières, une pince à fixation, des couteaux lancéolaires droits ou coudés, des couteaux de Graefe, des pinces à iridectomie droites et courbes, des ciseaux courbes et des ciseaux coudés sur le plat, un crochet, de fines éponges, etc.

A. — Iridectomie optique. — Pupille artificielle.

La pupille artificielle ne doit pas être placée indistinctement dans tous les points de l'iris. Si on suppose l'iris divisé en quatre segments par deux plans, l'un vertical et l'autre horizontal, le plus favorable au placement de la nouvelle pupille est le segment inférieur interne. Vient ensuite le segment inférieur externe, et en dernier lieu la moitié supérieure de l'iris.

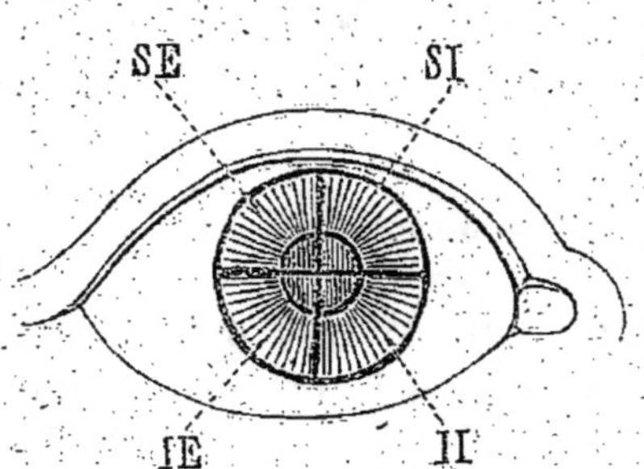

Fig. 481. — Emplacement de la pu-pille artificielle. Division de l'iris en quatre segments.

Les dimensions de l'ouverture irienne doivent être aussi faibles que possible, pour diminuer la grandeur des cercles de diffusion.

L'étendue de la pupille variera nécessairement suivant le point où l'on a pénétré dans la chambre antérieure. Si l'instrument est enfoncé près du centre de la cornée, l'ouverture aura peu de longueur. Si au contraire l'incision est faite à la périphérie de cette membrane ou dans le limbe scléro - cornéal, la pupille présentera une longueur de plus en plus grande (fig. 182, 1, 2). Mais il importe de bien

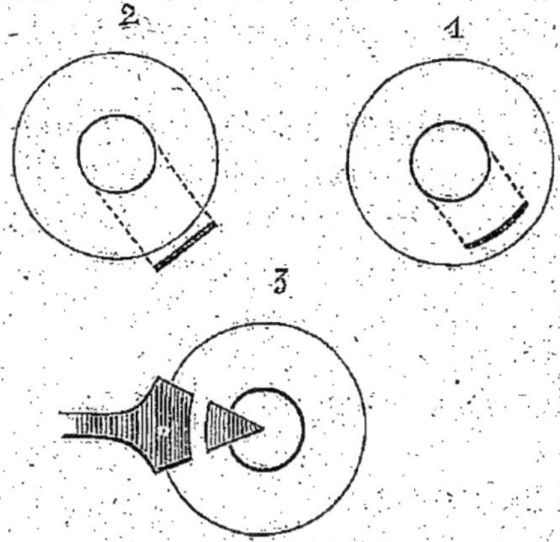

Fig. 182. — 1. Section dans la cornée. 2. Section dans le limbe scléro-cornéal. 3. Étendue et position relative des sections intérieure et extérieure de la cornée

distinguer l'incision de la face extérieure de la cornée, de la section de sa face intérieure. Leur position et leur grandeur sont, en effet, d'autant plus différentes que le couteau a été conduit plus obliquement.

C'est la lèvre interne de l'incision cornéenne qui marque en dehors la limite de la nouvelle pupille.

Opération. — Malade couché, l'œil sain caché sous un bandeau, le lit dans un bon jour. L'opérateur se place près du bord du lit, du côté malade ; en avant de la tête, s'il opère sur la partie externe de l'œil gauche ou interne de l'œil droit ; en arrière de la tête du patient, s'il opère sur le côté interne de l'œil gauche, ou le côté externe de l'œil droit. Un ambidextre se tient toujours en avant de la tête ; là où nous conseillons de se placer en arrière, il opère de la main gauche.

1° *Section de la cornée.* — Les paupières écartées par un blépharostat à ressort, des écarteurs pleins, ou les doigts d'un

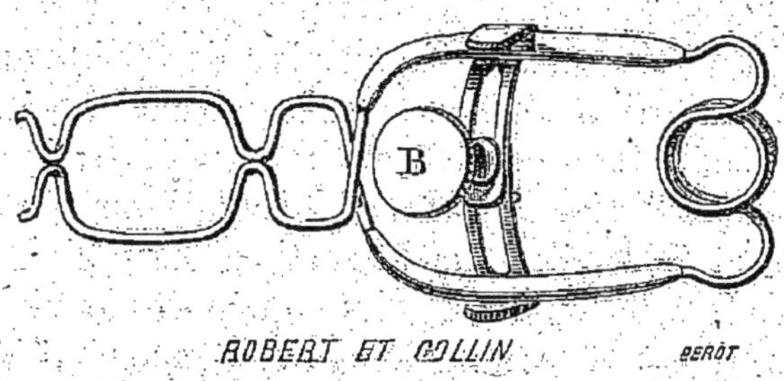

FIG. 183. — Blépharostat à ressort.

aide, l'œil malade bien au jour ; l'opérateur, tenant de la main droite la pince à fixation, saisit la conjonctive et le fascia sous-conjonctival à quelques millimètres du bord cornéen et du côté opposé à celui où doit se faire la ponction. Pour que la pince fixe solidement le globe de l'œil, il faut appuyer un peu fortement sur la sclérotique les mors de l'instrument écartés de quelques millimètres, et les rapprocher lentement, en saisissant un pli transversal de la conjonctive et du tissu sous-jacent. La pince fermée, l'opérateur la maintient avec le pouce et l'index gauches, pendant que les der-

niers doigts de la même main vont prendre un point d'appui
sur le nez ou la tempe.

Un couteau lancéolaire droit pour la moitié temporale de
la cornée, un couteau coudé sur le plat pour la moitié nasale,
est tenu de la main droite comme un couteau à cataracte, le

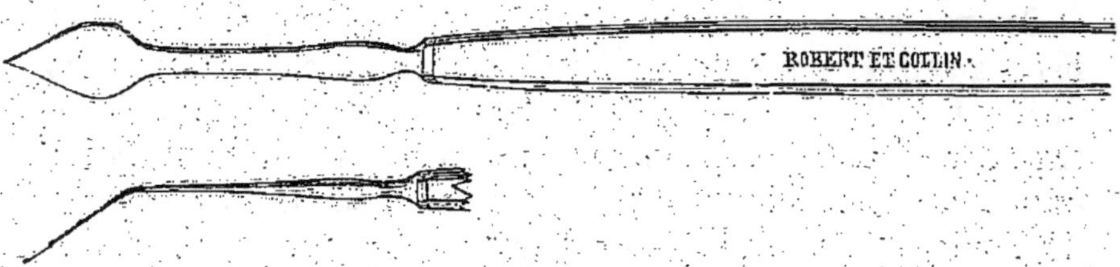

FIG. 184. — Couteaux lancéolaires.

plat de la lame tournée vers la cornée. Les derniers doigts de
cette main prennent un point d'appui sur le dos du nez ou
sur la tempe.

Le plat du couteau parallèle au plan de l'iris, on enfonce
sa pointe dans le limbe scléro-cornéal, à 1 millimètre en dehors de la partie transparente de la cornée, et, la dirigeant
vers le centre de l'iris, on fait pénétrer la lame par un mouvement lent et égal, afin que la section reste bien parallèle
au bord cornéen. Sitôt que la pointe apparaît dans la chambre
antérieure, on porte le manche du couteau très-légèrement
en arrière pour éviter de blesser l'iris et la cristalloïde. La
lame est alors poussée en avant, jusqu'à ce que la pointe de
la lance soit arrivée au centre de la pupille, ou jusqu'à ce que
l'incision de la cornée ait une étendue suffisante. La lame est
alors retirée avec lenteur, la pointe de la lance tout contre la
cornée, et l'humeur aqueuse s'échappe peu à peu. En pressant légèrement sur un des bords de la lame, on agrandit,
s'il est nécessaire, l'ouverture de la cornée, tout en retirant
le couteau.

Si l'incision cornéenne est trop petite, on l'agrandit avec
un petit couteau mousse ou des ciseaux dont une des branches est conduite jusque dans la chambre antérieure. Il arrive plus souvent que la section de la cornée est beaucoup

trop oblique. Le couteau a marché entre les lames de cette
membrane, et l'ouverture intérieure est trop étroite et trop
rapprochée du bord pupillaire pour permettre de saisir l'iris.
Pour éviter cet accident, on a conseillé d'enfoncer l'instrument perpendiculairement dans la cornée, puis
aussitôt que la pointe paraît dans la chambre
antérieure, de renverser le manche du couteau
en arrière pour éviter de piquer l'iris. Cette
manœuvre est inutile, surtout quand la ponction se fait dans le limbe scléro-cornéal.

L'humeur aqueuse écoulée, l'iris et la cristalloïde antérieure viennent s'appliquer contre
la face postérieure de la cornée.

2° *Formation du prolapsus.* — Déposant le
couteau, l'opérateur continue de maintenir
avec la main gauche immobile la pince à fixation. Si l'iris, entraîné par l'humeur aqueuse,
fait hernie hors de la plaie, il saisit avec une
pince droite à iridectomie le prolapsus irien,
le soulève en l'attirant au dehors, et le fait couper par un aide au ras de la cornée.

Si l'iris n'a pas fait hernie, l'opérateur prend
de la main droite la pince courbe à iridectomie
et, maintenant ses mors en contact, il appuie
légèrement sa convexité sur la lèvre postérieure
ou sclérale de la plaie, de façon à faire bâiller
l'ouverture cornéenne. Il pénètre ainsi dans la
chambre antérieure et, par de légers mouvements de latéralité, il conduit la pince toujours
fermée, sa convexité en arrière, et la pousse
entre l'iris et la cornée jusqu'à ce que ses mors
se trouvent à un demi-millimètre environ du
bord de la pupille. Il évite ainsi de toucher à
la cristalloïde.

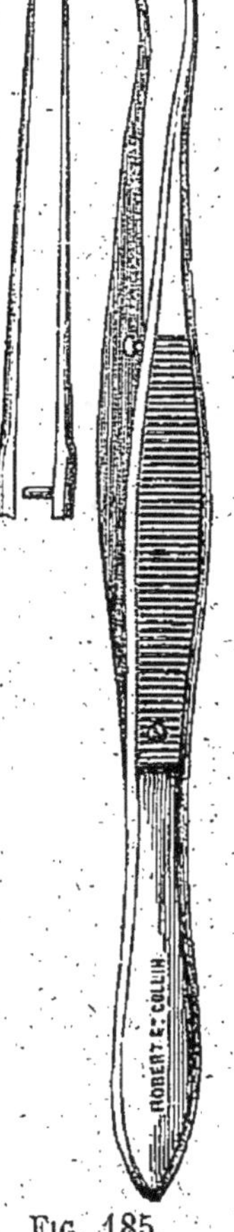

Fig. 185.
Pinces à iridec-
tomie.

A ce moment, il diminue la pression exercée par son
pouce et son index sur les branches de la pince, et les laisse
écarter de 1 à 1 millimètre 1/2 environ au voisinage des mors.
La pince ouverte, l'iris vient se placer entre ses branches. Il

suffit de les rapprocher pour saisir la membrane que l'on amène au dehors, en retirant la pince à soi avec beaucoup de douceur.

Lorsque l'iris est dur, tendu, altéré, il est nécessaire d'exercer une certaine pression sur cette membrane avec le dos des branches de la pince pour arriver à la saisir. On peut dans ces cas recourir à une pince à griffes, dont les dents font saillie du côté de la convexité des branches.

Le prolapsus irien doit avoir pour largeur l'étendue de la plaie intérieure de la cornée, et pour longueur la distance de cette plaie au bord de la pupille.

Lorsque la section de la cornée est très-oblique, on s'en rend parfaitement compte par la longueur du trajet que la pince doit parcourir dans l'épaisseur de cette membrane avant de pénétrer dans la chambre antérieure. C'est dans ce cas surtout qu'il faut éviter de tirer trop fortement sur l'iris pour ne pas le détacher à ses insertions ciliaires.

3° *Excision du prolapsus.* — L'opérateur soulève avec les pinces le prolapsus de l'iris. Un aide, armé de ciseaux courbes ou de ciseaux coudés sur le plat, dont les branches sont ouvertes, les fait glisser sous les pinces, et, appuyant légèrement sur la sclérotique, il coupe l'iris d'un seul coup et tout à fait au ras de la plaie.

Lorsque l'aide n'est pas sûr, l'opérateur lui confie la pince à fixation. Prenant de la main gauche la pince à iridectomie, il va chercher l'iris, l'attire au dehors, et, tenant les ciseaux de la main droite, il excise lui-même le prolapsus irien d'après les règles indiquées.

4° Si une partie de l'iris est restée enclavée dans la plaie, après avoir enlevé la pince à fixation et retiré le blépharostat, on essaye de la faire rentrer en excitant par de douces frictions faites avec la pulpe du doigt sur la paupière supérieure, la contraction de la membrane. Si l'on ne peut y réussir, on la repousse dans la chambre antérieure avec une curette plate ou un petit stylet, doucement glissés entre les lèvres de la plaie cornéenne.

Lorsque l'iris est sain, il ne s'écoule que peu ou même pas

de sang dans la chambre antérieure ; mais s'il est hyperhémié, enflammé, ou s'il a été déchiré par la pince, la chambre antérieure peut se remplir de sang. On attend un instant pour que la reproduction de l'humeur aqueuse ait suffisamment dilué le liquide, puis on l'évacue en écartant doucement avec une curette ou un stylet les lèvres de la section cornéenne. Si l'hémorrhagie se reproduit après deux ou trois tentatives d'évacuation, si le sang est coagulé, on l'abandonne à la résorption.

La conjonctive bien nettoyée, on instille dans l'œil une goutte d'un collyre au sulfate neutre d'atropine, et l'on applique le bandeau compressif.

B. — Iridectomie antiphlogistique.

Le segment excisé doit comprendre le quart ou le cinquième du diaphragme irien, depuis le bord pupillaire jusqu'à l'insertion ciliaire de la membrane. Le lieu d'élection est la partie supérieure de l'iris, pour éviter l'éblouissement qui résulte forcément d'une aussi large ouverture.

Même appareil instrumental que pour l'iridectomie optique ; même position du malade, dont l'œil sain est couvert par un bandeau. L'opérateur se place en avant de la tête pour l'œil gauche, en arrière pour l'œil droit.

1° Les paupières écartées, la pince à fixation est appliquée directement au-dessous du diamètre vertical de la cornée. L'opérateur la prend de la main gauche et attire en bas le globe de l'œil. De la main droite, il saisit le couteau à cataracte de *de Graefe*, le pouce sur un des côtés du manche, l'index et le médius de l'autre côté, la main en supination. Le petit doigt prend un point d'appui sur la joue ou la tempe pour donner à la main la fixité convenable.

Le plat de la lame parallèle au plan de l'iris, le tranchant en haut, l'opérateur fait pénétrer la pointe du couteau dans le limbe scléro-cornéal, à 1 millimètre 1/2 en dehors du bord transparent de la cornée, et à 2 millimètres au-dessous du sommet de cette membrane, du côté externe du globe oculaire.

L'instrument pénètre dans la chambre antérieure, sa pointe étant dirigée vers le centre de l'œil, puis on la relève doucement, et, glissant en avant de l'iris, on fait la contre-ponction au point symétrique du côté nasal. La lame du couteau est poussée directement en dedans, jusqu'à ce que la pointe fasse hors de l'œil une saillie suffisante. On ramène alors le couteau en haut et, par des mouvements de va-et-vient imprimés à la lame, on sectionne le limbe scléro-cornéal. Le tranchant du couteau sort de l'œil à 1 millimètre environ au-dessous du sommet de la cornée, et la section forme un arc à convexité supérieure, parallèle au bord cornéen. Si un petit pont de conjonctive se trouve au-devant du couteau, on le divise en dirigeant directement en avant le tranchant de l'instrument.

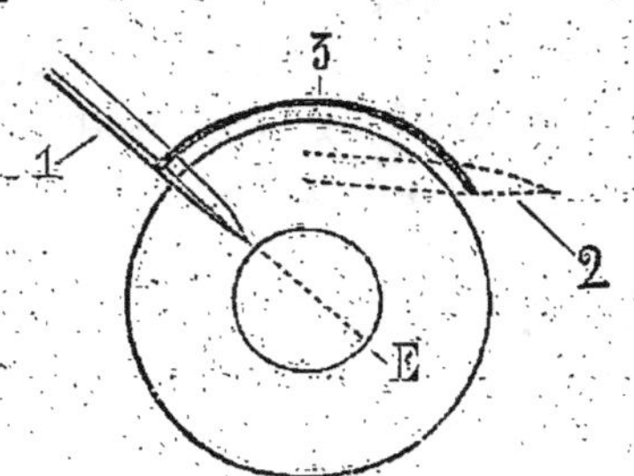

Fig. 186. — Iridectomie anti-phlogistique.

1, ponction ; 2, contre-ponction ; 3, section scléro-cornéenne.

2° L'humeur aqueuse s'écoule en entraînant l'iris qui vient faire hernie dans la plaie. Si le prolapsus ne s'est pas produit spontanément, l'opérateur va chercher l'iris avec des pinces courbes ou droites, et le ramène en dehors, manœuvre décrite plus haut. Le bord pupillaire doit faire partie du prolapsus irien.

3° En raison de l'étendue du segment à enlever, et de la nécessité d'avoir une section nette et pas d'enclavement, l'opérateur doit lui-même faire l'excision de l'iris. Confiant à un aide la pince à fixation, il saisit le prolapsus avec la petite pince droite de *de Graefe*, tenue de la main gauche, et l'étale sur la conjonctive dans toute la longueur de la plaie. Prenant de a main droite des ciseaux courbes ou coudés sur le plat, il les fait glisser en appuyant légèrement sur le globe, et d'un premier coup divise la moitié externe de l'iris soulevé par la pince. Reprenant alors la partie interne du prolapsus, il la soulève et l'excise d'un second coup de ciseaux.

Critchett divise d'abord l'iris, de son bord pupillaire jusqu'à

son attache ciliaire, au milieu de la portion herniée; il décolle doucement chaque demi-lambeau, et les excise tour à
tour. L'important est d'éviter tout enclavement de l'iris dans
les angles de la plaie scléro-cornéale ; l'excision doit être faite
avec beaucoup de soin à ce niveau.

4° Les soins ultérieurs sont les mêmes que pour l'iridectomie optique.

§ II. — IRIDORHEXIS.

Excision d'un lambeau de l'iris amené au dehors par déchirement. Le manuel opératoire diffère peu de celui de l'iridectomie.

Que l'on ait à pratiquer la pupille artificielle ou l'iridectomie antiphlogistique, il arrive souvent que l'iris, soit par suite
de son altération morbide, soit par suite d'adhérences, ne
peut être amené au dehors. *Desmarres* a démontré que dans
ces cas on pouvait arracher des lambeaux de cette membrane,
sans provoquer d'accidents. Cet arrachement se fait soit avec
des pinces courbes à iridectomie, soit avec de petites pinces
à dents de souris, dont les mors sont placés du côté de la
convexité. L'iris est saisi près du bord pupillaire, et le lambeau arraché est amené au dehors et excisé. Lorsque la
membrane est profondément altérée, son tissu atrophié et
décoloré, il faut souvent y revenir à plusieurs fois, et faire
une véritable dilacération. Encore la pupille ainsi obtenue,
ne tarde-t-elle pas à être comblée par des exsudats. Il faut
alors revenir deux ou trois fois à l'iridorhexis, après quelques
mois d'intervalle, pour obtenir une ouverture permanente, le
tissu de l'iris reprenant peu à peu son état normal.

L'arrachement est souvent la cause d'opacités cristalloï-
diennes, qui nécessitent plus tard l'extraction du cristallin.

§ III. — IRIDÉSIS.

Déplacement de la pupille normale, par la ligature ou le
simple enclavement d'une partie plus ou moins périphérique
de l'iris. Le sphincter irien est conservé, la pupille reste con-

tractile. Cette opération dite aussi *Iridenkleisis*, a été préconisée par *Critchett*, qui traversant la cornée avec une petite lance, amenait l'iris au dehors, et fixait le prolapsus avec une anse de fil. *Waldau* a imaginé une pince spéciale pour serrer cette ligature, et *Snellen* pour plus de sûreté, fait d'abord passer l'anse du fil au travers de la conjonctive, tout près du bord cornéen.

Wecker remarque que l'application du bandeau compressif suffit pour maintenir l'enclavement de l'iris, si la plaie de la cornée est étroite. Avec une aiguille à paracentèse, dont la lame lancéolaire, à arrêt mousse, est telle que la section ne dépasse pas 2 millimètres du côté de la chambre antérieure, il fait une incision dans le limbe scléro-cornéal à 1 millimètre 1/2 du bord transparent de la cornée. La pointe de la lame est dirigée vers le centre de la pupille, le plat de la lame parallèle au plan de l'iris. Le couteau retiré; avec une pince courbe à mors et à branches très-fines, il va saisir l'iris à 2 millimètres du bord pupillaire, et l'amène doucement dans la plaie, s'il n'est venu y faire spontanément hernie. L'emploi des crochets, pour saisir l'iris, est toujours plus dangereux pour la cristalloïde. Le bandeau compressif est appliqué pendant vingt-quatre heures, puis le prolapsus est excisé, soit avec des ciseaux courbes, soit en rasant le sclérotique avec le couteau de de Graefe.

Stelwag de Carion supprime cette excision, et laisse le prolapsus s'atrophier.

§ IV. — CORÉLYSIS.

Cette opération consiste à dégager le bord pupillaire des synéchies qui le relient à la capsule cristallinienne. On se sert dans ce but de la spatule échancrée de *Streatfield*, ou du crochet aplati de *Weber* qui forme une courbe plus étendue. Ces instruments n'ont pas besoin d'être coupants sur leur concavité, car ils agissent par déchirement et non par division.

Avec une aiguille à paracentèse, on fait à la cornée, à 4 millimètres de son centre, ou au milieu d'un de ses rayons, une incision qui doit mesurer 2 à 3 millimètres du côté de la

chambre antérieure. Cette section interne doit correspondre
au bord d'une pupille moyennement dilatée, et
être placée du côté opposé à la synéchie.

Streatfield recommande de retirer brusquement la lame pour conserver autant que
possible l'humeur aqueuse. *Weber* veut au
contraire qu'on retire l'instrument très-lentement, afin d'amener l'évacuation complète
de l'humeur, ce qui expose moins à blesser
la cristalloïde antérieure. Le crochet ou la spatule introduits dans la chambre antérieure,
sont glissés entre l'iris et la cristalloïde, afin de

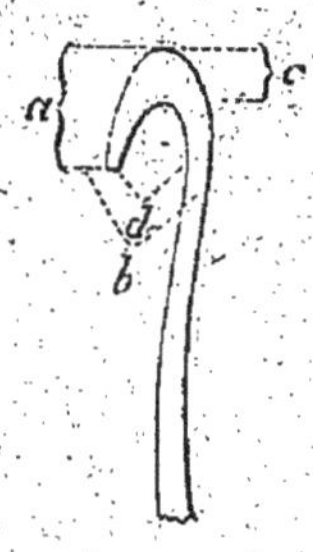

Fig. 187.
Crochet de WE-
BER.

détacher les adhérences les moins solides. Un mouvement de
circumduction permet de saisir les synéchies plus résistantes
et de les détacher. Par des instillations répétées d'atropine
on maintient la pupille dilatée.

§ V. — IRIDOTOMIE (*de Wecker*).

Elle se divise en iridotomie simple et iridotomie double.

L'appareil instrumental comprend : Deux couteaux lancéolaires à arrêt, l'un droit, l'autre coudé. La largeur de leur lame
est telle, que la plaie de la face interne de la cornée mesure
exactement 4 millimètres. Une pince-ciseaux, affectant une
disposition variable des branches, dont le rapprochement
concorde avec la fermeture des lames coupantes. Celles-ci
sont très-petites, mousses à leur extrémité, s'appliquent très-
exactement l'une sur l'autre, et font une section nette quelle
que soit leur inclinaison sur les parties à couper.

A. — Iridotomie simple.

La section de l'iris est unique.

1° Les paupières écartées par un blépharostat à ressort, l'o-
pérateur fixe le globe de l'œil avec la pince tenue de la
main gauche, près du bord cornéen, et dans le prolongement
du diamètre de la cornée qui correspond à la nouvelle pupille
à créer. De la main droite il pousse le petit couteau à arrêt

dans la chambre antérieure, parallèlement au plan de l'iris.
La section doit avoir l'emplacement suivant : On choisit le

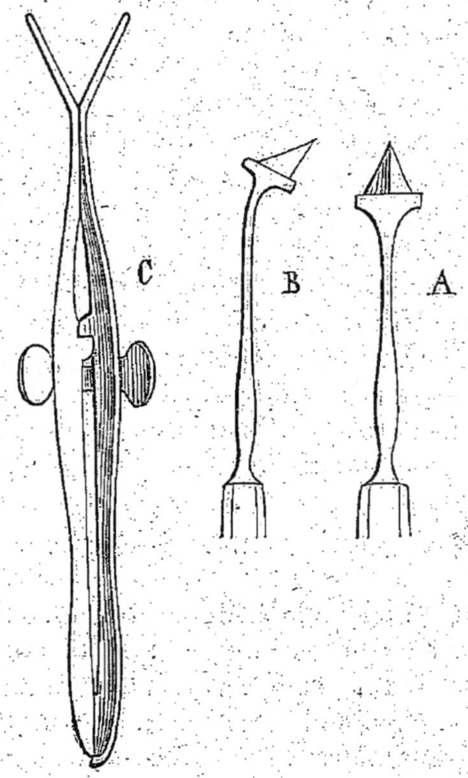

FIG. 188. — Iridotomie.

A B, couteaux à arrêt droit et coudé; C, Ciseaux-pinces.

diamètre de la cornée qui concorde avec l'agrandissement
que l'on veut donner à la pupille. On prend sur ce diamètre
le rayon opposé à la pupille à créer, et l'on fait tomber la section verticalement sur le milieu de ce rayon. Le couteau, au
moment de l'écoulement de l'humeur aqueuse, doit être retiré,
la pointe contre la cornée, et très-lentement pour éviter de
blesser la cristalloïde.

2° S'il se forme un prolapsus de l'iris, on en fait la réduction avec un petit stylet. On introduit alors entre la cornée et
l'iris, la pince-ciseaux fermée. Arrivé au bord pupillaire qui
doit être sectionné, on ouvre faiblement les branches et on

incline légèrement l'instrument, afin de faire glisser la branche inférieure des pinces-ciseaux sous l'iris. Dès que le bord
pupillaire se trouve entre les branches, on ouvre les pinces
davantage et l'on pousse l'extrémité des branches vers l'insertion périphérique de l'iris. Un seul coup rapide des ciseaux
suffit alors à sectionner les fibres circulaires du sphincter irien
et l'on retire avec précaution les pinces fermées.

L'iris réduit s'il est engagé dans la plaie, on retire l'écarteur, on instille une goutte d'atropine et l'on applique le bandeau compressif. Les suites sont simples, mais l'opération
est très-délicate, et il faut une main exercée pour ne pas
blesser la cristalloïde.

B. — Iridotomie double.

1° La section se fait au point de la périphérie de la cornée,
vers lequel convergent les fibres radiées de l'iris dont le bord
pupillaire s'est agglutiné. Le couteau est enfoncé à un millimètre en dedans du limbe conjonctival, et perpendiculairement à la surface de la cornée. On traverse cette membrane
et l'iris, en ayant soin de faire glisser la lame parallèlement
an plan postérieur de l'iris, jusqu'à son point d'arrêt. On retire très-doucement le couteau dans la même direction. Il s'é-
coule un peu d'humeur vitrée.

2° On introduit alors les ciseaux de façon qu'une des branches glisse sous la face postérieure de l'iris, et l'autre au devant de cette membrane derrière la cornée, et l'on en fait pénétrer les branches en bas et en dedans, jusqu'à une profondeur de 5 à 6 millimètres. D'un coup rapide, on sectionne
l'iris et les produits inflammatoires qui le doublent. Une seconde incision semblable dirigée en dehors est alors pratiquée
de manière que les deux sections se réunissent près de la
plaie cornéenne pour former un V renversé. Le lambeau ainsi
limité se retire, et il s'établit une pupille aussi large que si
l'on avait excisé un lambeau de l'iris de la même largeur.
L'opération est plus facile que l'iridotomie simple. Afin d'obtenir le meilleur écartement de la plaie iridienne, la section
doit être constamment pratiquée dans le sens du maximum

de traction et d'extension qu'a subi le diaphragme irien. On sectionne toujours dans la direction des fibres radiées et perpendiculairement aux fibres circulaires.

Art. V. — Opération de la cataracte

§ I. — ABAISSEMENT.

La méthode par abaissement comprend : l'abaissement proprement dit, ou la simple propulsion du cristallin au-dessous de son emplacement normal, dans un plan vertical ; et la réclinaison, dans laquelle la lentille est abaissée et renversée en même temps, de façon que son bord supérieur soit placé en arrière, et sa face antérieure dirigée en haut. Ce dernier mode est préférable, comme exposant moins aux déplacements consécutifs de la lentille.

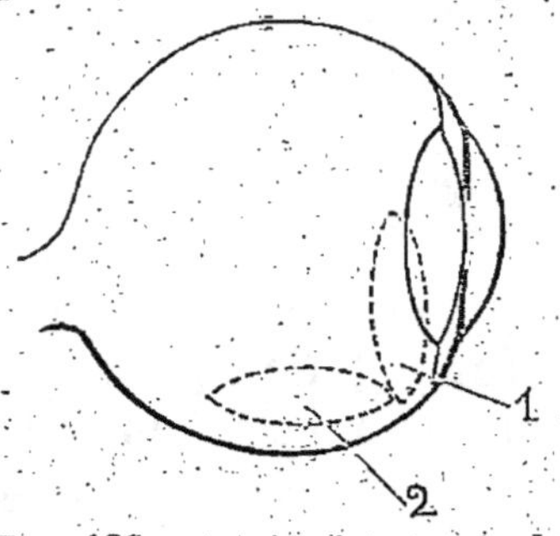

FIG. 189. — Abaissement de la cataracte.

1, abaissement simple ; 2, réclinaison.

L'abaissement se pratique en pénétrant dans l'œil, soit au travers de la cornée, *kératonyxis*, soit au travers de la sclérotique, *scléroticonyxis*, procédé aujourd'hui exclusivement adopté.

Appareil instrumental. — Blépharostats ou écarteurs, pince à fixation. Aiguille en fer de lance, large d'un millimè-

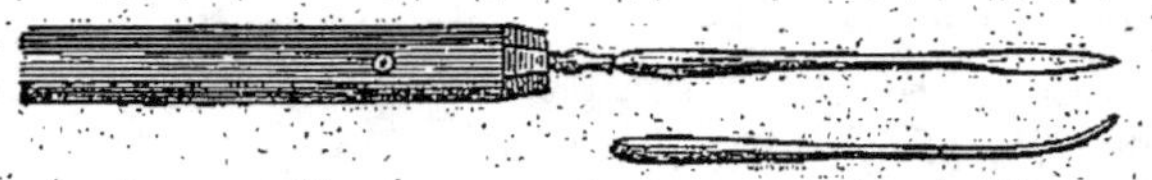

FIG. 190. — Aiguille à cataracte.

tre, convexe sur son dos, à bords tranchants. Un point noir marqué sur le côté du manche qui correspond à la convexité de la lance, indique à l'opérateur la position de l'instrument.

L'œil sain est caché sous un bandeau ; le malade assis sur

un siége solide, en bon jour, la tête appuyée contre la poitrine d'un aide et maintenue solidement. Le même aide écarte les paupières avec les doigts ou des élévateurs pleins, à défaut d'un blépharostat. La paupière supérieure est maintenue relevée, et appliquée contre le rebord orbitaire supérieur par la pulpe de son index; aucune pression ne doit être exercée sur le globe de l'œil.

L'opérateur est assis devant son patient sur un siége plus élevé, les deux jambes du malade entre les siennes. Pour l'œil gauche, il tient l'aiguille de la main droite; pour l'œil droit il doit opérer de la main gauche, ou se placer derrière la tête du malade. L'abaissement peut, au reste, se pratiquer tout aussi bien sur un malade couché.

La pince à fixation est appliquée un peu au delà du bord de la cornée, du côté nasal, et au niveau du diamètre transverse. L'opérateur la tient de la main gauche, les derniers doigts prenant appui sur le dos du nez ou le front.

1° L'aiguille est tenue de la main droite, comme une plume à écrire, le pouce sur un des côtés du manche, l'index et le médius lui faisant face sur le côté opposé, le petit doigt prenant appui sur la joue ou la tempe. La convexité de la lame regardant directement en haut, le manche légèrement oblique en bas, de façon que la pointe soit bien perpendiculaire aux tissus à traverser, on applique la pointe de l'aiguille sur la sclérotique au côté externe du globe oculaire, à 3 ou 4 millimètres en arrière du bord transparent de la cornée, et à 1 ou 2 millimètres au-dessous du diamètre transverse, pour éviter l'artère ciliaire longue. Étendant les doigts qui tiennent l'aiguille, l'opérateur traverse la sclérotique par un coup sec, en ramenant en même temps à l'horizontale le manche de l'instrument.

2° Un quart de rotation imprimé au manche dirige en avant la convexité de l'aiguille. On la fait alors cheminer en portant le manche en arrière, d'abord dans l'épaisseur du cristallin, puis le long de la face postérieure de l'iris, jusqu'à ce que la lame apparaisse nettement dans le champ de la pupille, largement dilatée au préalable par l'action de l'atropine. On divise alors en travers, par une légère pression de la pointe, la cristalloïde antérieure.

3° La concavité de l'aiguille est appliquée bien à plat sur la face antérieure du cristallin, au-dessus de son diamètre transverse. L'opérateur porte lentement le manche de l'instrument en haut, en avant et en dedans, et plonge ainsi la lentille déprimée par la lame, dans la partie antérieure, inférieure et externe de la chambre vitrée. Il l'y maintient en place quelques instants, puis ramène l'aiguille dans le champ pupillaire. Il attend un moment dans cette position, tout prêt à abaisser de nouveau le cristallin, s'il vient à remonter.

4° L'opérateur retire l'aiguille en lui faisant suivre, mais en sens inverse, le chemin parcouru.

§ II. — EXTRACTION.

La méthode par extraction imaginée par Daviel a subi de très-nombreuses modifications. Les procédés en usage peuvent, pour en faciliter l'étude, être compris sous quatre chefs.

A. — Extraction à grand lambeau.

L'appareil instrumental comprend : Des blépharostats ou des écarteurs des paupières. Une pince à fixation. Un couteau triangulaire à tranchant droit ou légèrement convexe. Un

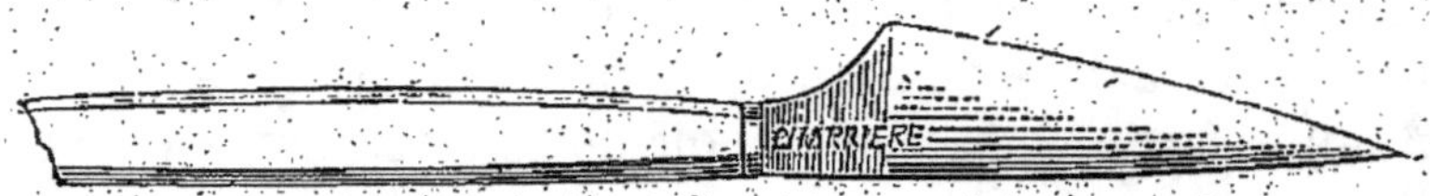

FIG. 191. — Couteau de RICHTER.

couteau mousse. Un kystitome ou la griffe capsulaire de M. Perrin. Des pinces à iridectomie droites et courbes. Un crochet pointu. Des curettes plates ou concaves. Des ciseaux courbes ou coudés sur le plat.

Préparation. — Le malade a été purgé la veille de l'opération ; la pupille est largement dilatée par des instillations d'atropine.

Position. — Le patient est couché, près du bord du lit, la tête reposant sur un plan résistant et légèrement élevée, l'œil sain recouvert par un bandeau, l'éclairage excellent.

L'opérateur se place sur le côté du lit, en avant de la tête pour l'œil gauche, en arrière pour l'œil droit, à moins qu'il ne soit ambidextre.

Écartement des paupières. — Les paupières sont écartées par un blépharostat, des écarteurs pleins, ou par les doigts d'un aide.

Blépharostats. — Il en existe plusieurs variétés. Deux seulement sont nécessaires ; l'un dont le manche s'applique en dehors sur la tempe, l'autre dont le manche se place en dedans, du côté du nez.

Pour éviter toute pression sur le globe oculaire, l'instrument introduit sous les paupières, ouvert et fixé au point convenable, est confié à un aide qui le saisit par le manche et le soulève légèrement, écartant les paupières du globe de l'œil. Ces instruments sont toujours un peu gênants, soit par la pression qu'ils exercent sur l'œil et les contractions qu'ils excitent, soit par la difficulté qu'on éprouve à les retirer au moment où le globe est largement ouvert, mais ils permettent d'opérer sans aide.

Écarteurs. — Les écarteurs pleins sont les meilleurs, ils maintiennent mieux la paupière. L'écarteur supérieur est seul nécessaire, la paupière inférieure pouvant être facilement abaissée par la main qui tient la pince à fixation. Il faut éviter toute pression de ces instruments sur le globe.

Aide. — Se tenant derrière la tête du patient, l'aide place la pulpe de l'indicateur ou du médius, recouverte de craie si elle tend à glisser, sous le bord libre de la paupière supérieure préalablement soulevée, et l'applique contre le rebord orbitaire supérieur, évitant avec soin de comprimer le globe. Avec l'autre main, il abaisse la paupière inférieure, si cela est nécessaire.

Pince à fixation. — Le point d'application de la pince varie avec l'emplacement de la section cornéenne, mais il doit toujours être choisi de façon à ne pas gêner la marche du couteau. La pince ne doit pas comprimer le globe oculaire. Lorsqu'elle est placée, la main qui la maintient vient prendre un point d'appui sur les parties voisines.

Pour bien fixer la pince, on la prend des deux mains, le pouce et l'indicateur gauches appliqués près des mors écartés de

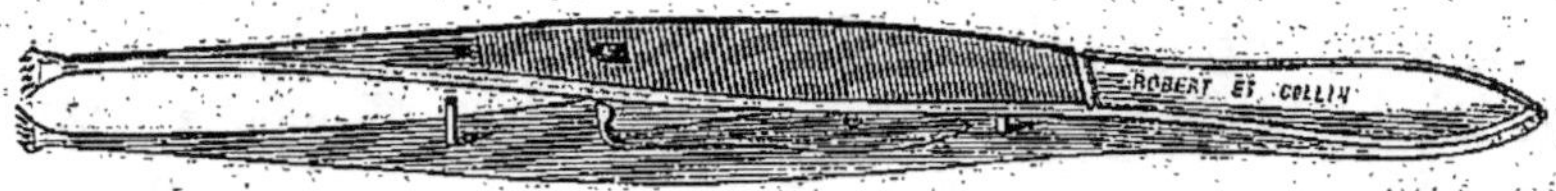

FIG. 192. — Pince à fixation.

4 ou 5 millimètres, le pouce et l'index droits à la racine des branches. On applique les mors sur la conjonctive à 2 ou 3 millimètres en arrière du bord transparent de la cornée, et perpendiculairement à la direction de ce bord. Pendant que la main droite pousse la pince vers l'œil en exerçant une pression assez forte et bien perpendiculairement à la surface, la gauche rapproche les mors qui saisissent la conjonctive et le tissu sous-jacent. La pince fermée, on retire la main droite, et les doigts de la main gauche glissant le long des branches, le pouce vient se placer près du bouton du ressort, tout prêt à le pousser pour ouvrir l'instrument, pendant que les derniers doigts vont prendre un point d'appui sur les parties voisines de la face.

L'extraction à grand lambeau comprend : l'extraction à lambeau simple, l'extraction à lambeau combinée, et l'extraction à lambeau sans ouverture de la cristalloïde.

α. EXTRACTION À LAMBEAU SIMPLE.

Elle est dite, inférieure, supérieure ou latérale, suivant la partie de la cornée où l'on prend le lambeau.

a. KÉRATOTOMIE INFÉRIEURE. — Paupières écartées. La pince à fixation est appliquée du côté nasal, un peu au-dessus du diamètre transverse de la cornée.

Procédé de Daviel. — Le lambeau comprend un peu plus de la moitié inférieure de la cornée, sa base étant placée à

1 millimètre au-dessus du diamètre transverse. La ponction se fait à 1 millimètre en dedans du bord cornéen, la contre-

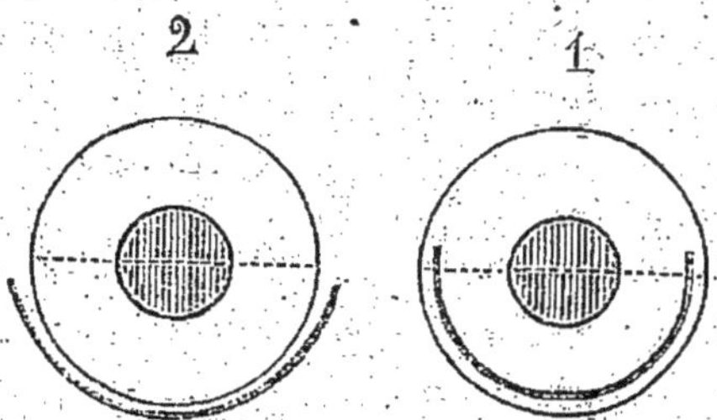

FIG. 193. — Extraction de la cataracte.

1, lambeau de DAVIEL ; 2, lambeau de JACOBSON.

ponction au point diamétralement opposé. Le lambeau reste dans toute son étendue à 1 millimètre du limbe scléro-cornéal, dans la partie transparente de la cornée.

Procédé de Jacobson. — Le lambeau moins élevé, a sa base à 1 millimètre au-dessous du diamètre transverse de la cornée, il est taillé en partie dans le limbe scléro-cornéal.

1° *Section de la cornée.* — Le couteau triangulaire est tenu de la main droite, le pouce appliqué sur un des côtés latéraux du manche, l'index et le médius sur le côté opposé. Le manche repose sur la pulpe des doigts ; la main en supination prend un point d'appui sur la joue ou la tempe à l'aide de l'auriculaire.

L'opérateur applique le plat de la lame une ou deux fois sur la face antérieure de la cornée, pour habituer le malade au contact de l'instrument. Il s'assure en étendant et fléchissant les doigts que la lame pourra traverser toute la cornée, sans qu'il soit nécessaire de déplacer le point d'appui de la main.

Tenant les doigts fléchis, la lame du couteau parallèle au plan de l'iris, le tranchant en bas, le dos parallèle au diamètre transverse de la cornée ; il ponctionne dans le limbe scléro-cornéen, au côté externe du globe, à 1 millimètre en arrière du bord transparent de la cornée, et à 1 millimètre au-dessous du diamètre transverse.

La pointe du couteau parvenue dans la chambre antérieure,

on pousse la lame en avant par un mouvement d'extension des doigts de la main droite, en la maintenant toujours dans le plan de l'iris, son dos parallèle au diamètre horizontal ; et l'on vient faire la contre-ponction à 1 millimètre en arrière du bord cornéen, du côté nasal.

Par la forme de sa lame, le tranchant du couteau s'est naturellement engagé dans la cornée, à mesure que la pointe avançait vers le côté nasal. On continue de pousser le couteau en dedans, jusqu'à ce qu'il ne reste plus qu'un pont cornéen de quelques millimètres à diviser pour achever le lambeau. On renverse peu à peu et très-doucement le manche en arrière pour éviter de buter contre le nez. Si les doigts de la main droite avaient été placés trop près de la lame, ou trop peu fléchis, pour permettre au couteau de traverser la cornée sans changement du point d'appui, on les déplace lentement et l'un après l'autre, pour éviter toute perte d'humeur aqueuse.

À ce moment, le couteau restant immobile, l'aide retire le doigt ou l'écarteur qui maintenait la paupière supérieure relevée ; l'opérateur enlève la pince à fixation, et avec son indicateur gauche, abaisse la paupière inférieure. Par un mouvement de retrait du couteau, et en dirigeant le tranchant un peu en avant, il achève lentement la section du lambeau, recommandant au malade l'immobilité la plus absolue. Le sommet du lambeau doit correspondre à peu près au bord transparent de la cornée. Fermant les paupières, on laisse le malade reposer un instant.

Il faut apporter le plus grand soin à l'exécution de ce temps, pour assurer au lambeau une étendue suffisante, une conformation régulière ; ne porter le tranchant, ni trop en avant dans la cornée, ni en arrière dans la sclérotique. Si le lambeau est trop étroit, on l'agrandit avec le couteau mousse, ou les ciseaux courbes du côté de sa base ; et si la chose est impossible, on fait l'iridectomie, et au besoin on va chercher le cristallin avec le crochet ou la curette.

L'écoulement prématuré de l'humeur aqueuse amène l'iris sous le tranchant du couteau ; il faut, par quelques frottements sur la cornée, chercher à déplacer et à faire contracter la membrane. Si on ne peut y réussir, on la coupe, et plus tard on excise toute la partie intéressée, y compris le bord pupillaire correspondant. On agit de même, quand la pointe du couteau a pénétré dans l'iris au moment de la ponction, et qu'il est impossible de la dégager sans évacuer l'humeur aqueuse.

2° *Ouverture de la capsule cristallinienne.* — Avec le pouce gauche, l'opérateur soulève doucement la paupière supérieure, tout prêt à la lâcher à la moindre contraction du malade. Il prend de la main droite le kystitome de

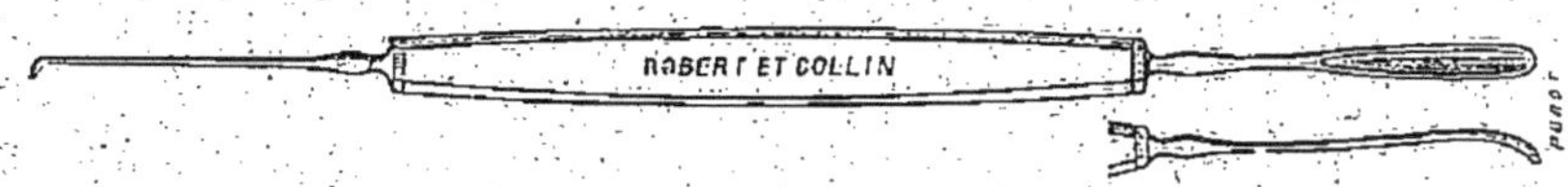

FIG. 194. — Kystitome.

Graefe, les doigts très-rapprochés de la lame pour assurer plus de précision aux mouvements de la pointe, le tranchant en bas. Il le glisse dans la chambre antérieure, en déprimant légèrement avec son col la lèvre postérieure de la plaie, près du sommet du lambeau, et le maintenant contre la face postérieure de la cornée, il le conduit dans le champ de la pupille. Par un quart de rotation, il tourne la pointe en arrière, contre la cristalloïde.

Suivant les auteurs, la pointe du kystitome doit rester distante du bord pupillaire, au moins d'un demi-millimètre, pour éviter d'accrocher l'iris. L'écoulement de l'humeur aqueuse amène d'habitude un rétrécissement considérable de la pupille, dont le diamètre mesure au plus 2 à 2 millimètres 1/2. Il est donc indispensable, si l'on ne veut pas s'exposer à une division fort incomplète de la cristalloïde, de conduire le kystitome jusque sous le bord pupillaire. Le dos de l'instrument étant seul en contact avec la membrane, on ne risque pas de la blesser. On peut se contenter d'inciser transversalement la capsule, mais mieux vaut la diviser en croix ou en triangle par trois incisions faites du côté nasal vers le côté temporal, en retirant l'instrument à soi, et non en le poussant.

La cristalloïde antérieure venant au contact de la cornée après l'écoulement de l'humeur aqueuse, pas n'est besoin de presser sur la capsule avec la pointe du kystitome pour la diviser. Cette pression n'est utile qu'en cas de résistance de la capsule altérée, et expose à luxer le cristallin. La division de la cristalloïde s'annonce par un mouvement de propulsion du cristallin en avant, qui détermine la dilatation de la pupille.

On imprime alors au manche du kystitome, un quart de rotation qui place sa pointe en haut, et le faisant glisser le long de la face postérieure de la cornée, on l'amène doucement au dehors.

La division incomplète de la cristalloïde, la persistance dans le champ pupillaire de lambeaux de cette membrane, est une source fréquente d'accidents. Pour y remédier, M. *Perrin* a imaginé un instrument de section et d'excision

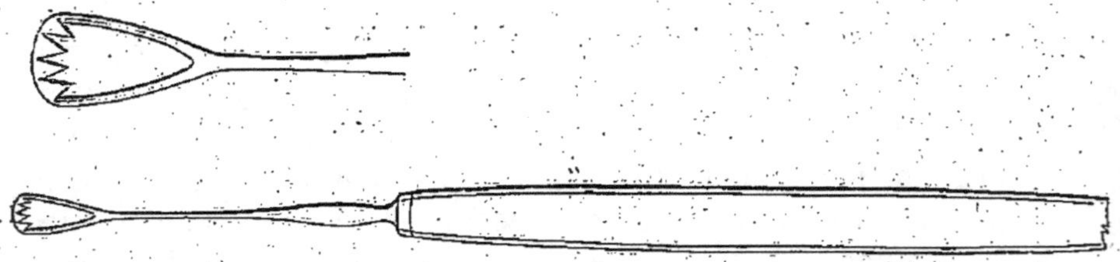

FIG. 195. — Griffe capsulaire de M. PERRIN.

auquel il a donné le nom de *Griffe capsulaire*. Il est formé par un manche à pans, supportant une tige métallique, terminée par un petit étrier. Cet étrier dont les bords latéraux sont mousses, présente sur sa base, large de 1 1/2 à 2 millimètres, trois à quatre petites dents à bords tranchants, à pointe dirigée vers le sommet de l'étrier.

Pour introduire la griffe, les lames dirigées en arrière, leur pointe en bas, on déprime légèrement la lèvre postérieure de la plaie, et on fait glisser l'étrier le long de la face intérieure de la cornée, jusqu'à la partie supérieure de la pupille. En le ramenant directement en bas, et appuyant très-légèrement sur la cristalloïde, on divise cette membrane en plusieurs lignes parallèles, sur une grande étendue, et quelquefois on en arrache un lambeau. On s'arrête avant que les dents aient atteint le bord pupillaire inférieur, et pour retirer la griffe sans accrocher l'iris au passage, on soulève légèrement le lambeau cornéen avec le dos de l'étrier.

Au moment d'introduire le kystitome, on constate quelquefois que l'iris fait hernie dans la plaie. Il faut s'efforcer de le faire rentrer, en excitant sa contraction par de douces frictions exercées sur la cornée au travers de la paupière supérieure. On peut aussi le repousser doucement dans la chambre antérieure avec un stylet ou la curette. Si ces tentatives échouent, on fait l'excision du prolapsus avant de diviser la capsule.

Sitôt le kystitome retiré, on ferme les paupières.

3° *Sortie de la lentille.* — Le malade reposé, l'opérateur soulève doucement la paupière supérieure avec le pouce gauche, pendant qu'avec le pouce droit, il abaisse la paupière inférieure. En engageant le malade à regarder en haut, la lentille poussée en avant, traverse la pupille, et vient s'engager dans la plaie par son bord inférieur. Aussitôt que son grand diamètre a franchi l'ouverture cornéenne, on abaisse la paupière supérieure, et la lentille s'échappe au dehors.

Si l'engagement du cristallin ne se fait pas spontanément, on le sollicite par de douces pressions exercées par le pouce gauche sur la partie supérieure du globe, au travers de la paupière. Ces pressions doivent toujours être très-ménagées. Si la capsule n'a pas été assez largement divisée, on réintroduit le kystitome pour compléter sa section.

Si la pupille ne se laisse pas dilater, on excise un lambeau de l'iris au niveau de la plaie. En dernier lieu, on va chercher la lentille avec la curette ou le crochet pointu, mais l'emploi de ces instruments doit être autant que possible évité.

D'ordinaire le noyau cristallinien s'échappe seul ou presque seul, la pupille est encore obstruée en grande partie par les masses corticales. Par de douces frictions exercées avec la pulpe du pouce sur la cornée, au travers de la paupière supérieure, on réunit ces débris dans le champ de la pupille. Au bout d'un instant, lorsque l'humeur aqueuse est en partie reproduite, on soulève légèrement la paupière, et le liquide en s'écoulant entraîne les masses corticales au dehors.

Quoi qu'on ait dit de la possibilité de résorption de ces débris corticaux, il faut se souvenir que leur séjour dans l'œil est une cause fréquente d'accidents et l'origine habituelle des cataractes secondaires. Si on ne peut les faire sortir par de douces pressions, on cherchera à les attirer au dehors avec la curette, et au besoin on les saisira avec les pinces à idirectomie, ou les pinces capsulaires de Graefe. Les tractions seront très-douces pour éviter la déchirure de l'hyaloïde et l'écoulement de la vitrine. Quoique ces pertes aient peu d'inconvénients lorsqu'elles sont modérées, nous ne croyons pas avec F. Poncet, qu'on doive les conseiller en principe.

Si par une contraction subite des paupières, l'humeur vitrée est chassée au dehors, il faut de suite fermer les paupières, exercer sur le lambeau une douce pression et attendre. Quand cet accident se produit avant la discision de la capsule, l'extraction de la lentille devient des plus difficiles. Au lieu de recourir au crochet ou à la curette pour amener le cristallin au dehors, mieux vaudrait peut-être fermer l'œil, et attendre, puis recourir plus tard à une nouvelle opération.

4° La pupille complétement nettoyée, présente une coloration noir foncé, et une forme arrondie. Son irrégularité indique une hernie, ou un enclavement de l'iris. Il faut alors faire rentrer la membrane, et si l'on n'y peut parvenir, exciser le prolapsus avec soin.

La coaptation défectueuse du lambeau, tient à l'irrégularité de la section, à un enclavement de l'iris, ou enfin à un prolapsus de la vitrine qu'il faut exciser.

Après avoir nettoyé la conjonctive, enlevé tous les caillots et les débris du cristallin accumulés dans son cul-de-sac inférieur, on instille une goutte d'atropine ; on fait constater au patient le résultat obtenu pour lui donner confiance, et l'on applique le bandeau compressif sur les deux yeux.

b. KÉRATOTOMIE SUPÉRIEURE. — La section porte sur la moitié supérieure de la cornée. La pince doit être fixée un

peu au-dessous du diamètre transverse ; le manuel opératoire est celui que nous venons d'indiquer, modifié pour la
position du couteau et la sortie de la lentille, par le siége de
la section. Ses avantages sont : la coaptation meilleure du
lambeau, maintenu par la paupière supérieure, et des pertes moins fréquentes d'humeur vitrée, chose fort discutable.
Mais en revanche, tous les temps de l'opération sont d'une
exécution plus difficile, et la division de la capsule, quelquefois impossible par la mobilité d'un œil impressionnable,
exige une grande habileté de main.

c. KÉRATOTOMIE A LAMBEAU CONJONCTIVAL (*Desmarres*). —
Pour remédier aux accidents qui résultent d'une large ouverture de l'œil, chez un malade peu obéissant, *Desmarres* a
conseillé de laisser un pont de cornée ou de conjonctive intact au sommet du lambeau, que l'on n'achève qu'après la
division de la cristalloïde. On peut ainsi conserver la pince
pour fixer l'œil pendant le second temps.

Le premier temps s'exécute d'après les règles indiquées,
mais, au lieu d'achever le lam-
beau, on retire le couteau en
laissant un pont de 2 ou 3 millimètres.

Pour diviser la capsule, on
se sert d'un couteau kystitome,
petit couteau mousse, à tranchant rectiligne, présentant du
côté du dos de la lame une
saillie acérée à son extrémité.
La pince restant en place, on
introduit le couteau par la section cornéenne externe ou temporale, le tranchant dirigé vers
le sommet du lambeau. On le
conduit de dehors en dedans

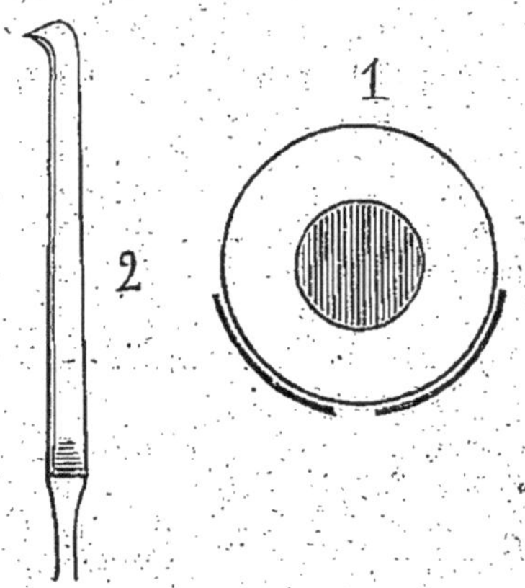

Fig. 196. — Extraction de la
cataracte.

1, section scléro-cornéenne avec pont
médian ; 2, couteau-kystitome de
DESMARRES.

jusqu'à la pupille, et tournant alors sa pointe en arrière, on
divise la cristalloïde. Le couteau continuant sa marche vient
sortir par la plaie cornéenne du côté nasal. Retirant la pince
à fixation, l'opérateur amène le tranchant du couteau contre

le pont à diviser et le coupe par de petits mouvements de va-et-vient, ramenant l'instrument directement en avant pour sectionner la conjonctive.

β. — EXTRACTION A LAMBEAU COMBINÉE.

C'est l'extraction à grand lambeau, combinée avec l'excision constante et régulière d'un segment de l'iris.

Mooren pratique d'abord l'iridectomie en haut. Quinze jours plus tard, il extrait la lentille.

Jacobson fait la kératotomie inférieure, puis excise l'iris dans toute la largeur de la plaie.

Il est bien préférable d'exciser l'iris avant la sortie de la lentille. Cette excision qui devient le second temps de l'opération, se pratique d'après les règles données pour l'iridectomie.

γ. — EXTRACTION A LAMBEAU SANS OUVERTURE DE LA CAPSULE.

Cette méthode expose à de très-grands accidents. Le lambeau taillé, on a tenté de détacher la lentille et sa capsule par des pressions et des secousses imprimées à l'aide d'une

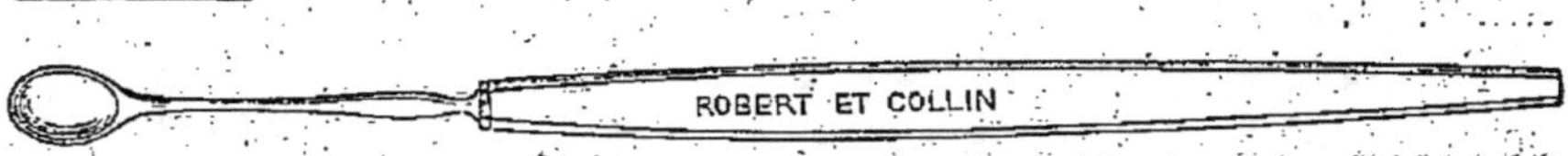

FIG. 197. — Curette de PAGENSTECHER.

curette. Plus tard on en vint à pratiquer d'abord une large iridectomie, puis à faire glisser en arrière du cristallin une large curette pour l'amener au dehors avec son enveloppe.

B. — Extraction par incision linéaire.

Elle se divise en extraction linéaire simple et extraction linéaire composée.

a. Extraction linéaire simple. — On désigne sous le nom d'incision linéaire une section faite suivant un des méridiens du globe de l'œil, c'est-à-dire comprise tout entière dans un plan passant par le centre de la sphère oculaire.

Appareil instrumental. — Des blépharostats ou des écarteurs des paupières. — Une pince à fixation. — Un couteau lancéolaire large, droit ou coudé. — Un kystitome. — Une

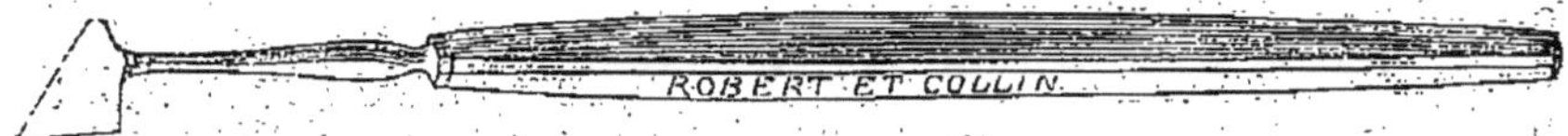

Fig. 198. — Couteau lancéolaire coudé.

curette large. — Des pinces à iridectomie. — Un couteau mousse. — Des ciseaux courbes et des ciseaux coudés sur le plat.

Même préparation et même position que pour l'extraction à lambeau.

1° Les paupières écartées, l'opérateur applique la pince à fixation du côté nasal de l'œil, à 3 millimètres en arrière du bord de la cornée et dans la direction du diamètre transverse. Le couteau lancéolaire droit tenu comme une plume à écrire, (position indiquée), le plat de la lame parallèle au plan de l'iris, le manche horizontal, il en applique la pointe à 2 millimètres en avant du limbe cornéal ou exactement au milien du rayon externe et transverse de la cornée. Il fait pénétrer la

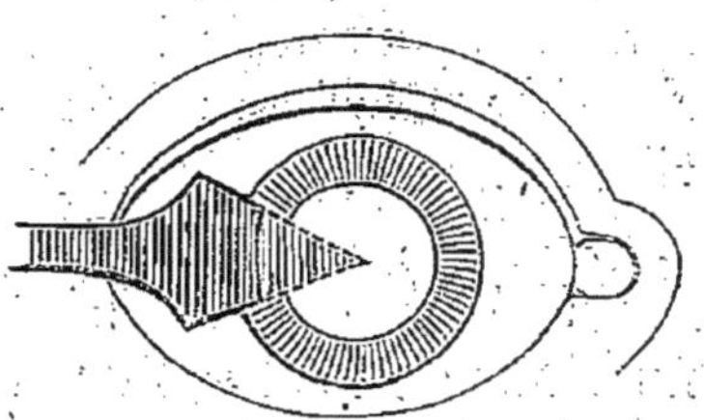

Fig. 199. — Extraction linéaire simple, section de la cornée.

lame par un mouvement d'extension des doigts, et lentement il pousse la pointe vers le côté nasal, suivant le diamètre transverse de la cornée, jusqu'à ce que l'incision ait une étendue de 5 ou 6 millimètres. Inclinant alors le manche de l'instrument vers la tempe, de façon que sa pointe s'applique contre la face postérieure de la cornée, il le retire lentement pour que l'humeur aqueuse s'écoule peu à peu. Tout en retirant le couteau, il en dirige la pointe soit vers le bord orbitaire supérieur, soit vers l'inférieur. Il peut ainsi, par une légère pression sur un des côtés de la lame, agrandir la plaie interne de la cornée sans augmenter sensiblement l'étendue de la plaie extérieure.

2° On introduit alors le kystitome, la pointe en bas, et le

faisant glisser le long de la face postérieure de la cornée, on le conduit jusqu'au côté nasal de la pupille. Tournant la pointe en arrière par un quart de rotation, on divise la capsule puis on retire l'instrument.

3° La pince à fixation est retirée et remplacée par le doigt d'un aide qui maintient l'œil et l'empêche de se dévier en bas, par une légère pression exercée au travers de la paupière inférieure. L'opérateur appuie légèrement le dos de la curette contre la lèvre postérieure de la plaie cornéenne, en même temps qu'au travers de la paupière supérieure il comprime doucement le globe. Sous cette action, les masses corticales ramollies s'échappent au dehors. On peut ainsi, en laissant à l'humeur aqueuse le temps de se reformer, évacuer en plusieurs fois tous les débris du cristallin. Ce n'est que par exception qu'on doit avoir recours à la curette pour extraire les débris de la lentille.

S'il se fait un prolapsus de l'iris, on le repousse dans la chambre antérieure ou on en fait l'excision ; si le corps vitré vient faire hernie au dehors, on achève l'opération au plus vite.

Un diagnostic erroné peut conduire sur une cataracte nucléaire. On agrandit alors l'incision, on excise l'iris et on extrait le noyan plutôt que de l'abandonner à la résorption.

b. **Extraction linéaire combinée.** — Cette méthode est en réalité une extraction à petit lambeau périphérique, la section ne se faisant pas exactement suivant un des méridiens de la sphère oculaire.

Appareil instrumental. — Un blépharostat à ressort. — Une pince à fixation. — Un couteau de Graefe, sorte de petit

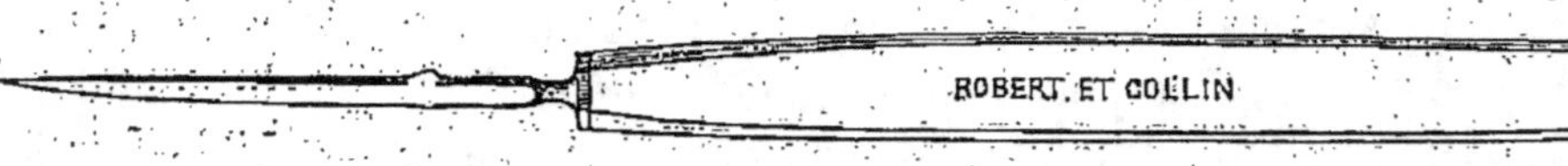

FIG. 200. — Couteau de GRAEFE.

bistouri à lame droite, longue, étroite, effilée, dont le dos arrondi présente une épaisseur de plus en plus grande de la pointe au talon pour empêcher l'écoulement de l'humeur aqueuse. — Des pinces à iridectomie courbes et droites, des pinces capsulaires. — Des ciseaux courbes ou coudés sur le plat, — Un kystitome de Graefe avec sa curette de caoutchouc. — Un crochet recourbé. — Une curette plate de Critchett.

Même préparation et même position du malade et de l'opérateur que pour l'extraction à lambeau.

1° *Section de la cornée* — Le blépharostat mis en place et fixé, un aide le saisit et soulève légèrement les paupières en attirant l'instrument en avant pour éviter toute pression sur le globe de l'œil. L'opérateur applique la pince à fixation, au-dessous du bord cornéen, dans le prolongement du diamètre vertical de la cornée, et la prenant de la main gauche, il attire l'œil en bas. De la main droite il tient le couteau de Graefe, le tranchant en haut, le plat de la lame parallèle au

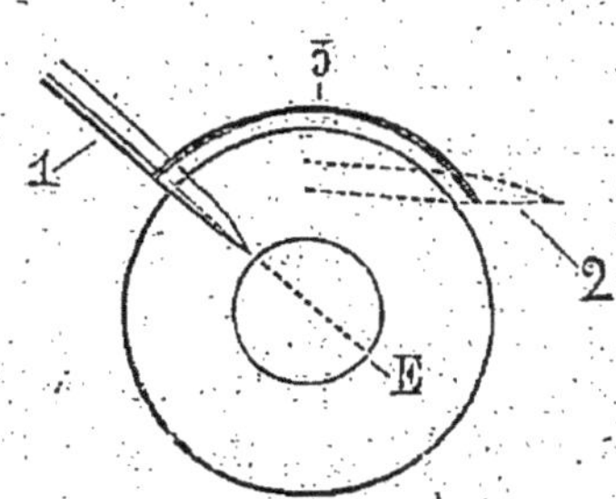

Fig. 201. — Cataracte. Extraction linéaire combinée.
1, ponction; 2, contre-ponction; 3, section scléro-cornéenne.

plan de l'iris. Il fait la ponction dans le limbe scléro-cornéal, du côté temporal, à 1 millimètre en arrière du bord transparent de la cornée et sur le trajet d'une ligne horizontale passant à 1 millimètre 1/2 au-dessous du sommet de cette membrane. La pointe de l'instrument est d'abord dirigée vers le tiers interne et inférieur de la cornée E; puis quand la lame a pénétré de 5 à 6 millimètres dans la chambre antérieure, on relève la pointe, et la conduisant en dedans, on vient faire la contre-ponction au point semblable du côté nasal, c'est-à-dire à 1 millimètre en arrière du bord cornéen et à 1 millimètre 1/2 au-dessous du sommet de la cornée.

Lorsque la lame est sortie de l'œil, du côté du nez, dans une longueur de 8 à 10 millimètres, on ramène le couteau en haut, et par des mouvements de va-et-vient, on coupe le limbe scléro-cornéal parallèlement au bord de la cornée et on fait sortir la lame à 1 millimètre environ au-dessus du sommet de cette membrane. La conjonctive est soulevée par la sortie de l'humeur aqueuse, sous forme d'une vésicule. La sclérotique divisée, on dirige le tranchant du couteau directement en avant, ou même un peu en bas, pour ne pas tailler un lambeau trop long dans la conjonctive soulevée.

L'incision scléro-cornéenne doit avoir une longueur de 9 à 10 millimètres. On l'augmente un peu, en abaissant les points de ponction et de contre-ponction, si la cataracte est dure et le noyau volumineux. On obtient ainsi un lambeau qui présente une hauteur de plus en plus considérable, en même temps que l'incision s'éloigne de la linéarité. Avec *Arlt* et *Wecker*, nous pensons qu'au lieu de faire sortir le couteau en arrière, de façon à tailler un lambeau conjonctival, il est préférable de placer le sommet du lambeau exactement dans le limbe cornéal pour éviter de la gêne dans les autres temps de l'opération.

2° *Iridectomie*. — Habituellement l'iris vient faire hernie dans la plaie en même temps que s'échappe l'humeur aqueuse. Maintenant la pince à fixation de la main gauche, l'opérateur avec la petite pince droite de Graefe soulève le prolapsus irien et l'étend de façon à bien l'amener au dehors dans les angles de la plaie dont il doit avoir l'étendue à sa base. Un aide glisse sur la sclérotique le plat des ciseaux, en appuyant légèrement sur le globe, et par 2 ou 3 coups de ciseaux il détache l'iris de la tempe vers le nez, en l'excisant avec beaucoup de soin dans les angles de la plaie.

Lorsque l'aide n'est pas sûr, l'opérateur lui confie la pince

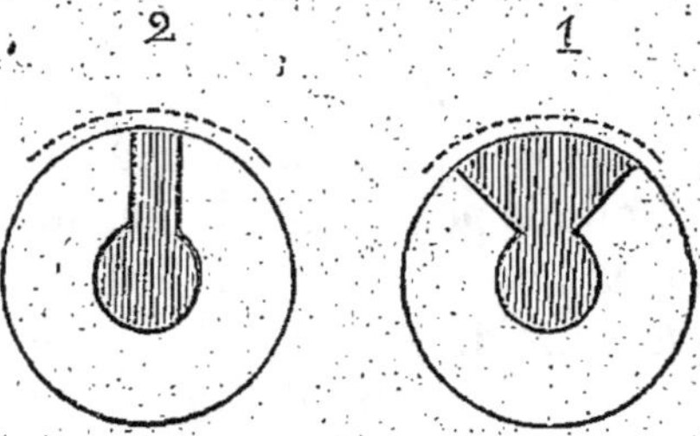

FIG. 202. — Cataracte. Extraction linéaire combinée.
Excision de l'iris, 1, dans toute la largeur de la plaie; 2, partielle. Pupille en trou de serrure.

à fixation. De la main gauche il soulève et étend le prolapsus de l'iris ; de la main droite il tient les ciseaux coudés sur le plat et excise le segment hernié par 2 ou 3 coups de ciseaux. Il s'assure avec le plus grand soin que le sphincter irien ne reste pas enclavé dans les angles de la plaie. Au besoin il sollicite sa rentrée par de douces pressions faites avec le dos de la curette sur la face antérieure de la cornée.

Si l'iris n'est pas hernié, l'opérateur va le saisir dans la chambre antérieure et l'amène au dehors en suivant les règles données pour l'iridectomie.

Au lieu d'enlever tout le segment de l'iris correspondant à l'incision, soit un cinquième environ de cette membrane, *Wecker* n'excise qu'une largeur de 2 millimètres environ, du bord libre au bord ciliaire du diaphragme. On obtient ainsi une pupille en forme de trou de serrure, moins gênante, et le sphincter rentre plus facilement.

3° *Ouverture de la capsule.* — Le cystitome à tige flexible de Graefe est introduit dans la chambre antérieure le tranchant dirigé en haut, et conduit jusqu'à la partie inférieure de la pupille par la main droite de l'opérateur, qui, de la main gauche a repris la pince à fixation. Tournant en arrière la pointe du cystitome ; par deux incisions obliques de bas en haut, il forme un lambeau capsulaire en V et réunit l'extrémité supérieure de ces incisions par une section transversale de la cristalloïde. La pointe du cystitome ne doit appuyer que très-légèrement sur la lentille pour ne pas la luxer dans le corps vitré. La pointe de l'instrument est alors dirigée en bas et on l'amène lentement au dehors.

Weber se sert d'un crochet à deux dents superposées, *Meyer* d'un kystitome double, M. *Perrin* de sa griffe capsulaire, pour diviser plus largement la cristalloïde. Cette division présente quelques difficultés lorsque la section du canal de Schlemm ou de l'iris amène un épanchement de sang dans la chambre antérieure. Il faut alors attendre un instant et évacuer le sang avec l'humeur aqueuse reproduite. Si on n'y peut parvenir, on passe outre, se guidant pour la division de la capsule sur la position connue de la pupille.

4° *Extraction de la cataracte.* — Avec le dos de la curette de caoutchouc, appliqué sur la cornée immédiatement au-dessus du point d'application de la pince à fixation, on exécute des mouvements de glissement de bas en haut, de façon à engager dans la plaie le bord supérieur de la lentille. On con-

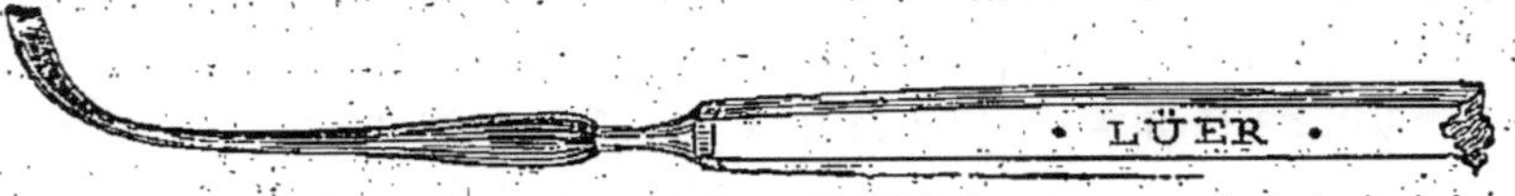

FIG. 203. — Curette de caoutchouc.

tinue jusqu'à ce que le cristallin ou son noyau ait franchi l'ouverture scléro-cornéenne.

5° *Nettoyage de la pupille*. — Le noyau sorti, on enlève la pince à fixation et le blépharostat, on ferme les paupières et on laisse l'œil reposer un instant, en maintenant sur la paupière supérieure abaissée une petite éponge imbibée d'eau froide. Habituellement quelques masses corticales sont restées dans le champ pupillaire. On les rassemble par de douces frictions exercées avec le pouce sur la paupière supérieure. Quand l'humeur aqueuse s'est reproduite, on engage vivement le patient à regarder en bas. Pendant que le pouce soulevant la paupière supérieure fait bailler la plaie, avec un doigt de l'autre main l'opérateur repousse les opacités de bas en haut au travers de la paupière inférieure et les amène au dehors par ces légers mouvements de glissement.

On n'a recours aux crochets, aux curettes, aux pinces

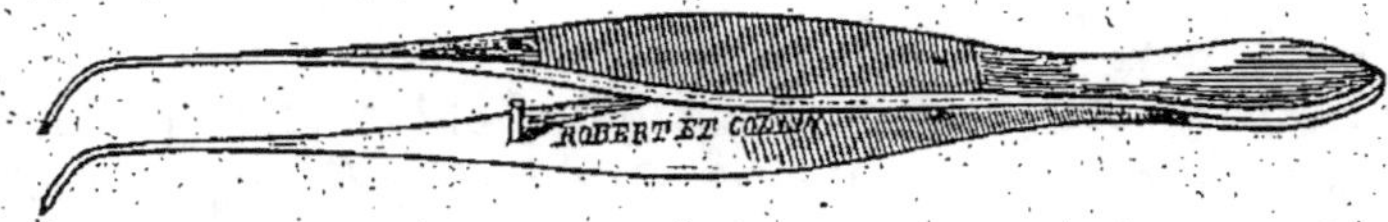

FIG. 204. — Pince capsulaire.

destinées à extraire le cristallin et les débris capsulaires que si les frictions ont échoué.

Quand la pupille est nette et bien noire, la plaie bien coaptée, on nettoie avec soin le cul-de-sac conjonctival, on instille une goutte d'atropine et on applique le bandeau compressif.

Accidents opératoires. — Les points de ponction et de contre-ponction doivent être bien déterminés, et le lambeau

taillé lentement. Si la plaie est trop petite, on l'agrandit vers
sa base avec le couteau mousse ou les ciseaux. Si la plaie est
trop large ou trop en arrière, on enlève le blépharostat et la
pince à fixation, et l'on continue comme dans la méthode à
grand lambeau.

Si l'iris a été piqué ou traversé par le couteau, on continue
la section, mais on a soin de comprendre dans l'excision la
partie intéressée.

L'enclavement de l'iris doit être évité; au besoin, on repousse la membrane dans la chambre antérieure avec un stylet
ou le bord d'une curette.

Le prolapsus du corps vitré est l'accident le plus fréquent.
En raison de l'emplacement périphérique de la section, la vitrine après l'excision de l'iris n'est plus soutenue que par la
zonule et s'échappe facilement.

C. — Extraction à lambeau périphérique (DE WECKER).

Appareil instrumental. — Comme instruments spéciaux,
un couteau à tranchant coudé, à lame triangulaire près de la

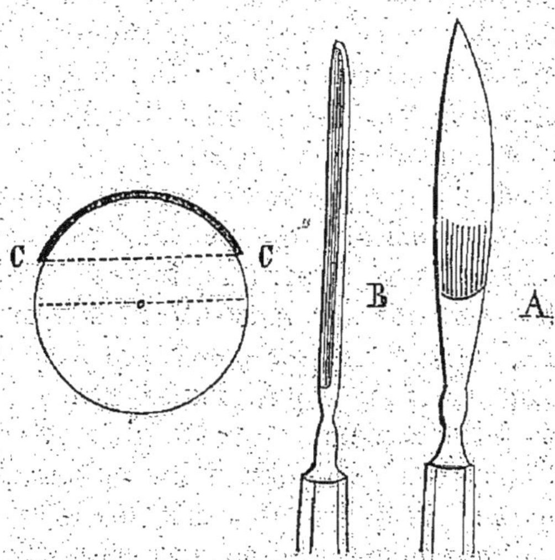

FIG. 205. — Cataracte. Extraction à lambeau périphérique.
A, couteau; B, spatule de caoutchouc; C, tracé du lambeau.

pointe, ayant le double de largeur du couteau de Graefe : une
spatule mince en caoutchouc.

1° L'aide relève avec le doigt la paupière supérieure, ou fait usage d'un petit écarteur avec lequel il tient les paupières suspendues au-dessus du globe de l'œil. L'opérateur, après avoir fixé l'œil avec une pince, près du milieu du bord interne de la cornée, détache très-exactement le tiers supérieur de cette membrane dans sa jonction avec la sclérotique. Il forme ainsi sur une cornée de 12 millimètres de diamètre, un lambeau de 4 millimètres de hauteur et de 11^{mm},32 de base. Dès que la contre-ponction est faite et que l'iris ne peut plus se porter sur le tranchant du couteau, l'opérateur dépose la pince à fixation et achève la section sans former de lambeau conjonctival. La section terminée, on laisse tomber la paupière supérieure ou l'on retire l'écarteur.

2° On recouvre l'œil avec une éponge froide, et on laisse le malade se reposer. On procède ensuite à l'ouverture de la capsule du cristallin, en se servant d'un cystitome ordinaire, pendant que l'on tient soi-même la paupière supérieure.

3° L'aide reprend la paupière supérieure. L'opérateur, en même temps qu'il refoule avec la paupière inférieure le cristallin vers l'ouverture pratiquée à l'œil, déprime, au moyen de la spatule mince en caoutchouc, l'insertion périphérique de l'iris, de façon à décoiffer le cristallin de l'iris qui tend à l'envelopper au moment de sa sortie.

4° On procède au nettoyage de la pupille, que l'on débarrasse des masses corticales qui peuvent avoir été retenues dans l'œil, en les faisant glisser au dehors par des frottements exercés de bas en haut sur la cornée à travers la paupière inférieure. Pendant ce nettoyage, on ne se préoccupe aucunement du prolapsus de l'iris, pas plus qu'on n'a eu à en tenir compte pendant le deuxième et le troisième temps de l'opération. L'œil paraissant complétement débarrassé de tout débris de cataracte, si l'iris n'est pas rentré de lui-même dans l'œil, on réduit le prolapsus au moyen de la petite spatule que l'on fait doucement glisser à plat dans la plaie en repoussant l'iris devant elle.

5° La partie supérieure de l'iris occupant la chambre antérieure, on instille deux ou trois gouttes d'une solution de sulfate neutre d'ésérine, et l'on attend cinq minutes, jusqu'à ce que l'action du myotique se produise, et que, la pupille se resserrant, l'iris ne présente plus la moindre tendance à remonter vers la section, lorsqu'on engage le malade à regarder en bas. Le bandeau compressif est alors appliqué. Il est prudent de le lever une ou deux heures après l'opération, et d'instiller de nouveau de l'ésérine, si l'action du myotique ne se montre pas très-accusée à ce second examen.

D. — Extraction à petit lambeau médian.

Cette méthode compte plusieurs procédés. Nous signalerons les suivants :

a. **Procédé de Liebreich.** — Incision légèrement convexe en bas, dont les extrémités sont dans le limbe scléro-

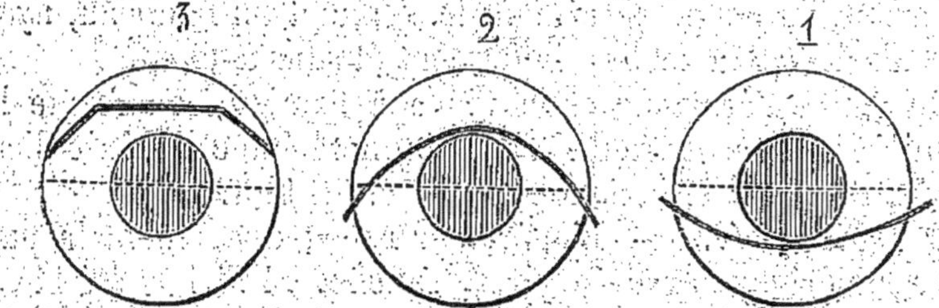

FIG. 206. — Cataracte. Extraction à petit lambeau médian.
1, LIEBREICH ; 2, LEBRUN ; 3, Maurice PERRIN.

cornéen au-dessous du diamètre transverse. Le sommet du lambeau correspond au bord inférieur d'une pupille moyennement dilatée.

b. **Procédé de Lebrun.** — La section se fait suivant une surface sphéro-cylindrique pour empêcher les enclavements de l'iris. La base du lambeau cornéen est à 1 millimètre au-dessous du diamètre transverse, son sommet au bord supérieur d'une pupille moyenne.

c. **Procédé de Maurice Perrin.** — *Lambeau quadrilatère.* — Même préparation et mêmes instruments que pour l'extraction linéaire combinée.

1° *Formation du lambeau.* La paupière supérieure est relevée par un aide avec le doigt ou un écarteur plein. L'opérateur applique la pince à fixation au côté nasal du globe à

2 ou 3 millimètres au-dessous du diamètre transverse; il la prend de la main gauche et abaisse en même temps la paupière inférieure.

Le couteau de Graefe, tenu de la main droite, le tranchant en haut, pénètre à la limite de la cornée, à 2 millimètres au-dessus du diamètre transverse, du côté temporal. On le pousse directement en dedans, le plat de la lame parallèle au plan de l'iris, le dos parallèle au diamètre horizontal, et on fait la contre-ponction au point diamétralement opposé. Si le noyau est volumineux, l'instrument peut entrer dans le limbe scléro-cornéal.

Par de petits mouvements de va-et-vient, on ramène le couteau directement en haut, jusqu'à 2 millimètres au-dessus de la base du lambeau, puis dirigeant son tranchant directement en avant, on coupe carrément le sommet du lambeau, ayant soin d'achever la section lentement et sans à-coup.

On retire l'écarteur et la pince à fixation, on ferme les paupières, et recouvrant l'œil avec une éponge imbibée d'eau froide, on laisse le malade reposer un instant.

2° *Iridectomie.* — L'opérateur relève doucement la paupière supérieure avec le pouce gauche. Si l'iris a été blessé ou contusionné dans le premier temps de l'opération, s'il fait hernie dans la plaie et qu'on ne puisse le réduire, on en pratique l'excision d'après les règles indiquées. Aujourd'hui, M. PERRIN fait toujours l'iridectomie.

3° *Cystitomie.* — Le kystitome de Graefe est alors introduit en déprimant légèrement la lèvre supérieure de la plaie, son tranchant dirigé en haut. Arrivé près du bord pupillaire inférieur, on tourne sa pointe en arrière, et on divise la capsule de bas en haut, obliquement vers son côté nasal. L'instrument retourné est de nouveau conduit au bord inférieur de la pupille, et fait de bas en haut, sa pointe en arrière, une seconde section de la cristalloïde, oblique vers le côté temporal. Enfin l'extrémité supérieure de ces incisions est réunie par une troisième faite transversalement de dedans en dehors. On ramène enfin le tranchant du cystitome en bas, et on retire doucement l'instrument, puis on laisse retomber la paupière supérieure.

4° *Sortie de la lentille.* — La disposition favorable de la plaie cornéenne, fait que la sortie de masses corticales et même du noyau, suit quelquefois immédiatement le retrait du cystitome. Pour faire sortir le noyau, l'opérateur relève très-doucement avec le pouce gauche la paupière supérieure, pendant que son pouce droit presse légèrement sur le globe au travers de la paupière inférieure. Il presse le malade de regarder en bas, le bord supérieur de la lentille s'engage dans la plaie cornéenne. Un léger mouvement de glissement et d'élévation de la paupière inférieure, suffit alors pour expulser le noyau.

5° *Nettoyage de la pupille*. — Après un instant de repos, on soulève de nouveau la paupière supérieure. Les débris des masses corticales, réunis par de douces frictions, sont expulsés par de légers mouvements de glissement de la paupière inférieure sur la cornée, répétés à mesure que l'humeur aqueuse se reproduit. Au besoin on les extrait avec une curette ou des pinces capsulaires.

Lorsque la pupille est nette, la plaie bien coaptée, l'iris en place, on nettoie la conjonctive. Après un essai visuel, grande source de courage pour le malade, on instille une goutte d'une forte solution d'atropine et l'on applique le bandeau compressif.

Nota : La manœuvre de la griffe capsulaire de *Maurice Perrin*, est décrite plus haut. On peut se servir de cet instrument au lieu du cystitome pour la division de la capsule cristallinienne.

§ III. — DISCISSION ET BROIEMENT.

A. — Discission simple.

Appareil instrumental. — Blépharostat ou écarteurs. Pince

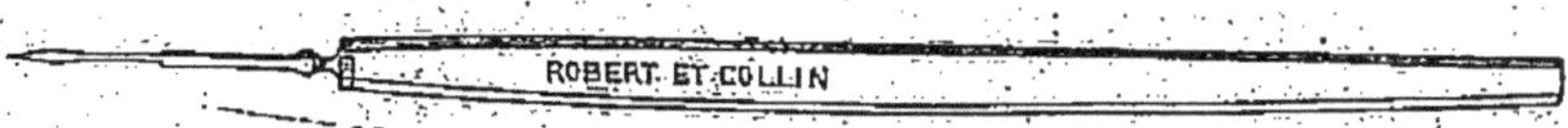

FIG. 207. — Aiguille à discission.

à fixation. Aiguille de Bowmann, à lance très-petite, à col mince, pourvu d'un point d'arrêt.

La pupille doit être dilatée au maximum.

Les paupières écartées, la pince à fixation est appliquée au côté nasal du globe, un peu au-dessus du diamètre transverse de la cornée. L'aiguille à discission, tenue de la main droite, traverse la cornée au milieu de son rayon oblique inférieur externe, point qui correspond à peu près au bord de la pupille dilatée. Sitôt que la lame a traversé la membrane, on incline le manche de l'aiguille en arrière, vers la joue, et par un mouvement lent de progression, on conduit la pointe jusqu'à un demi-millimètre du bord supérieur interne de la pupille. Retirant doucement l'instrument, en évitant de l'enfoncer trop profondément dans la lentille, l'opérateur fait à la cristalloïde une incision de 2 ou 3 millimètres de longueur. Ce n'est que dans des cas très-rares que l'incision doit avoir plus d'étendue, et surtout qu'on doit pratiquer une section cruciale de la capsule. On retire doucement l'aiguille, on ferme l'œil, et on attend que toute inflammation ait cessé pour entreprendre une nouvelle discission.

Si l'inflammation très-violente fait craindre la perte de l'œil, il faut donner issue au cristallin par une section linéaire de la cornée. *De Graefe* s'est servi d'une aiguille plus volumineuse. La capsule ouverte, on presse avec la tige de l'aiguille sur la lèvre postérieure de la plaie, et l'humeur aqueuse en s'échappant entraîne des flocons cristalliniens. Cette évacuation peut être renouvelée à l'aide d'un stylet qui sert à entr'ouvrir la plaie.

B. — Discission combinée.

C'est la combinaison de l'iridectomie avec la discission. L'excision d'un segment de l'iris se fait à la partie supérieure, d'après les règles données pour l'iridectomie antiphlogistique. Lorsque toute inflammation a cessé, au bout de quelques semaines, on pratique la discission, en commençant par attaquer la partie supérieure de la cristalloïde, dans le champ de la pupille artificielle.

C. — Discission avec deux aiguilles (*Bowman*).

Les paupières légèrement écartées, l'opérateur prend de la main gauche une aiguille à discission. Il la fait pénétrer

dans la chambre antérieure au milieu du rayon oblique inférieur de la cornée (interne pour l'œil gauche, externe

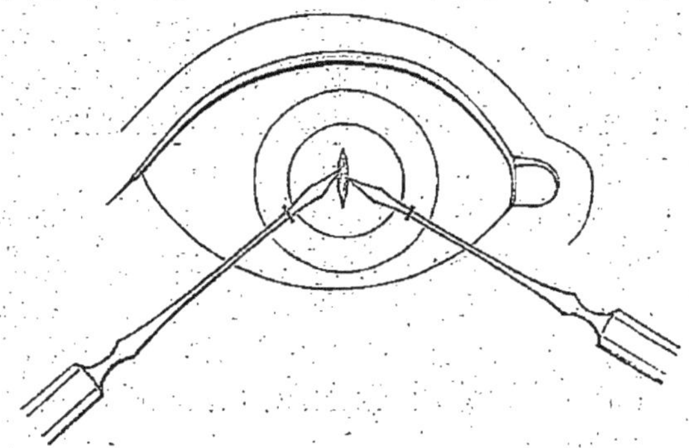

FIG. 208. — Cataracte. Discission avec deux aiguilles (BOWMAN).

pour l'œil droit), et la conduit directement sur les opacités
pupillaires. Elle sert ainsi à maintenir l'œil immobile en
même temps qu'à fixer les opacités.

La seconde aiguille, tenue de la main droite, traverse la
cornée au milieu du rayon oblique inférieur externe ou interne. C'est avec elle que l'opérateur divise, déchire ou écarte
du champ pupillaire les opacités membraneuses fixées par la
première aiguille.

Lorsqu'on se place derrière la tête du patient pour opérer
l'œil droit, il peut être plus facile de faire pénétrer les aiguilles au milieu des rayons obliques supérieurs.

Art. VI. — Opération du strabisme. — Ténotomie oculaire

L'opération du strabisme consiste à détacher le tendon
d'un des muscles de l'œil au ras de la sclérotique, à son insertion antérieure, pour permettre son glissement, soit en arrière
(recul du tendon), soit en avant (avancement du tendon,
prorrhaphie), et sa fixation au globe dans ce point nouveau.
Les muscles moteurs du globe oculaire sont au nombre de
six, deux obliques et quatre droits. Tous ont une insertion
fixe ou orbitaire, et une insertion mobile à la sclérotique.
En dehors des droits externe et interne dont l'action est

simple et précise, les contractions des autres muscles ne sont jamais isolées pour la production des déplacements du globe. Cette considération montre que la ténotomie est surtout indiquée pour les muscles droits interne et externe. Le strabisme interne étant de beaucoup le plus fréquent ; c'est la ténotomie du droit interne que nous prendrons pour modèle dans la description.

Rappelons que les insertions antérieures, des muscles droits interne et externe, correspondent aux extrémités du diamètre transverse de la cornée. Larges de 7 à 8 millimètres, elles sont placées, pour le droit interne de 5 à 6 millimètres, pour le droit externe de 7 à 8 millimètres en arrière du bord transparent de la cornée.

A. — Strabotomie par recul du tendon.

Instruments. — Un écarteur à ressort. Des pinces à griffes. De petits ciseaux courbes et mousses. Deux crochets mousses, un grand et un petit. Une aiguille fine à suture armée d'un fil de soie ciré.

Le malade couché, on applique le blépharostat. L'opérateur se place en avant ou en arrière de la tête suivant l'œil sur lequel il opère, et le muscle qu'il doit sectionner.

Section du droit interne. — 1° *Incision de la conjonctive.* — Faisant porter le regard en dehors, l'opérateur avec la pince à griffes tenue de la main gauche, saisit la conjonctive aussi près que possible du bord interne ou nasal de la cornée, à hauteur du diamètre transverse. Soulevant légèrement la pince, il tire l'œil vers la tempe, formant ainsi un pli horizontal à la conjonctive.

Tenant les ciseaux mousses de la main droite, la concavité tournée vers le globe oculaire, il divise le pli de la conjonctive aussi près que possible de la pince et de la cornée, dans une étendue de 4 à 6 millimètres. Par cette plaie verticale, il fait pénétrer le bec des ciseaux sous la lèvre externe de la conjonctive, qu'il décolle d'avant en arrière, et sépare du tendon du droit interne ainsi mis à découvert.

L'incision de la conjonctive doit se faire aussi près que possible du bord de la cornée, pour éviter le déplacement disgracieux de la caroncule lacrymale. Ce décollement fait avec les ciseaux ne donne qu'un léger écoulement de sang, si on évite de le prolonger à plus d'un centimètre vers le grand angle de l'œil.

2° *Chargement du tendon*. — L'œil toujours maintenu par la pince à griffes, l'opérateur dépose les ciseaux et prend le grand crochet de la main droite. Si le tendon est plus dégagé vers un de ses bords, c'est de ce côté qu'il porte le crochet. Celui-ci est couché à plat sur la sclérotique, sa convexité en haut, son bec contre le bord supérieur du tendon. Par un mouvement de demi-rotation on le fait glisser sous la corde tendineuse. Ce mouvement exige quelquefois une certaine force, mais il est toujours sans danger si le crochet est tenu tout à fait à plat sur la sclérotique pendant son glissement. Quand le bec du crochet a dépassé le bord inférieur du tendon, on ramène le manche de l'instrument en haut, et son extrémité en avant, de façon que la corde tendineuse soit solidement placée dans sa concavité.

3° *Section du tendon*. — Déposant la pince à griffes, l'opérateur prend le crochet de la main gauche, et soulève le tendon, se rapprochant autant que possible de son insertion sclérotique. Il tient les ciseaux de la main droite, la concavité dirigée en arrière, et en applique la pointe mousse sur l'insertion des fibres tendineuses, en avant du crochet, en pressant légèrement sur la sclérotique. Il divise ainsi le tendon dans toute sa largeur, à touts petits coups, en commençant du côté du bec du crochet, pour éviter que les dernières fibres ne viennent à glisser et à quitter le crochet avant d'avoir été sectionnées. Le crochet permet au reste, de tendre les fibres restantes, à mesure qu'avance la division. La section doit être faite si exactement, que la sclérotique reste lisse e unie au point où était l'insertion du tendon.

4° *Section des fibres épargnées*. — La section terminée, l'opérateur prend de la main gauche ou droite le petit crochet. Il en place le bec contre la sclérotique au milieu de l'insertion du tendon, et par des mouvements successifs de demi-rotation en bas et en haut, en pressant assez fortement sur le globe, il saisit les fibres qui avaient échappé au grand crochet, et les coupe avec les ciseaux. Le blépharostat enlevé, le sang étanché, l'anesthésie terminée, on procède à l'examen du résultat obtenu, en faisant successivement fixer par le patient, un objet éloigné et un objet rapproché.

La déviation obtenue peut n'être pas assez, ou au contraire être trop considérable.

Pour augmenter la déviation, on promène le petit crochet au pourtour du tendon, surtout vers ses bords supérieur et inférieur, pour détruire ses connexions conjonctivales. Avec le bec des ciseaux, largement promené sous la conjonctive vers le grand angle de l'œil, on déchire en partie les replis fibreux qui relient le muscle à la capsule de Tenon. Enfin on peut placer le globe de l'œil dans l'abduction forcée, et l'y maintenir quelque temps. Pour cela on passe dans la conjonctive près du bord temporal de la cornée, au niveau du diamètre transverse, une anse de fil, dont les chefs après avoir traversé la muqueuse et la peau près de la commissure palpébrale externe sont réunis par un double nœud. On obtient une moindre abduction, en serrant dans une anse de fil, un pli vertical de la conjonctive bulbaire du côté temporal.

Pour diminuer la déviation obtenue, il suffit de suturer les bords de la conjonctive divisée, en comprenant dans l'anse de fil, si on le peut, le bout antérieur du tendon sectionné, que l'on ramène ainsi en avant.

Section du droit externe. — Mêmes règles opératoires. L'insertion scléroticale du muscle étant plus en arrière que celle du droit interne, la division de la conjonctive se fait à 3 ou 4 millimètres du bord de la cornée. Cette incision doit être peu étendue, mais il est permis de pousser assez loin le dégagement du tendon, parce qu'on obtient rarement une déviation qui dépasse 3 ou 4 millimètres.

Section des droits supérieur et inférieur. — La ténotomie de ces muscles se pratique rarement. Leur insertion scléroticale ne se fait pas suivant une ligne parallèle au bord de la cornée. La conjonctive doit être divisée dans une petite étendue, et le tendon ne doit pas être dégagé jusqu'au cul-de-sac palpébral, pour éviter soit un relèvement, soit un abaissement permanent des paupières.

Quant l'effet produit par la section d'un seul muscle n'est pas assez considérable, il faut recourir à la ténotomie du muscle congénère de l'autre œil. Une figure fera facilement comprendre le mode d'action de cette seconde ténotomie.

Soit un œil gauche dévié en dedans de 10 millimètres, l'œil droit ayant conservé sa position normale. Une première ténotomie pratiquée sur le droit interne gauche a réduit la déviation de 5 millimètres, mais l'œil reste encore dévié en dedans de la même étendue. Si l'on coupe alors le tendon du droit interne de l'œil droit, le muscle droit externe de ce côté devenu prépondérant entraîne le globe en dehors. Si la déviation ainsi produite est précisément de 5 millimètres, les deux axes optiques seront ramenés au parallélisme.

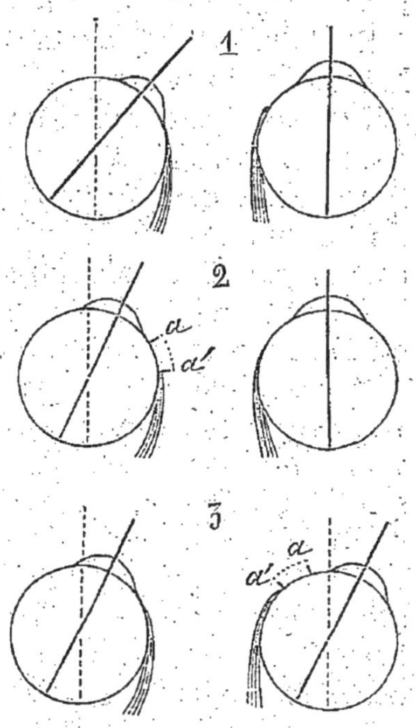

Cette méthode judicieusement employée permet de combattre avantageusement une déviation considérable, tout en réduisant au minimum l'insuffisance musculaire qui résulte toujours du déplacement du tendon vers le pôle postérieur du globe.

Fig. 209. — Strabotomie, section des deux muscles congénères.

1, déviation ; 2, section du muscle de l'œil dévié ; 3, section du muscle congénère, paralléllisme des axes optiques.

B. — Strabotomie par avancement du tendon. Prorrhaphie.

L'opération comprend quatre temps. Nous supposons qu'il s'agit d'un strabisme divergent, cas le plus ordinaire.

1° *Section du droit interne.* — On ouvre largement la conjonctive le long du bord nasal ou interne de la cornée, puis on rase la sclérotique avec le bec des ciseaux jusque près de l'équateur de l'œil, sans se préoccuper du tendon du muscle rétracté. Celui-ci se trouve forcément compris dans le lambeau ainsi formé, qu'on fait au besoin soulever par un aide.

2° *Attache du fil au tendon du droit externe.* — On ouvre la conjonctive au-dessus du tendon du droit externe du même œil, et on le soulève sur un crochet mousse comme pour en pratiquer la division. Ce crochet confié à un aide, il s'agit de fixer un fil aussi près que possible de l'extrémité scléroticale du tendon. Pour ce faire, on arme de deux fines aiguilles courbes, un fil de soie fin, fort et bien ciré.

L'une des aiguilles traverse le tendon de dehors en dedans, ou si l'on veut d'avant en arrière au niveau de son tiers supérieur, glisse entre sa face profonde et la sclérotique, et vient sortir sous son bord supérieur. La seconde aiguille traverse de même le tendon de dehors en dedans au niveau de son tiers inférieur, contourne sa face profonde en rasant la sclérotique, et vient sortir sous son bord inférieur. L'anse du fil est alors fermée en entre-croisant et nouant les deux chefs sur la face superficielle du tendon, de façon à saisir très-solidement la corde fibreuse, et même avec elle quelques-unes des fibres scléroticales voisines.

3° *Section du droit externe.* — Un aide saisissant les chefs du fil, porte l'œil dans l'adduction forcée. Prenant le crochet de la main gauche, l'opérateur soulève le tendon et l'attire vers lui. Avec les ciseaux, il le coupe entre le crochet et l'anse du fil, aussi près que possible de cette dernière, pour ne pas affaiblir le muscle droit externe en diminuant sa longueur.

4° *Adduction de l'œil.* — Le fil étant porté sur le dos du nez du patient, de façon à mettre l'œil dans l'adduction forcée, on s'assure qu'il ne touche la cornée en aucun point de son parcours. Au besoin, on élève le dos du nez au moyen de bandelettes superposées, car il est indispensable d'obtenir ce résultat. Le fil est laissé en place pendant vingt-quatre ou quarante-huit heures, malgré toute la gêne qu'il peut causer.

Il faut toujours exagérer la déviation que l'on désire obtenir, parce qu'après quelques jours, le muscle droit externe ayant repris ses fonctions, commence à en contre-balancer l'effet.

L'opération se pratique en sens inverse s'il s'agit d'un strabisme convergent. Le fil est fixé au tendon du droit interne, et l'œil porté et maintenu dans l'abduction forcée, ce qui n'est pas sans difficulté.

Dans les cas où la déviation est moins prononcée, on a conseillé d'éviter le placement du fil et la traction sur le globe. *Critchett* et *Wecker* ont joint à la section du muscle antagoniste, la suture du tendon du muscle rétracté à la conjonctive. Cette suture qui maintient le tendon en avant est simple pour *Critchett* et *Graefe*. Pour rendre l'union plus sûre et plus régulière, *Wecker* emploie deux et au besoin quatre anses de fil, dont deux au moins traversent le tendon et la conjonctive.

Art. VII. — Extirpation de l'œil.

Elle comprend l'énucléation simple du globe oculaire, et l'extirpation de l'œil avec tout le contenu de la cavité orbitaire.

I. — Énucléation du globe de l'œil.

A. Procédé de Bonnet. — Les instruments nécessaires sont : des écarteurs pleins des paupières, une pince à griffes, un crochet à strabisme, des ciseaux courbes à pointes mousses de moyenne grandeur.

Les paupières écartées, l'opérateur saisit la conjonctive avec la pince à griffes, au niveau de l'insertion du muscle droit interne, près du bord de la cornée. Il la soulève, l'incise, et dégageant le tendon, le prend dans la concavité du crochet, et le coupe près de son insertion scléroticale. Soulevant la conjonctive sur le crochet, il continue de la diviser en longeant le bord cornéen. Successivement il dégage tous les muscles droits, et les coupe à leur insertion antérieure.

Saisissant alors le globe par l'insertion tendineuse du muscle droit interne, il détache les muscles obliques, puis glissant la concavité des ciseaux le long de la face externe de l'œil, il en conduit le bec jusqu'au nerf optique qu'il sectionne d'un seul coup.

B. Procédé de Tillaux. — Même appareil instrumental. Les paupières écartées, on saisit la conjonctive avec une pince à griffes au niveau des insertions antérieures du droit externe, et on la divise le long du bord de la cornée. Avec le crochet mousse on soulève le tendon du droit externe, et on en fait la section à quelques millimètres de son insertion scléroticale pour conserver un petit moignon.

Sur ce moignon on applique solidement la pince à griffes, et on porte le globe dans l'adduction forcée, pendant qu'avec les ciseaux on agrandit l'ouverture faite à la conjonctive. La concavité des ciseaux correspondant à la face externe du globe, les becs rasant la sclérotique sont portés en arrière jusqu'au nerf optique dont on pratique la section.

Avec les ciseaux et les pinces on luxe le globe d'arrière en avant. On peut ainsi aborder d'arrière en avant les insertions des obliques et des droits qui se trouvant plus tendues, se laissent très-facilement diviser.

Si le nerf optique se montre altéré sur la coupe, on le dégage en arrière et on en resèque une longueur suffisante. L'écoulement sanguin est, en général, insignifiant, et s'arrête par un léger tamponnement ou des injections froides.

II. — Extirpation du contenu de l'orbite.

Elle consiste à enlever en même temps que le globe, son appareil ligamenteux, musculaire, glandulaire, et tout le tissu graisseux qui remplit la cavité de l'orbite. Il faut également enlever les paupières lorsqu'elles sont malades, et l'on peut ainsi se trouver conduit à ruginer les os de l'orbite et à pénétrer dans la cavité crânienne.

L'appareil instrumental se compose : d'écarteurs, de bistouris, de pinces, d'érignes, d'une paire de forts ciseaux courbes à pointe mousse.

Si les paupières sont malades on les cerne par deux incisions semi-elliptiques ; si elles sont saines on agrandit en dehors la fente palpébrale, dans une étendue de 2 ou 3 centimètres, de façon à les ménager sûrement, puis on les fait écarter par des aides.

Plongeant la lame d'un bistouri droit le long de la paroi orbitaire interne, jusqu'à ce que sa pointe arrive au fond de la cavité, on détache en le ramenant en dehors et, rasant les parois de l'orbite, toute la demi-circonférence inférieure. Reportant l'instrument au point de départ, on détache de même toute la demi-circonférence supérieure en rasant la paroi orbitaire.

Si la glande lacrymale a été épargnée pendant ce premier temps, on l'enlève, même quand elle est saine, pour éviter dans l'avenir un épiphora gênant. Les parties molles ainsi détachées, on glisse les ciseaux courbes le long de la paroi orbitaire externe, et on coupe le nerf optique. On examine ensuite l'état des parois, et on les rugine s'il est nécessaire.

L'hémorrhagie, assez abondante, s'arrête d'ordinaire par des injections d'eau froide et par le tamponnement. Il faut éviter autant que possible de recourir au fer rouge ou au perchlorure de fer, à cause du voisinage du cerveau.

Art. VIII. — Cathétérisme de la trompe d'Eustache

Pour pratiquer cette opération on se sert d'une sonde métallique, de 15 à 16 centimètres de longueur, un peu évasée

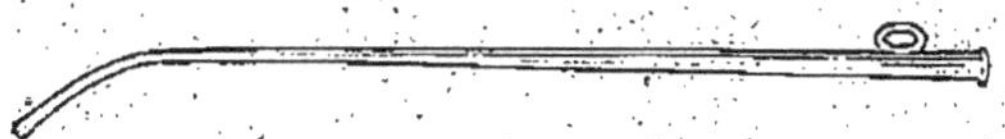

FIG. 210. — Sonde d'ITARD.

et pourvue d'un anneau à son extrémité externe. La partie terminale de la sonde, légèrement recourbée, présente un diamètre de 2 à 3 millimètres.

La trompe d'Eustache s'ouvre d'un côté dans la caisse du tympan, de l'autre dans le pharynx. Sa direction générale est oblique en bas, en dedans et en avant, de la cavité tympanique à la paroi pharyngienne, sur laquelle elle aboutit à une ouverture fibro-cartilagineuse, longue de 7 à 9 millimètres, et large de 5 à 7 environ. Cet orifice est situé à quelques millimètres en arrière, et sur le prolongement du méat inférieur des fosses nasales, il est tapissé par la muqueuse pharyngienne.

Opération. — Le malade est assis, en bon jour, la tête appuyée contre le dossier du siége ou contre la poitrine d'un aide. L'opérateur prend de la main droite la sonde légèrement huilée, et l'introduit dans la fosse nasale du côté malade, le bec reposant sur le plancher nasal, la convexité dirigée en haut, et le pavillon légèrement incliné en bas. Il pousse doucement l'instrument d'avant en arrière, relevant peu à peu le pavillon jusqu'à l'horizontale. Quand le bec de la sonde arrive sur le voile du palais, l'opérateur en est immédiatement averti par un défaut de résistance ainsi que par un brusque mouvement de déglutition du malade. Il imprime alors à l'instrument un mouvement de rotation, qui porte son bec en haut et en dehors, et rapprochant le pavillon de la cloison nasale, il fait pénétrer la sonde dans l'orifice de la trompe.

Si le bec de la sonde est poussé trop en arrière, au lieu d'entrer dans l'orifice du conduit, il tombe dans la fossette de Rosenmuller, située derrière cette ouverture. Il faut alors ramener en bas le bec de l'instrument, et le conduire jusqu'à la paroi postérieure du pharynx. Cette paroi est à 3 ou 4 millimètres en arrière de la fossette sus-mentionnée, pendant qu'elle est éloignée de 10 à 12 millimètres de l'orifice de la trompe. On retire la sonde vers soi dans cette étendue, et lui imprimant alors un quart de rotation, on porte son bec en dehors et en haut, et on l'engage dans l'ouverture de la trompe. On en est averti par la fixité de l'instrument et par la sensation spéciale qu'éprouve le malade.

Maintenant la sonde immobile, l'opérateur peut alors y faire glisser une fine bougie qui explore le canal dans toute son étendue, ou adapter au pavillon de l'instrument l'embout métallique d'une poire de caoutchouc pour pousser un gaz ou un liquide dans la caisse du tympan.

Art. IX. — Tamponnement des fosses nasales

Cette opération se pratique à l'aide d'une sonde à ressort dite sonde de Belloc. C'est un tube métallique, légèrement recourbé à l'une de ses extrémités, et pourvu à l'autre extrémité d'un anneau qui sert à maintenir l'instrument en même temps qu'à indiquer la position de son bec. Dans l'intérieur de ce tube, glisse un ressort métallique terminé par un renflement olivaire percé d'un trou, et fixé par un stylet qui sert à le pousser et à le retirer à volonté.

On fait d'abord un bourdonnet de charpie, dont les dimensions correspondent à celle de l'ouverture postérieure de la fosse nasale, et on le fixe par un fil double d'un côté, et un fil simple de l'autre.

La sonde est introduite dans la fosse nasale, son bec reposant sur le plancher, et conduite d'avant en arrière jusqu'à ce qu'il ait franchi le voile du palais. On pousse alors le stylet, et le ressort vient faire saillie dans la bouche du patient, où l'indicateur va le chercher et l'amène au dehors. Dans le trou de l'olive on passe le fil double et on l'y fixe. L'opérateur, retirant la sonde vers soi, pendant qu'avec la main il pousse le bourdonnet en arrière, et l'amène sur la face supérieure du voile du palais, engage ce bourdonnet dans l'orifice postérieur de la fosse nasale. Coupant alors les fils, il les dédouble et place entre eux, dans l'ouverture antérieure des narines, un bourdonnet de charpie qu'il fixe solidement en nouant les deux fils par-dessus. Le fil postérieur, reste dans la bouche et est assujetti sur la joue par une mouche de sparadrap. Il sert à retirer le tampon postérieur, lorsque l'hémorrhagie est définitivement arrêtée.

Art. X. — Opération de la staphylorrhaphie

I. — Sans sections musculaires.

Appareil instrumental. — Écarteurs des mâchoires, bouchons, vis de bois ou d'ivoire, abaisse-langue, etc. Chez les jeunes sujets, l'écarteur de *Smith*, est d'un emploi très-commode. Il est formé de deux tiges métalliques portant à leur milieu des plaques de plomb destinées à prendre un point d'appui sur les arcades dentaires. La plaque inférieure se prolonge en arrière de façon à constituer un abaisse-langue. Ces tiges sont articulées par leurs extrémités latérales et munies d'un crémaillère qui permet de les écarter au degré voulu. Une courroie bouclée derrière la tête, maintient tout l'appareil en place. Lorsque le malade est d'un âge assez avancé pour qu'on puisse compter sur sa tranquillité, aucun appareil n'est nécessaire.

Bistouris et ténotomes de petite dimension, mais à manche suffisamment long. Ciseaux droits, courbes et coudés sur le plat. Pinces à griffes, et à dents de souris. Érignes doubles de petite dimension. Aiguilles et porte-aiguilles, armées de fils de soie cirés, fins et solides ou de fils d'argent, souvent employés aujourd'hui. Eau froide, glace cassée en petits morceaux; fines éponges montées sur de longues tiges, etc.

L'opération comprend trois temps : l'avivement, la pose des fils et la suture. *Ph. Roux*, commençait par placer les fils pour éviter les difficultés qui résultent de l'écoulement du sang, mais cette façon d'agir expose à couper pendant l'avivement des fils déjà placés.

1° *Avivement.* — Le sujet est assis, la tête appuyée contre le dossier du siége, légèrement renversée en arrière et maintenue par un aide, les parties bien au jour. L'opérateur s'assied devant son malade, sur une chaise un peu plus élevée. S'il s'agit d'un enfant, il est indispensable de lui attacher les mains.

La bouche largement ouverte, l'opérateur saisit avec une pince à griffes, un des bords de la division. Il l'attire en avant et en dedans pour tendre les parties, puis avec les ciseaux coudés, il détache une bandelette de tissu sur toute la longueur. L'avivement doit être prolongé un peu au-delà de l'angle de réunion des bords de la fente, et comprendre une largeur de tissu de 3 à 4 millimètres. Mais, ainsi que le remarque Sédillot, par suite du glissement facile de la muqueuse palatine et de sa rétractilité, surtout au niveau de la luette, il suffit qu'on l'ait incisée, ou qu'on en ait enlevé une très-mince bandelette, pour que la surface saignante ait la largeur voulue.

Cet avivement est plus net, et se pratique plus facilement avec le bistouri.

2° *Passage des fils.* — C'est le temps le plus délicat, car il importe que les fils soient placés assez loin des bords de la plaie pour ne pas couper les tissus, et il faut aussi qu'ils se correspondent le plus exactement possible. Le fil le plus rapproché de la voûte osseuse, doit être placé le premier, car là surtout la réunion doit être très-exacte.

Ph. Roux, se servait de petites aiguilles à courbure très-prononcée, qu'il portait derrière le voile du palais par la fissure, traversant ainsi d'arrière en avant une des lèvres de la division. La pointe de l'aiguille saisie avec une pince sur la face antérieure du voile, ramenait dans la bouche un des chefs du fil.

L'autre chef, armé d'une aiguille, traversait de même, d'arrière en avant, la lèvre opposée de la fissure au point correspondant. L'anse se trouvait ainsi en arrière, et les deux chefs du fil dans la bouche.

Le grand inconvénient de ce procédé, c'est que l'opérateur ne sait jamais exactement à quelle distance de la fissure l'aiguille va traverser le voile du palais. L'aiguille fixe de *Trélat*, percée d'un chas près de sa pointe, quoique d'un maniement plus facile, présente ce même inconvénient de piquer le voile par la face postérieure. L'instrument conduit par la fente en arrière du voile avivé, traverse une des lèvres d'arrière en avant. On l'arme alors d'un fil, et ramenant l'aiguille au dessus du voile, un des chefs reste dans la bouche. Imprimant à l'instrument un mouvement de demi-rotation, on traverse d'arrière en avant la lèvre opposée de la fissure. Retenant le fil avec une pince, on ramène l'aiguille au-dessus du voile, et on achève de dégager le second chef du fil, qui se trouve ainsi dans la bouche, l'anse restant en arrière du voile palatin.

A. *Bérard*, à l'aide de petites aiguilles courbes à large chas, passe d'avant en arrière un fil simple, à travers une des lèvres de la fissure avivée. La pointe de l'aiguille, est saisie par une pince sitôt qu'elle apparaît derrière le voile, et ramenée dans la bouche par la fissure, elle laisse une anse de fil dont un des chefs est en avant et le second en arrière. On répète la même manœuvre de l'autre côté, mais en se servant d'un fil double, dont l'anse se trouve placée derrière le voile, après le retrait de l'aiguille. On engage dans cette anse le chef postérieur du fil simple, et, ramenant à soi le fil double et son anse, on entraîne avec elle le chef postérieur du fil simple. qui se trouve ainsi traverser le voile d'arrière en avant. L'opérateur a donc, par cet artifice, placé un fil simple dont les deux chefs sont dans la bouche et le plein en arrière de la fente palatine.

Il est plus simple et plus aisé, de nouer les chefs en arrière par un simple nœud, puis de les ramener en avant en tirant sur l'un d'eux jusqu'à ce que le nœud ait traversé le voile d'arrière en avant.

Depierris et *Foraytier* avant lui, ont imaginé des instruments spéciaux pour permettre de placer les fils d'avant en arrière, tout en conservant dans la bouche les deux chefs de l'anse. Leur maniement n'est pas sans difficultés.

Aujourd'hui on tend à remplacer les fils végétaux par des fils métalliques placés à l'aide d'aiguilles tubulées, fils moins nuisibles pour les tissus.

3° *Constriction des sutures.* — *Sédillot* conseille le procédé suivant qu'il a emprunté en partie au chirurgien anglais *Fergusson.* « On coupe le nœud provisoire qui a servi à fixer les deux extrémités du fil ; on en saisit un des bouts, on y fait un nœud simple, on y engage l'autre bout, et tirant à soi et avec précaution les deux chefs au moyen de pinces à ligature ordinaires, on amène le nœud sur le voile et on le serre au point convenable. On le complète par un second nœud simple, serré comme le premier à l'aide de deux pinces. En agissant ainsi, le chirurgien voit très-nettement ce qu'il fait et fatigue moins le malade qu'en portant ses doigts dans la bouche pour nouer les fils. On place alternativement les nœuds à droite et à gauche, et l'on coupe les bouts du fil à 4 millimètres des nœuds. »

Lorsqu'on se sert de fils métalliques, on tord les chefs avec une pince ou le tord-fil de *Coghill,* ou bien on fait passer les chefs dans un tube de *Galli* qu'on pousse jusque contre les bords de la plaie affrontée, et qu'on écrase en ce point.

Le repos le plus absolu est indispensable. Le malade ne doit ni boire ni manger, ni avaler sa salive pendant les quatre premiers jours. On commence alors à enlever les sutures.

II. — Avec sections musculaires.

Dans la staphylorrhaphie comme dans toutes les opérations autoplastiques, les insuccès tiennent surtout à la tension exagérée des parties réunies. Pour y remédier, *Dieffenbach, Liston*, pratiquent sur le voile des incisions latérales, *Mittauer* de petites incisions multiples, *Warren* la section du pilier antérieur (muscle glosso-staphylin). — *Fergusson* attaque les muscles du voile, par la face postérieure ou supérieure, à l'aide d'un couteau coudé sur le plat. Les muscles, plus superficiels de ce côté, peuvent être divisés sans section de la muqueuse antérieure, mais le maniement des instruments se fait hors de la vue, et exige une grande dextérité.

Procédé de Sédillot. — Sédillot s'est engagé plus loin dans cette voie, et coupe non-seulement les péristaphylins interne et externe, tenseurs et abducteurs du voile, mais encore le glosso et le pharyngo-staphylins contenus dans les piliers, de façon à obtenir le relâchement et l'immobilité absolue de la partie. Son appareil comprend : un ténotome pointu à lame longue de 15 millimètres ; des ciseaux droits pour la section des piliers ; de petites pinces de Museux très-fines à double crochet ; des ciseaux coudés, minces, et un bistouri à lame très-étroite pour l'avivement ; un porte-aiguille légèrement courbe, dont la tige, renflée à 15 millimètres de son extrémité, ne peut pénétrer au-delà de ce point d'arrêt ; des aiguilles de 5 millimètres de longueur sur 2 de largeur, composées d'une partie antérieure triangulaire, percée d'une fenêtre pour le passage du fil et d'une partie postérieure plus courte, arrondie et creuse, destinée à s'emboîter sur l'extrémité du porte-aiguille ; des tiges d'acier plates, soutenues d'un côté par un manche, et dont l'autre extrémité, plus ou moins haute, présente un anneau garni d'une lame de caoutchouc, et est coudée à angle droit. Cette portion de l'instrument placée en arrière du voile, sert de point d'appui et se laisse traverser par les aiguilles, qui marchent facilement d'avant en arrière, mais ne peuvent revenir d'arrière en avant, en raison de la petite saillie qu'offre leur base de chaque côté de la tige. Des fils de soie cirés ; des pinces ordinaires à ligature, pour serrer les nœuds ; un porte-aiguille et une aiguille spéciale pour la suture de la luette complètent l'appareil.

La position du malade, des aides, de l'opérateur, est celle que nous avons indiquée plus haut.

1° *Section des muscles.* — On saisit avec la pince érigne la partie inférieure et interne du voile que l'on dirige en bas et

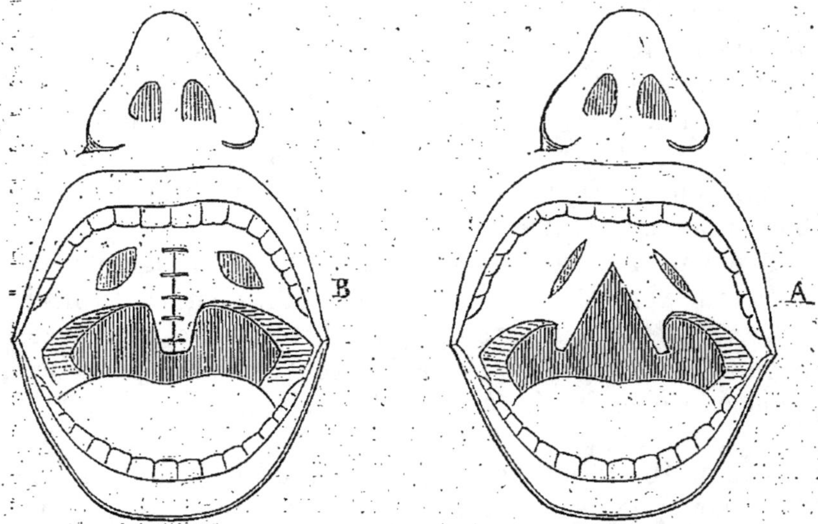

FIG. 211. — Staphylorrhaphie. Sections musculaires (SÉDILLOT).

en dedans, et l'on plonge dans l'épaisseur du voile la lame du ténotome, de haut en bas, et de dedans en dehors, pour tomber perpendiculairement sur le muscle péristaphylin interne. C'est à 10 millimètres environ au-dessus et en dehors du bord supérieur de la luette, que le ténotome doit être enfoncé, un peu en arrière et en dedans de la dernière grosse molaire supérieure. Pour ne pas blesser les parties situées plus profondément, la lame du ténotome ne doit pas disparaître entièrement dans le voile. Une incision de moins d'un centimètre suffit à la section complète du muscle, si l'on en a atteint le milieu, autrement on se guide sur la persistance des contractions musculaires, et l'on prolonge davantage en haut et en bas, l'action de l'instrument.

Quand la plaie ne dépasse pas un centimètre, elle se ferme immédiatement par le renversement de la muqueuse ; si elle est plus longue, ayant été trop portée en dedans, elle bâille au moment de la suture, mais ne tarde pas à se fermer.

On coupe avec les ciseaux, le pilier antérieur (glosso-staphylin) attiré en dedans, en prolongeant l'incision de la muqueuse jusqu'aux dernières molaires. On coupe le pilier postérieur (pharyngo-staphylin) un peu plus bas, et de même dans sa plus grande largeur.

2° *Avivement*. — Il se fait avec les ciseaux coudés ou le bistouri, d'après les règles données plus haut.

3° *Placement des fils*. — La langue est abaissée avec la tige plate de l'instrument (*b*), dont la fenêtre terminale garnie de

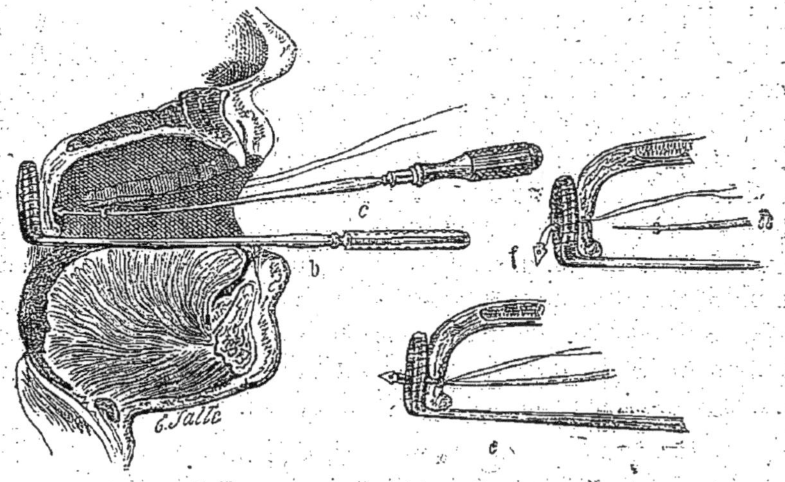

FIG. 212. — Mode d'emploi de l'aiguille et du disque de SÉDILLOT.

caoutchouc est placée en arrière de la portion du voile où doi se mettre la suture. De la main droite pour le côté gauche voile, et *vice versâ*, on saisit le porte-aiguille tout armé, c'est-à-dire engagé dans la petite aiguille triangulaire *f*, que la tension des fils pressés contre la tige de l'instrument empêche de vaciller, et on l'implante avec la plus facile précision à 5 ou 6 millimètres en dehors du bord avivé du voile, à sa partie supérieure. On s'assure que la rondelle de caoutchouc qui sert d'appui, correspond bien à ce point et, poussant l'aiguille, on perfore le voile. Un bruit sec, le sentiment d'une résistance vaincue et la profondeur à laquelle on a porté l'instrument, révèlent clairement le succès.

On retire à soi le porte-aiguille, en abandonnant les chefs de la suture, et l'on fait décrire à la rondelle de caoutchouc un mouvement de haut en bas puis d'arrière en avant, pour l'amener hors de la bouche avec l'aiguille et le fil.

Il suffit alors d'enlever l'aiguille, et l'on répète la même opération de l'autre côté du voile, avec une nouvelle aiguille dans laquelle a été passée l'extrémité opposée du fil. Le placement des fils est aisé et précis, mais l'anse se trouve en avant du voile. On noue les deux bouts du fil et l'on fait passer le nœud d'arrière en avant au travers du voile; la plaie de l'aiguille est assez large pour permettre cette manœuvre. Le fil présente alors un cercle complet que l'on relève sur le front et qu'on fait maintenir par un aide. On place ainsi 3 ou 4 points de suture de haut en bas sur le voile, et un dernier sur la luette au moyen de l'appareil spécial.

4° *Constriction des sutures* : Nous avons indiqué plus haut le procédé employé par Sédillot. Les fils sont enlevés à partir du troisième jour, en commençant par celui du milieu. L'immobilité absolue du voile obtenue par la section de ses muscles, permet d'épargner au malade les précautions infinies qui sont indispensables après la méthode ordinaire, mais on est exposé à des hémorrhagies quelquefois difficiles à arrêter.

Art. XI. — Opération de l'uranoplastie

A. **Méthode par glissement.** — On décolle la muqueuse palatine dans une étendue de quelques millimètres au pourtour de la brèche à combler. Les bords avivés sont rapprochés et réunis par suture. Le peu d'extensibilité de la fibro-muqueuse de la voûte du palais, fait que ce procédé n'est applicable qu'aux fissures très-étroites.

B. **Méthode par renversement.** — Elle consiste à prendre au voisinage de la perte de substance osseuse, un ou deux lambeaux de forme convenable, que l'on dissèque du sommet à la base, et que l'on renverse de façon que leur face muqueuse soit dans les fosses nasales, leur face cruentée correspondant à la cavité buccale. Les bords des lambeaux sont réunis entre eux, ainsi qu'aux parties voisines. Cette méthode n'est applicable qu'aux perforations peu étendues.

C. **Méthode par déplacement latéral ou à ponts mobiles.** — On forme par deux incisions latérales parallèles aux bords de la perte de substance, deux lambeaux ou ponts muqueux, que l'on mobilise en les détachant à leur face profonde.

L'appareil instrumental comprend : des écarteurs des mâchoires, des ténotomes à lame courte et solide, des bistouris, des ciseaux coudés sur le plat, des rugines ou des grattoirs

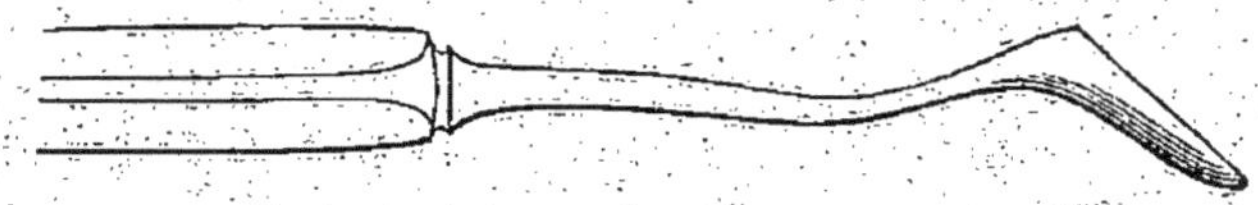

FIG. 213. — Grattoir de LANGENBECK.

pour décoller les lambeaux, des fils métalliques et des aiguilles tubulées, montées sur un chasse-fil. Le porte-fil à ressort de Langenbeck et l'aiguille fixe de Trélat, cette dernière surtout, sont d'un usage très-commode si on se sert de fils végétaux ou de fils de soie. Des tubes de Galli, un tord-fil, des pinces, pour serrer les ligatures métalliques.

Le malade est assis, la tête solidement fixée contre le dossier de la chaise ou la poitrine d'un aide, la bouche largement ouverte. Le chirurgien s'assied en face du patient, sur un siége un peu plus élevé. En raison de l'abondance de l'écoulement sanguin qui suit la section presque forcée des artères palatines postérieures ; de la glace, de l'eau glacée, des liquides hémostatiques, seront à la disposition de l'opérateur.

1° *Avivement.* — On commence par aviver les bords de la perte de substance avec un ténotome solide enfoncé jusqu'à l'os, et l'on enlève une bandelette de muqueuse, d'un millimètre au moins d'épaisseur. S'il s'agit d'une perforation et non d'une fissure, l'incision doit être prolongée d'un centimètre environ en avant et en arrière de l'orifice, pour permettre le déplacement des lambeaux.

2° *Formation et mobilisation des lambeaux.* — Avec le ténotome, on pratique parallèlement aux bords de la perte de substance, et plus ou moins près des arcades dentaires, suivant sa largeur, deux incisions longitudinales rectilignes où

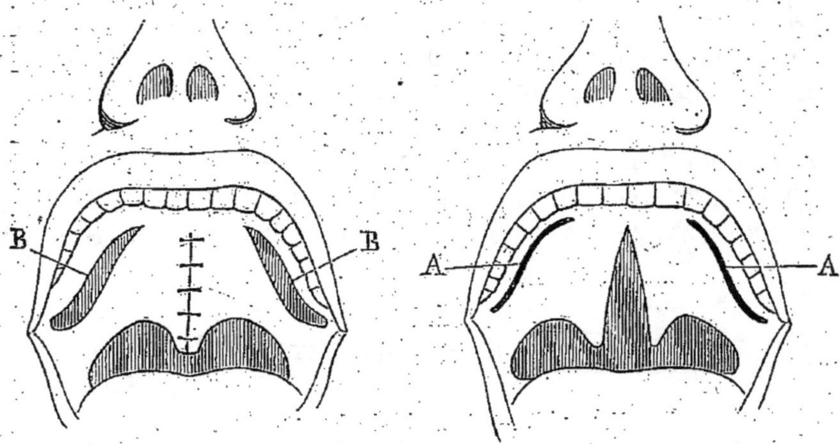

FIG. 214. — Uranoplastie. Méthode par déplacement latéral des lambeaux.
A A, incision de la fibro-muqueuse palatine ; B B, après la suture.

légèrement convexes en dehors, qui restent toujours éloignées l'une de l'autre de près de 2 centimètres, à leurs extrémités antérieures et postérieures. L'instrument doit pénétrer jusqu'à l'os, de façon à diviser toute l'épaisseur de la fibro-muqueuse palatine.

Avec la rugine ou le grattoir mousse, on attaque la fibro-muqueuse par les incisions latérales, et tenant toujours l'instrument contre l'os, on décolle les lambeaux de dehors en dedans et, avec ménagement, jusqu'à leurs extrémités. Ils forment alors deux voiles mobiles, qu'on peut facilement rapprocher jusqu'au contact sur la ligne médiane.

S'il est nécessaire, on prolonge les incisions latérales dans le voile du palais, on détache les insertions de cette membrane aux os palatins, et on fait la section de ses muscles d'après le procédé de Sédillot pour la staphylorrhaphie.

3° *Placement des fils.* — Les fils métalliques sont d'un meilleur usage. On les place comme pour la staphylorrhaphie.

La suture terminée, la perte de substance se trouve comblée par un pont fibro-muqueux dont la face saignante est placée vers les cavités nasales. De chaque côté reste une plaie qu'on laisse se combler par bourgeonnement. Pour empêcher le retour des lambeaux vers leur position première, il est bon de placer à demeure dans les plaies latérales un fort bourdonnet de charpie. On a même conseillé de comprendre les deux lambeaux dans une ligature plate qui servirait de soutien aux sutures, mais on maintient ainsi une communication forcée entre la bouche et les fosses nasales, et *Sédillot* a montré qu'il était préférable, au contraire, d'empêcher le passage des mucosités, en maintenant les lambeaux relevés à l'aide de plaques de soutien.

La conservation du périoste, couche profonde de la fibro-muqueuse palatine, est d'une grande importance. Les rugosités, les aspérités de la voûte osseuse, rendent ce dégagement assez difficile. Quoique la reproduction d'une voûte osseuse nouvelle n'ait pas été démontrée, il est constant que la fibro-muqueuse acquiert avec le temps une grande dureté qui facilite ses fonctions.

D. **Lambeau nasal.** — *Lannelongue.* — Lannelongue, dans la fissure congénitale unilatérale, a obtenu trois succès en empruntant son lambeau à la cloison des fosses nasales.

Ce lambeau, de largeur variable, est limité par trois incisions, une supérieure, horizontale, et deux latérales, qui sont verticales. Ses dimensions sont basées sur la largeur et l'étendue de la fissure. Ce lambeau est décollé avec une rugine de haut en bas, c'est-à-dire de son sommet à sa base qui reste adhérente par un pédicule large et épais au bord inférieur de la cloison nasale.

Après avoir avivé le bord latéral de la fissure, on rabat de dedans en dehors, et de haut en bas, le lambeau décollé, et on l'unit par la suture à la muqueuse palatine rafraîchie.

Art. XII. — Excision des amygdales. — Amygdalotomie

Les amygdales peuvent être excisées avec le bistouri, ou avec un amygdalotome. Le patient est assis au grand jour, la

tête appuyée et solidement fixée contre le dossier du siége,
ou la poitrine d'un aide, les mains immobilisées, si c'est un
enfant, et la bouche tenue largement ouverte avec une tige
de bois blanc, longue de 25 centimètres, placée entre les
arcades dentaires, du côté où l'on opère.

I. — Avec le bistouri.

Les instruments nécessaires sont : Un abaisse-langue. Une
érigne double ou multiple. Des pinces de Museux à dents
implantées latéralement sur les branches, ou une pince à
cadre et à crémaillère. Un bistouri boutonné ordinaire, de
longueur suffisante, dont la plus grande partie de la lame
est cachée par une bandelette de sparadrap ou de linge, enroulée jusqu'à son talon. *Baudens* emploie un bistouri long,

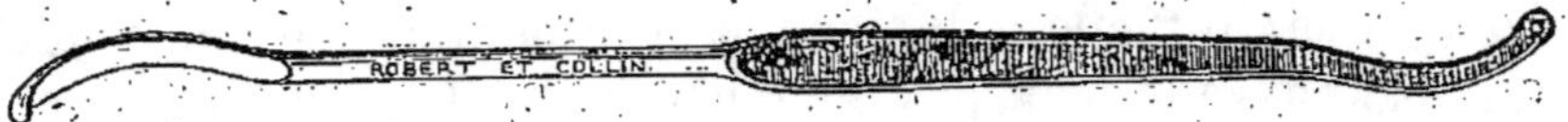

FIG. 215. — Bistouri de BAUDENS.

solide, à lame concave, et tranchante seulement près de son
bouton terminal. Le bistouri de *Chassaignac* se termine par
une olive plus volumineuse et perpendiculaire à l'axe de la
lame.

La langue abaissée, l'opérateur saisit l'amygdale avec la
pince de Museux, tenue de la main gauche ou de la main
droite, suivant qu'il opère sur le côté gauche ou le côté droit.
Les mors de la pince doivent être appliqués, l'inférieur le
premier, pour bien saisir toute la glande. Si elle est enchatonnée, on l'attire en dedans pour la dégager d'entre les
piliers.

Tenant le bistouri de la main droite ou de la main gauche,
suivant qu'il opère à gauche ou à droite, l'opérateur glisse la
lame, le tranchant en haut, sous la partie inférieure de l'a-
mygdale. Il coupe la glande de bas en haut, par des mouvements de va-et-vient du bistouri, rasant les piliers sans les
entamer, et rendu à l'extrémité supérieure de l'amygdale, il

porte le tranchant de l'instrument en dedans pour éviter le voile du palais.

II. — Avec l'amygdalotome.

Cet instrument imaginé par *Fahnestock* se compose essentiellement d'une lunette métallique, dans laquelle marche un anneau tranchant. Il a subi de nombreuses modifications, portant tant sur la forme de la lunette que sur le mécanisme qui fait progresser la lame coupante. Aux instruments primitifs se manœuvrant avec les deux mains, on a substitué des amygdalotomes (*Maisonneuve, Luer, Mathieu*) qui n'exigent que l'emploi d'une seule main.

Celui de Mathieu est d'un usage très-commode et facile à nettoyer. Tous sont pourvus d'une pique ou d'une fourchette

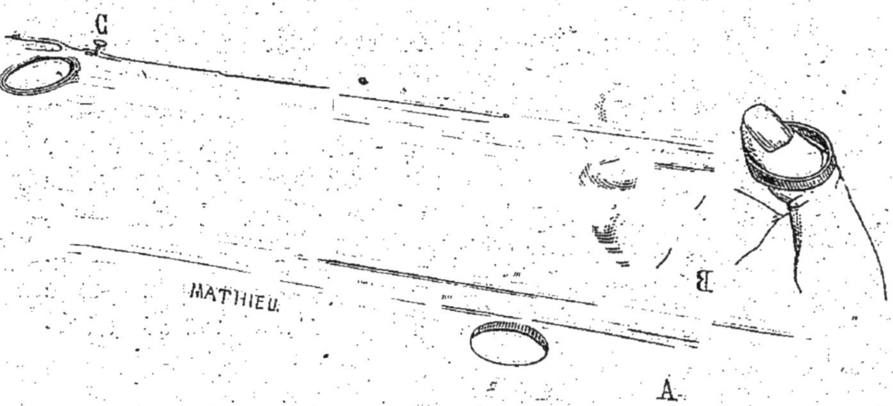

FIG. 216. — Amygdalotome de MATHIEU.

qui, embrochant la glande, permet de la fixer et de l'attirer en dedans.

La bouche largement ouverte et la langue abaissée, l'opérateur prend l'instrument de la main droite, le pouce dans l'anneau de la tige, l'index et le médius dans les anneaux de la lame coupante. Il l'introduit fermé dans la bouche, et saisit l'amygdale dans la lunette en pressant légèrement sur les piliers, la fourchette placée en dedans.

Le pouce fait avancer la fourchette dont les dents s'enfoncent dans le tissu de la glande, et servent à la fixer et à l'attirer vers la ligne médiane. Puis les doigts médius et indicateur ramenés vers le pouce font avancer la lame coupante, qui sectionne d'arrière en avant la partie de l'amygdale saisie dans la lunette. Quand la glande est molle, spongieuse, souvent elle s'aplatit sous la lame au lieu de se couper. C'est pour remédier à cet arrêt par tassement des tissus, qu'*Aubry* a donné à la lame de son amygdalotome un mouvement de faux, qui la fait agir obliquement et non par pression directe sur les tissus.

Chez les enfants où il faut opérer par surprise, on peut, lorsqu'il est nécessaire d'enlever les deux amygdales, placer d'abord l'instrument sur une des glandes. On le confie à un aide, pendant qu'on enlève l'autre amygdale, puis reprenant le premier instrument on termine l'opération.

<h3 style="text-align:center">Art. XIII. — Bronchotomie</h3>

On désigne du nom général de bronchotomie l'opération qui consiste à ouvrir les voies aériennes sur un point de leur étendue, de la base de la langue à la fourchette sternale. Le doigt promené de haut en bas, sur le milieu de la face antérieure du cou, rencontre l'os hyoïde, la saillie prononcée du cartilage thyroïde, le cartilage cricoïde, et pour peu que le sujet soit un peu maigre, les premiers anneaux de la trachée.

I. — Laryngotomie sous-hyoïdienne (Malgaigne).

Elle consiste dans la division transversale de la membrane hyo-thyroïdienne, et conduit par conséquent au-dessus de l'orifice du larynx, dont elle met la cavité largement à découvert.

Anatomie. — La membrane fibreuse hyo-thyroïdienne présente une hauteur de 1 1/2 à 2 centimètres. Elle est recouverte par : 1° la peau et la couche sous-cutanée ; 2° l'aponévrose cervicale superficielle sur la ligne médiane, et de plus par le peaucier latéralement ; 3° les muscles sterno et thyro-hyoïdiens, et l'omoplat-hyoïdien ; enfin, 4° par une bourse muqueuse souvent assez développée. Au-dessous de cette membrane, on trouve l'épiglotte, ses attaches et la base de la langue. Un rameau de l'artère laryngée supérieure est couché sur la face antérieure de la membrane, accompagné par une veine et par le nerf laryngé supérieur, mais plus rapproché du bord supérieur du thyroïde que du bord inférieur de l'os hyoïde.

Opération. — Le malade couché sur le dos, la tête modérément étendue et le cou soutenu par un coussin solide, on fait immédiatement au-dessous du bord inférieur de l'os hyoïde une incision cutanée transversale de 4 à 5 centimètres de longueur, dont le milieu correspond à la ligne médiane de la face antérieure du cou.

On divise dans toute l'étendue de la plaie le peaucier et la couche musculaire sous-jacente, pour mettre à découvert la membrane hyo-thyroïdienne. Après s'être assuré qu'il n'existe pas à ce niveau de vaisseaux de gros calibre, on divise à petits coups la membrane fibreuse, en portant la pointe du bistouri en haut et en arrière. La muqueuse se présente, soulevée pendant chaque expiration ; on la saisit avec des pinces et on la coupe, soit avec le bistouri, soit avec des ciseaux. L'épiglotte est alors attirée avec les pinces, ou une érigne, et la vue plonge dans l'intérieur du larynx, où l'on peut facilement diriger les instruments.

II. — Laryngotomie thyroïdienne (Desault).

La division du cartilage thyroïde doit se faire très-exactement sur la ligne médiane antérieure, pour épargner les cordes vocales, qui s'insèrent dans l'angle rentrant formé par la réunion de ses faces latérales. Cette section devient très-difficile, lorsque le thyroïde est dur, et en partie ossifié. De plus, on s'expose alors à conserver une fistule permanente.

Anatomie. — La peau, le tissu sous-cutané, un mince feuillet aponévrotique, sont les seules couches à diviser pour mettre à nu le cartilage thyroïde.

Opération. — Décubitus dorsal. Le cou modérément étendu repose sur un coussin résistant. On pratique sur la ligne médiane antérieure du cou une incision qui va de l'os hyoïde au cartilage cricoïde. Immédiatement au-dessous du bord inférieur du thyroïde, on ponctionne avec un bistouri la membrane crico-thyroïdienne.

Par cette ouverture, on fait pénétrer une des branches d'une paire de forts ciseaux droits à pointe mousse, et on la fait glisser de bas en haut, dans l'angle rentrant formé par la réunion des faces latérales du thyroïde, et bien exactement sur la ligne médiane, jusqu'à ce qu'elle ait atteint le bord supérieur de ce cartilage. La seconde branche restée en dehors s'applique sur la crète saillante. D'un seul coup, on divise le cartilage dans toute sa hauteur. On peut également faire passer dans l'angle rentrant une sonde cannelée, et diviser le cartilage sur la sonde conductrice avec un bistouri boutonné. Pour pénétrer dans le larynx largement ouvert, on écarte les pièces latérales avec des crochets ou des érignes.

On évite par ce procédé tout danger d'hémorrhagie, mais la section possible des cordes vocales, la difficulté de couper nettement un cartilage dur ou ossifié, l'impossibilité de maintenir une canule dans la plaie, en fait une opération tout à fait exceptionnelle.

III. — Laryngotomie crico-thyroïdienne (*Vicq d'Azyr*).

Elle consiste dans la division transversale de la membrane fibreuse qui réunit les cartilages thyroïde et cricoïde. Le peu de hauteur de cette membrane, le danger de blesser la branche artérielle souvent d'un assez fort calibre, qui repose sur sa face antérieure, la crainte de n'obtenir, même par une incision cruciale, qu'une ouverture insuffisante pour le passage d'une canule, a fait à peu près complétement abandonner cette opération.

IV. — Laryngo-trachéotomie (*Boyer*).

Elle consiste dans la division, sur la ligne médiane antérieure du cou, du cartilage cricoïde et des premiers anneaux de la trachée. On s'éloigne ainsi des gros vaisseaux de la partie inférieure du cou, on n'intéresse au plus que l'artère crico-thyroïdienne, l'isthme du corps thyroïde, et quelques rameaux du plexus veineux thyroïdien. Mais d'un autre côté, chez l'adulte, la division du cartilage cricoïde est quelquefois rendue difficile par sa dureté, et toujours son élasticité

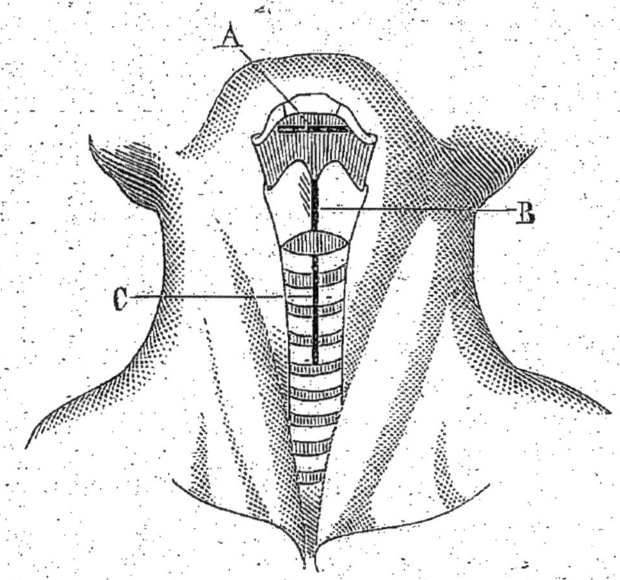

FIG. 217. — Bronchotomie.

-A, laryngotomie sous-hyoïdienne; B, laryngotomie thyroïdienne; C, crico-trachéotomie.

s'oppose à l'écartement des bords de la division et à l'introduction d'une canule dont le maintien pourrait provoquer sa nécrose.

Opération. — Décubitus dorsal. Le cou modérément étendu repose sur un coussin solide. L'opérateur se tient du côté droit du patient. Il pratique sur la ligne médiane antérieure une incision cutanée qui, du bord inférieur du cartilage thyroïde, descend à 3 ou 4 centimètres au-dessous du cricoïde. La ligne blanche cervicale divisée, et les muscles écartés, on met à découvert le cricoïde et les premiers anneaux de la trachée. Repoussant en haut, avec le doigt, l'artère crico-thyroïdienne, on ponctionne immédiatement au-dessous du doigt la membrane crico-thyroïdienne, et l'on achève la section du cricoïde et de la trachée soit avec le même bistouri, soit avec un bistouri boutonné. On écarte avec un dilatateur les lèvres de la plaie, et on introduit la canule.

31.

Saint-Germain remarque que de tous les procédés de bronchotomie, la trachéotomie ordinaire est certainement le plus difficile et le plus dangereux, surtout à mesure qu'on se rapproche du sternum. Ses avantages sont la conservation des cordes vocales et une large ouverture des voies aériennes. Si l'on se souvient que l'isthme du corps thyroïde recouvre habituellement les 3e et 4e anneaux de la trachée, que le plexus veineux thyroïdien remonte rarement au-dessus de ce point, que les gros vaisseaux du cou sont plus bas encore ; si l'on remarque que les artères crico-thyroïdiennes sont d'un petit volume, la membrane crico-thyroïdienne très-élevée, le cartilage cricoïde très-bas au contraire en avant, que la partie postérieure épaisse de ce cartilage met à l'abri de la lésion des parties plus profondes, qu'en ouvrant les voies aériennes à ce niveau les cordes vocales sont complétement à l'abri, que le cricoïde n'offre dans l'enfance aucune résistance à la section et à l'écartement, on comprend avec *Saint-Germain* qu'il y ait intérêt à pratiquer chez l'enfant la crico-trachéotomie.

Procédé de Saint-Germain. — L'opération se fait en un seul temps. Le petit malade, complétement nu, est enveloppé dans une couverture de laine qui sert à empêcher tout mouvement, et couché sur une table suffisamment élevée. L'éclairage doit être luxueux, exagéré, si l'on opère la nuit. L'opérateur se place à droite du patient dont les épaules reposent sur un coussin dur et élevé (une bouteille ficelée dans un oreiller) pour que le cou soit étendu. Le dilatateur est confié à un aide ou mis dans une des poches du gilet, pour être toujours à portée. De bas en haut, l'opérateur reconnaît la fourchette sternale, le cricoïde et la dépression sous-thyroïdienne ; il marque cet enfoncement avec l'ongle ou de l'encre sur la ligne médiane.

Avec le pouce et le médius gauche, il saisit le larynx au niveau du cartilage thyroïde, et faisant glisser ses doigts en arrière il attire le larynx en avant, comme s'il voulait l'énucléer. Les doigts n'exerçant aucune pression sur les parois laryngiennes, la suffocation ne s'en trouve pas augmentée.

Le doigt indicateur gauche vient alors s'appliquer sur la dépression sous-thyroïdienne, exagérée par ce mouvement.

Le bistouri est tenu de la main droite, solidement, le médius appliqué sur le plat de la lame et servant de curseur, de façon à limiter à 15 millimètres la longueur qui doit pénétrer dans les parties molles. On plonge hardiment l'instrument d'avant en arrière, exactement sur la ligne médiane, dans la dépression sous-thyroïdienne, au-dessous de l'ongle de l'index gauche servant de guide, et on ponctionne la membrane crico-thyroïdienne. Un sentiment de résistance vaincue indique que l'on a pénétré dans la trachée.

Avec le même bistouri conduit de haut en bas, non en pressant, mais par des mouvements de scie, on divise l'arbre aérien et les parties molles dans une étendue de 2 centimètres 1/2. Si l'on agissait par simple pression, la trachée pourrait se trouver ouverte sur une longueur de 5 à 6 centimètres, pendant que la peau très-élastique serait à peine divisée, et la canule serait très-difficilement maintenue.

La sortie d'une pluie fine de sang et de mucosités aérées indique que l'opération a réussi. L'hémorrhagie veineuse s'arrête de suite ; si cependant de gros vaisseaux étaient ouverts, on ferait la ligature des deux bouts.

V. — Trachéotomie.

Elle consiste dans la division des premiers anneaux de la trachée sur la ligne médiane antérieure du cou.

Anatomie. — La trachée, assez superficielle au-dessous du cricoïde pour que ses premiers anneaux puissent souvent être sentis par le doigt, devient d'autant plus profonde qu'on se rapproche davantage de la fourchette sternale, au-dessous de laquelle elle cesse d'être accessible.

Elle est recouverte : 1° par la peau et la couche sous-cutanée ; 2° par l'aponévrose cervicale superficielle qui forme, sur la partie médiane antérieure du cou, une ligne blanche souvent distincte ; 3° par les muscles sterno-hyoïdiens écartés en bas, et les muscles sterno-thyroïdiens écartés en haut ; 4° par l'isthme du corps thyroïde dont l'épaisseur, la hauteur et la vascularité sont infiniment variables avec les sujets. Quelquefois les lobes du corps thyroïde hypertrophié viennent en contact avec la ligne médiane ; toujours une branche de com-

munication entre les artères thyroïdiennes inférieures croise
la trachée sous le bord inférieur de l'isthme. Plus bas
la trachée est recouverte par le plexus veineux thyroïdien,
gorgé de sang dans tous les états de gêne respiratoire.
Enfin la présence des troncs veineux brachio-céphaliques,
de l'artère innominée, et de la thyroïdienne de Neubauer,
sans parler des anomalies de naissance des carotides, rend
très-dangereuse l'ouverture de la trachée, à mesure qu'on
se rapproche davantage du bord supérieur du sternum.
5° Par une couche celluleuse, sorte de gaîne qui peut acquérir
une grande netteté chez l'adulte, mais qu'on trouve peu distincte chez l'enfant.

Instruments. — 1° Un bistouri droit, à pointe aiguë et à
lame bien affilée. Un bistouri boutonné.

2° Des pinces à dissection et des érignes.

3° Un dilatateur de Laborde, à trois branches.

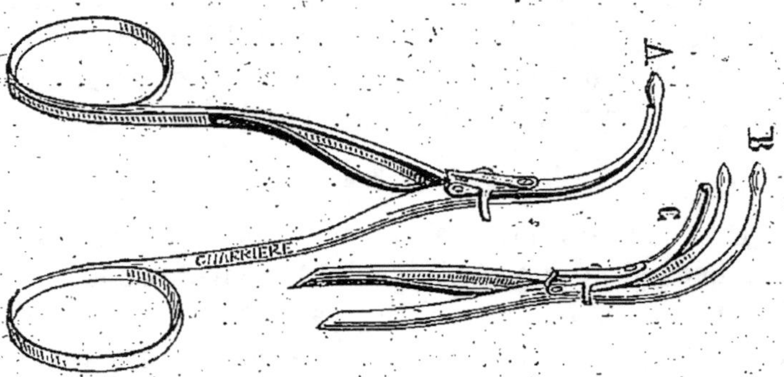

FIG. 218. — Dilatateur de LABORDE.

4° Des canules à trachéotomie. Ces canules sont de dimension et de forme très-variées. Au point de vue de leur calibre,
on se souviendra qu'elles doivent avoir comme diamètre, pour
les malades :

De 2 à 4 ans . . . . . .   6 millimètres.
De 4 à 8 ans   8   —
De 8 à 12 ans 10   —
De 12 à 15 ans 12   —
Adultes . . . . . . 12 à 15 millimètres.

Il n'y a jamais d'inconvénient à se servir de canules un peu volumineuses, la respiration est mieux assurée. Leur courbure doit être telle que l'extrémité interne ne puisse presser contre la paroi postérieure de la trachée. Les canules doivent toujours être doubles, à surface bien lisse, et s'emboîter très-exactement. La canule extérieure a son pavillon aplati et muni de deux trous latéraux qui servent à fixer les rubans. La canule interne est fixée par un ou deux boutons.

5° Des barbes de plumes ; des éponges montées, des pinces courbes, complètent l'appareil.

OPÉRATION. — Même position du patient, des aides et de l'opérateur que pour la crico-trachéotomie.

1° **Ouverture de la trachée.** —A. *Procédé ordinaire.* — Après s'être assuré de la position des parties, l'opérateur pra-

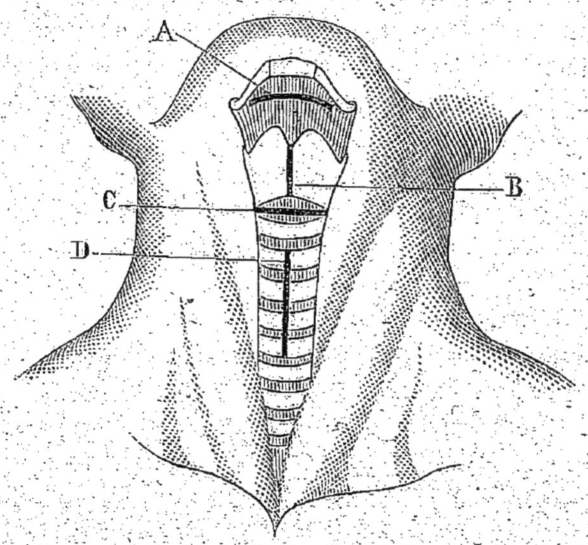

FIG. 219. — Bronchotomie.

A, laryngotomie sous-hyoïdienne ; B, laryngotomie thyroïdienne ; C, laryngotomie crico-thyroïdienne ; D, trachéotomie.

tique une incision cutanée sur la ligne médiane antérieure du cou, du bord inférieur du cartilage cricoïde vers la fourchette sternale, dans une étendue de 5 à 6 centimètres. Le larynx peut être fixé avec la main gauche, ou bien l'on opère à la volée pour ne pas augmenter la gêne de la respiration. La peau et l'aponévrose divisées, on écarte avec précaution les muscles sterno-hyoïdiens et sterno-thyroïdiens, et on coupe leurs fibres s'ils sont très-intimement confondus. On met ainsi à découvert la partie supérieure de la trachée, en partie cachée encore par l'isthme du corps thyroïde et le plexus veineux thyroïdien.

Suivant certains auteurs, il faut continuer à avancer à petits coups, liant les vaisseaux à mesure qu'on les divise, et n'ouvrir la trachée que lorsque le sang cesse de couler.

Trousseau le premier a insisté sur ce fait : que l'ouverture de la trachée, en rendant la respiration possible, était le plus sûr moyen d'arrêter l'hémorrhagie veineuse. Après s'être assuré par la palpation qu'il n'existe aucune artère volumineuse audevant du canal aérien, on ponctionne avec le bistouri droit, assez profondément pour que l'instrument ne soit pas repoussé par la réaction élastique des cerceaux et reste dans la plaie trachéale. Un sentiment de résistance vaincue indique que la pointe a pénétré dans la trachée.

La ponction se fait sous le bord inférieur du cartilage cricoïde. Pour éviter que la pointe du bistouri traverse la paroi postérieure de la trachée et blesse l'œsophage, il est bon de limiter soit avec des bandelettes de sparadrap enroulées autour du talon de la lame, soit plus simplement avec le doigt médius solidement appuyé sur une de ses faces, la longueur de lame que l'on doit laisser pénétrer.

Avec le même bistouri pointu, ou avec un bistouri boutonné on prolonge de haut en bas la division de la trachée. Chez l'enfant on doit couper 3 à 4 cerceaux, chez l'adulte 4 à 5 s'il s'agit de placer une canule, 6 à 7 s'il faut extraire un corps étranger.

B. *Procédé de Bourdillat.* — Il consiste à diviser du premier coup de bistouri toutes les parties molles jusqu'à la trachée. Dans un second temps, on ponctionne et on ouvre le canal aérien.

C. *Procédé de Chassaignac.* — Un seul temps. Un ténaculum cannelé sur sa convexité est enfoncé sous le bord inférieur du cartilage cricoïde; il pénètre dans la cavité laryngienne et, tenu de la main gauche, sert à fixer la trachée. Un bistouri pointu, conduit sur la cannelure du ténaculum, pénètre dans la trachée, et divise d'un seul coup, de haut en bas, les parties molles et les cerceaux cartilagineux dans une étendue convenable. Cette division peut se faire avec un bistouri boutonné, qui remplace le bistouri pointu après la ponction de la trachée.

D. *Couteau rougi au feu.* — On ponctionne la trachée, et on traverse les parties molles avec un bistouri à bout rond, dont la lame est portée au rouge à la flamme d'une bougie. Le talon de la lame est recouvert de fil mouillé pour éviter toute brûlure et pour limiter la partie pénétrante. La division est facile et l'eschare peu étendue.

E. *Galvano-cautère.* — Le couteau galvanique n'offre pas les mêmes avantages. Chauffé au rouge sombre, il coupe très-lentement les tissus et donne une eschare énorme ; chauffé à blanc, il expose à des hémorrhagies.

2° **Placement de la canule.** — Aussitôt la trachée ouverte, sans changer de position, l'opérateur se guidant sur la lame du bistouri restée en place, et qui peut servir à écarter en dehors un des bords de la plaie, introduit le dilatateur fermé jusque dans la trachée. Lorsqu'il est sûr de sa position, il l'ouvre au degré convenable, et pour placer la canule fait mettre le malade sur son séant. Il faut agir avec lenteur, pour ne pas s'exposer à placer la canule en avant de la trachée. La canule est tenue de la main droite, son bec directement en arrière. On la glisse entre les branches du dilatateur, et on la pousse vers la paroi postérieure de la trachée, jusqu'à ce que le contact soit bien établi. Un mouvement de demi-rotation la fait pénétrer dans la trachée à la profondeur voulue. Les rubans de fil, fixés dans les trous latéraux, sont alors noués derrière le cou et on attend que le sang cesse de couler.

La pression exercée par la canule sur les bords de la plaie contribue à son arrêt. Au besoin une plaque d'amadou est glissée sous le pavillon, ou bien une canule plus large vient remplacer la première.

Art. XIV. — Thoracocentèse. — Opération de l'empyème

La thoracocentèse est l'opération par laquelle on évacue un épanchement de liquide contenu dans la cavité pleurale. Quand on ouvre la poitrine avec le bistouri, pour donner issue à un épanchement de pus, l'opération prend le nom d'empyème.

Le lieu d'élection est à peu près le même pour ces opérations. Afin d'éviter les artères intercostales et la mammaire interne, le foie et le diaphragme, on ouvre le sixième espace intercostal en comptant de haut en bas, sur la ligne axillaire, et à égale distance des deux arcs costaux.

1° **Thoracocentèse.** — La ponction de la plèvre se fait, soit avec un trocart ordinaire, dont le pavillon est pourvu d'un cylindre de baudruche mouillée, pour éviter l'entrée de l'air dans la séreuse, soit avec le trocart beaucoup plus petit des aspirateurs de *Dieulafoy* ou de *Potain*.

Le malade assis sur son lit, l'opérateur détermine exactement le point où il va ponctionner; avec un bistouri ou une lancette, il fait à la peau, dans l'espace intercostal situé au-dessous (le septième de haut en bas), une incision d'un centimètre environ. Un aide relève alors les téguments, de façon que la petite plaie corresponde exactement au sixième espace intercostal. L'opérateur tient le trocart de la main droite, et limite au moyen du médius ou de l'index, solidement appliqué sur la canule, la longueur d'instrument qu'il veut laisser pénétrer, pendant qu'avec la main gauche il écarte les lèvres de la plaie cutanée. Par un coup sec, ou par un mouvement de vrille, il enfonce le trocart jusqu'à une profondeur de 4 à 5 centimètres.

Maintenant la canule de la main gauche, il retire le poinçon et le liquide s'écoule. Si l'orifice interne de la canule est obstrué par une fausse membrane, on la repousse avec un stylet. On laisse écouler le liquide jusqu'à ce que des accès de toux et l'issue intermittente de la sérosité annoncent que le poumon refuse de se déplisser davantage. On retire alors la canule, et la peau reprenant sa position, toute entrée de l'air dans la plèvre est rendue impossible.

En munissant le pavillon de la canule d'un cylindre de baudruche mouillée, on permet la sortie du liquide, et l'on s'oppose plus facilement à l'entrée de l'air dans la séreuse.

Avec les trocarts peu volumineux des appareils aspirateurs, l'incision préalable de la peau n'est pas nécessaire, et comme on n'a pas à craindre l'entrée de l'air, on ponctionne directement dans l'espace intercostal choisi (sixième ou septième). Le trocart fin doit être préféré à l'aiguille tubulée, dont la pointe pourrait blesser le poumon.

Quelques chirurgiens ponctionnent plus bas et plus en arrière que nous ne l'avons indiqué. Malgré le refoulement des viscères qui résulte de l'épanchement, nous pensons qu'on s'expose ainsi à blesser le foie ou le diaphragme. Pour les épanchements enkystés, le point de ponction est nécessairement commandé par le siége de la collection.

2° **Opération de l'empyème.** — L'ouverture de la cavité pleurale pratiquée avec le bistouri convient aux cas d'épanchement purulent. Quoique les auteurs aient indiqué comme lieu d'incision le septième et le huitième espace intercostal, en comptant de haut en bas, nous pensons qu'il est préférable de ne pas descendre au-dessous du sixième espace. Ici, cependant, comme on divise les tissus couche par couche, il est facile de ménager les viscères, et l'on peut opérer dans un espace intercostal inférieur.

Le malade est assis, ou même couché sur le côté sain, si cette position peut être supportée. L'opérateur, tendant les téguments avec la main gauche, divise la peau transversalement, dans une étendue de 5 à 6 centimètres, à la partie moyenne du sixième espace intercostal, et à distance égale des deux arcs osseux. Il coupe successivement, couche par couche, les plans musculaires dans toute la longueur de la plaie. La plèvre mise à nu, il enfonce le doigt dans la plaie pour s'assurer de la présence de la collection liquide, puis divise lentement la séreuse et, au besoin, les fausses membranes qui la tapissent. Le pus écoulé, la plaie est maintenue ouverte par une mèche ou un tube à drainage, qui s'oppose à la réunion de ses bords.

Art. XV. — Opérations qui se pratiquent sur l'œsophage

L'œsophage forme un conduit musculo-membraneux étendu de la sixième vertèbre cervicale à la dixième dorsale. Dans l'état de vacuité, ses parois sont accolées.

Il offre à considérer deux portions, dont la supérieure ou cervicale présente au chirurgien un plus grand intérêt, parce que seule elle est accessible par la voie extérieure. La partie inférieure ou intra-thoracique présente des rapports de voisinage avec les poumons, le cœur, les gros vaisseaux, la trachée et la bronche gauche, les nerfs pneumogastriques et le diaphragme; elle est à peu près inaccessible.

Anatomie. — Couché sur la colonne vertébrale dont il est séparé par un tissu cellulaire lâche, l'œsophage commence en arrière du cartilage cricoïde. Recouvert par la partie inférieure du larynx et par la trachée, il est légèrement incliné à gauche et déborde l'arbre aérien de ce côté. Il est à ce niveau recouvert également par le lobe gauche du corps thyroïde, croisé par l'artère thyroïdienne inférieure et sa veine. Le nerf récurrent gauche est couché sur sa face antérieure, entre lui et la trachée, recouvert par le muscle sterno-thyroïdien.

Le nerf récurrent droit longe au contraire le bord postérieur de l'œsophage. Sur les parties latérales, les vaisseaux carotidiens, les nerfs pneumogastrique et grand sympathique forment ses rapports de voisinage, rapports nécessairement plus intimes du côté gauche du cou.

I. — Cathétérisme.

Il se pratique avec des sondes en gomme élastique, d'un diamètre de 8 à 10 millimètres, de longueur convenable, présentant à leur extrémité œsophagienne deux yeux latéraux ou un orifice central, et légèrement évasées en forme de pavillon à leur autre extrémité. Le cathétérisme se fait par la bouche ou par le nez.

A. **Par la bouche.** — Le malade est assis, la bouche large ouverte, la tête fortement renversée en arrière, pour rendre le conduit aussi direct que possible. L'opérateur placé en face

du patient abaisse la langue avec l'index et le médius gauches. De la main droite, il tient comme une plume à écrire
l'extrémité stomacale de la sonde préalablement huilée, et la
pousse jusqu'à la paroi postérieure du pharynx, la guidant
avec les doigts de la main gauche. Il pousse doucement la
sonde, le long de la paroi pharyngienne postérieure, jusqu'à ce
qu'elle ait dépassé l'ouverture du larynx. De violents accès de
toux indiquent que le bec de la sonde, resté trop en avant,
tend à s'engager dans les voies aériennes. Il faut alors le reporter en arrière, et s'attacher à bien suivre la paroi du pharynx.

Au moment où le bec de la sonde arrive à l'ouverture supérieure de l'œsophage, derrière l'anneau du cricoïde, il se
produit souvent un spasme, qu'il faut vaincre, en maintenant
le contact de l'instrument contre la paroi du canal, et le poussant tout doucement en bas, en le faisant tourner entre les
doigts. Ce point franchi, la marche de la sonde ne présente
plus de difficultés. Chez quelques personnes, la sensibilité de
la muqueuse oblige à des tentatives répétées, mais avec de la
patience et de la douceur on parvient toujours à franchir
l'isthme du gosier.

Lorsque la sonde introduite par la bouche doit rester quelque temps en place, il est facile de la ramener par le nez
(*Boyer*). A l'aide de la sonde de Belloc, on amène dans la
bouche un fil fort et doublé, dont l'autre extrémité sort par
une des narines. A l'extrémité buccale de ce lien, on fixe solidement le papillon de la sonde œsophagienne, puis on porte
la sonde avec les doigts jusque derrière le voile du palais. En
tirant sur le chef nasal du fil, on amène la sonde dans le nez,
et on attache le lien au bonnet du malade.

B. **Par le nez**. — Le cathétérisme par le nez présente
plus de difficultés, en raison de la voie moins directe qu'il
faut suivre, de la sensibilité des parties, et des contractions
réflexes qui en résultent.

Si l'on ne se sert pas de mandrin, la sonde tenue de la
main droite est poussée d'avant en arrière, et glisse sur le
plancher nasal, jusqu'à ce que son bec arrive à toucher la paroi
postérieure du pharynx. Avec les doigts de la main gauche

introduits dans la bouche, ou avec un crochet mousse, on va saisir son extrémité stomacale derrière le voile du palais, et on la dirige en bas, pendant que la main droite la fait progresser lentement.

Souvent il est impossible de guider la sonde par la bouche. Dans ces cas on se sert d'un mandrin ordinaire auquel on donne une courbure convenable, ou d'un mandrin à pièces articulées, comme celui de *Blanche*, construit pour les aliénés. Règle générale, les sondes doivent être retirées au moins chaque quarante-huit heures, si l'on ne veut s'exposer à produire des ulcérations dans les points de contact, et par suite de graves accidents.

II. — Dilatation.

Elle est brusque ou graduée, et alors temporaire ou permanente.

A. **Dilatation graduée temporaire.** — Elle se pratique soit avec des bougies de gomme élastique, à extrémité renflée en cônes adossés par leur base, soit plus souvent avec des billes d'ivoire, de forme ovoïde et de volume gradué. Ces billes sont vissées à l'extrémité d'une tige de baleine légèrement courbée. On les introduit en suivant le manuel du cathétérisme buccal. On les laisse un instant en place, et successivement on en introduit plusieurs de dimensions de plus en plus considérables. Il faut rejeter les tiges munies de billes superposées, car leur rapprochement donne à la tige qui les supporte une grande rigidité.

Si l'on maintient la bille en place pendant quelques minutes, il faut que le malade incline la tête en avant, pour que la salive sécrétée en abondance ne pénètre pas dans les voies aériennes.

B. **Dilatation graduée permanente.** — Elle se fait au moyen de billes d'ivoire percées d'un canal et suspendues par un cordon de soie qui traverse ce canal (*Switzer*). Pour les porter dans le rétrécissement, on les fixe à l'extrémité d'une tige de baleine, en enroulant deux ou trois fois autour de cette tige la corde qui sert à les maintenir. Quand l'olive est bien en place on déroule la corde, on

retire la tige de baleine et la bille est laissée le temps suffisant, sans trop de gêne pour le patient. Le cordon de soie
permet de la retirer facilement, et, fixé au dehors, empêche
l'olive de descendre vers l'estomac.

C. **Dilatation brusque.** — C'est plutôt une divulsion, une
rupture par écartement qu'une simple dilatation.

Le dilatateur de *Demarquay* est une longue pince à trois
branches et à courbure appropriée. On l'introduit fermé par
la bouche, et quand il a pénétré dans le rétrécissement, on
écarte les branches et on déchire les tissus. Le maniement de
cet instrument est très-délicat. La divergence des branches
augmentant à mesure qu'on se rapproche de leur extrémité,
on est exposé à déchirer les tissus sains, si l'on a pénétré au
delà, ou si l'on est resté en deçà de la partie rétrécie.

Le dilatateur de *L. Le Fort* est construit sur un meilleur
principe. Il porte à son extrémité œsophagienne un renflement
cylindrique terminé par une petite bougie en gomme élastique qui sert de conducteur. La partie renflée étant placée
dans le rétrécissement, on écarte ses valves au degré jugé
convenable, en faisant marcher une vis située à l'extrémité
externe de l'instrument. L'action du dilatateur est presque
limitée au point coarcté.

III. — Œsophagotomie interne.

Maisonneuve emploie un œsophagotome composé de deux
lames métalliques adossées, et formant un tube à double cannelure. Ce tube se termine à son extrémité buccale par un
anneau servant à le maintenir. A son extrémité stomacale, il
est creusé d'un pas de vis dans lequel se fixe une bougie conductrice. La courbure de l'instrument est calculée sur celle
du conduit œsophagien.

Deux lames tranchantes, supportées par une longue et
mince tige d'acier, glissent dans les cannelures du tube.
Chaque lame est haute de 12 millimètres et de forme arrondie,
mais elle ne coupe que dans son tiers antérieur, elle est
mousse dans le reste de son étendue. Il en résulte que les
parties saines du conduit sont simplement écartées, et que

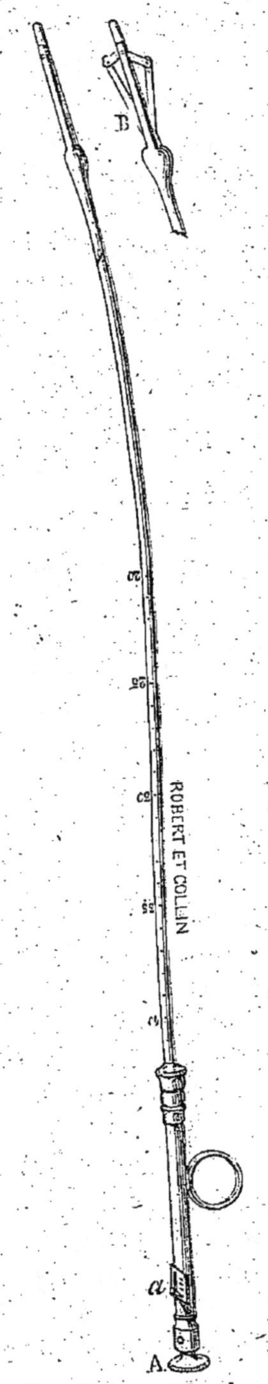

FIG. 220. — Œsopha-
gotome de TRÉLAT.

les parties rétrécies sont seules atta-
quées par la lame tranchante. On peut
ne se servir que d'une seule lame et
n'attaquer le rétrécissement que d'un
seul côté, ou bien faire agir les deux
lames conduites dans les cannelures du
tube métallique, préalablement introduit jusqu'au delà du rétrécissement.

Trélat se sert d'un œsophagotome
qui coupe d'arrière en avant, et non
d'avant en arrière comme le précédent.
C'est une tige métallique creuse, graduée de façon à faire connaître à tout
instant la profondeur à laquelle elle a
pénétré. Près de son extrémité stomacale, à 4 ou 5 centimètres au-dessus,
elle présente un renflement. Au-dessous de ce renflement la tige est creusée de deux fenêtres latérales, qui donnent passage aux lames de l'instrument.
Ces lames développées ont une inclinaison très-faible; soutenues en arrière, elles sont plus saillantes près de
l'extrémité de l'instrument, et ne peuvent couper que d'arrière en avant.
Elles se développent ou rentrent dans
la gaîne, suivant le sens dans lequel on
tourne le bouton situé à l'extrémité externe de l'œsophagotome.

On détermine exactement avec l'œ-
sophagotome le siége et la longueur du
rétrécissement et on lit sur la tige graduée la distance où commence, puis
celle où finit la coarctation. En poussant l'instrument devant soi, le petit
renflement que présente la tige est arrêté par le rétrécissement. On traverse
celui-ci, puis retirant lentement la tige
vers soi, l'olive est arrêtée de nouveau.
La distance entre les deux points d'ar-

rêt donne la longueur de la partie rétrécie. C'est au moment
où l'olive ramenée de bas en haut vient buter contre l'extrémité stomacale du rétrécissement, que
l'on ouvre les lames coupantes. On
incise en tirant lentement la tige vers
soi, puis le rétrécissement franchi, on
fait rentrer les lames dans leur gaîne,
et on retire l'instrument.

IV. — Œsophagotomie externe.

L'ouverture de l'œsophage de l'extérieur à l'intérieur ne peut se pratiquer que dans la portion cervicale du
conduit; encore ne doit-on pas descendre trop près du sternum, tant en
raison de la profondeur du canal à ce
niveau, qu'en raison des dangers qui
résultent de la présence de vaisseaux
et de nerfs volumineux dans le voisinage.

Instruments. — Bistouris. Pinces
à ligature. Érignes et crochets mousses.
Pinces courbes à extraction. Une sonde
de *Vacca* pour faire saillir la paroi
œsophagienne. La nécessité d'un conducteur, d'un guide, ressort de la disposition de l'œsophage dont les parois
sont accolées dans l'état de vacuité.
S'il existe un corps étranger, on se
guide sur sa saillie; s'il n'y a qu'un
rétrécissement, la sonde de *Vacca* est
un précieux conducteur.

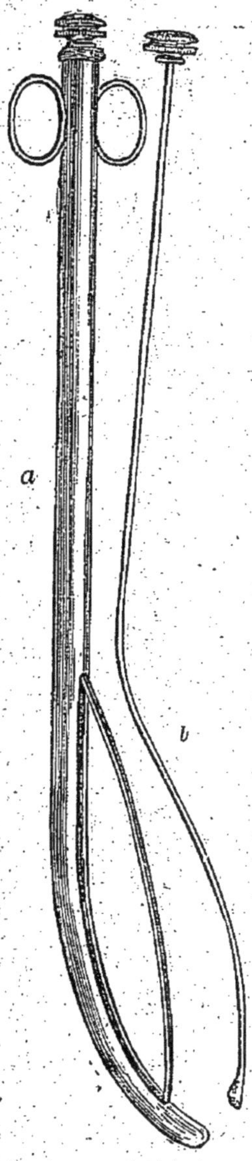

C'est un tube métallique, de longueur et de courbure appropriée,
percé sur sa concavité d'une longue
fenêtre, près de son extrémité œso-

FIG. 221. — Sonde de
VACCA.

phagienne. Par cette fenêtre, en agissant sur un bouton placé au pavillon de la sonde, on fait saillir à volonté une tige métallique, qui soulève ainsi la paroi de l'œsophage et rend le conduit béant. L'*ectopœsophage* de Charrière permet de faire saillir la paroi latérale gauche de l'œsophage, la tige à ressort faisant issue par une fenêtre latérale de la sonde.

Opération. — Le malade est couché, la tête modérément étendue et légèrement inclinée à droite, pour mettre bien à

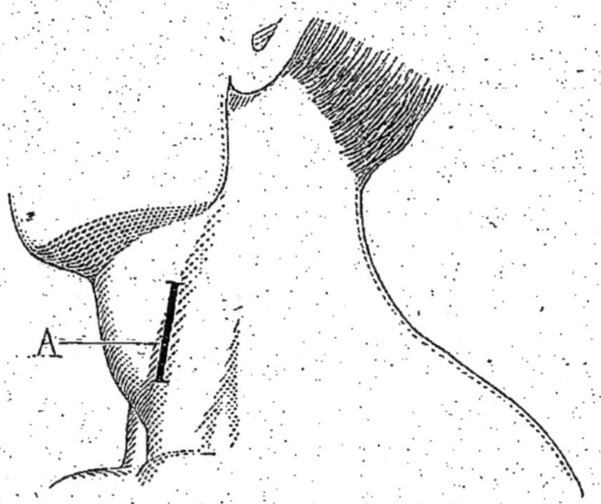

FIG. 222. — Œsophagotomie externe.
A, tracé de l'incision cutanée.

jour le côté gauche du cou. L'opérateur, placé à gauche du malade, pratique le long du bord antérieur du sterno-mastoïdien gauche, ou un peu en avant de ce muscle, une incision qui, commencée à 2 centimètres au-dessus du sternum, s'étend jusqu'au bord supérieur du cartilage thyroïde. Il divise successivement, couche par couche, la peau, le peaucier et l'aponévrose superficielle. S'il rencontre chemin faisant les veines jugulaires externe ou antérieure, il les fait récliner ou les coupe entre deux ligatures.

Le sterno-mastoïdien est attiré un peu en dehors. On récline ou on divise l'omoplat-hyoïdien, on fait porter en dedans le sterno-hyoïdien et le sterno-thyroïdien plus profond. Avec l'œil et le doigt, l'opérateur reconnaît la trachée, et en dehors d'elle le paquet nervoso-vasculaire. Il le dégage avec le doigt et la sonde cannelée, et le fait porter en dehors par un large crochet mousse.

Après s'être assuré de la position de l'artère thyroïdienne inférieure, qu'il faut épargner, on introduit la sonde de Vacca dans l'œsophage, et quand elle a pénétré à la profondeur voulue, on dirige sa convexité à droite, et pressant sur le bouton on fait saillir le ressort situé du côté de sa concavité. Confiant la sonde à un aide, qui la maintient fixement, l'opérateur porte dans la plaie son indicateur gauche. Il reconnaît le nerf récurrent gauche qui passe sur la face antérieure de l'œsophage, et pour être sûr de l'éviter il ponctionne la paroi externe du canal alimentaire. Un bistouri mousse, ou des ciseaux dont une des branches est glissée dans le conduit, permettent de donner à l'incision l'étendue jugée convenable.

V. — Corps étrangers dans l'œsophage.

Quand un corps étranger s'est arrêté dans le pharynx ou l'œsophage, il faut ou le pousser dans l'estomac, ou le retirer par la bouche, ou enfin l'extraire par l'œsophagotomie externe, si les autres tentatives ont échoué.

A. Propulsion. — On essaye d'abord de faire progresser le corps étranger de haut en bas, par la déglutition de liquides ; d'un corps mou et glissant (mie de pain, figue retournée, etc.). *Dupuytren*, dans un cas où une pomme de terre s'était arrêtée dans l'œsophage, l'écrasa avec les doigts au travers des parties molles du cou.

Si le corps étranger est lisse et ne présente pas d'aspérités susceptibles de déchirer la muqueuse œsophagienne, on le poussera vers l'estomac, avec la tige d'un poireau (*A. Paré*), avec une petite éponge fixée à l'extrémité d'une tige de baleine, en ayant soin d'agir toujours avec la plus grande douceur, et de l'accompagner dans sa descente pour éviter un nouvel arrêt.

B. Extraction par la bouche. — Elle s'applique aux corps étrangers durs, irréguliers, à arêtes vives, et à tous ceux qui n'ont pas franchi l'anneau cricoïdien.

Les doigts pour le pharynx, les pinces courbes de *Cloquet*

sont d'un emploi commode. Si le corps étranger est plus enfoncé, on se servira de la pince de *Collin* à double articulation, dont un seul des mors est mobile; ou de la pince de

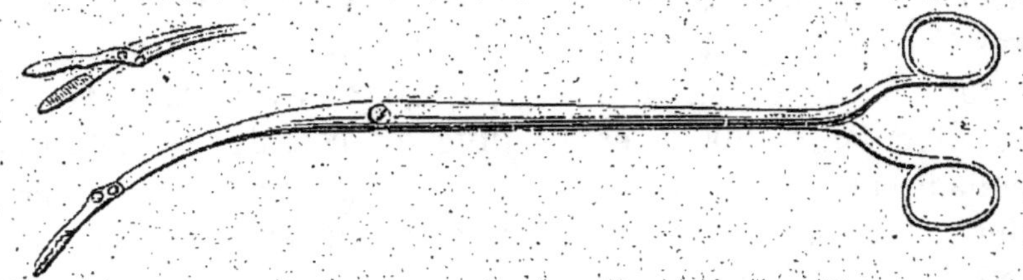

FIG. 223. — Pince de ROBERT et COLLIN.

Mathieu, composée d'une série de pièces croisées et articulées, terminées par des mors fenêtrés. Mais il est toujours
difficile de saisir le corps dans un point convenable et de le
retirer sans déchirer les parois du canal.

Tous les instruments destinés à passer au-dessous du corps
à extraire pour le ramener de bas en haut offrent cet inconvénient, que l'application exacte de l'œsophage sur le corps
étranger rend leur passage souvent impossible. Dans cette
catégorie rentrent les anses de corde et les anses métalliques
contenues dans une canule, les crochets simples ou doubles,
les écouvillons en linge, l'éponge préparée fixée à l'extrémité
d'une tige de baleine et qu'on laisse gonfler par les mucosités
avant de la retirer.

Béniqué fait glisser au-dessous de l'obstacle un petit sac de
baudruche fixé à l'extrémité d'une sonde de gomme, l'insuffle,
ferme la sonde, et ramène le tout de bas en haut. *Fonlan* dilate la petite poche avec un liquide pour qu'elle offre plus de
résistance.

Dans le même ordre d'idées sont construits le panier de *de
Graefe* et l'extracteur de *Baudens*, qui, introduit fermé, s'ouvre
en forme de parapluie au-dessous du corps étranger pour le
ramener au dehors.

C. **Œsophagotomie externe.** — Si les tentatives faites
pour extraire le corps étranger par les voies naturelles
échouent, on a recours à l'œsophagotomie externe.

Art. XVI. — Paracentèse de l'abdomen

Lorsque la cavité péritonéale est le siége d'un épanchement de sérosité, on évacue le liquide par la paracentèse. Les chirurgiens anglais ponctionnent sur la ligne blanche abdominale à distance égale du pubis et de l'ombilic ou un peu plus près de la cicatrice ombilicale, pour se mettre à l'abri de l'hémorrhagie.

En France, le lieu d'élection pour la ponction de l'abdomen est le milieu d'une ligne qui joint l'ombilic à l'épine iliaque antéro-supérieure gauche. On évite ainsi le foie, l'estomac, la rate et les parties fixes du gros intestin. On se place en dehors de la vessie et du trajet de l'artère épigastrique. Lorsqu'on doit ponctionner le ventre chez une femme enceinte, ou dans un cas de tumeur abdominale, on choisit également le flanc gauche, mais après s'être assuré par un examen attentif qu'on n'est pas exposé à atteindre quelque viscère déplacé.

Instrument : Un trocart droit ordinaire de dimension moyenne. La canule peut être munie à l'avance d'un tube de caoutchouc, que l'on ramène sur son pavillon une fois le poinçon retiré, et qui permet de conduire le liquide dans un récipient disposé près du lit.

Opération. — Le malade est couché sur le dos, ou le tronc un peu élevé, incliné vers le côté gauche, très-rapproché du bord gauche de son lit, et les jambes étendues ou légèrement fléchies. Une nappe ou un drap pliés en cravate sont passés sous les reins. Un aide placé à droite du patient appuie largement avec les deux mains à plat sur le côté droit du ventre, pour faire refluer le liquide vers le flanc opposé.

L'opérateur se tient à gauche, à hauteur des cuisses du malade. Après avoir pris ses points de repère et déterminé le lieu de ponction, il s'assure par la percussion qu'aucune anse intestinale ne se rencontre à ce niveau. Il doit trouver une matité absolue. Fixant l'index gauche près du point de ponction, il prend de la main droite le trocart, dont la canule est légèrement huilée. Le manche du poinçon est placé dans le creux de la main ; le pouce et les derniers doigts fixent l'instrument, pendant que l'index, allongé et appliqué avec force sur la canule, limite la longueur de trocart qu'on veut laisser pénétrer.

L'opérateur doit s'assurer que le poinçon est bien aiguisé, qu'il joue bien dans la canule, et que l'extrémité amincie de cette dernière s'applique bien exactement sur la tige. L'instrument, tenu bien perpendiculairement à la paroi, est enfoncé d'un coup sec. Même lorsque la paroi abdominale offre une grande épaisseur, il est inutile de faire une incision pour faciliter la marche du trocart. La main gauche fixe alors la canule; on retire le poinçon, et le liquide s'écoule. La main gauche de l'opérateur restant appliquée sur le ventre accompagne la paroi dans son retrait, pour éviter que l'extrémité de la canule quitte la cavité péritonéale. Si des flocons membraneux, l'épiploon, ou une anse d'intestin, viennent boucher l'orifice interne de la canule, on les repousse doucement avec un stylet engagé dans sa cavité. Pendant l'écoulement, l'aide placé à droite presse sur le ventre avec ses mains appliquées à plat, ou l'on entrecroise sur l'abdomen les chefs du drap placé sous les reins, pour exercer sur la paroi une pression continue et progressive.

Le liquide évacué, on retire la canule; les doigts de la main gauche fixent la paroi pendant le retrait de l'instrument. La plaie est fermée par une mouche de sparadrap, de baudruche ou un peu de collodion. Si le sang s'écoule en abondance par la piqûre, une pression de quelques instants, exercée sur la plaie en serrant la paroi entre deux doigts, suffit pour l'arrêter.

Afin d'éviter les syncopes, résultant du brusque changement apporté à la circulation par l'évacuation du liquide, on serre fortement les chefs de la nappe qui entoure le ventre, en les entre-croisant et les étendant sur toute la paroi, et on les fixe solidement.

C'est dans ce but, et pour obtenir un écoulement plus lent et plus complet du liquide, que *Fleury*, du Val-de-Grâce, employait le procédé suivant. Le trocart est introduit en suivant les règles données. Le poinçon retiré, on glisse dans la canule une sonde de gomme flexible de moyenne grosseur; on la pousse dans l'abdomen à une profondeur convenable, puis on retire la canule. Le liquide s'écoule avec plus de lenteur, les deux yeux dont la sonde est munie l'exposent moins à être bouchée, et on peut la promener sans danger dans tous les coins et recoins de la cavité péritonéale pour en extraire la sérosité. Enfin, si l'on veut interrompre l'écoulement du liquide, il suffit de boucher la sonde avec un fosset.

Art. XVII. — Herniotomie. — Kélotomie

Cette opération a pour but de lever les obstacles qui s'opposent à la rentrée dans l'abdomen des viscères herniés et étranglés. Elle est plus connue sous le nom de *Débridement*. Ce débridement peut porter soit sur l'anneau fibreux, soit sur le collet du sac herniaire, suivant le point où siége la constriction.

I. — Kélotomie inguinale.

Appareil instrumental. — Un bistouri convexe et un bistouri boutonné, des pinces à dissection, des sondes cannelées, des ciseaux mousses, des aiguilles à suture. Nous ne ferons que mentionner les instruments spéciaux : bistouri concave de *Cooper*, bistouri à gaîne de *Sédillot*, sonde ailée de *Méry*, sonde de *Huguier*, etc.

La kélotomie, opération d'urgence, ne se pratique pas toujours avec la régularité que comporte une description générale. Il est peu d'opérations qui présentent plus d'imprévu, qui exigent plus d'habileté, de sagacité et de décision de la part du chirurgien.

Opération. — La partie rasée avec soin, le patient est couché sur un lit élevé pour éviter trop de fatigue à l'opérateur, le tronc légèrement soulevé ou les jambes un peu fléchies. Le chirurgien se place au côté droit du lit, ou du côté de la hernie si la position lui semble plus favorable.

1° *Division des enveloppes.* — On se souviendra que les dispositions anatomiques normales sont toujours profondément modifiées, pour peu que la hernie soit ancienne et que l'inflammation détermine également des changements dans les rapports des plans fibreux.

32.

Si la hernie est petite, on pratique une simple incision rectiligne suivant le grand axe de la tumeur. Si la hernie est volumineuse, on fait une incision curviligne en T ou en croix. L'incision doit toujours dépasser, en haut, l'ouverture du canal inguinal; en bas, la partie inférieure du sac herniaire, pour ne pas laisser de cul-de-sac où le pus puisse s'accumuler.

Saisissant la peau de la tumeur entre le pouce et l'indicateur gauches, l'opérateur forme un pli transversal, dont il fait maintenir une des extrémités par un aide. Il divise ce pli perpendiculairement, soit de dehors en dedans, soit de dedans en dehors, en traversant sa base avec le bistouri, qu'il ramène ensuite en avant. Si l'incision n'est pas assez étendue, on saisit ses lèvres avec des pinces, on les soulève, et on l'agrandit comme il convient. Les vaisseaux divisés sont liés ou tordus, et la plaie épongée de façon à mettre bien à jour les plans sous-jacents.

Avec une pince à mors fins, légèrement appuyée sur le plan fibreux mis à jour, ou avec le pouce et l'index gauches, on forme un pli transversal, que l'on soulève et qu'on ouvre en dédolant au point le plus favorable. La sonde cannelée est glissée sous ce feuillet, et sert de conducteur pour le diviser dans toute la longueur de la plaie. On divise ainsi chaque feuillet, quel que soit leur nombre, agissant toujours avec la plus grande prudence, et ne coupant les tissus qu'après les avoir bien reconnus.

2° *Ouverture du sac herniaire.* — On arrive ainsi sur le sac herniaire, que l'on reconnaît d'habitude au liquide qu'il renferme. Mais il est loin d'en être toujours ainsi, et fort souvent on ouvre le sac sans s'en douter. Le sac reconnu, on saisit la paroi avec des pinces, on la divise dans un point soulevé par le liquide, et, la poche ouverte, on prolonge l'incision sur la sonde, en haut jusqu'au collet, en bas jusqu'au fond du sac.

La distinction des viscères herniés est chose délicate. L'épiploon peut être confondu avec des pelotons graisseux. L'intestin ne présente pas toujours une surface lisse et unie, et, malgré le précepte de Maisonneuve : « tant qu'on n'est pas certain d'être sur l'intestin, c'est qu'on n'est pas arrivé jusqu'à lui », l'erreur est chose possible. L'intestin est souvent noirâtre, épaissi, gorgé de sang veineux, induré, méconnaissable ; l'épiploon globuleux, résistant et carnifié.

Sédillot conseille le moyen suivant, qui ne lui a jamais fait défaut quand il existe une enveloppe péritonéale. « Il consiste à porter le doigt dans l'ouverture faite par le débridement : si le doigt arrive dans la cavité abdominale, on a certainement ouvert le sac ; si, au contraire, le doigt reste en dehors du péritoine et ne pénètre pas dans sa cavité, le sac herniaire est situé plus profondément, et n'a pas été incisé ou n'existe pas. C'est alors qu'on doit s'assurer de la structure des tissus qu'on a sous les yeux ; et si l'on ne constate pas la présence d'une couche musculaire appartenant au cæcum ou à la vessie, on peut inciser sans crainte pour rechercher le sac herniaire nécessairement situé plus profondément. »

Rigaud de Nancy indique ce procédé : « Lorsqu'on suppose être arrivé près du sac, on saisit entre le pouce et l'index gauches, bien essuyés ou recouverts d'une poudre absorbante, le plan le plus superficiel, et on forme un pli très-étroit. Le pli formé, si l'on sent au-dessous une tumeur globuleuse, si le pli glisse sur cette tumeur sans l'entraîner, ce n'est pas l'intestin qu'on a saisi. On ouvre alors ce pli en dédolant, avec un bistouri tenu à plat, et on glisse la sonde cannelée par l'ouverture, pour prolonger l'incision en haut et en bas. Si l'on ne peut former un pli, si l'on sent sous les doigts une sorte de vide, on porte le bistouri boutonné en haut, et l'on débride. Souvent alors, si l'étranglement a son siége à l'anneau fibreux, on s'aperçoit après le débridement que l'on n'est pas encore dans le sac herniaire. Il devient alors possible de former par pincement, entre le pouce et l'index, un pli mobile sur une tumeur globuleuse sous-jacente, et on continue jusqu'à ce que le pincement laisse au-dessous des doigts une sensation de vide. On examine alors la surface avec soin ; elle est lisse, les fibres charnues sont distinctes, on est arrivé sur l'intestin. Si toutefois le bistouri avait atteint légèrement la paroi intestinale, un écoulement de sang veineux, continu, abondant et sans proportion avec l'exiguité de la plaie, indiquerait qu'il ne faut pas aller au delà. Jamais la section des couches fibreuses ne donne lieu à un semblable écoulement. »

3° *Débridement.*—Le doigt indicateur écarte alors les anses intestinales, détruit les adhérences si elles sont molles et récentes, et remontant vers le pédicule de la hernie, cherche à se rendre compte de la nature et du siége de l'étranglement.

Si la constriction siége aux anneaux fibreux, fait rare, sauf pour les hernies récentes, on n'a guère à se préoccuper de la direction à donner au débridement. Mais l'étranglement par le collet du sac est le cas le plus fréquent, et ce collet peut exister au niveau de l'anneau externe, dans le canal inguinal, ou plus près du ventre, sinon dans le ventre lui-même.

Pour éviter l'artère épigastrique, il ne faut jamais débrider en bas. On a conseillé de porter l'incision en haut et en dehors, si la hernie est oblique externe; en haut et en dedans, si la hernie est directe ou interne. Malheureusement, la situation du canal déférent est loin d'être un guide assuré pour le diagnostic de la variété de la hernie. Dans les hernies déjà anciennes, les anneaux sont confondus, le canal inguinal n'existe plus, et les éléments du cordon sont épars sans position fixe autour du pédicule de la hernie. *Dupuytren* débridait directement en haut.

Pour se mettre à l'abri de la lésion de l'artère épigastrique, on pratique en général aujourd'hui les incisions multiples de *Scarpa* et de *Vidal* de Cassis, sans se préoccuper du genre de la hernie. Il est à peu près démontré que ce vaisseau est toujours éloigné au moins de 3 ou 4 millimètres du collet du sac herniaire. En limitant à 1 ou 2 millimètres la longueur des incisions, et en les multipilant suivant le besoin, on évite sûrement de le blesser.

L'emploi de la sonde ailée, de la sonde en bateau d'*Huguier*, des bistouris spéciaux de *Pott*, de *Cooper*, de *Sédillot*, n'est aucunement nécessaire. L'index gauche est le meilleur des conducteurs, et le bistouri boutonné ordinaire est d'un usage satisfaisant.

Le doigt, introduit jusqu'au collet du sac, contourne l'intestin et cherche à se glisser entre le viscère et l'intestin pour trouver le point rétréci. L'ongle de l'index gauche est couché sur l'intestin, qu'il écarte et protége. La lame du bistouri glisse à plat sur la pulpe de ce doigt, traverse l'anneau constricteur jusqu'à ce que son bouton soit un peu au delà du collet.

L'opérateur relevant son index gauche, en même temps qu'il dirige le tranchant du bistouri sur l'anneau, divise par pression le collet du sac. Un petit craquement annonce la section. Il répète ce débridement sur plusieurs points du pourtour du collet, jusqu'à ce que le bout de son doigt passe librement entre l'intestin et la paroi du sac et pénètre dans le ventre.

Malgaigne conseille le débridement pratiqué de dehors en dedans : « Je fais l'incision, non sur le sac et le scrotum, mais sur le lieu même où paraît siéger l'étranglement..... Tous les tissus sont ainsi divisés jusqu'au péritoine, et de cette façon il n'y a rien à craindre des vaisseaux qu'on a sous les yeux et qu'on écarte à volonté. S'il se trouve que l'étranglement est déterminé par une ouverture fibreuse, on ne touche pas au sac et l'on réduit la hernie. Si non, on divise le collet à petits coups, de dehors en dedans ; ou bien, si la striction paraît très-forte, on fait une petite incision au péritoine, soit au-dessus, soit au-dessous du collet, et l'on soulève celui-ci avec une sonde cannelée sur laquelle on le coupe. »

Réduction des viscères. — Le débridement pratiqué, l'étranglement levé, on examine avec soin l'état des viscères herniés. L'épiploon sain, et en petite quantité, sera réduit. L'épiploon enflammé, suppuré, gangrené ou seulement sorti en grande masse, sera laissé au dehors. La ligature, l'excision avant ou après la ligature, la cautérisation, n'ont aucun avantage sur la simple temporisation. L'important est de ne pas réduire.

Intestins. — Si l'anse herniée est saine, on procède à sa réduction après l'avoir nettoyée avec soin. Mais il faut tout d'abord s'assurer de l'état de la partie étranglée, en attirant doucement 2 ou 3 centimètres de l'intestin en dehors du collet. La coloration foncée, vineuse, violacée de l'intestin n'annonce aucunement sa gangrène. Si donc l'anse, quoique très-foncée, est chaude, non affaissée et sans perforation, il faut la réduire.

Cette réduction doit toujours s'opérer avec infiniment de douceur, pour éviter de faire rentrer dans le ventre, en même temps que l'intestin, un collet non débridé. La mortification de l'intestin se traduit par une coloration feuille morte, jaune grisâtre, par la flaccidité des eschares assez semblables à du papier gris mouillé.

Quand la gangrène est évidente après l'ouverture du sac, *Gosselin* conseille de ne pas débrider pour éviter les épanchements dans le ventre, et de laisser dans l'intestin une sonde à demeure qui favorise l'issue des matières et la formation d'un anus accidentel.

D'autres veulent qu'on excise la portion gangrenée et qu'on réunisse par la suture les lèvres de la plaie intestinale. S'il y a plusieurs eschares, ou si l'anse entière est mortifiée, on la retranche et on en réunit les deux bouts par la suture avec invagination. S'il y a érosion de la séreuse, infiltration purulente des parois, hernie de la muqueuse, de petites perforations ; après avoir débridé, on laissera l'intestin en dehors.

Lorsqu'on s'est décidé à laisser un anus accidentel, sans avoir débridé le collet du sac, il peut arriver que la constriction soit assez forte pour empêcher la sortie des matières. Dans ce cas, on pratique la dilatation simple ou forcée avec le petit doigt introduit dans la cavité de l'intestin, puis on place une sonde dans le bout supérieur ; au besoin, on pourrait faire un débridement multiple par la cavité intestinale.

Que faire ensuite ? Les uns (*Maisonneuve, Nélaton*) réunissent la plaie par première intention. Les autres (*Gosselin*), pansent à plat et, au besoin (*Sédillot*), excisent une portion du sac herniaire. Il nous semble que la réunion immédiate peut présenter des dangers, et qu'il est plus prudent de s'en abstenir.

II. — Kélotomie crurale.

Dans la hernie crurale, l'étranglement se fait rarement au collet du sac, quelquefois à l'anneau crural si la hernie est récente. Habituellement la stricture siége à l'ouverture du

fascia cribriformis dans laquelle les viscères se sont engagés.

Il en résulte : 1° que les enveloppes de la tumeur sont très-
minces, n'étant constituées que par la peau, le tissu sous-
cutané, et le septum crurale, plus ou moins modifiés par l'action d'un bandage et par l'inflammation ; 2° que les vives
discussions basées sur l'anatomie de l'anneau crural, pour
savoir de quel côté doit porter le débridement, n'ont guère
leur raison d'être. En réalité, la présence des vaisseaux
fémoraux en bas et en dehors, de l'épigastrique en dehors,
de l'obturatrice anomale en dedans, du cordon spermatique
en haut, ne laisserait guère de place pour un débridement
étendu et inoffensif, s'il devait porter sur l'anneau crural.

Opération. — Même position que pour la kélotomie inguinale, mais la cuisse dans l'extension pour mettre la tumeur
bien à découvert.

Une incision rectiligne ou légèrement curviligne, suivant
le grand axe de la tumeur ; au besoin une incision en L, en T
ou en croix, si la hernie est volumineuse, est pratiquée avec
les précautions indiquées. On divise par couches, sur la
sonde, les enveloppes herniaires, on ouvre le sac, et l'index
gauche ayant reconnu le siége de l'étranglement, on procède
au débridement avec le bistouri boutonné glissé sur la pulpe
du doigt. L'incision ne doit jamais être faite directement en
dehors, à cause des vaisseaux fémoraux, ni en bas et en
dedans pour ménager la veine saphène. Chez la femme on
peut débrider largement en haut, chez l'homme on pourrait
léser le cordon spermatique. Le débridement multiple, par de
petites incisions ne dépassant pas en étendue 1 ou 2 millimètres, est encore ici le procédé le plus sûr, car il éloigne
tout danger de lésion vasculaire.

A l'égard des viscères herniés, on se conduira comme pour
la hernie inguinale. L'ouverture du sac herniaire paraît indispensable dans tous les cas, car seule elle permet de
constater *de visu* l'état des viscères et l'opportunité de leur
réduction. Cependant, les chirurgiens anglais se contentent
souvent de débrider l'orifice du *fascia cribriformis* de dehors
en dedans, et *Malgaigne* conseille une conduite assez ana-

logue. « L'incision extérieure faite à l'ordinaire, j'arrive sur le sac, et dès qu'il est mis à découvert, avec le doigt indicateur je le sépare des tissus ambiants jusqu'à son collet. Cette énucléation est d'une facilité et d'une promptitude admirables. Alors, si la durée de l'étranglement et l'intensité des symptômes font craindre que l'intestin soit lésé, j'ouvre le sac et, après avoir vérifié l'état de l'intestin, je procède à l'éraillement de l'orifice aponévrotique. Mais quand l'étranglement est récent, et que l'intestin peut être présumé sain, je laisse le sac intact, après l'avoir dégagé avec le doigt, et bien isolé son pédicule. Entre ce pédicule et l'orifice aponévrotique, je glisse le bout de l'instrument (spatule ou ciseau mousse), et saisissant celui-ci à pleine main, je presse sur la circonférence de cet orifice pour l'érailler et l'agrandir, et je réduis ensuite l'intestin sans avoir ouvert le sac herniaire. »

III. — Kélotomie ombilicale.

La hernie ombilicale des adultes paraît se faire plus souvent au travers d'éraillures de la ligne blanche voisines de l'ombilic, qu'au travers de l'anneau ombilical. Elle mérite donc le nom de hernie périombilicale (*Gosselin*). Quelquefois cependant les viscères se font jour par le canal creusé entre la ligne blanche de l'abdomen et le *fascia ombilicalis* (*Richet*). Le débridement de ces hernies est une opération tellement grave que *Huguier* a proposé de le réserver aux hernies récentes, petites, et réductibles avant l'opération.

On se souviendra que les enveloppes herniaires sont très-minces, n'étant formées que par la peau, le tissu sous-cutané, et un feuillet du péritoine si aminci par distension qu'on a pu en nier l'existence.

Une incision en T ou en croix, faite avec les plus grands ménagements, conduira jusque sur le sac herniaire. On a conseillé de débrider sans ouvrir le péritoine, ou de n'y faire qu'une ouverture juste suffisante pour passer le doigt et le bistouri, afin de mettre les viscères à l'abri de l'air. Ce conseil peut être suivi pour les hernies de gros volume, à condition qu'on ne tente pas la réduction ; mais pour les petites

hernies, lorsque la tumeur date déjà de quelques heures,
mieux vaut ouvrir le sac dans toute sa longueur.

Faut-il débrider en haut et à gauche pour ménager la veine
ombilicale? Il est rare que ce vaisseau ne soit pas oblitéré,
mais comme il pourrait fort bien se trouver à gauche du sac,
il semble plus prudent de débrider directement en haut, ou
d'avoir recours aux incisions multiples, comme pour les
autres hernies.

Art. XVIII. — Gastrostomie

Opération par laquelle on établit aux parois de l'estomac
une ouverture permanente pour fournir à l'alimentation une
voie artificielle (*Sédillot*).

Anatomie. L'estomac, placé à la partie gauche et supérieure de l'abdomen, est en rapport immédiat : en haut, avec
le diaphragme ; à droite, avec le foie ; à gauche, avec la rate ;
en bas, avec le côlon transverse et les anses de l'intestin
grêle dont il est séparé par le grand épiploon. En avant, l'estomac distendu s'applique contre la paroi de l'abdomen ;
revenu sur lui-même, il est, dans l'état de vacuité, enfoncé
au-dessous et en arrière du diaphragme, et recouvert par le
lobe gauche du foie, le côlon-transverse, le grand épiploon et
le lobe supérieur de la rate. Le côlon se reconnaît à ses bosselures et à sa mobilité. L'estomac s'en distingue par sa fixité
relative, et sa surface lisse.

Procédé de Sédillot. — Les instruments nécessaires
sont : un bistouri, une pince à dissection, des érignes
à main, une pince courbe à mors arrondis et mousses pour
saisir l'estomac sans le blesser, un cylindre d'ivoire de 5 millimètres sur 10 centimètres de longueur, terminé par une
pointe aiguë d'acier, ou un clamp. Le malade, couché sur le
dos, la poitrine et les cuisses élevées, est anesthésié. Le
chirurgien, placé à sa droite, reconnaît par la palpation et la
percussion la position du foie, et pratique à gauche et à
deux travers de doigt du rebord des fausses côtes, et à 6 centimètres au-dessous et en dehors de l'appendice xiphoïde et
au-dessus de l'ombilic, une incision cruciale de 4 centimètres

d'étendue. Les lambeaux tégumentaires sont détachés, renversés de dedans en dehors et soutenus par des érignes. On divise transversalement l'aponévrose qui recouvre le muscle droit, puis ce muscle dont les fibres se rétractent et laissent apercevoir l'aponévrose subjacente et le péritoine. On ouvre ces dernières parties en dédolant. On introduit dans la plaie l'indicateur gauche, avec lequel on suit le bord gauche du foie jusqu'à la face inférieure du diaphragme : on rencontre l'estomac, sur lequel le doigt appuie, en refoulant en bas le côlon transverse. On fait alors glisser le long du doigt ainsi fixé, l'extrémité de la pince courbe, dont les mors saisissent l'estomac, sans possibilité d'erreur, et l'amènent au dehors. Le chirurgien retire l'indicateur et examine l'organe qu'il a sous les yeux, pour en bien constater la nature et fixer le point où il doit l'ouvrir. C'est au commencement de la portion pylorique de l'estomac, souvent indiquée par un rétrécissement annulaire très-marqué, qu'il faut établir la fistule, à égale distance de la grande et de la petite courbure, vers le milieu de la face antérieure de l'estomac. Le point d'intersection ou de rencontre des deux portions splénique et pylorique de l'estomac s'apprécie par la distance de la partie herniée au pylore, qu'il est toujours facile de reconnaître avec le bout du doigt reporté dans l'abdomen. L'adhérence et l'immobilité de l'extrémité pylorique, le lieu d'élection choisi pour l'ouverture de la paroi abdominale et la hernie de l'estomac conduisent assez exactement l'opérateur.

L'ouverture de l'estomac par incision avec suture à la peau des lèvres de la plaie stomacale n'est pas sans danger par la présence des fils, l'ulcération suppurative qu'ils provoquent, les tractions auxquelles ils exposent, et l'imminence consécutive des épanchements et des péritonites. Sédillot a proposé de traverser simplement une petite portion de la paroi stomacale avec un cylindre d'ivoire, armé d'une pointe d'acier et reposant à quelques centimètres de la plaie tégumentaire, sur un appui circulaire de liège ou de toute autre substance. De cette manière la division de la paroi abdominale serait comblée par l'estomac, le contact entre ce dernier et la plaie assuré; l'immobilité acquise, et les adhérences protectrices formées avant la section stomacale, sans pression ni autres causes d'étranglement et de phlogose, et par conséquent avec toute sécurité contre la péritonite. Si cependant la tige d'ivoire semblait déterminer une division ulcérative trop rapide, on devrait recourir à l'action d'une pince, d'un clamp ou d'un entérotome, en attendant la production d'adhérences assez fortes pour n'avoir pas à craindre d'épanchements.

On complète la formation de la fistule stomacale par la pose d'une canule double, propre à prévenir tout écoulement au dehors des matières gastriques, et à permettre l'introduction des aliments.

Gastrotomie pour l'extraction des corps étrangers de l'estomac

Procédé de Labbé. — L'estomac n'est accessible au chirurgien que par une partie de sa face antérieure, dans un espace triangulaire à base inférieure dont les côtés sont formés, d'une part, par le lobe gauche du foie, et, d'autre part, par le rebord des fausses côtes gauches, et dont la base correspond à la grande courbure de l'estomac. Ce qu'il importe de déterminer rigoureusement, ce n'est pas jusqu'où peut descendre la grande courbure de l'estomac qui forme la base du triangle, mais bien jusqu'où elle peut remonter, car si l'on fait son incision trop bas, on s'expose à tomber sur le côlon transverse.

Sur le cadavre, jamais la grande courbure de l'estomac ne remonte au delà d'une ligne transversale passant par la base des cartilages de la neuvième côte de chaque côté; à plus forte raison sur le vivant où l'expiration est moins forte. Pour le reconnaître : le cartilage est situé immédiatement au-dessous de la première dépression que l'on rencontre en suivant de bas en haut, avec le doigt, le rebord des fausses côtes. Nouveau repère : cette dépression est limitée inférieurement par le cartilage très-mobile de la dixième côte. Celui-ci, réuni au précédent par un ligament de 6 à 7 millimètres de hauteur, joue à frottement et l'on peut assez facilement déterminer sous le doigt la production d'un bruit tout spécial.

Opération. — 1° Faire à 1 centimètre en dedans des fausses côtes gauches, et parallèlement à ces dernières, une incision de 4 centimètres dont l'extrémité inférieure doit tomber sur une ligne transversale passant par le cartilage des deux neuvièmes côtes. Si l'incision ne dépasse pas 4 centimètres, on n'intéresse pas les fibres du grand droit de l'abdomen. Inciser couche par couche jusqu'au péritoine pariétal. En opérant ainsi, on arrive sur la face antérieure de l'estomac à l'union de ses portions cardiaque et pylorique.

2° Saisir avec une pince à griffes la paroi antérieure de l'estomac, en attirer une partie au dehors, et la maintenir sur les lèvres de la plaie abdominale en traversant ce pli par une anse de fil.

3° Adossement des séreuses par des points de suture, surtout le pourtour de la plaie.

4° Ouverture de l'estomac. Recherche et extraction du corps étranger.

Art. XIX. — Gastrotomie

On désigne habituellement, sous ce nom, l'ouverture de l'abdomen pratiquée dans le but de remédier à un étranglement interne. Lorsque le siége de l'étranglement peut être reconnu, on incise la paroi à ce niveau pour arriver directement sur l'obstacle. Quand la nature et le siége de la lésion sont également inconnus, l'on peut ouvrir l'abdomen en incisant sur la ligne blanche au-dessous de l'ombilic. La main introduite dans le ventre cherche à reconnaître le siége de l'étranglement ; l'intestin est amené au dehors, déroulé, examiné avec soin ; on coupe les brides, on déroule la portion invaginée, et, l'obstacle levé, on réduit le viscère bien nettoyé et on ferme la plaie par la suture.

Procédé de Nélaton. — Il consiste à faire dans la fosse iliaque droite ou gauche, au-dessus de l'arcade crurale et parallèlement à ce ligament, une incision qui s'étend de l'épine iliaque antéro-supérieure à l'anneau inguinal interne, pour ménager l'artère épigastrique. On divise successivement la peau, l'aponévrose du grand oblique, le petit oblique, le transverse, et le fascia transversalis, en diminuant progressivement l'étendue de l'incision qui, rendue à cette profondeur, n'a plus que 4 à 5 centimètres. Le péritoine est incisé avec précaution, et une anse intestinale distendue par des gaz vient se présenter dans la plaie. L'intestin étant fixé par deux points de suture établis aux extrémités de l'incision, l'opérateur traverse la paroi intestinale en son milieu avec une aiguille courbe armée d'un fil, de dehors en dedans, puis de l'intérieur à l'extérieur en traversant la lèvre voisine de la plaie, sans y comprendre la peau; et ferme l'anse du fil. Il reporte l'aiguille sur l'intestin, exactement au premier point d'entrée, et fait une anse

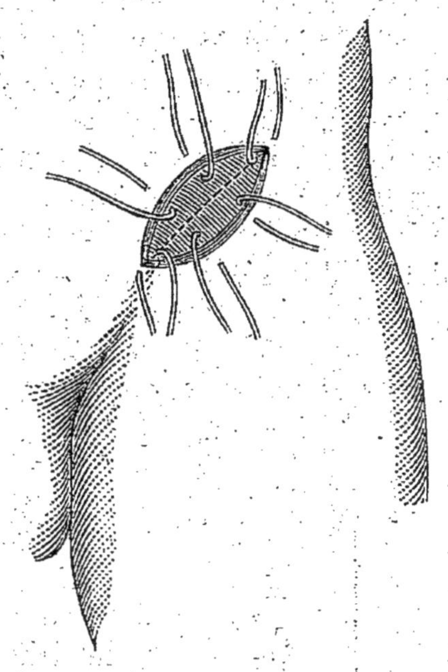

Fig. 224. — Gastrotomie. Procédé de NÉLATON.

qui comprend une portion du pourtour de l'intestin et la lèvre opposée de la plaie hors la peau. On place ainsi un nombre de points de suture suffisant pour bien fixer l'intestin à la paroi. Quand tous les points sont serrés, on divise avec précaution les bandelettes transversales d'intestin, larges d'un demi-centimètre, qui les séparent. L'ouverture de l'intestin n'a pas plus de 1 centimètre 1/2 à 2 centimètres de longueur.

Art. XX. — Sutures intestinales

De multiples procédés peuvent être mis en usage, nous n'en décrirons que quelques-uns.

I. — Plaies longitudinales.

A. **Procédé de Lembert.** — Il se pratique avec une aiguille droite armée d'un fil simple. L'aiguille traverse de dehors en dedans la paroi intestinale à 5 millimètres d'un des bords de la plaie, et vient ressortir à 2 millimètres de la solution de continuité. Reportée par-dessus la plaie, elle vient traverser l'intestin à 2 millimètres en dehors de l'autre lèvre, au point immédiatement opposé, et ressort à 3 millimètres au delà. On place de cette façon autant de fils qu'on le juge nécessaire, en les rapprochant assez pour obtenir un contact intime des séreuses adossées. Chacune des anses de fil est alors fermée par un double nœud, en exerçant une striction énergique pour adosser la séreuse renversée, puis on coupe les chefs du lien au ras du nœud, et l'on réduit l'intestin.

B. **Suture en piqué** (*Gély*). — Une anse de fil est armée d'une fine aiguille droite à chacune de ses extrémités. On enfonce une des aiguilles dans l'intestin, à 3 ou 4 millimètres en dehors et en arrière de l'une des extrémités de la plaie, et la dirigeant parallèlement au bord de la solution de continuité, on la ramène au dehors à 5 ou 6 millimètres de son point d'entrée. On fait de même avec l'autre aiguille du côté opposé, et les deux trous de sortie se trouvent ainsi placés à la même hauteur et à quelques millimètres des bords de la plaie intestinale. On entre-croise alors les deux chefs du fil. L'aiguille de droite pénètre dans la cavité de l'intestin par le trou de sortie de l'aiguille gauche,

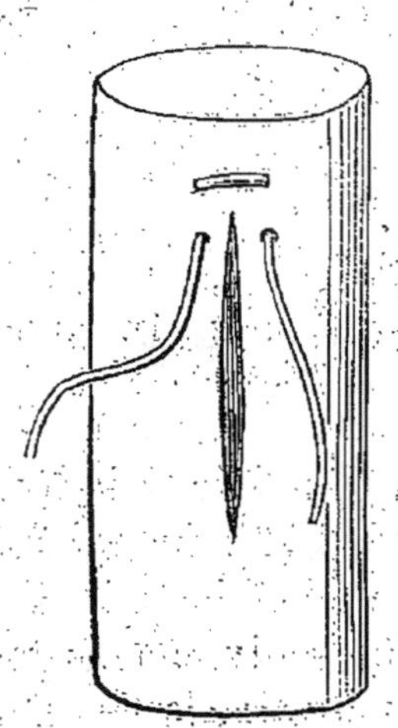

Fig. 225. — Suture en piqué. Premier temps.

et, conduite parallèlement au bord de la plaie, est amenée au dehors à 5 millimètres plus loin. L'aiguille de gauche pénètre dans l'intestin par le trou de sortie de l'aiguille de droite, et, conduite parallèlement au bord droit de la plaie, est ramenée au dehors à 5 millimètres plus bas. Les nouveaux trous de sortie se correspondent exactement comme les premiers, et sont placés à quelques millimètres en dehors des lèvres de la solution de continuité.

Nouvel entre-croisement des fils, etc., jusqu'à ce qu'on soit parvenu à l'autre extrémité de la plaie. Avec des pinces on

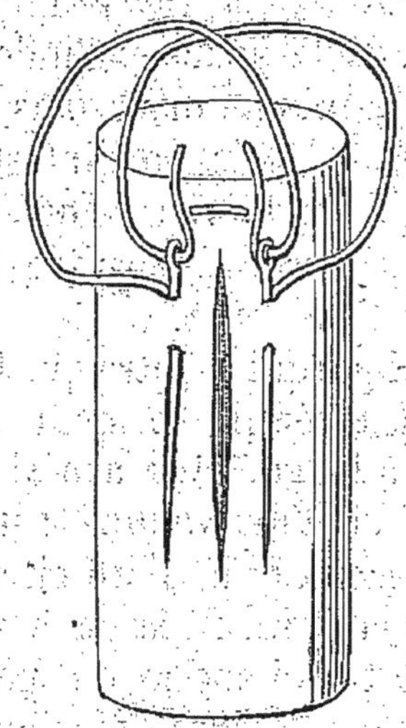

Fig. 226. — Suture en piqué. Deuxième temps : entre-croisement des fils.

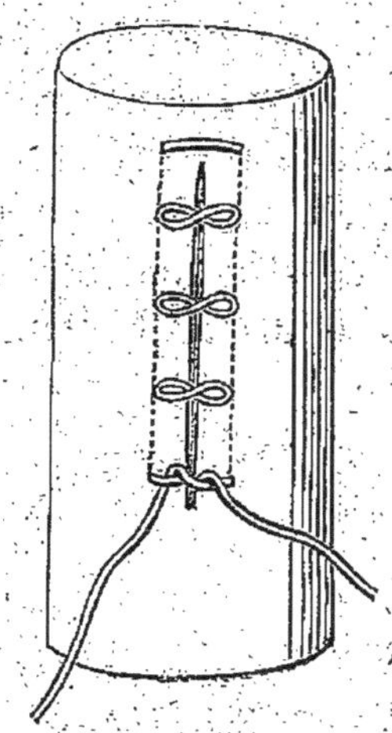

Fig. 227. — Suture en piqué. Les fils serrés.

serre fortement les fils au niveau de chaque entre-croisement, et quand les lèvres de la plaie sont bien adossées, on noue les deux chefs et, les coupant au ras du nœud, on réduit l'anse intestinale.

C. **Procédé de Bérenger-Féraud.** — Les matériaux nécessaires sont huit ou dix épingles ordinaires, de 9 millimètres de longueur, deux bouchons de liége et un morceau de cire d'Espagne. Chaque bouchon est coupé en forme de prisme quadrangulaire de 6 millimètres de hauteur environ, et de la longueur de la plaie intestinale. Quatre ou cinq épingles sont enfoncées dans chacun de ces prismes et les traversent de manière que leur pointe fasse saillie, tandis que la tête touche le trou d'entrée. On ensevelit alors cette tête sous une couche de cire d'Espagne, et l'on a ainsi deux petits peignes. Ces peignes sont mis en place de la manière suivante : Le corps

du prisme de liége étant au contact de la surface muqueuse,
on fait traverser aux pointes d'épingles la paroi intestinale, de
dedans en dehors, à 1 ou 2 millimètres de la lèvre de la plaie.
Une fois qu'elles ont toutes bien traversé les tissus, on tourne
les deux prismes de manière à ce que les pointes d'épingles
se correspondent, et alors, exerçant sur eux, à travers la paroi intestinale, une légère pression entre le pouce et l'index,
on fait pénétrer à la fois les épingles du prisme droit dans le
liége du prisme gauche, et *vice versâ*. La plaie de l'intestin
se trouve ainsi réunie très-exactement de manière à ce qu'aucun corps étranger ne paraisse à la surface péritonéale,
et l'intestin peut être abandonné dans l'abdomen.

La figure 228 est une coupe schématique qui montre que les
deux prismes réunis forment un
petit corps allongé, sans aspérités
extérieures, et d'un volume assez
petit pour permettre la libre circulation des matières. Si la plaie intestinale est très-étendue on peut
placer bout à bout deux ou plusieurs
des petits prismes.

D. **Procédé de Péan**. — Ce chirurgien maintient les lèvres de la
plaie adossées par leurs surfaces
séreuses, à l'aide de petites serres-
fines placées dans la cavité de l'intestin. Un porte-serre-fine spécial
sert à l'introduction dans l'intestin, et à l'application de ces
petites pinces. Les manœuvres sont très-délicates, parce qu'on
agit en dehors de la vue et avec des instruments spéciaux.

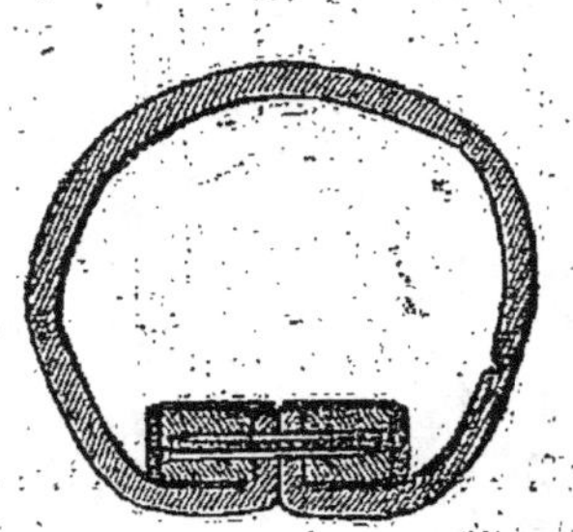

Fig. 228 — Suture intestinale. Procédé de Béren-
ger-Feraud. Coupe sché-
matique de l'intestin et
des prismes.

II. — Plaies en travers.

Comme les plaies longitudinales, les plaies en travers doivent être réunies par la suture avec adossement des séreuses.
Les procédés que nous venons de décrire leur sont parfaitement
applicables en les modifiant légèrement suivant les circonstances. Ils offrent l'avantage de ne pas nécessiter l'invagina-

ion et la distinction des bouts supérieur et inférieur, quand l'intestin est complétement divisé en travers. Le bourrelet intérieur qui résulte de leur application n'est pas assez saillant

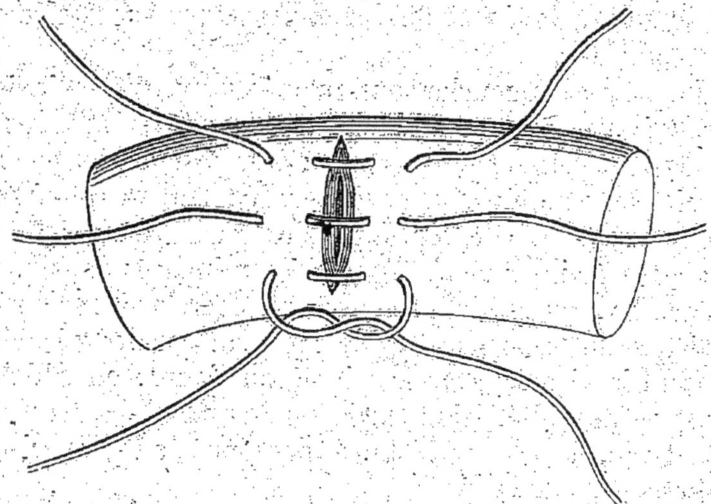

FIG. 229. — Suture intestinale. Procédé de LEMBERT.

pour s'opposer au cours des matières dans la cavité intestinale.

Art. XXI. — Entérotomie. — Formation d'un anus artificiel

Lorsque la chose est possible, l'anus artificiel doit être établi soit sur l'S iliaque, soit sur le côlon descendant pour se rapprocher de la terminaison de l'intestin.

I. — Ouverture de l'S iliaque. (*Méthode de Littre.*)

Quoi qu'en ait dit *Huguier*, l'S iliaque, chez les enfants, ainsi que l'ont démontré les recherches de *Giraldès* et de *Bourcart*, se trouve habituellement dans la fosse iliaque gauche. Chez l'adulte il en est toujours ainsi.

Le malade est couché sur le dos, les cuisses très-légèrement fléchies. L'opérateur se place au côté gauche du lit. Un travers de doigt au-dessus de l'arcade crurale, et dans la direction de cette arcade, il pratique une incision qui, commencée à hauteur du milieu du ligament, se prolonge vers l'épine iliaque antéro-supérieure dans une étendue de 7 à 8 centimètres chez l'adulte, de 2 1/2 à 3 centimètres chez le nouveau-né. L'artère épigastrique est ménagée. On tord ou on lie la sous-cutanée abdominale. On divise successivement et par couches :

1° La peau et la couche sous-cutanée souvent très-épaisse ; 2° l'aponévrose du grand oblique ; 3° les fibres charnues des muscles petit oblique et transverse ; 4° le *fascia transversalis* soulevé avec une pince et ouvert en dédolant est coupé sur le doigt ou la sonde cannelée. L'incision va se rétrécissant peu à peu, et la plaie présente à peine 4 centimètres dans la profondeur. Au travers du péritoine, on cherche à reconnaître l'S iliaque distendu par les matières ou par le méconium. Soulevant la séreuse avec la pince, on l'ouvre en dédolant, puis on agrandit l'incision sur la sonde ou le doigt servant de conducteurs, avec un bistouri boutonné ou des ciseaux mousses.

L'intestin se présente dans la plaie. On reconnaît l'S iliaque à ses bosselures, à ses franges graisseuses, à son insertion à gauche. Si l'intestin grêle vient faire hernie, on le réduit pour aller rechercher l'S iliaque. Jadis on passait un fil dans le mésocôlon pour maintenir l'intestin au dehors. Aujourd'hui on préfère suturer l'intestin avec les bords de la plaie abdominale. Une aiguille courbe armée d'un fil traverse à la fois, aux deux extrémités de l'incision, les lèvres de la plaie et l'intestin, pour assurer sa fixité.

On prend alors un fil armé de deux aiguilles. On pique l'intestin dans son milieu avec une des aiguilles, on pénètre dans sa cavité, et traversant de nouveau ses tuniques de dedans en dehors et latéralement, à quelque distance du point d'entrée, on perfore la paroi abdominale avec la même aiguille, également de dedans en dehors, de la séreuse vers la peau, pour amener le fil à l'extérieur. La seconde aiguille enfoncée par le même trou que la première traverse comme elle l'intestin deux fois, puis l'autre lèvre de la plaie, du péritoine vers le tégument, ramenant le second chef du fil au dehors pendant que l'anse reste dans l'intestin.

On place ainsi des fils à un demi-centimètre de distance environ dans toute la longueur de l'anse herniée, puis on coupe l'intestin avec précaution, entre les fils, et de façon à ne les point intéresser. Les anses de fil qui sont dans la cavité de l'intestin sont alors coupées par le milieu, et on n'a plus qu'à nouer les chefs correspondants sur les bords de la plaie, pour que la suture soit achevée. L'intestin ainsi fixé ne peut plus rentrer, tout épanchement de matière est impossible jusqu'à la soudure des séreuses mises en contact, et l'orifice ne présente aucune tendance à se rétrécir.

On se trouvera bien d'employer pour cette suture des fils métalliques fins, et des aiguilles longues et fortes, en raison de l'épaisseur des tissus à traverser.

II. — Ouverture du côlon descendant. (*Méthode de Callisen.*)

Elle consiste à ouvrir le côlon descendant par sa face postérieure où il est dépourvu d'enveloppe péritonéale dans une certaine étendue. C'est entre la dernière fausse côte et la crête iliaque gauche, qu'on va chercher cet intestin, en traversant toute l'épaisseur de la paroi abdominale.

Callisen avait conseillé une incision verticale. On préfère aujourd'hui l'incision transversale recommandée par *Amussat*.

Opération. — Le malade est couché sur le ventre, la partie soulevée par un coussin, le corps légèrement incliné à droite. L'opérateur se tient au bord gauche du lit. Il reconnaît la crête iliaque, les fausses côtes, et le bord latéral de la masse sacro-lombaire. Il pratique, à deux doigts au-dessus de la crête iliaque, ou à distance égale de cette crête et de la dernière fausse côte, du côté gauche, une incision transversale qui, commencée sur le bord de la masse sacro-lombaire, ou un doigt en dedans, se porte en dehors dans une étendue de 4 à 5 doigts. Il divise successivement : 1° la peau et le tissu sous-cutané, 2° l'aponévrose du grand dorsal et du grand oblique ou les fibres de ces muscles, 3° le petit oblique et le transverse de l'abdomen, 4° l'aponévrose du transverse, qu'il coupe au besoin crucialement pour se donner du jour. On ar-

rive ainsi sur la couche graisseuse qui recouvre la face postérieure du rein et du côlon descendant.

Le doigt écarte la graisse, pour mettre à jour les organes

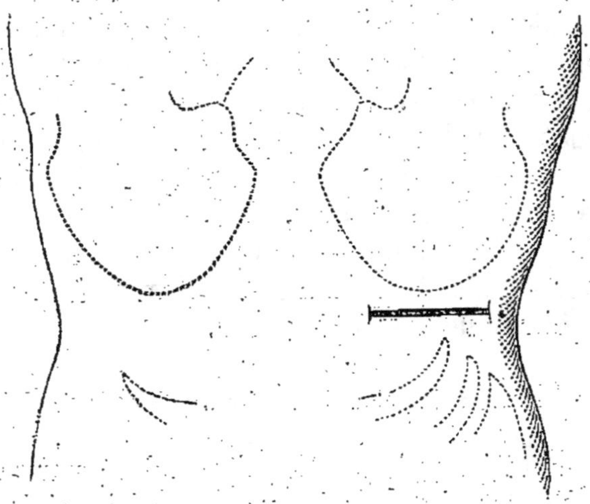

Fig. 230. — Entérotomie lombaire, tracé de l'incision cutanée.

qu'elle cache, et l'on divise le bord externe du muscle carré
des lombes, point de repère, s'il gêne dans la recherche. On
peut aussi exciser une partie de la graisse. La percussion, la
vue et la palpation servent à reconnaître si l'on est sur l'intestin. Chez l'enfant, le méconium ; chez l'adulte, les matières
fécales par leur couleur ou leur mollesse, indiquent quelquefois sa présence. Avec les doigts on refoule le péritoine sur
les parties latérales, mais il ne faut pas compter sur la constatation des bandes musculaires du côlon. Elles ne sont pas
visibles, et l'erreur est facile.

Lorsqu'on a reconnu l'intestin, on y passe des fils comme
nous l'avons dit pour l'S iliaque, on y fait une ouverture, et
on le suture avec les lèvres de la plaie abdominale.

Art. XXII. — Opérations qui se pratiquent sur le rectum

Laissant de côté les opérations qui se pratiquent pour les
fissures et fistules à l'anus, pour les hémorrhoïdes, les imper-
forations et malformations du rectum ; nous dirons seulement

quelques mots des opérations applicables aux rétrécissements et au cancer de l'extrémité inférieure de l'intestin.

Anatomie. — L'extrémité inférieure du rectum est la seule partie de cet intestin qui présente un réel intérêt chirurgical. Elle est obliquement dirigée en bas et en arrière, et entourée d'un tissu cellulaire assez lâche pour permettre un déplacement limité de l'intestin par des tractions de haut en bas. La face postérieure du rectum correspondant à la concavité du coccyx et du sacrum est dépourvue de péritoine jusqu'à une hauteur de 8 à 11 centimètres. Les rapports de la face antérieure sont plus importants, car elle est unie assez intimement chez l'homme à la portion prostatique de l'urèthre et au bas-fond de la vessie, chez la femme au vagin. La séparation de ces organes est toujours fort délicate, et plus haut la face antérieure du rectum est tapissée par le péritoine formant les culs-de-sac recto-vésical et recto-vaginal. Il est difficile d'enlever sans danger plus de 5 à 6 centimètres de hauteur de l'intestin, du côté antérieur. Mais il faut ajouter que la muqueuse rectale est séparée de la couche musculeuse par un tissu assez lâche pour permettre le déplacement facile de la membrane.

I. — Dilatation du rectum.

Elle se pratique soit avec des mèches, soit avec des bougies de cire, de caoutchouc, d'étain, d'ivoire flexible, de forme et de volume appropriés. C'est la dilatation lente, temporaire et graduée. On peut également se servir de la double canule à chemise de *Bermond*, qui permet une action permanente sur la partie rétrécie.

Divers instruments imaginés par *H. Larrey, Demarquay, Huguier, Nélaton, Beylard,* permettent de pratiquer la dilatation forcée, brusque ou lente du rétrécissement.

II. — Rectotomie.

Elle consiste dans la division du rétrécissement faite de dedans en dehors, ou inversement, à l'aide du bistouri ou d'instruments dits rectotomes, dont la forme et le mécanisme ont beaucoup varié. *Richet,* dans un cas de rétrécissement valvulaire, s'est servi d'un véritable emporte-pièce pour couper la portion saillante dans la cavité de l'intestin. Le rectotome de *Tillaux* fait une double section. *Panas* incise la peau et toutes les parties molles jusqu'à hauteur du point rétréci, avec un bistouri boutonné conduit sur le doigt placé dans l'intestin. Cette incision se fait sur la ligne médiane postérieure pour éviter l'hémorrhagie. Il arrive ainsi jusqu'au rétrécissement, qu'il a mis à jour, et peut l'inciser librement. Cette opération est une véritable rectotomie externe, comparée au mode d'action des instruments de *Tillaux* et d'*Amussat*.

Verneuil incise à la fois le rétrécissement et toutes les parties molles jusques et y compris le sphincter anal, à l'aide de l'écraseur, dont la chaîne est introduite de dehors en dedans par les trajets fistuleux ou par une voie artificielle jusqu'au-dessus du rétrécissement, et vient sortir par l'anus, embrassant toutes les parties dans son anse. C'est ce qu'il désigne du nom de *rectotomie linéaire*.

III. — Extirpation du rectum.

A. Instrument tranchant. — Le patient est mis dans la position de la taille. Deux incisions semi-circulaires pratiquées à 2 ou 3 centimètres des bords de l'anus se rejoignent sur la ligne médiane. Ces incisions conduisent sur le rectum que l'on dissèque de bas en haut, en s'aidant du doigt placé dans l'intestin, et d'un cathéter, introduit dans la vessie chez l'homme, dans le vagin chez la femme. Cette dissection du rectum doit se faire autant que possible avec le doigt, en déchirant le tissu cellulaire pour éviter la lésion des organes voisins. On abaisse à mesure l'intestin, et arrivé au-dessus de la partie malade, on en fait l'excision avec des ciseaux.

Quand le mal remonte un peu haut, on facilite beaucoup l'opération en incisant les parties molles, de l'anus au coccyx, sur la ligne médiane postérieure. On met ainsi bien à jour la face postérieure de l'intestin, que l'on peut également diviser dans le même sens jusqu'aux parties saines. Avant d'exciser la partie malade, il est prudent de passer quelques anses de fil dans la paroi intestinale saine, pour la maintenir, l'abaisser, et la suturer à la peau.

B. Ligature. — On peut enlever l'extrémité du rectum par la ligature lente, en plaçant sur la paroi intestinale, au-dessus de la partie malade, un nombre suffisant d'anses de fil, qui embrassent toute la circonférence de l'intestin. *Récamier*, pour placer les fils, se servait d'une aiguille creuse et concave, munie d'un ressort mobile, percé d'un large chas à son extrémité. L'aiguille, enfoncée en dehors de la tumeur, est conduite de bas en haut, jusqu'à ce que sa pointe arrivée au-dessus de la partie altérée traverse la paroi de l'intestin et soit reçue sur la pulpe de l'index gauche placé dans le rectum. Le doigt est alors remplacé par un gorgeret. Poussant le ressort, on le fait descendre de haut en bas dans la concavité du gorgeret, et il vient se présenter à l'anus. Deux fils de couleur différente, très-solides, sont passés dans le chas du ressort, et en retirant l'aiguille, on ramène au dehors les deux fils, dont un des chefs sort ainsi par l'anus et l'autre en dehors de l'ouverture anale. Tous les fils placés, on noue ensemble les extrémités des fils de couleur différente, qui forment ainsi des anses embrassant par leur réunion toute la circonférence de l'intestin.

Les chefs libres de ces anses, engagés dans un serre-nœud, permettent d'étrangler l'intestin et d'en amener la mortification lente.

Par un procédé analogue, *Maisonneuve* en engageant les chefs de chaque anse dans un constricteur, que l'on fait agir lentement, obtient le détachement de la tumeur (ligature extemporanée).

C. Écrasement linéaire (*Chassaignac*). — A l'aide d'un trocart courbe enfoncé d'arrière en avant sur la ligne médiane, en passant au-dessus des parties altérées, on place une chaîne d'écraseur qui permet de diviser la tumeur en deux moitiés latérales. Chacune des moitiés, pédiculisée à l'aide d'un fil, est entourée par la chaîne d'un écraseur, et enlevée. Un trocart courbe conduit au-dessus et en dehors de la partie altérée, transversalement, et venant ressortir par l'ouverture créée par la première section, permet de placer la chaîne de l'écraseur successivement sur chaque moitié de la tumeur. Si la chose est nécessaire, on passe un second trocart dans le sens antéro-postérieur.

Art. XXIII. — Castration

A. Avec le bistouri. — La partie doit être rasée avec soin. Le patient est couché sur le dos. L'opérateur placé près du bord droit du lit saisit la tumeur de la main gauche de façon à tendre la peau à sa surface.

1° *Incision de la peau.* — *Amussat* conseille une incision longitudinale sur la face postérieure de la tumeur, pour favoriser l'écoulement du pus et cacher la cicatrice.

Jobert pratique une incision courbe à convexité inféro-interne, procédé dit en écaille. Si la peau est altérée, ou la tumeur très-volumineuse, on enlève une partie des téguments par deux incisions curvilignes à concavité opposée, qui se rejoignent à leurs extrémités.

Dupuytren, c'est le procédé usuel, pratique une incision rectiligne antérieure. Commencée à 1 centimètre au-dessus de l'anneau inguinal externe, sur le trajet du cordon, elle se prolonge en bas et en dedans jusqu'à l'ex-

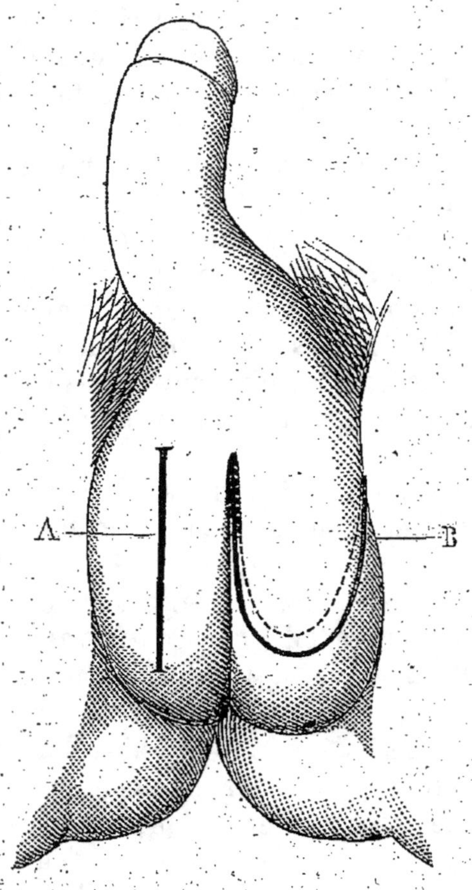

Fig. 231. — Castration.
A, incision antérieure ; B, procédé à lambeaux (Rima). — L'incision A est trop en avant et trop courte.

trémité inférieure de la tumeur, dont elle suit le grand axe.

2° *Dissection de la tumeur*. — Lorsque le scrotum n'est pas altéré, on fait saillir le testicule dans la plaie, en le pressant entre les doigts de la main gauche comme pour l'énucléer. Quelques coups de bistouri, dans le sens de la section cutanée, suffisent pour diviser les enveloppes scrotales et pour mettre la tumeur à découvert.

Si les couches du scrotum adhèrent à la tumeur, on dégage celle-ci avec le bistouri, en ayant bien soin pendant cette dissection d'épargner le testicule sain et les corps caverneux de la verge. Souvent la tumeur se laisse dégager avec une spatule, le manche du scalpel ou même les doigts. La dissection doit être prolongée en haut et en dehors jusqu'à ce qu'on ait mis à nu une partie saine du cordon. Si l'altération remonte de ce côté, il faut ouvrir le canal inguinal, et dégager le cordon jusqu'au-dessus des limites du mal. L'opération ne doit pas être entreprise quand la maladie a envahi le cordon jusqu'à l'orifice interne ou abdominal du canal inguinal. La dissection de la tumeur doit être complète.

3° *Section du cordon*. — Le cordon spermatique renferme trois artères : la spermatique de l'aorte, la déférentielle ou funiculaire et la crémastérique. Ces vaisseaux assez petits à l'état normal, sauf la spermatique, prennent ainsi que les veines un développement considérable dans le cas de tumeur du testicule. Ils peuvent devenir la source d'hémorrhagies très-graves, si le cordon sectionné remonte dans le canal inguinal, ou jusque dans le ventre. De nombreux procédés ont été proposés pour éviter cet accident.

α. *Malgaigne*. — Le cordon est coupé en travers, nettement; puis on applique sur le trajet du canal inguinal la pelote d'un bandage herniaire qui exerce une forte compression. Au bout de 24 heures, on peut enlever le bandage, l'hémorrhagie n'est plus à redouter.

β. *Ligature en masse*. — Le cordon dégagé, un aide soulève la tumeur. On embrasse le cordon en totalité, dans une ligature solide, et l'on serre le lien fortement. On fait la section un doigt au-dessous. Pour éviter de voir la ligature se desserrer et même se détacher, par suite de la rétraction des parties qu'elle embrasse, il vaut mieux faire une double ligature. On traverse le cordon dans son milieu avec une aiguille armée d'une fil double. L'anse du fil étant coupée, on obtient deux liens qui servent pour étrangler successivement chacune des moitiés du cordon. On peut alors le diviser, un bon doigt au-dessous des liens, avec le bistouri ou les ciseaux.

γ. *Ligature successive.* —L'opérateur saisit le cordon avec les doigts de la main gauche, ou le fait saisir par un aide, en exerçant une pression assez énergique pour s'opposer à la rétraction de ses éléments. Il le divise alors à tout petits coups au-dessous du point comprimé, liant au fur et à mesure tous les vaisseaux ouverts par le bistouri. Pour éviter que le cordon en partie divisé ne glisse entre les doigts, il est prudent de le maintenir à l'aide d'un gros fil double passé au travers.

δ. *Écrasement.* — Chassaignac sectionne le cordon avec un écraseur dont la chaîne est serrée avec une très-grande lenteur. *Maisonneuve* le divise avec un constricteur; *Valette* pratique à la fois la cautérisation et l'écrasement à l'aide d'une pince porte-caustique.

Quand le cordon divisé s'est retiré dans le canal inguinal et donne du sang, il faut ouvrir largement le canal pour lier les vaisseaux.

Procédé de Rima.—En Allemagne on emploie souvent ce procédé, véritable amputation à lambeaux. Soulevant avec le pouce et l'index de la main gauche le cordon et les téguments qui le recouvrent, au-dessus de la tumeur, pendant qu'un aide écarte le testicule sain et le scrotum resté libre; l'opérateur traverse, avec un bistouri long et affilé, le pli vertical formé par sa main gauche, en arrière du cordon. Il ramène le tranchant du bistouri en bas et en arrière, en contournant la tumeur, et taille ainsi un lambeau postérieur.

Replaçant le bistouri au point de départ, il coupe directement en avant le cordon et la peau, au-dessous des doigts de la main gauche, ou taille, en conduisant l'instrument en bas et en avant, un second lambeau qui est antérieur. Le cordon se rétracte peu, et la ligature des vaisseaux se fait sans difficulté, d'après les auteurs. Ce procédé n'est praticable que si les téguments sont sains et mobiles sur la tumeur.

B. L'écraseur linéaire et le galvano-cautère peuvent être employés pour l'amputation du testicule. Avec l'écraseur on fait une première section verticale des tissus, en arrière de la tumeur, puis une section horizontale qui comprend le cordon et les téguments antérieurs. Avec le cautère galvanique, le manuel opératoire ne diffère pas essentiellement de celui de la castration avec le bistouri.

Art. XXIV. — Opération du phimosis

A. **Incision.** — Elle se fait sur le dos du gland ou près du frein, à la face inférieure.

Incision dorsale. — Placé à droite du malade, l'opérateur pince le prépuce entre le pouce et l'index gauches, un peu à droite de la ligne médiane, sur le dos du gland. Par l'ouverture préputiale, il fait pénétrer une sonde cannelée, qu'il conduit entre le gland et le prépuce, sur la ligne dorsale médiane jusqu'à ce que son bec soit arrêté dans le cul-de-sac glando-préputial. Un aide fixant la verge, l'opérateur maintient la sonde de la main gauche, et dans sa cannelure fait

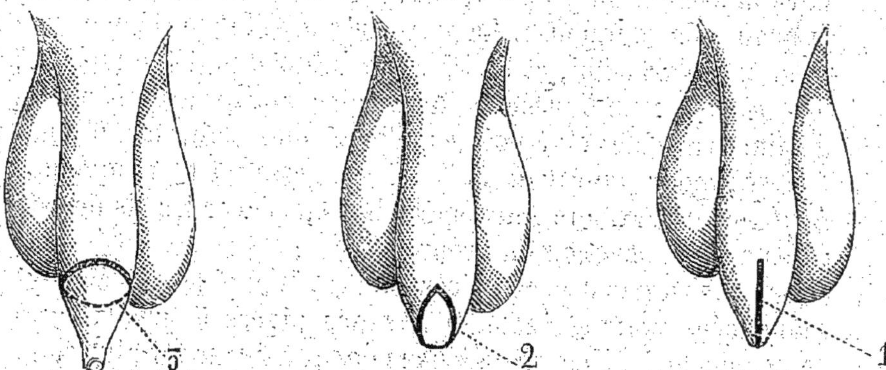

FIG. 232. — Opération du phimosis.
1, incision dorsale ; 2, excision ; 3, circoncision.

glisser la lame d'un bistouri effilé, très-étroit, le tranchant en haut ; quand la pointe arrive au cul-de-sac, il retire la sonde, et abaisse fortement le manche du bistouri. La pointe de l'instrument bascule, et vient traverser le prépuce au niveau de la base du gland. En ramenant directement le bistouri vers soi, on complète la division, dont les lèvres s'écartent aussitôt. Si la partie postérieure de la muqueuse préputiale est intacte, on la sectionne d'un coup de ciseaux.

L'incision peut se faire avec des ciseaux mousses dont une branche est glissée entre le gland et le prépuce. On peut aussi glisser à plat, sur le dos du gland, la lame d'un bistouri dont la pointe est cachée par une boulette de cire molle. Arrivé au cul-de-sac glando-préputial, on ramène le tranchant de l'instrument en avant, et perforant le prépuce, on fait la division médiane dorsale, comme nous l'avons indiqué.

On peut également diviser le prépuce à la face inférieure près du frein de la verge.

B. **Excision.** — Après avoir divisé le prépuce sur le milieu de la face dorsale, on excise une partie des lèvres de la plaie, peau et muqueuse, pour découvrir le gland.

Malgaigne retranche un lambeau triangulaire du prépuce, sur le dos du gland, par deux coups de ciseaux.

C. **Circoncision.** — Méthode usuelle. La grande difficulté de l'opération, qu'on se serve des ciseaux ou du bistouri pour faire la section du prépuce, est de diviser à la même hauteur la peau et la muqueuse. La peau, très-mobile, se déplace par la moindre traction, et se rétracte beaucoup; la muqueuse, fort peu extensible, reste collée sur le gland. De là l'invention de pinces à griffes ou à pointes, d'instruments plus compliqués encore, pour entraîner à la fois la peau et la muqueuse. *Duplay* se sert d'une pince spéciale pour placer les fils des sutures avant la section du prépuce.

Les instruments nécessaires sont : deux pinces à coulant remplacées avantageusement par des pinces à griffes ou à dents de souris. Une pince à pansement à branches plates, ou la pince de Ricord. Un bistouri bien tranchant. Des ciseaux droits et courbes. Des aiguilles armées, ou des serres-fines de petite dimension.

1° Pour éviter de porter la section trop en arrière, on commence par tracer à l'encre, sur le prépuce laissé en place, le

trajet que doit suivre l'instrument. La ligne de section est oblique de haut en bas et d'arrière en avant, comme la couronne
du gland dont elle suit la direction. On attire le prépuce
en avant avec les deux pinces à verrou appliquées aux extrémités du diamètre transverse de l'orifice préputial, en saisissant
entre leurs mors la peau et la muqueuse. Les deux pinces
sont confiées à un aide.

L'opérateur applique alors la pince à pansement au niveau
de la ligne de section tracée à l'encre, et dans la direction
oblique indiquée. La pince refoule le gland en arrière, et le met
à l'abri, pendant que le prépuce est aussi fortement que possible serré entre ses branches pour éviter tout glissement, et
pour diminuer la sensibilité. Le bistouri, rasant les mors de
la pince à pansement, de haut en bas, coupe rapidement le
prépuce, en avant des branches de l'instrument. Une paire de
forts ciseaux droits peut être employée pour faire cette section.

2° La peau est ainsi nettement coupée au point marqué;
mais d'habitude la muqueuse est à peine intéressée, et recouvre encore le gland presque complétement : d'un coup de
ciseaux, on fend la muqueuse d'avant en arrière, sur le dos
du gland jusqu'à la hauteur de la section cutanée, puis on l'excise sur les côtés de façon à n'en conserver qu'une bordure
de quelques millimètres.

3° Lorsque l'écoulement du sang est complétement arrêté,
on rapproche la peau et la muqueuse, et on les réunit par
quelques points de suture entrecoupée, ou par des serres-fines
en nombre suffisant.

Si le frein de la verge est court et tendu, on le divise d'un
coup de ciseaux. L'écoulement sanguin provenant de l'artère
du frein est facilement arrêté par la ligature médiate.

Art. XXV. — Amputation de la verge

A. Instrument tranchant. — *Boyer*, s'appuyant sur cette
idée fausse, que la rétraction des corps caverneux de la
verge est plus considérable que celle de la peau, conseillait
de sectionner les téguments plus en arrière que le corps de
la verge. Le contraire est plus vrai, et surtout lorsqu'on se

rapproche de la racine de la verge, il est indispensable de faire tirer la peau fortement en arrière pour ne pas entamer le scrotum.

α. PROCÉDÉ ORDINAIRE. — Un bistouri bien tranchant, une sonde en gomme élastique, des pinces, des fils à ligature, etc.

La partie malade étant enveloppée dans un linge, l'opérateur saisit la verge entre les doigts de la main gauche, immédiatement en arrière de la partie altérée, et fixe la peau à ce niveau. Un aide embrasse la racine de la verge avec les doigts, et attire doucement les téguments en arrière.

D'un seul coup de couteau, le chirurgien tranche la verge de haut en bas, perpendiculairement à son axe. Il lie les vaisseaux ouverts et touche avec de l'alcool la surface saignante des corps caverneux pour arrêter l'hémorrhagie. Il cherche alors l'orifice de l'urèthre. Si l'on a eu soin de recommander au malade de conserver son urine, la miction indique immédiatement l'ouverture du canal, presque toujours facile à découvrir. On place dans la vessie une sonde molle que l'on fixe à demeure jusqu'à guérison.

D'habitude la muqueuse uréthrale faisant saillie indique l'ouverture du canal sur la surface de section. On prétend cependant qu'il n'en est pas habituellement ainsi. C'est pour éviter les recherches que *Barthélémy* introduisait dans la vessie avant l'opération une sonde en gomme élastique. Cette sonde, tranchée en même temps que la verge, vient, par suite de son élasticité, faire saillie au dehors après la section.

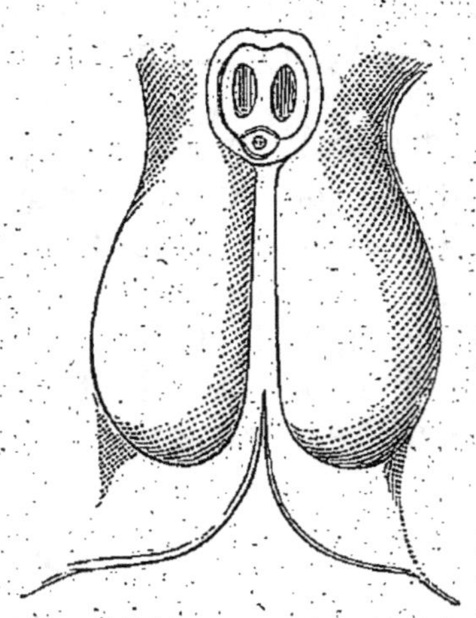

FIG. 233. — Amputation de la verge à la racine (BOUISSON).

β. PROCÉDÉ EN DEUX TEMPS. — On commence par diviser circulairement la peau. Quand elle s'est rétractée, on coupe le corps de la verge au niveau de la section des téguments.

γ. PROCÉDÉ DE BOUISSON. — Lorsqu'on ampute la verge

dans son corps, la miction continue de se faire assez naturellement; mais si la verge est coupée tout à fait à sa racine,
le jet d'urine prend une direction fort gênante, par suite du
manque de téguments à la partie inférieure et de la rétraction
de l'organe. Pour remédier à cet état, *Bouisson* commence
par séparer le scrotum en deux parties sur le raphé médian.
L'amputation faite, on réunit séparément les lèvres antérieures
et postérieures du scrotum, de chaque côté, de façon à obtenir
deux bourses distinctes et séparées, entre lesquelles la verge
conserve une certaine longueur.

L'accident le plus fréquent après l'amputation de la verge,
c'est le rétrécissement progressif du nouveau méat urinaire.
Pour y obvier, on suture la muqueuse uréthrale avec la peau
de la verge, qui l'attire au dehors et maintient béante l'ouverture du canal. On peut aussi, avec *Sédillot*, diviser la paroi
inférieure de l'urèthre et la peau voisine pour former un
hypospadias artificiel, ou avec *Ricord*, enlever un petit lambeau cutané triangulaire à base antérieure au-dessous de
l'orifice de l'urèthre, et fendant ensuite la paroi inférieure du
canal, suturer la muqueuse divisée avec les lèvres de la plaie
tégumentaire.

B. **Écrasement linéaire.** — Une sonde molle est placée
dans le canal et la peau de la verge tirée en arrière par un
aide. Avec une longue aiguille, on embroche à la fois, transversalement, et l'urèthre et la sonde, en arrière des parties
malades. Une forte ligature embrasse la verge en avant de
l'aiguille. La chaîne de l'écraseur est appliquée à ce niveau et
divise la verge. Il est indispensable d'agir avec lenteur pour
éviter l'hémorrhagie.

C. **Ligature extemporanée.** — Elle a été mise en usage
par Maisonneuve qui coupe la verge avec son constricteur,
sans placer de sonde dans le canal.

D. **Cautère actuel.** — Les parties voisines sont protégées
par des compresses mouillées et la peau tendue à l'aide de
pinces de *Museux*. On coupe la verge avec un cautère cultel-
laire, chauffé au rouge sombre seulement, pour s'opposer à
l'écoulement du sang.

E. **Galvano-cautère.** — On se sert du couteau galvanique

ou de l'anse à resserrement graduel, en ayant soin de ne porter le métal qu'au rouge sombre et d'agir avec une grande lenteur.

Art. XXVI. — Cathétérisme de l'urèthre, chez l'homme

Données anatomiques. — La longueur de l'urèthre, mesuré en place et dans l'état de flaccidité de la verge, est, chez l'homme adulte, de 13 à 18 centimètres.

L'urèthre présente une courbure normale, à concavité antéro-supérieure, dans ses portions prostatique et muscu-

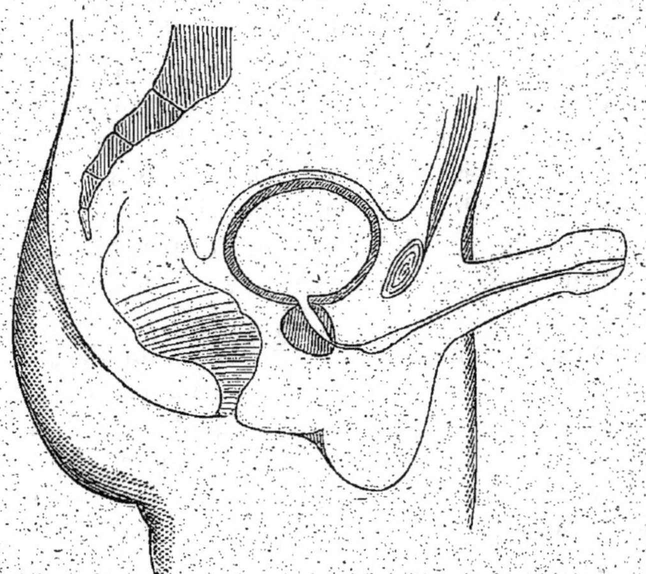

FIG. 234. — Bassin de l'homme, coupe médiane.

leuse et à l'origine de la portion spongieuse. Cette courbure résulte de ce que le col vésical est placé de 7 à 10 millimètres au-dessus de l'arcade pubienne, pendant que le canal uréthral passe de 10 à 15 millimètres au-dessous de cette arcade, au point où il traverse l'aponévrose moyenne du périnée. Peu prononcée chez l'enfant, cette courbure augmente chez l'adulte et devient considérable chez le vieillard par le développement que prend la prostate.

Dans l'état de flaccidité, la verge présente également une courbure à concavité inférieure, ou mieux un coude dont le sommet correspond à l'attache du ligament suspenseur, mais cette inflexion peut être supprimée par le relèvement de l'organe.

La largeur de l'urèthre varie dans des limites assez faibles à l'état physiologique. Le méat urinaire est souvent le point le plus étroit du canal, mais une petite incision permet de l'agrandir. Derrière le méat, la fosse naviculaire présente un diamètre de 10 à 12 millimètres, puis le canal se rétrécit légèrement (7 à 9 millimètres) dans la portion spongieuse, pour s'élargir au niveau du bulbe, élargissement qui augmente avec l'âge et porte principalement sur la paroi inférieure.

Dans sa portion musculeuse, l'urèthre présente un calibre variable, suivant l'état de contraction ou de relâchement des parois; enfin il se dilate dans la portion prostatique et se termine au col vésical, ouverture éminemment dilatable.

Obstacles normaux. — Les obstacles au passage des sondes dans un canal sain sont :

1° La grande valvule qui existe normalement sur la paroi supérieure de l'urèthre en arrière de la fosse naviculaire.

2° La saillie de la paroi inférieure du canal en arrière du cul-de-sac du bulbe, au collet du bulbe.

3° Le spasme de la portion musculeuse.

4° La saillie de la lèvre inférieure du col vésical.

Le premier obstacle, très-rapproché du méat, peut être très-facilement évité; les autres sont tous placés sur la paroi inférieure de l'urèthre. Il y a donc tout avantage à guider les instruments sur la paroi supérieure du conduit.

DIVISION. — Le cathétérisme se divise en cathétérisme explorateur et cathétérisme évacuateur, suivant le but pour lequel il est pratiqué. Le manuel opératoire ne différant pas sensiblement, il est plus rationnel d'étudier le cathétérisme suivant les instruments qui servent à le pratiquer.

Instruments. — On appelle *sondes* les instruments creux; *cathéters* les instruments pleins métalliques, *bougies* les instruments pleins et flexibles. Le vieux mot *algalies* est souvent encore employé comme synonyme de sondes. Au point de vue des manœuvres nécessaires à leur introduction, ces instruments sont ou rigides ou flexibles.

A. — AVEC LES INSTRUMENTS RIGIDES.

Ces instruments sont en métal, argent ou maillechort pour les sondes de trousse et les sondes ordinaires, en étain pour les sondes dites de *Mayor* et les cathéters de *Béniqué*. Ces derniers jouissent d'une certaine flexibilité qui permet de modifier leur courbure suivant les circonstances.

La courbure des sondes a beaucoup varié. Nous avons à étudier : 1° le cathétérisme curviligne ou avec les sondes à grande courbure (*Gély, Béniqué, Récamier*) ; 2° le cathétérisme avec la sonde à petite ou brusque courbure (*Mercier*) ; 3° le cathétérisme rectiligne (*Amussat*).

Tous les instruments métalliques doivent, avant leur introduction, être légèrement échauffés par le frottement avec un linge sec, être graissés ou huilés. Leur surface doit être lisse, et s'il s'agit de sondes, les bords de leurs yeux doivent être bien émoussés. Les instruments composés de deux parties (sondes de trousse) doivent ne présenter aucune aspérité et les pièces en être si solidement unies qu'aucune disjonction, qu'aucun mouvement ne soit possible pendant leur introduction.

Un instrument introduit dans l'urèthre donne deux sensations différentes qu'il importe de bien distinguer (*Reliquet*) : 1° la sensation de résistance due à un obstacle au-devant du bec de l'instrument ; 2° la sensation de pression due au frottement de la sonde contre les parois du canal.

POSITION DU PATIENT. — La position du malade doit être telle que toutes les parties de son corps soient dans le relâchement le plus complet, car toute contraction détermine par action réflexe la contraction des muscles uréthraux.

Reliquet résume ainsi la position du patient :

1° *Habitus debout.* — Il faut placer le malade debout, les jambes légèrement écartées, les reins parfaitement appuyés contre un meuble, le tronc droit, la tête droite, la bouche ouverte, les yeux dirigés devant lui. Mieux encore, dans cette position, on s'arrange de façon que tout le dos soit appuyé.

2° *Habitus couché.* — Il faut placer le sujet couché horizontalement sur le dos, la tête légèrement relevée, la bouche ouverte. Les jambes fléchies et écartées doivent reposer, non pas sur les talons, mais sur leur face postérieure, ce qui s'obtient à l'aide d'un coussin transversalement placé sous les jarrets.

3° Le malade qui se sonde lui-même doit se tenir debout, les jambes légèrement écartées, le tronc un peu penché en avant (position de la miction normale), puis il fait ce léger effort du début de la miction, qui s'accompagne du relâchement des muscles constricteurs de l'urèthre, et dans cet état il pousse la sonde dans le canal.

POSITION DU CHIRURGIEN. — Pour le cathétérisme évacuateur le chirurgien peut se placer à gauche de son malade ; la position des mains est plus naturelle et nous paraît faciliter la manœuvre. Cependant, d'une façon générale, la position à droite est préférable, car elle peut être conservée pour l'exploration du canal avec des bougies et elle est indispensable pour la pratique des opérations.

I. **Cathétérisme curviligne.** — La courbure des instruments est à peu près la même que celle de la portion curviligne de l'urèthre.

1° *Du méat au collet du bulbe.* — Le malade est couché près du bord droit du lit, le chirurgien placé de ce côté. L'opérateur saisit la verge de la main gauche et la relève vers le ventre. Il écarte avec le pouce et l'indicateur les lèvres du méat, pendant que l'annulaire et le médius attirent le prépuce en arrière et découvrent le gland. La sonde est saisie de la main droite près de son pavillon et par sa partie rectiligne, le pouce placé du côté de sa convexité, les autres doigts lui faisant face.

Si le canal est sain, il y a tout avantage à se servir d'un instrument de gros calibre qui déplisse plus facilement la muqueuse uréthrale. Ces instruments sont gradués par numéros suivant leur diamètre. Dans la filière *Charrière*, les numéros diffèrent de 1/3 de millimètre, dans la graduation de *Béniqué* l'unité est de 1/6 de millimètre. Le point de départ étant le même, on voit que chaque numéro des cathé-

ters Béniqué correspond à un numéro moitié plus petit de la
série Charrière et *vice versâ*.

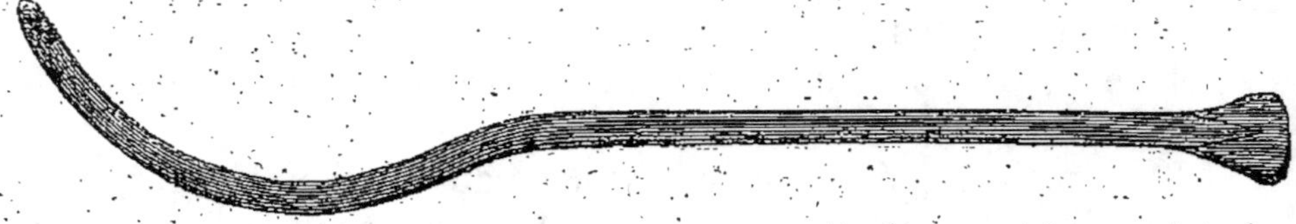

FIG. 235. — Cathéter de BÉNIQUÉ.

Le bec de la sonde, introduit dans le méat, évite la valvule
supérieure, et parcourt la portion spongieuse du canal, lentement et sans effort, pendant que le corps de la sonde reste

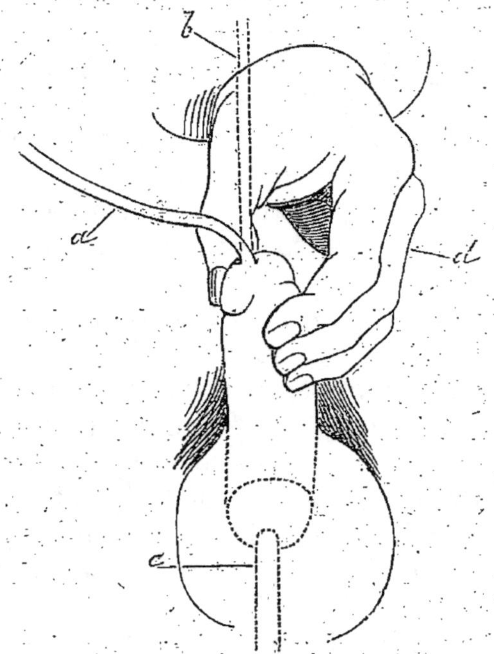

FIG. 236. — Manœuvre du cathétérisme avec la sonde courbe.
a, introduction de la sonde; *b*, sonde et verge relevées; *c*, sonde et verge abaissées;
d, main gauche fixant la verge.

dans le plan médian du corps, le pavillon tout près de la
paroi abdominale. La verge ne doit être que très-modérément

tendue par la main gauche, pendant que la main droite pousse doucement l'instrument jusqu'au cul-de-sac du bulbe.

Cette manœuvre peut être avantageusement modifiée, surtout chez les personnes un peu obèses. La verge, au lieu d'être ramenée vers le ventre et dans le plan médian, est dirigée vers l'aine droite du malade. L'opérateur tient la sonde parallèle au pli de l'aine, il introduit son bec dans le canal, et la pousse doucement dans cette direction jusqu'à ce que le bec soit arrivé sous l'arcade pubienne et dans le cul-de-sac du bulbe.

2° *Du bulbe à la vessie.* — Pour franchir le collet du bulbe devant lequel son bec se trouve placé, la sonde doit être légèrement relevée, de façon à suivre exactement la paroi supérieure du canal. Si elle avait été couchée dans l'aine droite, il faut en même temps qu'on l'élève, ramener son pavillon dans le plan médian du corps, sur la paroi abdominale. On imprime alors à l'instrument un mouvement de rotation autour du centre de courbure du canal, et un mouvement de propulsion d'avant en arrière, qui le fait traverser les portions membraneuse et prostatique de l'urèthre, et pénétrer dans la vessie. Le pavillon s'élève au-dessus du ventre, et décrit de haut en bas un arc de cercle dans le plan médian du corps, jusqu'à ce que la sonde soit abaissée entre les cuisses et le bec parvenu dans la vessie, ce qu'annonce la sortie de l'urine. Les mouvements imprimés à la sonde doivent toujours l'être avec la plus grande douceur ; l'instrument pénètre de lui-même, le doigt le maintient dans une bonne direction.

Avec les sondes de trousse, et à plus forte raison avec les sondes de *Gély* et de *Récamier*, le mouvement de rotation l'emporte sur la propulsion. Avec les cathéters de *Béniqué* au contraire, le mouvement de propulsion doit être plus prononcé, et le doigt placé sur le pavillon s'opposera à un mouvement de rotation ou d'abaissement trop rapide, dans lequel le bec viendrait buter contre la paroi supérieure du canal.

La difficulté éprouvée à franchir le collet du bulbe peut tenir à plusieurs causes : 1° souvent on abaisse le pavillon trop tôt, alors que le bec de la sonde n'a pas dépassé l'arcade pubienne ; 2° le bec de l'instrument suit la paroi inférieure du canal et reste engagé dans le cul-de-sac du bulbe. On a conseillé de diriger l'instrument avec les doigts de la main gauche placés sous le périnée, ou avec un doigt introduit dans le rectum. Le mieux est de retirer la sonde vers soi, et de s'attacher ensuite, en la poussant, à bien suivre la paroi supérieure du conduit pour entrer directement dans le collet du bulbe. On réussit quelquefois mieux en abandonnant la verge à elle-même, qu'en la tiraillant fortement comme on le fait d'habitude. Jamais il ne faut mettre de force dans ces tentatives, car les fausses routes sont faciles à ce niveau.

Si le spasme de la région musculeuse arrête un instant le bec de la sonde, une légère pression maintenue quelques instants suffit habituellement pour vaincre cet obstacle. A l'état normal, la région prostatique et le col vésical ne présentent pas d'obstacle. Quelquefois cependant, la lèvre inférieure du col est assez saillante pour arrêter le bec de la sonde et nécessiter un abaissement plus qu'habituel du pavillon.

3° *Sortie de la sonde.* — La sonde est saisie de la main droite, le pouce appliqué sur l'ouverture du pavillon, la main gauche retenant la verge. On fait décrire à la sonde un mouvement de rotation d'arrière en avant, qui ramène son bec sous l'arcade pubienne; puis la dirigeant vers l'aine droite, ou la tenant dans le plan médian, on la retire doucement. Le pouce appliqué sur l'orifice du pavillon empêche l'urine contenue dans la sonde de s'échapper au dehors et de souiller le malade et le lit, avant qu'elle n'ait été déposée dans le vase qui, placé entre les cuisses du patient, sert à recevoir le liquide extrait de la vessie.

Tour de maître. — Voici en quoi consiste cette manœuvre. Placé à droite, à gauche, ou entre les cuisses du malade, le chirurgien, tenant la verge de la main gauche, prend la sonde de la main droite et l'introduit dans l'urèthre, sa concavité dirigée en bas. Il la conduit ainsi jusque sous l'arcade pubienne, son bec contre la paroi inférieure, dans le cul-de-sac du bulbe. Il fait alors décrire au pavillon, de droite à gauche ou inversement, un demi-tour complet qui le ramène sur la ligne blanche abdominale et place la concavité de la sonde en haut. En même temps il pousse l'instrument en avant. Le bec traverse le collet du bulbe, et la sonde dont la courbure est dirigée dans le sens de celle du canal franchit les régions musculeuse et prostatique et pénètre dans la vessie.

II. **Cathétérisme avec les sondes à petite ou brusque courbure.** — Le type de ces instruments est la sonde de *Mercier* composée de deux parties formant à leur point d'union un angle un peu supérieur à l'angle droit. Le bec de la sonde est à 18 millimètres au-dessus de la portion droite ou corps de l'instrument. Il résulte de cette forme, que le bec et le talon de la courbure doivent écarter les parois du canal, le bec pressant sur la paroi supérieure, le talon sur la paroi inférieure, et cela d'autant plus, que l'axe de la portion droite de la sonde se trouve plus exactement dans l'axe du conduit. Il faut donc, pour faire progresser la sonde, que l'axe

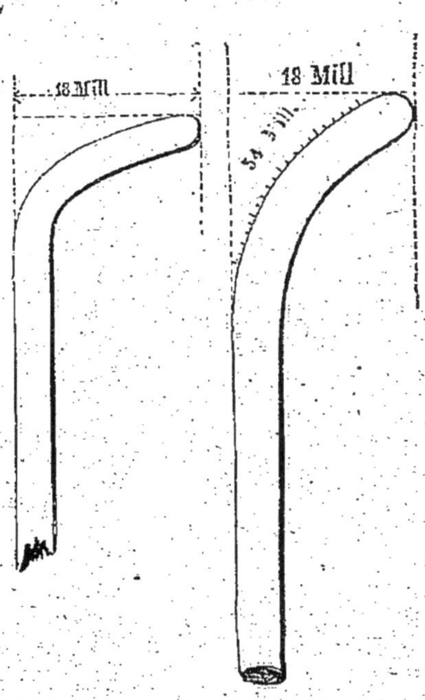

FIG. 237. — Sonde de MERCIER.

de sa portion droite soit oblique par rapport à l'axe de l'urèthre, ce qui place la courte portion de l'instrument dans l'axe de la portion du canal qu'elle occupe.

1° *Du méat au collet du bulbe.* — La verge tenue de la main gauche, la sonde de la main droite, l'opérateur introduit son bec dans le canal, et pousse l'urèthre sur la sonde jusqu'à ce que le bec soit parvenu près du collet du bulbe. Il ramène alors l'instrument dans le plan médian du corps, la concavité de la sonde en haut et en avant.

2° *Du bulbe à la vessie.* — Un léger mouvement d'abaissement du pavillon porte le talon de la sonde contre la paroi inférieure du cul-de-sac du bulbe, pendant que le bec relevé et appliqué sur la paroi supérieure du canal se dirige naturellement vers l'ouverture de la portion membraneuse. Mais pour traverser cette région, ainsi que la portion prostatique, il ne faut pas que cet abaissement du pavillon soit assez considérable pour placer la portion droite de l'instrument dans l'axe de la courbure de l'urèthre. On s'exposerait ainsi à ne pouvoir avancer par suite des frottements du bec et du talon contre les parois uréthrales. La portion droite de la sonde doit toujours rester oblique par rapport à l'axe de la région du canal, dans laquelle la courte portion de l'instrument est en train de cheminer.

Arrivé au col de la vessie, le bec de la sonde est relevé par un nouveau mouvement d'abaissement du pavillon entre les cuisses du malade. Naturellement il s'engage dans l'ouverture du col et pénètre dans la vessie. Comme l'œil de la sonde est placé près du bec, et dans la concavité, il peut arriver, pour peu que l'abaissement du pavillon soit considérable en raison du développement de la lèvre inférieure du col vésical, que l'urine ne s'écoule pas. Il suffit alors de relever le pavillon, tout en poussant légèrement la sonde dans la vessie pour voir le liquide s'échapper.

En somme la manœuvre pour traverser la portion curviligne de l'urèthre consiste dans un mouvement lent de propulsion, combiné avec un abaissement progressif du pavillon de l'instrument. Les obstacles normaux n'ont, on le voit, que peu d'influence sur la progression de la sonde. Mais la briéveté de sa courbure, cause de gêne dans son introduction, la rend justement précieuse pour l'exploration du canal. La direction qu'il faut imprimer au bec, accusée immédiatement par l'inclinaison de la plaque ou des anneaux du pavillon, rend compte des déviations latérales de l'urèthre.

3° Pour retirer la sonde on suit, mais en sens inverse, la manœuvre décrite pour son introduction.

III. Cathétérisme rectiligne. — Malgré l'impossibilité de donner à l'urèthre une direction absolument rectiligne, il est depuis longtemps démontré qu'on peut introduire dans la vessie un instrument droit et rigide. Telle est la sonde droite d'*Amussat*. Pendant toute l'opération, l'axe de la sonde doit être parallèle à l'axe de la portion du canal où se trouve à ce moment le bec de l'instrument.

Le chirurgien placé à droite du lit saisit la verge de la main gauche et la relève très-légèrement vers le ventre. La sonde tenue de la main droite est introduite dans le canal et poussée directement en arrière jusqu'à ce que son bec soit arrivé dans le cul-de-sac du bulbe, ce qu'indique la résistance éprouvée. On retire alors l'instrument vers soi d'un centimètre environ, puis par un mouvement combiné de propulsion et d'abaissement du pavillon, le bec de la sonde longeant la paroi supérieure du canal franchit le collet du bulbe, et pénètre dans la région membraneuse. Pour traverser la partie courbe du canal, sans que le bec de la sonde vienne buter contre la paroi inférieure, on abaisse fortement le pavillon entre les cuisses du malade, faisant coïncider l'axe de l'urèthre et l'axe de l'instrument, en même temps qu'on pousse doucement ce dernier vers la vessie. Pour franchir le col vésical, un dernier mouvement d'abaissement du pavillon est nécessaire. Le bec de la sonde, relevé, traverse le col et arrive dans le réservoir urinaire.

La manœuvre est bien plus aisée quand le patient est debout. S'il est couché, il faut nécessairement élever le bassin au-dessus du plan du lit à l'aide d'un fort coussin, pour rendre possible l'abaissement du pavillon de la sonde.

Quand le ligament suspenseur de la verge, très-court, s'oppose à l'abaissement du pavillon, il faut cheminer avec une grande lenteur et en combinant les mouvements de propulsion et d'abaissement. On retire la sonde en relevant peu à peu le pavillon vers le ventre.

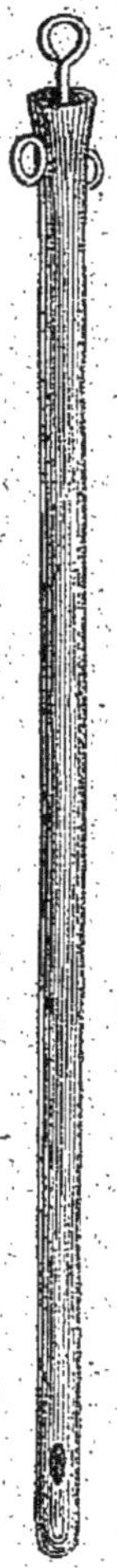

FIG. 238.
Sonde droite
d'AMUSSAT.

B. — AVEC LES INSTRUMENTS FLEXIBLES.

Ils comprennent : les sondes ou bougies dites en gomme

élastique, les sondes de gutta-percha, les bougies de cire, de corde à boyau, etc.

Comme les précédents, ces instruments sont pleins ou creux; ils doivent présenter une surface parfaitement lisse et une flexibilité suffisante réunie à une grande solidité.

Lorsqu'on se sert d'un mandrin pour l'introduction d'une sonde flexible, la manœuvre devient la même que pour les instruments rigides. Ce mandrin métallique doit donc présenter une résistance suffisante pour conserver sa courbure; sa longueur doit être telle qu'il occupe toute l'étendue de la sonde. Pour éviter la mobilité qui résulte du petit volume du mandrin, mobilité qui expose à voir son bec faire saillie au travers des yeux de la sonde, *Voillemier* a fait donner à cette tige une forme conique à son extrémité manuelle. Elle s'emboîte ainsi très-exactement dans le pavillon de la sonde. La manœuvre des bougies ou des sondes flexibles, dépourvues de mandrin, est la même, que ces instruments soient pleins ou creusés d'un canal.

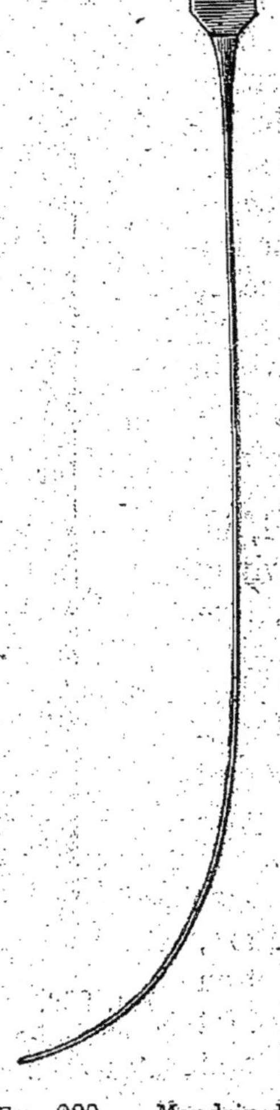

FIG. 239. — Mandrin de VOILLEMIER.

I. — Sondes de gomme.

1º **Sonde rectiligne.** — Cette sonde poussée directement d'avant en arrière doit, à mesure qu'elle chemine, prendre la courbure de l'urèthre. Le mécanisme de son introduction est des plus simples. Le malade est couché ou debout, le chirurgien est placé à sa droite. De la main gauche, il relève la verge de façon à mettre la portion spongieuse du canal dans le prolongement de l'axe de la région membraneuse. De

la main droite il introduit dans l'urèthre la sonde préalablement huilée, et la pousse directement devant lui. Le bec de
l'instrument suit la paroi inférieure du canal, franchit le
collet du bulbe, et traverse les ré-
gions membraneuse et prostatique
pour pénétrer dans la vessie. La
sensation de frottement contre les
parois de l'urèthre est assez nette,
mais la sensation de résistance au-
devant du bec de la sonde reste
toujours très-obscure, et quand on
la perçoit, souvent l'instrument
s'est déjà replié dans le conduit.
Si en effet on l'abandonne à lui-
même, on en voit une partie sortir
aussitôt du canal, par suite du redressement résultant de son élasticité.

L'impossibilité d'imprimer à la
sonde une direction déterminée
fait que son bec vient buter contre
le collet du bulbe, si le cul-de-sac
est profond, et contre la lèvre inférieure du col vésical pour peu
qu'elle soit développée. Pour éviter ces obstacles on a modifié la
consistance et la forme du bec de
l'instrument.

La sonde droite, qui peut être
incurvée à grande courbure, évite
naturellement ces obstacles, à
moins qu'ils ne soient très-développés, parce que son bec suit la
paroi supérieure du canal.

2° Sonde droite à olive. — Il est
facile de donner à l'extrémité vésicale de l'instrument une direction

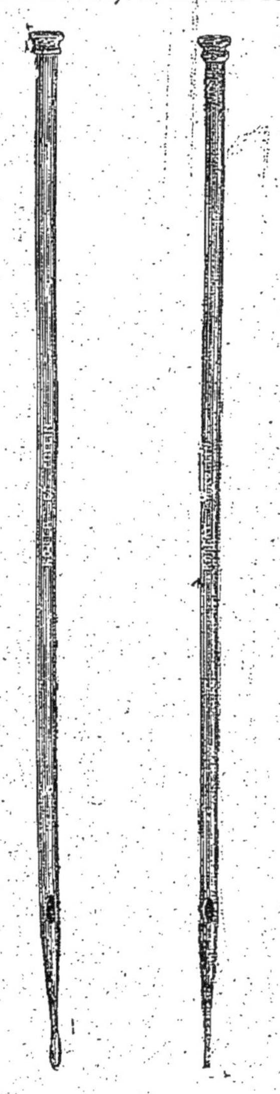

FIG. 240.   FIG. 241.
Sonde droite   Sonde droite
à olive.   conique.

telle que son bec suive toujours la paroi supérieure de

l'urèthre, mais il faut pour cela que le col de l'olive soit assez résistant pour ne pas se ployer à angle droit contre le premier obstacle qu'il rencontre.

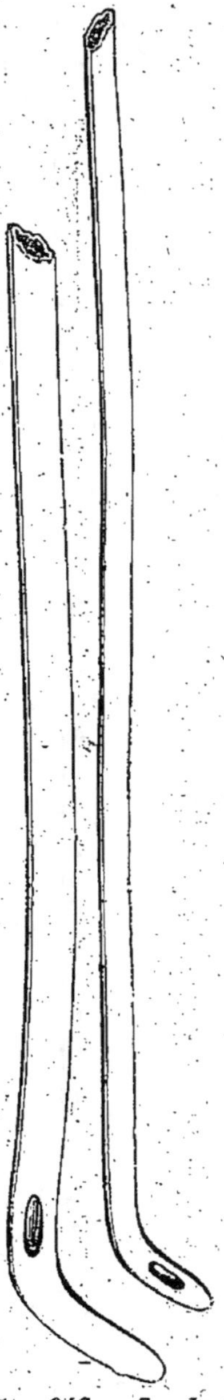

3° **Sonde conique.** — Elle ne présente pas les avantages de la précédente et doit être réservée pour les rétrécissements.

4° **Sonde à grande courbure.** — Quand la sonde présente naturellement une grande courbure, et que sa consistance est suffisante pour qu'on n'ait pas besoin de mandrin, la manœuvre d'introduction est celle des instruments rigides de même forme. Si la courbure n'est pas fixe, on se contente de la pousser directement vers la vessie.

5° **Sonde conique à courbure fixe et à olive.** — Les sondes à grande courbure-fixe et à prolongement conique flexible, terminé par une olive (*Caudemont*) sont d'une introduction très-facile chez les vieillards.

6° **Sonde coudée, bicoudée.** — Il en est de même de la sonde de gomme coudée ou bicoudée, dite sonde à béquille, dont le bec suit forcément la paroi supérieure de l'urèthre, pendant que la flexibilité de la longue portion lui permet de s'adapter constamment à la courbure du canal.

II. — Sondes en caoutchouc.

Faites en gutta-percha, à parois très-épaisses et douées d'une grande flexibilité, ces sondes sont très-commodes pour vider la vessie quand le canal est sain. Le peu d'altérabilité de leur tissu les rend précieuses, comme sondes à demeure. Leur calibre intérieur

FIG. 242. — Sondes à béquille.

est faible, et le canal dont elles sont creusées se termine à
près d'un centimètre en deçà de leur extré-
mité vésicale constituée par une masse compacte de caoutchouc. L'œil est latéral et
à 3 ou 4 millimètres en avant de l'extrémité
du canal.

Pour faire parvenir cette sonde dans la
vessie, on l'enduit de blanc d'œuf, et relevant la verge, on l'y introduit, et on la pousse
directement devant soi. Si l'urèthre ne présente pas d'obstacle brusque, l'instrument
progresse peu à peu, sans que la main qui
le guide en ait conscience. Son bec suit la
paroi, et par son élasticité se redresse et se
plie aux courbures de l'urèthre. La sortie de
l'urine indique seule que la sonde est dans
la vessie.

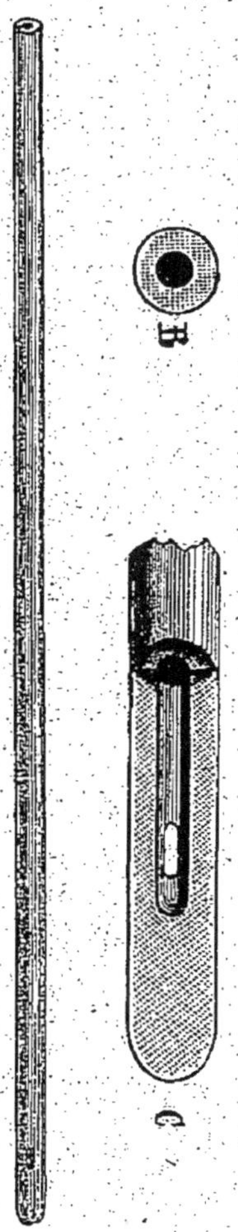

Mais pour peu que le canal soit barré par
un des obstacles normaux, au collet du
bulbe, ou au col vésical, la sonde vient directement buter contre l'obstacle et cesse
d'avancer. Il devient alors indispensable
de la munir d'un mandrin à grande courbure qui la transforme en sonde rigide, et
oblige à suivre la manœuvre de ces instruments. Cependant avec ces sondes, comme
avec les sondes de gomme flexibles, on
peut, lorsque l'obstacle est franchi par le
bec, retirer doucement le mandrin avec la
main droite, pendant que la main gauche
pousse l'instrument en avant, ou bien maintenir le mandrin immobile, pendant que
la sonde, suivant la courbure qui lui est imprimée, continue
de cheminer vers la vessie.

Fig. 243. — Sonde de caoutchouc.

III. — Bougies de petit diamètre.

Ces bougies construites en gomme ou en baleine, droites ou
légèrement courbes, à extrémité conique ou olivaire plus ou

moins infléchie, doivent offrir assez de résistance pour donner à la main une sensation nette lorsqu'elles butent contre un obstacle.

On les pousse doucement dans l'urèthre par un mouvement lent et continu. Quand leur bec est arrêté, on les retire vers soi d'un centimètre environ, puis on les pousse en avant de nouveau, dans un autre point de la circonférence du canal. On recommence plusieurs fois la même manœuvre, mais avec la plus grande douceur, pour ne pas déchirer la muqueuse.

Nous ne ferons que signaler les moyens spéciaux employés pour diriger la bougie : 1° l'injection d'huile dans le canal; 2° le tube de *Ducamp* percé seulement au point correspondant à l'ouverture du conduit, déterminé d'avance avec la bougie à empreinte; 3° le tube large ouvert de *Béniqué* avec son faisceau de fines bougies qu'on pousse successivement en avant; 4° l'endoscope.

Comme procédés exceptionnels de cathétérisme, nous mentionnerons : 1° le cathétérisme à la suite dans lequel une bougie filiforme sert de guide à un instrument rigide à l'extrémité duquel elle est fixée solidement; 2° le cathétérisme sur conducteur; 3° la sonde invaginée à plan incliné de Mercier, contre les fausses routes.

Art. XXVII. — Cathétérisme de l'urèthre chez la femme.

Données anatomiques. — L'urèthre de la femme forme un canal de 30 millimètres environ de longueur, légèrement oblique en haut et en arrière et à concavité supérieure. Placé au-dessus de la paroi antérieure du vagin, il vient s'ouvrir à la vulve, au-dessous du clitoris, entre les petites lèvres, et à quelques millimètres au-dessus de la colonne antérieure du vagin. Il est très-facilement dilatable, et dans l'état normal, ne présente par suite de sa direction presque rectiligne aucun obstacle au passage des instruments.

La sonde de femme est un tube métallique, présentant une légère courbure à son extrémité vésicale, percée de deux yeux latéraux. Sa longueur est de 15 centimètres environ.

A. **Cathétérisme à découvert.** — La malade est cou-

chée sur le dos, le bassin légèrement élevé, les cuisses fléchies et écartées. L'opérateur se place à sa droite. Avec le
pouce et l'index ou le médius gauches, il écarte les petites

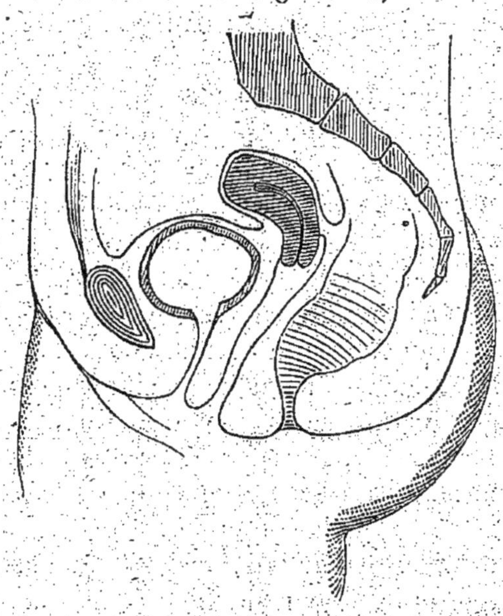

FIG. 244. — Bassin de la femme, coupe médiane.

lèvres et met à jour le méat urinaire. Tenant la sonde de la
main droite, la concavité en haut, il l'introduit dans le canal,
et abaissant légèrement le pavillon en même temps qu'il
pousse l'instrument en avant, il franchit l'arcade pubienne et
arrive bientôt dans la vessie.

B. **Cathétérisme à couvert.** — Même position de la
malade. Le chirurgien placé à gauche introduit l'extrémité
de son index gauche dans le vagin et vient appliquer la pulpe
de ce doigt contre la colonne antérieure du vagin. Tenant la
main droite, la concavité en haut, il fait glisser son extrémité
sur la pulpe de l'index gauche. Le bec de l'instrument après
quelques tâtonnements pénètre dans le méat, et la sonde est
poussée dans la vessie.

Quand la direction du canal de l'urèthre se trouve modifiée
par un déplacement de la matrice, on pratique le cathétérisme
avec une sonde flexible qui peut s'adapter aux courbures du
conduit.

Art. XXVIII. — Opérations dirigées contre les rétrécissements de l'urèthre

Exploration. — Avant d'entreprendre le traitement, il faut, par l'exploration de l'urèthre, constater le siége, la largeur, la longueur du rétrécissement, et la susceptibilité de la muqueuse urèthrale. L'exploration se pratique avec les bougies à boule, mais elle doit être précédée d'une tentative de cathétérisme avec un cathéter métallique de gros calibre (n° 36 à 45 de Béniqué), pour s'assurer tout d'abord de l'existence d'un rétrécissement. On essaie d'abord de faire passer une bougie de moyen calibre, puis on se sert d'instruments de plus en plus petits, jusqu'à ce que la boule ait pu franchir le point rétréci. En retirant la bougie, on note avec précision le point où la boule est arrêtée de nouveau, et l'on acquiert par ce simple examen des notions précises sur le siége, l'étendue et la largeur de la coarctation.

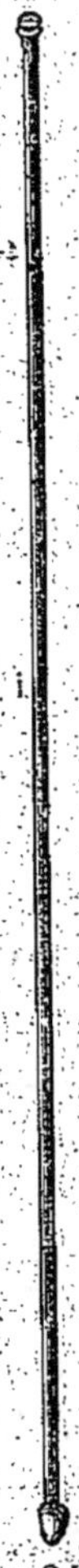

Si aucune bougie à boule ne peut pénétrer dans le rétrécissement, on prend des bougies filiformes, coniques ou à olive. Avec de la patience, et en courbant ou contournant en vrille l'extrémité des bougies, on parvient le plus souvent à franchir le point coarcté.

Trois grandes méthodes de traitement sont appliquées aux rétrécissements de l'urèthre.

I. — Dilatation du rétrécissement.

D'après son mode d'action, *Voillemier* divise la dilatation en :

a. *Inflammatoire* $\begin{cases} \text{atrophique} \\ \text{ulcérative.} \end{cases}$

b. *Mécanique.*

En général, on étudie la dilatation lente ou graduée et la dilatation brusque.

A. Dilatation graduée. — Elle est dite temporaire ou

Fig. 245.
Bougie exploratrice.

permanente, suivant que les instruments introduits dans le rétrécissement y sont laissés à demeure, ou au contraire n'y restent qu'un temps fort court. Règle générale, les bougies ne doivent jamais être poussées jusque dans la vessie, pour éviter d'irriter inutilement le col vésical.

a. **Dilatation graduée permanente.** — Lorsqu'à force de patience on est parvenu à franchir un rétrécissement avec une fine bougie, il serait souvent imprudent de la retirer, car une tentative nouvelle peut fort bien ne pas réussir.

Cette bougie est laissée à demeure, jusqu'à ce que par son action la coarctation se soit assez élargie pour lui laisser toute liberté. Souvent cet effet se produit en 7 à 8 heures, quelquefois un peu plus lentement. L'instrument se laisse alors retirer avec la plus grande facilité. Une bougie plus volumineuse le remplace immédiatement, et reste à demeure pendant le même temps. Elle est remplacée à son tour par une bougie de plus gros calibre, et l'on continue ainsi jusqu'à ce que la dilatation soit jugée suffisante.

b. **Dilatation graduée temporaire.** — Elle se pratique avec les bougies de gomme élastique, et s'achève par le passage des cathéters de Béniqué.

Nous avons indiqué plus haut la graduation des bougies par tiers de millimètre, et la graduation des cathéters en étain par sixième de millimètre ; nous avons également décrit le manuel du cathétérisme avec ces instruments. Les bougies de gomme conviennent au début de la dilatation, les bougies coniques étant remplacées aussitôt que possible par des bougies à extrémité olivaire moins dangereuses pour le canal. Lorsqu'une bougie franchit le rétrécissement sans être trop serrée, on la retire aussitôt et on la remplace par un instrument du numéro supérieur. On passe ainsi dans la même séance, 2, 3 ou 4 bougies, les premières ne restant qu'un instant dans le canal. La dernière bougie introduite est d'habitude très-fortement serrée. Quelques chirurgiens la retirent immédiatement comme les premières, d'autres la laissent en place de 5 à 10 minutes. Pour la durée de ce séjour, on se guide sur la susceptibilité du canal.

Le lendemain on recommence, mais en prenant pour la

première introduction une bougie d'un numéro plus élevé que la veille. Si le rétrécissement est latéral, on donne à l'extrémité de la bougie une forme appropriée. Quand l'urèthre devient irritable, quand il se produit des accès fébriles et un écoulement abondant de muco-pus, on interrompt le traitement pendant quelques jours, ou l'on éloigne les séances.

Parvenu au n° 15 à 18 de la filière Charrière, les bougies de gomme sont remplacées par les cathéters en étain de Béniqué.

L'unité de graduation de ces instruments étant 1/6ᵉ de millimètre, on peut en passer quatre à cinq dans une même séance. A mesure que le canal reprend ses dimensions on se sert de cathéters plus volumineux, et l'on monte ainsi jusqu'au n° 50 qui présente environ 8 millimètres de diamètre. Le malade doit continuer de passer une sonde de gros calibre dans son canal, au moins tous les 8 ou 10 jours, pour maintenir le résultat obtenu.

B. Dilatation brusque, forcée. Divulsion. — *Mayor* pose en principe qu'il faut se servir d'instruments d'autant plus volumineux que le rétrécissement est plus étroit et plus résistant. Il a fait construire 6 cathéters métalliques à extrémité conique, dont le plus petit a 4 millimètres, le plus gros 9 millimètres de diamètre. Sa méthode de traitement repose sur cette donnée fausse, qu'en écartant les parois uréthrales au-devant d'un rétrécissement, on élargit l'entrée de celui-ci, de façon à permettre au cathéter d'y pénétrer. Au contraire, on refoule le rétrécissement tout entier, et si l'on ne déchire pas l'urèthre circulairement, l'instrument se crée une voie nouvelle à côté de la coarctation. La manœuvre très-simple consiste à fixer solidement la verge et le rétrécissement de la main gauche, pendant que la main droite pousse le cathéter avec force dans la direction normale du canal.

A ce procédé, on a tenté de substituer la dilatation brusque ou divulsion, dans laquelle un instrument de petit calibre introduit dans la coarctation s'ouvre par un mécanisme approprié, et écarte les parois du rétrécissement. Mais toujours, dans ce procédé, qu'on ait recours aux dilatateurs de *Rigaud* ou de *Perrève*, qu'on se serve des divulseurs de *Holt* ou de *Voillemier*, les parois du rétrécissement sont en réalité déchirées. Cependant l'instrument de *Voillemier* offre un progrès réel. Il est muni d'une bougie conductrice, la dilatation

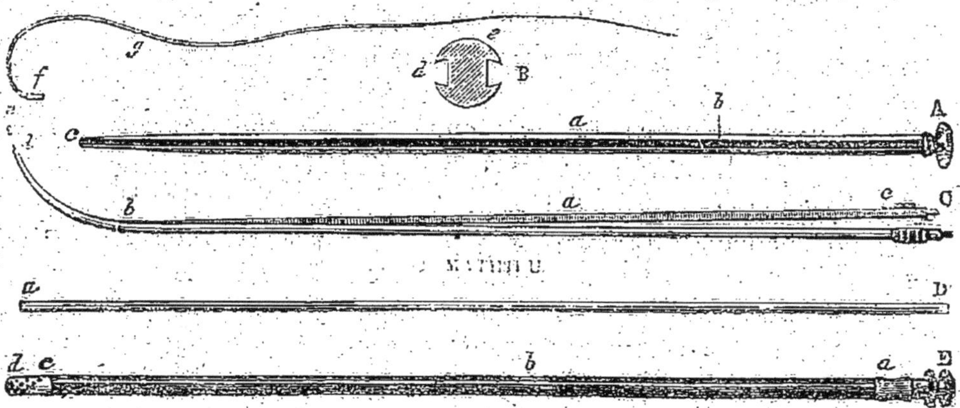

FIG. 246. — Divulseur de VOILLEMIER.

par la forme donnée au mandrin s'exécute sur toute la surface de la coarctation. De plus, une tige métallique de 30 centimètres, vissée sur les branches du divulseur réunies après le retrait du mandrin, permet de conduire une sonde jusque dans la vessie.

II. — Cautérisation du rétrécissement.

Elle peut se faire, soit avec les caustiques potentiels, soit avec le pôle négatif d'une pile à courant constant, méthode électrolytique.

A. CAUTÉRISATION POTENTIELLE. — Elle se pratique avec le nitrate d'argent fondu, seul caustique employé aujourd'hui, en raison de son action peu profonde.

a. D'avant en arrière. — On se sert des porte-caustique de *Leroy d'Étiolles* ou de *Voillemier*. Ce dernier se compose d'une canule d'argent de 7 millimètres de diamètre, dans laquelle passe un stylet d'argent, flexible, terminé par une olive rugueuse. La canule est conduite jusqu'à la coarctation ; le stylet, dont l'olive a été plongée dans le nitrate d'argent fondu, est alors porté par la canule jusque sur la partie antérieure du rétrécissement avec laquelle il ne doit pas rester en contact plus de quinze à vingt secondes. Au bout de deux à trois jours, on cherche à introduire une bougie, et si l'on réussit, on continue la dilatation.

b. **Latéralement.** — Les porte-caustique en usage sont ceux de *Ducamp*, de *Lallemand* et de *Ségalas*. Ils se composent essentiellement d'une canule métallique droite ou légèrement recourbée à son extrémité vésicale, dans laquelle se meut un stylet ou mandrin, terminé par une petite cuvette où l'on coule le nitrate d'argent fondu. Ce mandrin se meut d'avant en arrière, et peut tourner sur lui-même. La canule externe renflée à son extrémité s'arrête en avant du rétrécissement. En poussant le mandrin on introduit la cuvette dans la coartation. Enfin un mouvement de rotation imprimé au mandrin met le caustique en contact avec toute la surface de la partie rétrécie. On ramène la cuvette dans la canule et on retire l'instrument. On peut ainsi cautériser une partie ou la totalité de la surface du rétrécissement, et prolonger l'action locale du caustique pendant le temps jugé convenable.

B. **ÉLECTROLYSE.** — Cette méthode, due à *Tripier* et *Mallez*, consiste à attaquer le rétrécissement avec un mandrin métallique, communiquant avec le pôle négatif d'une pile à forte tension et d'une faible intensité.

L'électrode positif de la pile, formé d'un disque de charbon, recouvert de peau est humecté avec de l'eau salée, et appliqué sur une des cuisses du malade, mouillée avec le même liquide pour favoriser le passage du courant. Le disque doit présenter une certaine largeur et s'appliquer très-exactement pour éviter la formation d'eschares.

Les mandrins destinés à la cautérisation sont terminés par une extrémité olivaire et de volume convenable. Ils sont engaînés dans une sonde de gomme qui ne laisse à nu que l'olive terminale. L'opérateur prend la verge de la main gauche et l'attire légèrement en avant ; de la main droite il tient la sonde et la pousse dans le canal jusqu'à ce que l'olive soit en contact avec la partie antérieure du rétrécissement, contre lequel elle doit être assez fortement appliquée. L'électrode négatif est alors relié au mandrin métallique dont l'extrémité est creusée pour le recevoir, et la déviation de l'aiguille du galvanomètre indique le passage du courant.

Pour tâter la susceptibilité du canal, on commence par n'employer que six éléments. On peut progressivement en porter le nombre jusqu'à douze et même davantage si la douleur est supportable. A mesure que l'olive du mandrin s'engage dans le rétrécissement sous la pression de la main, on pousse en avant la gaîne qui enveloppe le mandrin. Chaque séance ne doit pas être prolongée plus de dix minutes. On fait une séance tous les quatre, six ou huit jours, suivant l'intensité de la réaction, et l'on continue jusqu'à ce qu'une bougie du n° 18 pénètre facilement dans la vessie.

III. — Incision du rétrécissement.

Elle se pratique soit de dedans en dehors (uréthrotomie interne), soit de dehors en dedans (uréthrotomie externe).

A. URÉTHROTOMIE INTERNE. — Elle se fait soit d'arrière en avant, soit d'avant en arrière. La première méthode n'est applicable qu'aux rétrécissements assez larges pour se laisser traverser par des instruments ayant au moins deux millimètres de diamètre.

Anjourd'hui la hauteur de la section est limitée à quatre et au plus à six millimètres. Son siége ordinaire est la paroi inférieure du canal.

Nous ne signalerons que les uréthrotomes de *Maisonneuve*, de *Sédillot* et de *Voillemier*. Les deux derniers présentent une lame tranchante dans toute son étendue, mais qui peut être cachée à volonté dans une gaîne mobile comme elle. Ils sont droits ou courbes. Plus compliqués que l'instrument de *Maisonneuve*, ils n'ont même pas l'avantage de préserver plus sûrement de toute atteinte les parties saines du canal. L'uréthrotome de *Maisonneuve* remplit parfaitement toutes les indications. Il se compose de quatre pièces :

1° Une fine bougie de gomme élastique, conductrice, très-flexible, terminée à son pavillon par un ajutage métallique creusé d'un pas de vis pour se fixer solidement sur le tube cannelé.

2° Une tige métallique, dont le diamètre ne doit pas dépasser 1 1/2 à 2 millimètres. Elle est courbe, parfaitement lisse

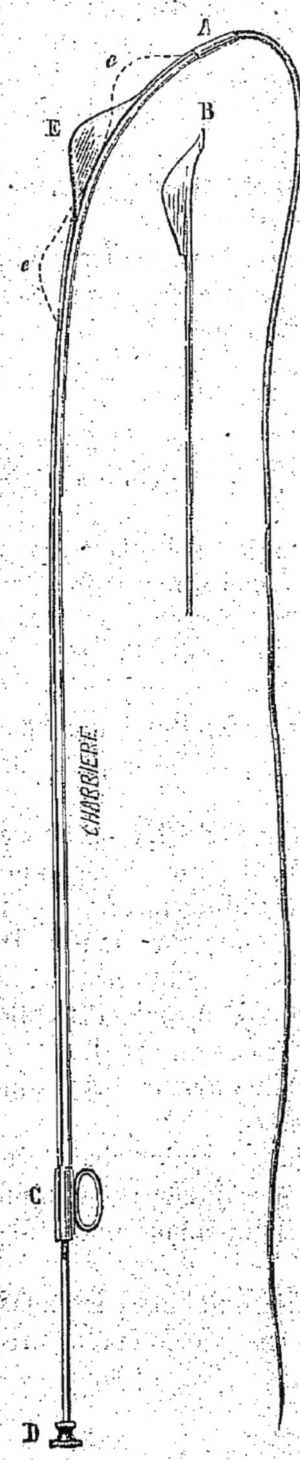

FIG. 247. — Uréthrotome de MAISONNEUVE.

et cannelée profondément sur sa convexité ou sa concavité. Son extrémité vésicale est munie d'un pas de vis pour recevoir la bougie conductrice ; son pavillon, d'un anneau destiné à la maintenir.

3° Un mandrin métallique flexible, d'assez petite dimension pour glisser dans la cannelure de la tige. A son extrémité vésicale, le mandrin porte une lame en dos d'âne, de 5 à 7 millimètres de hauteur, mousse à son sommet, coupante sur ses bords antérieur et postérieur. C'est une sorte de triangle dont la base est fixée dans la gouttière de la tige et fait corps avec le mandrin. A son extrémité externe, ce mandrin se termine par un bouton qui sert à le manier. Sa longueur comme celle de la tige cannelée est de 30 centimètres environ.

4° Enfin : une tige métallique pleine, droite ou courbe, parfaitement lisse, sur l'extrémité de laquelle peut se fixer solidement la bougie condutrice.

Opération. — Tenant la verge de la main gauche, l'opérateur placé à la droite du malade, couché sur le bord du lit et le bassin élevé, fait pénétrer la bougie conductrice jusqu'au delà du point rétréci. Cette introduction doit se faire avec lenteur pour éviter que la bougie ne se replie devant l'obstacle au lieu d'y pénétrer. Son arrivée au col de la vessie se traduit par un vif besoin d'uriner. La main qui la déplace éprouve une sensation de frottement.

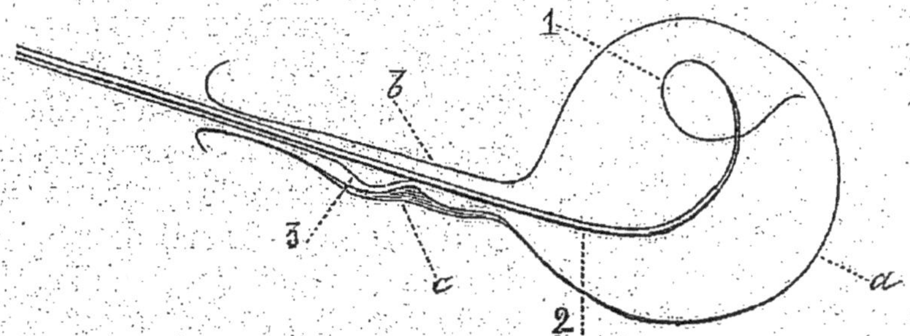

FIG. 248. — Uréthrotomie interne.

a, vessie; *b*, verge; *c*, rétrécissement; 1, sonde conductrice; 2, tige cannelée;
3, lame de l'uréthrotome.

La bougie est alors vissée sur la tige cannelée, et sert à la
diriger dans le rétrécissement qu'elle traverse à sa suite, la
concavité de la tige étant dirigée en haut et en avant suivant
la courbure du canal. A mesure que la tige avance, la bougie
se pelotonne dans la vessie. Quand l'instrument a traversé la
coarctation, on le maintient fixement ; s'il est cannelé sur sa
convexité, cas ordinaire, la cannelure dirigée en bas correspond à la paroi inférieure du canal.

Confiant à un aide la tige cannelée, maintenue en contact
avec la paroi supérieure de l'urèthre, l'opérateur engage la
lame dans la cannelure. De la main gauche il saisit la verge
et l'attire en avant pour effacer les replis de la muqueuse uréthrale, pendant qu'avec la main droite il fait progresser le
mandrin. La résistance éprouvée lui indique le moment où la
lame arrive sur le rétrécissement. Il augmente la pression de
façon à couper peu à peu la partie coarctée, puis l'obstacle
franchi, il promène la lame d'avant en arrière et d'arrière en
avant pour compléter la division. Le mandrin et la tige cannelée sont alors retirés, la tige dévissée, et la bougie conductrice laissée dans le canal, est fixée sur la tige pleine. Sur
cette tige, on fait glisser une sonde de gomme ouverte aux
deux bouts, et percée de deux larges yeux à son extrémité
vésicale. Quand elle est parvenue dans la vessie, on retire la

tige et la bougie conductrice. Une sonde est laissée à demeure pendant quarante-huit heures.

B. Uréthrotomie externe. — C'est la division du rétrécissement faite de dehors en dedans. Elle se pratique avec ou sans conducteur.

a. **Uréthrotomie externe sur conducteur.** — Le malade est placé dans la position de la taille, les jambes fléchies et largement écartées, le bassin dépassant un peu le bord de la table, pour mettre la région bien à découvert.

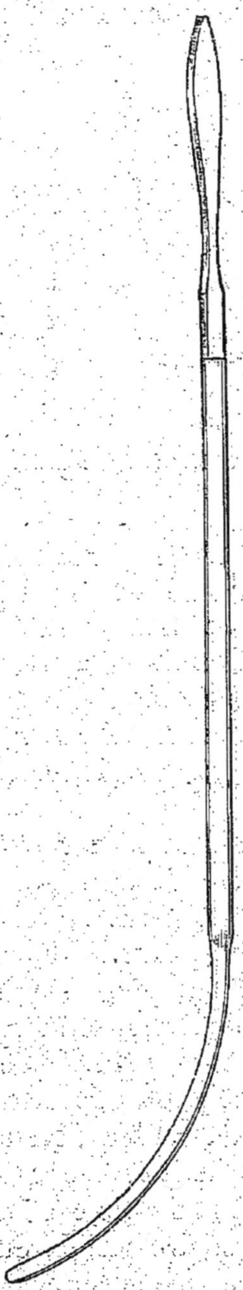

L'opérateur introduit dans l'urèthre un cathéter cannelé sur sa convexité, et le conduit au delà du rétrécissement. Le cathéter de *Syme* est d'un excellent usage. Mince et cannelé dans sa portion courbe, il est épais et plein dans toute sa partie droite. Introduit dans l'urèthre, sa partie mince et cannelée traverse la coarctation, sa partie renflée est arrêtée par le rétrécissement dont elle marque ainsi la limite antérieure. On le confie à un aide qui le maintient exactement sur la ligne médiane en même temps qu'il fixe la verge.

L'opérateur divise alors la peau exactement sur la ligne médiane au niveau du rétrécissement, dans une étendue de 4 à 5 centimètres, et poursuit la section des parties molles dans la profondeur, jusqu'à ce que son index gauche qui lui sert de guide, sente au fond de la plaie la

Fig. 249. — Conducteur de Syme.

rainure du cathéter. Si l'on ne possède pas l'instrument de *Syme*, on porte dans le canal, sur le cathéter ordinaire, une grosse sonde de gomme qui, arrêtée par le rétrécissement, en indique de même la limite antérieure.

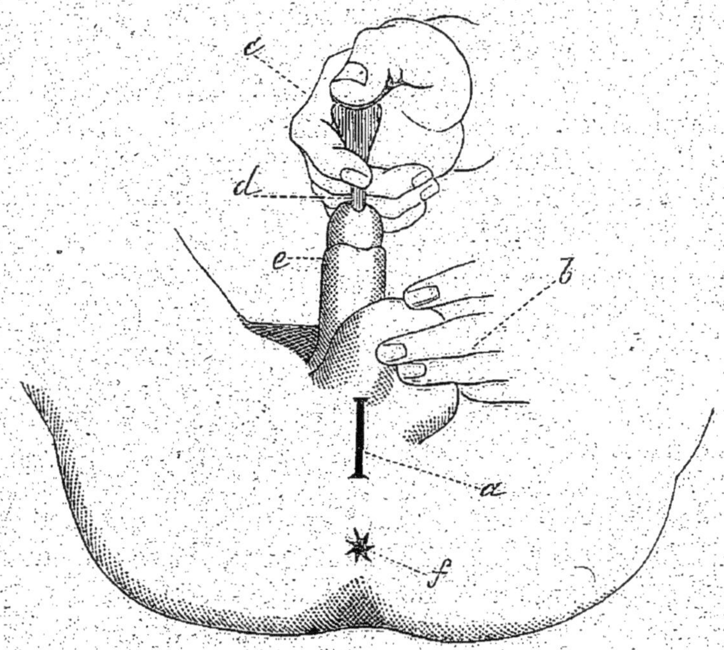

FIG. 250. — Uréthrotomie externe.

a, incision cutanée; *b*, main gauche de l'aide relevant les bourses; *c*, main droite tenant, *d*, le cathéter; *e*, verge; *f*, anus.

Prenant le cathéter de la main gauche, l'opérateur glisse dans sa cannelure mise à jour la pointe d'un bistouri droit, et divise le rétrécissement, soit d'avant en arrière, soit d'arrière en avant.

Une sonde à demeure est alors introduite dans la vessie. Mais son passage n'est pas toujours facile, car introduite par le méat, elle tend à sortir par la plaie et non à s'engager dans la partie postérieure du canal. *Syme* la fait glisser sur un petit mandrin concave, conduit dans la vessie le long du cathéter; *Bœckel*, sur un petit gorgeret boutonné.

On peut tout simplement placer la sonde dans la vessie en l'introduisant par la plaie. On fixe solidement son pavillon au bec d'une autre sonde plus petite, conduite par le méat jusque dans la plaie périnéale. En retirant cette dernière d'arrière en avant, on entraîne avec elle la sonde à demeure qui occupe ainsi toute la longueur de l'urèthre. *Sédillot* a muni le pavillon de la sonde vésicale d'un crochet, qui, saisi dans l'anneau d'une petite bougie poussée par le méat jusque dans la plaie, permet d'attirer la sonde dans la partie antérieure du canal.

b. **Uréthrotomie externe sans conducteur.** — Diviser directement un rétrécissement de dehors en dedans, sans ouverture de l'urèthre, est chose fort délicate; mais on peut s'aider d'une boutonnière antérieure ou postérieure à la coarctation.

1° *Uréthrotomie externe, après boutonnière antérieure.*— Même position du malade. Un cathéter cannelé ou une grosse sonde métallique est introduite dans l'urèthre et conduite jusqu'au point rétréci. Maintenue sur la ligne médiane par un aide, qui relève les bourses, elle sert de guide pour l'ouverture du canal. Le conduit ouvert, on explore avec un stylet cannelé la surface antérieure du rétrécissement, et l'on cherche son ouverture. Lorsqu'on l'a découverte, on pousse le stylet dans le rétrécissement, sa cannelure dirigée en bas, et sur ce conducteur on divise la coarctation d'avant en arrière.

Gouley de New-York se sert d'un cathéter terminé par un petit orifice à l'extrémité vésicale de la cannelure. Par ce trou, on fait passer une fine bougie de baleine, qui engagée dans le rétrécissement sert de conducteur à un petit couteau de *Weber*, avec lequel on divise la coarctation.

2° *Uréthrotomie externe après boutonnière postérieure.*— Deux cas peuvent se présenter : ou bien il existe des fistules uréthrales qui permettent de conduire un instrument dans la partie postérieure de l'urèthre; ou bien il n'y a pas de fistule.

α. Dans ce dernier cas, on peut, avec *Vidal* et *Demarquay*, aller chercher la portion membraneuse ou prostatique de l'urèthre, par une incision curviligne faite au devant de l'anus. Si la ponction de la vessie a été pratiquée, on peut par cette ouverture introduire une sonde dans la vessie. On cherche alors à engager le bec de cette sonde dans le col vésical. Si on y peut parvenir, la sonde est poussée d'arrière en avant dans l'urèthre, sa concavité en haut et en avant, jusqu'à ce que son bec soit arrêté par la coarctation. Maintenue par un aide, elle sert de guide pour l'ouverture de l'urèthre en arrière du rétrécissement.

β. Dans le cas où il existe une fistule, *Syme* commence par la dilater. Il engage alors dans le trajet fistuleux un cathéter courbe, cannelé sur sa concavité, et lorsque l'instrument a pénétré dans la vessie, il le confie à un aide. Il introduit alors dans l'urèthre, par le méat, son cathéter à extrémité vésicale courbe, mince et cannelée sur sa convexité et à partie droite, pleine et volumineuse, et le conduit jusqu'au rétrécissement. Plaçant l'index gauche dans le rectum, pour soutenir l'instrument engagé dans le trajet fistuleux, il prend de la main droite le cathéter qui occupe la partie antérieure de l'urèthre, et le pousse avec force, d'avant en arrière, dans la direction normale du canal. Il traverse ainsi la coarctation. Quand le bec du cathéter antérieur est arrivé dans la cannelure du cathéter postérieur, on a créé un rétrécissement franchissable et franchi par l'instrument. Prenant alors un bistouri dont le dos de la lame appuie sur la pulpe de l'indicateur droit, dont le manche est fixé dans la paume de la main tenue en supination, on en porte la pointe par le trajet fistuleux, et le long de la cannelure du cathéter postérieur, jusqu'à la rainure du cathéter antérieur. En ramenant le bistouri d'arrière en avant, la pointe dans la rainure du cathéter antérieur, on divise le rétrécissement dans toute sa longueur.

La boutonnière postérieure pratiquée, on peut également, chercher avec un stylet cannelé, l'ouverture postérieure de la coarctation. Ce stylet engagé dans le rétrécissement d'arrière en avant, et la cannelure en bas, sert de conducteur pour diviser le tissu et la coarctation. On met alors une sonde à demeure, par une des pratiques que nous avons indiquées.

C. URÉTHROTOMIE COLLATÉRALE. — Cette méthode mise en pratique par *Bourguet* d'Aix, consiste à exciser tout le tissu fibreux de la coarctation, et à remplacer le canal rétréci, par un nouvel urèthre formé aux dépens des parties voisines non altérées. Une sonde à demeure sert à maintenir, jusqu'à guérison, le calibre du nouveau conduit.

Art. XXIX. — Opération de la boutonnière

On désigne sous le nom de boutonnière, l'ouverture du canal de l'urèthre pratiquée de dehors en dedans. Son siége varie comme ses indications. Laissant de côté la boutonnière pratiquée sur conducteur, en avant, en arrière ou au niveau de l'obstacle au passage de l'urine, opération qui vient d'être décrite sous le nom d'uréthrotomie externe, je ne m'occuperai que de l'ouverture du canal, faite sans conducteur et dans sa portion membraneuse. Dans les cas où un obstacle s'oppose au passage de l'urine, la partie postérieure de l'urèthre distendue par le liquide dans les efforts de miction peut servir de guide à l'opérateur. Le canal fait une saillie appréciable, soit au périnée, soit dans le rectum.

A. **Incision longitudinale médiane** (*Amussat*). — Le

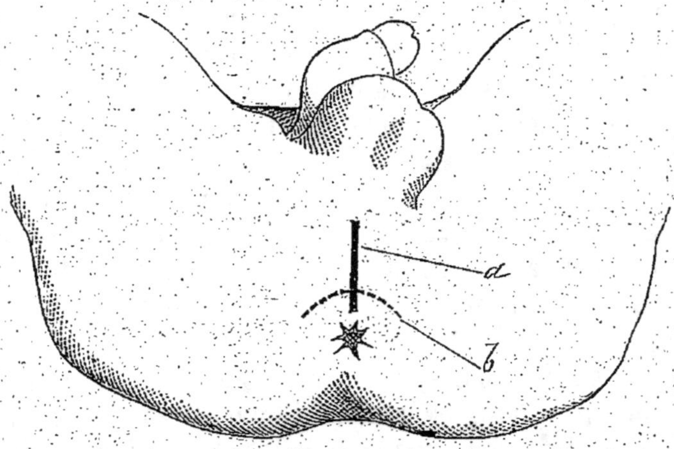

FIG. 251. — Boutonnière.

a, incision longitudinale ; *b*, incision transversale.

malade est placé dans la position de la taille, les jambes fléchies, les cuisses fléchies et écartées, le bassin soulevé par un coussin et saillant sur le bord du lit, les parties bien

rasées. Un aide maintient la verge et les bourses qu'il relève.
L'opérateur placé entre les jambes du malade, et assis sur
un siége bas, fait sur le raphé périnéal, une incision de 5 à
6 centimètres, qui se termine en arrière à 15 millimètres au
devant de l'anus. Il divise lentement, couche par couche, les
parties molles, et ayant mis le bulbe de l'urèthre à découvert,
il fait écarter les lèvres de la plaie avec des érignes ou des
anses de fil maintenues par des aides.

Le doigt indicateur gauche enfoncé dans la plaie pour reconnaître la saillie et la fluctuation de l'urèthre, sert de guide
à l'opérateur. Lentement, et se tenant toujours sur la ligne
médiane, en arrière du bulbe, il divise les tissus qui le séparent du canal, et ouvre l'urèthre dans une étendue de 1 à 1 centimètre 1/2, en arrière de l'obstacle. L'urine s'écoule, et une
sonde à demeure peut être placée dans la vessie.

B. Incision transversale (*Demarquay*). — Dans ce procédé, on ouvre l'urèthre dans sa portion membraneuse, immédiatement en avant du bec ou pointe de la prostate qui sert
de guide.

Position de la taille, le rectum préalablement vidé. L'index
gauche introduit dans l'anus, va sentir par sa pulpe le bec de
la prostate, et la portion fluctuante du canal placée en avant.
Le pouce gauche appliqué un peu en avant de l'anus, tire la
peau en arrière, pendant qu'un aide relevant la verge et le
scrotum attire les téguments en avant.

L'opérateur, placé entre les jambes du patient, fait une incision courbe, à convexité antérieure, à 15 millimètres en
avant de l'anus, et divise les tissus couche par couche, jusqu'à ce que le bulbe de l'urèthre soit mis à découvert. Si le
bulbe se rapproche beaucoup de l'intestin, on le fait récliner
en avant par un aide.

L'index droit enfoncé dans la plaie, se porte à la rencontre
de l'index gauche placé dans le rectum sur le bec de la prostate. On évite ainsi de blesser l'intestin. Arrivé sur le canal,
on l'ouvre en travers dans une étendue d'un centimètre environ et l'urine s'écoule. On peut alors attaquer l'obstacle au
passage du liquide par les moyens jugés convenables, et placer une sonde à demeure dans la vessie.

Art. XXX. — Ponction de la vessie

A. Ponction par l'urèthre. — Elle se pratique avec une sonde de métal, à parois épaisses, dont la grosseur va diminuant de son pavillon vers son extrémité vésicale, pourvue d'un œil latéral et presque terminée en pointe. L'index gau-

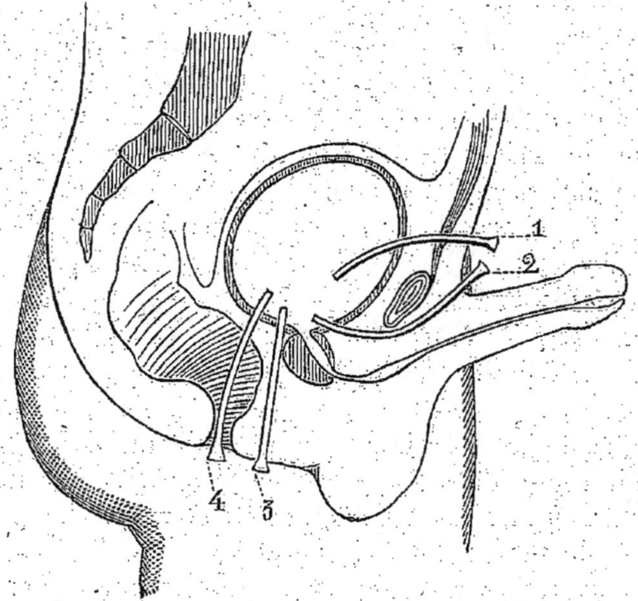

FIG. 252. — Ponction de la vessie.

1, sus-pubienne ; 2, sous-pubienne ; 3, périnéale ; 4, par le rectum.

che introduit dans le rectum rend compte de la position de l'instrument et sert à le guider. La sonde introduite dans l'urèthre est conduite jusque sur l'obstacle. L'opérateur la saisit alors entre le pouce et l'indicateur droits placés près de son pavillon, et l'enfonce dans la direction normale du canal, avec une force proportionnelle à la résistance éprouvée. L'index gauche sert de guide. L'urine évacuée, on retire la sonde métallique, et on la remplace immédiatement par une sonde molle, qui reste à demeure jusqu'à ce que le nouveau canal soit bien constitué.

B. Ponction par le périnée. — Elle consiste à pénétrer

dans la vessie par sa face latérale et inférieure, près de son bas-fond, sans intéresser la prostate. En ce point, pas de péritoine. Le malade est dans la position de la taille. L'opérateur placé entre les cuisses du patient, détermine exactement le milieu d'une ligne qui, partant de la tubérosité sciatique, irait aboutir à 7, 8 ou 10 millimètres en avant de l'anus sur le raphé médian. La ponction peut se faire à volonté soit à droite soit à gauche. Elle se pratique avec un trocart droit, à poinçon cannelé, long de 12 centimètres, et dont la canule est percée d'un œil latéral correspondant à la cannelure de la flamme. La peau tendue par sa main gauche, l'opérateur tenant solidement le trocart de la main droite, l'enfonce au point indiqué et dirige sa pointe en haut et en arrière, comme s'il voulait rencontrer le plan médian du corps à 8 centimètres au-dessus du point de ponction.

L'issue de l'urine le long de la cannelure indique que le trocart est dans la vessie. On retire la flamme, on fixe la canule par des lacs attachés aux ailettes de son pavillon, puis après quelques jours on la remplace par une sonde molle, enlevée aussitôt qu'est rétabli le cours normal de l'urine.

C. **Ponction par le rectum.** — Quand la vessie est distendue, le cul-de-sac péritonéal qui sépare sa paroi postérieure de la face antérieure du rectum, s'élève de 2 à 3 centimètres, et la laisse dépourvue de séreuse dans une certaine étendue au-dessus de la prostate et des vésicules séminales. Le tissu cellulaire, en ce point, est lâche et lamelleux chez l'enfant, mais assez serré chez l'adulte, pour s'opposer aux infiltrations de liquides. Le malade placé dans la position de la taille, l'opérateur introduit son index gauche dans le rectum préalablement vidé, la pulpe du doigt en avant. Le doigt longe le sillon médian postérieur de la prostate, et arrivé à la base de la glande, il perçoit la fluctuation de la poche urinaire.

L'opérateur prend de la main droite, un trocart courbe, à flamme cannelée, et dont la canule percée d'un œil latéral est munie de deux ailettes près de son pavillon. Ayant ramené le poinçon dans la canule, de façon que sa pointe ne fasse pas saillie, il fait glisser le trocart le long de la face palmaire de son indicateur gauche. L'instrument, dont la concavité est dirigée en avant, franchit l'anus, pénètre dans le rectum, et l'extrémité de la canule, arrivée sur la pulpe de l'index gauche, vient s'appliquer contre la paroi vésicale, immédiatement au-dessus du bord postérieur de la prostate.

Poussant alors la flamme, l'opérateur prend le trocart à pleine main et l'enfonce en haut et en arrière. L'écoulement de l'urine montre que l'instrument est dans la vessie. Il retire le poinçon, pendant que la main gauche maintient la canule en place et la fait pénétrer un peu plus profondément dans le réservoir urinaire. On la fixe par des cordons attachés aux ailettes de son pavillon ou par un bandage en T et bientôt on la remplace par une sonde molle.

D. Ponction par l'hypogastre, ou sus-pubienne. — Elle se fait avec le trocart dit de Frère *Côme*, long de 15 centimètres, dont la courbure a 10 centimètres de rayon. La flamme est cannelée, et la canule percée près de son extrémité vésicale d'un œil latéral qui correspond à la gouttière du poinçon. Son pavillon est muni de deux ailettes, et le manche de la tige coupé à pans pour être mieux en main.

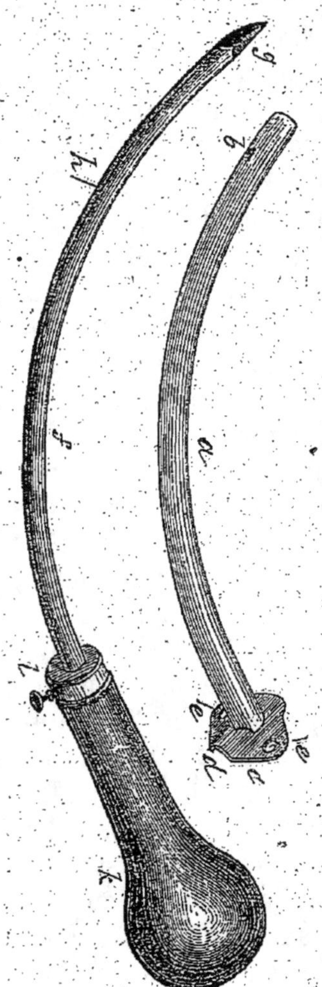

FIG. 253. — Trocart de Frère Côme avec sa canule.

Dans l'état de vacuité, la face antéro-supérieure de la vessie se cache presque derrière le pubis, elle est recouverte par le péritoine. Quand la vessie se distend, et remonte vers l'ombilic, elle entraîne le péritoine avec elle, et sa face antérieure vient se mettre directement en contact avec la paroi abdominale. Quand le sommet de la vessie est à 12 centimètres au-dessus du pubis, la partie du réservoir dépourvue de séreuse mesure en hauteur 7 centimètres 1/2.

La convexité du trocart placé dans la vessie doit répondre à la courbure de la face postérieure de la poche urinaire. Il faut éviter, à la fois, et que l'extrémité de la canule vienne presser contre la paroi vésicale (vider le rectum), et que par suite du retrait des parois de la vessie, le bec de la canule quitte la cavité et se trouve placé en avant dans le tissu cellulaire sous-pubien.

Le malade est couché sur le dos, près du bord droit du lit, le tronc légèrement élevé, les cuisses fléchies.

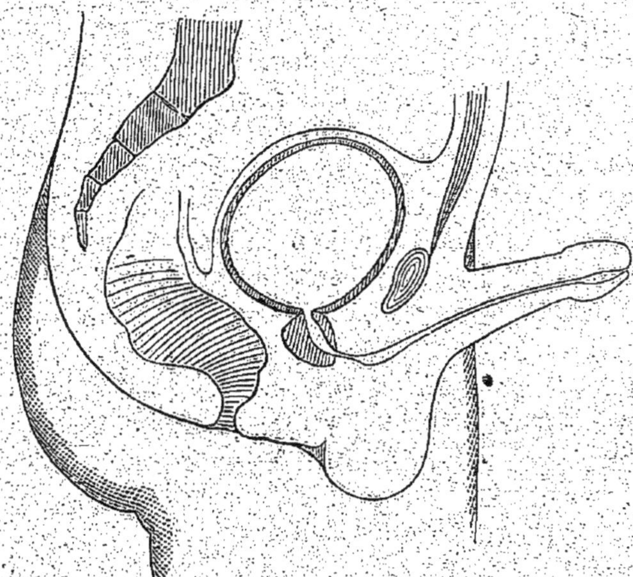

Fig. 254. — Coupe du bassin de l'homme, plan médian, vessie distendue.

L'opérateur placé à droite s'assure par la percussion qu'aucune anse d'intestin ne s'est glissée entre la vessie et la paroi ventrale. La matité doit être complète. Il place son index gauche sur la ligne médiane antérieure, à 2 centimètres au-dessus de la symphyse pubienne. La même main lui sert pour tendre la peau. Tenant le trocart de la main droite, solidement, la concavité en bas, le doigt indicateur couché sur la canule, il ponctionne la paroi par un coup sec, au point marqué par l'index gauche. L'écoulement de l'urine le long de la flamme, montre que l'instrument est dans la vessie. On prend alors la canule de la main gauche, près de son pavillon, et pendant que le poinçon reste immobile, on fait filer la canule dans la direction de l'axe de la vessie, jusqu'à ce que son pavillon soit arrêté par la paroi abdominale. On fixe alors la canule par ses ailettes, à l'aide de rubans passés autour du corps. La vessie doit être vidée lentement.

Si le sujet est très-gras, il est plus prudent de faire une petite incision à la paroi abdominale, suivant la ligne médiane antérieure, au point où l'on doit enfoncer le trocart, quoiqu'on s'expose ainsi à des infiltrations urineuses.

A. Richard conseille de substituer séance tenante une sonde de gomme à la canule métallique, parce qu'à ce moment les parois de la plaie et de la vessie, revenant sur elles-mêmes, s'appliquent exactement sur l'instrument. On préfère en général attendre, pour cette substitution, que le trajet organisé mette à l'abri des infiltrations.

On emploie souvent, au lieu du trocart courbe de Frère Côme, un trocart droit. La ponction se fait également à 2 centimètres au-dessus de la symphyse, mais pour éviter d'atteindre la vessie trop haut, ce qui nécessiterait un mouvement de bascule de la canule, il faut diriger la pointe de l'instrument en bas et en arrière, derrière le pubis.

E. **Ponction sous-pubienne**. — Indiquée par *Voillemier*, elle consiste à faire pénétrer un trocart dans la vessie, en passant entre la verge et l'arcade du pubis.

Le patient est couché près du bord droit du lit, le bassin élevé, les cuisses légèrement écartées. Un aide tire la verge en bas, pour allonger le ligament suspenseur. Le chirurgien, placé à droite du malade, marque avec son indicateur droit le point qui correspond au ligament suspenseur de la verge. Il tient de la main gauche un trocart courbe à flamme cannelée et à courbure très-prononcée, et en applique la pointe sur la peau, au-dessus de l'index droit. La concavité de l'instrument étant dirigée en haut, on l'enfonce de la main gauche en contournant l'arcade pubienne. La sortie de l'urine indique qu'il est dans la vessie. On retire le poinçon en enfonçant la canule un peu plus profondément, et on la fixe par les deux ailettes dont est muni son pavillon.

F. Ponction capillaire. — Pratiquée avec les aiguilles n°s 1 et 2 de l'aspirateur *Diculafoy*, la ponction de la vessie s'est jusqu'ici montrée tout à fait innocente. L'instrument armé, on ponctionne sur le trajet de la ligne blanche abdominale à 1 ou 2 centimètres au-dessus du pubis. Quand l'aiguille a pénétré de 1 centimètre dans la paroi, on ouvre le robinet qui la met en communication avec le corps de pompe. On l'enfonce doucement, et bientôt le liquide apparaît. A mesure que la vessie se vide on pousse l'aiguille en avant. Cette ponction peut être renouvelée sans danger.

Art. XXXI. — Corps étrangers de l'urèthre

Les corps étrangers, arrêtés dans l'urèthre, se sont formés sur place, viennent des reins ou de la vessie, ou bien ont été introduits par le méat et sont apportés du dehors. Ces derniers, en raison de leur variété, nécessitent quelquefois des manœuvres spéciales.

§ I. — CALCULS ET GRAVIERS.

Ils sont retenus dans la partie postérieure de l'urèthre, en arrière du collet du bulbe ou dans la portion antérieure du canal, en avant de l'aponévrose moyenne. Les premiers seuls peuvent être repoussés dans la vessie ; pour les autres, toute tentative de ce genre serait inutile.

A. — En avant du collet du bulbe.

On commence par explorer le canal pour déterminer le siége, la forme, le volume, la consistance du calcul. La palpation extérieure est combinée avec l'examen par l'intérieur de l'urèthre.

a. **Dilatation.** — La dilatation de la partie antérieure de l'urèthre favorise la marche en avant du corps étranger. On l'obtient soit par l'injection d'un liquide, soit par l'injection d'un gaz, en ayant soin d'obturer le méat et de comprimer le canal en arrière du calcul. On peut de même boucher le méat au moment des efforts de miction ; le calcul est entraîné avec le jet du liquide qui s'échappe. Ces manœuvres, combinées avec la propulsion directe par les doigts, ont réussi pour des graviers lisses et petits.

Une fine bougie, introduite dans le canal et laissée à demeure, fa:t disparaître les spasmes.

b. **Extraction par les voies naturelles.** — 1° SANS BROIEMENT DU CALCUL. — Si le corps est près du méat, on l'extrait avec des pinces ordinaires. Au besoin on s'aide de l'incision de l'orifice du canal.

Anse métallique. — Une anse de fil métallique fin et solide, dont les chefs ont 15 à 20 centimètres ou plus de longueur, est introduite dans une canule de métal de volume convenable, et forme ainsi une sorte de serre-nœud dont la boucle ne doit pas présenter plus de 1 centimètre de diamètre. Si l'on n'a pas de canule, les chefs sont enroulés l'un sur l'autre, ne laissant que la boucle terminale. Celle-ci est conduite le long de la paroi de l'urèthre et glissée derrière le calcul que l'on s'efforce de saisir. Dans ce but, la main gauche fixe le calcul en arrière et l'on plie la verge suivant une brusque courbure pour faciliter le placement de la boucle. Le calcul saisi, on amène le tout au dehors, en procédant avec la plus grande douceur.

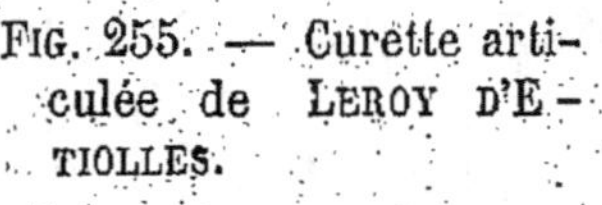

FIG. 255. — Curette articulée de LEROY D'ETIOLLES.

Curette de Leroy d'Étiolles. — Elle se compose d'une tige droite, aplatie, terminée par une extrémité mousse, arrondie, mobile, articulée à charnière, et d'une hauteur de 4 à 6 millimètres. A l'aide d'un mandrin fixé à la poignée de la curette, cette pièce mobile peut être à volonté relevée à angle droit sur la tige métallique, ou la prolonger directement. Il existe aussi un modèle courbe de cet instrument.

Fixant le corps étranger avec la main gauche, l'opérateur fait glisser la curette, dont l'extrémité mobile est abaissée, le long de la paroi inférieure du canal, jusqu'à ce qu'elle ait dépassé l'obstacle. Il relève alors la pièce mobile et, tirant doucement l'instrument vers soi, il vient appliquer la curette contre le calcul, qu'il fait marcher vers le méat par des mouvements toujours très-doux.

Pince de Hales et de Hunter. — La pince de Hunter se compose d'une canule métallique droite, ouverte à ses deux extrémités. Dans cette canule se meut une tige métallique, divisée

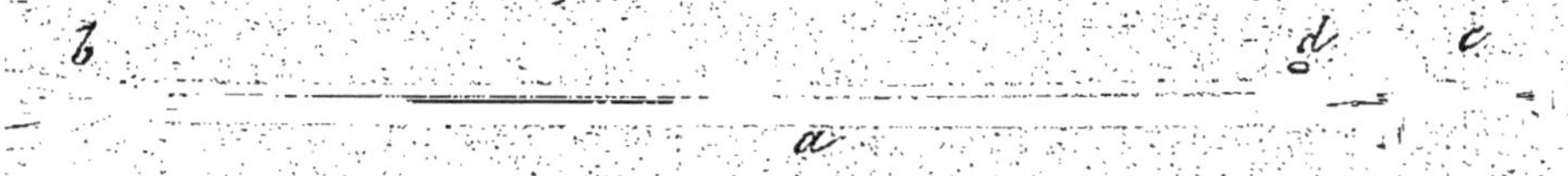

FIG. 256. — Pince de HUNTER.

à son extrémité vésicale en deux branches légèrement excavées, qui, poussées hors de la canule, s'écartent par leur élasticité. Quand la tige est rentrée dans la canule et ses branches rapprochées, elle ferme le tube à peu près complétement. On y a ajouté un stylet qui glisse entre les branches du mandrin; puis les mors de ces branches ont reçu les formes les plus diverses, mais toujours de façon à pouvoir rentrer dans la canule. On a fait des pinces à trois et à quatre branches.

La verge bien tendue et le calcul fixé par un aide, l'opérateur introduit la pince fermée dans l'urèthre, jusqu'à ce qu'elle vienne buter contre le corps étranger. Maintenant le mandrin immobile avec la main gauche, il retire doucement la canule en avant. Les branches de la pince, dégagées, s'écartent. On pousse alors doucement la tige en arrière, sans déplacer la canule, pour engager les mors de la pince entre le calcul et la paroi uréthrale. Le stylet poussé entre les branches indique par son choc que le calcul est saisi.

On reporte la canule sur la tige ou mandrin pour fixer la pince. Un léger mouvement de déplacement de l'instrument en totalité fait constater, par la douleur et la résistance éprouvées, si l'on n'a pas saisi la muqueuse uréthrale. Le stylet permet de déplacer le calcul, de le chasser hors des branches, s'il est nécessaire de reprendre la manœuvre. Le calcul bien et seul saisi, on fixe la canule et par elle les branches de la pince et on retire le tout avec la plus grande douceur.

Pince d'Amussat. — Elle diffère de la précédente en ce que l'écartement des mors est produit par l'interposition du bouton qui termine le stylet. Ce bouton, ramené en avant, vient tomber dans une cavité creusée à la base des branches, qui se ferment alors par leur propre élasticité.

Pince de Robert et Collin. — Construite sur le modèle de leur pince œsophagienne, elle est à double articulation et présente une branche fixe et une branche mobile. En ouvrant les anneaux, le corps de la pince n'augmente pas de volume, mais un des mors très-petits qui la termine s'écarte de quelques millimètres du mors fixe. Cet écartement, l'opérateur ne doit le produire que lorsque le bec de la pince est parvenu sur le calcul; celui-ci peut être fixé avec la main gauche, la manœuvre de la pince n'exigeant qu'une seule main.

Les branches sont écartées avec une grande lenteur, puis glissées entre le calcul et les parois de l'urèthre. On ferme alors l'instrument et on le retire avec douceur.

Tous ces instruments présentent le même inconvénient. Pour peu que le calcul soit irrégulier et anguleux, ils ne protégent aucunement la muqueuse uréthrale, sauf à leur point d'application. De là des lésions du canal qui ont conduit à broyer le calcul sur place, s'il est volumineux et irrégulier.

2° AVEC BROIEMENT DU CALCUL. — *Brise-pierre à mors femelle mobile* (Nélaton). — C'est la curette articulée de Leroy dont le mandrin a été remplacé par une branche mâle. Le peu de solidité de la pièce mobile, par suite de son articulation, en fait plutôt un instrument de préhension et d'extraction qu'un véritable lithoclaste. Nous n'avons pas à revenir sur sa manœuvre décrite plus haut. Mais pour éviter de pincer la muqueuse quand on pousse la branche mâle contre le calcul, il est indispensable que l'urèthre soit fortement tendu par la main gauche tirant sur la verge, et que l'axe de l'instrument se confonde avec celui du canal.

Brise-pierre uréthral de Civiale. — C'est un brise-pierre à mors pleins, de dimensions assez faibles pour pouvoir être manœuvré dans l'urèthre avec une seule main. La hauteur des mors est de 5 à 6 millimètres. Le calcul étant fixé par un aide, l'opérateur saisit la verge de la main gauche, la relève et la tend fortement. Le brise-pierre fermé est tenu de la main droite, le pouce et l'indicateur sur la masse de la branche femelle, les autres doigts sur la branche mâle. On le conduit jusque sur le calcul, et on l'ouvre en tirant à soi la branche mâle.

Pliant la verge à angle droit, on contourne le calcul avec le bec de la branche femelle. Quand le mors femelle est arrivé derrière le calcul, on redresse la verge et, poussant la branche mâle, on saisit la pierre. Après s'être assuré par le libre déplacement de l'instrument que l'on n'a pas pincé la muqueuse, on pratique le broiement.

Brise-pierre uréthral de Reliquet. — Il se compose : 1° d'une branche femelle, creuse et cannelée dans toute sa longueur, terminée par un bec recourbé en forme de curette, dont le sommet dépasse peu l'axe de l'instrument.

2° D'une branche mâle, tube métallique glissant dans la

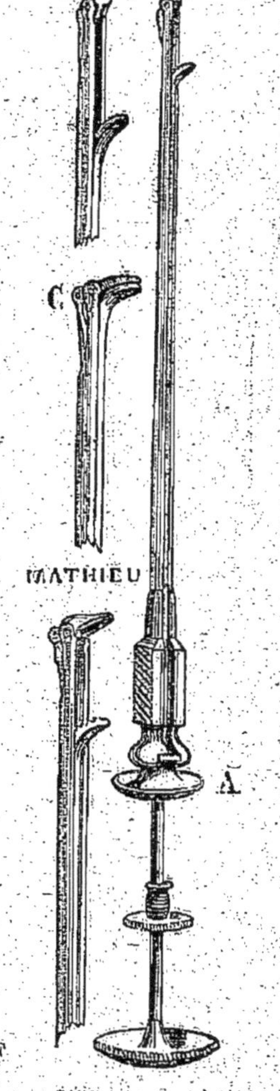

FIG. 257. — Brise-pierre uréthral de NÉLATON.

branche femelle, terminée par un orifice circulaire denté, et porteur d'une saillie mousse qui sort par la fente dont est pourvue la branche femelle et écarte les parois du canal. Cette branche présente à son extrémité manuelle une virole munie d'un volant qui sert à faire marcher la branche.

3º D'un perforateur, occupant la cavité de la branche mâle et terminé d'une part par une pointe à quatre pans, de l'autre par un bouton.

Le calcul, saisi entre la curette et les dents de la branche mâle, est attaqué par le perforateur dans l'axe de compression.

Un aide fixe le calcul. L'opérateur prend la verge de la main gauche, la relève et la tend fortement. De la main droite, il tient le brise-pierre : le pouce et l'index sur la masse de la branche femelle, le médius et l'annulaire sur la virole de la branche mâle, le petit doigt sur le bouton du perforateur. Il introduit l'instrument dans l'urèthre, l'extrémité dentée de la branche mâle étant cachée dans la branche femelle, la pointe aiguë du perforateur cachée dans la branche mâle. L'instrument est ouvert.

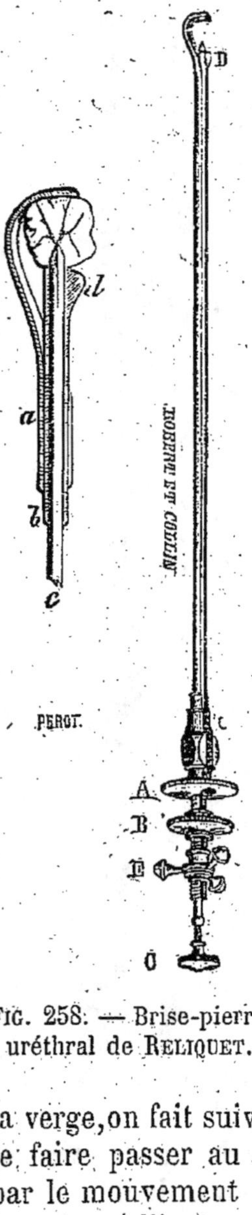

FIG. 258. — Brise-pierre uréthral de RELIQUET.

Le calcul reconnu par le contact, on applique la convexité de la curette contre la paroi supérieure du canal pour la refouler, on fléchit fortement la verge, on fait suivre au bec la surface de la pierre, pour le faire passer au delà du corps étranger, et l'on termine par le mouvement de curette, en relevant en même temps la verge et l'instrument. On ramène ainsi le brise-pierre dans l'axe du canal, et la concavité de la curette se trouve dirigée en haut. On fixe alors le calcul, en poussant sur lui la branche mâle ; on s'assure que la muqueuse n'a pas été

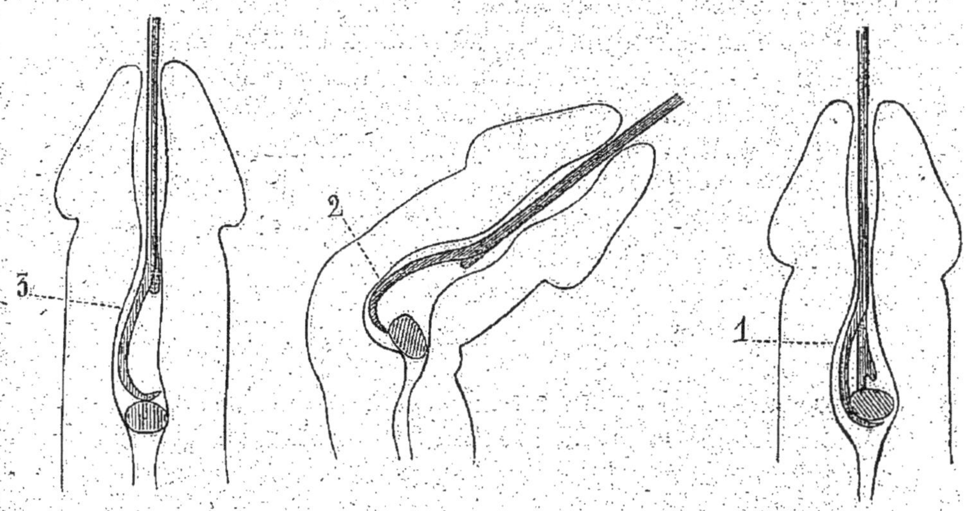

FIG. 259. — Manœuvre du brise-pierre uréthral de RELIQUET.
3 constatation du calcul ; 2, verge infléchie pour passer la curette derrière le calcul 1, calcul saisi.

saisie par un mouvement de retrait, et on pratique le broiement en faisant agir successivement la pointe du perforateur et les dents de la branche mâle. Le calcul est broyé sur place et sans difficulté.

L'opérateur ouvre alors l'instrument, vide la curette en la renversant en bas avec la verge, puis la retire doucement. On peut aussi, après avoir retiré le perforateur, faire par le canal de la branche mâle une injection à grande eau, qui détache les débris du calcul, d'ordinaire entraînés dans la première mixtion.

Les manœuvres que nous venons de décrire s'appliquent aux calculs arrêtés dans la portion spongieuse de l'urèthre. Quand un calcul est engagé dans le bulbe, son volume s'oppose habituellement à ce qu'il puisse être extrait en entier : il faut recourir au broiement sur place. Ici encore le brise-pierre de *Reliquet* est le plus avantageux. Mais, il n'est plus

36.

possible d'infléchir le canal. Il faut déprimer sa paroi latérale avec le dos de la curette jusqu'à ce que le bec passant entre le calcul et la paroi uréthrale se trouve contre le fond du cul-de-sac du bulbe. Un léger mouvement de rotation de l'instrument place la pierre dans la curette de la branche femelle ; on la fixe et on la brise par la manœuvre indiquée.

c. **Extraction par une voie artificielle.** — C'est l'opération de la boutonnière, ou l'ouverture du canal de dehors en dedans, pratiquée directement sur le corps étranger fixé par les doigts de la main gauche.

B. — En arrière du collet du bulbe.

Après une exploration attentive pour déterminer le siége, les dimensions, la forme et la nature du calcul, exploration aidée du toucher rectal, le chirurgien décide de la conduite à tenir.

a. **Propulsion.** — Pour repousser le calcul dans la vessie, on se sert de la sonde à grande courbure de Gély, manœuvrée comme pour le cathéterisme. S'il y a spasme du canal, une fine bougie placée à demeure peut le faire disparaître.

b. **Injections.** — Faites avec la sonde évacuatrice de Mercier, conduite sur le calcul, en poussant brusquement le liquide sans le faire pénétrer jusque dans la vessie, elles agissent comme les injections faites dans le conduit auditif ; le liquide en sortant entraîne le corps étranger. Si le liquide injecté pénètre dans la vessie, le calcul peut être aussi poussé dans ce réservoir.

c. **Extraction.** — L'extraction, soit avec la pince de Hunter, soit avec la curette de Leroy, présente beaucoup de difficultés et expose à déchirer les parois du canal.

d. **Broiement.** — La manœuvre des brise-pierre est toujours fort délicate, nous l'avons décrite plus haut.

e. **Boutonnière.** — Elle doit être pratiquée sur le raphé médian, en avant de l'anus, entre le rectum et le bulbe. On extrait le corps étranger, sitôt le canal ouvert, avec des tenettes, ou bien on le brise sur place avec un lithotriteur uréthral.

§ II. — Corps étrangers proprement dits.

Ils présentent la plus grande variété de forme et de nature, et par là nécessitent pour leur extraction des manœuvres très-différentes. Quelle que soit leur provenance, qu'ils viennent de la vessie ou qu'ils aient été introduits par le méat, ils sont mous ou durs, rigides ou flexibles. Les uns peuvent être brisés ou réduits en morceaux, les autres doivent être retirés en entier. Il est donc indispensable de reconnaître aussi exactement que possible, tant par l'exploration que par les commémoratifs, leur provenance, leur siége, leur forme, leur nature.

Lorsqu'ils sont longs, rigides ou flexibles, on aura recours à la pince uréthrale de *Collin*, qui se manœuvre avec une seule main. L'opérateur fixe avec les doigts de la main gauche le corps étranger, ou le fait fixer par un aide. Il introduit alors la pince fermée dans l'urèthre et la conduit jusque sur l'obstacle. Il l'ouvre, et par un mouvement de rotation et de propulsion des branches il cherche à placer le corps étranger entre les mors de la pince. Lorsqu'il l'a saisi, il retire doucement l'instrument pour s'assurer qu'il n'a pas pincé en même temps la muqueuse uréthrale. Si le corps étranger a été saisi loin de son extrémité antérieure, et que celle-ci vienne buter contre la paroi du canal, on ouvre un peu la pince, on fait lentement glisser ses mors ne avant, puis, fermant l'instrument, on procède doucement à l'extraction.

Quand un corps a séjourné longtemps dans l'urèthre, son volume s'est habituellement accru, soit par imbibition, s'il est poreux, soit par dépôt de sels calcaires à sa surface.

Si les corps sont longs et pointus comme les épingles, leur pointe déchire la muqueuse quand on les attire vers le méat. Cette pointe est presque toujours en avant. On peut les extraire avec la pince uréthrale de *Collin*, munie par *Reliquet* d'un curseur basculeur qui permet de ramener la pointe dans l'axe de l'instrument et du canal. On peut également recourir à la manœuvre dite *par ponction du canal*. L'épingle fixée en arrière de sa tête par les doigts de la main gauche, on coude brusquement la verge, de façon que la pointe de l'épingle traverse la paroi inférieure de l'urèthre et vienne faire saillie au dehors. Saisissant l'extrémité acérée de l'épingle, on la tire en dehors le plus possible ; puis, la portant en arrière, on ramène sa tête en avant, et l'on peut alors l'extraire avec la pince sans aucun danger.

S'il s'agit d'épingles doubles (épingles de femme), on amène par inflexion de la verge les deux pointes et les branches au dehors, l'anse seule restant dans l'urèthre. Avec un sécateur on coupe une des branches au ras de la verge. En imprimant à la seconde branche un mouvement de rotation, on fait sortir l'anse au dehors. On peut aussi faire la section de la portion courbe de l'épingle avec le sécateur de *Reliquet.* C'est un petit brise-pierre uréthral, dont le bec mâle fait cisaille emporte-pièce avec le bec femelle. Cette division faite, on extrait séparément chacune des moitiés de l'épingle avec la pince uréthrale.

Si ces procédés échouent, ou s'ils exposent à des lésions de l'urèthre par le volume ou la forme irrégulière des corps étrangers, on pratique la boutonnière, en se servant comme guide du corps étranger lui-même, ou d'un cathéter conduit jusqu'à sa rencontre.

L'extraction des corps étrangers arrêtés dans l'urèthre de la femme présente peu de difficultés, en raison de la rectitude, de la brièveté et de la grande et facile dilatabilité du canal.

Art. XXXII. — Corps étrangers de la vessie

Ils se présentent avec les mêmes variétés de forme, de volume, de consistance que les corps étrangers de l'urèthre. Il est indiqué de les retirer par les voies naturelles, et de ne recourir à la taille que comme une dernière ressource. Les commémoratifs et l'exploration renseignent sur leur condition :

1° Corps étrangers arrondis ou oblongs, pouvant être morcelés ou cassés. On emploie les brise-pierre ordinaires, le sécateur de *Caudemont.*

Si le corps est assez léger pour se tenir au-dessus de l'urine, on le saisit dans la vessie injectée d'air, ou dans la vessie vide en déprimant la paroi vésicale avec le dos de la branche femelle, et en imprimant une secousse au bassin. Les débris sont amenés au dehors par des injections évacuatrices.

2° Corps allongés, souples, pouvant être pliés ou coupés. Pour extraire les sondes de gomme, on se sert du duplicateur de *Mercier*. C'est un brise-pierre dont la branche femelle est

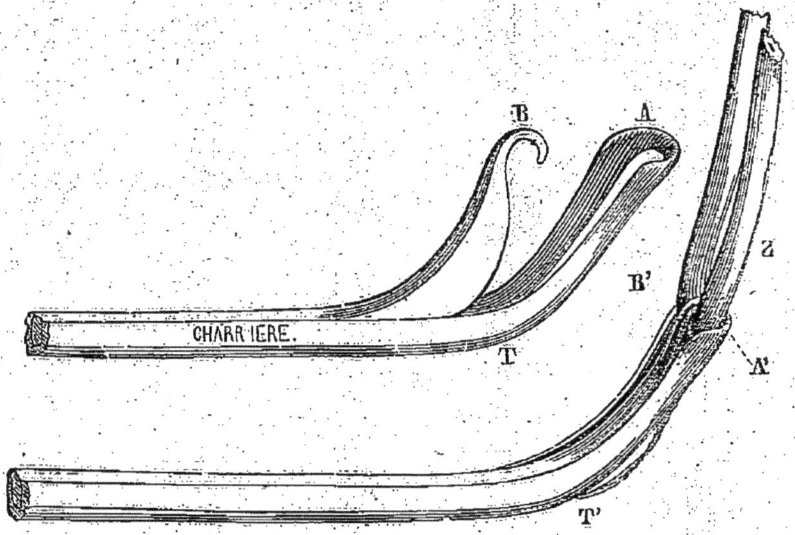

FIG. 260. — Duplicateur de MERCIER.

creuse et percée d'une large fenêtre, du bec au talon de son mors. La branche mâle est terminée par un fort crochet qui se termine en bas par une saillie en gorge de pigeon. Le crochet saisit la sonde, la plie en deux à ce niveau et permet de la retirer.

Si la sonde est trop grosse pour qu'ainsi doublée elle puisse franchir l'urèthre, ou s'il s'agit d'un corps plus volumineux, on le coupe avec l'inciseur de *Caudemont*. Ici les deux mors du brise-pierre présentent une arête tranchante, agissant comme de forts ciseaux. Cette arête saillante n'occupe qu'une partie de la surface de chaque mors ; l'autre partie présente des rainures qui retiennent une des portions du corps étranger divisé et permettent de l'amener au dehors

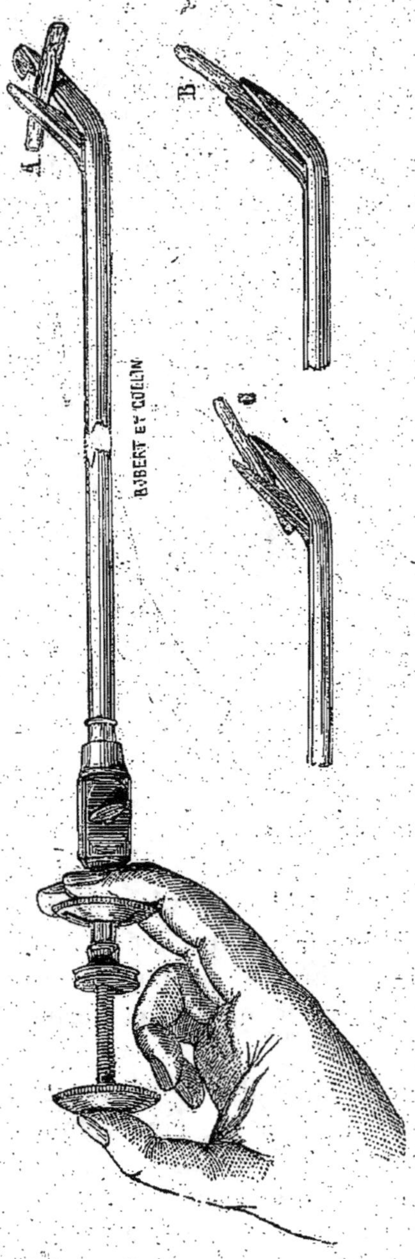

FIG. 261. — Redresseur de ROBERT et COLLIN.

quand on retire l'instrument. Si les fragments sont trop gros, on les morcèle de nouveau.

3° Corps étrangers allongés, rigides, pouvant être coupés ou brisés. On les fragmente avec le brise-pierre ordinaire, ou bien on les divise avec le sécateur de *Caudemont*. Le fragment retenu par l'instrument après la section du corps étranger est extrait si on peut le ramener dans l'axe du sécateur.

4° Corps étrangers longs, rigides, ne pouvant être ni coupés ni cassés. Pour les extraire, il faut les placer dans l'axe de l'instrument et du canal. *Caudemont* a montré tout le parti que l'on pouvait retirer de l'usage du brise-pierre à mors plats. Lorsque le corps allongé a été saisi en dehors de son milieu, et qu'on le ramène contre le col vésical, il subit un léger mouvement de rotation dans lequel la cannelure de la branche femelle du brise-pierre se tourne du côté où la portion de la tige saisie est la plus courte. On cherche alors à porter l'instrument de ce côté, à le rapprocher de cette extrémité par des mouvements de glissement exécutés en desserrant les mors, mais sans lâcher le corps étranger. Lorsqu'on a saisi une tige rigide par une de ses extrémités, elle se place d'elle-même dans l'axe du bec du brise-pierre, si au moment où il traverse le col vésical on a soin que les mors ne soient pas trop serrés.

Redresseur de Robert et Collin. — Le redressement du corps étranger saisi entre les branches de l'instrument est produit par l'obliquité qu'offrent les mors sur une partie de leur surface, et par la saillie brusque que présente la branche femelle tout à fait à son extrémité et du côté de son bord échancré. Le corps saisi et redressé on ramène l'instrument près du col vésical, et, ouvrant très-légèrement les mors sans lâcher la tige, on les ramène assez près d'une de ses extrémités pour qu'elle puisse, après redressement, se cacher dans la partie échancrée laissée entre les mors de l'instrument.

Redresseur de Leroy d'Étiolles. — Les mors de l'instrument sont creusés en gouttière; mais le mors de la branche mâle présente près de son bec une saillie qui empêche leur contact. Tout corps allongé saisi entre les mors est redressé par l'action d'un curseur mobile le long de la branche femelle, la saillie du bec mâle l'empêchant de s'échapper de l'autre côté.

5º Corps étrangers allongés, rigides, mais assez malléables pour se laisser ployer, pointus à une de leurs extrémités ou à leurs deux extrémités, ou offrant des saillies latérales aiguës et obliques, susceptibles d'accrocher les parties.

Duplicateur de Courty. — Il se compose d'une solide canule métallique, évasée à son extrémité vésicale. Dans la canule glisse un mandrin terminé par un fort crochet, et mû par un pignon à crémaillère. L'épingle, ou le corps saisi par le crochet, est attirée dans la canule et ployée par le mouvement imprimé au pignon. Le duplicateur à canule courbe est d'un usage plus commode.

Basculeur de Mathieu. — La canule de l'instrument est ouverte sur une de ses faces. Le corps saisi par le crochet est ramené dans l'axe du basculeur et vient se cacher dans la canule.

Lorsqu'un corps étranger est depuis un long temps dans la vessie, son volume s'est accru par imbibition s'il est poreux, par incrustation de sels calcaires s'il est dur et si les urines sont altérées. Il est souvent alors impossible de l'extraire par les voies naturelles. Dans ces conditions, il faut recourir à la taille, et préférablement à la taille médiane.

Art. XXXIII. — Lithotritie

La lithotritie ou le broiement des calculs dans la cavité de la vessie se pratique au moyen d'instruments désignés par les noms de lithotribes, lithoclastes, lithotriteurs, brise-pierre. Tous les instruments actuellement employés se composent essentiellement de deux branches, dont la supérieure ou branche mâle, glisse dans une gouttière creusée sur la branche femelle. Quand l'instrument est fermé, les mors qui terminent les deux branches et dont la hauteur varie de 3 à 4 centimètres se trouvent en contact. Le lithotriteur représente alors un cathéter métallique à brusque courbure, dont le diamètre est de 7 à 8 millimètres.

Les brise-pierre diffèrent par la forme et la disposition de leurs mors, et par le mécanisme qui permet de rapprocher ces mors l'un de l'autre, en développant la force nécessaire pour briser le calcul.

a. MORS. — La conformation des mors varie avec les indications auxquelles ils doivent satisfaire. Nous signalerons les plus importants.

Mors d'Heurteloup. — Ils sont pourvus sur leurs bords de fortes dents rectangulaires qui s'emboîtent exactement; le mors femelle est creusé d'une large gouttière pour recevoir le mors de la branche mâle.

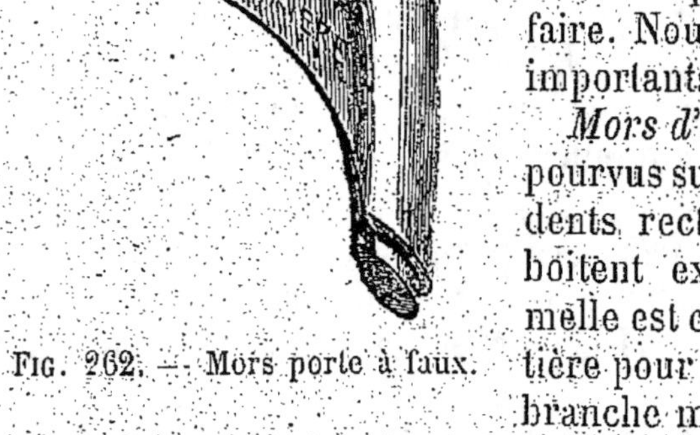

FIG. 262. — Mors porte à faux.

Mors porte à faux. — Le mors de la branche femelle est percé dans toute sa longueur d'une large fenêtre rectangulaire, et ses bords sont munis de petites dents. Le mors de la branche mâle présente des dents très-fortes, et se cache tout entier dans la concavité de la branche femelle.

Bec de canne (Civiale). — Le mors femelle forme une véritable cuiller à fond plat, dans laquelle pénètre le mors de la branche mâle, dont la surface est munie de petites dents.

Bec à fenêtres multiples (Robert et Collin). — Les deux mors sont munis de fortes dents, reçues dans des fenêtres percées au point correspondant du mors opposé, ce qui prévient l'engorgement des cuillers.

Bec de Mercier. — Les mors sont creusés en gouttière, et munis de petites dents sur leurs bords ; mais de plus, près de l'angle de courbure, le mors femelle présente des bords très-élevés, et est percé d'une large gouttière, que vient remplir une saillie de la base du mors de la branche mâle. Dans certains modèles, le mors femelle, plus élevé, cache complétement le mors mâle, pour éviter le pincement de la muqueuse vésicale.

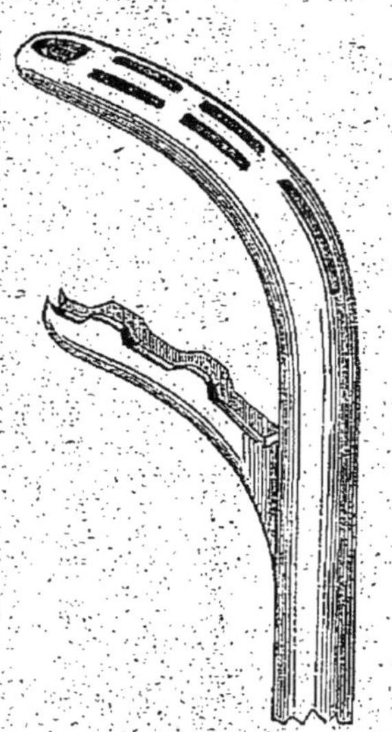

Fig. 263. — Bec à fenêtres multiples.

Becs évacuateurs. — Ils sont tous les deux creusés en gouttière et, quand on les rapproche, laissent une cavité où peuvent s'entasser les petits graviers.

Bec de Reliquet. Le mors mâle est plein et muni de très-fortes dents, le mors femelle est percé d'une longue et large fenêtre qui présente des dents latérales. C'est un excellent instrument.

b. EXTRÉMITÉ MANUELLE. — A son extrémité manuelle, la branche femelle présente une masse carrée qui sert à la tenir, et qu'on peut placer dans un étau à main destiné à la maintenir plus fixement si l'on veut recourir à la percussion.

Depuis *Thompson*, cette masse carrée est remplacée par une masse cylindrique, plus allongée, qui forme une sorte de résonnateur, et est bien mieux en main. Elle est cannelée sur sa surface extérieure.

La branche mâle invaginée dans la précédente, se termine par un bouton aplati, sur lequel peut agir le marteau à percussion. Les deux branches doivent glisser à frottement doux l'une dans l'autre, sans produire le moindre bruit, [et de façon que les mors puissent être aisément rapprochés ou éloignés par l'action de la main.

Mais, pour peu que le calcul présente une certaine dureté, la force développée par la main de l'opérateur ne suffit pas à le briser. Pour obtenir une force plus considérable dans le rapprochement des mors, on peut recourir à la percussion avec un marteau de plomb sur le bouton de la branche mâle, ou à un des mécanismes que nous allons indiquer.

1° *Volant simple.* — Le volant agit sur une virole que porte la branche mâle, en marchant sur un pas de vis creusé sur la branche femelle. La pression ainsi développée est continue, ce qui expose les mors à se fausser si la pierre se déplace, et même à se briser ; de plus il devient souvent difficile de les séparer.

2° *Pignon.* — Un pignon à poignée en bois, s'engrène dans les dents d'une crémaillère que présente la branche mâle. Les mouvements de rotation qui lui sont imprimés, éloignent ou rapprochent les mors avec une force considérable. La main gauche de l'opérateur maintient la branche femelle, ses quatre derniers doigts autour de la masse, le pouce appli-

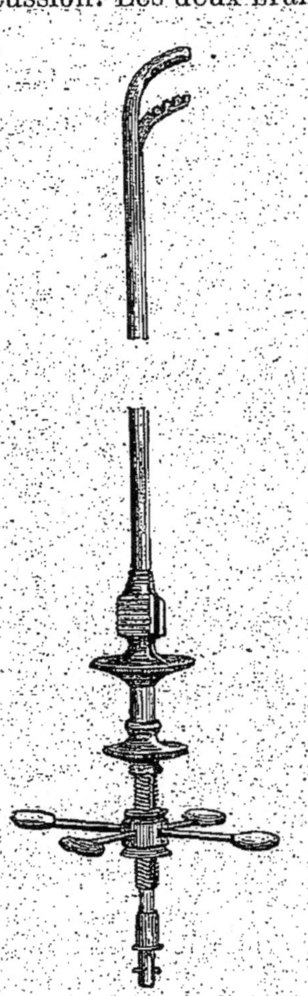

Fig. 264. — Brise-pierre à volant.

qué sur le bouton terminal de la branche mâle. La main droite fait marcher le pignon, mais celui-ci ne doit pas agir par une pression lente et continue qui exposerait à fausser les mors de l'instrument presque sans résultat. Il faut, au contraire, que son action soit brusque et saccadée, pour faire éclater le calcul.

3° *Écrou brisé*. — Dans ce mécanisme, la branche mâle forme dans une partie de sa longueur, une vis que l'on peut, soit au moyen d'une virolle spéciale, soit à l'aide d'un anneau ou d'un bouton mobile, engrener à volonté avec un pas de vis correspondant, creusé sur deux ressorts fixés à la branche femelle. Quand l'écrou est ouvert, la branche mâle glisse librement dans la branche femelle, et peut être mue avec les doigts ou le percuteur. Lorsque l'écrou est fermé, la branche mâle est fixée, et ne peut cheminer que par le mouvement de rotation imprimé au volant dont son extrémité est munie.

L'avantage de ce système est de permettre avec l'anneau (*Robert* et *Collin*) ou le bouton mobile (*Weiss*) de maintenir la branche femelle et d'ouvrir ou fermer l'écrou avec les doigts de la main gauche, pendant que la main droite reste libre pour agir sur la branche mâle. Ici encore un mouvement lent et continu du volant se traduit par un rapprochement graduel des mors, peu favorable à l'éclatement du calcul et qui expose à fausser l'instrument. Il faut donc imprimer au volant des mouve-

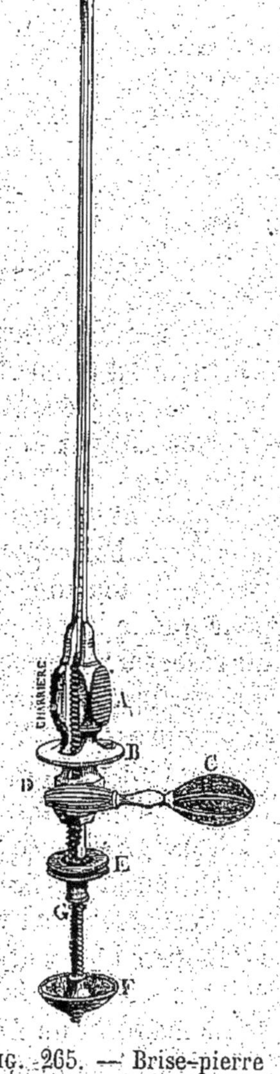

Fig. 265. — Brise-pierre à pignon.

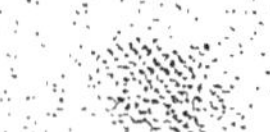

ments saccadés, en le serrant et le desserrant rapidement.

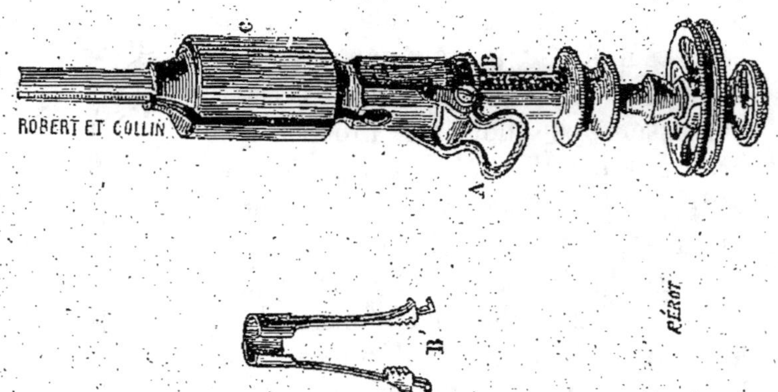

FIG. 266. — Brise-pierre à écrou-brisé (ROBERT et COLLIN).

SONDES ÉVACUATRICES. — Outre ces instruments destinés au broiement du calcul, l'appareil doit comprendre un évacuateur, pour faire sortir les débris de la pierre. La sonde évacuatrice ordinaire, est une sonde métallique à courbure peu prononcée de fort diamètre et d'un calibre considérable. Elle présente à son extrémité vésicale deux larges ouvertures latérales à bords mousses. Cette sonde est introduite dans la vessie, le malade couché ou agenouillé sur le bord du lit, pour que le bec de l'instrument arrive dans la partie déclive du réservoir. Par cette sonde on injecte de l'eau tiède, avec une seringue à large canule. Sitôt que le malade accuse un besoin pressant d'uriner, on retire la seringue, et le liquide s'échappe avec force en entraînant les graviers. On continue les injections jusqu'à ce que l'eau sorte propre.

Si un gravier se place dans l'œil de la sonde, on en est averti, en la retirant, au moment où le bec de l'instrument se présente au col vésical, par la résistance éprouvée et par la douleur qu'accuse le patient. On déplace alors ce gravier, soit par des injections forcées, soit à l'aide d'un mandrin.

Le mandrin de *Leroy d'Étiolles* est formé, dans sa moitié extérieure, par une tige métallique droite, dans sa partie vésicale par une lame d'acier enroulée en hélice, pour pouvoir se modeler sur la courbure de la sonde, dont il remplit exactement la cavité. Son extrémité vésicale dentée, agissant comme une lime, use le gravier par frottement s'il n'a pu être repoussé dans la vessie.

Reliquet a démontré qu'il était possible de retirer sans danger pour le canal, la sonde et les graviers arrêtés dans ses yeux, si l'on fait une injection continue pendant le passage de l'instrument dans l'urèthre.

On peut aussi se servir de la sonde à brusque courbure et à double courant de *Mercier*, dont l'œil évacuateur, placé sur la concavité ou la convexité de l'instrument au niveau de l'angle de courbure, peut être obturé par un mandrin spécial pendant l'injection.

Reliquet préfère la sonde coudée à cuiller, dont le bec se place toujours au point le plus déclive de la vessie, au milieu des débris du calcul. On introduit la sonde munie de son mandrin, et celui-ci est également replacé avant de la sortir, pour la vider des graviers.

Pour favoriser l'action des injections évacuatrices, on peut adapter à l'extrémité de la sonde un réservoir de verre dans lequel elle pénètre dans une longueur de 4 à 5 centimètres. Sur ce réservoir, on fait agir un appareil aspirateur, formé

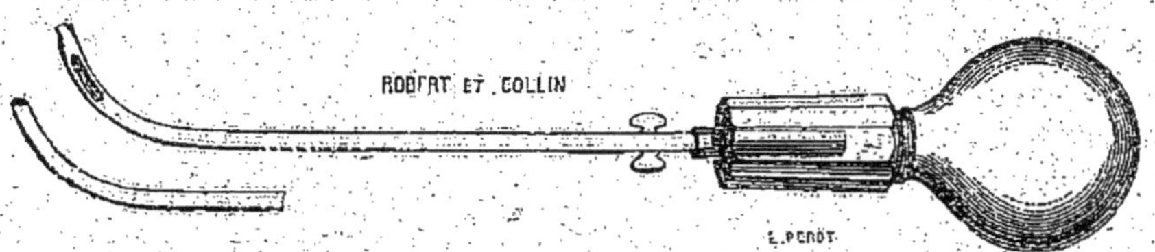

FIG. 267. — Évacuateur-aspirateur de CLOVES.

soit par une poire de caoutchouc (*Cloves*), soit par une pompe aspirante et foulante (*Collin*); mais il faut toujours mesurer exactement la quantité de liquide à introduire, pour n'exercer aucune aspiration sur la muqueuse, et ne pas distendre outre mesure le réservoir de l'urine.

Opération. — Le sujet doit être convenablement préparé, tant pour son état de santé général, que pour l'état des voies urinaires.

L'urèthre a été suffisamment dilaté, habitué au passage des instruments, et sa disposition bien étudiée pour qu'on puisse en éviter les obstacles. La vessie doit être en état de supporter la présence d'une certaine quantité de liquide, 200 à 250 grammes environ.

L'instrument est choisi d'après les indications fournies par l'exploration, sur la forme, les dimensions, la consistance de la pierre, d'après la position du calcul et la conformation de la vessie.

Le rectum est vidé par un lavement et l'urine conservée si l'injection d'eau tiède n'est pas supportable. L'anesthésie prive le chirurgien des sensations accusées par le patient.

Le lit spécial d'*Heurteloup* n'est pas, en général, employé, malgré ses avantages. *Reliquet* se sert d'un siége particulier que l'on place sur le lit, qui permet d'élever, d'abaisser et d'incliner latéralement et subitement le bassin du patient, pendant que le lithotriteur est dans la vessie.

Le sujet est couché dans la position du cathétérisme vésical, c'est-à-dire dans le relâchement le plus absolu, sur un lit dur et élevé. Tous les instruments préalablement graissés sont placés sur une table à la portée de l'opérateur. Un baquet plein d'eau est mis entre les jambes du patient, et l'on prépare des linges secs, pour que le chirurgien puisse s'essuyer les mains, exposées, si elles sont mouillées, à glisser sur les instruments.

Position du sujet. — Quand la portion droite d'un brise-pierre fermé occupe le canal de l'urèthre, il est possible d'imprimer à l'instrument des mouvements de rotation autour de l'axe de sa portion droite, et des mouvements de va-et-vient qui portent son bec, du col vésical à la paroi postérieure de la vessie. Le point de cette paroi où le talon (anglé de courbure) du lithotriteur vient toucher est sensiblement toujours le même chez un sujet donné, mais il varie avec la saillie de la prostate et du col vésical. Chez les jeunes sujets, le talon arrive au bas-fond du réservoir, chez les hommes âgés, il reste presque forcément au-dessus.

Or la pierre (si elle n'est pas enchatonnée) se place toujours dans la partie la plus déclive de la vessie. Pour la saisir, il faut, comme le fait remarquer *Reliquet*, que la position du sujet soit telle, que la pierre occupe le point de la paroi vésicale postérieure, où vient toucher le talon du litho-

tribe dans le mouvement direct de va-et-vient. Chez les sujets
à grosse prostate et à col vésical hypertrophié, il est donc
indispensable, pour amener la pierre au contact de l'instrument, d'élever fortement le bassin,
ce qui porte en arrière le point le
plus déclive de la vessie. Si le canal
n'est pas direct, et que le talon du
lithotribe vienne toucher une des
faces latérales de la vessie, le sujet
sera incliné de ce côté pour y porter le calcul.

1° *Injection d'eau tiède.* — L'o-
pérateur placé à droite du malade,
introduit dans la vessie une sonde
de gomme à grande courbure et
évacue l'urine. Puis avec la seringue
tenue de la main droite, et fixée par
la main gauche dans le pavillon de
la sonde, il injecte avec lenteur et
sans secousses la quantité d'eau
tiède que la vessie peut supporter.
Il retire alors les deux instruments
en même temps et sans les séparer.
Thompson repousse cette injection.

2° *Préhension et broiement.* —
Le lithotribe est introduit en suivant les règles du cathétérisme avec
les sondes à courbure brusque. Le
poids de l'extrémité manuelle tend à
abaisser l'instrument et à faire buter
son bec contre la paroi supérieure
du canal. Il faut donc toujours agir,
plus par propulsion que par rotation, dans la conduite du lithotriteur.

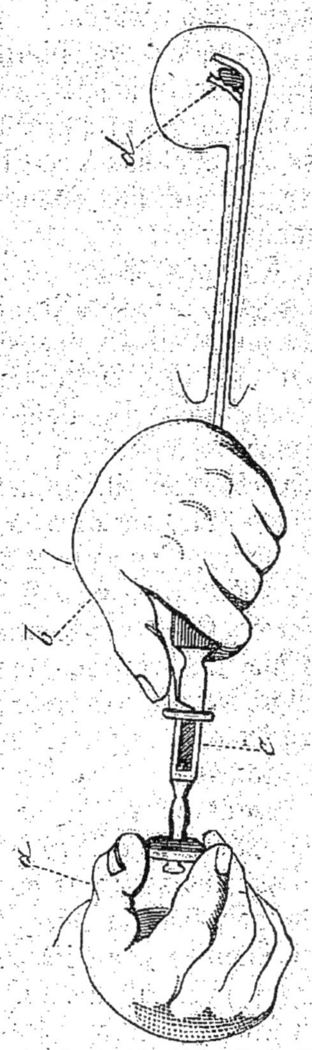

FIG. 268. — Manœuvre du
brise-pierre à écrou brisé.

a, main droite ; *b*, main gauche ;
c, écrou brisé ; *d*, mors du
brise-pierre.

Le brise-pierre introduit dans la
vessie est saisi de la façon sui-
vante. Les quatre derniers doigts de la main gauche appli-

qués sur la masse carrée ou arrondie de la branche femelle servent à la maintenir et à la manœuvrer. Le pouce gauche resté libre, agit sur l'anneau ou le bouton pour ouvrir ou fermer l'écrou brisé.

Les mouvements imprimés à la branche femelle doivent se passer exclusivement dans la main et le poignet. Pour cela, l'opérateur se rapproche du lit autant que possible et tient son bras et son avant-bras gauches presque collés au tronc. La main droite s'applique sur la branche mâle et sert à la manœuvrer.

Les spécialistes ont décrit un grand nombre de manœuvres de préhension de la pierre, toutes minutieusement réglées. La plus ordinaire consiste, le mors de la branche mâle restant appliqué contre le col vésical, à pousser en arrière la branche femelle, dont le talon vient déprimer la paroi postérieure ou le bas-fond de la vessie. La pierre vient se placer dans la concavité du mors femelle. Celui-ci restant immobile à son tour, on fait avancer doucement le mors de la branche mâle jusqu'au contact du calcul.

Ailleurs, on va d'abord sentir la pierre avec l'instrument fermé. On ouvre le brise-pierre en tirant vers soi la branche mâle. La branche femelle d'abord inclinée latéralement est alors ramenée dans le plan médian et va déprimer la paroi vésicale pour que le calcul se place dans sa concavité.

Souvent ces manœuvres doivent être aidées d'une secousse brusque imprimée au bassin, en percutant avec la paume de la main gauche l'épine iliaque antéro-supérieure. Quelquefois il est nécessaire de contourner complétement le calcul avec le mors femelle pour placer celui-ci en arrière de la pierre, mais on est exposé à entraîner et à pincer la muqueuse vésicale. Si le calcul est appliqué contre le col, c'est le bec mâle qui doit glisser entre la face antérieure de la pierre et la paroi de la vessie.

Autant que possible le bec des lithotribes doit être dirigé en haut, libre dans le liquide qui remplit la vessie. Cependant quand le bas-fond du réservoir est très-profond, il devient indispensable de placer le bec en bas. L'instrument fermé, et son bec en contact avec la face supérieure du calcul, on l'ouvre très-lentement en agissant à la fois sur les deux branches, et l'on fait glisser les mors le long de la pierre, sans la quitter, pour la saisir comme avec une pince. Alors on ramène le bec en haut par une demi-rotation.

Quoi qu'il en soit de ces manœuvres, l'important est de ne jamais pincer la muqueuse vésicale. Pour cela : 1° quand on ferme l'instrument pour saisir le calcul, il ne faut jamais amener les mors à se toucher, toujours ils doivent rester écartés d'un demi-centimètre environ; 2° quand la pierre a été saisie, il ne faut pas la briser sur place, mais l'amener au milieu de la vessie, le bec de l'instrument étant dirigé en haut. Pendant ces manœuvres de préhension, la branche mâle est celle qu'on fait marcher pour s'assurer de la prise du calcul, la branche femelle reste appliquée contre le bas-fond de la vessie,

Le calcul saisi, on fixe la branche mâle en appuyant le pouce gauche sur sa virole, et la main droite devient libre pour la manœuvre du pignon ou de l'écrou brisé. Si l'on veut agir par pression avec la paume de la main droite, ou par percussion sur le bouton terminal de la branche mâle, l'écrou brisé reste ouvert. Si l'on veut agir par pression lente, on ferme l'écrou brisé en relevant l'anneau ou déplaçant le bouton avec le pouce gauche, et la main droite fait tourner le volant de la branche mâle. La main gauche doit rester tout à fait immobile, la main droite agit seule jusqu'à l'éclatement de la pierre. Le mors femelle est donc fixe, le mors mâle seul mobile pendant le broiement. Si la pierre mal saisie s'échappe au moment où l'on rapproche les mors, il faut recommencer la manœuvre de préhension.

Le calcul brisé, on saisit les plus gros morceaux et on les brise de nouveau. Après 4 à 5 minutes au plus, la séance est terminée. On ferme le brise-pierre, ayant soin que ses mors soient en contact parfait, et on le retire en suivant les règles indiquées. Il faut autant que possible faire des fragments assez petits pour que s'ils s'engagent dans l'urèthre, ils le puissent traverser sans difficulté. Dans ce but, les mors du lithotribe ne doivent être écartés que d'un centimètre au plus pendant les dernières manœuvres. On respecte ainsi les plus gros fragments et les graviers plus petits. On peut également profiter des secousses imprimées au bassin pour diriger les graviers entre les mors de l'instrument.

3° *Évacuation des graviers*. — Le malade restant en place on introduit la sonde évacuatrice, et par des injections répétées, on fait sortir les graviers. Si la vessie est inerte, on fait lever le patient ou on le fait mettre à genoux sur le bord du lit. Mieux vaut se servir de la sonde à cuiller avec un aspirateur, que de recourir aux lithotribes en bec de-canne, à mors plats ou concaves; on évite ainsi l'introduction répétée des instruments. De plus avec ces lithotribes on est toujours exposé, ou à trop remplir les cuillers, ce qui rend leur retrait difficile, ou à rencontrer des fragments trop gros qui faussent les mors de l'instrument.

Les séances de broiement doivent être très-courtes et suffisamment espacées, si l'on ne veut s'exposer à de redoutables accidents.

Art. XXXIV. — Opération de la taille chez l'homme

La taille consiste essentiellement dans une ouverture faite à la vessie, de dehors en dedans. Son but est d'habitude l'extraction d'un corps étranger, le plus souvent d'un calcul. Atteindre la vessie, dans un point où elle est dépourvue de péritoine, telle est la condition première de la Cystotomie.

Suivant la voie qui conduit à la vessie, on a divisé les tailles, en sus et sous-pubiennes; ces dernières comprenant les tailles par le rectum et par le périnée.

§ I. — TAILLE SUS-PUBIENNE OU HYPOGASTRIQUE.

Quand la vessie est distendue par un liquide, sa face antérieure vient s'appliquer directement contre la paroi abdominale. Le péritoine entraîné vers l'ombilic, cesse de la tapisser dans une certaine hauteur, au-dessus du pubis. Mais cette dilatation est difficile à obtenir en cas de calcul vésical, l'irritabilité exagérée des parois s'opposant au séjour du liquide. Cependant, la laxité du tissu cellulaire qui unit la vessie au péritoine, et la sépare des muscles droits de l'abdomen, permet de refouler avec le doigt du côté de l'ombilic, ce tissu cellulaire, le péritoine et la masse intestinale qu'ils recouvrent et protégent. De là, la possibilité de la taille hypogastrique.

La cystotomie sus-pubienne, se pratique avec ou sans conducteur. La présence d'un conducteur donne toujours plus de sécurité et de facilité pour l'ouverture de la vessie.

A. — Sans conducteur.

α. **Rousset.**—Décubitus dorsal. L'opérateur placé à gauche du patient, incise de bas en haut la paroi abdominale antérieure, exactement sur la ligne médiane, de 2 à 10 centimètres au dessus du pubis. Il divise la ligne blanche, sépare les muscles droits, déchire le tissu cellulaire avec le doigt, et arrive sur la vessie. Refoulant le péritoine de bas en haut, il accroche la vessie sur le pubis avec l'index gauche, la ponctionne, l'incise de bas en haut, puis introduisant les ténettes, va chercher le calcul, le charge et l'extrait.

β. **Ledran**, fait la même incision abdominale, mais pour éviter plus sûrement le péritoine, il divise la vessie en travers.

γ. **Baudens.**—Décubitus dorsal, l'opérateur à droite du lit. Injection d'eau tiède dans la vessie ; compression de la verge par un aide pour empêcher la sortie du liquide. Incision de 10 centimètres de longueur, faite de haut en bas. Placée en dehors et un peu à droite de la ligne médiane antérieure de la paroi abdominale, elle se termine à un centimètre au dessous de la symphyse, pour éviter la formation d'un godet cutané qui favorise les infiltrations d'urine vers le scrotum.

Section de l'aponévrose abdominale un peu en dehors et à droite de la ligne blanche, écartement des muscles droits dépourvus d'aponévrose à leur face postérieure. L'indicateur gauche, décolle et refoule en haut le tissu cellulaire qui cache la vessie, et longeant la face postérieure de la symphyse pubienne, il arrive sur le col vésical. Il est alors ramené de bas en haut le long de la face antérieure de la vessie, entraînant vers l'ombilic le tissu cellulaire et le péritoine. La pulpe de l'index gauche, maintenant ces tissus refoulés dans l'angle supérieur de la plaie, on glisse sur l'ongle de ce doigt un bistouri pointu avec lequel on ponctionne la vessie, puis on agrandit l'ouverture de haut en bas. L'indicateur gauche porté dans la cavité vésicale, maintient la plaie ouverte, et sert de guide aux tenettes avec lesquelles on va charger le calcul.

B. — Avec conducteur.

L'appareil instrumental comprend un conducteur. Ce conducteur peut être soit une sonde ou un cathéter ordinaire, soit la sonde à dard de Frère *Côme*, modifiée depuis par *Belmas*.

Sonde à dard. — C'est une sonde métallique, volumineuse, à grande courbure, cannelée ou non du côté de sa concavité dans toute sa portion courbe. Dans sa cavité glisse un mandrin solide, terminé par un dard à son extrémité vésicale, par un bouton à son extrémité manuelle, ayant 5 à 6 centimètres de plus que la sonde, et cannelé sur sa concavité. A l'aide du bouton, on peut imprimer au dard des mouvements de va-et-vient, et en le poussant, le faire sortir par l'œil dont la sonde est percée sur sa concavité, à une petite distance de son bec. Le pavillon de la sonde, est rempli par un bouchon de liège creusé dans son milieu pour donner passage au mandrin, mais qui empêche le liquide de sortir, quand l'instrument est dans la vessie.

Le bistouri aponévrotome de *Belmas*, en forme de serpette, à extrémité mousse, et tranchant sur sa concavité, permet de couper la ligne blanche sans danger de blesser le péritoine, refoulé par son bouton terminal. Il peut être remplacé par un bistouri boutonné ordinaire,

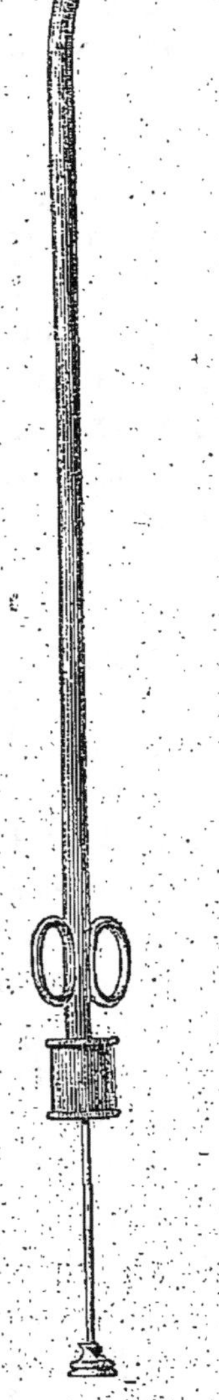

Fig. 269.
Sonde à dard.

ou par des ciseaux mousses conduits sur la pulpe du doigt.

Pour maintenir le péritoine et les viscères dans l'angle supérieur de la plaie, pendant l'extraction du calcul, on peut se servir du crochet suspenseur de Frère *Côme*, ou du gorgeret suspenseur de Belmas, qui facilite l'introduction des tenettes.

Procédé ordinaire. — Le malade est couché sur le dos, dans un lit élevé et étroit, les jambes soulevées par un coussin, la tête légèrement relevée, pour mettre les muscles abdominaux dans un relâchement absolu.

L'opérateur placé à droite, introduit une sonde dans la vessie, et y injecte lentement 200 à 250 grammes d'eau tiède. La sonde retirée, un aide saisit la verge et comprime l'urèthre pour empêcher le liquide de sortir. On introduit alors la sonde à dard, et on la confie à un aide.

1° *Incision de la paroi abdominale.* — L'opérateur fait sur le milieu de la paroi abdominale antérieure, une incision longitudinale, de 10 à 12 centimètres d'étendue, qu'il conduit jusqu'à un centimètre au-dessous du bord supérieur de la symphyse pubienne. Les parties ont dû être rasées avant l'opération. Il divise la peau, la couche graisseuse sous-cutanée, sou-

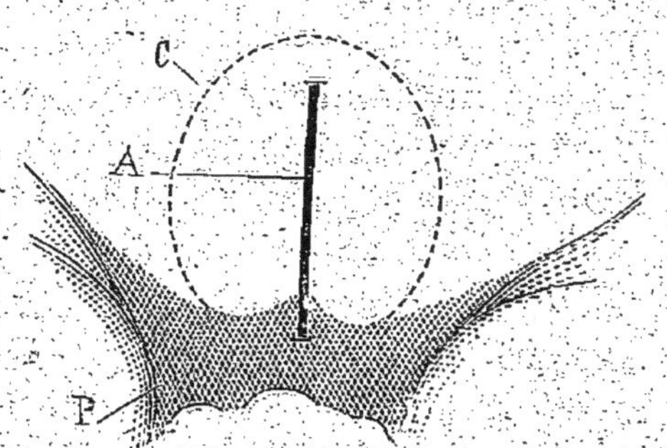

FIG. 270. — Taille hypogastrique.
A, incision de la paroi abdominale; C, vessie; P, pubis.

vent fort épaisse, et met à découvert la ligne blanche; celle-ci soulevée avec une pince, dans l'angle inférieur de la plaie, est ouverte en dédolant. Par ce trou, on introduit le bistouri de Belmas, le tranchant en haut, et le poussant vers l'ombilic, on sectionne de bas en haut le raphé aponévrotique, dans toute l'étendue de la plaie cutanée. Le bouton du bistouri refoule le péritoine et en écarte la ligne blanche qu'il soulève.

Plus simplement, on introduit le bout de l'index gauche par le trou fait à la ligne blanche, et soulevant cette aponévrose on la coupe de bas en haut avec un bistouri boutonné ordinaire ou des ciseaux mousses, conduits sur la pulpe du doigt dont l'ongle refoule et met à l'abri la séreuse.

2° *Incision de la vessie.* — Le doigt indicateur gauche est porté le long de la symphyse pubienne, sa pulpe dirigée en haut, jusque sur le col vésical. Il remonte alors de bas en haut, le long de la face antérieure de la vessie, en refoulant vers l'ombilic le tissu cellulaire et le péritoine. De larges crochets mousses écartent les lèvres de la plaie abdominale. Prenant la sonde à dard avec la main droite, l'opérateur conduit son bec le long de la paroi antérieure de la vessie, et sur la ligne médiane, jusqu'au point où s'est fixé son indicateur gauche. Soulevant la vessie, il saisit le bec de la sonde doublé de la paroi vésicale, entre le pouce et l'index gauches. Un aide pousse le dard qui traverse la paroi et vient faire saillie dans la plaie, puis il maintient la sonde tout à fait immobile.

Le chirurgien conduisant un bistouri droit dans la cannelure du mandrin, coupe la vessie de haut en bas, s'arrêtant à temps, pour ne pas intéresser le col vésical.

Sur la cannelure il fait filer le gorgeret suspenseur jusque dans la vessie, et plaçant son crochet dans l'angle supérieur de la plaie vésicale, il confie l'instrument à un aide. Le gorgeret maintient la plaie ouverte, en même temps qu'il protége le péritoine et refoule les viscères. Le dard est alors rentré et la sonde retirée. Le doigt d'un aide peut remplir parfaitement l'office du gorgeret suspenseur.

3° *Extraction de la pierre.* — Après l'écoulement du liquide qui suit immédiatement l'ouverture de la vessie, les parois vésicales s'appliquent sur le calcul. Les doigts de la main gauche écartent les lèvres de la plaie vésicale, et les branches des tenettes sont glissées avec précaution le long de la pierre pour ne pas saisir la muqueuse. Le doigt indicateur s'en assure avec soin, avant de procéder à l'extraction. On peut se servir utilement des tenettes-forceps dont les branches sont introduites séparément, puis articulées.

Procédé de Baudon. — Même position du patient. Avec une sonde métallique, on injecte dans la vessie préalablement vidée, quelques centimètres cubes de gaz acide carbonique. L'instrument laissé en place, l'opérateur fait sur la ligne médiane antérieure une incision de 10 centimètres. La peau et la couche sous-cutanée divisées, il ouvre la ligne blanche immédiatement au-dessus du pubis, et la divise de bas en haut, avec des ciseaux mousses conduits sur la pulpe de l'index gauche, qui refoule le péritoine vers l'ombilic. Pour éviter la déchirure du tissu cellulaire périvésical, on pousse dans la vessie une nouvelle quantité de gaz acide carbonique, jusqu'à ce que le réservoir vienne faire hernie entre les lèvres de la plaie pariétale. Une anse de fil, traversant les parois vésicales dans l'angle supérieur de la plaie, est confiée à un aide qui maintient la vessie au dehors. Sur le bec de la sonde servant de repère, l'opérateur ponctionne la vessie. Par ce trou, il introduit l'index gauche, et complète l'incision avec des ciseaux mousses conduits sur la pulpe du doigt.

Le calcul extrait, on fait la suture des parois vésicales et pariétales à l'aide de deux languettes placées dans la vessie, le long des lèvres de la plaie, et se continuant avec une sonde molle, entraînée dans l'urèthre, du col vésical vers le méat. Pour cela, le pavillon de cette sonde molle est fixé au bec de la sonde à injection. Celle-ci quand on la retire, entraîne la première derrière elle. Les fils qui sont fixés par les languettes traversent les parois vésicales de dedans en dehors, à un centimètre environ des lèvres de l'ouverture faite à la vessie. Ils sont alors entrecroisés, les fils de gauche vont traverser la lèvre droite de la plaie pariétale de dedans en dehors, et les fils de droite la lèvre gauche. Enfin ces fils, sortis de la paroi abdominale, sont de nouveau entrecroisés et fixés sur une plaque métallique placée en avant. On obtient ainsi l'adossement des faces celluleuses de la vessie, et la fermeture absolue du canal vésico-pariétal. Un siphon adapté au pavillon de la sonde à demeure, assure l'écoulement continu de l'urine.

§ II. — Taille recto-vésicale.

Qu'elle soit pratiquée avec le bistouri ou l'écraseur ; que l'on divise ou qu'on respecte le sphincter anal ; qu'on ouvre la vessie au-dessus de la prostate ou qu'on sectionne cette glande et le col de la vessie ; qu'on abandonne la guérison de la plaie à la nature ou qu'on en réunisse les lèvres par la suture ; la taille par le rectum, avec ses multiples procédés, est aujourd'hui si généralement abandonnée, qu'il nous paraît inutile d'en donner le manuel opératoire.

§ III. — Tailles périnéales.

Données anatomiques. — Les tailles périnéales se pratiquent dans l'espace triangulaire, désigné par les anatomistes sous le nom de périnée ou de périnée antérieur. C'est un triangle isocèle. Sa base est une ligne transversale, tirée entre les tubérosités sciatiques et passant au devant de l'anus ; ses côtés sont formés par les branches ascendante du pubis et descendante de l'ischion ; son sommet répond à l'arcade pubienne. Ce triangle, divisé en deux parties égales par le raphé médian cutané, est la base d'une pyramide triangulaire dont le sommet tronqué est occupé par la prostate et le col vésical. En pénétrant de la peau vers ces parties profondes, on rencontre les couches suivantes :

1° La peau, lâche, mince, couverte de poils, et doublée d'un panicule adipeux dont l'épaisseur peut atteindre 5 et 6 centimètres. Le fascia superficialis divisé en deux feuillets.

2° L'aponévrose périnéale superficielle. En avant, elle se continue vers le scrotum et la verge ; en arrière, elle se replie sur le bord postérieur des muscles transverses superficiels, pour se réunir à l'aponévrose moyenne. Ainsi se trouve constituée la loge périnéale inférieure fermée en arrière et sur les côtés, largement ouverte en avant. Cette loge est occupée, en dehors, par les muscles ischio-caverneux recouvrant les racines des corps caverneux, en arrière par les muscles transverses superficiels, et sur la ligne médiane par les bulbo-caverneux et la partie superficielle et antérieure du sphincter anal qui vient se réunir à ces derniers. Entre les deux bulbo-caverneux existe un raphé très-visible, qui disparaît sitôt que l'on atteint la languette antérieure du sphincter et permet de la reconnaître. Ces muscles recouvrent le bulbe de l'urèthre qui, peu développé dans la jeunesse, et distant de 20 millimètres environ de l'anus, s'accroît chez l'adulte et le vieillard et se rapproche de plus en plus de l'intestin rectum. Pour éviter le bulbe et le récliner en avant, il faut couper en travers le faisceau antérieur du sphincter de l'anus. Au-dessus du bulbe qui la cache, une petite partie de la portion membraneuse de l'urèthre se prolonge au-dessous de l'aponévrose périnéale moyenne.

3° L'aponévrose périnéale moyenne. Ce n'est pas un simple feuillet fibreux, mais une véritable loge, entre les deux feuillets de laquelle sont placés des fibres musculaires, des glandes, des plexus veineux très-développés. Elle est obliquement traversée par la portion membraneuse de l'urèthre.

4° Au-dessus de l'aponévrose moyenne, entre son feuillet supérieur, l'aponévrose du releveur de l'anus et le fascia pelvien, se trouve la prostate dans une loge à 6 faces, limitée de tous les côtés par des plans fibreux.

Peu développée chez l'enfant, la prostate acquiert chez l'adulte et surtout chez le vieillard des dimensions considérables. Elle est toujours intéressée dans les tailles périnéales, et le sens de sa division sert en général à désigner les divers modes de cystotomie par le périnée. Sa forme a été comparée à celle d'une châtaigne dont la pointe est en bas et en avant, la base en haut et en arrière. Le canal de l'urèthre traverse la prostate, mais se rapproche plus de sa face antérieure que de sa face postérieure. Il en résulte que les rayons de la glande, mesurés à partir de l'urèthre comme centre, sont loin de présenter la même étendue. Les plus importants ont, comme longueur moyenne chez l'adulte : le médian postérieur, 17 millimètres ; le transversal, 15 millimètres, et l'oblique postérieur, 22 millimètres.

A l'époque où l'on insistait sur la nécessité de ne pas dépasser dans les incisions les limites de la glande, on s'attachait à calculer la circonférence du trajet obtenu par ces sections diverses, pour en déduire la grosseur du calcul qu'il était permis d'extraire. *Malgaigne* le premier a insisté sur l'impossibilité de ne pas sortir de la loge prostatique, au moins dans sa partie antérieure. Cependant l'existence de plexus veineux très-développés au pourtour de la glande, doit engager à une grande prudence.

Par sa face postérieure, la prostate repose en haut sur le rectum, et ses rapports sont d'autant plus intimes que l'intestin est plus développé.

Vaisseaux. — Les vaisseaux artériels sont fournis par la honteuse interne, qui passe au bord extérieur du triangle périnéal, appliquée contre la face interne de la tubérosité de l'ischion par l'aponévrose de l'obturateur interne. Cette artère ne peut être blessée que par un instrument dirigé trop en dehors, s'il n'existe pas d'anomalies.

L'artère périnéale superficielle, est placée entre la peau et l'aponévrose, très-rapprochée du bord externe du triangle. L'hémorrhoïdale inférieure court en arrière du bord postérieur du transverse. L'artère bulbeuse ou transverse du périnée, née à 12 millimètres en avant de l'anus, se porte obliquement en avant et en dedans pour atteindre la bulbe à 4 centimètres 1/2 environ en avant de l'orifice anal. Quand elle naît d'un tronc commun avec la périnéale superficielle, elle se trouve placée plus en dedans.

Les muscles bulbo-caverneux, transverse et ischio-caverneux forment un triangle dépourvu de vaisseaux. C'est dans l'aire de ce triangle que se fait l'incision de la taille latéralisée.

Les plexus veineux de l'aponévrose moyenne, de la prostate et du col vésical, sont presque forcément intéressés. Le bulbe de l'urèthre, que *Thompson* considère comme un véritable vaisseau, peut être facilement blessé.

A. — Taille médiane (Taille para-raphéale de BOUISSON).

L'appareil instrumental comprend :

1. Un bistouri convexe, et un bistouri droit. *Reliquet* conseille un bistouri à manche fixe, à lame courte, à tranchant rectiligne, à dos épais et arrondi près de la pointe, qui est forte

et solide, pour ne pas se briser sur le cathéter quand on ponctionne l'urèthre.

2. *Un cathéter cannelé.* — Il doit être volumineux, à courbure brusque, et à extrémité vésicale mousse et très-longue pour que son bec ne quitte pas la vessie, quelle que soit la position donnée au corps de l'instrument. La cannelure creusée sur sa convexité est large et profonde, ses bords sont

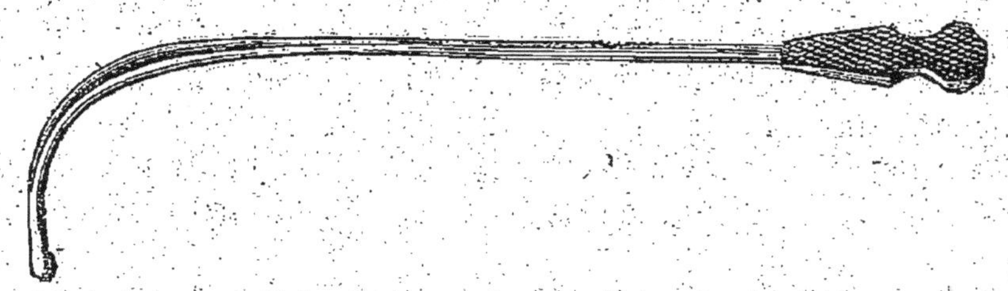

Fig. 271. — Cathéter cannelé.

mousses et non repliés en dedans, afin de ne pas retenir le bec du lithotome. La plaque de son pavillon est large, épaisse, et creusée d'une échancrure où vient se placer le pouce de l'aide qui le maintient. Relevé contre l'arcade pubienne, le cathéter s'applique contre la paroi supérieure de l'urèthre et laisse le canal libre. Abaissé, il déprime la paroi inférieure du conduit, et fait au périnée une saillie facilement appréciable.

3. *Un lithotome simple.* — Cet instrument est formé par une gaîne métallique lisse et arrondie, fenêtrée dans presque toute sa longueur, légèrement recourbée, pour s'adapter à la configuration de l'urèthre, aplatie et amincie à son bec, qui doit glisser dans la cannelure du cathé-

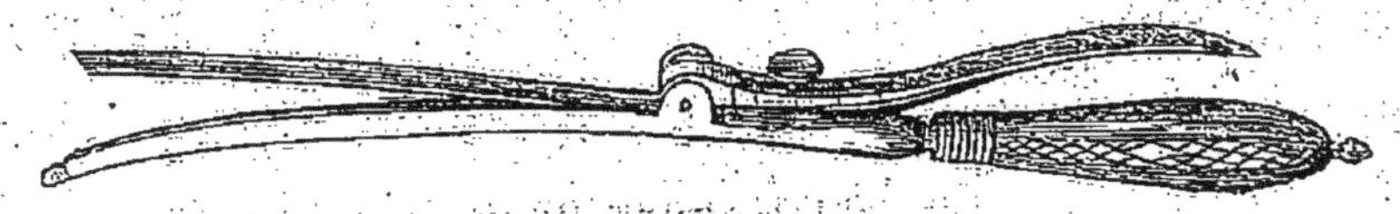

Fig. 272. — Lithotome simple.

ter. Son extrémité manuelle est formée par un manche de bois, solide. Dans la fenêtre de la gaîne métallique, se cache la lame, longue, terminée par un petit bouton aplati, ou coupée carrément à son extrémité vésicale, légèrement courbe comme la tige, et coupante dans presque toute la longueur de son bord convexe. Cette lame est mise en mouvement, à l'aide d'une plaque métallique, seconde branche du levier coudé que forme la lame, mobile autour d'une charnière. Au repos, la lame est cachée dans la gaîne métallique, et sa plaque manuelle est tenue éloignée par un ressort du manche du lithotome. En pressant sur cette plaque, elle se rapproche du manche, en même temps la lame sort de sa gaîne du côté de la convexité et fait saillie au dehors. Le rapprochement de la plaque, est limité par un bouton mobile, et l'on peut, en lisant le chiffre qui correspond à ce bouton, connaître exactement la saillie que fait l'extrémité de la lame coupante en dehors de la gaîne métallique.

4. *Bouton à crête et à curette.* — C'est une tige métallique terminée d'un côté par un bouton, de l'autre par une curette,

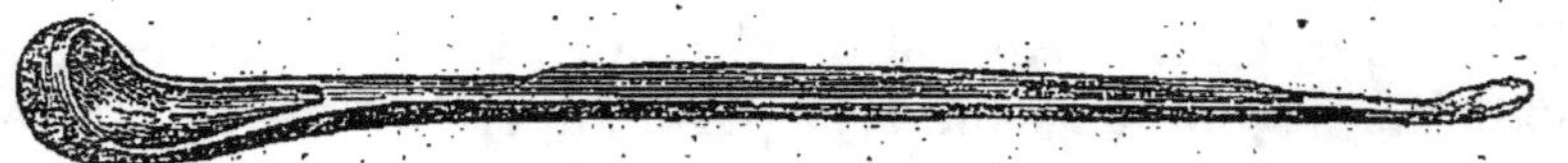

FIG. 273. — Curette-bouton.

et présentant sur une de ses faces, dans presque toute sa longueur, une arête ou crête médiane de 5 millimètres de hauteur. La crête répond à la concavité de la curette, la tige est lisse et arrondie du côté opposé.

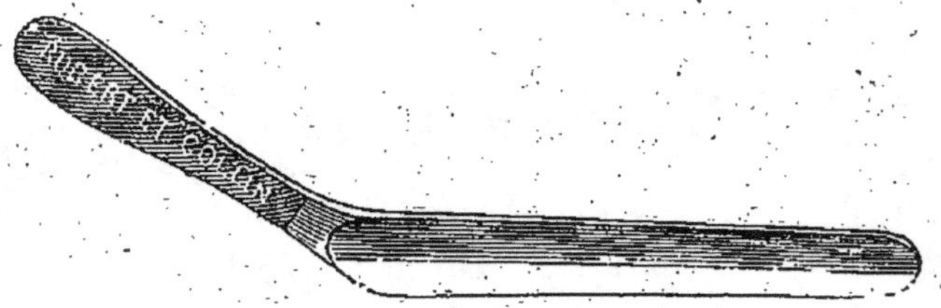

FIG. 274. — Gorgeret mousse.

5. *Gorgeret mousse.* — Plaque d'acier concave, assez large

pour recevoir le bout du doigt, ou le bec des tenettes, et montée à angle obtus sur un manche.

6. *Tenettes.* — Ce sont des pinces à cuiller, droites ou courbes, longues et fortes. Elles sont lisses à l'extérieur, et construites de façon que leurs branches occupent peu de place, lorsque les anneaux sont écartés. Fermées, leurs mors couverts d'aspérités sur la concavité, restent éloignés de quelques millimètres, disposition qui les empêche de pincer la muqueuse vésicale. L'écartement des anneaux mesure à peu près une fois et demie l'écartement des mors.

7. *Entraves.* — Pour immobiliser complétement le patient, les bras du malade sont placés le long de la face externe des membres inférieurs, le pouce de la main appliqué sur le dos du pied correspondant, les autres doigts sous la plante. Des lacs longs de 4 mètres, fixés au poignet par un nœud coulant, sont enroulés en huit de chiffre autour de la main et du pied, pour les maintenir en contact. A ces liens, longs à appliquer, et plus longs encore à enlever, on a substitué des bracelets de cuir, qui fixés autour du poignet, du pied et de la cheville, peuvent être reliés et séparés instantanément.

Il faut de plus disposer dans l'appareil : des sondes ordinaires rigides et molles, des brise-pierre solides, des sondes évacuatrices, des pinces, des aiguilles, des fils à ligature, enfin la canule à chemise de Dupuytren, pour le tamponnement de la plaie.

Table à opération. — Elle sera très-solide, étroite, recouverte d'un simple drap, pour faciliter les manœuvres, et empêcher les déplacements du bassin.

Un grand jour est nécessaire. Les instruments sont mis à portée de l'opérateur, et un seau d'eau placé près de lui, pour y plonger et y nettoyer les tenettes.

Sujet. — Le malade est couché sur le dos, la tête légèrement élevée. Pendant qu'on l'endort, on fixe les bracelets, mais sans les réunir. L'opérateur introduit le cathéter dans la vessie.

Aides. — Plusieurs sont nécessaires ; un pour l'anesthésie, un pour tenir le cathéter, un pour les instruments et deux pour maintenir le patient. Celui-ci, une fois endormi, est ramené sur le bord de la table, jusqu'à ce que le bassin la déborde légèrement. Les bras sont appliqués le long de la face externe des membres inférieurs, les cuisses fléchies sur le ventre et légèrement écartées, les jambes fléchies sur les cuisses, et les entraves réunies. Les aides placés de chaque côté, maintiennent cette position, en embrassant avec une main la jambe au-dessus des chevilles, pendant que l'autre main est appliquée sur la face interne des genoux. Dans cette situation, la région périnéale est mise largement à découvert.

Un aide présente les instruments. Le dernier et le plus important est chargé de relever les bourses, et de maintenir le cathéter. Cet instrument doit rester bien exactement dans le plan médian du corps. Pour cela, l'aide placé à gauche du patient, tient le cathéter de la main droite, le pouce dans l'encoche du pavillon, les trois doigts du milieu embrassant la verge, et l'auriculaire appliqué sur sa face dorsale, la tendant fortement sur la tige de l'instrument. Dans cette position, il suffit d'un mouvement d'abaissement du pavillon pour refouler en bas la paroi inférieure de l'urèthre, d'un mouvement d'élévation pour appliquer l'instrument contre la paroi supérieure du canal. Si au contraire, l'aide relève ou abaisse le corps du cathéter, son bec peut quitter la vessie; s'il l'incline latéralement, il expose l'opérateur à s'égarer.

Opérateur. — Il se place entre les membres inférieurs du patient, et s'assied sur un siége de hauteur convenable.

Opération : 1° *Incision jusqu'à l'urèthre.* — L'opérateur fait une incision sur le raphé médian du périnée. Commencée à 3 ou 3 centimètres 1/2 en avant de l'anus, elle se termine à 1 centimètre de cet orifice, un peu plus près chez l'adulte et le vieillard. Si l'on commence l'incision à 5 centimètres en avant de l'anus, on intéresse forcément le bulbe de l'urèthre, ou bien la partie antérieure de la section ne dépasse pas l'aponévrose superficielle et reste à peu près inutile. La peau est tendue par le pouce et l'indicateur gauches, placés de chaque côté du raphé, pendant que les derniers doigts refoulent légèrement les téguments du côté du scrotum. On divise successivement la peau, la couche sous-cutanée, le fascia superficialis et l'aponévrose superficielle.

Arrivé sur la couche musculaire, on suit le raphé médian des bulbo-caverneux d'avant en arrière, on reconnaît le faisceau antérieur du sphincter, on le divise pour dégager le bulbe.

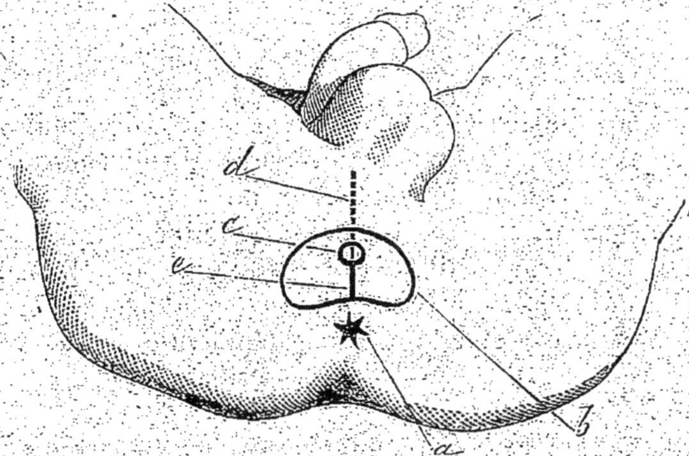

FIG. 275. — Taille médiane.

a, anus; *b*, prostate; *c*, urèthre; *d*, incision cutanée; *e*, section de la prostate.

2° *Ponction et division de l'urèthre.* — L'indicateur gauche enfoncé dans la plaie, son bord radial en bas, va sentir au travers des parois uréthrales la cannelure du cathéter, dont l'aide exagère au besoin la saillie. L'ongle de l'indicateur doit s'il est possible entrer dans la rainure du cathéter pendant que le bord de cette gouttière se place entre l'ongle et la pulpe du doigt. L'opérateur tient le bistouri de la main droite, comme une plume à écrire, le tranchant en bas et en arrière. Il fait glisser sa pointe sur l'ongle de l'index jusqu'à ce qu'il sente son contact avec le cathéter. Ce contact est également ressenti par l'aide qui tient cet instrument.

Pour diviser l'urèthre, on relève très-légèrement le manche du bistouri. Sa pointe glisse sur le cathéter du côté de la vessie. En abaissant l'instrument, qui pivote autour de sa pointe, on donne à l'ouverture du canal une longueur de 1 1/2 à 2 centimètres. L'opérateur retire alors le bistouri, mais ni le cathéter, ni l'ongle de l'index gauche ne doivent être déplacés, pour ne pas perdre l'ouverture de l'urèthre, souvent impossible à retrouver.

La ponction de l'urèthre n'est pas sans difficulté. *Guérin* de Bordeaux la pratiquait à l'aide d'un trocart cannelé sur sa face inférieure, et fixé sur le gorgeret. En poussant le trocart au travers des parties molles, sa pointe venait forcément se placer dans la gouttière du cathéter et dans le canal. Un bistouri conduit sur la cannelure du trocart, permettait de diviser les parties.

Le bistouri de *Reliquet*, pourvu que l'ongle de l'indicateur soit assez long, facilite la ponction du canal. Pour plus de sûreté on peut se servir du conducteur de *Reliquet* : « Il présente une tige droite, rectangulaire, terminée par un croissant à extrémité arrondie. L'autre extrémité porte le manche de l'instrument. La face supérieure de la tige, est creusée d'une cannelure profonde, ouverte au milieu du croissant. En arrière, est un curseur mobile qui sert à pousser ou à tirer la lame.

Sur la face inférieure et appliquée contre elle, est une pièce longitudinale terminée en avant par une lame dont le dos s'applique contre la tige. Cette pièce est fixée au curseur mobile de la face supérieure. Enfin, en arrière du croissant, la face inférieure présente deux saillies latérales qui masquent le tranchant de la lame. Quand on pousse en avant le curseur de la face supérieure, la lame s'avance dans l'axe de la tige, occupant le milieu entre les deux branches du croissant, et se trouve ainsi dans la continuité de la cannelure.

Pour la manœuvre ; la lame cachée, on conduit l'instrument sur le doigt indicateur gauche, dont la pulpe est placée sur le cathéter au-dessous du bulbe.

On place les bords du croissant de chaque côté du cathéter ; on comprime sur le cathéter. Puis, la lame poussée en avant ponctionne forcément l'urèthre, qui ensuite, est incisé par pression directe, comme avec le bistouri. Alors, tenant ferme l'instrument, sans retirer la lame, on conduit le lithotome, d'abord dans la cannelure du conducteur, puis, sur la lame, jusque dans la rainure du cathéter. »

3° *Introduction du lithotome.* — L'ongle de son index gauche solidement maintenu dans la cannelure du cathéter, l'opérateur prend le lithotome de la main droite, comme une plume à écrire, et la concavité tournée en haut et en avant. Il fait glisser le bec de l'instrument sur l'ongle de l'index, et s'assurant par un léger frottement de son contact avec le cathéter, il relève légèrement son manche, de façon que la tige du lithotome, fasse avec la partie droite du cathéter un angle aigu ouvert en avant. Retirant alors son index de la plaie, il saisit le pavillon du cathéter et la verge avec la main gauche, et le soulevant légèrement, il applique la concavité de l'instrument contre la paroi supérieure du canal, sans perdre le contact avec le lithotome.

Il abaisse alors les deux mains, sans changer la position respective des instruments. Le cathéter s'enfonce dans la vessie, et le bec du lithotome y pénètre à son tour, sans quitter son conducteur. C'est pour cela que la portion courbe du cathéter doit être de grande longueur. Si son bec n'est pas resté dans la vessie, l'instrument peut faire fausse route pendant l'abaissement du pavillon. Le lithotome ne s'engage pas dans la bonne voie, et son bec reste en dehors du réservoir urinaire.

Imprimant alors aux deux instruments un léger mouvement de rotation en sens inverse, on dégage le bec du lithotome de la cannelure du cathéter, et on retire ce dernier. On s'assure par le contact de la pierre, par la liberté des mouvements de son extrémité, que le lithotome est bien dans la vessie.

4° *Section avec le lithotome.*—L'opérateur debout, s'assure de la position du bassin. Il saisit le lithotome avec les deux mains, et pressant sur le levier, il ouvre la lame et la fait saillir à la hauteur déterminée d'avance par la position donnée au bouton d'arrêt. Tenant l'instrument horizontal, la tige appuyée contre l'arcade pubienne, la lame exactement dirigée dans le plan médian, il le retire directement vers soi par un mouvement lent et continu. Le col de la vessie et la prostate sectionnées, la résistance cesse. Il ferme alors l'instrument pour ne pas intéresser les parties molles extérieures déjà divisées, et l'amène au dehors. Il importe de maintenir la tige du lithotome parfaitement horizontale, car si on élève le manche on s'expose à blesser le rectum.

Sur le cadavre, la section est toujours beaucoup plus petite que l'ouverture du lithotome, en raison du peu de résistance des parties. Sur le vivant, le maximum d'ouverture pour la taille médiane est de 15 à 20 millimètres.

5° *Extraction de la pierre.* — L'urine s'écoule en abondance. Le doigt indicateur gauche enfoncé dans la plaie, traverse le canal vésico-pariétal, et pénétrant dans la vessie, reconnaît la pierre ou les pierres, leur forme, leur volume, leur position et leur mobilité. Sur ce doigt, si l'ouverture est jugée suffisante, on fait glisser le gorgeret ou la curette-bouton. Les tenettes sont prises de la main droite, le pouce et le médius dans les anneaux, l'index allongé sur les branches. On les fait filer sur la crête de la curette placée entre leurs mors, ou dans la gouttière du gorgeret, maintenus contre l'angle postérieur de la plaie, la convexité lisse des cuillers correspondant aux lèvres de l'incision. Quand leur bec est arrivé dans la vessie et touche le calcul, on retire le conducteur.

On ouvre alors les tenettes, dont les anneaux sont dans un plan horizontal, et par un quart de rotation, on fait glisser une des cuillers contre le bas-fond de la vessie et sous le calcul. Cette cuiller correspond à l'anneau supérieur des tenettes, devenu maintenant vertical. Cet anneau restant immobile, on relève doucement l'anneau inférieur, et la cuiller supérieure s'abaissant, on saisit solidement le calcul.

Si la manœuvre n'a pas réussi, on la recommence tout entière, en déprimant le bas-fond de la vessie avec la cuiller inférieure. On peut également, mettant les mors des tenettes en contact avec le calcul, ouvrir lentement l'instrument et longeant les faces latérales de la pierre, placer les cuillers de chaque côté.

La pierre saisie, on ramène les anneaux des tenettes à l'horizontalité, et les cuillers au milieu de la vessie, pour s'assurer que la muqueuse n'a pas été pincée entre les mors. De légers mouvements de rotation et de va-et-vient, montrent que les cuillers sont libres. Maintenant les anneaux rapprochés avec la main droite, l'opérateur embrasse de la main gauche les branches des tenettes. Il amène la pierre au dehors, tant par des tractions directes que par des pressions latérales, en abaissant les mains vers l'angle postérieur de la plaie où l'espace est toujours plus large, par suite de l'écartement plus grand des pubis.

Si la pierre est saisie par son plus grand diamètre, on la déplace entre les cuillers, sans l'abandonner, avec le bouton de la curette, ou avec l'indicateur gauche. Si la voie est trop étroite, on agrandit prudemment la plaie, soit en arrière, soit en avant, avec un bistouri boutonné, ou bien on fait une nouvelle section de la prostate avec le lithotome.

Quand la prostate est volumineuse, le bas-fond de la vessie profond, on ne peut saisir la pierre avec les tenettes droites. L'index introduit dans la vessie rend compte de cette disposition. Les tenettes courbes sont alors conduites sur la crête de la curette-bouton, la convexité en bas, en faisant la manœuvre du cathétérisme curviligne. Leur bec se trouve ainsi placé en haut dans la vessie, on les retourne pour l'amener en bas et contre la pierre. Les mors lentement ouverts au contact du calcul, le saisissent par ses faces latérales. On les ramène au milieu de la vessie, ce qui montre que la muqueuse n'est pas pincée; on retourne leur bec en haut et dans le plan médian. On attire les tenettes directement jusqu'au col vésical, puis relevant les anneaux avec la main droite, on amène le calcul au dehors.

La vessie étant vide pendant les manœuvres, ses parois sont appliquées contre la pierre. Il faut donc éviter de pincer la muqueuse en l'écartant avec le dos des cuillers. De là l'utilité des tenettes forceps, dont les branches sont conduites et placées séparément, puis articulées pour l'extraction du calcul.

Lorsque le calcul est enchatonné, on le mobilise avec le doigt, le bistouri boutonné qui débride la muqueuse, les tenettes dont les mors usent son enveloppe, la branche femelle d'un lithotriteur, ou le crochet de *Sédillot*. Si la pierre est trop grosse pour être extraite en entier, on la brise dans la vessie avec les tenettes de *Nélaton*, de *Collin*, ou le casse-pierre de *Maisonneuve*.

Quand le calcul s'est brisé dans la vessie, les morceaux en sont extraits soit avec de petites tenettes, soit avec la curette introduite sur le doigt. Ces instruments sont immédiatement secoués dans un seau plein d'eau pour les débarrasser des graviers et du sang qui les souille. On termine par des injections à grande eau, avec une canule en pomme d'arrosoir, ou la grosse sonde évacuatrice de la lithotritie.

S'il s'agit de corps étrangers proprement dits, on doit choisir l'instrument extracteur, d'après leur forme et leurs dimensions. Les pinces sont ordinairement préférables. Le corps saisi, on peut avec l'indicateur gauche, lui donner entre les mors de la pince, une position qui permette son extraction.

B. — Taille latéralisée.

Dans la taille latéralisée, on divise la prostate suivant un de ses rayons obliques postérieurs, dont la longueur moyenne est de 22 millimètres chez l'adulte. Quoiqu'à l'étranger, la section prostatique soit habituellement pratiquée, comme au reste dans la taille médiane, avec un bistouri, ou un gorgeret tranchant sur un de ses bords, nous croyons plus sûr de se servir du lithotome simple, généralement adopté en France.

Opération. — Même appareil instrumental que pour la taille médiane. Même position du sujet. L'aide qui tient le

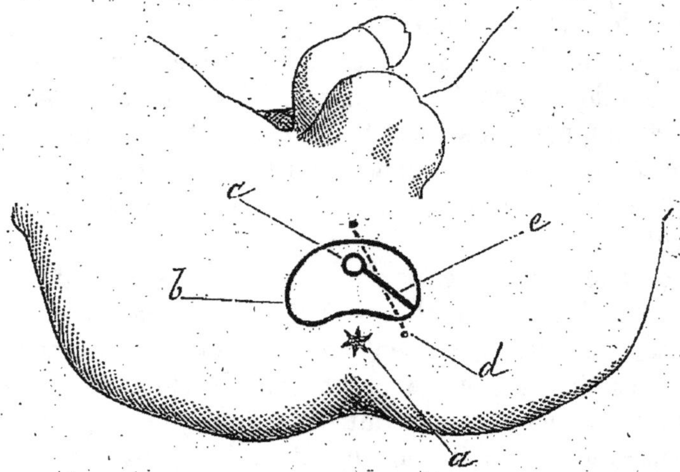

FIG. 276. — Taille latéralisée.

a, anus ; *b*, prostate ; *c*, urèthre ; *d*, incision cutanée ; *e*, incision de la prostate.

cathéter est placé du côté droit. Il maintient le pavillon de l'instrument légèrement incliné vers l'aine droite, pendant que sa convexité fait saillie à gauche du raphé périnéal. Même position du chirurgien.

L'opérateur tend la peau avec la main gauche, il pratique une incision qui, commencée sur le raphé médian ou un peu à droite du raphé, à 3 centimètres en avant de l'anus, se porte en dehors et en arrière pour aboutir à la réunion du tiers externe avec le tiers moyen d'une ligne tirée de la partie antérieure de l'anus à la tubérosité sciatique gauche. *Reliquet* conseille une incision perpendiculaire sur le milieu d'une ligne menée du bord antérieur de l'anus au point le plus rapproché de la tubérosité de l'ischion. Cette incision se rapproche beaucoup de la précédente et, comme elle, reste en dedans du trajet de l'artère bulbeuse.

Aussitôt la peau et la couche sous-cutanée divisées, l'index gauche introduit dans la plaie sert de guide au bistouri. Le bulbe de l'urèthre mis à découvert est refoulé à droite et protégé par la pulpe de l'indicateur gauche.

La ponction du canal sur le cathéter, l'ouverture de l'urèthre, l'introduction du lithotome dans la rainure du cathéter et sa conduite dans la vessie, se font d'après les règles indiquées pour la taille médiane. Le cathéter est retiré.

L'opérateur debout, prend alors le lithotome avec les deux mains, et le tient horizontalement pour éviter de blesser le rectum. Prenant appui sur la branche droite du pubis, il ouvre l'instrument en donnant à la lame la direction oblique de la plaie extérieure. Il l'attire lentement vers soi dans cette position, et ferme l'instrument aussitôt que le défaut de résistance, indique que le col vésical et la prostate ont été divisés.

L'index gauche introduit dans la vessie, reconnaît le calcul et l'on procède à son extraction en suivant les manœuvres indiquées plus haut.

C. — Taille bilatérale. Taille prérectale.

Dans cette taille érigée en méthode par Dupuytren, on divise la prostate suivant ses deux rayons obliques postérieurs, pour obtenir une très-large voie.

Le cathéter doit être de gros calibre, très-large dans sa partie courbe et cannelée.

Pour assurer plus de sécurité et de précision dans la pratique des incisions profondes, on emploie le *lithotome double*. Cet instrument terminé par une pointe mousse à son extrémité vésicale, se compose essentiellement d'une gaîne métallique aplatie, légèrement courbe, montée sur un manche solide. Dans cette gaîne sont cachées deux lames, tranchantes sur leur bord concave, mousses à leur extrémité vésicale, et légèrement courbes dans leur longueur, lames qu'on fait saillir en pressant sur un levier adapté à l'instrument et placé près du manche. Un bouton mobile permet de déterminer et de limiter soigneusement la saillie de ces lames, disposées de façon à prendre la direction des rayons obliques postérieurs de la prostate.

Opération. — La position du sujet, des aides, de l'opérateur est exactement la même que pour la taille médiane. Le cathéter introduit dans la vessie, est exactement maintenu dans le plan médian du corps, faisant saillir l'urèthre sur la ligne médiane du périnée.

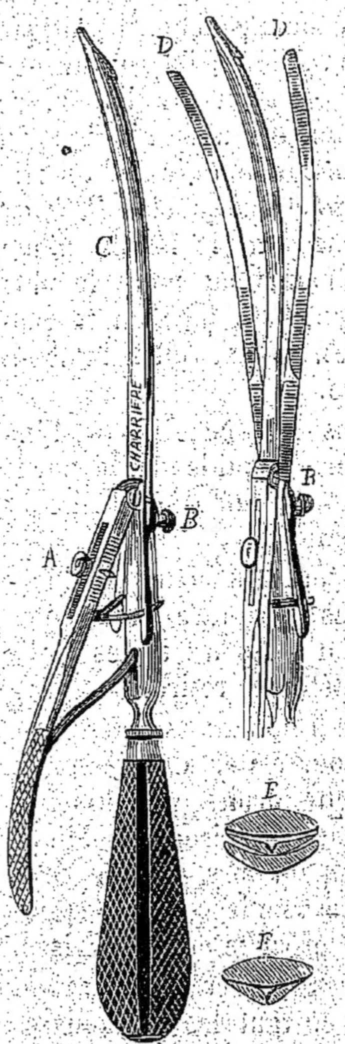

FIG. 277. — Lithotome double.

L'opérateur tend la peau avec les doigts de la main gauche, et pratique une incision curviligne, circonscrivant la partie antérieure de l'orifice anal. Cette incision éloignée de 1 à 1 centimètre 1/2 de l'anus, sur la ligne médiane, s'en écarte de 2 centimètres sur les côtés, en se

portant en arrière et en dehors, pour se terminer au milieu
des lignes qui réunissent l'anus aux tubérosités de l'ischion.

On divise successivement la peau, le tissu sous-cutané, l'aponévrose superficielle, le faisceau antérieur du sphincter anal.
Le bulbe mis à découvert est récliné en avant, l'index gauche
va chercher le cathéter, et son ongle placé dans la cannelure,
on ponctionne et on ouvre l'urèthre.

Les écueils dans ce temps de l'opération, sont : la lésion
du rectum, et si l'on s'éloigne de celui-ci, la lésion du
bulbe de l'urèthre, très-développé et fort voisin de l'intestin
chez les gens âgés. Pour les éviter, *Nélaton,* opère comme
suit :

Le rectum préalablement vidé, l'opérateur y introduit son
indicateur gauche, dont la pulpe, dirigée en avant, vient

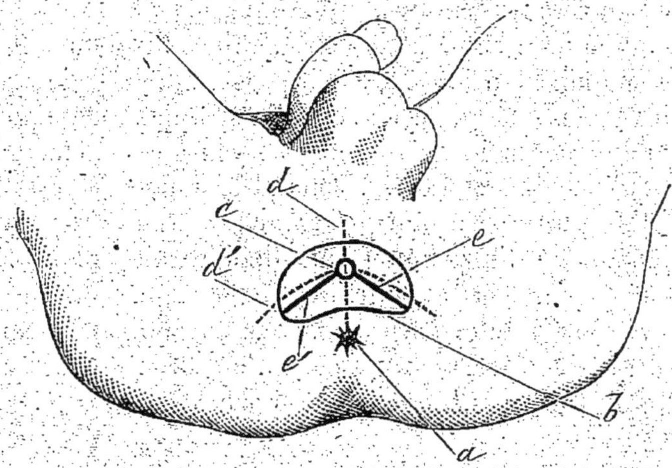

FIG. 278. — Tailles prérectale, bilatérale et médio-bilatérale.

a, anus ; *b,* prostate ; *c,* urèthre ; *d,* incision cutanée de la taille médio-
bilatérale ; *d'* incision cutanée de la taille bilatérale ; *e e',* incision de la prostate.

sentir le bec de la prostate et la cannelure du cathéter. Le
pouce gauche appliqué sur la peau en avant de l'anus pince
pour ainsi dire l'extrémité inférieure de l'intestin, et sert à
tendre les téguments du périnée.

On pratique à 1 centimètre en avant de l'anus, une incision transversale de 3 centimètres, coupée en son milieu par
le raphé médian. De chaque extrémité de cette incision, part

une incision oblique en dehors et en arrière, longue de 2 cen·
timètres et qui se termine à 2 centimètres en dehors de l'orifice anal.

Pinçant entre son pouce et son index gauche toujours placé dans l'intestin, la lèvre postérieure de cette plaie, l'opérateur divise le sphincter externe, et remonte le long de la face
antérieure du rectum, ménageant à la fois et la paroi intestinale,
et le bulbe laissé en avant. Arrivé à la pointe de la prostate, il
divise longitudinalement la paroi inférieure de l'urèthre, d'arrière en avant, avec la pointe d'un bistouri dont le dos appuie
sur la pulpe de l'index gauche, à travers le rectum. Le canal
ouvert, on place le bec du lithotome dans la cannelure du
cathéter, sa concavité en haut, puis prenant les deux instruments, on conduit le lithotome dans la vessie et on retire le conducteur. On retourne alors le lithotome, plaçant sa concavité
en bas, du côté de l'anus. L'opérateur tient l'instrument avec
les deux mains, bien horizontal, il presse sur le levier et fait
saillir les lames. Il attire d'abord l'instrument lentement et
directement vers soi, puis il abaisse peu à peu le manche à
mesure qu'il le fait cheminer. Quand le défaut de résistance
lui indique que la prostate est franchie, il fait rentrer les
lames, et amène l'instrument au dehors. Cet abaissement
progressif du manche a pour but d'éviter plus sûrement la
lésion de la paroi antérieure du rectum. L'indicateur gauche
est alors introduit dans la vessie, et l'on procède à l'extraction du calcul d'après les règles indiquées.

D. — Taille médio-bilatérale.

Civiale a désigné sous ce nom, une méthode mixte, dans
laquelle la division des parties molles jusqu'à l'urèthre se fait
sur la ligne médiane, pendant qu'on divise le col vésical et
la prostate avec le lithotome double, suivant les règles de la
taille bilatérale.

Accidents opératoires. — Les accidents opératoires des
tailles périnéales, sont :

1° La difficulté et même l'impossibilité d'ouvrir l'urèthre
ou de placer le bec du lithotome dans la cannelure du cathéter.
Elle provient de la non-rectitude de l'incision des parties

molles, de la mauvaise position du cathéter ou des mouvements imprimés à cet instrument.

2° La difficulté de séparer le lithotome de la rainure du cathéter. Il faut rapprocher les instruments et leur imprimer un mouvement de rotation en sens opposé.

3° La section incomplète des parties, le lithotome n'ayant pas pénétré jusque dans la vessie. Il faut réintroduire le cathéter ou une sonde cannelée jusque dans la vessie, en suivant la paroi supérieure du canal. Sur la cannelure de ces instruments on fait glisser le lithotome, et on recommence la section.

4° La déchirure de la prostate. On l'évite en agrandissant l'incision, en faisant une nouvelle section de la glande, ou en morcelant le calcul.

5° La lésion de la paroi antérieure du rectum. Si l'intestin est ouvert dans sa partie inférieure, on le divise complétement ainsi que le sphincter jusqu'à la plaie périnéale. Si la lésion est très-élevée, il faut recourir à la suture de la plaie intestinale.

6° L'hémorrhagie. Elle est artérielle ou veineuse. Artérielle, elle provient le plus souvent de la lésion de l'artère transverse ou bulbeuse, anormalement rapprochée du plan médian. La honteuse interne, malgré sa position excentrique, quoique cachée sous la tubérosité sciatique, peut être blessée par un instrument porté trop en dehors. De même pour la périnéale superficielle et l'hémorrhoïdale inférieure. Souvent aussi, la lésion artérielle est la conséquence d'une anomalie. La section du col amène quelquefois la blessure d'une artère vésicale qui peut être très-volumineuse. Contre ces hémorrhagies, on aura recours à la torsion, à la ligature des vaisseaux, ou enfin, à la ligature médiate, en embrassant dans l'anse du fil une certaine épaisseur de tissus soulevés avec le ténaculum ou l'aiguille pointue de *Deschamps.*

Veineuse, l'hémorrhagie provient de la lésion du bulbe, de la blessure des plexus prostatiques ou périvésicaux. Elle sera combattue par des injections froides répétées, l'application de la glace ou d'un styptique sur le point saignant. Si la source de l'hémorrhagie reste introuvable, on aura recours au tamponnement de la plaie.

Le tamponnement se fait avec la canule de *Dupuytren*. C'est une canule métallique, volumineuse, arrondie à son extrémité vésicale, et percée de deux larges yeux latéraux près de cette extrémité. Au-dessous de ces yeux, la canule présente un bourrelet creusé d'une large rainure pour fixer la chemise. De la rainure au pavillon, muni de deux anneaux, la longueur de la sonde doit être de 8 à 10 centimètres. On engage l'extrémité vésicale de la canule dans une compresse fine trouée à son centre, on fixe la compresse

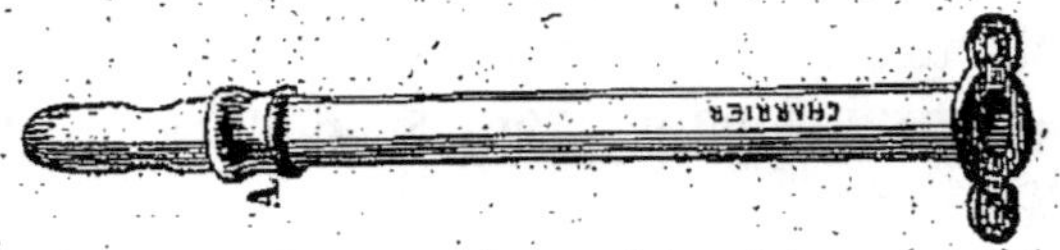

FIG. 279. — Canule de DUPUYTREN.

sur la rainure de la canule avec un fil très-solide et l'on rabat les bords du linge. La canule ainsi préparée est introduite dans la plaie vésico-pariétale, jusqu'à ce que ses yeux et son bourrelet soient entrés dans la vessie. On tamponne alors avec des bourdonnets de charpie réunis en queue de cerf-volant, glissés entre la canule et sa chemise, de façon à former dans la vessie un bourrelet circulaire qui comprime les lèvres de la plaie vésicale. Puis on tamponne de même toute la plaie pariétale.

L'urine s'écoule par la canule, et l'instrument permet de pousser des injections dans la vessie. On s'assure ainsi que le sang ne provient pas des parois vésicales. On enlève les bourdonnets après quelques jours, et la compresse lorsqu'elle est détachée par la suppuration. La douleur que cause le tamponnement en fait une ressource extrême qu'il faut autant que possible ne pas utiliser.

L'opération terminée, on lave avec soin la vessie, on y fait (*Réliquet*) une injection d'eau phéniquée, puis on y place une grosse sonde de gomme munie de deux larges yeux latéraux. Cette sonde coupée près de la plaie, est fixée à demeure jusqu'à ce que la plaie soit organisée. Le malade reporté dans son lit est couché, le tronc légèrement relevé, les cuisses et les jambes fléchies, le bassin soulevé par un coussin à air, et la sonde débouchant dans un vase plat où une éponge absorbe l'urine sécrétée.

Art. XXXV. — Opération de la taille chez la femme.

La brièveté, la rectitude, la facile dilatation de l'urèthre, en permettant l'extraction par les voies naturelles des calculs entiers ou préalablement brisés, font de la taille une opération tout à fait exceptionnelle chez la femme.

La face antérieure de la vessie est en rapport avec la paroi abdominale antérieure, médiatement ou immédiatement, suivant son état de vacuité ou de distension. Sa face postérieure repose sur l'utérus et la paroi antérieure du vagin; le péritoine la tapisse en partie en formant le cul-de-sac vésico-utéro-vaginal. Mais le bas-fond de la vessie est intimement uni au vagin, ainsi que le canal de l'urèthre, dont la paroi inférieure n'en est séparée que par du tissu cellulaire et érectile.

La taille chez la femme peut être sus ou sous-pubienne.

I. **Taille sus-pubienne.** — Elle se pratique comme chez l'homme, nous n'avons pas à y revenir.

II. **Taille latéralisée. Taille bilatéralisée.** — Même position que pour les tailles périnéales chez l'homme. L'opérateur conduit dans la vessie une sonde cannelée ou un cathéter cannelé, dont la concavité embrasse l'arcade pubienne. Sur la cannelure il fait filer dans la vessie un lithotome simple ou double. Ce lithotome étant ouvert à un degré convenable, on le retire en appuyant la concavité de la tige contre la symphyse pubienne, et dirigeant la lame obliquement en bas et à gauche, si l'on fait une section simple; ou transversalement en prenant point d'appui contre la branche pubienne droite.

Si l'on se sert du lithotome double, on l'attire à soi horizontalement, en prenant appui sur la symphyse pubienne, soit avec la convexité de l'instrument comme chez l'homme, soit avec la concavité (*Dubrueil*), pour ménager plus sûrement le vagin.

III. **Taille vestibulaire.** — Elle a été décrite par *Lisfranc*.

Même position que pour la taille périnéale. Les grandes et

les petites lèvres écartées, l'opérateur introduit dans la vessie un cathéter ordinaire, la convexité en bas, et le confie à un aide qui déprime l'urèthre et le vagin. Il pratique alors une incision semi-lunaire, à convexité supérieure, qui embrasse l'ouverture de l'urèthre, en longeant de droite à gauche les branches du pubis, à 2 millimètres en dedans des bords osseux.

Le pouce et l'indicateur gauches placés dans le vagin, pincent la lèvre inférieure de la plaie, et tendent les tissus, que l'opérateur divise en dirigeant un peu en haut la pointe du bistouri, jusqu'à ce qu'il soit arrivé sur la vessie ainsi attirée en avant. Il pénètre dans le réservoir en ponctionnant la paroi sur la cannelure du cathéter, et agrandit l'incision soit longitudinalement, soit en travers, pour ne pas s'exposer à blesser le péritoine. L'incision ne doit pas avoir plus de 2 1/2 à 3 centimètres de longueur. Le doigt introduit dans la vessie reconnaît le calcul, et on procède à son extraction, en suivant les règles indiquées.

IV. **Taille vésico-vaginale.** — Même position de la femme et de l'opérateur. Un cathéter cannelé introduit dans la vessie, la concavité en haut, est confié à un aide qui, le maintenant sur la ligne médiane, déprime l'urèthre et la paroi antérieure du vagin. Sur la pulpe de son indicateur gauche placé dans le vagin, ou sur un gorgeret dont la gouttière est mise en contact avec le cathéter, l'opérateur conduit un bistouri pointu qui, traversant la cloison vésico-vaginale, vient se placer dans la rainure du cathéter. Sur ce conducteur, il prolonge l'incision d'arrière en avant dans une étendue de 2 1/2 à 3 centimètres, en respectant le col vésical, ou au contraire en divisant la partie postérieure de l'urèthre, comme le conseille Malgaigne.

Pour donner à l'incision de la vessie une direction transversale, ce qui expose moins à blesser le péritoine, *Vallet* d'Orléans se sert d'un cathéter spécial, dont la portion cannelée, longue de 4 centimètres, joue sur la tige au moyen d'un pivot, et peut prendre une direction transversale après que l'instrument est introduit dans la vessie. La ponction et l'incision de la cloison vésico-vaginale se font sur cette cannelure servant de conducteur.

Le calcul extrait, on réunit la plaie par la suture métallique, suivant le procédé américain.

Art. XXXVI. — Lithotritie périnéale

Cette opération comprend trois temps : 1° l'incision des parties molles jusqu'à l'urèthre et l'ouverture de ce canal ; 2° la dilatation du canal pariéto-uréthro-vésical ainsi formé ; 3° le broiement et l'extraction de la pierre.

L'appareil instrumental comprend : des bistouris, un cathéter à large cannelure, un dilatateur, des casse-pierre de forme et de puissance différentes, des tenettes de petit volume, etc.

Dilatateurs. — Il en existe plusieurs. Le dilatateur de *Dolbeau* est formé par six branches métalliques, convexes et lisses extérieurement, et maintenues réunies par un anneau de caoutchouc qui les embrasse vers leur partie moyenne. En bas, ces branches sont articulées à charnière ; en haut, elles s'effilent vers leur extrémité libre, et s'y réunissent de manière à constituer un cône très-allongé, dont l'extrémité mousse est assez mince pour pouvoir pénétrer dans la large cannelure du cathéter. Au centre de ces branches se trouve une tige métallique munie de deux renflements. Au moyen d'un pas de vis, mis en mouvement par la rotation du manche de l'instrument, on fait avancer la tige centrale, contenue dans une canule pourvue de deux anneaux à son extrémité manuelle, et les boules qu'elle supporte font diverger les branches du dilatateur. Cette dilatation est tout à fait régulière, et son maximum est de 2 centimètres environ, le col de la vessie ne pouvant supporter sans déchirure une distension plus considérable.

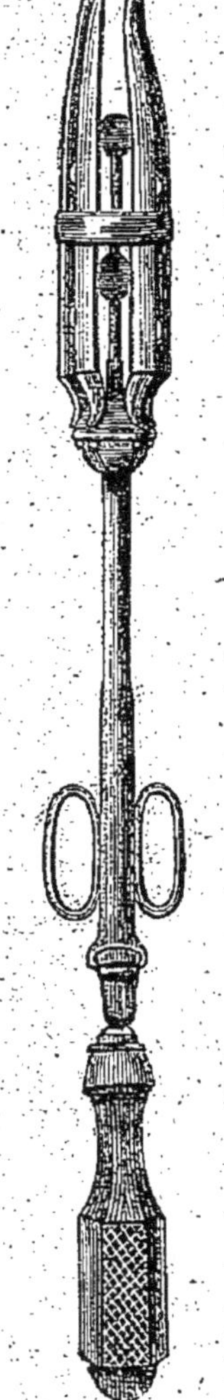

FIG. 280.
Dilatateur de
DOLBEAU.

CHAUVEL   39

Collin a prolongé la tige centrale du dilatateur au delà de l'extrémité des branches, et l'a terminée par une sorte de petit capuchon, dont la pointe mousse se place plus facilement dans la rainure du cathéter, et expose moins à perdre ce conducteur.

Demarquay emploie un dilatateur, dont les branches s'écartent à leur extrémité vésicale, plus qu'à leur point d'attache, de façon à agir principalement sur la partie profonde de l'urèthre.

Duplay après *Guyon* s'est servi d'un dilatateur qui se com-

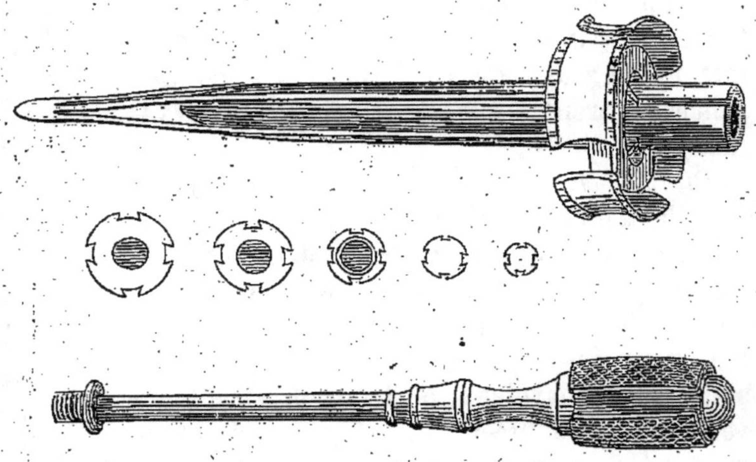

FIG. 281. — Dilatateur de GUYON-DUPLAY.

pose : 1° d'un conducteur formé de quatre lames métalliques soudées à une de leurs extrémités, et constituant en ce point une sorte de bouton mousse ; à l'autre extrémité, ces lames sont fixées à un cercle métallique brisé, qui permet de maintenir l'instrument, tout en laissant les lames s'écarter ; 2° d'une série de mandrins gradués, de forme cylindrique, terminés en cône à une extrémité, et creusés sur toute leur longueur de quatre rainures, dans lesquelles glissent les quatre lames du conducteur. Les mandrins, au nombre de cinq, présentent 7, 10, 13, 16 et 20 millimètres de diamètre. Ils sont vissés sur un manche.

Brise-pierre. — Dans ses premières opérations, *Dolbeau*

se servit d'un lithotriteur à branches très-fortes, dont les mors présentaient 6 centimètres de hauteur.

Actuellement il emploie des tenettes à mors courts et à branches très-longues pour leur donner une grande puissance. La face interne de l'un des mors présente un dos d'âne avec des rainures latérales ; l'autre mors, concave, est pourvu de dents sur ses bords ; tous les deux offrent à leur bec deux grandes dents susceptibles de gruger le calcul de la surface au centre.

Dans les tenettes à crête médiane, chacune des cuillers présente à sa face interne une crête médiane pourvue de dents rétrogades qui empêchent le calcul de fuir sous la pression.

Pour briser des calculs dans la vessie, on peut encore se servir de la tenette à pression de *Nélaton*, dont les branches sont rapprochées par l'action d'un volant, mobile sur un pas de vis ; ou du forceps brise-pierre du même chirurgien, dans lequel le calcul éclate par la pression d'un foret.

Les tenettes de force de *Collin* agissent surtout par le bec tranchant de leurs mors. Un levier articulé à charnière, mobile avec les mors entre lesquels il est placé, sert à maintenir la pierre entre les becs, point où l'action des mors est la plus puissante. Pour augmenter la force de l'instrument, on peut adapter sur chaque branche un levier de rallonge.

Opération. — 1° *Incision et ouverture de l'urèthre.* — Position de la taille. On place dans la vessie un cathéter à large cannelure, un aide le maintient exactement sur la ligne médiane.

Pour éviter le bulbe de l'urèthre, *Dolbeau* commence l'incision sur la ligne médiane, immédiatement en avant de l'anus, presque sur la muqueuse, et ne lui donne que deux centimètres de longueur au maximum. Il divise la peau, et l'aponévrose, puis l'index gauche refoulant les tissus dans l'angle postérieur de la plaie, il place l'ongle dans la cannelure du cathéter, le plus près possible du rectum. Il ponctionne alors l'urèthre, dans une étendue de 5 à 6 millimètres.

2° *Dilatation.* — Elle doit être très-lente et se fait en trois temps. Le cathéter en place, l'opérateur prend de la main droite le dilatateur fermé, il fait glisser sa pointe sur l'ongle de l'index gauche, et la pousse perpendiculairement au périnée, jusqu'à ce qu'elle soit parvenue dans la cannelure du cathéter.

L'instrument fortement appuyé sur le cathéter, que l'aide maintient solidement contre cet effort, est ouvert avec une grande lenteur. On creuse ainsi la voie du périnée à l'urèthre, et on agrandit par déchirure l'ouverture faite au canal.

L'instrument est fermé. L'opérateur prend de la main gauche le pavillon du cathéter et l'abaisse jusqu'à ce que sa tige forme un angle de 130 à 140° avec la paroi abdominale. Le dilatateur maintenu dans la cannelure pénètre avec le cathéter dans la portion prostatique de l'urèthre. On l'ouvre lentement jusqu'au maximum de dilatation, puis on ferme l'instrument.

On fait alors glisser la pointe du dilatateur jusque dans la vessie, en suivant toujours la cannelure du cathéter, puis on retire celui-ci. Le dilatateur est ouvert dans cette position, très-lentement, puis fermé et retiré.

Cette manœuvre est le point délicat de l'opération. Souvent on perd la cannelure du cathéter, et on fait agir le dilatateur, non sur l'urèthre et le col vésical, mais dans leur voisinage. On crée ainsi de toutes pièces, un véritable cul-de-sac. La portion membraneuse de l'urèthre, sous l'action du dilatateur, se déchire jusqu'à la prostate, mais celle-ci, de même que le col vésical, est assez élastique pour supporter cette distension sans rupture.

L'urèthre ouvert, *Duplay* introduit son conducteur dans la plaie jusqu'à ce que le bouton terminal soit placé dans la cannelure du cathéter. Un mouvement d'abaissement du cathéter, combiné avec une propulsion légère du conducteur, fait pénétrer celui-ci dans la vessie. Le cathéter devenu inutile est enlevé. Maintenant le conducteur avec les doigts de la main gauche, l'opérateur introduit lentement et successivement les mandrins, en laissant chacun d'eux en place, jusqu'à ce qu'il n'éprouve plus de résistance et que l'instrument joue facilement. Un mouvement de rotation imprimé à l'instrument paraît faciliter la dilatation.

Le doigt indicateur gauche introduit dans la plaie sert de

guide au bouton et au gorgeret mousse sur lequel on fait filer les tenettes. *Dolbeau* se contente d'introduire les petites tenettes, jamais le doigt.

3° *Broiement et extraction*. — La voie étroite donnée par la dilatation de la région prostatique de l'urèthre et du col vésical ne permet d'extraire directement que les calculs dont le diamètre ne dépasse guère un centimètre. Ceux qui sont plus gros doivent être brisés. Pour éviter de saisir avec les petites tenettes des pierres trop grosses pour être immédiatement retirées, et qui peuvent rendre impossible la fermeture de l'instrument ouvert dans la vessie, *Duplay* conseille de rapprocher l'articulation des branches des tenettes, de leur extrémité vésicale.

Le calcul fragmenté avec le brise-pierre, c'est par une série de fragmentations nouvelles avec les petites tenettes, et d'enlèvement des débris avec les tenettes et la curette, qu'on débarrasse la vessie. Pour *Dolbeau*, le doigt ne doit jamais être introduit dans la vessie, car son passage suffit pour déchirer le col. La vessie est explorée avec les tenettes, le bouton, et enfin avec une sonde métallique à brusque courbure introduite par l'urèthre. On la lave ensuite par des injections d'eau froide. Aucun pansement n'est nécessaire. Si les urines ne s'écoulent pas par la plaie, s'il y a rétention, on y remédie en les évacuant toutes les deux heures par le cathétérisme uréthral. Ce n'est que dans le cas où ce cathétérisme serait impossible, que l'on passe une sonde par la plaie périnéale.

FIN

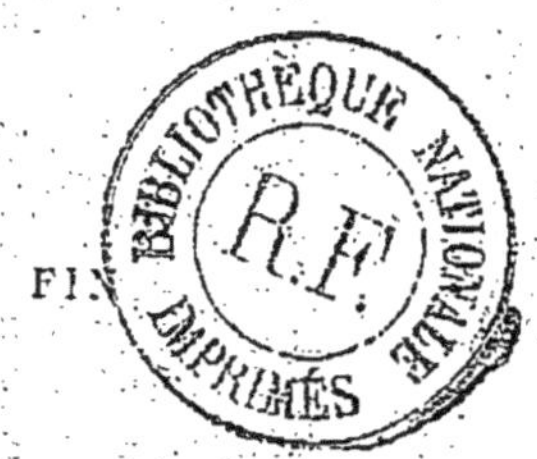

TABLE ANATOMIQUE ET ALPHABÉTIQUE

FIN DE LA TABLE ALPHABÉTIQUE ET ANATOMIQUE

CORRIGENDA ET ADDENDA

Page 28, ligne 7, *au lieu de* : Et on lie près..., *lire* : Et on lie l'artère près...

— 33, — 1, — De la suture au milieu..., *lire* : De la suture occipito-mastoïdienne au milieu...

— 60, fig. 11, B. Procédé de Michel. L'incision doit aboutir en bas vers le deuxième espace interdigital.

— 64, ligne 27, *au lieu de* : En haut et en dehors vers..., *lire* : En haut et en dedans...

— 72, — 8, — Un peu en dehors, *lire* : Au milieu ou un peu en dehors...

— 119, — 2, — La peau et les os..., *lire* : La peau et les muscles...

— 161, — 5, — Rasant de bas en haut..., *lire* : de haut en bas...

— 167, fig. 46, EE. Ellipse à lambeau palmaire, *lire* : Méthode circulaire.

— 173, ligne 3, *au lieu de* : A un demi-centimètre..., *lire* : A 1 centimètre 1/2.

— 220, — 12, — Articulation cuboïdienne du troisième métatarsien..., *lire* : du cinquième...

— 232, fig. 68, L'interligne astragalo-scaphoïdien n'est pas figurée.

— 295, ligne 25, *au lieu de* : Mesure le diamètre..., *lire* : Le rayon...

— 305, — 24, — Arrivée sur la face postérieure..., *lire* : sur la face externe...

— 330, — 11, — Et du court extenseur de ce doigt..., *lire* : du pouce...

— 416, — 14, — En avant, au-dessous..., *lire* : En avant, au-dessus.

— 474, fig. 174, OD. Procédé de A. Guérin. Les angles formés par les branches des V doivent être beaucoup plus aigus.

— 520, ligne 20. — 3° *Iridectomie.* Elle n'est pas un temps régulier, mais un temps accidentel dans le procédé de M. Perrin.

— 572, — 37, *au lieu de* : Se glisser entre le viscère et l'intestin..., *lire* : Entre le bourrelet constricteur et l'intestin.

— 581, fig. 224. — Les fils ne doivent pas traverser la peau.

— 588, fig. 230. — Cette figure doit être retournée.

— 605, ligne 12, *au lieu de* : Tenant la main droite..., *lire* : Tenant la sonde de la main droite.

PARIS. — IMPRIMERIE DE E. MARTINET, RUE MIGNON, 2

LIBRAIRIE J.-B. BAILLIÈRE et FILS

Rue Hautefeuille, 19, près du boulevard Saint-Germain, à Paris

DERNIÈRES NOUVEAUTÉS

TRAITÉ ICONOGRAPHIQUE D'OPHTHALMOSCOPIE, comprenant la description des différents ophthalmoscopes, l'exploration des membranes internes de l'œil et le diagnostic des affections cérébrales et constitutionnelles, par X. GALEZOWSKI, professeur libre d'ophthalmologie à l'École pratique. Paris, 1876, 1 vol. gr. in-8° de 285 pages, avec atlas de 20 planches chromolithographiées, contenant 143 fig. et 30 fig. interc. dans le texte, cart.   30 fr.

ATLAS D'OPHTHALMOSCOPIE ET DE CÉRÉBROSCOPIE, montrant chez l'homme et chez les animaux les lésions du nerf optique, de la rétine et la choroïde, produites par les maladies du cerveau, par les maladies de la moëlle épinière, et par les maladies constitutionnelles et humorales. par E. BOUCHUT médecin de l'hôpital des Enfants-Malades, professeur agrégé de la Faculté de médecine de Paris. 1 vol. in-4 de VIII-140 pages, avec 14 planches en chromolithographie, comprenant 137 figures et 19 figures intercalées dans le texte, cartonné . . . . 35 fr.

NOUVEAU TRAITÉ ÉLÉMENTAIRE ET PRATIQUE DES MALADIES MENTALES, par le Dr HENRI DAGONET: médecin en chef de l'asile des aliénés de Sainte-Anne, professeur agrégé de la Faculté de médecine de Strasbourg; 2e édition. 1 vol. in-8 de 800 pages avec 8 planches en photoglyptie, représentant 32 types d'aliénés, cart. . . . . 15 fr.

ÉLÉMENTS DE BOTANIQUE, comprenant l'anatomie, l'organographie, la physiologie des plantes, les familles naturelles, et la géographie botanique, par P. DUCHARTRE, de l'Institut (Académie des sciences), professeur à la Faculté des sciences; 2e édition. 1 vol. in-8 de 1000 pages avec 550 figures, cart. . . . . 18 fr.

LE SYSTÈME NERVEUX PÉRIPHÉRIQUE, au point de vue normal et pathologique. Ouvrage faisant suite aux Leçons sur la physiologie du système nerveux. Paris, 1876, in-8, 604 pages, avec fig. . . . . 8 fr.

CHIRURGIE JOURNALIÈRE DES HOPITAUX DE PARIS, répertoire de thérapeutique chirurgicale, par le Dr P. GILLETTE, chirurgien des Hôpitaux, ancien prosecteur de la Faculté de médecine de Paris. Grand in-8 de 199 pages avec figures. . . . . 4 fr.

TRAITÉ DE L'IMPUISSANCE ET DE LA STÉRILITÉ chez l'homme et chez la femme, comprenant l'exposition des moyens recommandés pour y remédier, par le Dr FÉLIX ROUBAUD. Troisième édition. Paris, 1876, in-8 de 804 pages. . . . . 8 fr.

MÉMOIRE SUR LE DÉVELOPPEMENT EMBRYOGÉNIQUE DES HIRUDINÉES, par CHARLES ROBIN, membre de l'Institut, professeur à la Faculté de médecine de Paris, etc. In-4 de 472 pages, avec 19 planches. 20 fr.

NOUVEAU DICTIONNAIRE

DE

MÉDECINE ET DE CHIRURGIE

PRATIQUES

ILLUSTRÉ DE FIGURES INTERCALÉES DANS LE TEXTE

RÉDIGÉ PAR

ANGER, E. BAILLY, BARRALLIER, BENI-BARDE, BERNUTZ, P. BERT, BŒCKEL, BUIGNET, CUSCO, DEMARQUAY, DENUCÉ, DESNOS, DESORMEAUX, A. DESPRÉS, DEVILLIERS, M. DUVAL, FERNET, Alf. FOURNIER, Ach. FOVILLE, T. GALLARD, H. GINTRAC, GOMBAULT, GOSSELIN, Alph. GUERIN, A. HARDY, HÉRAUD, HEURTAUX, HIRTZ, JACCOUD, JACQUEMET, JEANNEL, KŒBERLÉ, LAENNEC, LANNELONGUE, S. LAUGIER, LEDENTU, LÉPINE, P. LORAIN, LUNIER, LUTON, MARTINEAU, A. NÉLATON, Aug. OLLIVIER, ORÉ, PANAS, M. RAYNAUD, RICHET, Ph. RICORD, A. RIGAL, Jules ROCHARD, Z. ROUSSIN, SAINT-GERMAIN, Ch. SARAZIN, Germain SÉE, Jules SIMON, SIREDEY, STOLTZ, I. STRAUS, A. TARDIEU, S. TARNIER, TROUSSEAU, VALETTE, VERJON, A. VOISIN.

Directeur de la rédaction : le Dr JACCOUD.

Son titre suffit à indiquer à la fois son but, son esprit.

Son but. C'est de rendre service à tous les praticiens qui ne peuvent se livrer à de longues recherches faute de temps ou faute de livres, et qui ont besoin de trouver réunis et comme élaborés tous les faits qu'il leur importe de connaître bien ; c'est de leur offrir une grande quantité de matières sous un petit volume, et non pas seulement des définitions et des indications précises comme en présente le *Dictionnaire de Littré et Robin*, mais une exposition, une description détaillée et proportionnée à la nature du sujet et à son rang légitime dans l'ensemble et la subordination des matières.

Son esprit. Le *Nouveau Dictionnaire* ne sera pas une compilation des travaux anciens et modernes ; ce sera une analyse des travaux des maîtres français et étrangers, empreinte d'un esprit de critique éclairé et élevé ; ce sera souvent un livre neuf par la publication de matériaux inédits qui, mis en œuvre par des hommes spéciaux, ajouteront une certaine originalité à la valeur encyclopédique de l'ouvrage ; enfin ce sera surtout un livre pratique.

CONDITIONS DE LA SOUSCRIPTION

Le *Nouveau Dictionnaire de médecine et de chirurgie pratiques*, illustré de figures intercalées dans le texte, se composera d'environ 30 volumes grand in-8 cavalier de 800 pages.

Prix de chaque vol. de 800 pages, avec fig. intercalées dans le texte. 10 fr.

Les Tomes I à XXII *complets* sont en vente. — Il sera publié trois volumes par an.

Les volumes seront envoyés *franco* par la poste aussitôt leur publication aux souscripteurs des départements, sans augmentation sur le prix fixé.

On souscrit chez J.-B. BAILLIÈRE ET FILS, et chez tous les libraires des départements et de l'étranger.

LISTE DES AUTEURS

DU NOUVEAU DICTIONNAIRE DE MÉDECINE ET DE CHIRURGIE PRATIQUES

ANGER (Benj.), chirurgien des hôpitaux.
BARRALLIER, professeur à l'École de médecine navale de Toulon.
BENI-BARDE, médecin en chef de l'établissement hydrothérapique d'Auteuil.
BERNUTZ, médecin de l'Hôpital de la Pitié.
BERT (P.), professeur de physiologie à la Faculté des sciences de Paris.
BŒCKEL, professeur agrégé à la Faculté de médecine de Strasbourg.
BUIGNET, professeur à l'École supérieure de pharmacie de Paris.
CUSCO, chirurgien de l'Hôpital Lariboisière.
DEMARQUAY, chirurgien de la Maison municipale de santé.
DENUCÉ, professeur de clinique chirurgicale à l'École de médecine de Bordeaux.
DESNOS, médecin des Hôpitaux de Paris.
DESORMEAUX, chirurgien de l'Hôpital Necker.
DESPRÉS (A.), professeur agrégé de la Faculté de médecine, chirurgien des hôpitaux.
DEVILLIERS, membre de l'Académie de médecine.
DUVAL (M.), professeur agrégé à la Faculté de médecine de Paris.
FERNET (Ch.), professeur agrégé à la Faculté de médecine, médecin des hôpitaux.
FOURNIER (Alfred), professeur agrégé à la Faculté, médecin des Hôpitaux de Paris.
FOVILLE (Ach.), directeur de l'asile des aliénés de Quatre-Mare.
GALLARD (T.), médecin de l'Hôpital de la Pitié.
GINTRAC (Henri), professeur de clinique médicale à l'École de médecine de Bordeaux.
GOSSELIN, professeur à la Faculté de médecine de Paris, chirurgien de la Charité.
GUÉRIN (Alphonse), chirurgien de l'Hôpital Saint-Louis.
HARDY (A.), professeur à la Faculté de Paris, médecin de l'Hôpital Saint-Louis.
HERAUD, professeur de l'École de médecine navale à Toulon.
HEURTAUX, professeur à l'École de médecine de Nantes.
HIRTZ, professeur à la Faculté de médecine de Strasbourg.
JACCOUD, professeur agrégé à la Faculté de médecine, médecin des Hôpitaux de Paris.
JACQUEMET, professeur agrégé à la Faculté de Montpellier.
JEANNEL, pharmacien en chef de l'hôpital Saint-Martin, à Paris.
KŒBERLÉ, professeur agrégé à la Faculté de médecine de Strasbourg.
LANNELONGUE, professeur agrégé de la Faculté de médecine, chirurgien des hôpitaux.
LAUGIER (S.), professeur à la Faculté de médecine, chirurgien de l'Hôtel-Dieu.
LEDENTU, professeur agrégé de la Faculté de médecine.
LÉPINE, médecin des Hôpitaux.
LORAIN (P.), professeur à la Faculté de médecine, médecin des Hôpitaux de Paris
LUNIER, inspecteur général des établissements d'aliénés.
LUTON, professeur à l'École de médecine de Reims.
MARTINEAU, médecin des hôpitaux.
OR., professeur à l'École de médecine de Bordeaux.
PANAS, professeur agrégé à la Faculté de médecine, chirurgien des Hôpitaux.
RAYNAUD (Maurice), médecin des Hôpitaux, agrégé à la Faculté de médecine.
RICHET, professeur à la Faculté de Paris, chirurgien de l'Hôtel-Dieu.
RICORD (Ph.), membre de l'Académie de médecine, ex-chirurgien de l'Hôpital du Midi.
RIGAL (Ad.), professeur agrégé à la Faculté de médecine.
ROCHARD (Jules), directeur du service de santé de la marine au port de Brest.
ROUSSIN (Z.), professeur agrégé à l'École du Val-de-Grâce.
SAINT-GERMAIN, chirurgien des Hôpitaux.
SARAZIN (Ch.), professeur agrégé à la Faculté de Strasbourg.
SÉE (Germain), professeur à la Faculté de médecine, médecin de la Charité.
SIMON (Jules), médecin des Hôpitaux de Paris.
SIREDEY, médecin des Hôpitaux.
STOLTZ, professeur d'accouchements à la Faculté de médecine de Strasbourg.
STRAUS (I.), chef de clinique médicale à la Faculté de médecine.
TARDIEU (Amb.), professeur de la Faculté de médecine de Paris, médecin de l'Hôtel-
    Dieu, membre de l'Académie de médecine.
TARNIER (S.), professeur agrégé à la Faculté de Paris, chirurgien des Hôpitaux.
TROUSSEAU, professeur de clinique médicale à la Faculté de médecine de Paris
VALETTE, professeur de clinique chirurgicale à l'École de médecine de Lyon.
VOISIN (Auguste), médecin de la Salpêtrière.

PRINCIPAUX ARTICLES

DES VINGT ET UN PREMIERS VOLUMES

TOME XI (796 pages avec 49 figures).

DENT. . . . . Sarazin. | DIGESTION. . . . . . . Bert.
DIABÈTE. . . . . Jaccoud. | DYSENTERIE. . . . . . Barrallier.

TOME XII (820 pages avec 110 figures).

EAU, EAUX MINÉRALES Buignet, Verjon | ÉLECTRICITÉ.. . . . . . Buignet, Jaccou
et Tardieu. |

TOME XIII (800 pages avec 80 figures).

ENCÉPHALE. . . . Lausier et Jaccoud. | ENTOZOAIRES. . . . L. Vaillant et
ENDOCARDE. . . . . Jaccoud. | Luton.

TOME XIV (780 pages avec 68 figures).

ÉRYSIPÈLE.. . M. Raynaud et Gosselin. | FER . . . . Buignet et Hirtz
FACE . . . . Ledentu , Gintrac. | FIÈVRE. . . . . Hirtz.

TOME XV (786 pages avec 121 figures).

FOIE. . . . . J. Simon. | FRACTURE.. . . . . . Valette.
FOLIE . . . Foville, Tardieu et Lunier. | GÉNÉRATION. . . . . M. Duval.
FORCEPS.. . . . . . . Tarnier. |

TOME XVI (754 pages avec 41 figures).

GENOU.. . . . . Panas. | GLAUCOME.. . . . . Cusco et Abadie.
GÉOGRAPHIE MÉDICALE H. Rey. | GOITRE.. . . . . . . Luton.

TOME XVII (800 pages avec 99 figures).

GROSSESSE.. . . . . . Stoltz. | HERNIE.. . . . . Ledentu.
HÉRÉDITÉ. . . . . . . A. Voisin. | HISTOLOGIE. . . . . . Duval.

TOME XVIII (844 pages avec 44 figures).

HYDROTHÉRAPIE. . . . Beni Barde. | INFANTICIDE.. . . . . Tardieu
ICTÈRE, ... Jules Simon. | INFLAMMATION. . . . Heurtaux.

TOME XIX (776 pages avec 101 figures).

INOCULATION. . . . . A. Fournier. | INTESTIN. . . . . . . Luton et Després.
INTERMITTENTE (fièvre) Hirtz. | JAMBE.. . . . . . . Poncet et Chauvel.

TOME XX (800 pages avec 100 figures).

LANGUE. . . . . Demarquay. | LEUCORRHÉE. . . . . Stoltz.
LARYNX. . . . . Bœckel. | LITHOTRITIE.. . . . . Demarquay.
LEUCOCYTHEMIE.. . . Jaccoud. | LUXATIONS. . . . . . Valette.

TOME XXI (800 pages avec 80 figures).

LYMPHATIQUE.. . Ledentu et Longuet. | MALADIE. . . . . . . M. Raynaud.
MACHOIRES. . . . . . A. Després. | MAMELLE. . . . . . . Lannelongue.
MAIN. . . . . Ledentu et Duval. | MECONIUM.. . . . . . Devilliers.

TOME XXII (817 pages, avec 52 figures).

MÉDICAMENT, MÉDICATION. . Hirtz. | MICROSCOPE. . . . . M. Duval.
MENINGES.. Jaccoud et Labadie-Lagrave. | MINEURS.. . . . . Gauchet.
MENSTRUATION. . . . . . . Stoltz. | MOELLE ÉPINIÈRE. . Hallopeau, Ollé
et Poinsot.

LIBRAIRIE J.-B. BAILLIÈRE ET FILS

ANDOUARD. Nouveaux éléments de pharmacie, par Andouard, professeur à l'Ecole de médecine de Nantes. Paris, 1874. 1 vol. in-8 de 880 p. avec 120 figures. . . . . 14 fr.

ANGER. Nouveaux éléments d'anatomie chirurgicale, par Benjamin Anger, chirurgien des hôpitaux, professeur agrégé à la Faculté de médecine. Paris, 1869 1 vol. grand in-8 de xvi-1056 pages, avec 1079 figures et Atlas in-4 de 12 planches gravées et coloriées, et représentant les régions de la tête, du cou, de la poitrine, de l'abdomen, de la fosse iliaque interne, du périnée et du bassin. . . . . 40 fr.
> Séparément, le texte. 1 vol. in-8. . . . . 20 fr.
> Séparément, l'Atlas. 1 vol. in-4. . . . . 25 fr.

ANGLADA. Études sur les maladies nouvelles et les maladies éteintes, pour servir à l'histoire des évolutions séculaires de la pathologie; par Ch. Anglada, professeur de la Faculté de médecine de Montpellier. Paris, 18 9. 1 vol. in-8 de 700 pages. . . . . 8 fr.

ANNALES D'HYGIÈNE PUBLIQUE ET DE MÉDECINE LÉGALE, par MM. Beaugrand, Brierre de Boismont, Chevallier, L. Colin, Delpech, Devergie, Fonssagrives, Foville, Gallard, Gauchet, Gaultier de Claubry, A. Gautier, G. Lagneau, Proust, Roussin, Amb. Tardieu, E. Vallin, Vernois, avec une revue des travaux français et étrangers, par MM. O. Du Mesnil et Strohl.
> Paraissant tous les 2 mois par cahiers de 12 feuilles in-8, avec pl.
> Prix de l'abonnement annuel pour Paris. . . . . 22 fr.
> Pour les départements . . . . 24 fr.
> Pour l'Union postale . . . . 25 fr.
> La première série, collection complète (1829 à 1853), dont il ne reste que peu d'exemplaires, 50 vol. in-8, figures. . . . . 500 fr.
> *Tables alphabétiques* par ordre des matières et des noms d'auteurs des Tomes I à L (1829 à 1853). Paris, 1855. In-8 de 156 pages à 2 col. 3 fr. 50
> Chacune des dernières années séparément, jusqu'à 1871 inclus. 18 fr.
> — Depuis 1872 jusqu'à 1875 inclusivement . . . . 20 fr.
> La seconde série a commencé avec le cahier de janvier 1854.
> On ne vend pas séparément : 1ʳᵉ *série*, tomes I et II (1829), tomes XI et XII (1834), tomes XV et XVI (1836). — 2ᵉ *série*, tomes XI et XII (1859), tomes XIII et XIV (1860).

ANNUAIRE PHARMACEUTIQUE, ou Exposé analytique des travaux de pharmacie, physique, histoire naturelle pharmaceutique, hygiène, toxicologie et pharmacie légale, fondé par O. Reveil et L. Parisel, continué par C. Méuu, pharmacien en chef de l'hôpital Necker. Paris, 1863-1874. 11 vol. in-18, de chacun 300 pag., avec fig. Prix de chacun. 4 fr. 50

BARELLA. Quelques considérations pratiques sur le diagnostic et le traitement des maladies organiques du cœur. Bruxelles, 1872. 1 vol. in-8. . . . . 5 fr.

BARRAULT (E.). Parallèle des eaux minérales de France et d'Allemagne. Guide pratique du médecin et du malade, avec une introduction par le docteur Durand-Fardel. Paris, 1872. In-18 de xxii-372 p. 3 fr. 50

BEALE. De l'Urine, des dépôts urinaires et des calculs, de leur composition chimique, de leurs caractères physiologiques et pathologiques et des indications thérapeutiques qu'ils fournissent dans le traitement des maladies. Traduit de l'anglais et annoté par MM. Auguste Ollivier, médecin des hôpitaux, et G. Bergeron, professeur agrégé de la Faculté de médecine. Paris, 1865. 1 vol. in-18, 40 p. avec 156 figures. . . 7 fr.

BEAUMONT (Élie de). Leçons de Géologie pratique. professées au Collége de France. Paris, 1845-1869. 2 vol. in-8 avec planches. . . 14 fr.
Séparément, Tome II, 1869. . . . . : 5 fr.
BEAUNIS. Nouveaux éléments de physiologie humaine, comprenant les principes de la physiologie comparée et de la physiologie générale, par H. Beaunis, professeur de physiologie à la Faculté de médecine de Nancy. Paris, 1876. 1 vol. in-8 de 1100 pages avec 350 fig. Cart. . . . . 14 fr.
BEAUNIS et BOUCHARD. Nouveaux éléments d'anatomie descriptive et d'embryologie, par H. Beaunis, professeur à la Faculté de médecine de Nancy, et H. Bouchard, professeur agrégé à la Faculté de médecine de Nancy. *Deuxième édition*. Paris, 1875. 1 v. grand in-8 de 1104 pages avec 421 figures. Cart. . . . . 18 fr.
BEAUREGARD. Des difformités des doigts (dactylolyses). Dactylolyses essentielles (ainhum) dactylolyse de cause interne et de cause externe. Étude de séméiologie par le docteur G. Beauregard (du Havre). Paris, 1875. 1 vol. in-8 de 110 pages, avec 6 planches. . . . . 4 fr.
BECLU (H.). Nouveau manuel de l'herboriste ou traité des propriétés médicinales des plantes exotiques et indigènes du commerce, suivi d'un Dictionnaire pathologique, thérapeutique et pharmaceutique. 1872. 1 vol. in-12 de xiv-256 pages, avec 55 figures. . . . . 2 fr. 50
BELLYNCK. Cours élémentaire de botanique. par A. Bellynck, professeur au collége Notre-Dame de la Paix, à Namur. *Deuxième édition*, 1876, 1 vol. in-8 de 680 pages, avec 905 gravures. . . . . 10 fr.
BERGERET (L.-F.). Des fraudes dans l'accomplissement des fonctions génératrices, causes, dangers et inconvénients pour les individus, la famille et la société, remèdes, par L. F. Bergeret, médecin en chef de l'hôpital d'Arbois (Jura). *Quatrième édition*. Paris, 1874. 1 vol. in-18 jésus de 228 pages. 2 fr. 50
De l'abus des boissons alcooliques, dangers et inconvénients pour les individus, la famille et la société. Moyens de modérer les ravages de l'ivrognerie. Paris, 1870. In-18 jésus de viii-380 pages. . . . . 3 fr.
BERNARD (Claude). Leçons de Physiologie expérimentale appliquée à la médecine, faites au Collége de France, par Cl. Bernard, membre de l'Institut de France, professeur au Collége de France, professeur au Muséum d'histoire naturelle. Paris, 1855-1856. 2 vol. in-8, avec fig. 14 fr.
— **Leçons sur les effets des substances toxiques et médicamenteuses.** Paris, 1857. 1 vol. in-8, avec 32 figures . . . . 7 fr.
— **Leçons sur la physiologie et la pathologie du système nerveux.** Paris, 1858. 2 vol. in-8, avec figures. . . . . 14 fr.
— **Leçons sur les propriétés physiologiques et les altérations pathologiques des liquides de l'organisme.** Paris, 1859. 2 vol. in-8; av. fig. 14 fr.
— **Introduction à l'étude de la médecine expérimentale.** Paris, 1865. In-8, 400 pages. 7 fr.
— **Leçons de pathologie expérimentale.** Paris, 1871. 1 vol. in-8 de 600 pages. . . . . 7 fr.
— **Leçons sur les anesthésiques et sur l'asphyxie.** Paris, 1875. 1 vol. in-8 de 520 pages avec figures. . . . . 7 fr.
— **Leçons sur la chaleur animale,** sur les effets de la chaleur et sur la fièvre. Paris, 1876. In-8 de 469 pages, avec fig. . . . . 7 fr.
BERNARD (Claude) et HUETTE. Précis iconographique de médecine opératoire et d'anatomie chirurgicale, par Claude Bernard et Ch. Huette (de Montargis). *Nouveau tirage.* Paris, 1873. 1 vol. in-18 jésus, avec 113 planches, figures noires. Cartonné. . . . . 24 fr.
— Le même, figures coloriées . . . . 48 fr.
**BERNARD (H.). Premiers secours aux blessés sur le champ de ba-

taille et dans les ambulances, par le docteur H. BERNARD, ancien chirurgien des armées, précédée d'une introduction par J. N. DEMARQUAY. chirurgien de la Maison municipale de santé. Paris, 1870. In-18 de 164 p avec 79 figures. . . . . 2 fr.

BERT (Paul). **Leçons sur la physiologie comparée de la respiration,** par Paul BERT, professeur à la Faculté des sciences. Paris, 1870. 1 vol. in-8 de 500 pages avec 150 fig. . . . . 10 fr.

BLANCHARD. Les poissons des eaux douces de la France. Anatomie, physiologie, description des espèces, mœurs, instincts, industrie, commerce, ressources alimentaires, pisciculture, législation concernant la pêche, par ÉMILE BLANCHARD, membre de l'Institut, professeur au Muséum d'histoire naturelle. Paris, 1866. 1 magnifique volume, grand in-8, avec 151 figures dessinées d'après nature. . . . . 12 fr.

BOISSEAU. Des maladies simulées et des moyens de les reconnaître. par le docteur Edm. BOISSEAU, professeur agrégé. Paris, 1870. 1 vol. in-8 de 500 pages. . . . . 7 fr.

BOIVIN et DUGÈS. Anatomie pathologique de l'utérus et de ses annexes, fondée sur un grand nombre d'observations classiques ; par madame BOIVIN, docteur en médecine, sage-femme en chef de la Maison de santé, et A. DUGÈS, professeur à la Faculté de médecine de Montpellier. Paris. 1866. Atlas in-folio de 41 planches, gravées et coloriées, *représentant les principales altérations morbides des organes génitaux de la femme,* avec explication. . . . . 45 fr.

BONNAFONT. Traité théorique et pratique des maladies de l'oreille et des organes de l'audition, par le docteur J. B. BONNAFONT. *Deuxième édition.* Paris, 1873. 1 vol in-8, xvi-700 pages, avec 43 figures. 10 fr.

BONNET. Traité de thérapeutique des Maladies articulaires, Paris, 1853. 1 vol. in-8, xviii-684 pages, avec 97 figures. . . . . 9 fr.

— **Maladies des articulations.** Atlas in-4 de 16 planches contenant 58 dessins avec texte explicatif. 6 fr.

— **Nouvelles méthodes de traitement des Maladies articulaires.** *Seconde édition,* revue et augmentée d'une notice historique, par le docteur GARIN, médecin de l'Hôtel-Dieu de Lyon, accompagnée d'observations sur la rupture de l'ankylose, par MM. BARRIER, BERNE, PHILIPEAUX et BONNES. Paris, 1860, in-8 de 356 pages, avec 17 figures. . . . . 4 fr. 50

BOUCHUT. Traité pratique des Maladies des nouveau-nés, des enfants à la mamelle et de la seconde enfance, par le docteur E. BOUCHUT, médecin de l'hôpital des Enfants malades, professeur agrégé à la Faculté de médecine. *Sixième édition,* corrigée et augmentée. Paris, 1873. 1 vol. in-8 de viii-1092 pages, avec 179 figures. . . . . 16 fr.

Ouvrage couronné par l'Institut de France (Académie des sciences).

Après une longue pratique et plusieurs années d'enseignement clinique à l'hôpital des Enfants-Malades, M. Bouchut, pour répondre à la faveur publique, a étendu son cadre et complété son œuvre, en y faisant entrer indistinctement toutes les maladies de l'enfance jusqu'à la puberté. On trouvera dans son livre la médecine et la chirurgie du premier âge.

— **Hygiène de la Première Enfance,** guide des mères pour l'allaitement, le sevrage et le choix de la nourrice, chez les nouveau-nés. *Sixième édition,* revue et augmentée. Paris, 1874. In-18 de viii-523 pages, avec 49 figures. . . . . 4 fr.

— **La vie et ses attributs dans leurs rapports avec la philosophie,** l'histoire naturelle et la médecine. *Deuxième édition.* Paris, 1876, 1 vol. in-18 jésus de 450 pages. . . . . 4 fr. 50

— **Nouveaux éléments de Pathologie générale, de Séméiologie et de diagnostic,** comprenant : la nature de l'homme, l'histoire générale de la maladie, les différentes classes de maladies, l'anatomie pathologique générale, de l'histologie pathologique, le pronostic, la thérapeutique générale, les éléments du diagnostic par l'étude des symptômes et l'emploi des moyens physiques (auscultation, percussion, cérébroscopie, laryngoscopie, microscopie, chimie pathologique, spirométrie, etc.). *Troisième édition*. Paris, 1875. 1 vol. grand in-8 de 1312 pages. 20 fr.

BOUCHUT. Traité des signes de la mort, et des moyens de ne pas être enterré vivant. *Deuxième édition*, augmentée d'une étude sur de nouveaux signes de la mort. Paris, 1874. 1 vol. in-18 jésus de viii-468 p. 4 fr.

— **Du Nervosisme et des maladies nerveuses.** Paris, 1877. 1 vol. in-8, 400 pages.

BOURGEOIS (L. X.). Les passions dans leurs rapports avec la santé et les maladies, par le docteur X. Bourgeois, lauréat de l'Académie de médecine de Paris. — **L'amour et le libertinage.** *Troisième édition* augmentée. Paris, 1871. 1 vol. in-12 de 208 pages. . . . . . . 2 fr.

BOURGEOIS (L. X.). De l'influence des maladies de la femme pendant la grossesse sur la constitution et la santé de l'enfant, par M. le docteur L. X. Bourgeois, médecin à Tourcoing. Paris, 1861. 1 vol. in-4. 3 fr. 50

BOURGUIGNAT (J. R.). Les Spiciléges malacologiques. Paris, 1862. 1 vol. in-8, avec 15 planches en partie coloriées. . . . . 25 fr.
Cet important ouvrage comprend 15 monographies : 1° genre Choanomphalus; catalogue des Paludinées recueillies en Sibérie et sur le territoire de l'Amour; 3° Limaciens; 4° Limaces algériennes; 5° Parmacella; 6° genre Testacella; 7° genre Pyrgula; 8° genre Gundlachia; 9° genre Pocyia; 10° genre Brondelia; 11° Limaces d'Europe; 12° Paludinées de l'Algérie; 13° et 14° Vivipara; 15° genre Ancylus.

BRAIDWOOD (P. M.). De la Pyohémie ou fièvre suppurative, traduction par Edw. Alling, revué par l'auteur. Paris, 1870. 1 vol. in-8 de 500 pages avec 12 planches chromo-lithographiées. . . . . 8 fr.

BRAUN, BROUWERS et DOCX. Gymnastique scolaire en Hollande, en Allemagne et dans les pays du Nord, par MM. Braun, Brouwers et Docx, suivie de l'état de l'enseignement de la gymnastique en France. Paris, 1874. In-8 de 168 pages. . . . . 3 fr. 50

BREHM. La vie des animaux illustrée, ou description populaire du règne animal, par A. E. Brehm. Édition française, revue par Z. Gerbe. Caractères, mœurs, instincts, habitudes et régime, chasses, combats, captivité, domesticité, acclimatation, usages et produits.

— **Les Mammifères.** 2 vol. grand in-8 avec 800 figures et 40 planches, broché. . . . . 21 fr.
— Cartonné en toile, doré sur tranches, avec fers spéciaux. . . . . 28 fr.
— Relié en demi-maroquin, doré sur tranches. . . . . 30 fr.
— **Les Oiseaux.** 2 vol. grand in-8, avec 700 fig. et 40 pl. broché. 21 fr.
— Cartonné en toile, doré sur tranches, fers spéciaux. . . . . . 28 fr.
— Relié en demi-maroquin, doré sur tranches. . . . . 30 fr.

BRIAND et CHAUDÉ. Manuel complet de Médecine légale, ou Résumé des meilleurs ouvrages publiés jusqu'à ce jour sur cette matière, et des jugements et arrêts les plus récents, par J. Briand, docteur en médecine de la Faculté de Paris, et Ernest Chaudé, docteur en droit, et contenant un *Traité élémentaire de chimie légale*, par J. Bouis, professeur agrégé de toxicologie à l'Ecole de pharmacie de Paris. *Neuvième édition*. Paris, 1873. 1 vol. grand in-8 de viii-1088 pages, avec 3 planches gravées et 57 figures. 18 fr.

BRUCKE. Des couleurs au point de vue physique, physiologique, artistique et industriel, par le docteur Ernest Brucke, professeur à l'Université de Vienne, membre de l'Académie des sciences et du Conseil du musée pour l'art et l'industrie, traduit de l'allemand sous les yeux de l'auteur, par P. Schützenberger. Paris, 1866. In-18 jésus, 344 pages avec 46 figures. . . . . 4 fr.

CARRIÈRE. **Le climat de l'Italie et des stations du midi de l'Europe, sous le rapport hygiénique et médical,** par le Dr Carrière, médecin de Monseigneur le comte dé Chambord. *Deuxième édition*, 1876. 1 vol. in-8 de 640 pages. . . . . 9 fr.

CAUVET. **Nouveaux éléments d'histoire naturelle médicale,** Paris, 1869. 2 vol. in-18 jésus d'environ 600 pages, avec 790 figures. . . 12 fr.

CHAILLY. **Traité pratique de l'Art des accouchements.** *Cinquième édition,* revue et corrigée. Paris, 1867. 1 vol. in-8 de xxiv-1036 pages, avec 1 pl. et 282 figures. . . . . 10 fr.
Ouvrage adopté par le Conseil de l'Instruction publique pour les facultés de médecine, les écoles préparatoires et les cours départementaux institués pour les sages-femmes.

CHANTREUIL. **Les dispositions du cordon (la procidence exceptée)** qui peuvent troubler la marche régulière de la grossesse et de l'accouchement par G. Chantreuil, professeur agrégé de la Faculté de médecine de Paris, 1875, in-8 de 176 pages. . . . . 4 fr.

CHATIN (J.) **Du siége des substances actives dans les plantes médicales,** 1876, grand in-8; 176 pages avec deux planches en lithographie.

CHAUVEAU. **Traité d'anatomie comparée des animaux domestiques.** 2e édition, revue et augmentée avec la collaboration de M. Arloing. Paris, 1871. 1 vol. in-8 avec 368 figures. . . . . 20 fr.

CHEVREUL. **Des couleurs** et de leurs applications aux arts industriels à l'aide des cercles chromatiques, par M. E. Chevreul, membre de l'Académie des sciences, professeur au Muséum, directeur de la manufacture des Gobelins. Paris, 1864, Petit in-folio, avec 27 planches gravées sur acier et imprimées eu couleur par M. René Digeon, cart. en toile. 55 fr.

CHURCHILL. **Traité pratique des maladies des femmes,** hors l'état de grossesse, pendant la grossesse et après l'accouchement, par Fleetwood Churchill, professeur d'accouchements, de maladies des femmes et des enfants, à l'Université de Dublin. Traduit de l'anglais par les docteurs Wieland et Dubrisay. *Deuxième édition* contenant l'exposé des travaux français et étrangers les plus récents, par le Dr Leblond. Paris, 1874. 1 vol. grand in-8 de 1258 p., avec 339 figures. . . . . 18 fr.

CIVIALE. **Traité pratique sur les Maladies des Organes génito-urinaires,** par le docteur Civiale, membre de l'Institut et de l'Académie de médecine. *Troisième édition,* augmentée. Paris, 1858-1860, 5 vol. in-8, avec figures. . . . . 24 fr.
Cet ouvrage, le plus pratique et le plus complet sur la matière, est ainsi divisé :
Tome I. Maladies de l'urèthre. — Tome II. Maladies du col de la vessie et de la prostate. — Tome III. Maladies du corps de la vessie.

CODEX medicamentarius. **Pharmacopée française** rédigée par ordre du gouvernement, la commission de rédaction étant composée de professeurs de la Faculté de médecine et de l'École supérieure de pharmacie de Paris, et de membres de l'Académie de médecine et de la Société de pharmacie de Paris. Paris, 1866. 1 fort vol. grand in-8, cartonné à l'anglaise. . . . . 9 fr. 50
Franco par la poste. . . . . 11 fr. 50
— Le même, interfolié de papier réglé et solidement relié en demi-maroquin. . . . . 16 fr. 50
Le nouveau Codex medicamentarius, Pharmacopée française, édition de 1866, sera et demeurera obligatoire pour les pharmaciens à partir du 1er janvier 1867.
(Décret du 5 décembre 1866.)

Commentaires thérapeutiques du Codex. Voy. Gubler, page 18.

COLIN (G.) **Traité de physiologie comparée des animaux,** considérée dans ses rapports avec les sciences naturelles, la médecine, la zootechnie et l'économie rurale, par G. COLIN, professeur à l'école vétérinaire d'Alfort. *Deuxième édition*. Paris, 1871-72. 2 vol. in-8 avec 250 figures. . . 26 fr.

COLIN (Léon). Traité des fièvres intermittentes, par Léon COLIN, professeur à l'École du Val-de-Grâce. Paris, 1870. 1 vol. in-8 de 500 pages, avec un plan médical de Rome. 8 fr.

— **De la Variole,** au point de vue épidémiologique et prophylactique. Paris, 1873. 1 vol. in-8 de 200 pages avec 3 figures. . . . . 3 fr. 50

COMITÉ consultatif d'Hygiène publique de France (Recueil des travaux et des actes officiels de l'Administration sanitaire), publié par ordre de M. le Ministre de l'agriculture et du commerce. Paris, 1872. Tome I. 1 vol. in-8 de xxiv-454 pages . . . . 8 fr.

— Tome II. Paris, 1873. 1 vol. in-8 de 432 pages avec 2 cartes. . . 8 fr.

— Tome II, 2e partie, contenant l'Enquête sur le goitre et le crétinisme. Rapport par M. BAILLARGER. Paris, 1873. 1 vol. in-8 de 376 pages, avec 3 cartes (pas séparément de la collection). . . . . 7 fr.

— Tome III. Paris, 1874. 1 vol. in-8 de 404 pages. . . . . 8 fr.

— Tome IV. Paris, 1875. 1 vol. in-8 avec cartes. . . . . 8 fr.

— Tome V. Paris, 1876. 1 vol. in-8 avec carte coloriée. . . . . . . 8 fr.

COMTE (A.). Cours de philosophie positive, par AUGUSTE COMTE, répétiteur d'analyse transcendante et de mécanique rationnelle à l'École polytechnique. *Troisième édition*, augmentée d'une préface par E. LITTRÉ, et d'une table alphabétique des matières. Paris, 1869. 6 vol. in-8. . . . . 45 fr.

— Tome I. Préliminaires généraux et philosophie mathématique. — Tome II. Philosophie astronomique et philosophie physique. — Tome III. Philosophie chimique et philosophie biologique. — Tome IV. Philosophie sociale (partie dogmatique). — Tome V. Philosophie sociale (partie historique : état théologique et état métaphysique). — Tome VI. Philosophie sociale (complément de la partie historique, et Conclusions générales.

— **Principes de philosophie positive,** précédés de la préface d'un disciple, par E. LITTRÉ. Paris, 1868. 1 vol. in-18 jésus, 208 pag. . . 2 fr. 50

Les *Principes de philosophie positive* sont destinés à servir d'introduction à l'étude du *Cours de philosophie*, ils contiennent : 1° l'exposition du but du cours, ou considérations générales sur la nature et l'importance de la philosophie positive; 2° l'exposition du plan du cours, ou considérations générales sur la hiérarchie des sciences.

CONTEJEAN. Éléments de géologie et de paléontologie, par CONTEJEAN, professeur d'histoire naturelle à la Faculté des sciences de Poitiers. Paris, 1874. 1 vol. in-8 de 750 pages, avec 467 figures. Cartonné. 16 fr.

CORLIEU (A.). Aide-mémoire de médecine, de chirurgie et d'accouchements, vade-mecum du praticien, par le docteur A. CORLIEU. *Deuxième édition*. Paris, 1872. 1 vol. in-18 jésus de 700 pages avec 418 fig. Cart. . . . . 6 fr.

CORRE. La pratique de la chirurgie d'urgence, par le docteur A. CORRE, ex-médecin de 1re classe de la marine. Paris, 1872. In-18 de viii-216 p., avec 51 figures. . . . . 2 fr.

CRUVEILHIER. Anatomie pathologique du Corps humain, ou Descriptions, avec figures lithographiées et coloriées, des diverses altérations morbides dont le corps humain est susceptible; par J. CRUVEILHIER, professeur d'anatomie pathologique à la Faculté de médecine de Paris, médecin de l'hôpital de la Charité, président perpétuel de la Société anatomique, etc. Paris, 1830-1842. 2 vol. in-folio, avec 230 pl. col. 456 fr.

Demi-rel., dos de maroquin, non rog. Prix pour les 2 v. gr. in-fol. 24 fr.

Ce bel ouvrage est complet; il a été publié en 41 livraisons, chacune contenant 6 feuilles de texte in-folio grand raisin vélin, caractère neuf de F. Didot, avec 5 pl. coloriées avec le plus grand soin, et 6 planches lorsqu'il n'y a que 4 planches de coloriées. Chaque livraison. . . . . 11 fr.

CRUVEILHIER. Traité d'Anatomie pathologique générale, par J. CRUVEILHIER, professeur d'anatomie pathologique à la Faculté de médecine dè Paris. *Ouvrage complet.* Paris, 1849–1864. 5 vol. in-8 . . . . 35 fr.
Tome V et dernier, dégénérations aréolaires et gélatiniformes, dégénérations cancéreuses proprement dites, par J. CRUVEILHIER ; pseudo-cancers et tables alphabétiques, par CH. HOUEL. Paris, 1864. 1 v. in-8 de 420 p. . 7 fr.
Cet ouvrage est l'exposition du Cours d'anatomie pathologique que M. Cruveilhier fait à la Faculté de médecine de Paris. Comme son enseignement, il est divisé en XVIII classes, savoir : Tome 1er, 1° solutions de continuité ; 2° adhésions ; 3° luxations ; 4° invaginations ; 5° hernies ; 6° déviations. — Tome II, 7° corps étrangers ; 8° rétrécissements et oblitérations ; 9° lésions de canalisation par communication accidentelle ; 10° dilatations. — Tome III, 11° hypertrophies ; 12° atrophies ; 13° métamorphoses et productions organiques analogues. — Tome IV, 14° hydropisies et flux ; 15° hémorrhagies ; 16° gangrènes ; 17° inflammations ou phlegmasies. — Tome V, 18° dégénérations organiques.

CURTIS. Du traitement des rétrécissements de l'urèthre par la dilatation progressive, par le docteur T. B. CURTIS. Paris, 1873. In-8 de 113 pages. . . . . 2 fr. 50

CUVIER (G.). Les Oiseaux, décrits et figurés d'après la classification de Georges CUVIER, mise au courant des progrès de la science. Paris, 1870, 1 vol. in-8 avec 72 pl. contenant 464 fig. noires, 50 fr. Fig. color. 50 fr.

— **Description des Animaux sans vertèbres découverts dans le bassin de Paris,** pour servir de supplément à la Description des coquilles. fr.

— **Les Mollusques.** Paris, 1868. 1 vol. in-8 avec 36 pl. contenant 520 figures noires, 15 fr. ; fig. coloriées. . . . . 25 fr.

— **Les Vers et les Zoophytes.** Paris. 1869. 1 vol. in-8 avec 37 planches, contenant 550 figures. — Fig. noires, 15 fr. ; fig. color. . . . . . . 25 fr.

CYON. Principes d'électrothérapie, par le docteur CYON, professeur à l'Académie médico-chirurgicale de Saint-Pétersbourg. Paris. 1873. 1 vol. in-8 de VIII-275 pages avec figures. . . . . 4 fr.

CZERMAK. Du laryngoscope et de son emploi en physiologie et en médecine, par le docteur J. N. CZERMAK, professeur de physiologie à l'Université de Pesth. Paris, 1860, in-8, avec 2 pl. grav. et 31 fig. 3 fr. 50

DALTON. Physiologie et hygiène des écoles, des colléges et des familles, par DALTON, professeur à l'Université de New-York. Traduit par le Dr E. ACOSTA. Paris, 1870. 1 v. in-18 jés. de 500 p., avec 66 fig. 4 fr.

DAREMBERG. Histoire des sciences médicales, comprenant l'anatomie, la physiologie, la médecine, la chirurgie et les doctrines de pathologie générale, par CH. DAREMBERG, professeur à la Faculté de médecine membre de l'Académie de médecine, bibliothécaire de la bibliothèque Mazarine. etc. Paris, 1870. 2 vol. in-8. . . . . 20 fr.

DAVASSE. La Syphilis, ses formes, son unité, par J. DAVASSE, ancien interne des hôpitaux de Paris. Paris, 1865. 1 vol. in-8, 570 pag. 8 fr.

DEGLAND et GERBE. Ornithologie européenne, ou Catalogue descriptif, analytique et raisonné des oiseaux observés en Europe, par DEGLAND et Z. GERBE, préparateur du Cours d'Embryogénie au Collége de France. *Deuxième édition* entièrement refondue. Paris, 1867. 2 vol. in-8. . 24 fr.

DEPIERRIS. Physiologie sociale, le Tabac qui contient le plus violent des poisons, la nicotine, abrége-t-il l'existence ? Est-il cause de la dégénérescence physique et morale des sociétés modernes ? par le Dr H. A. DEPIERRIS. 1876. 1 vol. in-8 de 512 pages. . . . . 6 fr.

DESHAYES (G.-P.) Conchyliologie de l'île de la Réunion (Bourbon). Paris, 1863. Gr. in-8, 144 pages, avec 14 planches coloriées. . . 10 fr.

— **Coquilles fossiles des environs de Paris.** 1837–1874, 166 planches avec explication détaillée en 2 volumes in-4, cart.. . . . . 120 fr.
Quelques exemplaires seulement.

quilles fossiles des environs de Paris, comprenant une revue générale de toutes les espèces actuellement connues;] par G. P. DESHAYES, professeur au Muséum d'histoire naturelle. Paris, 1860-1866. *Ouvrage complet.* 3 vol. in-4 de texte et 2 vol. in-4 de 196 planch., publié en 50 livraisons. Prix de chaque livrais, 5 fr. — Prix de l'ouvrage complet. . . 250 fr.

Dictionnaire général des Eaux minérales et d'Hydrologie médicale, comprenant la géographie et les stations thermales, la pathologie thérapeutique, la chimie analytique, l'histoire naturelle, l'aménagement des sources, l'administration thermale, etc., par MM. DURAND-FARDEL, inspecteur des sources d'Hauterive à Vichy, E. LE BRET, inspecteur des eaux minérales de Baréges, J. LEFORT, pharmacien, avec la collaboration de M. JULES FRANÇOIS, ingénieur en chef des mines, pour les applications de la science de l'ingénieur à l'hydrologie médicale. Paris, 1860. 2 forts volumes in-8 de chacun 750 pages . . . . 20 fr
Ouvrage couronné par l'Académie de médecine.

Dictionnaire de Médecine, de Chirurgie, de Pharmacie, de l'Art vétérinaire et des Sciences qui s'y rapportent, publié par J.-B. Baillière et Fils. *Treizième édition,* entièrement refondue par E. LITTRÉ, membre de l'Institut de France (Académie française et Académie des inscriptions), et CH. ROBIN, professeur à la Faculté de médecine de Paris, membre de l'Académie de médecine. Ouvrage contenant la synonymie *grecque, latine, allemande, anglaise, italienne et espagnole* et le Glossaire de ces diverses langues. Paris, 1879. 1 beau volume grand in-8 de 1,700 pag. à deux colonnes, avec plus de 550 figures. . . . . 20 fr.
Demi-reliure maroquin, plats en toile . . . . 4 fr.
Demi-reliure maroquin à nerfs, plats en toile, très-soignée . . . 5 fr.
Il y a plus de soixante ans que parut pour la première fois cet ouvrage longtemps connu sous le nom de *Dictionnaire de médecine de Nysten* et devenu classique par un succès de onze éditions.
Les progrès incessants de la science rendaient nécessaires, pour cette treizième édition, une révision générale de l'ouvrage et plus d'unité dans l'ensemble des mots consacrés aux théories nouvelles et aux faits nouveaux que l'emploi du microscope, les progrès de l'anatomie générale, normale et pathologique, de la physiologie, de la pathologie, de l'art vétérinaire, etc., ont créés.
M. Littré, connu par sa vaste érudition et par son savoir étendu dans la littérature médicale, nationale et étrangère, et M. le professeur Ch. Robin, que de récents travaux ont placé si haut dans la science, se sont chargés de cette tâche importante. Une addition qui sera justement appréciée, c'est la Synonymie *grecque, latine, anglaise, allemande, italienne, espagnole,* qui, avec les glossaires, fait de ce Dictionnaire un Dictionnaire polyglotte.

DONNÉ. Hygiène des gens du monde, par AL. DONNÉ, recteur de l'Académie de Montpellier. Paris, 1870. 1 vol. in-18 jésus de 540 pages. 4 fr.
Table des matières. — A mon éditeur. — Utilité de l'hygiène. — Hygiène des saisons. — Exercices et voyages de santé. — Eaux minérales. — Bains de mer. — Hydrothérapie. — La fièvre. — Hygiène des poumons. — Hygiène des dents. — Hygiène de l'estomac. — Hygiène des yeux. — Hygiène des femmes nerveuses. — La toilette et la mode, ***.

— Conseils aux mères sur la manière d'élever les enfants nouveau-nés. 5ᵉ *édition.* Paris, 1875. 1 vol. in-18 jésus de 350 p. . . . . . 3 fr.

DUCHARTRE. Éléments de Botanique comprenant l'anatomie, l'organographie, la physiologie des plantes, les familles naturelles et la géographie botanique, par P. DUCHARTRE, de l'Institut (Académie des sciences), professeur à la Faculté des sciences. *Deuxième édition.* 1876. 1 vol. in-8 de 1010 pages, avec 506 figures. Cart. . . . . 18 fr.

DUCHENNE. De l'Électrisation localisée et de son application à la pathologie et à la thérapeutique; par le docteur DUCHENNE (de Boulogne). lauréat de l'Institut de France. *Troisième édition,* entièrement refondue, Paris, 1872. 1 vol. in-8 avec 279 fig. et 3 pl. noires et coloriées. 18 fr.

DUCHENNE. **Mécanisme de la physionomie humaine, ou analyse élec-tro-physiologique de l'expression des passions**, publié en trois éditions :
1° *Édition grand in-octavo* formant 1 vol. de 264 pages, avec 9 plan-ches représentant 144 fig. photographiées. *Deuxième édition.* . . 20 fr.
2° *Édition de luxe* formant 1 vol. grand in-8, avec atlas composé de 74 planches photographiées et de 9 planches représentant 144 fig. *Deuxième édition.* Cart. . . . . 68 fr.
3° *Grande édition* in-folio, dont il ne reste que 2 exemplaires, formant 84 pages de texte in-folio à deux colonnes et 84 planches, tirées d'après les clichés primitifs, dont 74 sur plaques normales et représentant l'ensemble des expériences électro-physiologiques. . . . . 200 fr.
— **Physiologie des mouvements**, démontrée à l'aide de l'expérimentation électrique et de l'observation clinique, et applicable à l'étude des paralysies et des déformations. Paris, 1867. In-8, xvi, 872 pag. avec 101 fig. 14 fr.
DUTROULAU. **Traité des maladies des Européens dans les pays chauds** (régions intertropicales), climatologie et maladies communes, maladies endémiques, par le docteur A. F. Dutroulau, médecin en chef de la marine. *Deuxième édition.* Paris, 1868. In-8, 650 pages.. . 8 fr.
DUVAL. **Cours de physiologie.** Voyez Kuss, page 22.
— **Structure et usage de la rétine.** Paris, 1872. 1 vol. in-8 de 142 pages avec figures.. 5 fr.
ÉCOLE DE SALERNE (L'). Traduction en vers français, par Ch. Méaux Saint-Marc, avec le texte latin en regard (1870 vers), précédée d'une in-troduction par M. le docteur Ch. Daremberg. — **De la Sobriété**, conseils pour vivre longtemps, par L. Cornaro, traduction nouvelle. Paris, 1861. 1 joli vol. in-18 jésus de lxxii-344 pages avec 5 vignettes. . . . 3 fr. 50
ENGEL. La série grasse et la série aromatique. Comparaison des deux séries. 1876, gr. in-8, 142 pages . . . . 2 fr. 50
ESPANET (Alexis). La pratique de l'homœopathie simplifiée. 1874. 1 vol. in-18 jésus de xxi-346 pages. Cartonn. . . . . 4 fr. 50
— **Traité méthodique et pratique de Matière médicale et de Thérapeu-tique**, basé sur la loi des semblables. Paris, 1861. In-8 de 808 p. . 9 fr.
FAGET (J.-C.). Monographie sur le type et la spécificité de la fièvre jaune établie avec l'aide de la montre et du thermomètre, par le docteur J.-C. Faget, de la Faculté de Paris, etc. Paris, 1875. Grand in-8 de 84 pages, avec 109 tracés graphiques (pouls et température). . . 4 fr.
FALRET (J.-P.). Des maladies mentales et des asiles d'aliénés. Paris, 1864. In-8, lxx-800 pages avec 1 planche. . . . . 11 fr.
FAU (J.). Anatomie artistique élémentaire du corps humain. *Cinquième édition.* Paris, 1876. 1 vol. in-8, 17 pl. gravées, avec texte explicatif, figures noires. . . . . 4 fr.
— Le même, figures coloriées. . . . . 10 fr.
FELTZ. Traité clinique et expérimental des embolies capillaires, par V. Feltz, professeur à la Faculté de médecine de Nancy. *Deuxième édition.* Paris, 1870. In-8 de 450 pages, avec 11 planches chromolithographiées, comprenant 90 dessins. . . . . 12 fr.
FERRAND (E.). Aide-mémoire de pharmacie, vade-mecum du phar-macien à l'officine et au laboratoire, par E. Ferrand, pharmacien à Paris. Paris, 1872. 1 vol. in-18 jésus, de 700 p. avec 250 figures; cart. . . . . 6 fr.
FERRAND (A.). Traité de thérapeutique médicale, ou guide pour l'ap-plication des principaux modes de médication thérapeutique et au trai-tement des maladies, par le docteur A. Ferrand, médecin des hôpitaux. Paris, 1875. 1 vol. in-18 jésus de 800 pages. Cart. . . . . . . 8 fr.
FEUCHTERSLEBEN. Hygiène de l'âme, traduit de l'allemand, par

Schlesinger-Rahier. *Troisième édition*, précédée d'études biographiques et littéraires. Paris, 1870. 1 vol. in-18 de 260 pages. . . . . 2 fr. 50

FIOUPE (J). Lymphatiques utérins, et parallèle entre la lymphangite et la phlébite utérines (suites de couches), 1876, avec tracés graphiques intercalés dans le texte, et en lithographie . . . . 2 fr. 50

FOISSAC. De l influence des climats sur l'homme et des agents physiques sur le moral. Paris, 1867. 2 vol. in-8, ... 15 fr.

— **La longévité humaine**, ou l'art de conserver la santé et de prolonger la vie. Paris, 1873, 1 vol. grand in-8 de 567 pages. . . . . . 7 fr. 50

— **La chance ou la destinée.** Paris, 1876, 1 vol. in 8 de 662 pages. 7 fr. 50

FONSSAGRIVES. Hygiène et assainissement des villes; campagnes et villes: conditions originelles des villes; rues; quartiers; plantations; promenades; éclairage; cimetières; égouts; eaux publiques; atmosphère; population; salubrité; mortalité; institutions actuelles d'hygiène municipale; indications pour l'étude de l'hygiène des villes. Paris, 1874. 1 vol. in-8 de xii-568 pages. . . . . 8 fr.

— **Principes de thérapeutique générale** ou le médicament étudié aux points de vue physiologique, posologique et clinique, par J.-B. Fonssagrives, prof. à la Faculté de médecine de Montpellier, 1875. 1 v. in-8 de 468 p. 7 fr.

— **Hygiène alimentaire** des malades, des convalescents et des valétudinaires, ou du Régime envisagé comme moyen thérapeutique. *Deuxième édition*, revue et corrigée. Paris, 1867. 1 vol. in-8 de xxxii-670 p.. 9 fr.

FOURNIER (H.). De l'Onanisme, causes, dangers et inconvénients pour les individus, la famille et la société, remèdes, par le docteur H. Fournier. Paris, 1875. 1 vol. in-12 de 175 pages. . . . . 1 fr. 50

FOVILLE (Ach.) Les aliénés aux États-Unis, législation et assistance, par Ach. Foville fils, directeur-médecin de l'asile des aliénés de Quatre-Mares, près Rouen. Paris, 1875. In-8 de 118 pages . . . . . 2 fr. 50

— **Les aliénés.** Étude pratique sur la législation et l'assistance qui leur sont applicables. Paris, 1870. 1 vol in-8 de xiv-207 pages. . . . 3 fr.

FRERICHS. Traité pratique des maladies du foie et des voies biliaires, par Fr. Th. Frerichs, professeur à l'Université de Berlin, traduit de l'allemand par les docteurs Duménil et Pellagot. *Troisième édition*. Paris, 1877. 1 vol. in-8 de xvi-896 pages avec 158 figures. . . 12 fr.

GALEZOWSKI (X.). Traité des maladies des yeux, par X. Galezowski, professeur à l'École pratique de la Faculté de Paris. *Deuxième édition*. Paris, 1875. 1 vol. in-8, xvi-896 p. avec 416 fig.. . . . . 20 fr.

— **Du diagnostic des maladies des yeux** par la chromatoscopie rétinienne, précédé d'une étude sur les lois physiques et physiologiques des couleurs. Paris, 1868. 1 v. in-8 de 267 p., avec 31 figures, une échelle chromatique comprenant 44 teintes et cinq échelles typographiques tirées en noir et en couleurs. . . . . 7 fr.

— **Échelles typographiques et chromatiques** pour l'examen de l'acuité visuelle. Paris, 1874. 1 vol. in-8 avec 20 pl. noires et col. Cart. 6 fr.

GALIEN. Œuvres anatomiques, physiologiques et médicales de Galien, traduites sur les textes imprimés et manuscrits; accompagnées de sommaires, de notes, de planches, par le docteur Ch. Daremberg. Paris, 1854-1857. 2 vol. grand in-8 de 800 pages. . . . . 20 fr.
Séparément, le tome II. . . . . 10 fr.

GALISSET et MIGNON. Nouveau traité des vices rédhibitoires ou **Jurisprudence vétérinaire,** contenant la législation et les garanties dans les ventes et échanges d'animaux domestiques, d'après les principes du code civil et la loi modificatrice du 20 mai 1828, la procédure à suivre, la description des vices rédhibitoires; le formulaire des expertises, procès-verbaux et rapports judiciaires, et un précis des législations étrangères. *Troisième édition*, mise au courant de la jurisprudence et augmentée d'un appendice sur les épizooties et l'exercice de la médecine vétérinaire. Paris, 1864. In-18 jésus de 542 pages . .   6 fr.

GALLARD. Leçons cliniques sur les maladies des femmes, par le docteur T. GALLARD, médecin de l'hôpital de la Pitié. Paris, 1873. 1 vol. in-8 de xx-792 pages avec 94 figures. . . . .   12 fr.

GALLOIS. Formulaire de l'Union médicale. Douze cents formules favorites des médecins français et étrangers, par le docteur N. GALLOIS, lauréat de l'Institut. Paris, 1874. 1 vol. in-32 de xxviii-452 p.   2 fr. 50

GAUJOT et SPILLMANN (E.). Arsenal de la chirurgie contemporaine. Description, mode d'emploi et appréciation des appareils et instruments en usage pour le diagnostic et le traitement des maladies chirurgicales, l'orthopédie, la prothèse, les opérations simples, générales, spéciales et obstétricales, par G. GAUJOT, professeur à l'Ecole du Val-de-Grâce, médecin principal de l'armée, et E. SPILLMANN, médecin-major, professeur agrégé à l'Ecole de médecine militaire (Val-de-Grâce). Paris, 1867-1872. 2 vol. in-8 avec 1855 figures. . . . .   32 fr.
Séparément : Tome II, 1 vol. in-8 de 1086 pages avec 1457 figures. *Pour les souscripteurs.* . . . .   18 fr.

GERBE. *Voy.* BREHM, DEGLAND.

GERMAIN (de Saint-Pierre). **Nouveau Dictionnaire de botanique,** comprenant la description des familles naturelles, les propriétés médicales et les usages économiques des plantes, la morphologie et la biologie des végétaux (étude des organes et étude de la vie), Paris, 1870. 1 vol. in-8 de xvi-1388 pages avec 1640 fig . . . .   25 fr.

GERVAIS et VAN BENEDEN. Zoologie médicale. Exposé méthodique du règne animal basé sur l'anatomie, l'embryogénie et la paléontologie, comprenant la description des espèces employées en médecine, de celles qui sont venimeuses et de celles qui sont parasites de l'homme et des animaux. 1859. 2 volumes in-8, avec 198 figures. . . . .   15 fr.

GILLET. Les champignons (fungi, hyménomycètes) qui croissent en France, description et iconographie, propriétés utiles ou vénéneuses, par C.-C. GILLET, vétérinaire principal en retraite, membre correspondant de la Société linnéenne de Normandie, Ire partie, 1875. 1 vol. in-8 de 150 pages, avec 52 planches coloriées.. . . . .   22 fr. 50

GILLETTE. Chirurgie journalière des hôpitaux de Paris, répertoire de thérapeutique chirurgicale, par P. GILLETTE, chirurgien des hôpitaux, ancien prosecteur de la Faculté de médecine de Paris. Paris, 1876. grand in-8 de 199 pages avec figures. . . . .   4 fr.

GIRARD. Études pratiques sur les Maladies nerveuses et mentales, accompagnées de tableaux statistiques, par le docteur H. GIRARD DE CAILLEUX, 1863. 1 vol. grand in-8 de 234 pages. . . . .   12 fr.

GIRARD (M.). Les insectes, Traité élémentaire d'Entomologie, comprenant l'histoire des espèces utiles et leurs produits, des espèces nuisibles et des moyens de les détruire, l'étude des métamorphoses et des mœurs, les procédés de chasse et de conservation, par MAURICE GIRARD, président de la Société entomologique de France. Tome I, Introduction. — Coléoptères. Paris, 1873. 1 vol. in-8 de 840 pages, avec atlas de 60 pl. et Tome II, 1re partie, névroptères, orthoptères, in-8 de 576 pages, avec atlas de 8 planches, figures noires.. . . . .   40 fr.
Figures coloriées. . . . .   76 fr.
Séparément : Tome II, 1re partie, figures noires. . . . .   10 fr.
Figures coloriées. . . . .   16 fr.

GLONER. Nouveau dictionnaire de thérapeutique comprenant l'exposé des diverses méthodes de traitement employées par les plus célèbres praticiens pour chaque maladie, par le docteur J.-C. GLONER. Paris, 1874. 1 vol. in-18 de viii-805 pages. . . . . 7 fr.

GODRON (D.-A.). De l'espèce et des races dans les êtres organisés et spécialement de l'unité de l'espèce humaine. 2e *édition*. Paris. 1872. 2 vol. in-8. . . . . 12 fr

GOFFRES. Précis iconographique de bandages, pansements et appareils, par le docteur GOFFRES, médecin principal des armées. Nouveau tirage. Paris, 1873. 1 vol. in-18 jésus, 596 pages avec 81 planches gravées. Figures noires cartonné. . . . . 18 fr.

— LE MÊME, figures coloriées, cartonné. . . . . 36 fr.

GOSSELIN (L.). Clinique chirurgicale de l'hôpital de la Charité, par L. GOSSELIN, membre de l'Institut (Académie des sciences), professeur de clinique chirurgicale à la Faculté de médecine, chirurgien de la Charité. *Deuxième édition*. Paris, 1876. 2 vol. in-8, avec figures. . . . . 24 fr.

GOURRIER. Les lois de la génération, sexualité et conception, par le docteur H.-M. GOURRIER. Paris, 1875. 1 vol. in-18 jésus de 200 p. 2 fr.

GRAEFE. Clinique ophthalmologique, par A. de GRAEFE, professeur à la Faculté de médecine de l'Université de Berlin. Edition française publiée avec le concours de l'auteur, par le docteur Ed. Meyer. Paris, 1866, in-8, avec 21 figures. . . . . 8 fr.

Table des matières. — Du traitement de la cataracte par l'extraction linéaire modifiée; leçon sur l'amblyopie et l'amaurose; de l'inflammation du nerf optique; de la névro-rétinite; sur l'embolie de l'artère centrale de la rétine comme cause de perte subite de la vision; de l'ophthalmie sympathique; observations ophthalmologiques chez les cholériques; notice sur le cysticerque.

GRELLOIS (E.). Histoire médicale du blocus de Metz, par E. GRELLOIS, ex-médecin en chef des hôpitaux et ambulances de cette place. Paris, 1872. In-8 de 406 pages. . . . . 6 fr.

GRENIER. Flore de la chaîne jurassique, par Ch. GRENIER, doyen et professeur de botanique à la Faculté des sciences de Besançon. Édition complète, précédée de la *Revue de la Flore du mont Jura*, 3 parties formant 1 vol. in-8 de 1092 pages, cart. . . . . 12 fr.

— **Contributions à la flore de France,** 10 mémoires formant 1 vol. in-8 de 187 pages avec 1 planche. . . . . 3 fr. 50

GRIESINGER. Traité des maladies infectieuses. Maladies des marais, fièvre jaune, maladies typhoïdes (fièvre pétéchiale ou typhus des armées, fièvre typhoïde, fièvre récurrente ou à rechutes, typhoïde bilieuse, peste), choléra, par W. GRIESINGER, professeur à la Faculté de médecine de l'Université de Berlin, traduit d'après la 2e édition allemande, et annoté par le docteur G. Lemattre, ancien interne des hôpitaux de Paris. Paris, 1868, in-8, VIII, 556 pages. . . . . 8 fr.

GRISOLLE. Traité de la pneumonie, par A. GRISOLLE, professeur à la Faculté de médecine de Paris, médecin de l'Hôtel-Dieu, etc. *Deuxième édition*, refondue et augmentée. Paris, 1864, in-8, xvi-744 pages. . . 9 fr.

Ouvrage couronné par l'Académie des sciences et l'Académie de médecine (prix Itard).

GROS (C. H.). Mémoires d'un estomac, écrits par lui-même pour le bénéfice de tous ceux qui mangent et qui lisent, et édités par un ministre de l'intérieur, traduit de l'anglais par le docteur C.-H. GROS, médecin en chef de l'hôpital de Boulogne-sur-Mer. 2e édition, Paris 1875, 1 vol. in-12 de 186 pages. . . . . 2 fr.

GROS-FILLAY (P.). Des indications et contre-indications dans le traitement des kystes de l'ovaire, par le docteur P. Gros-Fillay. Paris, 1874. In-8 de 92 pages. 2 fr.

GUARDIA (J. M.). La Médecine à travers les siècles. Histoire et philosophie, par J. M Guardia, docteur en médecine et docteur ès lettres. Paris, 1865. 1 vol. in-8 de 800 pages. . . . . 10 fr.

    Table des matières. — Histoire. La tradition médicale; la médecine grecque avant Hippocrate; la légende hippocratique; classification des écrits hippocratiques; documents pour servir à l'histoire de l'art. — Philosophie. Questions de philosophie médicale; évolution de la science; des systèmes philosophiques; nos philosophes naturalistes; sciences anthropologiques; Buffon; la philosophie positive et ses représentants; la métaphysique médicale; Asclépiade, fondateur du méthodisme, esquisse des progrès de la physiologie cérébrale; de l'enseignement de l'anatomie générale; méthode expérimentale de la physiologie; les vivisections à l'Académie de médecine; les misères des animaux; abus de la méthode expérimentale; philosophie sociale.

GUBLER. Commentaires thérapeutiques du Codex medicamentarius ou histoire de l'action physiologique et des effets thérapeutiques des médicaments inscrits dans la pharmacopée française, par Adolphe Gubler, professeur à la Faculté de médecine, médecin de l'hôpital Beaujon. membre de l'Académie de médecine. *Deuxième édition,* revue et augmentée. Paris, 1874. 1 vol. grand in-8, format du Codex, de 900 pages. Cartonné 15 fr.

GUIBOURT. Histoire naturelle des drogues simples ou Cours d'histoire naturelle professé à l'Ecole de pharmacie de Paris, par J. B. Guibourt, professeur à l'Ecole de pharmacie, membre de l'Académie de médecine. *Septième édition,* corrigée et augmentée par G. Planchon, professeur à l'Ecole supérieure de pharmacie de Paris, précédée de l'Éloge de Guibourt, par M. Buignet. Paris, 1876. 4 forts vol. in-8, avec 1077 figures. . 36 fr.

GUILLAUD. Les ferments figurés, étude sur les Schizomycètes : levures et bactériens, 1876, gr. in-8, 120 pages. . . . . 2 fr 50.

GUILLAUME. Hygiène des écoles, conditions économiques et architecturales, par le docteur L. Guillaume. Paris, 1874. In-8 de 80 pages avec 25 figures. . . . . 2 fr.

GUNTHER. Nouveau manuel de médecine vétérinaire homœopathique ou traitement homœopathique des maladies du cheval, des bêtes bovines, des bêtes ovines, des chèvres, des porcs et des chiens, à l'usage des vétérinaires, des propriétaires ruraux, des fermiers, des officiers de cavalerie et de toutes les personnes chargées du soin des animaux domestiques, par F. A. Gunther, traduit de l'allemand sur la troisième édition, par P. J. Martin, médecin vétérinaire, ancien élève des écoles vétérinaires. 2ᵉ *édition,* revue et corrigée. Paris, 1871, 1 vol. in-18 de xii-504 pag. avec 34 figures. . . . . 5 fr.

GUYON. Éléments de chirurgie clinique, comprenant le diagnostic chirurgical, les opérations en général, l'hygiène, le traitement des blessés et des opérés, par J. C. Félix Guyon, chirurgien de l'hôpital Necker, professeur agrégé de la Faculté de Paris. Paris, 1873. 1 vol. in-8 de xxxviii-672 pages, avec 93 figures. . . . . 12 fr.

GYOUX. Éducation de l'enfant au point de vue physique et moral, depuis sa naissance jusqu'à sa première dentition. Paris, 1870. 1 vol. In-18 jésus de 300 pages. . . . . 5 fr.

HAHNEMANN. Exposition de la doctrine médicale homœopathique, ou Organon de l'art de guérir, par S. Hahnemann; traduit de l'allemand, sur la dernière édition, par le docteur A. J. L. Jourdan. *Cinquième édition,* augmentée de commentaires et précédée d'une notice sur la vie, les travaux et la doctrine de l'auteur, par le docteur Léon Simon. Paris, 1873. 1 vol. in-8 de 640 pages avec le portrait de S. Hahnemann. . . . . . 8 fr.

— **Études de médecine homœopathique.** Paris, 1855. 2 séries publiées. chacune en 1 vol. in-8 de 600 pages. Prix de chacune. . . . . . . 7 fr.

HARRIS et **AUSTEN**, **Traité théorique et pratique de l'art du dentiste**, par Chapin, A. Harris et Ph. Austen; traduit de l'anglais et annoté par le docteur Elm. Andrieu. Paris, 1874. 1 vol. in-8 de 976 pages avec 465 figures. Cartonné. . . . . 17 fr.

HÉRAUD. Nouveau dictionnaire des plantes médicinales, description, habitat et culture, récolte, conservation, partie usitée, composition chimique, formes pharmaceutique et doses, action physiologique, usages dans le traitement des maladies, suivi d'une étude générale sur les plantes médicinales au point de vue botanique, pharmaceutique et médical, avec une clef dichotomique, tableau des propriétés médicales et mémorial thérapeutique, par le docteur A. Héraud, professeur d'histoire naturelle à l'École de médecine de Toulon. 1875, 1 vol. in-18, cartonné, de 600 pages, avec 261 figures. . . . . 6 fr.

HERING. Médecine homœopathique domestique, par le Dr C. Hering. Traduction nouvelle, augmentée d'indications nombreuses et précédée de conseils d'hygiène et de thérapeutique générale, par le docteur Léon Simon. *Sixième édition*. Paris, 1873. In-12, xii-756 pages avec 169 figures, cart. . . . . 7 fr.

HIPPOCRATE. Œuvres complètes, traduction nouvelle, avec le texte en regard, collationné sur les manuscrits et toutes les éditions; accompagnée d'une introduction, de commentaires médicaux, de variantes et de notes philologiques; suivies d'une table des matières, par E. Littré, membre de l'Institut de France. — Ouvrage complet. Paris, 1839-1861. 10 forts vol. in-8, de 700 p. chacun. . . . . 100 fr.
Il a été tiré quelques exemplaires sur jésus vélin. Prix de chaque volume. . . . . 20 fr.

HIRSCHEL. Guide du médecin homœopathe au lit du malade, pour le traitement de plus de mille maladies, et Répertoire de thérapeutique homœopathique, par le docteur B. Hirschel. Nouvelle traduction faite sur la 8ᵉ édition allemande, par le docteur V. Léon Simon. *Deuxième édition*. Paris, 1874. 1 vol. in-18 jésus de xxiv-540 pages. . . . . 5 fr.

HOFFMANN (Ach.). **L'homœopathie exposée aux gens du monde**, par le docteur Achille Hoffmann (de Paris). Paris, 1870, in-18 jésus de 142 pages. . . . . 1 fr. 25

HOLMES. Thérapeutique des maladies chirurgicales des enfants, par T. Holmes, chirurgien de l'hôpital des Enfants malades, chirurgien de Saint-George's Hospital, ouvrage traduit sur la seconde édition et annoté sous les yeux de l'auteur, par O. Larcher. Paris, 1870. 1 vol. in-8 de 917 pages avec 530 figures. . . . . 15 fr.

HUFELAND. L'art de prolonger la vie ou la Macrobiotique, par C.-W. Hufeland, nouvelle édition française, augmentée de notes par J. Pellagot. Paris, 1871. 1 vol. in-18 jésus de 640 pages. . . . . 4 fr.

HUGHES (R.). **Action des médicaments homœopathiques**, ou éléments de pharmaco-dynamique, traduit de l'anglais et annoté par le docteur I. Guérin-Ménéville. Paris, 1874. 1 vol. in-18 jésus de xvi-647 p. 6 fr.

HUGUIER. Mémoire sur les allongements hypertrophiques du col de l'utérus, dans les affections désignées sous les noms de *descente*, de *précipitation de cet organe*, et sur leur traitement par la résection ou l'amputation de la totalité du col suivant la variété de cette maladie, par P. C. Huguier, membre de l'Académie de médecine, chirurgien de l'hôpital Beaujon. Paris, 1860, in-4, 234 pages, avec 13 planches lithographiées. . . . . 15 fr.

— **De l'hystérométrie** et du cathétérisme utérin, de leurs applications au diagnostic et au traitement des maladies de l'utérus et de ses annexes et de leur emploi en obstétrique. Paris, 1865, in-8 de 400 pages avec 4 planches lithographiées. . . . . 6 fr.

HURTREL-D'ARBOVAL. Dictionnaire de médecine, de chirurgie et d'hygiène vétérinaires, par L. H. J. HURTREL-D'ARBOVAL. Édition entièrement refondue et augmentée de l'exposé des faits nouveaux observés par les plus célèbres praticiens français et étrangers, par A. ZUNDEL, vétérinaire supérieur d'Alsace-Lorraine. 3 vol. grand in-8 à 2 colonnes, avec 1500 figures, publiées en 6 parties. . . . . 50 fr.
   En vente : Tome Ier (A-F), 1024 pages avec 410 figures. — Tome II (G-PA), 972 pages avec 704 figures. — Tome III, 1re partie (PE-SA), 432 pages, avec 166 figures. . . . . 50 fr.
Le tome III, 2e partie, sera délivré gratuitement aux souscripteurs.
Après achèvement de l'ouvrage, le prix en sera porté à 60 fr.

HUXLEY. La place de l'homme dans la nature, par M. Th. HUXLEY, membre de la Société royale de Londres, traduit, annoté, précédé d'une introduction et suivi d'un compte rendu des travaux anthropologiques du Congrès international d'anthropologie et d'archéologie préhistoriques, tenu à Paris (session de 1867), par le docteur E. Dally, secrétaire général adjoint de la Société d'anthropologie, avec une préface de l'auteur. Paris, 1868, in-8 de 368 pages, avec 68 figures. . . . . 7 fr.

— **Éléments d'anatomie comparée des animaux vertébrés.** Traduit de l'anglais par Mme BRUNET, revu par l'auteur et précédé d'une préface par CH. ROBIN, membre de l'Institut (Académie des sciences). Paris, 1875. 1 vol. in-18 jésus de 600 pages, avec 122 figures. . . . . 6 fr.

IMBERT-GOURBEYRE. Des paralysies puerpérales. Paris, 1861. 1 vol. in-4 de 80 pages. . . . . 2 fr. 50

JAHR. Nouveau Manuel de Médecine homœopathique, divisé en deux parties : 1° Manuel de matière médicale; ou Résumé des principaux effets des médicaments homœopathiques, avec indication des observations cliniques; 2° Répertoire thérapeutique et symptomatologique, ou table alphabétique des principaux symptômes des médicaments homœopathiques avec des avis cliniques, par le docteur G. H. G. JAHR. *Huitième édition,* revue et augmentée. Paris, 1872. 4 vol. in-18 jésus. . . . . 18 fr.

— **Principes et règles qui doivent guider dans la pratique de l'Homœopathie.** Exposition raisonnée des points essentiels de la doctrine médicale de HAHNEMANN. Paris, 1857. In-8 de 528 pages. . . . . . 7 fr.

— **Notions élémentaires d'Homœopathie.** Manière de la pratiquer avec les effets les plus importants de dix des principaux remèdes homœopathiques, à l'usage de tous les hommes de bonne foi qui veulent se convaincre par des essais de la vérité de cette doctrine; par G. H. G. JAHR. *Quatrième édition,* corrigée et augmentée. Paris, 1861. In-18 de 144 p. . . . 1 fr. 25

— **Du Traitement homœopathique des Affections nerveuses** et des maladies mentales. Paris, 1854. 1 vol. in-12 de 600 pages. . . . . . . 6 fr.

— **Du Traitement homœopathique des Maladies des Organes de la Digestion,** comprenant un précis d'hygiène générale et suivi d'un répertoire diététique à l'usage de tous ceux qui veulent suivre le régime rationnel de la méthode de Hahnemann. Paris, 1859. 1 vol. in-18 jésus de 520 pages. . . . . 6 fr.

JAHR et CATELLAN. Nouvelle Pharmacopée homœopathique, ou Histoire naturelle, Préparation et Posologie ou administration des doses des médicaments homœopathiques, par le docteur G. H. G. JAHR et CATELLAN frères, pharmaciens homœopathes. *Troisième édition*, revue et augmentée. Paris, 1862. In-18 jésus de 430 pages, avec 144 figures. . . . . . . 7 fr.

JAQUEMET (H.). Des Hôpitaux et des Hospices, des conditions que doivent présenter ces établissements au point de vue de l'hygiène et des intérêts des populations, par le docteur HIPP. JAQUEMET. Paris, 1866. 1 vol. in-8 de 184 pages, avec figures. . . . . 3 fr. 50

JEANNEL. Formulaire officinal et magistral, international, comprenant environ 4,000 formules tirées des Pharmacopées légales de la France et de l'étranger ou empruntées à la pratique des thérapeutistes et des pharmacologistes, avec les indications thérapeutiques, les doses des substances simples et composées, le mode d'administration, l'emploi des médicaments nouveaux, etc., suivi d'un mémorial thérapeutique, par J. JEANNEL, pharmacien-inspecteur, membre du Conseil de santé des armées. *Deuxième édition.* Paris, 1876. 1 vol. in-18 de XXXVI-966 pages cartonné. . . . . 6 fr.

JEANNEL. De la prostitution dans les grandes villes, au dix-neuvième siècle, et de l'extinction des maladies vénériennes ; questions générales d'hygiène, de moralité publique et de légalité, mesures prophylactiques internationales, réformes à opérer dans le service sanitaire ; discussion des règlements exécutés dans les principales villes de l'Europe. Ouvrage précédé de documents relatifs à la prostitution dans l'Antiquité. *Deuxième édition*, refondue et complétée par des documents nouveaux. Paris, 1874. 1 vol. in-18 de 650 pages avec figures. . . . . 5 fr.

JOBERT. De la réunion en chirurgie, par JOBERT (de Lamballe), chirurgien de l'Hôtel-Dieu, professeur de clinique chirurgicale à la Faculté de médecine de Paris, membre de l'Institut. Paris, 1864. 1 volume in-8, XVI-720 pages, avec 7 planches dessinées d'après nature, gravées en taille-douce et coloriées. 12 fr.

JOLLY. Le tabac et l'absinthe, leur influence sur la santé publique, sur l'ordre moral et social, par le docteur Paul JOLLY, membre de l'Académie de médecine. Paris, 1876, 1 vol. in-18 jésus, de 216 pages. . . . 2 fr.

JOUSSET (P.). Éléments de pathologie et de thérapeutique générales, par le docteur P. JOUSSET, médecin de l'hôpital Saint-Jacques, à Paris. Paris, 1873. 1 vol. in-8 de 243 pages. . . . . 4 fr.

JULLIEN. De la transfusion du sang, par le docteur Louis JULLIEN, prof. agrégé de la Faculté de médecine de Nancy, ancien interne des hôpitaux de Lyon, 1875. 1 vol. in-8 de 329 pages, avec figures. . . . . . . 5 fr.

KIENER (L.-C.). Species général et iconographie des coquilles vivantes, comprenant la collection du Muséum d'histoire naturelle de Paris, la collection Lamarck et les découvertes récentes des voyageurs, par L. C. KIENER, continuée par le Dr FISCHER, aide-naturaliste au Muséum d'histoire naturelle. Paris, 1837-1876. Livraisons 1 à 146. Prix de chacune, de 6 planch. color. et 24 pages de texte, grand in-8, fig. color. 6 fr. — In-4, fig. col. . . . . 12 fr.

I. Famille des Enroulées (genres Porcelaine, 57 pl. ; Ovule, 6 pl. ; Tarière, 1 pl. ; Ancillaire, 6 pl. ; Cône, 111 pl.).

II. Famille des Columellaires (genres Mitre, 34 pl. ; Volute, 52 pl. ; Marginelle, 13 pl.).

III. Famille des Ailées (genres Rostellaire, 4 pl. ; Ptérocère, 10 pl. ; Strombe, 34 pl.).

IV. Famille des Canalifères, 1re partie (genres Cérite, 32 pl. ; Pleurotome, 27 pl. ; Fuseau, 31 pl.).

V. Famille des Canalifères, 2e partie (genres Pyrule, 15 pl. ; Fasciolaire, 13 pl. ; Turbinelle, 21 pl. ; Cancellaire, 9 pl.).

VI. Famille des Canalifères, 3e partie (genres Rocher, 47 pl. ; Triton, 18 pl. ; Ranelle, 15 pl.).

VII. Famille des Purpurifères, 1re partie (genres Cassidaire, 2 pl. ; Casque, 16 pl. ; Tonne, 5 pl. ; Harpe, 6 pl. ; Pourpre, 46 pl.).

VIII. Famille des Purpurifères, 2e partie (genres Colombelle, 16 pl. ; Buccin, 31 pl. ; Éburne, 3 pl. ; Struthiolaire, 2 pl. ; Vis, 14 pl.).

IX. Famille des Turbinacées (genres Turritelle, 14 pl. ; Scalaire, 7 pl. ; Cadran, 4 pl. ; Roulette, 5 pl. ; Dauphinule, 4 pl. ; Phasianelle, 5 pl. ; Troque, 40 pl. ; Turbo, 38 pl.).

X. Famille des Plicacées (genres Tornatelle, 1 pl. ; Pyramidelle, 2 pl.);

XI. Famille des Myaires (genre Thracie, 2 pl.).

Les livraisons 139 et 140 contiennent le texte complet du genre TURBO rédigé par M. Fischer. 128 p. et 6 pl. nouv.

Les livraisons 141 à 146 contiennent le commencement du genre TROQUE par M. Fischer.

KUSS et **DUVAL. Cours de physiologie**, d'après l'enseignement du professeur Kuss, publié par le docteur Mathias Duval, professeur agrégé de la Faculté de médecine de Paris, professeur d'anatomie à l'École des Beaux-Arts. *Troisième édition*, complétée par l'exposé des travaux les plus récents. Paris, 1876. 1 v. in-18 jés., viii-660 p., avec 160 fig., cart.   7 fr.

LANDOUZY. Contributions à l'étude des convulsions et paralysies liées aux méningo-encéphalites fronso-pariétales, par le docteur Louis Landouzy. Paris, 1876, in-8, de 248 pages, ... 5 fr.

LA POMMERAIS. Cours d'Homœopathie, par le docteur Ed. Couty de la Pommerais. Paris, 1863. In-8, 555 pages. . . . . 4 fr.

LAYET. Hygiène des professions et des industries, précédé d'une étude générale des moyens de prévenir et de combattre les effets nuisibles de tout travail professionnel, par le docteur Alexandre Layet, professeur agrégé à l'École de médecine navale de Rochefort. Paris, 1875. 1 v. in-12 de xiv-560 pages. . . . . 5 fr.

LEBERT. Traité d'Anatomie pathologique générale et spéciale, ou Description et iconographie pathologique des affections morbides, tant liquides que solides, observées dans le corps humain; par le docteur H. Lebert, professeur de clinique médicale à l'Université de Breslau. *Ouvrage complet*. Paris, 1855-1861. 2 vol. in-fol. de texte, et 2 vol. in-fol. comprenant 200 planches dessinées d'après nature, gravées et coloriées. 615 fr.

Le tome Ier comprend : texte, 760 pages, et tome Ier, planches 1 à 94 (livraisons I à XX).

Le tome II comprend : texte, 754 pages, et le tome II, planches 95 à 200 (livraisons XXI à XLI).

On peut toujours souscrire en retirant régulièrement plusieurs livraisons. Chaque livraison est composée de 30 à 40 p. de texte, sur beau papier vélin, et de 5 pl. in-folio gravées et coloriées. Prix de la livraison..   15 fr.

Cet ouvrage est le fruit de plus de douze années d'observations dans les nombreux hôpitaux de Paris. Aidé du bienveillant concours des médecins et des chirurgiens de ces établissements, trouvant aussi des matériaux précieux et une source féconde dans les communications et les discussions des Sociétés anatomiques, de biologie, de chirurgie et médicale d'observation, M. Lebert réunissait tous les éléments pour entreprendre un travail aussi considérable. Placé depuis à la tête du service médical d'un grand hôpital à Breslau, dans les salles duquel il a constamment cent malades, l'auteur continua à recueillir des faits pour cet ouvrage, vérifiant et contrôlant les résultats de son observation dans les hôpitaux de Paris par celle des faits nouveaux à mesure qu'ils se produisaient sous ses yeux.

Après l'examen des planches de M. Lebert, un des professeurs les plus compétents et les plus illustres de la Faculté de Paris, écrivait : « J'ai admiré l'exactitude, la beauté, la nouveauté des planches qui composent la majeure partie de cet ouvrage : j'ai été frappé de l'immensité des recherches originales et toutes propres à l'auteur qu'il a dû exiger. *Cet ouvrage n'a pas d'analogue en France ni dans aucun pays.* »

LEFORT (Jules). **Traité de chimie hydrologique** comprenant des notions générales d'hydrologie et l'analyse chimique des eaux douces et des eaux minérales, par J. Lefort, membre de l'académie de médecine. 2e *édition*. Paris, 1873. 1 vol. in-8, 798 pages avec 50 figures et une planche chromolithographiée. . . . . 12 fr.

LEGOUEST. Traité de Chirurgie d'armée, par L. Legouest, médecin-inspecteur de l'armée, ex-professeur de clinique chirurgicale à l'École d'application de la médecine et de la pharmacie militaires, (Val-de-Grâce.) *Deuxième édition*. Paris, 1872. 1 fort vol. in-8 de 800 p. avec 149 fig. 14 fr.

LETIEVANT. Traité des sections nerveuses, physiologie pathologique, indications, procédés opératoires, par le docteur Letievant, chirurgien des hôpitaux de Lyon. Paris, 1873. 1 vol. in-8 avec 20 figures. . . . 8 fr.

LEUDET. Clinique médicale de l'Hôtel-Dieu de Rouen, par le docteur E. Leudet, médecin en chef de l'Hôtel-Dieu de Rouen. 1874. 1 vol. in-8 de 650 pages. . . . . 8 fr.

LEURET et GRATIOLET. Anatomie comparée du système nerveux considérée dans ses rapports avec l'intelligence, par Fr. Leuret, médecin de l'hospice de Bicêtre, et P. Gratiolet, aide-naturaliste au Muséum d'histoire naturelle, professeur à la Faculté des sciences de Paris. Paris, 1839-1857. *Ouvrage complet.* 2 vol. in-8 et atlas de 52 planches in-folio, dessinées d'après nature et gravées avec le plus grand soin. Figures noires. . . . . 48 fr.
Le même, figures coloriées. . . . . 96 fr.
Tome I, par Leuret, comprend la description de l'encéphale et de la moelle rachidienne, le volume, le poids, la structure de ces organes chez l'homme et les animaux vertébrés, l'histoire du système ganglionnaire des animaux articulés et des mollusques, et l'exposé de la relation qui existe entre la perfection progressive de ces centres nerveux et l'état des facultés instinctives, intellectuelles et morales.
Tome II, par Gratiolet, comprend l'anatomie du cerveau de l'homme et des singes, des recherches nouvelles sur le développement du crâne et du cerveau, et une analyse comparée des fonctions de l'intelligence humaine.
Séparément le tome II. Paris, 1857. In-8 de 692 pages, avec atlas de 16 planches dessinées d'après nature, gravées. Figures noires. . . 24 fr.
Figures coloriées. . . . . 48 fr.

LÉVY. Traité d'Hygiène publique et privée, *Cinquième édition,* revue, corrigée et augmentée. Paris, 1869. 2 vol. in-8. Ensemble, 1900 p. 20 fr.

LORAIN. De l'Albuminurie, par Paul Lorain, professeur à la Faculté de médecine, médecin de l'hôpital de la Pitié. Paris, 1860. In-8, avec une planche. . . . . 2 fr. 50
— **Études de médecine clinique et physiologique.** *Le Choléra observé à l'hôpital Saint-Antoine.* Paris, 1868. 1 vol. grand in-8 raisin de 500 pages avec planches graphiques, dont plusieurs coloriées. . . . . . 7 fr.
— *Le Pouls, ses variations et ses formes diverses dans les maladies.* Paris, 1870. 1 vol. gr. in-8, 372 pages avec 488 fig. . . . . 10 fr.
— Voy. Valléix, *Guide du Médecin praticien.*

LUCAS-CHAMPIONNIÈRE. Chirurgie antiseptique. Principes, modes d'application, et résultats du pansement de Lister. 1876. in-18 avec fig. 3 fr.

LUTON. Traité des injections sous-cutanées à effet local. Méthode de traitement applicable aux névralgies, aux points douloureux, au goître, aux tumeurs, etc. par le docteur A. Luton, professeur de pathologie externe à l'École de médecine de Reims, médecin de l'Hôtel-Dieu de cette ville. Paris, 1875, 1 vol. in-8 de VIII-380 pages. . . . . 6 fr.

LUYS (J.-B.). **Recherches sur le système nerveux cérébro-spinal, sa structure, ses fonctions et ses maladies**, par J. B. Luys, médecin de l'hôpital de la Salpêtrière, lauréat de l'Académie de médecine et de l'Institut. Paris, 1865. 1 vol. grand in-8 de 660 pages avec atlas de 40 pl. lithographiés et texte explicatif. Fig. noires. . . . . 35 fr.
    Le même, figures coloriées. . . . . 70 fr.
— **Iconographie photographique des centres nerveux.** Paris, 1873. 1 vol. gr. in-4° de texte et d'explication des planches viii-74, 40 pages avec atlas de 70 photographies et 65 schémas lithographiés, cart. en 2 vol. . . . . 150 fr.
— **Des Maladies héréditaires.** Paris, 1863. In-8 de 140 pages. 2 fr. 50
— **Études de physiologie et de pathologie cérébrales.** Des actions réflexes du cerveau dans les conditions normales et morbides de leurs manifestations. Paris, 1874. 1 vol. grand in-8 de xii-200 pages, avec 2 planches contenant 8 figures tirées en lithographie et 2 figures tirées en photoglyptie. . . . . 5 fr.

LYELL. **L'Ancienneté de l'homme**, prouvée par la géologie, et remarques sur les théories relatives à l'origine des espèces par variation, par sir Charles Lyell, membre de la Société royale de Londres, traduit avec le consentement et le concours de l'auteur par M. Chaper. *Deuxième édition* française revue et corrigée par Hamy. Paris, 1870. In-8 de xvi, 560 pag. avec 68 figures. — **Précis de Paléontologie humaine**, par Hamy, servant de supplément. Paris, 1870. 1 vol. in-8, avec figures. 16 fr.
— *Séparément,* **Précis de Paléontologie humaine,** par Hamy. Paris, 1870. 1 vol. in-8 avec fig. 7 fr.

MAGITOT (E.). **Traité de la carie dentaire.** Recherches expérimentales et thérapeutiques. Paris, 1867. 1 vol. in-8, 228 pages, avec 2 planches, 19 figures et 1 carte. . . . . 5 fr.
— **Mémoire sur les tumeurs du périoste dentaire** et sur l'ostéo-périostite alvéolo-dentaire. *Deuxième édition.* Paris, 1873. In-8, avec 1 planche. . . . . 3 fr.

MAGNE. **Hygiène de la vue,** par le docteur A. Magne. *Quatrième édition*, revue et augmentée. Paris, 1866, in-18 jés. de 550 p. avec 30 fig. 3 fr.

MAHÉ. **Manuel pratique d'hygiène navale,** ou des moyens de conserver la santé des gens de mer, à l'usage des officiers mariniers et marins des équipages de la flotte, par le docteur J. Mahé, médecin-professeur de la marine. Ouvrage publié sous les auspices du ministre de la marine et des colonies. Paris, 1874. 1 vol. in-18 de xv-451 pages. Cartonné. 3 fr. 50

MAHÉ. Programme de sémiologie et d'étiologie pour l'étude des **maladies exotiques** et principalement des maladies des pays chauds, par J. Mahé, professeur à l'École de médecine de Brest, 1876, 1 vol. in-8, 400 pages.

MAILLIOT. **Traité pratique d'auscultation** appliquée au diagnostic des maladies des organes respiratoires. 1874, grand in-8 de 542 pages. 12 fr.

MANDL (L.). **Traité pratique des maladies du larynx et du pharynx.** Paris, 1872. In-8° de xx-816 pages, avec 7 planches gravées et coloriées et 164 figures, cartonné. . . . . 18 fr.
— **Hygiène de la voix parlée ou chantée,** suivie du formulaire pour le traitement des affections de la voix, par le docteur L. Mandl. 1876, 1 vol. in-12 de 308 pages, cart. . . . . 4 fr. 50
— **Anatomie microscopique,** par le docteur L. Mandl, professeur de microscopie. Paris, 1838-1857. Ouvrage complet. 2 vol. in-folio, avec 92 planches. . . . . 200 fr.

MARCÉ. **Traité pratique des Maladies mentales,** par le docteur L. V. Marcé, professeur agrégé à la Faculté de médecine de Paris, médecin des aliénés de Bicêtre. Paris, 1862. In-8 de 670 pages. . . . 8 fr

— **Des Altérations de la sensibilité**, Paris, 1860. In-8. . . . . 2 fr. 50
— **Recherches cliniques et anatomo-pathologiques sur la démence sénile** et sur les différences qui la séparent de la paralysie générale. Paris, 1861. Grand in-8, 72 pages. . . . . 1 fr. 50
— **De l'état mental de la chorée.** Paris, 1860. In-4, 38 pages. 1 fr. 50
MARCHAND (A.-H.). Étude sur l'extirpation de l'extrémité inférieure du rectum, par le docteur A.-H. MARCHAND, professeur agrégé de la Faculté de médecine de Paris. Paris, 1873. In-8 de 124 pages. 2 fr. 50
— **Des accidents qui peuvent compliquer la réduction des luxations traumatiques.** 1875, 1 vol. in-8 de 149 pages. . . . . 3 fr.
MARCHANT (Léon). Étude sur les maladies épidémiques, avec une réponse aux quelques réflexions sur le mémoire de l'angine épidémique. *Seconde édition*, corrigée et augmentée. Paris, 1861. In-12, 92 p. 1 fr.
MARTINS. Du Spitzberg au Sahara Étapes d'un naturaliste au Spitzberg, en Laponie, en Écosse, en Suisse, en France, en Italie, en Orient, en Égypte et en Algérie par CHARLES MARTINS, professeur d'histoire naturelle à la Faculté de médecine de Montpellier, directeur du jardin des plantes de la même ville. Paris, 1866. In-8, XVI-620 pages. . . . . . . 8 fr.
MARVAUD (Angel). L'alcool, son action physiologique, son utilité et ses applications en hygiène et en thérapeutique. Paris, 1872. In-8, 160 pages avec 25 planches. . . . . 4 fr.
— **Les aliments d'épargne :** alcool et boissons aromatiques, café, thé, coca, cacao, maté, par le docteur MARVAUD. 2e édition. Paris, 1874. 1 vol. in-8 de 504 pages avec figures. . . . . 6 fr.
MAYER. Des Rapports conjugaux, considérés sous le triple point de vue de la population, de la santé et de la morale publique, par le docteur ALEX. MAYER, médecin de l'inspection générale de la salubrité. *Sixième édition*, revue et augmentée. Paris, 1874. 1 volume in-18 jésus de 422 pages. . . . . 3 fr.
— **Conseils aux femmes sur l'âge de retour**, médecine et hygiène. Paris, 1875. 1 vol. in-12 de 256 pages. . . . . 3 fr.
MEHU. Voir *Annuaire pharmaceutique*, page 6.
MÉLIER. Relation de la fièvre jaune, survenue à Saint-Nazaire en 1861, lue à l'Académie de médecine en avril 1863, suivie d'une réponse aux discours prononcés dans le cours de la discussion et de la loi anglaise sur les quarantaines. 1863. In-4 de 276 pages avec 3 cartes. . . . . 10 fr.
MIARD (A.). Des troubles fonctionnels et organiques, de l'amétropie et de la myopie en particulier, de l'accommodation binoculaire et cutanée dans les vices de la réfraction, par le docteur ANTONY MIARD, ancien chef de clinique ophthalmique. Paris, 1873. 1 vol. in-8 de VIII-460 pag. 7 fr.
MOITESSIER. La Photographie appliquée aux recherches micrographiques, par A. MOITESSIER, docteur ès sciences, professeur à la Faculté de médecine de Montpellier. Paris, 1866. 1 vol. in-18 jésus, avec 41 figures gravées d'après des photographies et 3 planches photographiques. . . . . 7 fr.
MOLÉ. Signes précis du début de la convalescence dans les maladies aiguës, par le docteur Léon MOLÉ. Paris, 1870, grand in-8 de 112 pag. avec 23 figures. . . . . 3 fr.
MOLINARI (Ph. DE). Guide de l'homœopathiste, indiquant les moyens de se traiter soi-même dans les maladies les plus communes en attendant la visite du médecin. *Seconde édition*. Bruxelles, 1861, in-18 de 256 pages. . . . . 5 fr
MONOD. Étude sur l'angiome simple sous-cutané circonscrit, nævus vasculaire sous-cutané, angiome lipomateux, angiome lobulé, suivi de quelques remarques sur les angiomes circonscrits de l'orbite, par CH. MONOD,

professeur agrégé de la Faculté de médecine de Paris. Paris, 1873. In-8 de
86 pages avec 2 planches. 2 fr. 50
— **Étude comparative des diverses méthodes de l'Exérèse.** 1875. 1 vol.
in-8 de 175 pages. . . . . 2 fr. 50.
MONTANÉ. Étude anatomique du crâne chez les microcéphales, par
Louis Montané (de la Havane), docteur en médecine de la Faculté de Paris.
Paris, 1874. Grand in-8 de 80 pages, avec 6 planches. . . . . . 3 fr. 50
**MOQUIN-TANDON. Histoire naturelle des Mollusques terrestres et
fluviatiles de France**, contenant des études générales sur leur anatomie et
leur physiologie, et la description particulière des genres, des espèces,
des variétés, par Moquin-Tandon, professeur d'histoire naturelle médicale
à la Faculté de médecine de Paris, membre de l'Institut. Ouvrage complet. Paris, 1855. 2 vol. grand in-8 de 450 pages, avec un Atlas de
54 planches dessinées d'après nature et gravées. L'ouvrage complet, avec
figures noires. . . . . 42 fr.
    L'ouvrage complet avec figures coloriées. . . . . 66 fr.
    Cartonnage de 3 vol. grand in-8.   . . . . 4 fr. 50
    Le tome Iᵉʳ comprend les études sur l'anatomie et la physiologie des mollusques.
— Le tome II comprend la description particulière des genres, des espèces et des
variétés.
    L'ouvrage de M. Moquin-Tandon est utile non-seulement aux savants, aux profes-
seurs, mais encore aux collecteurs de coquilles, aux simples amateurs.
MOQUIN-TANDON. Éléments de Botanique médicale, contenant la description des végétaux utiles à la médecine et des espèces nuisibles à
l'homme, vénéneuses ou parasites, précédée de Considérations sur l'organisation et la classification des végétaux. *Troisième édition.* Paris, 1875.
1 vol. in-18 jésus, avec 128 figures. . . . . 6 fr.
— **Éléments de Zoologie médicale,** contenant la description des animaux utiles à la médecine et des espèces nuisibles à l'homme, venimeuses ou parasites, précédée de Considérations sur l'organisation et
la classification des animaux et d'un résumé sur l'histoire naturelle de
l'homme. *Deuxième édition,* revue et augmentée. Paris, 1862. 1 volume
in-18, avec 150 figures. . . . . 6 fr.
MORACHE. Traité d'hygiène militaire, par G. Morache, médecin-major
de première classe, professeur agrégé à l'École d'application de médecine et de pharmacie militaires (Val-de-Grâce). Paris, 1874. 1 vol. in-8
de 1050 pages avec 175 figures. . . . . 16 fr.
MORELL MACKENZIE. Du laryngoscope et de son emploi dans les maladies de la gorge, avec un appendice sur la rhinoscopie, traduit de
l'anglais sur la deuxième édition par le docteur E. Nicolas-Duranty.
Paris, 1867. Grand in-8, 156 pages avec figures. . . . . 4 fr.
MOTARD (A.). Traité d'hygiène générale, par le docteur Adolphe
Motard. Paris, 1868. 2 vol. in-8, ensemble 1,900 pages, avec figures. 16 fr.
MUSELIER. Étude sur la valeur sémécologique de l'ecthyma, accompagnées d'observations recueuillies à l'hôpital Saint-Louis). Rapports de
l'ecthyma avec la syphilis, par le docteur Paul Muselier. Paris, 1876,
in-8 de 125 pages. . . . . 2 fr. 50
NAEGELE et GRENSER. Traité pratique de l'art des accouchements,
par le professeur H. F. Naegelé, professeur à l'Université de Heidelberg et
M. L. Grenser, directeur de la Maternité de Dresde. Traduit sur la 6ᵉ et
dernière édition allemande, annoté et mis au courant des derniers progrès
de la science, par G. A. Aubenas, professeur agrégé à la Faculté de médecine
de Nancy. Ouvrage précédé d'une introduction par J. A. Stoltz, doyen de
la Faculté de médecine de Nancy. Paris, 1869. 1 vol. in-8 de 800 pages,
avec une planche sur acier et 207 figures. . . . . 12 fr.

ORIARD (F.). L'homœopathie mise à la portée de tout le monde. *Troisième édition.* Paris, 1863, in-18 jésus, 570 pages. . . . . . 4 fr.

ORIBASE. Œuvres, texte grec, en grande partie inédit, collationné sur les manuscrits, traduit pour la première fois en français, avec une introduction, des notes, des tables et des planches, par les docteurs Bussemaker et Daremberg. Paris, 1851-1873, tomes I à V, in-8 de 700 pages chacun. Prix de chaque volume. . . . . 12 fr. — Sous presse, le tome VI et dernier.

ORY. Recherches cliniques sur l'étiologie des syphilides malignes précoces, et accompagnées d'observations nouvelles recueillies à l'hôpital Saint-Louis, par le docteur Eugène Ory, ancien interne des hôpitaux, in-8 de 98 pages. 2 fr.

OUDET. Recherches anatomiques, physiologiques et microscopiques sur les Dents et sur leurs maladies, comprenant : 1° Mémoire sur l'altération des dents désignée sous le nom de carie; 2° sur l'odontogénie; 3° sur les dents à couronnes; 4° de l'accroissement continu des dents incisives chez les rongeurs, par le docteur J. E. Oudet, membre de l'Académie de médecine, etc. Paris, 1862. In-8, avec une pl. . . . . 4 fr.

PARENT-DUCHATELET. De la Prostitution dans la ville de Paris, considérée sous le rapport de l'hygiène publique, de la morale et de l'administration; ouvrage appuyé de documents statistiques puisés dans les archives de la préfecture de police, par A. J. B. Parent-Duchatelet, membre du Conseil de salubrité de la ville de Paris. *Troisième édition,* complétée par des documents nouveaux et des notes, par MM. A. Trébuchet et Poirat-Duval, chefs de bureau à la préfecture de police, suivie d'un précis hygiénique, statistique et administratif sur la prostitution dans les principales villes de l'Europe. Paris, 1857. 2 forts volumes in-8 de chacun 750 pages avec cartes et tableaux , ... 18 fr.

    Le Précis hygiénique, statistique et administratif sur la Prostitution dans les principales villes de l'Europe comprend pour la France : Bordeaux, Brest, Lyon, Marseille, Nantes, Strasbourg, l'Algérie; pour l'Étranger : l'Angleterre et l'Ecosse, Berlin, Berne, Bruxelles, Christiania, Copenhague, l'Espagne, Hambourg, la Hollande, Rome, Turin.

PARISEL. *Voy.* Annuaire pharmaceutique, page 6.

PARSEVAL (LUD.). Observations pratiques de Samuel Hahnemann, et Classification de ses recherches sur les **Propriétés caractéristiques des médicaments.** Paris, 1857-1860. In-8 de 400 pages. . . . . 6 fr.

PAULET et LÉVEILLÉ. Iconographie des Champignons, de Paulet. Recueil de 217 planches dessinées d'après nature, gravées et coloriées, accompagné d'un texte nouveau présentant la description des espèces figurées, leur synonymie, l'indication de leurs propriétés utiles ou vénéneuses, l'époque et les lieux où elles croissent, par J. H. Léveillé. Paris, 1855. 1 vol. in-folio de 135 pages, avec 217 planches coloriées, cartonné. 170 fr.
    Séparément le texte, par M. Léveillé, pet. in-fol. de 135 pages. 20 fr.
    Séparément chacune des dernières planches in-folio coloriées. . 1 fr.

PEIN. Essai sur l'hygiène des champs de bataille, par le docteur Théodore Pein. Paris, 1873, In-8 de 80 pages. , ... , 2 fr.

PENARD. Guide pratique de l'Accoucheur et de la Sage-Femme, par le docteur Lucien Penard, chirurgien principal de la marine, professeur d'accouchements à l'Ecole de médecine de Rochefort. *Quatrième édition.* Paris, 1874. 1 vol. in-18, xxiv-550 pages, avec 142 fig. . . . . . 4 fr.

PEROT. Etude expérimentale et clinique sur le thorax des pleurétiques et sur la pleurotomie, par le docteur J.-J. Peyrot, aide d'anatomie à la Faculté de médecine de Paris, Paris, 1876, in-8 de 155 pages. 5 fr.

PHARMACOPÉE FRANÇAISE. Voy. *Codex medicamentarius,* page 10.

PICTET. Traité de Paléontologie, ou Histoire naturelle des animaux fossiles considérés dans leurs rapports zoologiques et géologiques, par F. J. PICTET, professeur de zoologie et d'anatomie comparée à l'Académie de Genève, etc. *Deuxième édition,* corrigée et augmentée. Paris, 1855-1857. 4 volumes in-8, avec atlas de 110 planches grand in-4.. 80 fr.

PINARD. Les vices de conformation du bassin, étudiés au point de vue de la forme et des diamètres antéro-postérieurs. Recherches nouvelles de pelvimétrie et de pelvigraphie, par le docteur Ad. PINARD, ancien interne de la Maternité. Paris, 1874. In-4 de 64 pages, avec 100 planches représentant 100 bassins de grandeur naturelle.. 7 fr.

— **Des contre-indications de la version dans la présentation de l'épaule** et des moyens qui peuvent remplacer cette opération. 1875 In-8 de 140 p. 3 fr.

POINCARÉ. Leçons sur la physiologie normale et pathologique du système nerveux, par le docteur POINCARÉ, professeur adjoint à la Faculté de médecine de Nancy. 1873-1876, 3 vol. in-8 de 500 pages avec fig. 18 fr.

Séparément le tome III : **Le système nerveux périphérique,** 1876, in-8, 604 pages avec figures.. 8 fr.

PROST-LACUZON. Formulaire pathogénétique usuel, ou Guide homœopathique pour traiter soi-même les maladies. *Quatrième édition,* corrigée et augmentée. Paris, 1872. 1 vol. in-18 de XIV-582 pages.. 6 fr.

— **Le système nerveux périphérique** au point de vue normal et pathologique. Ouvrage faisant suite aux *Leçons sur la physiologie du système nerveux.* Paris, 1876, in-8, 600 pages avec fig.. 8 fr.

PROST-LACUZON et BERGER. Dictionnaire vétérinaire homœopathique ou guide homœopathique pour traiter soi-même les maladies des animaux domestiques, par J. PROST-LACUZON et H. BERGER, élève des Ecoles vétérinaires, ancien vétérinaire de l'armée. Paris, 1865, in-18 jésus de 486 pages.. 4 fr. 50

PRUNIER. Théorie physique de la calorification, 1876, gr. in-8, 128 pages avec figures intercalées dans le texte.. 3 fr.

QUATREFAGES. Physiologie comparée. Métamorphoses de l'Homme et des Animaux, par A. DE QUATREFAGES, membre de l'Institut, professeur au Muséum d'histoire naturelle. Paris, 1862. In-18 de 324 p.. 3 fr. 50

QUATREFAGES et HAMY. Les Crânes des races humaines décrits et figurés d'après les collections du Museum d'histoire naturelle de Paris, de la Société d'Antropologie de Paris et les principales collections de la France et de l'Etranger, par A. DE QUATREFAGES, membre de l'Institut, professeur au Museum, et ERN. HAMY, aide-naturaliste au Museum de Paris, 1873-1877. In-4 de 500 p. avec 100 pl. et fig.

L'ouvrage se publiera en 10 livraisons, chacune de 5 à 6 feuilles de texte et de 10 pl. — 5 livraisons sont en vente. — Prix de chaque livraison.. 14 fr.

RACLE. Traité de Diagnostic médical. Guide clinique pour l'étude des signes caractéristiques des maladies, contenant un Précis des procédés physiques et chimiques d'exploration clinique, par le docteur V. A. RACLE. *Cinquième édition,* revue et augmentée par CH. FERNET, médecin des hôpitaux. agrégé de la Faculté et le Dr I. STRAUS. Paris, 1873. 1 vol. in-18 jésus, 796 pag. avec 77 fig.. 7 fr.

— **De l'Alcoolisme.** Paris, 1860. In-8.. 2 fr. 50

REMAK. Galvanothérapie, ou de l'application du courant galvanique constant au traitement des maladies nerveuses et musculaires par ROBERT REMAK, professeur extraordinaire à la Faculté de médecine de l'université de Berlin. Traduit de l'allemand par le docteur A. MORPAIN, avec les additions de l'auteur. Paris, 1860. 1 vol. in-8 de 467 pages.. 7 fr.

RENOUARD. Lettres philosophiques et historiques sur la Médecine au XIX° siècle, par le docteur P. V. RENOUARD. *Troisième édition*, corrigée et considérablement augmentée. Paris, 1861. In-8 de 240 p. . . . 3 fr. 50

REVEIL. Formulaire raisonné des Médicaments nouveaux et des médications nouvelles, suivi de notions sur l'aérothérapie, l'hydrothérapie, l'électrothérapie, la kinésithérapie et l'hydrologie médicale; par le docteur O. REVEIL, pharmacien en chef de l'hôpital des Enfants, professeur agrégé à la Faculté de médecine et l'Ecole de pharmacie. *Deuxième édition*, revue et corrigée. Paris, 1865. 1 vol. in-18 jésus de XII-698 pages avec figures . . . . 6 fr.

— **Annuaire pharmaceutique.** *Voy.* ANNUAIRE, page 6.

RIBES. Traité d'Hygiène thérapeutique, ou Application des moyens de l'hygiène au traitement des maladies, par FR. RIBES, professeur d'hygiène à la Faculté de médecine de Montpellier. Paris, 1860. 1 volume in-8 de 828 pages . . . . 10 fr.

RICHARD. Histoire de la génération chez l'homme et chez la femme, par le docteur David RICHARD. 1875. 1 vol. de 350 pages, avec 8 planches gravées en taille douce et tirées en couleur. Cart. . . . . 12 fr.

RICHELOT. De la péritonite herniaire et de ses rapports avec l'étranglement, par L.-G. RICHELOT, prosecteur de la Faculté de médecine. Paris, 1874. In-8 de 88 pages. . . . . 2 fr.

— **Du tétanos.** 1875. In-8 de 147 pages. . . . . 3 fr.

RICORD. Lettres sur la Syphilis adressées à M. le rédacteur en chef de *l'Union médicale*, suivies des discours à l'Académie de médecine sur la syphilisation et la transmission des accidents secondaires, par PH. RICORD, chirurgien de l'hôpital du Midi, avec une Introduction par AM. LATOUR. *Troisième édit.* Paris, 1863. 1 v. in-18 jésus de VI-558 pages. 4 fr.

RINDFLEISCH (Édouard). Traité d'histologie pathologique, traduit et annoté par le docteur F. GROSS, professeur agrégé à la Faculté de médecine de Nancy. Paris, 1873. 1 vol. grand in-8 de 739 pages avec 260 figures. . . . . 14 fr.

ROBIN. Traité du microscope, comprenant son mode d'emploi, ses applications à l'étude des injections, à l'anatomie humaine et comparée, à la physiologie, à la pathologie médico-chirurgicale, à l'histoire naturelle animale et végétale et à l'économie agricole, par CH. ROBIN, professeur à la Faculté de médecine, membre de l'Académie des sciences. *Troisième édition.* Paris, 1877. 1 vol. in-8 avec 380 figures, cart. . . . . . 20 fr.

— **Leçons sur les humeurs** normales et morbides du corps de l'homme, professées à la Faculté de médecine de Paris. *Deuxième édition.* Paris, 1874. 1 vol. in-8 de 1008 pages avec 55 figures, cart. . . . . . 18 fr.

— **Anatomie et physiologie cellulaires**, ou des cellules animales et végétales, du protoplasma et de éléments normaux et pathologiques qui en dérivent. Paris, 1873. 1 vol. in-8 de 640 pages, avec 83 figures, cart. . . . . 16 fr.

— **Programme du cours d'Histologie.** *Deuxième édition.* Paris, 1870. 1 vol. in-8 de XL-416 pages. 6 fr.

— **Mémoire sur la rétraction, la cicatrisation et l'inflammation des vaisseaux ombilicaux** et sur le système ligamenteux qui leur succède. Paris, 1860. 1 vol. in-4 avec 5 planches lithographiées. . . . . 3 fr. 50

— **Mémoire sur les modifications de la muqueuse utérine** pendant et après la grossesse. Paris, 1861. In-4, avec 5 pl. lithographiées. 4 fr. 50

— **Mémoire sur l'évolution de la notocorde**, des cavités des disques intervertébraux et de leur contenu gélatineux. Paris, 1868. 1 vol. in-4, 202 pages avec 12 planches . . . . 12 fr.

— **et LITTRÉ.** Voy. *Dictionnaire de médecine*, treizième édition, page 15.

ROBIN et VERDEIL. **Traité de Chimie anatomique et physiologique** normale et pathologique, ou des Principes immédiats normaux et morbides qui constituent le corps de l'homme et des mammifères, par Ch. Robin et F. Verdeil, docteur en médecine, chef des travaux chimiques à l'Institut agricole, professeur de chimie. Paris, 1853. 3 forts volumes in-8, avec atlas de 45 planches dessinées d'après nature, gravées, en partie coloriées. . . . . 36 fr.

ROCHARD. **Histoire de la chirurgie française au XIX⁰ siècle**, étude historique et critique sur les progrès faits en chirurgie et dans les sciences qui s'y rapportent, depuis la suppression de l'Académie royale de chirurgie jusqu'à l'époque actuelle, par le docteur Jules Rochard, directeur du service de santé de la marine. Paris, 1875, 1 vol. in-8 de xvi-800 pages. . . . . 12 fr.

ROUSSEL. **Traité de la pellagre et des pseudo-pellagres**, par le docteur J.-B.-Th. Roussel. Ouvrage couronné par l'Institut de France. Paris, 1866. 1 vol. in-8 de 656 pages. . . . . 10 fr.

ROUX. De l'ostéomyélite et des amputations secondaires, d'après les observations recueillies à l'hôpital de la marine de Saint-Mandrier (Toulon, 1859) sur les blessés de l'armée d'Italie, par M. le docteur Jules Roux, directeur du service de santé de la marine à Paris. Paris, 1860. 1 vol. in-4, avec 6 planches lithographiées. . . . . 5 fr.

SAINT-VINCENT. Nouvelle médecine des familles à la ville et à la campagne, à l'usage des familles, des maisons d'éducation, des écoles communales, des curés, des sœurs hospitalières, des dames de charité et de toutes les personnes bienfaisantes qui se dévouent au soulagement des malades : remèdes sous la main, premiers soins avant l'arrivée du médecin et du chirurgien, art de soigner les malades et les convalescents, par le docteur A. C. de Saint-Vincent. *Troisième édition*. Paris, 1874. 1 vol. in-18 jésus de 451 pages avec 142 figures. Cartonné. . 3 fr. 50

SAUREL. Traité de Chirurgie navale, par L. Saurel, chirurgien de la marine, professeur agrégé à la Faculté de médecine de Montpellier, suivi d'un Résumé de leçons sur le **service chirurgical de la flotte**, par le docteur J. Rochard, directeur du service de santé de la marine à Brest Paris, 1861. In-8 de 600 pages, avec 106 figures. . . . . 8 fr.

SCHATZ. Études sur les hôpitaux sous tente, par le docteur J. Schatz, ex-chirurgien des armées des États-Unis d'Amérique. Paris, 1870, in-8 de 70 pages avec figures. . . . . 2 fr. 50

SCHIMPER. Traité de Paléontologie végétale, ou la flore du monde primitif dans ses rapports avec les formations géologiques et la flore du monde actuel, par W. P. Schimper, professeur de géologie à la Faculté des sciences et directeur du Musée d'histoire naturelle de Strasbourg. Paris, 1869-1874. 3 vol. grand in-8, avec atlas de 110 planches grand in-4, lithographiées. . . . . 150 fr.
   Séparément, tome III. Paris, 1874, 1 vol. grand in-8 de 850 pages avec atlas de 20 planches. . . . . 50 fr.

SCHWABE. Pharmacopea homœopathica polyglottica, en allemand, anglais et français, par le docteur Willmar Schwabe et le docteur Alphonse Noack de Lyon. 1872. 1 vol. in-8 cart. de 250 pages. . . . . . . 9 fr.

SÉDILLOT. De l'évidement sous-périosté des os. *Deuxième édition*. Paris, 1867. 1 v. in-8. 438 pages, avec 16 pl. polychromiques. . 14 fr.
— **Contributions à la chirurgie**. Paris, 1869. 2 vol. gr. in-8 de 700 pages chacun, avec figures. . . . . 24 fr.

SÉDILLOT et LEGOUEST (L.). Traité de Médecine opératoire, bandages et appareils, par Ch. Sédillot, médecin inspecteur des armées, directeur de l'École du service de santé militaire, professeur de clinique chirurgicale à la Faculté de médecine de Strasbourg, membre correspondant de l'Institut de France et L. LEGOUEST, médecin-inspecteur des armées, professeur à l'Ecole du Val-de-Grâce. *Quatrième édition.* Paris, 1870. 2 vol. grand in-8 de 650 pages chacun, avec figures intercalées dans le texte et en partie coloriées . . . . . . 20 fr.

SERRES (E.). Anatomie comparée transcendante. Principes d'embryogénie, de zoogénie et de tératogénie. Paris, 1859. 1 vol. in-4 de 942 pages, avec 26 planches . . . . 16 fr.

SICHEL. Iconographie ophthalmologique, ou Description avec figures coloriées des maladies de l'organe de la vue, comprenant l'anatomie pathologique, la pathologie et la thérapeutique médico-chirurgicales, par le docteur J. SICHEL, professeur d'ophthalmologie. Paris, 1852-1859. *Ouvrage complet.* 2 vol. grand in-4 dont 1 vol. de 840 pages de texte, et 1 volume de 80 planches dessinées d'après nature, gravées et coloriées avec le plus grand soin, accompagnées d'un texte descriptif . . . . . 172 fr. 50

Demi-reliure des deux volumes, dos de maroquin, tranche supérieure dorée . . . . 15 fr.

Cet ouvrage est complet en 23 livraisons, dont 20 composées chacune de 28 pages de texte in-4 et de 4 planches dessinées d'après nature, gravées, imprimées en couleur, retouchées au pinceau, et 3 livraisons (17 bis, 18 bis et 20 bis de texte complémentaires). Prix de chaque livraison . . . . 7 fr.

On peut se procurer séparément les dernières livraisons.

Le texte se compose d'une exposition théorique et pratique de la science, dans laquelle viennent se grouper les observations cliniques, mises en concordance entre elles, et dont l'ensemble formera un *Traité clinique des maladies de l'organe de la vue*, commenté et complété par une nombreuse série de figures.

Les planches sont aussi parfaites qu'il est possible; elles offrent une fidèle image de la nature; partout les formes, les dimensions, les teintes ont été consciencieusement observées; elles présentent la vérité pathologique dans ses nuances les plus fines, dans ses détails les plus minutieux; gravées par des artistes habiles, imprimées en couleur et souvent avec repère, c'est-à-dire avec une double planche, afin de mieux rendre les diverses variétés des injections vasculaires des membranes externes; toutes les planches sont retouchées au pinceau avec le plus grand soin.

L'auteur a voulu qu'avec cet ouvrage le médecin, comparant les figures et la description, puisse reconnaître et guérir la maladie représentée lorsqu'il la rencontrera dans la pratique.

SIEBOLD. Lettres obstétricales, par E. C. J. von SIEBOLD, professeur d'accouchements à l'Université de Gœttingue, traduit de l'allemand par le docteur MORPAIN, avec introduction et des notes, par J. A. STOLTZ, professeur d'accouchements à la Faculté de médecine de Strasbourg. Paris, 1866. In-18, 268 pages . . . . 2 fr. 50

SIMON (LÉON). Des Maladies vénériennes et de leur traitement homœopathique, par le docteur LÉON SIMON fils. Paris, 1860. 1 vol. in-18 jésus, XII-744 pages . . . . 6 fr.
— *Voy.* HENIKE.

SIMPSON. Clinique obstétricale et gynécologique, par sir James Y. Simpson, professeur à l'Université d'Edimbourg. Traduit et annoté par G. Chantreuil, chef de clinique d'accouchements à la Faculté de médecine de Paris. 1874. 1 vol. grand in-8 de 820 p. avec fig. . . . 12 fr.

SOUBEIRAN. Nouveau dictionnaire des falsifications et des altérations des aliments, des médicaments et de quelques produits employés dans les arts, l'industrie et l'économie domestique; exposé des moyens scientifiques et pratiques d'en reconnaître le degré de pureté, l'état de conservation, de constater les fraudes dont ils sont l'objet, par J. LÉON SOUBEIRAN, professeur à l'Ecole supérieure de pharmacie de Montpellier. Paris, 1874. 1 vol. grand in-8 de 640 pages avec 218 fig. Cart. . . . . 14 fr.

SYPHILIS VACCINALE (De la). Communications à l'Académie de médecine, par MM. DEPAUL, RICORD, BLOT, JULES GUÉRIN, TROUSSEAU,

Devergie, Briquet, Gibert, Bouvier, Bousquet, suivies de mémoires sur la transmission de la syphilis par vaccination animale, par MM. A. Viennois (de Lyon), Pellizari (de Florence), Palasciano (de Naples), Phillipeaux (de Lyon), et Auzias-Turenne. Paris, 1865, in-8 de 392 pages. . . . . . 6 fr.

TARDIEU. Dictionnaire d'Hygiène publique et de Salubrité, ou Répertoire de toutes les Questions relatives à la santé publique, considérées dans leurs rapports avec les Subsistances, les Épidémies, les Professions, les Établissements et institutions d'Hygiène et de Salubrité, complété par le texte des Lois, Décrets, Arrêtés, Ordonnances et Instructions qui s'y rattachent ; par Ambroise Tardieu, professeur de médecine légale à la Faculté de médecine de Paris, médecin de l'Hôtel-Dieu, président du Comité consultatif d'hygiène publique. *Deuxième édition*, considérablement augmentée. Paris, 1862. 4 forts vol. grand in-8. (Ouvrage couronné par l'Institut de France.). . . . . 32 fr.

TARDIEU (A). Étude médico-légale sur la folie. Paris, 1872. 1 vol. in-8 de xxii-610 pages avec 15 fac-simile d'écriture d'aliénésd. . . 7 fr.

— **Étude médico-légale sur la pendaison, la strangulation et la suffocation.** Paris, 1870. 1 vol. in-8, xii, 552 pages avec planches . . 5 fr.

— **Étude médico-légale et clinique sur l'empoisonnement** (avec la collaboration de M. Z. Roussin, pour la partie de l'expertise médico-légale relative à la recherche chimique des poisons). *Deuxième édition.* Paris, 1875. 1 vol. in-8 de 1072 pages avec 2 planches et 52 figures. . . 14 fr.

— **Étude médico-légale sur les Attentats aux mœurs.** *Sixième édition.* Paris, 1873. in-8 de 224 pages, 4 planches gravées. . . 4 fr 50

— **Étude médico-légale sur l'Avortement,** suivie d'une note sur l'obligation de déclarer à l'état civil les fœtus mort-nés et d'observations et recherches pour servir à l'histoire médico-légale des grossesses fausses et simulées. 3ᵉ *édition.* Paris, 1868. In-8, viii-280 pages. . . . . . . 4 fr.

— **Étude médico-légale sur l'infanticide.** Paris, 1868. 1 vol. in-8, avec 3 planches coloriées. . . . . 6 fr.

— **Question médico-légale de l'identité** dans ses rapports avec les vices de conformation des organes sexuels, contenant les souvenirs et impressions d'un individu dont le sexe avait été méconnu. *Deuxième édition.* Paris, 1874. 1 vol. in-8 de 176 pages. . . . . 3 fr.

— **Relation médico-légale de l'affaire Armand** (de Montpellier). Simulation de tentative homicide (commotion cérébrale et strangulation), avec les adhésions de MM. les professeurs G. Tourdes (de Strasbourg), Ch. Rouget (de Montpellier), Émile Gromier (de Lyon), Sirus Pirondi (de Marseille), et Jacquemet (de Montpellier). Paris, 1864, in-8 de 80 pag. 2 fr.

— **Projet de construction du nouvel Hôtel-Dieu de Paris,** Paris 1865. In-8, 44 pages. . . . . 1 fr. 25

TARDIEU (A.) et LAUGIER. Contribution à l'histoire des monstruosités, considérée au point de vue de la médecine légale, à l'occasion de l'exhibition publique du monstre pygopage Millie-Christine, par MM. A. Tardieu et M. Laugier. 1874. In-8 de 32 pages, avec 4 figures. 1 fr. 50

TEMMINCK et LAUGIER. Nouveau Recueil de planches coloriées d'Oiseaux, pour servir de suite et de complément aux planches enluminées de Buffon; par MM. Temminck, directeur du Musée de Leyde, et Meiffren-Laugier, de Paris. Ouvrage complet en 102 livr. Paris, 1822-1838. 5 vol. grand in-folio, avec 600 planches dessinées d'après nature, par Prêtre et Huet, gravées et coloriées. . . . . 1,000 fr.

Le même avec 600 planches grand in-4, figures coloriées. . . . 750 fr.

Demi-reliure, dos en maroquin, des 5 vol. grand in-fol. . . . . 90 fr.

Dito   des 5 vol. grand in-4. . . . . . 60 fr.

Acquéreurs de cette grande et belle publication, l'une des plus importantes et l'un des ouvrages les plus parfaits pour l'étude de l'ornithologie, nous venons offrir le *Nouveau Recueil de planches coloriées d'oiseaux* en souscription en baissant le prix d'un tiers.

Chaque livraison, composée de 6 planches gravées et coloriées avec le plus grand soin, et le texte descriptif correspondant. L'ouvrage est *complet* en 102 livraisons.

Prix de la livraison in-folio, fig. coloriées, (15 fr.) . . . . 10 fr.
— gr. in-4, fig. col., (10 fr. 50) . . . . 7 fr. 50

La dernière livraison contient des tables scientifiques et méthodiques. Les personnes qui n'ont point retiré les dernières livraisons pourront se les procurer aux prix indiqués ci-dessus.

TESTE. Manuel pratique de Magnétisme animal. Exposition méthodique des procédés employés pour produire les phénomènes magnétiques et leur application à l'étude et au traitement des maladies. *Quatrième édition*, revue, corrigée et augmentée. Paris, 1853. In-12. . . . . 4 fr.

TESTE. Systématisation pratique de la Matière médicale homœopathique, par le docteur A. Teste, ancien président de la Société de médecine homœopathique. Paris, 1853. 1 vol in-8 de 616 pages. . 8 fr.

— **Traité homœopathique des maladies aiguës et chroniques des Enfants.** *Deuxième édition.* Paris, 1856. In-18 de 420 pages. . . . 4 fr. 50

— **Comment on devient homœopathe.** *Troisième édition*, Paris, 1875. 1 vol. in-18 jésus de 322 pages. . . . . 3 fr. 50

THOMPSON. Traité pratique des maladies des voies urinaires, par sir Henry Thompson, professeur de clinique chirurgicale et chirurgien à University College Hospital, membre correspondant de la Société de chirurgie de Paris. Traduit avec l'autorisation de l'auteur et annoté par Ed. Martin, Éd. Labarraque et V. Campenon, internes des hôpitaux de Paris, membres de la Société anatomique, suivi des **Leçons cliniques sur les maladies des voies urinaires**, professées à University College Hospital, traduites et annotées par les docteurs Jude Hue et F. Gignoux. Paris, 1874. 1 vol. grand in-8 de 1020 pages, avec 280 figures. Cartonné. . . 20 fr.

TRIPIER (Aug.). **Manuel d'électrothérapie.** Exposé pratique et critique des applications médicales et chirurgicales de l'électricité. Paris, 1861. 1 vol. in-18 jésus, xii-624 pages, avec 89 figures. . . . . 6 fr.

TROUSSEAU. Clinique médicale de l'Hôtel-Dieu de Paris, par A. Trousseau, professeur à la Faculté de médecine de Paris, médecin de l'Hôtel-Dieu. *Quatrième édition*, par le docteur Michel Peter. Paris, 1873 3 v. in-8, ensemble 2616 p., avec un portrait gravé de l'auteur. 32 fr.

Cette quatrième édition a reçu des augmentations considérables. Les sujets principaux que j'ai ajoutés à cette édition sont : les névralgies, la paralysie glosso-laryngée, l'aphasie, la rage, la cirrhose, l'ictère grave, le rhumatisme noueux, le rhumatisme cérébral, la chlorose, l'infection purulente, la phlébite utérine, la phlegmatia alba dolens, les phlegmons périhystériques, les phlegmons iliaques, les phlegmons périnéphriques, l'hématocèle rétro-utérine, l'ozène, etc., etc. (*Extrait de la préface de l'auteur.*)

TURCK. Méthode pratique de laryngoscopie, par le docteur Ludwig Turck, médecin en chef de l'hôpital général de Vienne (Autriche). Paris, 1861. In-8 de 80 p., avec une pl. lithographiée et 29 figures. 3 fr. 50

— **Recherches cliniques sur diverses maladies du larynx, de la trachée et du pharynx**, étudiées à l'aide du laryngoscope. Paris, 1862. In-8 de viii-100 pages. . . . . 2 fr. 50

VALETTE. Clinique chirurgicale de l'Hôtel-Dieu de Lyon, par A.-D. Valette, professeur de clinique chirurgicale à l'Ecole de médecine de Lyon, 1875, 1 vol. in-8 de 720 pages avec figures. . . . . 12 fr.

VALLEIX. Guide du Médecin praticien, ou Résumé général de Pathologie interne et de Thérapeutique appliquées, par le docteur F. L. I. Valleix, médecin de l'hôpital de la Pitié. *Cinquième édition*, entièrement refondue et contenant le résumé des travaux les plus récents, par P. LORAIN, médecin des hôpitaux de Paris, professeur agrégé de la Faculté de médecine, avec le concours de médecins civils et de médecins appartenant à l'armée et à la marine. Paris, 1866. 5 volumes grand in-8 de chacun 800 pages, avec 411 figures. . . . . 50 fr.

TOME I. Fièvres, maladies pestilentielles, maladies constitutionnelles, névroses. — TOME II. Maladies des centres nerveux, maladies des voies respiratoires. — TOME III. Maladies des voies circulatoires, maladies des voies digestives. — TOME IV. Maladies des annexes des voies digestives, maladies des voies génito-urinaires. — TOME V. Maladies des femmes, maladies du tissu cellulaire, de l'appareil locomoteur, maladies de la peau, maladies des yeux et des oreilles. Intoxications par les venins, par les virus, par les poisons d'origine animale, végétale et minérale. Table générale.

VERLOT. Le Guide du Botaniste herborisant, conseils sur la récolte des plantes, la préparation des herbiers, l'exploration des stations de plantes phanérogames et cryptogames, et les herborisations aux environs de Paris, dans les Ardennes, la Bourgogne, la Provence, le Languedoc, les Pyrénées, les Alpes, l'Auvergne, les Vosges, au bord de la Manche, de l'Océan et de la Méditerranée, par M. BERNARD VERLOT, chef de l'École de botanique au Muséum d'histoire naturelle, avec une Introduction par M. NAUDIN, membre de l'Institut (Académie des sciences). Paris, 1865. In-8, 600 pages avec figures intercalées dans le texte. Cart. 5 fr. 50

VERNEAU. Le bassin dans les sexes et dans les races, par le docteur R. VERNEAU, préparateur d'anthropologie au Muséum d'histoire naturelle. Paris, 1875. In-8 de 156 pages, avec 16 planches. . . . . 6 fr.

VERNEUIL. De la gravité des lésions traumatiques et des opérations chirurgicales chez les alcooliques, communications à l'Académie de médecine, par MM. VERNEUIL, HARDY, GUBLER, GOSSELIN, BÉHIER, RICHET, CHAUFFARD et GIRALDÈS. Paris, 1871, in-8 de 160 pages. . . . . . 3 fr.

VERNOIS. Traité pratique d'Hygiène industrielle et administrative, comprenant l'étude des établissements insalubres, dangereux et incommodes; par le docteur MAXIME VERNOIS, membre de l'Académie de médecine. Paris, 1860. 2 vol. in-8 de chacun 700 pages. . . . . 16 fr.

— **De la Main des ouvriers et des artisans** au point de vue de l'hygiène et de la médecine légale, Paris, 1862. In-8 avec 4 pl. chromolithographiées. . . . . 3 fr. 50

— **État hygiénique des lycées de l'empire en 1867.** Paris, 1868, in-8. . . . . 2 fr. 50

VIDAL. Traité de Pathologie externe et de Médecine opératoire, avec des Résumés d'anatomie des tissus et des régions, par A. VIDAL (de Cassis), chirurgien de l'hôpital du Midi, professeur agrégé à la Faculté de médecine de Paris, etc. *Cinqui ie édition,* par le docteur FANO, professeur agrégé de la Faculté de médecine de Paris. Paris, 1861. 5 vol. in-8, avec 761 figures. . . . . 40 fr.

VILLEMIN. Études sur la tuberculose, preuves rationnelles et expérimentales de sa spécificité et de son inoculation, par J.-A. VILLEMIN, professeur à l'École du Val-de-Grâce. Paris, 1868. 1 vol. in-8 de 640 pages. . . . . 8 fr.

VIRCHOW. La pathologie cellulaire basée sur l'étude physiologique et pathologique des tissus, par R. VIRCHOW, professeur à la Faculté de Berlin, médecin de la Charité, membre correspondant de l'Institut. Traduction française. *Quatrième édition,* conforme à la quatrième édition allemande, par I. STRAUS, chef de clinique de la Faculté de médecine. Paris, 1874. 1 vol. in-8 de xxiv-582 pages, avec 157 fig. . . . . 9 fr.

VOISIN (Aug.). De l'Hématocèle rétro-utérine et des Épanchements sanguins non enkystés de la cavité péritonéale du petit bassin, considérés

comme accidents de la menstruation; par le docteur Auguste Voisin, médecin de la Salpêtrière. Paris, 1860. In-8 de 368 pages, avec une planche.. . . . . 4 fr. 50
— **Le service des secours publics** à Paris et à l'étranger. Paris, 1873. In-8 de 54 pages. . . . . 1 fr. 50
— **Leçons cliniques sur les maladies mentales**, professées à la Salpétrière. 1876. 1 vol. in-8 de 196 pages, avec photographies, planches lithogrrphiées et figures. . . . . 6 fr.
WATELET (A. D.). Description des plantes fossiles du bassin de Paris. Paris, 1865-1866. 2 vol. in-4 de 300 pages et de 60 planches lithographiées, cartonnés. . . . . 60 fr.
WEHENKEL. Éléments d'anatomie et de physiologie pathologiques générales, nosologie, par le docteur Wehenkell, professeur à l'Ecole de médecine vétérinaire de Cureghem. 1874. 1 vol. in-8 de 320 p. 7 fr. 50
WETTERWALD (Maurice.) Le vétérinaire du foyer ou traité des diverses maladies de nos principaux animaux domestiques. Traduit de l'allemand par J. Ducommun. Paris, 1872. In-12 de xi-196 pages. . . . . . . 2 fr. 50
WOILLEZ. Dictionnaire de diagnostic médical, comprenant le diagnostic raisonné de chaque maladie, leurs signes, les méthodes d'exploration et l'étude du diagnostic par organe et par région, par E.-J. Woillez, médecin de l'hôpital La Riboisière. *Deuxième édition*. Paris, 1870. In-8 de 932 pages avec figures. . . . . 16 fr.
WUNDT. Traité élémentaire de physique médicale, par le docteur Wundt, professeur à l'Université de Heidelberg, traduit avec de nombreuses additions, par le docteur Ferd. Monoyer, professeur agrégé de physique médicale à la Faculté de médecine de Nancy. Paris, 1871, 1 vol. in-8 de 704 p. avec 396 fig. y compris 1 pl. en chromolith. 12 fr.
ZIMMERMANN. Anthropologie et ethnographie. L'homme, merveilles de la nature humaine, origine de l'homme, son développement de l'état sauvage à l'état de civilisation. Nouvelle édition. Paris, 1869. In-8 de 796 pages, avec figures et planches . . . . 10 fr.
Le même, relié, doré sur tranches, plats toile. . . . . 13 fr.

Tous les ouvrages portés dans ce Catalogue seront expédiés par la poste franco, dans les départements et en Algérie, à toute personne qui en aura envoyé le montant en un mandat sur Paris ou en timbres-poste.

EN DISTRIBUTION

CATALOGUE GÉNÉRAL

DES LIVRES DE MÉDECINE

De Chirurgie, de Pharmacie, des Sciences accessoires et de l'Art vétérinaire, français et étrangers qui se trouvent chez J.-B. Baillière et Fils. Un vol. in-8 de xlviii-400 pages. . . . . 1 fr. 50

CATALOGUE GÉNÉRAL
DES LIVRES D'HISTOIRE NATURELLE
FRANÇAIS ET ÉTRANGERS QUI SE TROUVENT CHEZ J.-B. BAILLIÈRE ET FILS

Histoire naturelle générale, 16 pages.
Géologie, Minéralogie, Paléontologie, 36 p. (Mai 1874).
Botanique, 80 pages. (Août 1872).
Zoologie, 104 pages. (1872)

Les Catalogues spéciaux seront envoyés *franco* à toute personne qui en fera la demande par lettre affranchie.

Nous publions tous les 2 mois une notice de nos nouvelles publications, et nous l'envoyons régulièrement à toute personne qui nous en fait la demande par lettre affranchie.

Pour paraître en 1876 :

TRAITÉ PRATIQUE DES MALADIES NERVEUSES, par Hammond, traduction française, augmentée de notes par M. Labadie Lagrave. 1 vol. grand in-8 de 600 pages, avec figures.

MANIPULATIONS DE PHYSIQUE. Cours de travaux pratiques, professé à l'École de pharmacie, par M. Buignet, professeur à l'École de pharmacie. 1 vol. in-8 de 700 pages, avec 250 figures.

CLINIQUE MÉDICALE, par le docteur Galland, médecin de la Pitié. 1 vol. in-8 de 650 pages, avec 50 fig.

MAHÉ. Programme de séméiotique et d'éthiologie pour l'étude des **MALADIES EXOTIQUES**, et principalement des maladies des pays chauds, par J. Mahé, prof. à l'École de médecine de Brest, 1876, 1 vol. in-8, 400 pages.

TRAITÉ D'HYGIÈNE NAVALE, par le docteur Fonssagrives, médecin en chef de la marine, professeur à la Faculté de Montpellier. *Deuxième édition.* 1 vol. in-8 de 700 pages, avec 100 fig.

LEÇONS SUR LE DIABÈTE, par Claude Bernard, professeur au collège de France et au muséum d'histoire naturelle, membre de l'Académie des sciences. 1 vol. in-8 de 500 pages avec fig. . . . . 7 fr.

PRÉCIS D'ANATOMIE, par Beaunis, professeur à la Faculté de médecine de Nancy, et Bouchard, professeur agrégé à la Faculté de médecine de Nancy. 1 vol. in-18 de 500 pages.

PRÉCIS D'OPÉRATIONS DE CHIRURGIE, par J. Chauvel, prof. agrégé à l'Ecole du Val-de-Grâce. 1 vol. in-18 jésus de 600 pages avec 300 fig.

LES SCIENCES NATURELLES ET LES PROBLÈMES QU'ELLES FONT SURGIR, sermons laïques, par Th. Huxley, membre de la Société royale de Londres. 1 vol. in-18 jésus de 500 pages.

ARSENAL DU DIAGNOSTIC MÉDICAL. Applications cliniques des thermomètres, des balances, des instruments d'explorations des organes respiratoires, de l'appareil cardio vasculaire, des systèmes nerveux, musculaire, locomoteur, de l'appareil digestif, des ophthalmoscopes, des speculums utérins, et des laryngoscopes, par M. Jeannel, médecin major. 1 vol. in-8 de 200 pages avec 180 fig

NOUVEAUX ÉLÉMENTS D'ANATOMIE PATHOLOGIQUE DESCRIPTIVE ET HISTOLOGIQUE, par J. A. Laboulbene, prof. agrégé à la Faculté de médecine, médecin des hôpitaux. 1 vol. in-8 de 700 p. avec 150 fig.

TRAITÉ PRATIQUE DES MALADIES VÉNÉRIENNES, par le docteur Jullien, professeur agrégé de la Faculté de médecine de Nancy. 1 vol. de 700 pages avec 150 fig.

Typographie Lahure, rue de Fleurus, 9, à Paris.